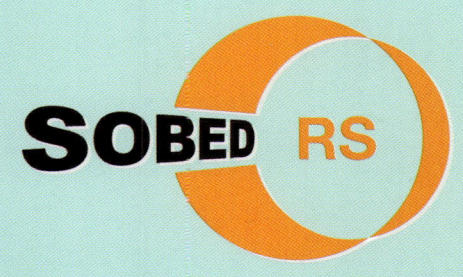

Manual de ENDOSCOPIA DIGESTIVA

EDITORES

CARLOS EDUARDO OLIVEIRA DOS SANTOS
Membro Titular da Sociedade Brasileira de Endoscopia Digestiva (SOBED)
Membro Titular do Colégio Brasileiro de Cirurgia Digestiva (CBCD)
Presidente da Sociedade Brasileira de Endoscopia Digestiva (SOBED), Estadual RS (Gestão 2014-2016)
Endoscopista da Santa Casa de Caridade de Bagé, RS

CÉSAR VIVIAN LOPES
Gastroenterologista e Endoscopista Digestivo
Mestrado e Doutorado em Medicina pela Universidade Federal de Ciências da Saúde de Porto Alegre (UFCSPA), RS
Pós-Doutorado em Ecoendoscopia pelo *Institut Paoli-Calmettes* – Marselha, França

ALEXANDRO VAESKEN ALVES
Médico-Gastroenterologista
Especialista em Endoscopia Digestiva da SOBED
Médico do Corpo Clínico da Fundação Rio-Grandense Universitária de Gastroenterologia (FUGAST)
Médico do Corpo Clínico da Irmandade da Santa Casa de Misericórdia de Porto Alegre (ISCMPA), RS

ARI BEN-HUR STEFANI LEÃO
Médico Preceptor do Serviço de Gastroenterologia e Endoscopia Digestiva do Hospital São Lucas da PUCRS – Porto Alegre, RS
Médico-Gastroenterologista e Endoscopista do Hospital Moinhos de Vento – Porto Alegre, RS
Sócio Titular da SOBED
Mestrado em Gastroenterologia e Hepatologia pela Universidade Federal do Rio Grande do Sul

JÚLIO CARLOS PEREIRA LIMA
Professor-Associado do Serviço de Gastroenterologia da
Universidade Federal de Ciências da Saúde de Porto Alegre (UFCSPA)/Santa Casa de Porto Alegre e
Endoscopista da Fundação Rio-Grandense de Gastroenterologia (FUGAST)

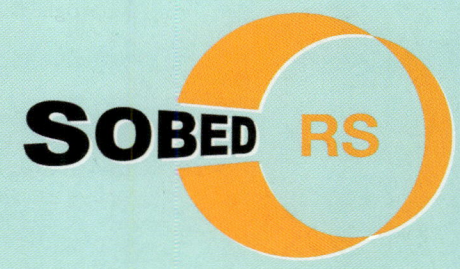

Manual de ENDOSCOPIA DIGESTIVA
Diagnóstico e Tratamento

EDITORES
CARLOS EDUARDO OLIVEIRA DOS SANTOS
CÉSAR VIVIAN LOPES
ALEXANDRO VAESKEN ALVES
ARI BEN-HUR STEFANI LEÃO
JÚLIO CARLOS PEREIRA LIMA

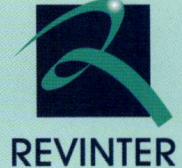

Manual de Endoscopia Digestiva – Diagnóstico e Tratamento

Copyright © 2016 by Livraria e Editora Revinter Ltda.

ISBN 978-85-372-0662-1

Todos os direitos reservados.
É expressamente proibida a reprodução
deste livro, no seu todo ou em parte,
por quaisquer meios, sem o consentimento,
por escrito, da Editora.

Contato com os autores:
sobed_rs@terra.com.br

CIP-BRASIL. CATALOGAÇÃO NA PUBLICAÇÃO
SINDICATO NACIONAL DOS EDITORES DE LIVROS, RJ

M247

    Manual de endoscopia digestiva: diagnóstico e tratamento/ [editores Carlos Eduardo Oliveira dos Santos ... [et al.]. – 1. ed. – Rio de Janeiro: Revinter, 2016.
    il.

    Inclui bibliografia e índice
    ISBN 978-85-372-0662-1

    1. Endoscopia digestiva. 2. Aparelho digestivo – Doenças – Diagnóstico. 3. Aparelho digestivo – Doenças – Tratamento. I. Santos, Carlos Eduardo Oliveira dos.

16-30008   CDD: 616.3307545
                          CDU: 616-072.1

A precisão das indicações, as reações adversas e as relações de dosagem para as drogas citadas nesta obra podem sofrer alterações.
Solicitamos que o leitor reveja a farmacologia dos medicamentos aqui mencionados.
A responsabilidade civil e criminal, perante terceiros e perante a Editora Revinter, sobre o conteúdo total desta obra, incluindo as ilustrações e autorizações/créditos correspondentes, é do(s) autor(es) da mesma.

Livraria e Editora REVINTER Ltda.
Rua do Matoso, 170 – Tijuca
20270-135 – Rio de Janeiro – RJ
Tel.: (21) 2563-9700 – Fax: (21) 2563-9701
livraria@revinter.com.br – www.revinter.com.br

Agradecimentos

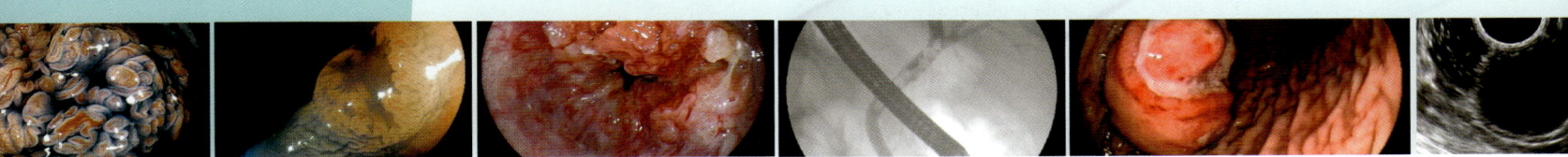

Agradeço a todos os colegas convidados, que prontamente aceitaram participar deste projeto, e, além de cumprirem os prazos estabelecidos, contribuíram de forma decisiva com seus conhecimentos para o nível científico proposto para o Manual.

Não poderia esquecer dos membros do corpo editorial do Manual, que foram incansáveis não somente para escrever seus capítulos como também para revisar aqueles que foram encaminhados. Nossos desprendimento e sintonia foram fundamentais para alcançar o êxito almejado. Com tantos compromissos simultâneos, tamanha dedicação à organização do Manual, à escrita dos temas sob minha responsabilidade e à revisão de dezenas de capítulos, só se tornaram possíveis devido ao grande suporte dado pela colega endoscopista e esposa, Daniele Malaman dos Santos. Fica aqui o meu explícito agradecimento.

Carlos Eduardo Oliveira dos Santos

Prefácio

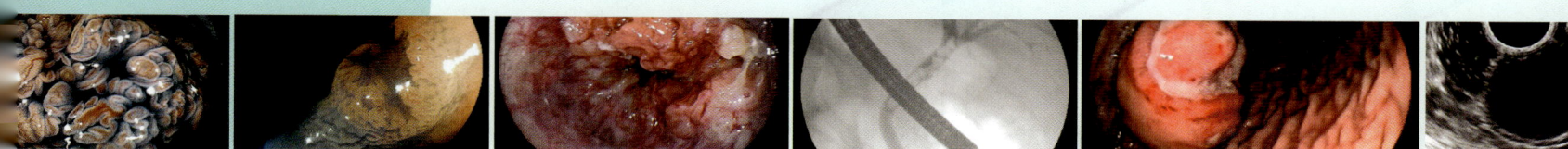

A SOBED foi fundada em 1975 e comemora neste ano 41 anos de existência. Nasceu com inúmeros genes gaúchos. Cresceu e se expandiu para todo o Brasil, acompanhando a evolução da Endoscopia Digestiva tanto do ponto de vista tecnológico quanto social. As Regionais da SOBED continuam em ritmo espantoso, com inúmeras atividades. Vários livros já foram editados pela nossa Sociedade. Agora, com muita satisfação, estamos recebendo, da SOBED Regional do RS, este Manual de Endoscopia Digestiva, com excelente conteúdo e que, com certeza, será incorporado à prática diária da nossa especialidade. Parabéns aos organizadores, parabéns à Editora Revinter, parabéns a todos que se envolveram na elaboração do livro, parabéns à Regional do RS. A SOBED continua comemorando em grande estilo os seus 41 anos!!!!

Artur Adolfo Parada

Introdução

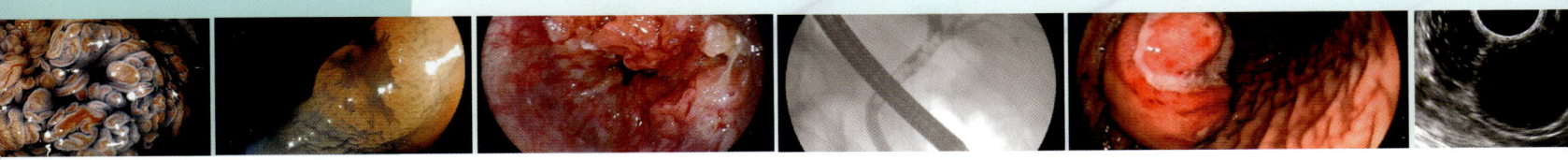

A evolução da endoscopia representou um impactante aprofundamento nos conhecimentos teóricos e práticos da atividade médica, talvez pouco comparável a qualquer outra especialidade nos últimos 30 anos. Ela foi um marco e um diferencial para as abordagens de inúmeras enfermidades, precisando seus diagnósticos, facilitando seus resultados cirúrgicos, melhorando seus prognósticos e alterando decisivamente suas morbidade e mortalidade. Quem imaginaria há algumas décadas que hoje poderíamos tratar de forma curativa, por um procedimento endoscópico, casos de câncer?

Fazer diagnóstico diferencial entre lesões neoplásicas e não neoplásicas pela simples avaliação da microvasculatura em tempo real? Dispormos de aparelhos que permitam realizar uma endomicroscopia? Além dos avanços tecnológicos em aparelhos e acessórios, as técnicas de ressecção endoscópica também têm evoluído de forma muito rápida e com excelentes resultados. A endoscopia, que iniciou como um método apenas diagnóstico, atualmente apresenta um importante papel no armamentário terapêutico.

Com a globalização, o acesso às informações tornou-se mais fácil e rápido, favorecendo a contínua aquisição de conhecimentos de forma instantânea. No entanto, certamente ainda há espaço para a mídia impressa.

O sonho de editar uma obra como esta, que parecia algo muito distante, com a eleição para presidir a SOBED, Estadual RS, percebi que este desejo latente se tornara possível, especialmente após contato com a editora Revinter, que aprovou a ideia desde o início. O projeto de termos uma publicação foi lançado em nossa primeira reunião de diretoria e apoiado por unanimidade.

Decidimos que o formato ideal era o de um Manual, com textos mais objetivos e concisos, acompanhados de belas ilustrações, e cujo principal objetivo era valorizar os endoscopistas gaúchos. Temos colegas de notório saber, reconhecidos nacionalmente; no entanto, há vários outros distribuídos pela capital e pelo interior, que não haviam recebido a devida oportunidade para demonstrar o seu potencial e a sua endoscopia de alto nível. Esta era uma das missões do nosso Manual – dar espaço à boa parte destes endoscopistas. Esta ação mobilizou a nossa unidade estadual de tal forma que, além da ativa participação nesta obra, observamos maior adesão dos associados em eventos organizados pela SOBED/RS, em recuperação de inativos e inserção de novos colegas em nosso quadro social. Entendo que esta é uma das pedras fundamentais da SOBED – valorizar o seu bem mais precioso: seu ESPECIALISTA. Recebemos uma relevante contribuição de alguns colegas de fora do Rio Grande do Sul, todos considerados referências em endoscopia, que foram convidados a participar deste projeto com o intuito de incrementar o material didático disponível do Manual e dividir conosco todas as suas experiências adquiridas ao longo do tempo. Conseguimos, em pouco mais de 1 ano, alcançar as metas estipuladas, graças ao empenho de todos os envolvidos nesta obra.

Carlos Eduardo Oliveira dos Santos

Colaboradores

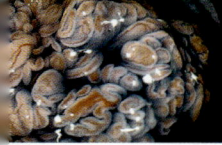 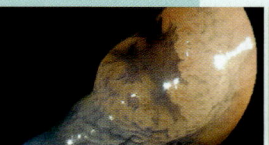 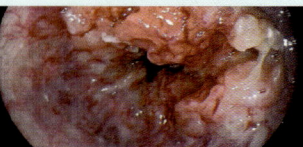 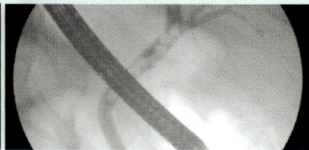 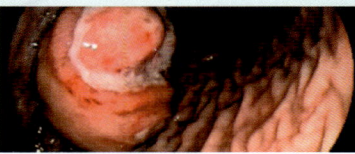 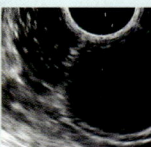

ALEXANDRE CENATTI
Titular da SOBED

ALEXANDRO DE LUCENA THEIL
Gastroenterologista
Membro Titular da SOBED
Chefe do Serviço de Endoscopia do Hospital Regina de Novo Hamburgo, RS

ALEXANDRO VAESKEN ALVES
Médico-Gastroenterologista
Especialista em Endoscopia Digestiva pela SOBED
Médico do Corpo Clínico da Fundação Rio-Grandense Universitária de Gastroenterologia (FUGAST)
Médico do Corpo Clínico da Irmandade da Santa Casa de Misericórdia de Porto Alegre (ISCMPA), RS

ÂNGELO ZAMBAM DE MATTOS
Mestrado e Doutorado em Hepatologia pela Universidade Federal de Ciências da Saúde de Porto Alegre (UFCSPA), RS
Médico-Gastroenterologista do Serviço de Gastroenterologia Clínica e Cirúrgica da Irmandade da Santa Casa de Misericórdia de Porto Alegre (ISCMPA) e do Serviço de Gastroenterologia do Hospital Nossa Senhora da Conceição – Porto Alegre, RS
Membro Titular da Federação Brasileira de Gastroenterologia (FBG) e da SOBED

ANTONIO CARDOSO SPARVOLI
Especialista pela FBG e pela SOBED
Mestrado e Doutorado pela UNICAMP
Professor Titular da FURG

ARI BEN-HUR STEFANI LEÃO
Médico Preceptor do Serviço de Gastroenterologia e Endoscopia Digestiva do Hospital São Lucas da PUCRS – Porto Alegre, RS
Médico-Gastroenterologista e Endoscopista do Hospital Moinhos de Vento – Porto Alegre, RS
Sócio Titular da SOBED
Mestrado em Gastroenterologia e Hepatologia pela Universidade Federal do Rio Grande do Sul

ARTUR ADOLFO PARADA
Coordenador do Serviço de Endoscopia Gastrointestinal do Hospital 9 de Julho – São Paulo, SP
Presidente da SOBED Nacional (Gestão 2006-2008)
Coordenador do Centro de Diagnóstico e Terapêutica Endoscópica – São Paulo, SP
Coordenador do Núcleo de Intestino Delgado da SOBED

CARLOS ALBERTO FREITAS DIAS
Especialista em Endoscopia Digestiva pela SOBED
Membro do Serviço de Endoscopia Digestiva do Hospital Mater Dei Contorno e da Santa Casa de Misericórdia – Belo Horizonte, MG

CARLOS EDUARDO OLIVEIRA DOS SANTOS
Membro Titular da Sociedade Brasileira de Endoscopia Digestiva (SOBED)
Membro Titular do Colégio Brasileiro de Cirurgia Digestiva (CBCD)
Presidente da Sociedade Brasileira de Endoscopia Digestiva (SOBED), Estadual RS (Gestão 2014-2016)
Endoscopista da Santa Casa de Caridade de Bagé, RS

CARLOS KIYOSHI FURUYA JÚNIOR
Médico-Assistente do Hospital Alemão Oswaldo Cruz – São Paulo, SP
Médico-Assistente do HCFMUSP
Membro Titular da SOBED

CARLOS KUPSKI
Coordenador do Curso de Graduação em Medicina da PUCRS
Chefe do Serviço de Gastroenterologia e Endoscopia do HSL-PUCRS

CARLOS RENATO FRASCA RODRIGUES
Membro Titular da SOBED – Médico-Endoscopista da FUGAST

CAROLINE POSSA MARRONI
Médica-Especialista em Gastroenterologia, Hepatologia e Endoscopia Digestiva

CÉSAR VIVIAN LOPES
Gastroenterologista e Endoscopista Digestivo
Mestrado e Doutorado em Medicina pela Universidade Federal de Ciências da Saúde de Porto Alegre (UFCSPA), RS
Pós-Doutorado em Ecoendoscopia pelo *Institut Paoli-Calmettes* – Marselha, França

CIBELE CANALI
Médica-Endoscopista e Cirurgiã Geral
Mestrado em Ciências da Saúde pela PUCRS
Especialista em Endoscopia Digestiva pela SOBED

CINTIA STEINHAUS
Título de Especialista em Pediatria e em Gastroenterologia Pediátrica pela Sociedade Brasileira de Pediatria (SBP)
Médica-Gastroenterologista do Hospital da Criança Santo Antônio – Complexo Hospitalar Santa Casa de Porto Alegre, RS

CLAUDIO ROLIM TEIXEIRA
PhD in Medical Sciences pela Universidade de Hiroshima, Japão

CRISTINA FLORES
Mestrado e Doutorado em Gastroenterologia pela UFRGS
Título de Especialista em Endoscopia Digestiva pela SOBED
Coordenadora do Ambulatório de Doenças Inflamatórias
Intestinais do Hospital de Clínicas de Porto Alegre, RS

CRISTINA TARGA FERREIRA
Doutorado em Gastroenterologia pela
Universidade Federal do Rio Grande do Sul (UFRGS)
Especialista em Pediatria, em Gastroenterologia Pediátrica, em
Endoscopia e em Hepatologia pela AMB e Sociedades Brasileiras
Professora Adjunta de Gastroenterologia Pediátrica da UFCSPA
Presidente do Departamento Científico de
Gastroenterologia Pediátrica da SBP
Presidente do Núcleo de Gastro Ped da SOBED e da FBG
Médica-Chefe da Gastroenterologia e Endoscopia do Hospital da
Criança Santo Antônio – Complexo Hospitalar Santa Casa de
Porto Alegre, RS

DALTON MARQUES CHAVES
Médico do Serviço de Endoscopia do HCFMUSP
Doutorado pelo Departamento de Gastroenterologia

DALTRO LUIZ ALVES NUNES
Gastroenterologista e Endoscopista Pediátrico
Membro Titular da SOBED
Responsável pela Endoscopia Digestiva Pediátrica do HCPA

DANIELE MALAMAN
Residência Médica em Gastroenterologia pelo Hospital das
Clínicas da Faculdade de Medicina de Ribeirão Preto da USP
Membro Titular da Sociedade Brasileira de Endoscopia Digestiva
(SOBED)
Endoscopista da Santa Casa de Caridade de Bagé, RS

DENER GIRARDON
Mestrando em Ciências da Saúde pela
Universidade Federal de Santa Maria (UFSM)
Médico-Assistente do Serviço de Endoscopia Digestiva da
Cirurgia do Aparelho Digestivo do
Hospital Universitário de Santa Maria (HUSM)
Sócio Aspirante da Sociedade Brasileira de Endoscopia Digestiva
(SOBED)

EDUARDO ANDRÉ OTT
Médico-Especialista em Gastroenterologia e Endoscopia Digestiva
Mestrado em Gastroenterologia pela
Universidade Federal do Rio Grande do Sul (UFRGS)
Coordenador do Serviço de Endoscopia do
Hospital Nossa Senhora da Conceição de Porto Alegre, RS

EDUARDO GUIMARÃES HOURNEAUX DE MOURA
Professor Livre-Docente do
Departamento de Gastroenterologia da FMUSP
Diretor do Serviço de Endoscopia do HCFMUSP

EDUARDO MICHELS OPPITZ
Gastroenterologista
Pós-Graduação em Endoscopia Digestiva pelo HCFMUSP
Membro Titular da SOBED

EDUARDO MONTAGNER DIAS
Título de Especialista em Pediatria e em Gastroenterologia
Pediátrica pela Sociedade Brasileira de Pediatria (SBP)
Médico-Gastroenterologista e Endoscopista do Hospital da
Criança Santo Antônio – Complexo Hospitalar Santa Casa de
Porto Alegre, RS

ELZA CRISTINA MIRANDA DA CUNHA
Médica-Gastroenterologista
Mestrado pela Universidade Católica de Pelotas, RS
Membro Titular da SOBED
Professora-Assistente de Gastroenterologia na Universidade
Federal de Pelotas, RS

ERNESTO QUARESMA MENDONÇA
Residente em Endoscopia Digestiva pelo HCFMUSP

EVERSON LUIZ DE ALMEIDA ARTIFON
Livre-Docente da Universidade de São Paulo
Professor e Orientador Pleno do Programa de Pós-Graduação em
Clínica Cirúrgica do Departamento de Cirurgia da FMUSP
Responsável pelo Setor de Endoscopia Biliopancreática do
Serviço de Endoscopia da FMUSP

EVERTON HADLICH
Médico-Gastroenterologista
Especialista em Endoscopia Digestiva pela SOBED
Médico do Serviço de Endoscopia do
Hospital Nossa Senhora da Conceição de Porto Alegre, RS

FÁBIO SEGAL
Gastroenterologista
Mestrado e Doutorado em Gastroenterologia pela UFRGS
Ex-Presidente da Sociedade Gaúcha de Gastroenterologia e da
SOBED/RS

FAUZE MALUF-FILHO
Livre-Docente do Departamento de Gastroenterologia da FMUSP
Coordenador do Serviço de Endoscopia do
Instituto do Câncer do Estado de São Paulo – ICESP-HCFMUSP

FELIPE MAZZOLENI
Gastroenterologista pelo Hospital São Lucas/PUCRS
Médico-Contratado do Hospital de Clínicas de Porto Alegre
Médico-Endoscopista do Serviço de Endoscopia do
Hospital Ernesto Dornelles – Porto Alegre, RS

FERNANDA DE QUADROS ONÓFRIO
Médica-Gastroenterologista e Endoscopista do Serviço de
Gastroenterologia e Endoscopia da Santa Casa de Porto Alegre, RS

FERNANDO HERZ WOLFF
Gastroenterologista Especialista em Endoscopia Digestiva pela
SOBED
Pós-Doutorado em Epidemiologia e
Avaliação de Tecnologias em Saúde
Professor do Programa de Pós-Graduação em Gastroenterologia e
Hepatologia da UFRGS

FERNANDO SEHBE FICHTNER
Médico-Residente do Serviço de Gastroenterologia e Endoscopia
Digestiva do Hospital São Lucas da PUCRS – Porto Alegre, RS

FILADELFIO E. VENCO
Patologista do Laboratório Diagnóstika – São Paulo, SP

Colaboradores

FLÁVIO ANTONIO QUILICI
Professor Titular de Cirurgia Digestiva e Gastroenterologia da Faculdade de Medicina da PUC-Campinas
Doutorado em Cirurgia pela UNICAMP
Ex-Presidente da Sociedade Brasileira de Endoscopia Digestiva
Ex-Presidente da Sociedade Brasileira de Coloproctologia
Presidente Eleito da Federação Brasileira de Gastroenterologia
TSOBED, TSBCP, ECBC, TCBCD, TFBG, TALACP, FISUCRS, FASCRS

FLAVIO HAYATO EJIMA
Membro Titular da SOBED
Médico-Gastroenterologista da
Secretaria de Saúde do Distrito Federal – HBDF
Gastroenterologista e Endoscopista do Hospital Santa Helena e Hospital Brasília, DF

FLAVIO MACHADO LIMA
Membro Titular do Colégio Brasileiro de Cirurgia Digestiva (CBCD)
Membro Titular da Sociedade Brasileira de Endoscopia Digestiva (SOBED)
Especialista em Cirurgia Geral com Área de Atuação em Videolaparoscopia pelo MEC-AMB

GABRIEL STEFANI LEÃO
Médico-Residente do Serviço de Clínica Médica do Hospital São Lucas da PUCRS – Porto Alegre, RS

GILBERTO REYNALDO MANSUR
Doutorado em Oncologia pelo Instituto Nacional de Câncer (INCA) – RJ
Membro Titular da Sociedade Brasileira de Endoscopia Digestiva (SOBED)
Membro da Federação Brasileira de Gastroenterologia (FBG)
Especialista em Endoscopia Digestiva pela SOBED
Médico-Endoscopista do Hospital do Câncer I (INCA) – RJ

GILMARA COELHO MEINE
Médica-Gastroenterologista no
Hospital Regina – Novo Hamburgo, RS
Especialista em Endoscopia Digestiva Oncológica pelo Instituto Nacional de Câncer (INCA) – RJ
Especialista em Endoscopia Digestiva Avançada pelo *Centre Hospitalier Universitaire de Lyon – Hôpital Edouard Herriot*, França
Membro Titular da Sociedade Brasileira de Endoscopia Digestiva (SOBED)
Membro do Comitê Internacional da *American Society for Gastrointestinal Endoscopy (ASGE)*

GIOVANI A. BEMVENUTI
Professor Adjunto da Faculdade de Medicina da UFRGS
Membro Honorário e Ex-Presidente da SOBED
Membro Titular da FBG

GLENIO DIAS FERNANDEZ
Título de Gastroenterologista pela
Federação Brasileira de Gastroenterologia (FBG)
Título de Especialista em Endoscopia pela SOBED
Gastroenterologista e Endoscopista Responsável pelo Serviço de Gastroenterologia e Endoscopia Digestiva do Instituto do Coração –
Fundação Universitária de Cardiologia – Porto Alegre, RS
Gastroenterologista e Endoscopista do Serviço de Endoscopia do Hospital Moinhos de Vento – Porto Alegre, RS
Gastroenterologista e Endoscopista da
Fundação de Gastroenterologia da FUGAST – Porto Alegre, RS
Médico-Emergencista do Hospital Nossa Senha da Conceição –
Grupo Hospitalar Conceição – Porto Alegre, RS

GRACIELA KONSGEN KROLOW
Médica-Residente do Serviço de Gastroenterologia e Endoscopia Digestiva do Hospital São Lucas da PUCRS – Porto Alegre, RS

GUILHERME BECKER SANDER
Doutorado pelo PPG: Ciências em Gastroenterologia e Hepatologia da UFRGS
Gestor-Médico da Unidade de Endoscopia Digestiva do Hospital Ernesto Dornelles – Porto Alegre, RS
Médico-Executivo do HCPA, RS
Gastroenterologista pelo Hospital de Clínicas de Porto Alegre, RS

GUSTAVO GONZALES REAL
Médico-Gastroenterologista e
Especialista em Endoscopia Digestiva
Membro Titular da SOBED
Professor-Assistente de Clínica Médica da
Universidade Católica de Pelotas, RS

GUSTAVO WERNECK EJIMA
Acadêmico de Medicina da Faculdade de Medicina – UNICEUB, DF

HELENICE PANKOWSKI BREYER
Médica-Gastroenterologista do HCPA, RS
Mestrado em Gastroenterologia pela UFRGS
Membro Titular da SOBED

HORACIO GUTIÉRREZ GALIANA
Diretor da Clínica do Aparelho Digestivo, Hospital Italiano, Montevidéu – Uruguai

HORÁCIO JOAQUÍN PEREZ
Especialista em Gastroenterologia e Endoscopia Digestiva (Membro Titular da SOBED)
Endoscopista do Serviço de Gastroenterologia do HU/UFSC (Universidade Federal de Santa Catarina)
Mestrado em Ciências Médicas (UFSC)

IDILIO ZAMIN JÚNIOR
Mestrado e Doutorado em Medicina
Membro Titular da SOBED
Membro Titular da FBG

ILTON VICENTE STELLA
Mestrado em Gastroenterologia pela
Universidade Federal do Rio Grande do Sul
Membro Titular da SOBED

ISMAEL MAGUILNIK
Professor de Medicina Interna da UFRGS
Chefe do Centro Cirúrgico Ambulatorial – Unidade de Endoscopia Digestiva – Hospital de Clínicas de Porto Alegre, RS
Coordenador-Médico do Serviço de Endoscopia do Hospital Moinhos de Vento de Porto Alegre, RS

JAIRO SILVA ALVES
Membro Titular da SOBED, Médico-Endoscopista do IAG-UFMG e da Servescopy
Coordenador da Residência em Endoscopia Digestiva do IAG-UFMG

JARBAS FARACO
Médico do Serviço de Endoscopia Digestiva do Hospital Sírio-Libanês – São Paulo, SP
Médico do Serviço de Endoscopia Digestiva do Hospital Alemão Oswaldo Cruz – São Paulo, SP
Doutorado em Medicina pela FMUSP
Membro Titular da Sociedade Brasileira de Endoscopia Digestiva (SOBED)

JERÔNIMO DE CONTO OLIVEIRA
Médico-Gastroenterologista
Residente de Endoscopia do Hospital de Clínicas de Porto Alegre, RS

JOÃO CARLOS PROLLA
Professor Emérito da FAMED da UFRGS
Professor Titular de Medicina Interna da FAMED da UFRGS
Sócio Emérito da SOBED

JOEL FERNANDEZ DE OLIVEIRA
Residente do Serviço de Endoscopia do HCFMUSP
Cirurgião Geral pela FMABC

JONATHAS STIFFT
Gastroenterologista Especialista em Endoscopia Digestiva pela SOBED
Mestrado em Gastroenterologia e Hepatologia pela UFRGS

JOSÉ CELSO ARDENGH
Livre-Docente da Universidade de São Paulo
Médico-Assistente do Setor de Endoscopia Digestiva do HC da Faculdade de Medicina de Ribeirão Preto – USP
Médico Responsável pelo SETOR de Ecoendoscopia Diagnóstica e Terapêutica do Centro de Treinamento da SOBED – Hospital 9 de Julho e Hospital Ipiranga

JOSÉ RENATO GUTERRES HAUCK
Membro Titular da SOBED
Membro das Sociedades Americana e Europeia de Endoscopia
Médico do Corpo Clinico da FUGAST (Fundação Universitária de Gastroenterologia)

JUAN PABLO GUTIERREZ
Médico da Clínica do Aparelho Digestivo, Hospital Italiano – Montevidéu, Uruguai
Fellow de Basil I. Hirschowitz Endoscopic Center of Excellence, Division of Gastroenterology and Hepatology, University of Alabama at Birmingham – Birmingham, USA
Chefe de Basil I. Hirschowitz Endoscopic Center of Excellence, Division of Gastroenterology and Hepatology, University of Alabama at Birmingham – Birmingham, USA

JÚLIA FARIA CAMPOS
Medica-Especialista em Endoscopia do Aparelho Digestivo e Gastroenterologista do IAG-UFMG

JÚLIO CARLOS PEREIRA LIMA
Professor-Associado do Serviço de Gastroenterologia da Universidade Federal de Ciências da Saúde de Porto Alegre (UFCSPA)/Santa Casa de Porto Alegre e Endoscopista da Fundação Rio-Grandense de Gastroenterologia (FUGAST)

KLAUS MÖNKEMÜLLER
Chefe de Basil I. Hirschowitz Endoscopic Center of Excellence, Division of Gastroenterology and Hepatology, University of Alabama at Birmingham – Birmingham, USA

LEONARDO DE LIMA LARDI
Médico do Serviço de Gastroenterologia e Endoscopia Digestiva do HSL-PUCRS
Especialista pela SOBED

LEONARDO WAGNER GRILLO
Sócio Titular da SOBED
Médico-Gastroenterologista e Endoscopista do Serviço de Gastroenterologia e Endoscopia Digestiva do Hospital São Lucas da PUCRS – Porto Alegre, RS
Médico-Gastroenterologista e Endoscopista do Hospital Moinhos de Vento – Porto Alegre, RS
Mestrado em Hepatologia pela Universidade Federal de Ciências da Saúde de Porto Alegre (UFCSPA), RS

LISANDRA CAROLINA M. QUILICI
Especialista em Endoscopia Digestiva pela SOBED
Endoscopista e Cirurgiã da UNIGASTRO de Campinas

LUCAS SPADARI MAGGIONI
Doutorado em Clínica Cirúrgica pela Faculdade de Medicina da PUCRS
Mestrado em Clínica Médica pela Faculdade de Medicina da PUCRS
Gastroenterologista e Endoscopista do Serviço de Obesidade e Cirurgia Metabólica da PUCRS e do Serviço de Gastroenterologia da PUCRS

LUCIANA FILCHTINER FIGUEIREDO
Médica-Endoscopista da Fundação Riograndense Universitária de Gastroenterologia (FUGAST) e do Hospital Moinhos de Vento – Porto Alegre, RS
Especialista em Endoscopia Digestiva Terapêutica pelo Hospital Sírio-Libanês – São Paulo, SP
Mestrado em Patologia pela Universidade Federal de Ciências da Saúde de Porto Alegre (UFCSPA), RS

LUIZ EDMUNDO MAZZOLENI
Doutorado pelo PPG: Ciências em Gastroenterologia e Hepatologia da UFRGS
Professor-Associado da UFRGS – FAMED
Pesquisador do HCPA, RS

LYSANDRO ALSINA NADER
Professor Adjunto da Faculdade de Medicina da UFPEL
Mestrado e Doutorado em Hepatologia pela UFCSPA, RS
Membro Titular da Sociedade Brasileira de Endoscopia Digestiva (SOBED)
Membro Titular da Federação Brasileira de Gastroenterologia (FBG)
Chefe do Serviço de Endoscopia do Hospital-Escola da UFPEL

MARC GIOVANNINI
Chefe do Departamento de Gastroenterologia e Endoscopia do Institut Paoli-Calmettes – Marselha, França

MARCELO AVERBACH
Doutorado em Cirurgia pela Faculdade de Medicina da Universidade de São Paulo
Cirurgião e Colonoscopista do Hospital Sírio-Libanês – São Paulo, SP

MARCELO BINATO
Doutorado em Cirurgia pela Universidade Federal do Rio Grande do Sul (UFRGS)
Professor Adjunto do Departamento de Cirurgia da Universidade Federal de Santa Maria (UFSM), RS
Médico-Assistente do Serviço de Endoscopia Digestiva da Cirurgia do Aparelho Digestivo do Hospital Universitário de Santa Maria (HUSM), RS
Especialista em Endoscopia Digestiva pela Sociedade Brasileira de Endoscopia Digestiva (SOBED)

MARGARITA PIÑEIRO RODRIGUEZ
Gastroenterologista e Endoscopista Integrante do Serviço do Hospital São Lucas da PUCRS e do Laboratório de Motilidade Esofagiana

MARILIA ROSSO CEZA
Título de Especialista em Pediatria e em Gastroenterologia Pediátrica pela Sociedade Brasileira de Pediatria
Médica-Gastroenterologista e Endoscopista do Hospital da Criança Santo Antônio – Complexo Hospitalar Santa Casa de Porto Alegre, RS
Mestranda do Programa de Pós-Graduação em Hepatologia da UFCSPA

Colaboradores

MARINA SANTOS E SOUZA
Médica-Gastroenterologista e Endoscopista da
Santa Casa de Misericórdia de Belo Horizonte, MG
Professora do Curso de Medicina da Unifenas – Belo Horizonte, MG

MARTA BRENNER MACHADO
Coordenadora do Ambulatório de Doenças Inflamatórias
Intestinais do Hospital São Lucas da PUCRS
Professora-Assistente de Gastroenterologia da Pontifícia
Universidade Católica do Rio Grande do Sul (PUCRS)
Membro-Fundadora do Grupo de Estudos em Doença
Inflamatória Intestinal do Brasil (GEDIIB)
Presidente Nacional da Associação Brasileira de
Colite e Doença de Crohn (ABCD)

MAURO JOSE WAGNER MOREIRA MAIA
Membro Titular da SOBED
Coordenador do Curso de Endoscopia da FUGAST
Médico-Endoscopista da FUGAST

MELINA UTZ MELERE
Título de Especialista em Pediatria pela
Sociedade Brasileira de Pediatria (SBP)
Médica-Gastroenterologista e Endoscopista do
Hospital da Criança Santo Antônio – Complexo Hospitalar
Santa Casa de Porto Alegre, RS
Mestranda do Programa de Pós-Graduação em Hepatologia da
UFCSPA

MICHELE LEMOS BONOTTO
Professora do Curso de Treinamento em Endoscopia Digestiva
Alta e Baixa da Fundação Rio-Grandense de Gastroenterologia
(FUGAST)
Gastroenterologista e Endoscopista da FUGAST e
Santa Casa de Porto Alegre, RS

MIRNA DA MOTA MACHADO
Endoscopia-Digestiva (PUC-Rio – Hospital Gaffrée e Guinle) –
Motilidade Digestiva (UFRJ)
Mestrado em Ciências Pneumológicas (UFRGS)
Médica do Laboratório de Motilidade Esofagiana do Hospital São
Lucas da PUCRS e do Laboratório de Motilidade Digestiva da
Santa Casa de Misericórdia de Porto Alegre, RS

MYRIAM MORETTO
Médica-Gastroenterologista e Endoscopista do
Hospital São Lucas da PUCRS e do COM (Centro da Obesidade e
Síndrome Metabólica do HSL/PUCRS)
Doutorado em Clínica Médica (Pós-Graduação em Medicina e
Ciências da Saúde da PUCRS)
Membro da SOBED, FBG e SBCBM (Sociedade Brasileira de
Cirurgia Bariátrica e Metabólica)

NELSON HEITOR VIEIRA COELHO
Membro Titular da SOBED
Diretor-Médico da FUGAST – Fundação Riograndense
Universitária de Gastroenterologia

NUTIANNE CAMARGO SCHNEIDER
Médica-Gastroenterologista e Endoscopista pela SOBED
Mestrado em Clínica Médica – Gastroenterologia
Ecoendoscopista pelo Centro Franco-Brasileiro de Ecoendoscopia
(CFBEUS)

OSWALDO W. MARQUES JR.
Médico-Coloproctologista pela SBCP
Mestrado pela Fundação Antônio Prudente –
Hospital A. C. Camargo de São Paulo, SP

PAULO A. F. P. CORRÊA
Cirurgião e Colonoscopista do
Hospital Sírio-Libanês de São Paulo, SP
TSOBED, TSBCP, TSOBRACIL, FCBCD

PEDRO POPOUTCHI
Titular da Sociedade Brasileira de Coloproctologia
Cirurgião e Colonoscopista do Hospital Sírio-Libanês – São Paulo, SP
Cirurgião e Colonoscopista do Hospital Alemão Oswaldo Cruz –
São Paulo, SP

RAUL ANGELO BALBINOT
Doutorado em Gastroenterologia Clínica pela Faculdade de
Medicina da Universidade de São Paulo
Professor Titular do Departamento de Medicina Clínica do
Curso de Medicina da Universidade de Caxias do Sul
Especialista pela Federação Brasileira de Gastroenterologia (FBG)
Especialista pela Sociedade Brasileira de Endoscopia Digestiva
(SOBED)

RAUL RITTER DOS SANTOS
Médico-Gastroenterologista e Endoscopista do
Serviço de Gastroenterologia e Endoscopia Digestiva do
Hospital São Lucas da PUCRS – Porto Alegre, RS
Sócio Titular da SOBED

RENATA NOBRE MOURA
Residência Médica em Cirurgia Geral e
Cirurgia do Aparelho Digestivo pelo Hospital das Clínicas da
Faculdade de Medicina de Ribeirão Preto da USP
Estágio em Endoscopia Gastrointestinal Avançada no
Hospital das Clínicas da Faculdade de Medicina da USP

RENATA ROSTIROLA GUEDES
Gastroenterologista Pediátrica
Mestrado em Gastroenterologia pela UFRGS
Membro da Diretoria da Sociedade de Pediatria do
Rio Grande do Sul

RENATO BORGES FAGUNDES
Professor-Associado de Gastroenterologia. Departamento de
Clínica Médica da Universidade Federal de Santa Maria, RS
Pós-Doutorado no *National Cancer Institutes, USA*
Pesquisador-Associado ao *Upper Gastrointestinal Cancer Research
Group, National Cancer Institutes, Division of Cancer Epidemiology &
Genetics, Nutritional Epidemiology Branch USA*

RICARDO CASTEJON NASCIMENTO
Médico-Assistente do Serviço de Endoscopia Digestiva do
Hospital Madre Teresa de Belo Horizonte, MG
Membro Titular da SOBED

RICARDO MORILLO VIGIL
Membro Titular da SOBED
Especialista em Ecoendoscopia pelo
Centro Franco-Brasileiro de Ecoendoscopia (CFBEUS)
Endoscopista do Centro Gastroenterológico e
Hospital Mater Dei Contorno – Belo Horizonte, MG

ROBERTA CRISTINA PETRY
Médica-Gastroenterologista
Ex-Residente do Grupo Hospitalar Conceição

ROBERTA PERIN LUNKES
Gastroenterologista

ROBERTO CHIUMEO DO NASCIMENTO
Especialista em Gastroenterologia pela Federação Brasileira de Gastroenterologia (FBG) e Endoscopia Digestiva pela SOBED (Sociedade Brasileira de Endoscopia Digestiva)
Mestrado em Ciências em Gastroenterologia pela UFRGS (Universidade Federal do Rio Grande do Sul) – 2006
Médico do Corpo Clínico da FUGAST (Fundação Universitária de Gastroenterologia)
Professor do Curso de Formação em Endoscopia Digestiva da FUGAST

ROBERTO EL IBRAHIM
Patologista do Laboratório Diagnóstika – São Paulo, SP

RODRIGO ALBUQUERQUE CARREIRO
Médico-Assistente do Serviço de Endoscopia Digestiva do Hospital Madre Teresa – Belo Horizonte, MG
Membro Titular da SOBED

RODRIGO RODA
Mestrado em Gastroenterologia pela Faculdade de Medicina da UFMG
Membro do Instituto Alfa de Gastroenterogia do Hospital das Clínicas da UFMG
Médico-Endoscopista do Hospital Mater Dei Santo Agostinho – Belo Horizonte, MG
Membro Titular da SOBED

RONALDO J. S. TORRESINI
Mestrado pelo PPG: Ciências em Gastroenterologia e Hepatologia da UFRGS
Membro Titular da SOBED
Médico-Endoscopista da Unidade de Endoscopia Digestiva do Hospital Ernesto Dornelles, Porto Alegre, RS

ROQUE SÁENZ
Servicio Gastroenterología, Unidad de Endoscopia Facultad de Medicina Universidad del Desarrollo – Clínica Alemana de Santiago – Santiago TC, WGO/WEO

ROSEMERE PIMENTA DE ANDRADE
Enfermeira Coordenadora do Serviço de Endoscopia Digestiva do Hospital Santa Luzia D'Or – Brasília, DF

SILVIA TERRES MARRASCO
Médica do Serviço de Gastroenterologia e Endoscopia Digestiva do HSL-PUCRS
Especialista pela SOBED

VITOR ARANTES
Professor Adjunto da Faculdade de Medicina da UFMG
Coordenador do Setor de Endoscopia do Instituto Alfa de Gastroenterologia do Hospital das Clínicas da UFMG e do Hospital Mater Dei Contorno
Endoscopista do Centro Gastroenterológico
Presidente da Comissão de Título de Especialista da SOBED

WALLACE ACIOLI FREIRE DE GÓIS
Membro Titular da SOBED
Médico-Endoscopista do Hospital da Criança José de Alencar – Brasília, DF
Mestrando do Hospital Sírio-Libanês – São Paulo, SP

WALTON ALBUQUERQUE
Doutorado em Gastroenterologia pela Universidade Federal de Minas Gerais
Membro Titular da SOBED

Sumário

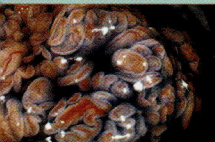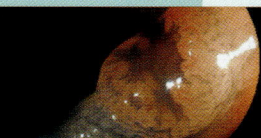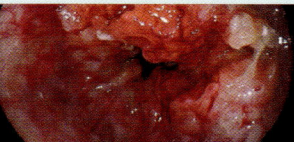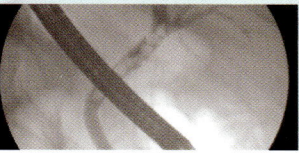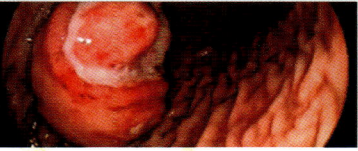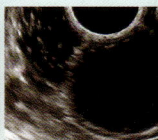

Parte I
Introdução à Endoscopia

1 Legislação em Endoscopia............ 3
Flavio Hayato Ejima ▪ Gustavo Werneck Ejima
Wallace Acioli Freire de Góis

2 Desinfecção dos Endoscópios............ 8
Flavio Hayato Ejima ▪ Gustavo Werneck Ejima
Wallace Acioli Freire de Góis ▪ Rosemere Pimenta de Andrade

3 Sedação em Endoscopia............ 12
Caroline Possa Marroni

4 Anticoagulantes e Antibioticoprofilaxia em Endoscopia.. 16
Jairo Silva Alves ▪ Júlia Faria Campos ▪ Marina Santos e Souza

5 Complicações em Endoscopia Digestiva Alta (EDA).... 21
Michele Lemos Bonotto ▪ Júlio Pereira Lima

Parte II
Esofagogastroduodenoscopia

6 Acalasia e Outras Disfunções Motoras do Esôfago..... 27
Margarita Piñeiro Rodriguez ▪ Mirna da Mota Machado

7 Esofagites Não Pépticas............ 35
Leonardo Wagner Grillo

8 Esofagite Eosinofílica............ 40
Cintia Steinhaus ▪ Eduardo Montagner Dias ▪ Marília Rosso Ceza
Melina Utz Melere ▪ Cristina Targa Ferreira

9 Esofagite de Refluxo............ 49
Eduardo André Ott

10 Esôfago de Barrett............ 54
Fábio Segal ▪ Eduardo Michels Oppitz ▪ Renata Rostirola Guedes

11 Cromoendoscopia Esofágica............ 58
Helenice Pankowski Breyer ▪ Jerônimo De Conto Oliveira

12 Tratamento Endoscópico das Varizes Esofágicas....... 65
Alexandro Vaesken Alves

13 Tumores Benignos do Esôfago............ 70
Fernando Herz Wolff ▪ Roberta Perin Lunkes ▪ Jonathas Stifft

14 Câncer Precoce do Esôfago............ 75
Renato Borges Fagundes

15 Câncer Avançado de Esôfago............ 78
Marcelo Binato ▪ Dener Girardon

16 Ressecções Endoscópicas do Esôfago............ 82
Dalton Marques Chaves ▪ Ernesto Quaresma Mendonça

17 Tratamento Endoscópico das Estenoses de Esôfago.... 89
Júlio Carlos Pereira Lima ▪ Fernanda de Quadros Onófrio

18 Divertículo de Zenker............ 92
Raul Ritter dos Santos ▪ Fernando Sehbe Fichtner

19 Retirada de Corpo Estranho............ 94
Daltro Luiz Alves Nunes

20 Colocação de Próteses Metálicas............ 98
Alexandre Cenatti ▪ Eduardo Guimarães Hourneaux de Moura

21 Gastrites e Gastropatias............ 100
Guilherme Becker Sander ▪ Ronaldo J. S. Torresini
Luiz Edmundo Mazzoleni ▪ Felipe Mazzoleni

22 Gastropatia Hipertensiva Portal e Varizes Gástricas... 105
Ângelo Zambam de Mattos

23 Úlcera Péptica Gastroduodenal............ 111
Everton Hadlich ▪ Roberta Cristina Petry

24 Pólipos Gástricos............ 116
Cibele Canali

25 Câncer Gástrico Precoce............ 120
Ronaldo J. S. Torresini ▪ Guilherme Becker Sander
Luiz Edmundo Mazzoleni ▪ João Carlos Prolla

26 Câncer Avançado de Estômago............ 129
Ilton Vicente Stella

27 Ressecção Endoscópica das Neoplasias Precoces do Estômago............ 133
Carlos Alberto Freitas Dias ▪ Vitor Arantes

28 Cromoendoscopia de Estômago e Duodeno............ 139
Horácio Joaquín Perez

29 Linfoma MALT 144
Alexandro de Lucena Theil

30 Gastrostomia Endoscópica Percutânea 148
Ari Ben-Hur Stefani Leão ■ Gabriel Stefani Leão
Graciela Konsgen Krolow

31 Próteses Gastroduodenais 152
Gilberto Reynaldo Mansur

32 Doença Celíaca 156
Antonio Cardoso Sparvoli

PARTE III
Enteroscopia × Cápsula Endoscópica

33 Enteroscopias 163
Artur Adolfo Parada

34 Cápsula Endoscópica de Intestino Delgado 170
Roberto Chiumeo do Nascimento ■ José Renato Guterres Hauck

35 Cápsula Endoscópica de Cólon 175
Juan Pablo Gutierrez ■ Klaus Mönkemüller
Horacio Gutiérrez Galiana

PARTE IV
Colonoscopia

36 Preparo de Cólon para Colonoscopia 181
Glenio Dias Fernandez

37 Qualidade da Colonoscopia em Foco 185
Roque Sáenz

38 Lesões Polipoides de Cólon e Reto 190
Lysandro Alsina Nader ■ Gustavo Gonzales Real
Carlos Eduardo Oliveira dos Santos ■ Ari Ben-Hur Stefani Leão

39 Lesões Não Polipoides de Cólon e Reto 196
Carlos Eduardo Oliveira dos Santos ■ Daniele Malaman

40 Pólipos Colorretais Gigantes 202
Marcelo Averbach ■ Oswaldo W. Marques Jr.
Pedro Popoutchi ■ Paulo A. F. P. Corrêa

41 Adenoma Colorretal Avançado 211
Giovani A. Bemvenuti ■ Luciana Filchtiner Figueiredo

42 Lesões Planas Colorretais –
Fundamentos e Tratamento Endoscópico 213
Claudio Rolim Teixeira

43 Câncer Precoce do Cólon e Reto 217
Artur Adolfo Parada ■ Filadelfio E. Venco ■ Roberto El Ibrahim

44 Câncer Colorretal Avançado 229
Lysandro Alsina Nader ■ Elza Cristina Miranda da Cunha
Gustavo Gonzales Real

45 Cromoendoscopia no Cólon 234
Carlos Eduardo Oliveira dos Santos ■ Daniele Malaman

46 Doença Diverticular do Cólon 240
Flavio Machado Lima

47 Retocolite Ulcerativa 245
Cristina Flores

48 Aspectos Endoscópicos da Doença de Crohn 253
Marta Brenner Machado

49 Colites Específicas 260
Mauro Jose Wagner Moreira Maia ■ Carlos Renato Frasca Rodrigues

50 Lesões Vasculares do Cólon e Reto 263
Luciana Filchtiner Figueiredo

51 Retopatia Actínica Hemorrágica –
Diagnóstico e Tratamento Endoscópicos 267
Gilberto Reynaldo Mansur

52 Lesões de Canal Anal 271
Flávio Antonio Quilici ■ Lisandra Carolina M. Quilici

53 Complicações em Colonoscopia 292
Paulo A. F. P. Corrêa ■ Jarbas Faraco

54 Técnicas de Colonoscopia – O Exame 297
Giovani A. Bemvenuti

PARTE V
Colangiopancreatografia Retrógrada Endoscópica

55 Pâncreas "Divisum" 305
Eduardo Michels Oppitz ■ Fábio Segal
Carlos Kiyoshi Furuya Júnior

56 Diagnóstico e Tratamento Endoscópicos da Coledocolitíase . . . 309
Júlio Carlos Pereira Lima ■ Fernanda de Quadros Onófrio

57 Colangite 316
Raul Ritter dos Santos ■ Fernando Sehbe Fichtner

58 Estenose Biliar Benigna 320
Everson Luiz de Almeida Artifon ■ Joel Fernandez de Oliveira

59 Estenoses Malignas da Via Biliar 325
Júlio Carlos Pereira Lima ■ Fernanda de Quadros Onófrio

60 Endoscopia na Pancreatite Aguda 330
Ismael Maguilnik ■ Helenice Pankowski Breyer

61 Papel da CPER na Pancreatite Crônica 335
Carlos Kupski ■ Silvia Terres Marrasco

62 Colangite Esclerosante Primária 337
Raul Angelo Balbinot

63 Cistos Biliares 341
Gilmara Coelho Meine

64 Tumores Ampulares 345
Nelson Heitor Vieira Coelho

65 Complicações Pós-Colangiopancreatografia Retrógrada
Endoscópica 349
Idilio Zamin Júnior

PARTE VI
Ecoendoscopia

66 Lesões Subepiteliais do Trato Gastrointestinal 355
César Vivian Lopes

67 Pregas Gástricas Calibrosas 366
Ricardo Morillo Vigil ■ Vitor Arantes

68 Linfoma MALT Gástrico 371
Walton Albuquerque ■ Rodrigo Roda
Ricardo Castejon Nascimento ■ Rodrigo Albuquerque Carreiro

69 Estadiamento das Neoplasias de Esôfago,
Estômago e Reto por Ecoendoscopia 375
Nutianne Camargo Schneider

70 Tumores Sólidos do Pâncreas 381
César Vivian Lopes

71 Cistos de Pâncreas 392
César Vivian Lopes

72 Papel da Ecoendoscopia nas Pancreatites Crônica,
Autoimune e Idiopática. 401
Carlos Kupski ■ Leonardo de Lima Lard

73 Afecções da Vesícula e das Vias Biliares 404
Nelson Heitor Vieira Coelho

74 Neurólise Celíaca. 408
Renata Nobre Moura ■ Fauze Maluf-Filho

75 Tratamento Endoscópico dos Pseudocistos de Pâncreas . 412
José Celso Ardengh

76 Drenagem Biliar Ecoguiada 417
Everson Luiz de Almeida Artifon ■ Joel Fernandez de Oliveira

77 Endomicroscopia Confocal por "Miniprobe" Ecoguiado . 425
Marc Giovannini ■ César Vivian Lopes

PARTE VII
Endoscopia e Obesidade

78 Balão Intragástrico. 431
Myriam Moretto

79 Aspectos Anatômicos Pós-Cirurgia Bariátrica 435
Lucas Spadari Maggioni

80 Tratamento Endoscópico das Complicações
Pós-Operatórias da Cirurgia Bariátrica 438
Lucas Spadari Maggioni

PARTE VIII
Hemorragia Digestiva

81 Tratamento Endoscópico da Hemorragia
Digestiva Alta Não Varicosa 443
Alexandro Vaesken Alves

82 Tratamento Endoscópico da
Hemorragia Digestiva Baixa 450
Daniele Malaman ■ Carlos Eduardo Oliveira dos Santos

Índice Remissivo. 455

Introdução à Endoscopia

Legislação em Endoscopia

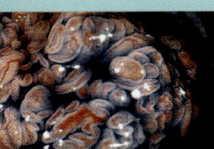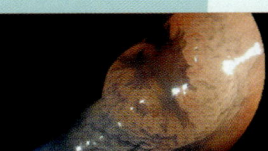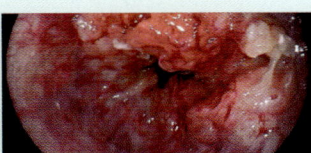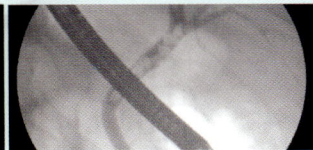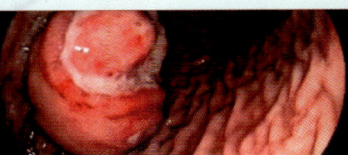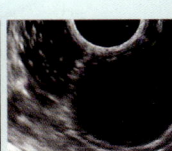

Flavio Hayato Ejima ■ Gustavo Werneck Ejima ■ Wallace Acioli Freire de Góis

LEGISLAÇÃO E NORMAS VIGENTES

O médico endoscopista e os serviços de endoscopia devem seguir a Constituição Federal, que ocupa a posição mais alta na hierarquia de normas legais, seguida das constituições estaduais e municipais, todas dependentes do processo legislativo.[9] Têm força de lei, as normatizações do poder executivo (Agência Nacional de Vigilância Sanitária – ANVISA) e dos conselhos de fiscalização profissional (Conselho Federal de Medicina – CFM), desde que tenham competência definida em lei e obedecendo as normas emitidas pelo poder legislativo.[1-6,10,11]

No decorrer deste capítulo, daremos enfoque às novas normatizações dos serviços de endoscopia, além das regulamentações quanto ao uso dos saneantes. Também deve-se dar a devida atenção às leis codificadas – Códigos civil, de defesa do consumidor, além da Consolidação das Leis do Trabalho.[7,8,12,13]

As normatizações dos serviços de endoscopia estavam dispersas em normas, RDC nº 8; 50 e orientações em diversos locais, como medidas do CFM (resolução 1.670/2003), Ministério do Trabalho (portaria nº 485 – NR 32), das vigilâncias sanitárias estaduais e municipais, de forma que dificultavam tanto a fiscalização quanto o seguimento de todas as regras vigentes.[3,4,10,13]

No ano de 2008, em virtude de um surto de micobacteriose, formou-se um grupo de trabalho coordenado pela ANVISA, com representantes da ANVISA, do Ministério da Saúde, representantes das especialidades (Endoscopia digestiva, Otorrinolaringologia, Pneumologia, Ginecologia, Urologia, Proctologia), representantes de enfermagem em endoscopia, que elaborou uma Resolução de Diretoria Colegiada, denominada RDC nº 6, que dispõe sobre as boas práticas de funcionamento para os serviços de endoscopia com acesso ao organismo por orifícios exclusivamente naturais, que foi aprovada em 10 de março de 2013, com as regras básicas que devem ser seguidas nos serviços de endoscopia, para que garanta a segurança dos pacientes, além de controlar os riscos envolvidos no procedimento, e em plena vigência atualmente.[6]

CAPÍTULO I

DAS DISPOSIÇÕES INICIAIS

■ Seção I

Objetivo

Art. 1º Esta Resolução tem por objetivo estabelecer os requisitos de boas práticas de funcionamento para os serviços de endoscopia com via de acesso ao organismo por orifícios exclusivamente naturais.

■ Seção II

Abrangência

Art. 2º Esta Resolução aplica-se a todos os serviços de saúde públicos e privados, civis e militares que realizam procedimentos endoscópicos diagnósticos e intervencionistas com utilização de equipamentos rígidos ou flexíveis com via de acesso ao organismo por orifícios exclusivamente naturais.

■ Seção III

Definições

Art. 3º Para efeito desta Resolução são adotadas as seguintes definições:

I – acessório crítico ou produto para a saúde crítico: produto para a saúde utilizado em procedimento invasivo com penetração de pele, mucosas, espaços ou cavidades estéreis, tecidos subepiteliais e sistema vascular;

II – data limite de uso do produto esterilizado: prazo estabelecido pelo serviço de endoscopia ou pelo serviço responsável pela esterilização dos produtos, baseado em um plano de avaliação da integridade das embalagens, fundamentado na resistência destas, nos eventos relacionados ao seu manuseio (estocagem em gavetas, empilhamento de pacotes, dobras das embalagens), na segurança da selagem e na rotatividade do estoque armazenado;

III – evento adverso: agravo à saúde ocasionado a um paciente ou usuário em decorrência do uso de um produto submetido ao regime de vigilância sanitária, tendo a sua utilização sido realizada nas condições e parâmetros prescritos pelo fabricante;

IV – intercorrência: é a ocorrência de um evento inesperado em um procedimento médico, que não poderia ser em geral previsto ou alertado ao paciente;

V – limpeza: remoção de sujidades orgânicas e inorgânicas, com redução da carga microbiana presente nos produtos para saúde, utilizando-se água, detergentes, produtos e acessórios de limpeza, por meio de ação mecânica (manual ou automatizada), atuando em superfícies internas (lúmen) e externas, de forma a tornar o produto seguro para manuseio e preparado para desinfecção ou esterilização;

VI – produtos para a saúde semicríticos: produtos que entram em contato com pele não íntegra ou mucosas íntegras colonizadas;

VII – produtos para a saúde não críticos: produtos que entram em contato com pele íntegra ou não entram em contato com o paciente;

VIII – pré-limpeza: remoção da sujidade presente nos produtos para saúde utilizando-se, no mínimo, água e ação mecânica;

IX – produto para saúde de conformação complexa: produtos para saúde que possuam lúmen inferior a 5 mm ou com fundo cego, espaços internos inacessíveis para a fricção direta, reentrâncias ou válvulas;

X – rastreabilidade: capacidade de traçar o histórico, a aplicação ou a localização de um item por meio de informações previamente registradas;

XI – responsável técnico – RT: profissional de nível superior legalmente habilitado que assume perante a vigilância sanitária a responsabilidade técnica pelo serviço de saúde;

XII – sedação consciente: nível de consciência, obtido com o uso de medicamentos, em que o paciente responde ao comando verbal, ou responde ao estímulo verbal isolado ou acompanhado de estímulo tátil;

XIII – sedação profunda: depressão da consciência induzida por medicamentos, em que o paciente dificilmente é despertado por comandos verbais, mas responde a estímulos dolorosos;

XIV – serviço de endoscopia autônomo: serviço de endoscopia com CNPJ e alvará sanitário próprios, funcionando física e funcionalmente de forma independente, podendo estar inserido em outro estabelecimento de saúde;

XV – serviço de endoscopia não autônomo: unidade funcional pertencente a um estabelecimento de saúde;

XVI – serviços de endoscopia com via de acesso ao organismo por orifícios exclusivamente naturais: serviços que realizam procedimentos endoscópicos diagnósticos e intervencionistas com utilização de equipamentos rígidos ou flexíveis com via de acesso ao organismo utilizando a cavidade oral, nasal, o conduto auditivo externo, o ânus, a vagina e a uretra;

CAPÍTULO II

DAS BOAS PRÁTICAS DE FUNCIONAMENTO

■ Seção I

Condições Organizacionais

Art. 4º Para cumprimento desta resolução os serviços de endoscopia passam a ser classificados da seguinte forma:

I – Serviço de Endoscopia Tipo I: é aquele que realiza procedimentos endoscópicos sem sedação, com ou sem anestesia tópica;

II – Serviço de Endoscopia Tipo II: é aquele que, além dos procedimentos descritos no inciso I do art 4º, realiza ainda procedimentos endoscópicos sob sedação consciente, com medicação passível de reversão com uso de antagonistas;

III – Serviço de Endoscopia Tipo III: serviço de endoscopia, que, além dos procedimentos descritos nos incisos I e II do art 4º, realiza procedimentos endoscópicos sob qualquer tipo de sedação ou anestesia.

Parágrafo único. Quando não especificada a classificação, as determinações desta resolução aplicam-se aos três tipos de serviços de endoscopia.

Art. 5º As atividades realizadas nos serviços de endoscopia autônomos e não autônomos devem estar sob a responsabilidade de um profissional legalmente habilitado.

Art. 6º Todo serviço de endoscopia deve possuir:

I – registro diário dos procedimentos endoscópicos realizados, contendo data e horário do exame, nome do paciente, data de nascimento, sexo, procedimento, nome do profissional que executou o procedimento e identificação do equipamento;

II – registro de intercorrências e eventos adversos, contendo data e horário do exame, nome do paciente, data de nascimento, sexo, identificação do equipamento, procedimento realizado, profissional que executou o procedimento e tipo de intercorrência ou evento adverso, além das medidas de suporte prestadas ao paciente;

III – registro de controle das substâncias e medicamentos sujeitos a controle especial (entorpecentes e psicotrópicos) utilizados durante o procedimento endoscópico, de acordo com as normas específicas vigentes; e

IV – registro de acidentes ocupacionais.

Parágrafo único. As exigências determinadas para os incisos I, II, III podem ser anotadas diretamente no prontuário para unidades tipo I.

Art. 7º Os registros de que trata esta Resolução devem ser arquivados de forma a permitir a sua rastreabilidade, na ausência de legislação específica, o prazo de guarda mínimo é de 5 (cinco) anos, para efeitos de inspeção sanitária.

Art. 8º Os requisitos para aquisição, guarda e controle dos medicamentos sujeitos a controle especial devem seguir normas específicas vigentes.

Art. 9º Deve estar disponível no serviço de endoscopia a documentação relativa às características técnicas, especificações de desempenho, instruções de operação e manutenção dos equipamentos e seus acessórios.

Art. 10º Em situações emergenciais, o serviço de endoscopia deve estar preparado para garantir a estabilização do paciente até que seja possível a sua remoção em condições de segurança ou a sua liberação para domicílio.

Parágrafo único. Em situações que impliquem risco de vida, a transferência do paciente para um serviço de saúde de atendimento a urgências deve ser feita obrigatoriamente com acompanhamento de um profissional legalmente habilitado.

Art. 11 O serviço de endoscopia deve prestar esclarecimentos a seus pacientes, de forma verbal e escrita, sobre os procedimentos propostos, expondo objetivos, evolução esperada, riscos e complicações mais frequentes.

Art. 12 O paciente submetido à endoscopia, nos serviços tipo II e III, sob qualquer tipo de sedação ou anestesia tópicas, só pode ser liberado na presença de um acompanhante adulto.

Art. 13 O serviço de endoscopia deve exigir que o paciente com idade inferior a dezoito (18) anos e não emancipado ou que tenha sido considerado legalmente incapaz, esteja acompanhado pelo responsável legal.

■ Seção II

Recursos Humanos

Art. 14 O serviço de endoscopia deve promover a capacitação de seus profissionais antes do início das atividades e de forma permanente, em conformidade com as atividades desenvolvidas.

Art. 15 As capacitações devem contemplar conteúdos relacionados aos seguintes temas:

I – prevenção e controle de infecção em serviços de saúde;

II – uso de Equipamento de Proteção Individual (EPI);

III – higienização das mãos;

IV – processo de limpeza, desinfecção, esterilização, armazenamento, transporte, funcionamento e manuseio dos equipamentos e acessórios;

V – monitoramento da eficácia dos saneantes;

VI – gerenciamento de resíduos; e

VII – atendimento de emergência.

Art. 16 Para a realização de qualquer procedimento endoscópico, que envolva sedação profunda ou anestesia, não tópica são necessários:

I – um profissional legalmente habilitado para a realização do procedimento endoscópico e;

II – um profissional legalmente habilitado para promover a sedação profunda ou anestesia, e monitorar o paciente durante todo o procedimento até que o paciente reúna condições para ser transferido para a sala de recuperação.

Seção III
Atribuições do Responsável Técnico

Art. 17 Compete ao Responsável Técnico do serviço de Endoscopia:

I – garantir a implementação das normas vigentes ao funcionamento do serviço de endoscopia;

II – prever e prover recursos humanos e materiais necessários ao funcionamento do serviço de endoscopia; e

III – garantir que todas as atribuições e responsabilidades profissionais estejam formalmente designadas, descritas e divulgadas aos envolvidos nas atividades de procedimentos diagnósticos e intervencionistas em endoscopia com via de acesso ao organismo por orifícios exclusivamente naturais.

Seção IV
Infraestrutura Física/Recursos Materiais

Art. 18 O serviço de endoscopia deve possuir, no mínimo, os seguintes ambientes:

I – sala de recepção de pacientes;

II – sala de consulta/procedimento;

III – sala para recuperação, exceto para serviços de endoscopia Tipo I; e

IV – sala para processamento de equipamentos, acessórios e outros produtos para a saúde, exceto para serviços de endoscopia Tipo I.

Parágrafo único. Caso o serviço de endoscopia utilize no processamento produtos químicos para desinfecção de alto nível, independente da classificação do tipo de serviço devem ser realizadas obrigatoriamente na sala de processamento.

Art. 19 As dimensões das salas descritas nos incisos de I a IV devem ser compatíveis com o número de pacientes atendidos e com o tipo de procedimento realizado no local, preservando o fluxo de trabalho, o espaço reservado para circulação e a área ocupada pelos equipamentos e mobiliários.

Art. 20 O serviço de endoscopia Tipo II deve possuir, no mínimo, os seguintes itens:

I – termômetro;

II – esfigmomanômetro;

III – estetoscópio;

IV – oxímetro de pulso com alarme;

V – oxigênio a 100% (cem por cento);

VI – aspirador;

VII – suporte para fluido endovenoso; e

IX – carro ou maleta para atendimento de emergência cardiorrespiratória, contendo:

a) ressuscitador manual do tipo balão autoinflável com reservatório e máscara;

b) cânulas naso e orofaríngeas;

c) laringoscópio com lâminas;

d) tubos endotraqueais;

e) sondas para aspiração;

f) materiais e medicamentos emergenciais; e

g) desfibrilador.

Art. 21 O serviço de endoscopia Tipo III deve possuir, no mínimo, além dos itens discriminados no artigo 20 desta Resolução, equipamentos, instrumental, materiais e medicamentos que permitam a realização de ato anestésico e recuperação pós-anestésica com segurança.

Art. 22 A sala para recuperação dos serviços de endoscopia Tipo II e Tipo III deve oferecer condições de acomodação com segurança e conforto durante o restabelecimento do paciente.

Art. 23 É proibida a recuperação de pacientes submetidos à sedação ou anestesia não tópica fora da sala de recuperação.

Art. 24 A sala de processamento dos serviços de endoscopia deve possuir:

I – cuba para lavagem com profundidade suficiente para evitar respingos em suas laterais, no piso e no profissional;

II – bancada lisa e impermeável com dimensões compatíveis para a acomodação dos equipamentos, acessórios e outros produtos para a saúde a serem processados;

III – ponto de água que atenda os padrões de potabilidade conforme normatização vigente; e

IV – sistema de climatização.

Art. 25 Os serviços de endoscopia Tipo I, que não utilizam no processamento produtos químicos para desinfecção de alto nível devem possuir uma área para processamento de equipamentos, acessórios e outros produtos para a saúde com os seguintes itens:

I – cuba para lavagem com profundidade suficiente para evitar respingos em suas laterais, no piso e no profissional;

II – bancada lisa e impermeável com dimensões compatíveis para a acomodação dos equipamentos, acessórios e outros produtos para a saúde a serem processados; e

III – ponto de água que atenda os padrões de potabilidade conforme normatização vigente.

Art. 26 O sistema de climatização da sala de processamento dos serviços de endoscopia deve atender aos seguintes requisitos:

I – garantir vazão mínima de ar total de 18 $m^3/h/m^2$;

II – manter um diferencial de pressão negativo entre os ambientes adjacentes, com pressão diferencial mínima de 2,5 Pa;

III – prover exaustão forçada de todo ar da sala com descarga para o exterior da edificação; e

IV – o ar de reposição pode ser proveniente dos ambientes vizinhos.

Art. 27 Caso o serviço utilize processo automatizado de limpeza, desinfecção e esterilização a área física deve atender aos requisitos técnicos necessários para a instalação do equipamento conforme indicação do fabricante e legislação vigente.

Art. 28 Para a secagem dos equipamentos com canais, os serviços devem dispor ar comprimido medicinal, gás inerte ou ar filtrado, seco e isento de óleo.

Seção V
Processamento de Equipamentos e Acessórios

Art. 29 O serviço de endoscopia deve dispor de equipamentos e acessórios em quantidade suficiente para o número de pacientes atendidos, respeitando o tipo de procedimento e o tempo necessário para os respectivos processamentos.

Art. 30 Deve ser elaborado Procedimento Operacional Padrão (POP) em que sejam detalhadas todas as etapas do processamento de equipamentos e acessórios utilizados nos procedimentos endoscópicos, respeitando a legislação referente ao uso dos agentes saneantes e as orientações contidas nos manuais de processamento do fabricante.

Parágrafo único. O POP deve ser aprovado pelo responsável técnico do serviço autônomo ou médico responsável do serviço não autônomo de endoscopia e estar disponível na sala de processamento para consulta pela equipe de saúde e pela autoridade sanitária competente.

Art. 31 A pré-limpeza do endoscópio deve ser realizada imediatamente após a finalização do procedimento com remoção da sujidade da superfície externa.

Parágrafo único. Sempre que o equipamento possuir canais deve haver a introdução de detergente sob pressão nestes, conforme orientação do fabricante.

Art. 32 A limpeza de equipamentos endoscópicos deve ser realizada no menor intervalo de tempo possível após a pré-limpeza, de acordo com a orientação do fabricante.

Art. 33 O processo de limpeza de todos os canais, válvulas e conectores deve incluir escovação e irrigação de todos os componentes externos e internos com utilização de detergente, conforme orientação do fabricante.

Art. 34 Após o processo de limpeza, os equipamentos endoscópicos e seus acessórios devem ser submetidos à secagem antes de qualquer técnica de desinfecção ou esterilização.

Art. 35 As escovas utilizadas na limpeza dos canais endoscópicos, quando passíveis de processamento, devem ser submetidos à limpeza e desinfecção a cada turno de trabalho.

Art. 36 O processo de desinfecção deve respeitar o tempo mínimo de exposição do equipamento ao produto utilizado, de acordo com a recomendação do fabricante e a legislação vigente.

Art. 37 É obrigatório realizar a monitorização dos parâmetros indicadores de efetividade dos agentes saneantes que possuem ação antimicrobiana como concentração, pH ou outros indicados pelo fabricante, no mínimo uma vez ao dia antes do início das atividades.

§ 1º Não podem ser utilizados saneantes que estejam com os parâmetros divergentes daqueles constantes do rótulo do produto.

§ 2º Os parâmetros monitorados (iniciais e subsequentes) devem ser registrados e arquivados pelo prazo mínimo de cinco anos e disponibilizados para consulta da autoridade sanitária.

Art. 38 Os endoscópios flexíveis, após serem submetidos a processamento, devem ser mantidos em posição vertical com preservação de alinhamento entre as duas extremidades até a sua utilização.

Art. 39 Quando for necessário o transporte do endoscópio entre a sala de procedimento e a sala de processamento, os endoscópios devem estar acondicionados em recipientes laváveis e com tampas diferentes para material sujo e limpo.

Parágrafo único. Quando a sala de processamento estiver contígua à sala de procedimento, o acondicionamento pode ser dispensado.

Art. 40 Quando o endoscópio for transportado para outro serviço de saúde, o processamento deve ser novamente realizado antes da sua utilização.

Art. 41 A limpeza dos produtos para saúde de conformações complexas deve ser precedida de limpeza manual e complementada, por limpeza automatizada em lavadora ultrassônica ou outro equipamento de eficiência comprovada.

Art. 42 Os acessórios e outros produtos para a saúde classificados como críticos devem ser submetidos à esterilização antes da sua utilização.

§ 1º O serviço de endoscopia poderá utilizar, para esterilização de acessórios críticos, o centro de material e esterilização do serviço de saúde em que está fisicamente inserido ou empresa processadora devidamente licenciada pelo órgão sanitário competente.

§ 2º Para os casos referidos no parágrafo acima, os produtos para saúde devem ser encaminhados, após serem submetidos à limpeza no serviço de saúde, conforme Procedimento Operacional Padrão (POP) definido entre as partes envolvidas.

Art. 43 O serviço de endoscopia e a empresa processadora devem utilizar embalagens que garantam a manutenção da esterilidade do conteúdo, bem como a sua transferência sob técnica asséptica.

Art. 44 As embalagens utilizadas para a esterilização de produtos para saúde devem estar regularizadas junto à Anvisa, para uso específico em esterilização.

Art. 45 A selagem de embalagens tipo envelope deve ser feita por termoseladora ou conforme orientação do fabricante.

Art. 46 Não é permitido o uso de caixas metálicas sem furos para esterilização de produtos para saúde.

Art. 47 É obrigatória a identificação nas embalagens dos produtos para saúde submetidos à esterilização por meio de rótulos ou etiquetas.

Art. 48 O rótulo de identificação da embalagem deve conter:
I – nome do produto;
II – data de esterilização;
III – data limite de uso;
IV – método de esterilização; e
V – nome do responsável pelo preparo.

Art. 49 Para a utilização de acessórios submetidos à esterilização, deverá ser obedecida a data limite de uso do produto esterilizado pelo serviço que a executou.

Art. 50 Não é permitido o uso de estufas para a esterilização de produtos para saúde.

Art. 51 Os produtos esterilizados devem ser armazenados em local limpo e seco, sob proteção da luz solar direta e submetidos à manipulação mínima.

Art. 52 É proibida a utilização de método manual de imersão em desinfetantes líquidos para fins de esterilização de produtos para a saúde.

Art. 53 Produtos para saúde utilizados na assistência ventilatória e anestésica não poderão ser submetidos à desinfecção por métodos de imersão química líquida com a utilização de saneantes à base de aldeídos.

■ Seção VI
Segurança e Saúde no Trabalho

Art. 54 Quando o procedimento implicar a utilização de Raios X, devem ser atendidos os requisitos estabelecidos no regulamento sanitário vigente para a proteção radiológica em radiodiagnóstico médico;

Art. 55 O serviço de endoscopia deve adotar as medidas de segurança ocupacional preconizadas pelo fabricante, relativas ao uso de saneantes.

Art. 56 O trabalhador responsável pelo processamento deve utilizar gorro, óculos de proteção ou protetor facial, máscara compatível com o risco, luvas de borracha cano longo, avental impermeável, protetor auricular (de acordo com o risco), calçados fechados impermeáveis e antiderrapantes.

CAPÍTULO III

DAS DISPOSIÇÕES FINAIS E TRANSITÓRIAS

Art. 57 Os estabelecimentos abrangidos por essa resolução terão prazo de 3 meses a partir da data de sua publicação para promover as adequações necessárias.

§ 1º Para cumprimento do artigo 18 e dos artigos 22 a 28 da Seção IV – Infraestrutura Física/Recursos Materiais, estabelece-se o prazo de 12 meses;

§ 2º A partir da publicação desta resolução, os novos serviços de endoscopia e aqueles que pretendem reiniciar suas atividades devem atender na íntegra às exigências nela contidas, previamente ao início de seu funcionamento.

Art. 58 O descumprimento das disposições contidas nesta resolução constitui infração sanitária, nos termos da Lei nº 6.437, de 20 de agosto de 1977, sem prejuízo das responsabilidades civil, administrativa e penais cabíveis

Art. 59 Esta Resolução entra em vigor na data de sua publicação.

A necessidade do título de especialista, para exercer responsabilidade técnica, foi estabelecida por meio de uma resolução do CFM de número 2007, de 10 de janeiro de 2013 (13), na qual tem os seguintes artigos:

Art. 1º Para o médico exercer o cargo de diretor técnico ou de supervisão, coordenação, chefia ou responsabilidade médica pelos serviços assistenciais especializados é obrigatória a titulação em especialidade médica, registrada no Conselho Regional de Medicina (CRM), conforme os parâmetros instituídos pela resolução CFM nº 2.005/2012.

§ 1º Em instituições que prestam serviços médicos em uma única especialidade, diretor técnico deverá ser possuidor do título de especialista registrado no CRM na respectiva área de atividade em que os serviços são prestados.

§ 2º O supervisor, coordenador, chefe ou responsável pelos serviços assistenciais especializados de que fala o *caput* deste artigo somente pode assumir a responsabilidade técnica pelo serviço especializado se possuir título de especialista na especialidade oferecida pelo serviço médico, com o devido registro do título junto ao CRM.

Outro assunto primordial para os endoscopistas é o uso dos saneantes, que passou, nos últimos anos, por uma grande modificação, com a proibição do uso como esterilizantes líquidos e com a necessidade de o fabricante atestar a eficácia da substância para realizar desinfecção de alto nível. A determinação do tempo de submersão do aparelho de endoscopia, além de todo o protocolo de sua utilização, deve ser de responsabilidade do fabricante. As determinações do uso dos saneantes encontram-se nas RDC 31, 34 e 35, que serão discutidas no Capitulo de Desinfecção.[10-12]

A RDC número 6 da endoscopia, aprovada, publicada, e em plena vigência trouxe maior clareza e objetividade nas avaliações e recomendações, para que os órgãos de vigilância sanitária avaliem os serviços de endoscopia com parâmetros mais objetivos, que vão equilibrar os custos operacionais nos diversos serviços. O fator mais importante nessa RDC é a grande preocupação com a segurança dos pacientes, desde a marcação até a alta médica do serviço, com possibilidades de rastreabilidade de materiais e pacientes.

As medidas sobre os saneantes (RDC 31), que já estão em vigor, passam a responsabilidade da eficácia e da utilização dos saneantes para as empresas produtoras, além do parecer dos fabricantes de endoscópios sobre a possibilidade de danos nos aparelhos. A RDC não proibiu o uso de nenhum saneante, no entanto existem exigências relacionadas com a eficácia e o tempo de eliminação de vários microrganismos, para que se comercializem os produtos.

A SOBED teve participação ativa nas RDCs de endoscopia e de saneantes, que propiciaram um resultado bastante satisfatório em relação ao início dos trabalhos, em outubro de 2008, que apresentava uma perspectiva de inviabilizar a endoscopia digestiva alta no país. Graças a um trabalho árduo da SOBED, coordenado pela Dr.ª Vera Mello, houve uma regressão do processo e uma finalização satisfatória para os serviços de endoscopia.

REFERÊNCIAS BIBLIOGRÁFICAS

1. ANVISA. *Conservantes permitidos para produtos saneantes*. RDC nº 35, Brasil, 06-2008.
2. ANVISA. *Indicação de uso de produtos saneantes na categoria "esterilizantes", para aplicação sob a forma de imersão, a indicação de uso de produtos saneantes atualmente caracterizados como "desinfetante hospitalar para artigos semicriticos"*. RDC nº 31, Brasil, 07-2011.
3. ANVISA. *Medidas para redução de ocorrências de infecções por MCR em serviços de saúde*. RDC nº 8, Brasil, 02-2009.
4. ANVISA. *Regulamento técnico para planejamento, programação, elaboração e avaliação de projetos físicos de estabelecimentos assistenciais de saúde*. RDC nº 50, Brasil, 02-2002.
5. ANVISA. *Regulamento técnico para produtos saneantes desinfetantes*. RDC nº 34, Brasil, 08-2010.
6. ANVISA. *Requisitos de boas práticas de funcionamento para os serviços de endoscopia com vias de acesso ao organismo por orifícios exclusivamente naturais*. RDC nº 6, Brasil, 03-2013.
7. Brasil. *Código Civil*. Lei nº 10.406 de 10 de janeiro de 2002.
8. Brasil. *Código de Defesa do Consumidor*. Lei nº 8078 de 11 de setembro de 1990.
9. Brasil. *Constituição (1988)*. Constituição da República Federativa do Brasil. 31 ed. São Paulo: Saraiva, 2003.
10. Conselho Federal de Medicina. *Resolução sobre sedação* – Resolução nº 1670 de 14 de julho de 2003.
11. Conselho Federal de Medicina. *Titulação de especialidade médica* – Resolução nº 2007/2013 de 08 de fevereiro de 2013.
12. Geocze S. *Legislação e normas vigentes endoscopia digestiva diagnóstica e terapêutica*. Rio de Janeiro: Saraiva, 2005. p. 7-13, cap. 2.
13. Ministério do Trabalho e emprego. *Segurança e saúde do trabalho em estabelecimentos de saúde*. Norma Reguladora nº 32. Brasil, 11-2005.

2. Desinfecção dos Endoscópios

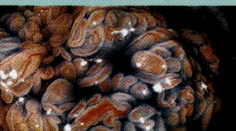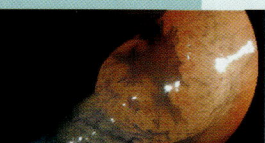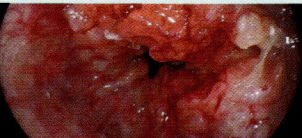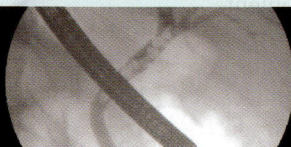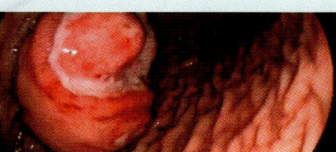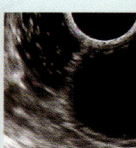

Flavio Hayato Ejima ▪ Gustavo Werneck Ejima ▪ Wallace Acioli Freire de Góis ▪ Rosemere Pimenta de Andrade

REPROCESSAMENTOS DE EQUIPAMENTOS E ACESSÓRIOS

A endoscopia digestiva flexível, por intermédio do uso da fibra óptica, revolucionou o diagnóstico e a terapêutica no sistema digestório, a partir do início da década de 1960, no entanto não havia grandes preocupações com a desinfecção dos aparelhos de endoscopia e seus acessórios.[12]

A transmissão de infecção pela endoscopia, embora descrita com pouca frequência, tem sido uma preocupação crescente em todo o mundo, a partir da década de 1990, com os relatos de casos de transmissão de infecção por endoscopia flexível, apontaram para a necessidade de elaboração de diretrizes para a descontaminação dos aparelhos entre os exames.[1-3,9,10]

Essas diretrizes mostraram eficiência na prevenção de contaminação dos indivíduos submetidos a procedimentos endoscópicos. No entanto no Brasil, apesar de haver, desde 1983, uma portaria para a utilização de glutaraldeído, a maioria dos serviços de endoscopia digestiva não seguia corretamente todas as etapas do processo de desinfecção de alto nível.[11,13]

No ano de 2008, em virtude de um surto de micobacteriose, ocorrido em casos de cirurgia laparoscópica e cirurgias plásticas, houve uma forte tendência à eliminação de glutaraldeído como saneante e realização de endoscopia ambulatorial, que poderiam inviabilizar economicamente a endoscopia digestiva. Formou-se um grupo de trabalho coordenado pela Agência Nacional de Vigilância Sanitária (ANVISA), com grande representatividade da Sociedade Brasileira de Endoscopia Digestiva (SOBED), para elaborar uma Resolução de Diretoria Colegiada (RDC) de endoscopia com acesso por orifícios naturais, com as regras básicas que devem ser seguidas nos serviços de endoscopia, para que garanta a segurança dos pacientes, além de controlar os riscos envolvidos no procedimento, com enfoque na desinfecção dos aparelhos.[6]

O reprocessamento de aparelhos de endoscopia e acessórios endoscópicos é, atualmente, uma grande preocupação das entidades internacionais ASGE, WEO e nacionais, como a SOBED, ANVISA e o Ministério do Trabalho e Emprego. Detalharemos agora sobre a RDC 6, que versa sobre desinfecção e esterilização.[4-10,12,14,15]

DEFINIÇÕES

I – acessório crítico: é o produto ou artigo utilizado em procedimentos invasivos com penetração de pele íntegra ou não, membrana mucosa, espaços ou cavidades estéreis, tecidos subepiteliais ou sistema vascular. Requerem esterilização para uso;

II – data limite de uso do produto esterilizado: prazo estabelecido pelo serviço de endoscopia ou pelo serviço responsável pela esterilização dos produtos, baseado em um plano de avaliação da integridade das embalagens, fundamentado na resistência destas, nos eventos relacionados ao seu manuseio (estocagem em gavetas, empilhamento de pacotes, dobras das embalagens), na segurança da selagem e na rotatividade do estoque armazenado;

III – evento adverso: agravo à saúde ocasionado a um paciente ou usuário em decorrência do uso de um produto submetido ao regime de vigilância sanitária, tendo a sua utilização sido realizada nas condições e parâmetros prescritos pelo fabricante;

IV – limpeza: remoção de sujidades orgânicas e inorgânicas, com redução da carga microbiana presente nos produtos para saúde, utilizando-se água, detergentes, produtos e acessórios de limpeza, por meio de ação mecânica (manual ou automatizada), atuando em superfícies internas (lúmen) e externas, de forma a tornar o produto seguro para manuseio e preparado para desinfecção ou esterilização;

V – pré-limpeza: remoção da sujidade presente nos produtos para saúde utilizando-se, no mínimo, água e ação mecânica;

VI – produto para saúde de conformação complexa: produtos para saúde que possuam lúmen inferior a 5 mm ou com fundo cego, espaços internos inacessíveis para a fricção direta, reentrâncias e válvulas;

VII – rastreabilidade: capacidade de traçar o histórico, a aplicação ou a localização de um item por meio de informações previamente registradas;

Art. 24 A sala de processamento dos serviços de endoscopia deve possuir:

– cuba para lavagem com profundidade suficiente para evitar respingos em suas laterais, no piso e no profissional;

– bancada lisa e impermeável com dimensões compatíveis para a acomodação dos equipamentos, acessórios e outros produtos para a saúde a serem processados;

– ponto de água que atenda os padrões de potabilidade conforme normatização vigente; e sistema de climatização.

IV – Sistema de climatização.

Art. 25 Os serviços de endoscopia tipo I, que não utilizam no processamento produtos químicos para desinfecção de alto nível devem possuir uma área para processamento de equipamentos, acessórios e outros produtos para a saúde com os seguintes itens:

I – cuba para lavagem com profundidade suficiente para evitar respingos em suas laterais, no piso e no profissional;

II – bancada lisa e impermeável com dimensões compatíveis para a acomodação dos equipamentos, acessórios e outros produtos para a saúde a serem processados; e

III – ponto de água que atenda os padrões de potabilidade conforme normatização vigente.

Art. 26 O sistema de climatização da sala de processamento dos serviços de endoscopia deve atender aos seguintes requisitos:

I – garantir vazão mínima de ar total de 18 $m^3/h/m^2$;

Capítulo 2 ■ Desinfecção dos Endoscópios

II – manter um diferencial de pressão negativo entre os ambientes adjacentes, com pressão diferencial mínima de 2,5 Pa;

III – prover exaustão forçada de todo ar da sala com descarga para o exterior da edificação; e

IV – o ar de reposição pode ser proveniente dos ambientes vizinhos.

Art. 27 Caso o serviço utilize processo automatizado de limpeza, desinfecção e esterilização a área física deve atender aos requisitos técnicos necessários para a instalação do equipamento conforme indicação do fabricante e legislação vigente.

Art. 28 Para a secagem dos equipamentos com canais, os serviços devem dispor ar comprimido medicinal, gás inerte ou ar filtrado, seco e isento de óleo.

Seção V
■ Processamento de Equipamentos e Acessórios

Art. 29 O serviço de endoscopia deve dispor de equipamentos e acessórios em quantidade suficiente para o número de pacientes atendidos, respeitando o tipo de procedimento e o tempo necessário para os respectivos processamentos.

Art. 30 Deve ser elaborado Procedimento Operacional Padrão (POP) em que sejam detalhadas todas as etapas do processamento de equipamentos e acessórios utilizados nos procedimentos endoscópicos, respeitando a legislação referente ao uso dos agentes saneantes e as orientações contidas nos manuais de processamento do fabricante.

Parágrafo único. O POP deve ser aprovado pelo responsável técnico do serviço autônomo ou médico responsável do serviço não autônomo de endoscopia e estar disponível na sala de processamento para consulta pela equipe de saúde e pela autoridade sanitária competente.

Art. 31 A pré-limpeza do endoscópio deve ser realizada imediatamente após a finalização do procedimento com remoção da sujidade da superfície externa.

Parágrafo único. Sempre que o equipamento possuir canais deve haver a introdução de detergente sob pressão nestes, conforme orientação do fabricante.

Art. 32 A limpeza de equipamentos endoscópicos deve ser realizada no menor intervalo de tempo possível após a pré-limpeza, de acordo com a orientação do fabricante.

Art. 33 O processo de limpeza de todos os canais, válvulas e conectores deve incluir escovação e irrigação de todos os componentes externos e internos com utilização de detergente, conforme orientação do fabricante.

Art. 34 Após o processo de limpeza, os equipamentos endoscópicos e seus acessórios devem ser submetidos à secagem antes de qualquer técnica de desinfecção ou esterilização.

Art. 35 As escovas utilizadas na limpeza dos canais endoscópicos, quando passíveis de processamento, devem ser submetidos à limpeza e desinfecção a cada turno de trabalho.

Art. 36 O processo de desinfecção deve respeitar o tempo mínimo de exposição do equipamento ao produto utilizado, de acordo com a recomendação do fabricante e a legislação vigente.

Art. 37 É obrigatório realizar a monitorização dos parâmetros indicadores de efetividade dos agentes saneantes que possuem ação antimicrobiana como concentração, pH ou outros indicados pelo fabricante, no mínimo uma vez ao dia antes do início das atividades.

§ 1º Não podem ser utilizados saneantes que estejam com os parâmetros divergentes daqueles constantes do rótulo do produto.

§ 2º Os parâmetros monitorados (iniciais e subsequentes) devem ser registrados e arquivados pelo prazo mínimo de cinco anos e disponibilizados para consulta da autoridade sanitária.

Art. 38 Os endoscópios flexíveis, após serem submetidos a processamento, devem ser mantidos em posição vertical com preservação de alinhamento entre as duas extremidades até a sua utilização.

Art. 39 Quando for necessário o transporte do endoscópio entre a sala de procedimento e a sala de processamento, os endoscópios devem estar acondicionados em recipientes laváveis e com tampas diferentes para material sujo e limpo.

Parágrafo único. Quando a sala de processamento estiver contígua à sala de procedimento, o acondicionamento pode ser dispensado.

Art. 40 Quando o endoscópio for transportado para outro serviço de saúde, o processamento deve ser novamente realizado antes da sua utilização.

Art. 41 A limpeza dos produtos para saúde de conformações complexas deve ser precedida de limpeza manual e complementada, por limpeza automatizada em lavadora ultrassônica ou outro equipamento de eficiência comprovada.

Art. 42 Os acessórios e outros produtos para a saúde classificados como críticos devem ser submetidos à esterilização antes de sua utilização.

§ 1º O serviço de endoscopia poderá utilizar, para esterilização de acessórios críticos, o centro de material e esterilização do serviço de saúde em que está fisicamente inserido ou empresa processadora devidamente licenciada pelo órgão sanitário competente.

§ 2º Para os casos referidos no parágrafo acima, os produtos para saúde devem ser encaminhados, após serem submetidos à limpeza no serviço de saúde, conforme Procedimento Operacional Padrão (POP) definido entre as partes envolvidas.

Art. 43 O serviço de endoscopia e a empresa processadora devem utilizar embalagens que garantam a manutenção da esterilidade do conteúdo, bem como a sua transferência sob técnica asséptica.

Art. 44 As embalagens utilizadas para a esterilização de produtos para saúde devem estar regularizadas junto à ANVISA, para uso específico em esterilização.

Art. 45 A selagem de embalagens tipo envelope deve ser feita por termoseladora ou conforme orientação do fabricante.

Art. 46 Não é permitido o uso de caixas metálicas sem furos para esterilização de produtos para saúde.

Art. 47 É obrigatória a identificação nas embalagens dos produtos para saúde submetidos à esterilização por meio de rótulos ou etiquetas.

Art. 48 O rótulo de identificação da embalagem deve conter:
I – nome do produto;
II – data de esterilização;
III – data limite de uso;
IV – método de esterilização; e
V – nome do responsável pelo preparo.

Art. 49 Para a utilização de acessórios submetidos à esterilização, deverá ser obedecida a data limite de uso do produto esterilizado pelo serviço que a executou.

Art. 50 Não é permitido o uso de estufas para a esterilização de produtos para saúde.

Art. 51 Os produtos esterilizados devem ser armazenados em local limpo e seco, sob proteção da luz solar direta e submetidos à manipulação mínima.

Art. 52 É proibida a utilização de método manual de imersão em desinfetantes líquidos para fins de esterilização de produtos para a saúde.

Art. 53 Produtos para saúde utilizados na assistência ventilatória e anestésica não poderão ser submetidos à desinfecção por métodos de imersão química líquida com a utilização de saneantes à base de aldeídos.

Seção VI

Segurança e Saúde no Trabalho

Art. 54 Quando o procedimento implicar a utilização de Raios X, devem ser atendidos os requisitos estabelecidos no regulamento sanitário vigente para a proteção radiológica em radiodiagnóstico médico;

Art. 55 O serviço de endoscopia deve adotar as medidas de segurança ocupacional preconizadas pelo fabricante, relativas ao uso de saneantes.

Art. 56 O trabalhador responsável pelo processamento deve utilizar gorro, óculos de proteção ou protetor facial, máscara compatível com o risco, luvas de borracha cano longo, avental impermeável, protetor auricular (de acordo com o risco), calçados fechados impermeáveis e antiderrapantes.

Outro assunto primordial para os endoscopistas é o uso dos saneantes, que passou, nos últimos anos, por uma grande modificação, com a proibição do uso como esterilizantes líquidos e com a necessidade de o fabricante atestar a eficácia da substância para realizar desinfecção de alto nível. A determinação do tempo de submersão do aparelho de endoscopia, além de todo o protocolo de sua utilização, deve ser de responsabilidade do fabricante. As determinações do uso dos saneantes encontram-se nas RDCs 31, 34 e 35.[4-6]

RESOLUÇÃO-RDC Nº 31, DE 4 DE JULHO DE 2011

Dispõe sobre a indicação de uso dos produtos saneantes na categoria "Esterilizante", para aplicação sob a forma de imersão, a indicação de uso de produtos saneantes, atualmente categorizados como "Desinfetante Hospitalar para Artigos Semicríticos" e dá outras providências.

Art. 1º Fica aprovado o regulamento técnico que dispõe sobre a indicação do uso de produtos saneantes na categoria "Esterilizante", para aplicação sob a forma de imersão, e a indicação de uso de produtos saneantes, atualmente categorizados como "Desinfetante Hospitalar para Artigos Semicríticos".

CAPÍTULO I

DAS DISPOSIÇÕES GERAIS

Art. 2º Este regulamento se aplica exclusivamente aos produtos saneantes enquadrados na categoria "Esterilizante", com fim específico de aplicação sob a forma de imersão, e aos produtos saneantes, atualmente categorizados como "Desinfetante Hospitalar para Artigos Semicríticos".

Art. 3º Os produtos saneantes atualmente categorizados como "Desinfetante Hospitalar para Artigos Semicríticos" passam a ser classificados nas categorias "Desinfetante de Alto Nível" ou "Desinfetante de Nível Intermediário", de acordo com o espectro de ação, conforme disposto na Resolução de Diretoria Colegiada – RDC nº 35, de 16 de agosto de 2010.

Art. 4º As empresas detentoras de registro de produtos esterilizantes e dos produtos desinfetantes a serem categorizados como "Desinfetante de Alto Nível", bem como os produtos já enquadrados nessas categorias, têm o prazo até 31 de agosto de 2011 para apresentar, sob a forma de petição de aditamento ao respectivo processo de registro, laudo de comprovação de eficácia frente à Mycobacterium massiliense, cepa de origem IEC 735, codificada no INCQS com o número 00594, em conformidade com a classificação estabelecida na Resolução RDC nº. 35, de 2010.

Art. 5º O registro de novos produtos saneantes, enquadrados nas categorias "Esterilizante", "Desinfetante de Alto Nível" ou "Desinfetante de Nível Intermediário", deve atender de forma integral, no ato do pleito de registro, à Resolução RDC nº. 35, de 2010 e suas atualizações.

Art. 6º Fica proibido o registro de produtos saneantes na categoria "Esterilizante", para aplicação sob a forma de imersão, exceto nos seguintes casos:

I – produtos para uso exclusivo em equipamentos que realizam esterilização por ação físico-química, devidamente registrados na ANVISA; ou

II – produtos para uso exclusivo em dialisadores e linhas de hemodiálise devidamente registrados na ANVISA.

§ 1º Os produtos saneantes mencionados no inciso I deste artigo, devem conter, obrigatoriamente, em seu rótulo, no painel principal, a frase: "PRODUTO PARA USO EXCLUSIVO NO EQUIPAMENTO (nome do equipamento em letras maiúsculas), Reg. MS (nº do registro do equipamento)", e não podem apresentar a indicação de uso como desinfetante ou esterilizante por método manual.

§ 2º Os produtos mencionados no inciso II deste artigo devem conter, obrigatoriamente, em seu rótulo, no painel principal, a frase "PRODUTO PARA USO EXCLUSIVO EM DIALISADORES E LINHAS DE HEMODIÁLISE" e, quando também indicados como desinfetante de alto nível de máquinas de hemodiálise, devem conter, obrigatoriamente, em seu rótulo, no painel secundário, no item indicação de uso, a orientação de que a utilização do produto como desinfetante é exclusiva para máquina de hemodiálise.

§ 3º Os produtos saneantes indicados nos incisos I e II devem conter, obrigatoriamente, em seu rótulo, a indicação de tempo de contato com o equipamento, conforme comprovado por meio dos testes de eficácia frente aos microrganismos definidos na Resolução – RDC nº. 35, de 2010 e suas atualizações.

CAPÍTULO II

DAS DISPOSIÇÕES FINAIS E TRANSITÓRIAS

Art. 7º As empresas detentoras de registro de produtos saneantes a serem categorizados como "Desinfetante de Alto Nível" ou "Desinfetante de Nível Intermediário" têm o prazo de até 01 (um) ano, a partir da data de publicação desse regulamento, para escoamento dos produtos com rótulos aprovados anteriormente a esta Resolução como "Desinfetante Hospitalar para Artigos Semicríticos".

Art. 8º A inobservância dos prazos estabelecidos nos artigos 4º e 7º desta Resolução ensejará o cancelamento do registro, mediante devido processo administrativo, sem prejuízo de outras ações ou medidas pertinentes.

Art. 9º O descumprimento das disposições contidas nesta Resolução constitui infração sanitária, conforme disposições da Lei nº 6.437 de 20 de agosto de 1977, sem prejuízo das responsabilidades civil, administrativa e penal inerentes.

Art. 10º Fica revogada a Resolução de Diretoria Colegiada – RDC nº 33, de 16 de agosto de 2010.

Art. 11 Esta Resolução entra em vigor na data de sua publicação

A nova RDC de endoscopia de número 6, aprovada e publicada, trouxe maior clareza e objetividade no processamento de endoscópios e acessórios. O fator mais importante nessa RDC é a grande preocupação com a segurança dos pacientes.

As medidas sobre os saneantes (RDC 31), que já estão em vigor, passam a responsabilidade da eficácia e da utilização dos saneantes para as empresas produtoras, além do parecer dos fabricantes de endoscópios sobre a possibilidade de danos nos aparelhos. A RDC não proibiu o uso de nenhum saneante, no entanto existem exigências relacionadas com a eficácia e o tempo de eliminação de vários microrganismos, para que se comercializem os produtos.

REFERÊNCIAS BIBLIOGRÁFICAS

1. American Society for Gastrointestinal Endoscopy ad hoc Committee on Desinfection. *Reprocessing of flexible gastrointestinal endoscopes.* Manchester, MA: ASGE, 1995.
2. American Society for Gastrointestinal Endoscopy. Infection control during gastrointestinal endoscopy, *Gastrointest Endosc* 1999;49:836-41.
3. American Society for Gastrointestinal Endoscopy. Infection control during gastrointestinal endoscopy: guidelines for clinical aplication. *Gastrointest Endosc* 1988;34:37-40.
4. ANVISA. *Conservantes permitidos para produtos saneantes.* RDC n° 35. Brasil, 06-2008.
5. ANVISA. *Indicação de uso de produtos saneantes na categoria "esterilizantes", para aplicação sob a forma de imersão, a indicação de uso de produtos saneantes atualmente caracterizados como "desinfetante hospitalar para artigos semicriticos".* RDC n° 31. Brasil, 07-2011.
6. ANVISA. *Regulamento técnico para produtos saneantes desinfetantes.* RDC n° 34, Brasil, 08-2010.
7. ANVISA. *Requisitos necessários ao funcionamento de serviços de endoscopia com vias de acesso ao organismo por orifícios exclusivamente naturais.* RDC n° 6. Brasil, 03-2013.
8. ASGE. Multisociety Guideline on Reprocessing Flexible Gastrointestinal Endoscopy: 2011. *Gastrointestinal Endoscopy* 2011;73(6).
9. ASGE. Reprocessing of flexible gastrointestinal endoscopes. *Clinical Guidelines* 2002.
10. ASGE. Standards of practice Commitee of the American Society for Gastrointestinal Endoscopy. Antibiotic prophylaxis for gastrointestinal endoscopy. *Gastroint Endosc* 1995;42:630-35.
11. Costa ML, Cardo DM, Ferrari AP. Levantamento de rotinas de reprocessamento de endoscópios em hospitais do município de São Paulo. *GED* 1997;16(2):41-46.
12. Amarante HMB, Leitão OR. *Limpeza e desinfecção dos endoscópios.* Endoscopia digestiva diagnóstica e terapêutica. 1ª Edição. Editora Revinter, Rio de Janeiro – RJ. 2005;5:37-43.
13. Brasil. Ministério da Saúde, Portaria n° 196, 06-1983.
14. Brasil. Ministério do Trabalho e emprego. *Segurança e saúde do trabalho em estabelecimentos de saúde.* Norma Reguladora n° 32, 11-2005.
15. Rey JF et al. *Desinfecção de endoscópios: um enfoque sensível aos recursos.* WGO/WEO Global Guideline, 2011;02-79.

3 Sedação em Endoscopia

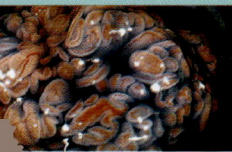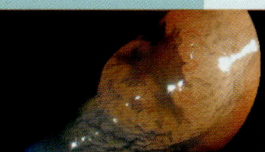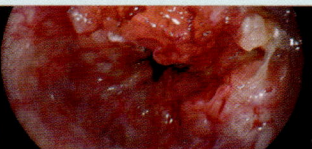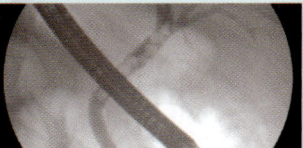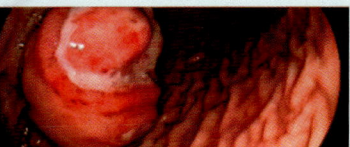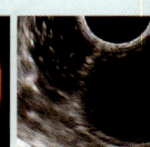

Caroline Possa Marroni

INTRODUÇÃO

A endoscopia digestiva tem-se desenvolvido de forma extraordinária nas últimas décadas. Foram ampliadas as oportunidades diagnósticas e terapêuticas. A adequada tolerância do paciente é essencial para um exame completo, seguro e para garantir a sua adesão para subsequente seguimento.

O aumento da complexidade dos pacientes e dos procedimentos gera a demanda de uma infraestrutura mais completa, para oferecer segurança e conforto tanto ao paciente quanto à equipe que realiza o exame.

A sedação pode ser definida como a depressão do nível de consciência induzida por drogas. A proposta da sedação e da analgesia é aliviar a ansiedade e o desconforto do paciente, melhorar a realização do exame e diminuir a memória do paciente relacionada com o procedimento.[2]

Em algumas situações mais complexas, o médico endoscopista necessita agregar à equipe o médico anestesiologista, que provê a sedação/analgesia necessária ao procedimento e monitora o paciente, garantindo a segurança e liberdade necessárias ao médico endoscopista para realizar seu trabalho.

NÍVEIS DE SEDAÇÃO

De acordo com a Resolução do CFM nº 1.670/03, a sedação é um ato médico realizado mediante a utilização de medicamentos, e que tem o objetivo de proporcionar conforto ao paciente para a realização de procedimentos. Sob diferentes aspectos clínicos, pode ser classificada em leve, moderada e profunda.

Sedação Leve é um estado em que o paciente responde ao comando verbal, a função cognitiva e a coordenação podem estar parcialmente comprometidas. As funções cardiovascular e respiratória não apresentam comprometimento.

Sedação Moderada/Analgesia ("Sedação Consciente") é um estado de depressão da consciência em que o paciente responde ao estímulo verbal isolado ou acompanhado de estímulo tátil. Não são necessárias intervenções para manter a via aérea, e a ventilação espontânea é suficiente. De modo geral, a função cardiovascular é mantida.

Sedação Profunda/Analgesia é quando o paciente dificilmente é despertado por comandos verbais, mas responde a estímulos dolorosos. A ventilação espontânea pode estar comprometida, podendo ocorrer a necessidade de assistência para a manutenção da via aérea permeável. A função cardiovascular geralmente é mantida.

O médico que prescreve ou administra a medicação deve ter a habilidade e o treinamento de recuperar o paciente deste nível de sedação ou mantê-lo e recuperá-lo de um estado de maior depressão das funções cardiovascular e respiratória.

A resposta dos pacientes aos comandos, durante os procedimentos realizados com sedação/analgesia, serve como guia para seu nível de consciência. Pacientes, cuja única resposta é o reflexo de retirada aos estímulos, estão profundamente sedados. A sedação e analgesia englobam um *continuum* de estados que vão da sedação mínima até anestesia geral. A resposta ao uso dos medicamentos é individual, e os níveis de sedação são contínuos, ocorrendo, com frequência, a transição entre eles.[2-12,15] Diferentes pacientes requerem diferentes níveis de sedação para o mesmo procedimento, e o mesmo paciente pode variar os níveis de sedação necessários durante um procedimento.

De modo geral, procedimentos diagnósticos e terapêuticos da via digestiva alta e baixa são realizados com sedação moderada ("sedação consciente"). Para este nível de sedação, geralmente é utilizada uma associação de benzodiazepínico (midazolam na maioria dos casos) e um opioide. Entretanto, a associação com o propofol tem aumentado muito.[13]

Alguns trabalhos tentam identificar os fatores de risco para uma sedação consciente difícil. Um grupo de pesquisadores desenvolveu e validou escore clínico (SCOPE) para predizer esta dificuldade e para identificar os pacientes que necessitariam de maior sedação, usando variáveis, como: gênero, idade, índice de massa corporal, uso de medicações controladas ou uso abusivo de substâncias entre outros.[4]

Níveis mais profundos de sedação ou mesmo de anestesia geral são necessários para procedimentos mais complexos, como ecoendoscopia, colangiopancreatografia, colonoscopia terapêutica ou pacientes com problemas prévios com sedação entre outras características.

PROCEDIMENTOS SEM SEDAÇÃO OU COM SEDAÇÃO MÍNIMA

Alguns pacientes toleram o procedimento endoscópico sem sedação ou com sedação mínima. Este perfil de paciente geralmente é homem, idade acima dos 40 anos, sem histórico de ansiedade e de dor abdominal.[5]

Fatores preditores de baixa tolerância ao exame são uso abusivo de álcool, uso lícito ou ilícito de benzodiazepínico ou opioides e histórico de dificuldade em sedação prévia.[8]

A endoscopia digestiva alta e a retossigmoidoscopia são procedimentos relativamente simples, indolores e que podem ser tolerados sem sedação ou com sedação mínima.

AVALIAÇÃO PRÉ-PROCEDIMENTO

Inclui uma entrevista e exame físico dirigidos e sucintos. A anamnese deve incluir o histórico de doenças do paciente, as medicações em uso, experiências prévias com sedação/analgesia/cirurgia, histórico de alergias, tempo de jejum, histórico de uso de álcool, tabaco e abuso de substâncias. Mulheres em idade fértil devem ser questionadas sobre a possibilidade de gestação.

O exame físico deve incluir, no mínimo, exame das vias aéreas (classificação Mallampati), avaliação do nível de consciência, verificação dos sinais vitais e exame cardiopulmonar sumário.

PREPARO DO PACIENTE

O jejum é necessário em todos os pacientes que farão o exame endoscópico. O tempo depende de cada grupo de alimento, sendo, de modo geral, de 2 horas para líquidos claros, 4 horas para leite materno, 6 horas para leite e de 6 horas para uma refeição leve.

Alguns fatores de risco para aspiração pulmonar são: obesidade, presença de hérnia de hiato, DRGE, megaesôfago, DM (gastroparesia), doença ulcerosa péptica, cirurgia gástrica prévia, tumores obstrutivos do sistema digestório, tabagismo, insuficiência renal, doença neurológica, fatores que aumentam a pressão intra-abdominal, como a gravidez e ascite e procedimentos de urgência.

MONITORAÇÃO DA SEDAÇÃO/ANALGESIA

Observação clínica: a simples observação dos movimentos do tórax, do padrão ventilatório e da cor do paciente já fazem parte dos cuidados iniciais; observar a possibilidade de vocalização, que indica que o paciente está respirando. Pacientes que apresentam como única resposta a retirada ao estímulo doloroso estão profundamente sedados. Mas apenas a observação clínica não é suficiente.

A monitoração não invasiva da oxigenação com o oxímetro de pulso, a medida da pressão arterial e o eletrocardiograma contínuo são os cuidados preconizados pela Sociedade Brasileira de Anestesiologia.

Ventilação pulmonar: a capnografia permite a monitoração em tempo real da ventilação e reduz a incidência de sedação excessiva. É capaz de detectar de forma mais rápida a hipoventilação, mas não há evidências suficientes para o seu uso de rotina em todos os procedimentos.

Oxigenação: avaliada pela oximetria de pulso para detectar dessaturação e hipoxemia.

Hemodinâmica: avaliação da pressão arterial, frequência cardíaca e ritmo cardíaco principalmente na sedação profunda.

Uso de oxigênio suplementar: a pré-oxigenação não parece ter benefício comprovado para todos os casos, mas a suplementação durante o exame parece ter benefício, principalmente em níveis mais profundos de sedação.[2,6-15] Os fatores de risco para hipoxemia incluem saturação de oxigênio basal abaixo de 95%, procedimento de urgência, dificuldade na intubação esofágica, presença de comorbidade importante e procedimento de longa duração.[2]

As principais causas de morbidade associada à sedação/analgesia são a depressão respiratória induzida por drogas e a obstrução das vias aéreas.

Nos ambientes em que se praticam procedimentos sob "sedação consciente" ou níveis mais profundos de sedação, devem estar disponíveis: equipamentos adequados para a manutenção da via aérea permeável, bem como a administração de oxigênio em concentração superior à da atmosfera; medicamentos para tratamento de intercorrências e eventos adversos sobre os sistemas cardiovascular e respiratório.[15]

A sedação profunda só pode ser realizada por médicos qualificados e em ambientes que ofereçam condições seguras para sua realização, ficando os cuidados do paciente a cargo de médico que não esteja realizando o procedimento que exija este nível de sedação.

Por isso que é importante a questão: **quando considerar o acompanhamento de anestesiologista para o procedimento endoscópico?**

Isto depende da presença dos fatores de risco para a sedação, o grau de sedação que será realizado, a urgência e o tipo de procedimento planejado.

Os fatores de risco do paciente incluem: extremos de idade; doença grave cardíaca, pulmonar, renal ou hepática; gravidez; paciente que não coopera; histórico de abuso de drogas, incluindo álcool; presença de via aérea potencialmente difícil para ventilação e de anatomia que é associada à intubação difícil.[8]

Considerar a presença de acompanhamento anestésico também quando o procedimento é prolongado e/ou terapêutico que requer sedação profunda; intolerância conhecida à sedação padrão; aumento de risco para complicações pela presença de comorbidades (ASA III ou mais); aumento do risco de obstrução de via aérea por variação anatômica.[2-4,6-8]

A anestesia geral não é usada de rotina e considera-se seu uso mais comumente em crianças e pacientes que não toleram sedação moderada. Além disso, pode ser usada em situações específicas, como na colangiopancreatografia, na presença de alteração neurológica importante e na presença de hematêmese. Todas essas são situações de risco para aspiração, nas quais a intubação orotraqueal para proteção de via aérea faz-se necessária.[2]

DROGAS MAIS UTILIZADAS

É mais importante o modo de administração da droga do que a droga administrada por si só. As substâncias habitualmente são utilizadas por via intravenosa (IV) em pequenas doses para permitir tempo para se observarem efeitos máximos e evitar supersedação e os efeitos adversos.

A escolha geralmente consiste em um benzodiazepínico isolado ou em associação a opioide, atingindo uma adequada e segura sedação.[2] Em estudo randomizado brasileiro foi comparado o uso de propofol a fentanila e midazolam com fentanila para endoscopia digestiva alta. O tempo de indução da sedação, de recuperação e de liberação do paciente foi menor no grupo que utilizou propofol, e a satisfação do médico que realizou o procedimento foi maior.[12]

Lidocaína *Spray*

Facilita a introdução do aparelho, diminuindo o reflexo faríngeo de expulsão e de vômito. Seu maior benefício é para paciente que não será sedado ou minimamente sedado. Na apresentação de *Spray* a 10%, cada borrifada libera 10 mg, e a dose máxima é de 4 mg/kg, podendo ocorrer a absorção sistêmica de forma significativa, se não observada esta dosagem. Complicações são relacionadas com a abolição do reflexo faríngeo e com o risco de aspiração. Arritmias e convulsões podem ocorrer pela absorção sistêmica.[2-4,6-8]

A eficácia da anestesia da faringe foi avaliada em metanálise que incluiu cinco estudos randomizados e controlados com total de 491 pacientes, sendo que os pacientes que utilizaram este medicamento reportaram de forma significativa "mínimo ou ausência de desconforto".[11]

Benzodiazepínicos

Induzem relaxamento do paciente, podendo causar depressão respiratória, principalmente se utilizado em associação a opioide. Não têm ação analgésica, são sedativos, ansiolíticos e com poder amnésico.

Possuem como antagonista o Flumazenil 0,2-0,4 mg IV que reverte a ação em 1 minuto. Cuidado para não ocorrer síndrome de retirada. Não deve ser usado de rotina.

Midazolam

É o representante do grupo mais utilizado. Possui rápido início de ação: 1-2 minutos. A dose inicial geralmente é de 0,5-2 mg IV para sedação consciente, lentamente. A injeção rápida pode causar soluços. A dose pode ser repetida a cada 2-3 minutos. Se em uso conjunto com opioides, reduzir em 30% a dose. A sua meia-vida de eliminação é de cerca de 2-3 horas. Potência maior que o diazepam (3-6 vezes mais potente), se utilizado na dose de 0,1 mg/kg de peso, já pode deprimir a resposta ventilatória ao CO_2. Pode causar depressão respiratória e apneia. Atenção ao ser usado em cirróticos, pois pode exacerbar ou precipitar a encefalopatia.

Diazepam

Produz amnésia anterógrada, mas produz menos amnésia que o midazolam. A dose inicial é de 2,5 a 5 mg, com incrementos de 2,5 mg a cada 3-4 minutos, sendo o seu início de ação em 2-3 minutos, com pico máximo entre 7-8 minutos. A duração do efeito é dose-dependente e tem como desvantagem uma longa duração de ação, podendo perdurar por 24 horas ou mais. Possui um maior risco de provocar flebite. Também pode ter como efeito adverso a depressão respiratória e a apneia.

Opioides

São potentes depressores respiratórios, causando hipoxemia, mesmo em pequenas doses. Aumentam o limiar para dor.

Efeitos adversos do grupo podem ser náuseas, vômitos, tonturas, confusão mental. Delírio e agitação sugerem excesso de opioide circulante. Reações anafiláticas são raras. Prurido e broncospasmo podem ser efeitos diretos ou sinal de alergia.

Antagonista: Naloxona 0,1 a 0,2 mg IV.

Meperidina

Possui efeito sedativo e analgésico. Início de ação em 5-10 minutos, e sua meia-vida de 3-4 horas. A dose inicial é de 25-50 mg IV. Pode ser usado em procedimentos mais prolongados (> 30 min), mas cada vez são mais raras as indicações para seu uso, tendo havido a preferência pela utilização de outras drogas.

Pode provocar hipotensão, náuseas, vômitos e precipitar crises convulsivas. Pode também causar apneia, depressão respiratória e insensibilidade a alguns estímulos em doses insuficientes para induzir o sono.

Fentanil

Opioide de curta duração, quando usado em pequenas doses, é sedativo e analgésico, mas não provoca amnésia. Sua dose inicial: 25-50 mcg IV (1-2 mcg/kg peso), tem meia-vida de 2 a 4 horas e início da ação dentro de 2 minutos. Causa mínima hipotensão e liberação de histamina. Pode ter como efeito adverso apneia, bradicardia e rigidez de glote e da parede torácica.

Propofol

Hipnótico que tem propriedades sedativas, provoca amnésia, mas sem efeito analgésico. Pode ser usado para sedação profunda, especialmente em procedimentos mais prolongados ou mais complexos. Dor à injeção pode ser comum e ocorrer em até 30% dos pacientes.

Possui início de ação rápida de 30 a 60 segundos. Duração do efeito é de 4 a 8 minutos. Pode ser usado em doses em *bolus*, após sedação prévia com ansiolítico e/ou opioide com 20-40 mg dose até o efeito desejado; a infusão contínua pode ser feita usando de 40-100 mcg/kg/min. Atentar que possui um baixo índice terapêutico.

As propriedades farmacocinéticas não mudam de forma significativa em pacientes com insuficiência renal ou hepática, diminuindo o risco de encefalopatia hepática, sendo uma alternativa para os pacientes cirróticos.[9-13,15] Possui um despertar rápido.

Causa depressão respiratória e aumento da resistência à ventilação, podendo causar apneia. Também pode causar hipotensão, devendo ser usado com cautela em pacientes com disfunção cardíaca.

Não usar em pacientes com história de alergia a ovo e soja. Não possui um agente antagonista. Na gestação é droga da categoria B e deve ser usado com cautela na amamentação.

O uso do propofol na endoscopia teve um marcado aumento nos últimos 10 anos. Ainda não há consenso de quem é qualificado e liberado para a utilização do propofol em endoscopia. E isto varia muito de um lugar para outro, de um país para outro, de acordo com orientações institucionais, de conselhos de especialidades e até mesmo de questões médico-legais, não havendo um consenso. Ainda é tema de muita discussão e debate. Em bula, a orientação é para uso de profissionais treinados em realizar anestesia geral. Mas isto tem sido questionado, e vários estudos mostram que ele pode ser utilizado de forma segura por não anestesiologistas, quando observadas certas medidas de segurança. A recomendação, de modo geral, é que o paciente que utilizar propofol deve ser monitorado como um paciente de sedação profunda, e que a equipe que o utiliza seja treinada em manejo e ressuscitação de pacientes de anestesia geral.[2-8,10]

RISCOS E COMPLICAÇÕES DA SEDAÇÃO

Sedação para endoscopia é considerada um procedimento seguro tanto para adultos como para crianças. Reações alérgicas são raras.

O risco da sedação está relacionado com as condições clínicas do paciente e com o tipo de procedimento a ser realizado. Pacientes com mais riscos para complicações são os com doença cardiovascular ou respiratória, com via aérea difícil, com obesidade mórbida ou idade avançada.

Em adultos, complicações foram descritas em 0,1% dos casos. Os eventos adversos resultantes de uma sedação exagerada incluem hipoxemia, hipoventilação, obstrução de via aérea, hipotensão, arritmias, episódio vasovagal e aspiração.[1-4,6-8]

O maior risco está relacionado com a depressão respiratória, obstrução da via aérea ou com a hipoxemia.

REFERÊNCIAS BIBLIOGRÁFICAS

1. Agostoni M, Fanti L, Gemma M et al. Adverse events during monitored anesthesia care for GI endoscopy: na 8-year experience. *Gastrointest Endosc* 2011;74(2):266-75.
2. ASGE Guideline. Sedation and anesthesia in GI endoscopy. *Gastrointest Endosc* 2008;68(5):815-26.
3. ASGE Position Statement: nonanesthesiologist administration of propofol for GI endoscopy. *Gastrointest Endosc* 2009;70(6):1053-59.
4. Braunstein ED, Rosenberg R, Gress F et al. Development and validation of a clinical prediction score (the SCOPE score) to predict sedation outcomes in patients undergoing endoscopic procedires. *Aliment Pharmacol Ther* 2014;40(1):72-82.
5. Cohen J. *Alternatives and adjuncts to moderate procedural sedation for gastrointestinal endoscopy.* 2014. Disponível em: <www.uptodate.com>
6. Cohen J. *Complications of procedural sedation for gastrointestinal endoscopy.* 2013. Disponível em: <www.uptodate.com>
7. Cohen J. *Overview of procedural sedation for gastrointestinal endoscopy.* 2013. Disponível em: <www.uptodate.com>
8. Cohen J. *Sedation – Free gastrointestinal endoscopy.* 2014. Disponível em: <www.uptodate.com>
9. Correia LM, Bonilha DQ, Gomes GF et al. Sedation during upper GI endoscopy in cirrhotic outpaients: a randomized, controlled trial

comparing propofol and fentanyl with midazolam and fentanyl. *Gastroint Endosc* 2011;73(1):45-51.
10. Dumonceau JM, Riphaus A, Aparicio JR *et al.* European Society of Gastrointestinal Endoscopy, European Society of Gastroenterology and Endoscopy Nurses and Associates, and the European Society of Anaesthesiology Guideline: Non-anesthesiologist administration of propofol for GI endoscopy. *Endoscopy* 2010;42:960-74.
11. Evans LT, Saberi S, Kim HM *et al.* Pharyngeal anesthesia during sedated EGDs: is "the spray" beneficial? A meta-analysis ann systematic review. *Gastrointest Endosc* 2006;63:761-66.
12. Lera dos Santos ME, Maluf-Filho F, Chaves DM *et al.* Deep sedation during gastrointestinal endoscopy: propofol-fentanyl and midazolam-fentanyl regimens. *World J Gastroenterol* 2013;19(22):3439-46.
13. Triantafillidis JK, Merikas E, Nikolakis D *et al.* Sedation in gastrointestinal endoscopy: current issues. *World J Gastroenterol* 2013;19(4):463-81.
14. Waring JP, Baron TH, Hirota WK *et al.* Guidelines for conscious sedation and monitoring during gastrointestinal endoscopy. *Gastrointest Endosc* 2003;58:317.
15. www.portalmedico.org.br/resolucoes/CFM/2003/1670_20

4 Anticoagulantes e Antibioticoprofilaxia em Endoscopia

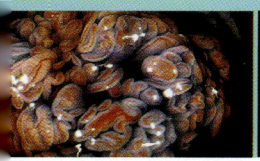

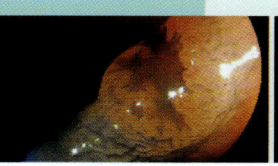

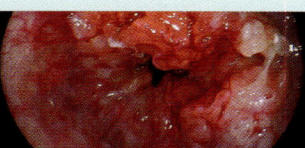

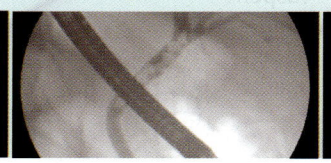

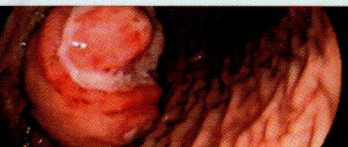

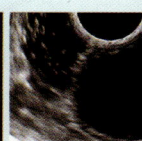

Jairo Silva Alves ■ Júlia Faria Campos ■ Marina Santos e Souza

INTRODUÇÃO

Nesta seção trataremos de dois assuntos de grande relevância na prática endoscópica: o manejo das drogas antitrombóticas nos pacientes submetidos a diferentes procedimentos endoscópicos sob diferentes condições de risco/benefício e a prescrição, de forma apropriada, de antibióticos na profilaxia de infecção bacteriana. A relevância do tema está bem demonstrada na última publicação da *American Society For Gastrointestinal Endoscopy* (ASGE) sobre indicadores de qualidade na prática endoscópica, em que estes dois temas (manuseio de drogas antitrombóticas e indicação apropriada de antibioticoprofilaxia) foram incluídos como indicadores de qualidade comuns a todos os procedimentos endoscópicos, com grau de recomendação variável, dependendo do procedimento a ser realizado.[13]

AGENTES ANTITROMBÓTICOS EM ENDOSCOPIA DIGESTIVA

A realização de procedimentos endoscópicos em pacientes em uso de agentes antitrombóticos (anticoagulantes e agentes antiplaquetários) representa um desafio aos endoscopistas. Em um extremo, existe o risco de hemorragia intestinal associado ao uso desses medicamentos e ao procedimento endoscópico proposto; no oposto, os potenciais danos relacionados com a suspensão ou reversão desses agentes em pacientes com fatores de risco para eventos tromboembólicos. Somam-se ainda o surgimento de novas drogas anticoagulantes, o seu uso crescente e a evolução dos procedimentos endoscópicos avançados, como fatores que contribuem para a complexidade do tema.

A despeito da publicação de estudos e diretrizes pelas sociedades de endoscopia digestiva, o tema permanece controverso. Recomenda-se atualmente uma conduta individualizada, compartilhada entre o paciente e seu médico assistente, levando-se em conta alguns fatores essenciais para a tomada de decisão:[3]

A) Risco de hemorragia relacionado com o procedimento endoscópico e grau de urgência para sua realização.
B) Indicação do uso da droga antitrombótica e riscos associados à sua suspensão.
C) Classe da droga antitrombótica utilizada.

Risco de Hemorragia Relacionado com o Procedimento Endoscópico

Os procedimentos endoscópicos são classificados como de alto e baixo riscos de hemorragia. Os de alto risco são aqueles com probabilidade ≥ 1% de hemorragia ou difícil tratamento endoscópico em caso de ocorrência dessa complicação (Quadro 4-1).[12]

Quadro 4-1 Classificação do risco de hemorragia dos procedimentos endoscópicos

Baixo risco de hemorragia	Alto risco de hemorragia
Endoscopia diagnóstica com ou sem biópsia (EDA, colonoscopia, DBE, retossigmoidoscopia rígida ou flexível)	Polipectomia
	Stent biliar ou esfincterotomia
	GEP, dilatação endoscópica
CPRE sem esfincterotomia	EUS com punção, cistogastrostomia
EUS, cápsula endoscópica	ESD, mucosectomia
	Tratamento de varizes e ablações, APC
	Procedimento que necessite hemostasia endoscópica

DBE: Enteroscopia por duplo balão; CPRE: colangiopancreatografia retrógrada; EUS: ultrassonografia endoscópica; GEP: gastrostomia endoscópica percutânea; ESD: dissecção endoscópica submucosa; APC: coagulação por plasma de argônio.
Adaptado de ASGE, 2009

Indicação do Uso da Droga Antitrombótica e Riscos Associados à sua Suspensão

O risco de complicação tromboembólica associada à suspensão da droga antitrombótica está diretamente relacionado com a condição subjacente que levou à sua prescrição. Estas condições são classificadas em baixo e alto riscos para fenômenos tromboembólicos (Quadro 4-2).[3]

Como recomendação geral, deve-se evitar a suspensão dos agentes antitrombóticos ou realizar ponte de anticoagulação para aqueles pacientes com alto risco de complicações tromboembólicas. A morbimortalidade desses pacientes associada à ocorrência de um evento tromboembólico após suspensão inadvertida da medicação é significativamente maior que o risco de sangramento relacionado com o procedimento endoscópico. Nos pacientes com implante recente de *stent* coronariano, em especial, deve-se evitar a

Quadro 4-2 Fatores de risco para fenômenos tromboembólicos

Alto risco	Baixo risco
FA valvar (associada à ICC FE < 35%, HAS, DM, idade > 75 anos, TEV prévio)	Fibrilação atrial paroxística ou crônica não valvar
Prótese valvar mecânica associada a TEV prévio	Trombose venosa profunda prévia
Prótese mitral mecânica	Prótese valvar biológica
Stent convencional há < 1 mês	Prótese aórtica mecânica
Stent farmacológico há < 12 meses	
Síndrome coronariana aguda	
Trombofilias graves (deficiência de proteína C ou S, anticorpo antifosfolípide)	

ICC: Insuficiência cardíaca; FE: fração de ejeção do ventrículo esquerdo; HAS: hipertensão; DM: diabetes melito; TEV: tromboembolismo venoso.
Adaptado de ASGE, 2009 e ACP, 2012.

suspensão da terapia antiplaquetária dupla sem avaliação cardiológica prévia. Além disso, deve-se, sempre que possível, adiar a realização da endoscopia até o término do período crítico de risco de trombose do *stent*. Já para os pacientes com condições de baixo risco de tromboembolismo, recomenda-se suspensão da anticoagulação sem terapêutica de ponte. Estes pacientes apresentam risco absoluto de cerca de 1% para ocorrência de fenômenos tromboembólicos após 4 a 7 dias de suspensão da medicação.[3]

Drogas Antitrombóticas

As drogas antitrombóticas incluem os agentes antiplaquetários que atuam por diferentes mecanismos (AAS, anti-inflamatórios não esteroides – AINES, tienopiridinas, dipiridamol e inibidores dos receptores de glicoproteínas IIb/IIIa), os anticoagulantes (varfarina, heparina não fracionada, heparina de baixo peso molecular) e os novos anticoagulantes (inibidor da trombina e antagonista do fator Xa). O uso isolado de alguns desses agentes por si só, independentemente da intervenção endoscópica, confere risco aumentado de hemorragia digestiva.

O trato gastrointestinal é o principal sítio de sangramento relacionado com o uso de anticoagulantes. Cerca de 8 a 10% das hemorragias digestivas agudas estão relacionadas com o uso desses medicamentos. A varfarina aumenta em três vezes o risco de sangramento digestivo, e os novos anticoagulantes (Rivaroxabana e Apixabana) parecem estar associados a risco ainda maior.[8]

O AAS e AINES são os agentes antiplaquetários mais utilizados. Eles têm menor risco de sangramento e podem ser mantidos em todos os procedimentos endoscópicos. No entanto, seu uso em procedimentos de alto risco de hemorragia ainda é tema controverso, sobretudo, em endoscopia avançada (ESD, mucosectomia) e deve ser individualizado de acordo com o risco de TEV do paciente. O clopidogrel, um tienopiridínico utilizado frequentemente associado ao AAS, deve ser suspenso naqueles pacientes que serão submetidos a procedimentos endoscópicos com alto risco hemorrágico, após avaliação cardiológica (Fig. 4-1).

Quadro 4-3 Tempo de suspensão e formas de reversão de ação dos antitrombóticos

Agente antitrombótico	Suspensão pré-procedimento	Reversão do efeito
AAS/AINES	5-7 dias	Transfusão de plaquetas
Clopidogrel	7-10 dias	Transfusão de plaquetas
Dipiridamol	2-3 dias	Transfusão de plaquetas
Varfarina	3-5 dias	Vitamina K, PFC, sulfato de protamina
HNF	4-6 horas	Sulfato de protamina
HBPM	12-24 horas	Sulfato de protamina

PFC: Plasma fresco congelado; HNF: heparina não fracionada; HBPM: heparina de baixo peso molecular. Adaptado de ASGE, 2009.

O tempo adequado para suspensão e reversão da ação antitrombótica varia de acordo com o medicamento utilizado (Quadro 4-3).

Os novos agentes anticoagulantes disponíveis no Brasil são o Rivaroxabana e Apixabana, antagonistas do fator Xa, e o Dabigatrana, inibidor da trombina. Validados para prevenção de acidente vascular encefálico isquêmico e tromboembolismo em portadores de fibrilação atrial não valvar, eles representam uma alternativa ao uso da varfarina. Com eficácia semelhante, reduzem em até 2/3 o risco de acidente vascular encefálico e apresentam benefícios relacionados com posologia, controle e estabilidade de ação.[8] São drogas que atuam em fatores específicos da cascata de coagulação, não necessitando de ajuste de dose ou controle laboratorial. Têm início de ação rápido entre 1 a 3 horas, não sofrem interferência da alimentação e apresentam poucas interações medicamentosas. No entanto, não dispõem de antagonista e têm como principal limitante seu elevado custo. As três drogas sofrem metabolização hepática

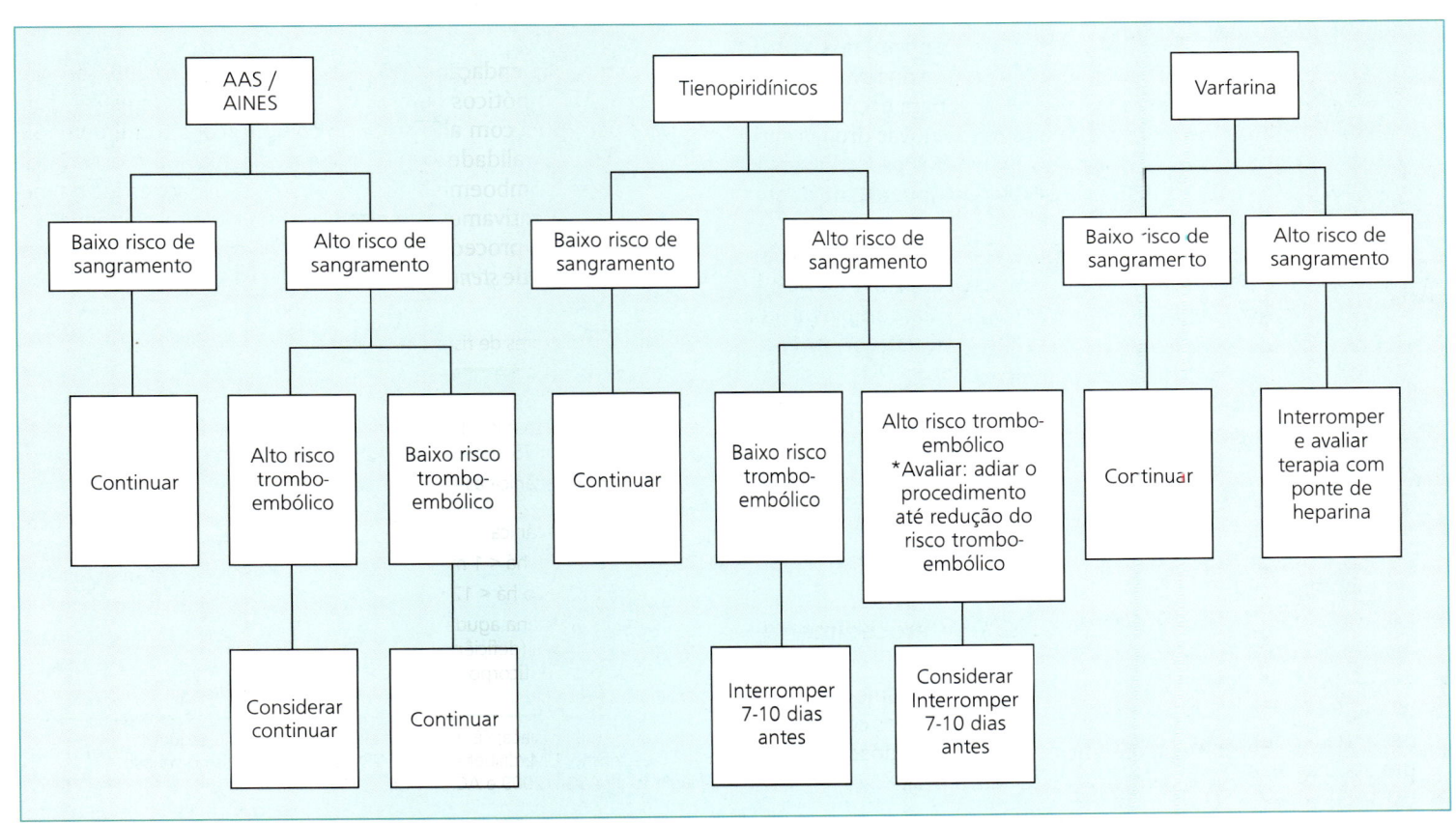

Fig. 4-1. Manejo dos antitrombóticos em endoscopia eletiva (ASGE, 2009).

Quadro 4-4	Dose, meia-vida e avaliação da ação dos novos anticoagulantes		
Agente anticoagulante	Meia-vida	Dose	Avaliação laboratorial
Dabigatran	9 a 12 horas	150 mg BID/75 mg BID	↑↑PTTa-↑TP
Rivaroxabana	6 a 13 horas	20 mg MID	↑PTTa-↑↑TP
Apixabana	12 horas	5 mg BID	↑ anti-Xa

PTTa: Tempo parcial de tromboplastina ativado; TP: tempo de protrombina.
Adaptado de Endoscopy, 2013.

Quadro 4-5	Manejo dos novos anticoagulantes de acordo com procedimento endoscópico realizado	
Tipo de procedimento	Suspensão pré-procedimento	Reintrodução pós-procedimento
Baixo risco para hemorragia*	Desnecessária ou Dabigatran e apixabana: > 10 horas*** Rivaroxabana: > 20 horas*** ou não administrar a dose da noite anterior	Mesmo dia
Alto risco para hemorragia**	2 a 3 meias-vidas (aproximadamente 24 a 48 horas)	24 a 48 horas após hemostasia

*Endoscopia diagnóstica com ou sem biópsia, CPRE sem esfincterotomia, EUS sem punção.
**Polipectomia, *stent* biliar ou esfincterotomia, gastrostomia e dilatação endoscópica, EUS com FNA, tratamento de varizes, mucosectomia, ESD: procedimentos com hemostasia.
***Após a última dose do medicamento.

e eliminação predominantemente renal, sendo contraindicadas nos casos de doença renal crônica estágio V. Nos pacientes com funções renal e hepática preservadas, a perda de ação anticoagulante ocorre a partir de 12 a 24 horas após sua suspensão e se torna completa após 5 meias-vidas da droga (Quadros 4-4 e 4-5).

Principais Recomendações

- Pacientes em anticoagulação temporária (*i.e.* TVP) e com indicação de endoscopia eletiva devem ter o procedimento endoscópico adiado até o término da anticoagulação.[3]
- O uso de vitamina K não é recomendado para reversão da anticoagulação. Ele dificulta e retarda o retorno da anticoagulação após o procedimento endoscópico.[3]
- O uso da corrente de corte pura deve ser evitado nos procedimentos de alto risco de hemorragia, sobretudo, polipectomias.[5]
- AAS, AINES e dipiridamol podem ser mantidos em todos os procedimentos endoscópicos, de baixo ou alto risco para hemorragia, mas deve-se evitar seu uso combinado.[1,3] Nos procedimentos de maior risco de hemorragia, como ESD, mucosectomia e dilatações, a conduta deve ser individualizada, levando-se em conta o risco de TEV.
- Clopidogrel deve ser suspenso 7-10 dias antes dos procedimentos endoscópicos de alto risco hemorrágico ou ser substituído por AAS. Nos procedimentos de baixo risco, o clopidogrel pode ser mantido.[3-6,8,12-14]
- Pacientes com implante recente de *stent* coronariano devem manter a terapia antiagregária dupla (AAS e clopidogrel) e adiar a endoscopia, se possível, até o término do período crítico para trombose de *stent*. Caso seja imprescindível a realização do exame antes, o clopidogrel deve ser suspenso, e AAS mantido, sempre após avaliação cardiológica especializada.[3]
- Varfarina pode ser mantida nos procedimentos de baixo risco de hemorragia, desde que RNI se encontre na faixa terapêutica, preferencialmente < 2,5. Naqueles pacientes com baixo risco de TEV, recomenda-se sua suspensão 5-7 dias antes.[3,4]
- Nos procedimentos endoscópicos de alto risco, a varfarina deve ser suspensa 5-7 dias antes, assegurando-se RNI < 1,5. A indicação da realização de ponte com heparina dependerá dos fatores de risco do paciente para TEV.[3,4]
- Paciente com condições para alto risco de TEV devem realizar ponte com heparina depois de adequada suspensão da droga anticoagulante. Pode-se utilizar a heparina não fracionada ou heparina de baixo peso molecular, respeitando-se o tempo adequado de suspensão pré-procedimento.
- Não existe consenso quanto ao momento ideal para a reintrodução da anticoagulação. Avaliam-se o risco de hemorragia pós-procedimento e a urgência do retorno da anticoagulação. Para pacientes com alto risco de TEV e baixo risco de hemorragia pós-procedimento, recomendam-se retorno de HNF em 4 a 6 horas do procedimento e varfarina no mesmo dia. Naqueles que apresentam baixo risco para TEV e sangramento pós-procedimento, deve-se retomar o uso do anticoagulante oral em 24 horas. Caso haja risco de sangramento pós-endoscopia, a conduta deve ser individualizada.[3]
- Os novos anticoagulantes devem ser suspensos 24 a 48 horas antes de procedimentos endoscópicos com alto risco de hemorragia em pacientes com função renal preservada. Já para procedimentos de baixo risco, pode-se optar pela suspensão da dose imediatamente anterior em razão da meia-vida curta do medicamento ou mesmo sua manutenção. A reintrodução dependerá do procedimento realizado, tendo em mente que os novos anticoagulantes orais têm início de ação rápido em 1 a 3 horas.[8]
- Nos casos de hemorragia do trato gastrointestinal em pacientes em uso de agentes antitrombóticos recomenda-se a suspensão do medicamento, até que a hemostasia seja alcançada.[3]
- A decisão quanto à transfusão de plaquetas, PFC e outros hemoderivados deve ser individualizada de acordo com o agente antitrombótico utilizado. Deve-se evitar o uso de sulfato de protamina decorrente do risco de hipotensão e anafilaxia.[3]
- Recomenda-se a correção do RNI supraterapêutico nos pacientes com hemorragia digestiva aguda para valores < 2,5, ainda que o benefício dessa conduta não esteja completamente estabelecido.
- A reintrodução da anticoagulação melhora o desfecho do paciente, mas esta deve ser realizada apenas após hemostasia. Em caso de necessidade de ponte com heparina dá-se preferência para HNF em razão de sua menor meia-vida e possibilidade de suspensão em caso de ressangramento.[3]

ANTIBIOTICOPROFILAXIA EM ENDOSCOPIA DIGESTIVA

O objetivo da antibioticoprofilaxia durante o procedimento endoscópico é reduzir o risco de infecções iatrogênicas, como eventos adversos.

Translocação bacteriana, para a corrente sanguínea, pode ocorrer durante o procedimento endoscópico em razão de trauma da mucosa ou de estruturas mais profundas do trato gastrointestinal. Entretanto, a ocorrência de infecção local ou a distância, clinicamente significativa, como a endocardite infecciosa, é rara.[2] Recentemente, a ASGE publicou suas diretrizes sobre antibioticoterapia em endoscopia digestiva, reunindo evidências e conceitos bem estabelecidos sobre o tema. Aqui vamos discutir sobre o risco de eventos adversos infecciosos, relacionados com a endoscopia e sobre a indicação de terapia antibiótica periprocedimento.

Os índices de bacteriemia em procedimentos de rotina, como endoscopia digestiva alta, colonoscopia, retossigmoidoscopia, com ou sem biópsias, e ecoendoscopia diagnóstica, são baixos, de curta duração e considerados de baixo risco para infecção clinicamente significativa. Os dados disponíveis até o momento refletem o risco associado às técnicas endoscópicas convencionais, não havendo dados para avaliar o risco de infecção relacionado com os procedimentos novos ou mais complexos, como a miotomia peroral endoscópica, dissecção de submucosa, ou até mesmo mucosectomia endoscópica. Dentre os procedimentos com maiores índices de bacteriemia, a dilatação do esôfago se destaca; a translocação ocorre, mais frequentemente, nas dilatações das estenoses malignas quando comparada às benignas. A colangiopancreatografia retrógrada endoscópica (CPRE) e a punção com agulha fina por ecoendoscopia também estão associadas a altos índices de bacteriemia. O risco de bacteriemia aumenta de 6,4 para 18% se compararmos pacientes submetidos à CPRE sem e com obstruções biliares, sejam elas calculosas, sejam por estenoses.[9]

A diretriz da Sociedade Americana de Cardiologia de 2007 sobre profilaxia de endocardite infecciosa (EI) considera que o uso de antibióticos profiláticos não está amplamente recomendado para pacientes submetidos a procedimentos endoscópicos.[15] Tal recomendação está fundamentada no fato de que, até o momento, não há dados que comprovem uma relação de causalidade entre procedimentos gastrointestinais e o desenvolvimento de EI, assim como não há evidências de que a antibioticoprofilaxia previna a EI após tais procedimentos. Considerando que a EI é mais provavelmente causada por bacteriemia causada por atividades da rotina diária, a antibioticoprofilaxia para procedimentos endoscópicos só é indicada para pacientes com condições cardíacas associadas a um maior risco de desfecho adverso para EI. As indicações de antibioticoprofilaxia para prevenir EI estão descritas no Quadro 4-6.

A antibioticoprofilaxia também pode ser útil para prevenir infecções associadas a alguns procedimentos endoscópicos e a situações clínicas específicas. CPRE é o procedimento de escolha para o manejo da colangite aguda, e a administração de antibiótico prévia ao procedimento não tem benefícios, se comparado ao tratamento com antibióticos tradicionalmente estabelecidos.[9] Não há evidências na literatura atual da redução de colangite e sepse com o uso de antibióticos de rotina, anteriores à CPRE não complicada. No entanto, a drenagem incompleta da via biliar, na ausência de colangite, indica o uso de antibióticos periprocedimento, assim como sua manutenção pós-procedimento, estando esta prática associada à redução de eventos adversos infecciosos.[9]

Infecções clínicas e sepse associadas à punção ecoguiada são extremamente raras, e não há evidências de sua relação com abordagem de lesões sólidas no trato gastrointestinal. Por outro lado, tal procedimento, quando realizado em lesões císticas pancreáticas, está associado a maior risco de infecção, com evidências do benefício de antibioticoprofilaxia, assim como a manutenção do tratamento por cerca de 3 a 5 dias.[9] O mesmo ocorre com punção de lesões císticas mediastinais, na qual infecções após o procedimento ocorrem mais comumente.[7] Não há estudos avaliando o uso de antibióticos em pacientes submetidos a vários procedimentos intervencionistas por ecoendoscopia, como drenagem de pseudocisto, drenagem biliar entre outros.

Pacientes submetidos à gastrostomia endoscópica percutânea são vulneráveis a infecções em razão da idade avançada, comprometimento do estado nutricional, imunossupressão e comorbidades associadas, como diabetes melito e neoplasias malignas. Em revisão sistemática da Cochrane database, em 2013, foi demonstrada redução estatisticamente significativa da incidência de infecção periostomal com a administração de antibióticos profiláticos.[11] É indicada administração de cefazolina 1 g, 30 minutos antes do procedimento. Em ambientes onde o *Staphylococcus aureus* meticilina resistente seja endêmico, está indicada a descontaminação dos pacientes colonizados pré-procedimento.

Infecção bacteriana é frequente em pacientes cirróticos, na presença de sangramento do trato gastrointestinal superior, estando associada a maiores índices de ressangramento precoce e possivelmente de mortalidade, especialmente nos pacientes com doença hepática avançada e hepatocarcinoma. Já está bem estabelecido o benefício do uso de antibióticos ainda na admissão de pacientes cirróticos neste cenário clínico, assim como a instituição de outras terapias, como as endoscópicas e o início precoce do uso de drogas vasoativas. Estão indicados o uso de quinolonas orais por um período de 7 dias nos pacientes com doença hepática moderada, quando a resistência a tais fármacos não é altamente prevalente, e o uso de ceftriaxona endovenosa ou outra cefalosporina de terceira geração nos pacientes com doença hepática grave ou no cenário de uma alta prevalência de resistência às quinolonas.[10]

Assim como não está indicada antibioticoprofilaxia para prevenção de EI antes de procedimentos endoscópicos do trato gastrointestinal, tal conduta também não se aplica em relação aos enxertos vasculares sintéticos ou dispositivos cardiovasculares não valvulares, como marca-passos, desfibriladores, *stents* arteriais coronarianos ou periféricos, ou filtro de veia cava, uma vez que não haja casos de infecção relatados em tais dispositivos, associados a procedimentos endoscópicos.

Pacientes com neutropenia grave (número de neutrófilos menor que 500 células/μL) e com neoplasia hematológica avançada possuem um risco aumentado de bacteriemia e sepse após endoscopia do trato gastrointestinal. Segundo as diretrizes da ASGE de 2015, embora a antibioticoprofilaxia não tenha sido estudada nesta população, seu uso parece aceitável, principalmente nos pacientes submetidos a procedimentos com alto risco de bacteriemia. Já em relação aos procedimentos endoscópicos de rotina, não há evidências que reforcem seu uso, e a antibioticoprofilaxia deve ser individualizada.

Peritonite bacteriana é um grave evento relativamente comum em pacientes submetidos à diálise peritoneal contínua ambulatorial. A translocação bacteriana que ocorre durante procedimentos endoscópicos do trato gastrointestinal inferior pode estar associa-

Quadro 4-6 Prevenção da endocardite infecciosa

Condição cardíaca	Antibióticos
Todas as condições cardíacas	Antibioticoprofilaxia não é indicada apenas para prevenir EI
Condições cardíacas associadas a alto risco de desfecho adverso de EI	Para pacientes com estas condições que têm infecções estabelecidas no TGI (como colangite) e para os que receberam terapia antibiótica para prevenir infecção de ferida ou sepse associada a procedimento do TGI, é recomendado regime antibiótico, incluindo um agente ativo contra enterococos, como penicilinas, ampicilinas, piperacilinas, ou vancomicina
Válvula cardíaca protética	
História de EI	
Receptores de transplante cardíaco que desenvolveram valvulopatia cardíaca	
Paciente com DCC	
DCC cianótica não corrigida incluindo *shunts* e ductos paliativos	
DCC parcialmente corrigida com material protético, implantado cirurgicamente ou por cateter, para os 6 meses após o procedimento	
DCC corrigida com defeitos residuais no local ou adjacentes ao dispositivo protético	

EI: Endocardite infecciosa; DCC: doença cardíaca congênita.
Adaptado da Diretriz sobre Antibioticoprofilaxia da ASGE, 2015.

Quadro 4-7 Antibioticoprofilaxia e/ou tratamento para prevenir infecções locais

Condição do paciente	Procedimento proposto	Antibioticoprofilaxia periprocedimento
Obstrução do ducto biliar na ausência de colangite	CPRE com drenagem completa	Não recomendada
Obstrução do ducto biliar na ausência de colangite	CPRE com drenagem incompleta	Recomendada, continuar com ATB após procedimento
Lesão sólida nos TGIs superior e inferior	Punção por ecoendoscopia	Não recomendada
Cistos pancreáticos	Punção por ecoendoscopia	Sugerida
Cistos mediastinais	Punção por ecoendoscopia	Sugerida
Todos os pacientes	Gastrostomia endoscópica percutânea	Recomendada
Sangramento do TGI agudo em cirróticos	Todos os pacientes à admissão, independente do procedimento endoscópico	Na admissão
Enxertos vasculares sintéticos e outros dispositivos cardiovasculares não valvulares	Qualquer procedimento endoscópico	Não recomendada
Próteses articulares	Qualquer procedimento endoscópico	Não recomendada
Diálise peritoneal	Endoscopia do TGI inferior	Sugerida

CPRE: Colangiopancreatografia retrógrada; ATB: antibiótico; TGI: trato gastrointestinal. Adaptado da Diretriz sobre Antibioticoprofilaxia da ASGE, 2015.

da a tal entidade, não havendo evidências do aumento do risco de infecção associado a biópsias ou polipectomias colônicas adicionais. A Sociedade Internacional para Diálise Peritoneal recomenda o uso de ampicilina associada a um aminoglicosídeo, com ou sem metronidazol, endovenosos, antes de procedimentos endoscópicos, para reduzir o risco de peritonite. Uma alternativa aceitável é a infusão de antibióticos intraperitoneais, na noite anterior ao procedimento endoscópico.[9]

As recomendações quanto ao uso de antibióticos profiláticos e/ou terapêuticos em procedimentos endoscópicos estão resumidas no Quadro 4-7.

CONCLUSÃO

Bacteriemia associada a procedimentos endoscópicos do trato gastrointestinal está bem documentada, embora seja evento raro quando comparada à bacteriemia que comumente ocorre em atividades da rotina diária, sem que isto implique em complicações infecciosas clinicamente significativas. Dessa forma, a antibioticoprofilaxia para procedimentos endoscópicos deve ser avaliada com ressalva, sendo indicada apenas nos procedimentos e cenários clínicos associados a piores desfechos adversos infecciosos.

REFERÊNCIAS BIBLIOGRÁFICAS

1. Veitch AM, Baglin TP, Gershlick AH *et al.* Guideline for the management of anticoagulante and antiplatelet therapy in patients undergoing endoscopic procedure. *Gut* 2008;57:1322-29.
2. Allison MC, Sandoe JAT, Tighe R *et al.* Antibiotic prophylaxis in gastrointestinal endoscopy. *Gut* 2009;58:869-80.
3. Anderson MA, Ben-Menachem T, Gan SI *et al.* Management of antithrombotic agents for endoscopic procedures. Guideline ASGE. *Gastrointestinal Endoscopy* 2009;70(6):1060-70.
4. Baron TH, Kamath PS, McBane RD. Management of antithrombotic therapy in patients undegoing invasive procedures. *New Engl J Med* 2013;368(22):2113-24.
5. Boustière C, Veich A, Vanbiervliet G *et al.* Endoscopy and anti platelet agents. European Society of Gastrointestinal Endoscopy (ESGE) Guideline. *Endoscopy* 2011;43:445-58.
6. Douketis JD, Spyropoulos AC, Spencer FA *et al.* Perioperative management of antithrombotic therapy: antithrombotic therapy and prevention of thrombosis. 9th ed. American College of Chest Physicians Evidence – Based Clinical Practice Guidelines. *Chest* 2012;2:3265.
7. Early DS, Acosta RD, Chandrasekhara V *et al.* Adverse events associated with EUS and EUS with FNA. *Gastrointestinal Endoscopy* 2013;77(6):839-43.
8. Desai J, Granger CB, Weitz JI *et al.* Novel anticoagulants in gastroenterology practice. *Gastrointestinal Endoscopy* 2013;78(2):227-39.
9. Khashab MA, Chithadi KV, Acosta RD *et al.* Antibiotic prophylaxis for GI endoscopy. *Gastrointestinal Endoscopy* 2015;81(1):81-89.
10. Lee YY, Tee H-P, Mahadeva S. Antibiotics in cirrhotic variceal bleeding. *World J Gastroenterol* 2014;20(7):1790-96.
11. Lipp A, Lusardi G. Systemic antimicrobial prophylaxis for percutaneous endoscopic gastrostomy (Review). *Cochrane Database Syst Rev* 2013:CD005571_002.
12. Parada AA, Moreira EF, Oliveira LA *et al.* Projeto Diretrizes. *Conduta em procedimentos endoscópicos digestivos na vigência de terapêutica com anticoagulantes e/ou agentes antiplaquetários.* Sociedade Brasileira de Endoscopia Digestiva. 2008. Disponível em: <http://sobed.org.br>
13. Ritzk MK, Sawhney MS, Cohen J *et al.* Quality indicators for GI endoscopy procedures. Quality indicators for all GI endoscopic procedures. *Gastrointestinal Endoscopy* 2015;81(3):1-16.
14. Royal Cornhall Hospital. *Clinical guideline for managements of patients taking anticoagulants in endoscopy.* NHS, 2000. Disponível em: <http://www.rcht.nhs.uk/>
15. Wilson W, Taubert KA, Gewitz M *et al.* Prevention of infective endocarditis: guidelines from the American Heart Association: a guideline from the American Heart Association Rheumatic Fever, Endocarditis, and Kawasaki Disease Committee, Council on Cardiovascular Disease in the Young, and the Council on Clinical Cardiology, Council on Cardiovascular Surgery and Anesthesia, and the Quality of Care and Outcomes Research Interdisciplinary Working Group. *Circulation* 2007;116:1736-54.

5 Complicações em Endoscopia Digestiva Alta (EDA)

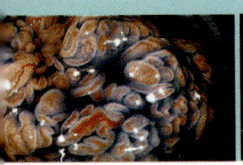

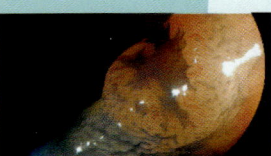

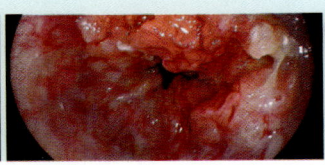

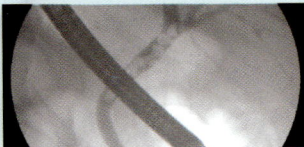

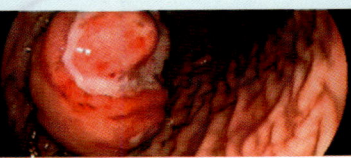

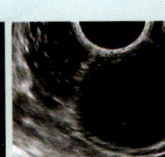

Michele Lemos Bonotto ■ Júlio Pereira Lima

INTRODUÇÃO

Atualmente, a Endoscopia Digestiva Alta (EDA) é um procedimento altamente seguro, com índice de complicações próximos a zero, desde que realizada em Serviços e por profissionais certificados. Ainda, quando se tem alguma complicação inerente ao procedimento, o Endoscopista bem qualificado é capaz de prontamente fazer o diagnóstico, evitando, assim, atrasos no tratamento. Essa habilidade de diagnosticar e, muitas vezes, solucionar de forma ágil e eficaz um evento adverso endoscópico é um dos principais determinantes do desfecho final.

Em análise de série de casos e/ou estudos em que o desfecho era morte por complicação endoscópica, provou-se que a chance de morte é realmente muito baixa.[2,12] No entanto, há que se considerar a real variabilidade conforme o local e a formação do examinador e a população estudada. Tendo em vista a ampla utilidade da endoscopia digestiva alta e, portanto, diferentes eventos adversos, dividimos neste capítulo as complicações decorrentes das endoscopias diagnóstica e terapêutica.

ENDOSCOPIA DIGESTIVA ALTA DIAGNÓSTICA

Eventos Cardiovasculares

Os efeitos colaterais cardiovasculares geralmente são associados à sedação e não ao procedimento endoscópico em si. Ainda que infrequentes, e praticamente inexistentes nos centros de alta qualidade, costumam ser os mais temidos. Entre os eventos adversos relatados, a parada respiratória, a parada cardiovascular e o choque são os de maior gravidade.

Em estudo retrospectivo, Sharma *et al.* avaliaram a chance de um evento cardiovascular inesperado em 324.737 procedimentos, sendo 140.692 EDAs.

O desfecho ocorreu em 0,6% nas EDAs, sendo fatores de risco a idade (OR 1,02; 95% CI 1,01-1,02) e a classificação da ASA (OR ASA I x ASA II 1,05; 95% CI; 0,95-1,16) e ASA III 1,8; 95% CI 1,6-2; ASA IV 3,2; 95% CI 2,5-4,1; ASA V 7,5; 95% CI 3,2-17,6).[12] Portanto, recomenda-se que os pacientes com fatores de risco cardiovasculares, idade avançada, ASA maior ou igual a III devem realizar a endoscopia sob acompanhamento de anestesista. Entre as drogas mais utilizadas na sedoanalgesia, a que apresenta maiores riscos de eventos CV é o propofol. Com seu uso, há obrigatoriedade legal da presença de dois médicos em sala, sendo pelo menos um profissional certificado em *Advanced Cardiovascular Life Support* (ACLS) atualizado. O fentanil deve ser evitado em pacientes com bradiarritmia, uma vez que possa levar à bradicardia severa, embora em geral seja facilmente revertida com atropina. Por fim, qualquer opioide pode induzir hipotensão, especialmente em pacientes hipovolêmicos, portanto, devem-se tomar medidas apropriadas para manter a pressão arterial média (PAM) estável.[10] Além disso, pacientes com maior risco de depressão respiratória, como aqueles em estado de coma por trauma craniano ou tumor cerebral prévio, devem ser restritamente monitorados quanto à PAM. Nestes casos, uma redução transitória da PAM ocasionalmente pode culminar com uma redução na pressão de perfusão cerebral, facilitando a chance de um evento isquêmico.

Os benzodiazepínicos, como o midazolam ou diazepam, produzem alterações mínimas sobre o sistema cardiovascular. No entanto, quando associados a opioides, podem potencializar os efeitos hemodinâmicos.[12]

Infecções

A EDA é associada à bacteriemia transitória em até 8% dos casos. No entanto, raramente causa infecção manifesta. O ato de escovar os dentes, por exemplo, causa bacteriemia em até 70% das vezes. Assim sendo, não se recomenda profilaxia para prevenção de bacteriemia ou endocardite em EDA diagnóstica. Nos procedimentos terapêuticos de alto risco e/ou pacientes de alto risco deve ser empregada a antibioticoprofilaxia conforme o Quadro 5-1. Os casos de infecção em geral decorrem do não seguimento de diretrizes de Profilaxia Antibiótica em Procedimentos Endoscópicos.[2]

Sangramento

A hemorragia digestiva secundária à EDA é um evento muito raro. Ocorre principalmente nos pacientes com coagulopatia e comorbidades graves, como na cirrose descompensada.

A Síndrome de Mallory-Weiss tem uma incidência menor que 5% e, quando ocorre, é de pequena monta e autolimitada.[2]

Quadro 5-1 Antibioticoprofilaxia em endoscopia digestiva

Procedimento	Antibioticoprofilaxia
Gastrostomia endoscópica	Todos os casos *Sugestão: cefazolina
Hemorragia digestiva alta em cirrose	Todos os casos *Sugestão: ceftriaxona ou ciprofloxacina
Doenças cardiovasculares*	Somente pacientes de alto risco *Cobertura contra enterococo; penicilina, vancomicina, piperacilina

*Alto risco CV para endocardite: presença de prótese cardíaca, transplantados cardíacos com valvulopatia secundária, história de endocardite, cardiopatia cianótica não corrigida ou após 6 meses da correção, com uso de próteses ou dispositivos cardiovasculares.[4]

Em indivíduos adultos, a biópsia endoscópica é altamente segura e pode ser feita com contagem plaquetária maior ou igual a 20.000 plaquetas/mm³.²

O uso de antiagregantes plaquetários, tanto clopidogrel quanto ácido acetilsalicílico, não deve ser suspenso previamente à EDA, podendo ser feito biópsias seguramente. A anticoagulação terapêutica tem risco muito baixo de sangramento em procedimentos diagnósticos de baixo risco, portanto, não é indicada a suspensão nesses casos.⁵

Perfuração

A mais temida complicação de uma endoscopia, a perfuração, é um evento raríssimo em endoscopia diagnóstica com os aparelhos mais finos e flexíveis disponíveis atualmente. Hoje, a perfuração é um evento adverso quase que exclusivo da endoscopia terapêutica. Entretanto, perfurações podem ocorrer em pacientes com divertículo de Zenker, passagem forçada nos seios piriformes ou em casos de aposição de vértebras cervicais no esôfago proximal. A introdução forçada do aparelho através de tumores ou anastomoses também pode provocar perfurações.

ENDOSCOPIA DIGESTIVA TERAPÊUTICA

Dilatação

A dilatação endoscópica é considerada um procedimento de alto risco para perfuração. A causa mais frequente de perfuração no trato gastrointestinal alto é a ressecção submucosa endoscópica e/ou dissecção submucosa endoscópica, ficando a dilatação em segundo lugar.

Estudos de incidência de perfuração esofágica durante uma dilatação mostram uma taxa de 0,1-0,4%.⁷,⁹ A dilatação esofágica com balão para acalasia chega a taxas de até 8%. No entanto, se utilizada a técnica correta, o risco diminui significativamente.⁶,⁸ A recomendação da *American Society of Gastrointestinal Endoscopy* é iniciar a dilatação com um diâmetro do balão em 30 mm e aumento progressivo somente se o paciente permanecer sintomático.²,⁹ As estenoses esofágicas complexas, tortuosas e/ou longas também associam-se a um aumento do risco. Porém, cabe ressaltar aqui a importância da proficiência do endoscopista.⁹ Quine *et al.* avaliaram as taxas de perfuração, conforme a experiência do profissional executante, sugerindo que possa haver um aumento de risco em até quatro vezes.¹¹

É importante frisar que o sangramento de pequena monta e autolimitado é um evento esperado após qualquer dilatação.⁹ A minoria dos casos exige terapia hemostática. Nos procedimentos com dilatação, está indicada a suspensão prévia dos anticoagulantes.

As dilatações gástricas secundárias a obstruções, como a estenose pilórica, apresentam taxas de perfuração próximas de 7%. Na presença de úlceras ativas deve-se avaliar o melhor momento para realizar a dilatação, uma vez que estejam associadas a maiores taxas de complicações.

A *European Society Gastrointestinal Endoscopy* recomenda que as perfurações diagnosticadas no ato devam ser avaliadas imediatamente para tratamento endoscópico.³

Polipectomia Gástrica

Raramente causa sangramento, perfuração ou dor, se feita com boa técnica. A incidência de sangramento é cerca de 2%.²

No uso de alça de polipectomia, deve-se ter o cuidado com a transecção inadvertida do pólipo, o que causa sangramento imediato. Vários estudos compararam a profilaxia do sangramento tardio pós-polipectomia, com a utilização de clipe, *endoloop* e/ou injeção de adrenalina. Até o momento, não existe claro benefício da profilaxia de sangramento. Os pólipos pedunculados largos provavelmente apresentam menor sangramento com o uso de *loops* e injeção de adrenalina.¹,²

Mucosectomia e Dissecção Endoscópica Submucosa

As complicações mais comuns são dor, disfagia, odinofagia e dispepsia. Embora as camadas do estômago tenham maior espessura que as camadas esofágicas, a frequência de perfuração na EMR gástrica é maior do que na esofágica, provavelmente porque as lesões gástricas, em geral, quando diagnósticas, tenham um tamanho maior. O sangramento também é mais comum após EMR gástrica. As taxas de eventos adversos sérios após EMR variam entre 0,5-5%. Perfurações podem ser tratadas com clipes ou outros dispositivos, especialmente aquelas menores que 10 mm. A colocação temporária de *stent* também é uma alternativa, no caso de uma perfuração de esôfago. Em caso de manejo endoscópico da perfuração, deve-se vigiar a evolução clínica do paciente, principalmente nas primeiras 48 horas. O tamanho da perfuração e o diagnóstico precoce são os principais determinantes do prognóstico.⁷

Colocação de *Stents*

São associadas principalmente à aspiração e a complicações respiratórias, porém pode ocorrer sangramento e perfuração.

Terapias Ablativas

As complicações após terapias ablativas são estenose, sangramento e, muito raramente, perfuração.

Hemostasia de Varizes Esofágicas (Escleroterapia e Ligadura Elástica)

A escleroterapia é o procedimento que mais causa eventos adversos, que podem ocorrer em até 50%. Podem acontecer dor retroesternal, disfagia, perfuração, ulcerações, sangramento, bacteriemia, sepse e disfunção ventilatória. A ligadura elástica é o método de escolha pelo baixo índice de eventos adversos. A formação de úlcera ocorre em cerca de 5-15% com esse método. A perfuração ou bacteriemia é incomum.²

Hemostasia Endoscópica em Lesões não Varicosas

A injeção com agulha é segura. O sangramento em geral é secundário a falhas na injeção ou inabilidade técnica. O mesmo pode ocorrer no uso dos clipes.¹ A perfuração após injeção de esclerosantes é associada à quantidade injetada e é extremamente rara.

REFERÊNCIAS BIBLIOGRÁFICAS

1. American Society for Gastrointestinal Endoscopic Hemostatic devices. *Endoscopy* 2009;69(6).
2. American Society for Gastrointestinal Endoscopy Adverse events of upper GI endoscopy. *Gastrointest Endosc* 2012;76(4).
3. American Society for Gastrointestinal Endoscopy American Society for gastrointestinal esophageal dilatation. *Gastrointest Endosc* 2006;63(6).
4. American Society for gastrointestinal endoscopy gastrointestendoscantibiotic prophylaxis for GI endoscopy. *Gastrointest Endosc* 2015;81:81-89.
5. American Society for gastrointestinal endoscopy gastrointestendosc management of antithrombotic agents for endoscopic procedures. *Gastrointest Endosc* 2009;70:1061-70.
6. Cox JG, Winter RK, Maslin SC et al. Balloon or bougie for dilatation of benign esophageal stricture? *Dig Dis Sci* 1994;39:776-81.
7. Gregorius A et al. Diagnosis and management of iatrogenic endoscopic perforations: European Society of Gastrointestinal Endoscopy (ESGE). Position Statement Endoscopy, 2014.

8. Hernandez LV, Jacobson JW, Harris MS. Comparison among the perforation rates of Maloney, balloon, and savary dilation of esophageal strictures. *Gastrointest Endosc* 2000;51:460-62.
9. Lima JP, Bonotto ML *et al*. A prospective randomized trial of intralesional triamcinolone injections after endoscopic dilation for complex esophagogastric anastomotic strictures. Surgical Endoscopy. *Surg Endosc Other Interventl Tech* 2015;1:1432-2218.
10. Manica J *et al*. *Anestesiologia. Princípios e técnicas*. Porto Alegre: Artmed, 2007.
11. Quine MA, Bell GD, McCloy RF *et al*. Prospective audit of perforation rates following upper gastrointestinal endoscopy in two regions of England. *Br J Surg* 1995;82:530-33.
12. Sharma VK, Nguyen CC, Crowell MD *et al*. A national study of cardiopulmonary unplanned events after GI endoscopy. *Gastrointest Endosc* 2007;66:27-3

Esofagogastroduodenoscopia

6 Acalasia e Outras Disfunções Motoras do Esôfago

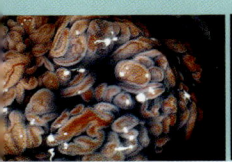

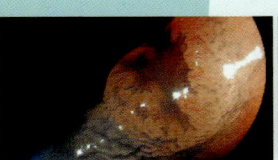

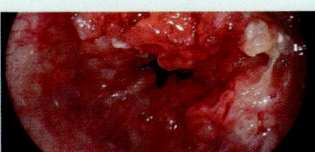

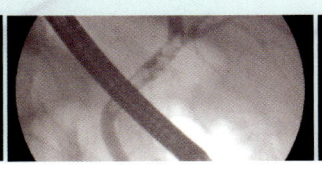

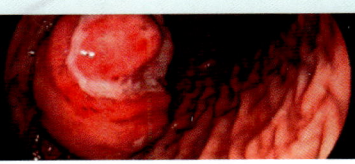

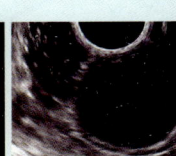

Margarita Piñeiro Rodriguez ■ Mirna da Mota Machado

CLASSIFICAÇÃO DOS DISTÚRBIOS MOTORES DO ESÔFAGO

As patologias que acometem o esôfago podem ser de natureza:

- Orgânica, quando relacionadas com alterações estruturais (anatômicas) do órgão, sobretudo, obstrutivas, quer sejam malignas ou benignas, podendo, inclusive, serem decorrentes de compressões extrínsecas.
- Funcional, quando há distúrbios da motilidade esofágica, na ausência de alterações estruturais. Estas são categorizadas em:
  - Primárias, quando o distúrbio motor intrínseco do esôfago é a patologia de base.
  - Secundárias, quando o distúrbio motor do esôfago é parte de uma patologia sistêmica.

Os distúrbios motores primários do esôfago, classicamente, foram divididos, com base nos achados manométricos, em:

- Acalasia.
- Espasmo esofagiano difuso (EED).
- Esôfago em quebra-nozes (EQN).
- Hipertonia do esfíncter inferior do esôfago.
- Distúrbios motores inespecíficos.[17]

Revisões posteriores procuraram identificar as alterações mais frequentes dentre os distúrbios motores inespecíficos, priorizando, em seu lugar, os termos:

- Motilidade esofagiana ineficaz (MEI).
- Hipotonia do esfíncter inferior do esôfago.

Os distúrbios motores do esôfago podem ser secundários a:

- Doenças do colágeno, sendo a mais frequente a esclerose sistêmica.
- Doenças musculares.
- Doenças neurológicas.
- Doenças infecciosas, principalmente a acalasia chagásica.
- Distúrbio metabólico, como o diabetes melito.
- Alcoolismo.
- Amiloidose.
- Pseudo-obstrução intestinal crônica idiopática.
- Hipotireoidismo e hipertireoidismo.

Pacientes diabéticos insulino-dependentes podem, por neuropatia autonômica, ter comprometimento da motilidade esofágica.

Amiloidose, alcoolismo, mixedema e esclerose múltipla podem apresentar hipocontratilidade esofágica distal.[14]

ACALASIA

Etiopatologia

A acalasia é uma condição crônica, rara, sem cura, de distúrbio motor primário do esôfago. O pico de incidência ocorre entre 30 e 60 anos, sem predileção por raça ou sexo.

Classicamente, a acalasia é caracterizada por ausência de peristalse e relaxamento insuficiente do esfíncter inferior do esôfago (EIE), sem necessariamente haver hipertonia deste esfíncter.[1,15,19,20] Tais alterações são decorrentes de perda da inervação intrínseca do esôfago. A inervação inibitória, produtora de óxido nítrico, é a mais acometida. O desequilíbrio entre a inervação excitatória e a inibitória resulta em maior atividade excitatória colinérgica. O relaxamento do EIE apresenta-se insuficiente, e a perda de gradiente de latência determina contrações sequenciais, ao longo do corpo esofágico, o que leva a comprometimento da condução e estase do bolo alimentar no esôfago.[15]

Observações laboratoriais recentes sugerem a acalasia como doença autoimune. Os detalhes da resposta imunológica são variáveis e podem explicar a heterogeneidade nas manifestações da acalasia. As etiologias responsáveis pela destruição neuronal não são totalmente esclarecidas, podendo ser também infecciosas, degenerativas, ou até relacionadas com fatores genéticos. Em certas regiões do Brasil, a etiologia chagásica prepondera.

■ Diagnóstico

A suspeita do diagnóstico de acalasia surge a partir do quadro clínico. O principal sintoma é a disfagia, tanto para sólidos (100% dos casos) quanto para líquidos (97% dos casos), de início insidioso, intermitente, aumentando progressivamente. A estase alimentar pode levar à regurgitação (59-64%), à dor torácica (17-95%), à tosse noturna (11-46%) e à perda ponderal (30-91%). A regurgitação ocorre mais durante o decúbito, muitas vezes despertando o sono do paciente por sensação de sufocamento. E embora a pirose seja um sintoma característico da doença do refluxo gastroesofágico (DRGE), que se constitui na antítese da acalasia, pode estar presente em até 72% dos pacientes. Isto pode ser explicado pela produção de lactato a partir da fermentação bacteriana dos alimentos retidos, ou, diretamente, pela retenção de conteúdo ácido ingerido. As manifestações extraesofágicas mais frequentes da acalasia são as complicações pulmonares, como broncospasmo, pneumonite por aspiração, abscesso pulmonar.[2]

Exames laboratoriais devem ser realizados para firmar ou excluir a etiologia chagásica. Na fase crônica, em que a parasitemia é reduzida, o diagnóstico laboratorial se restringe aos métodos sorológicos. Os comumente empregados são:

- Reação de imunofluorescência indireta.
- Reação de fixação do complemento (Machado-Guerreiro).

- Reação de hemaglutinação indireta.
- Ensaio imunoenzimático (ELISA).[9]

Segundo a FIOCRUZ, testes moleculares e o *western blot* podem ser utilizados como teste confirmatório em qualquer fase da doença.

A radiografia simples de tórax pode evidenciar, em casos mais avançados, nível hidroaéreo e presença de resíduos alimentares no esôfago.

Os estudos radiológicos contrastados do esôfago (Raios X do esôfago) auxiliam no diagnóstico da acalasia, no acompanhamento da evolução do comprometimento esofágico (tortuosidade, angulação e megaesôfago), na monitoração do sucesso das intervenções terapêuticas e na detecção de recorrência da doença antes da recidiva dos sintomas.[1,20]

A classificação radiológica de Rezende é a mais empregada:

- *Grau I:* esôfago de calibre aparentemente normal, pequena retenção de bário no esôfago e presença de ar acima, associada a lúmen completamente aberto podem identificar casos da forma anectásica (sem dilatação).
- *Grau II:* esôfago com pequeno a moderado aumento do calibre. Evidente retenção de contraste. Presença frequente de ondas terciárias, associadas ou não à hipertonia do EIE.
- *Grau III:* esôfago com grande aumento de diâmetro. Atividade motora reduzida. Hipotonia do EIE. Grande retenção de contraste.
- *Grau IV:* dolicomegaesôfago. Esôfago com grande retenção, atônico, alongado e dobrando-se sobre a cúpula diafragmática.

O afilamento cônico, simétrico, com aspecto em "cauda de rato" ou "bico de pássaro", no segmento distal do esôfago, corresponde à área de acalasia (Fig. 6-1).[5]

Na fase inicial da acalasia, achados endoscópicos de retenção de saliva, líquido e alimento no esôfago, sem obstrução mecânica, devem levantar suspeitas. Pode ocorrer resistência à transposição da junção esofagogástrica (JEG). É imprescindível excluir condições que possam mimetizar clínica e manometricamente a acalasia, as chamadas pseudoacalasias, que podem ser decorrentes de tumores da cárdia, tumores infiltrantes do plexo mioentérico (adenocarcinoma da JEG, neoplasias pancreática, pulmonar, torácica ou hepatocelular), ou ainda, secundárias à fundoplicatura ou banda gástrica apertadas. A ultrassonografia endoscópica pode ser útil para dirimir dúvidas sobre a presença de tumor infiltrante desta região.[19,20] Na acalasia avançada, observa-se importante dilatação do esôfago, com retenção de resíduos alimentares e, frequentemente, candidíase. Deve-se atentar para o risco de aspiração pulmonar durante a endoscopia (Fig. 6-2).

A acalasia é quintessencialmente definida pelos achados manométricos de aperistalse esofágica e relaxamento incompleto do EIE, na ausência de obstrução mecânica, sobretudo, nos casos iniciais, quando não há dilatação esofágica evidente.[1,20] Variantes da acalasia, com diferentes graus de comprometimento do relaxamento do EIE e aperistalse, já foram descritas. A aperistalse, definida como falha de propagação da atividade contrátil do corpo esofágico, pode apresentar diferentes padrões de pressão, desde um corpo esofágico quiescente, à pressurização isobárica pan-esofágica, até contrações simultâneas.[20] A manometria esofágica de alta resolução (MEAR) e o emprego de novos conceitos possibilitaram a identificação de três subtipos manométricos de acalasia, conhecidos como Classificação de Chicago. Tal estratificação evidenciou falha do relaxamento do EIE e da peristalse nos três subtipos, sendo que cada um pode representar um cenário fisiopatológico distinto e, possivelmente, uma explicação para a variabilidade da resposta ao tratamento.[18] Estudos iniciais sugerem que a categorização da acalasia em subtipos seja preditiva de benefícios no planejamento do tratamento.

Tratamento

Visto não ser possível recuperar a atividade motora do esôfago desnervado, todas as opções terapêuticas são paliativas, visando: reduzir o gradiente de pressão do EIE, para desobstruir o esôfago distal; facilitar o esvaziamento do esôfago por gravidade, evitando a estase dos alimentos e tentar evitar a progressão para megaesôfago.[3,12-14,20]

A escolha do tratamento deve considerar as características e condições clínicas do paciente, os recursos e a experiência do serviço onde é realizado, as preferências do paciente e o estágio evolutivo da acalasia (Quadro 6-1).

A terapia medicamentosa é destinada àqueles sem outras possibilidades terapêuticas, e a miotomia, àqueles pacientes com menos de 40-45 anos de idade, do sexo masculino, com sintomas pulmonares, cujo tratamento inicial por dilatação endoscópica falhou após duas tentativas.[1] Segundo Yamashita, a dilatação pneumática é a primeira linha de tratamento por oferecer menor morbimortalidade, podendo levar à remissão em 67-90% dos casos.[21] O consenso de Kagoshima (Japão-2012) preconiza a dilatação pneumática

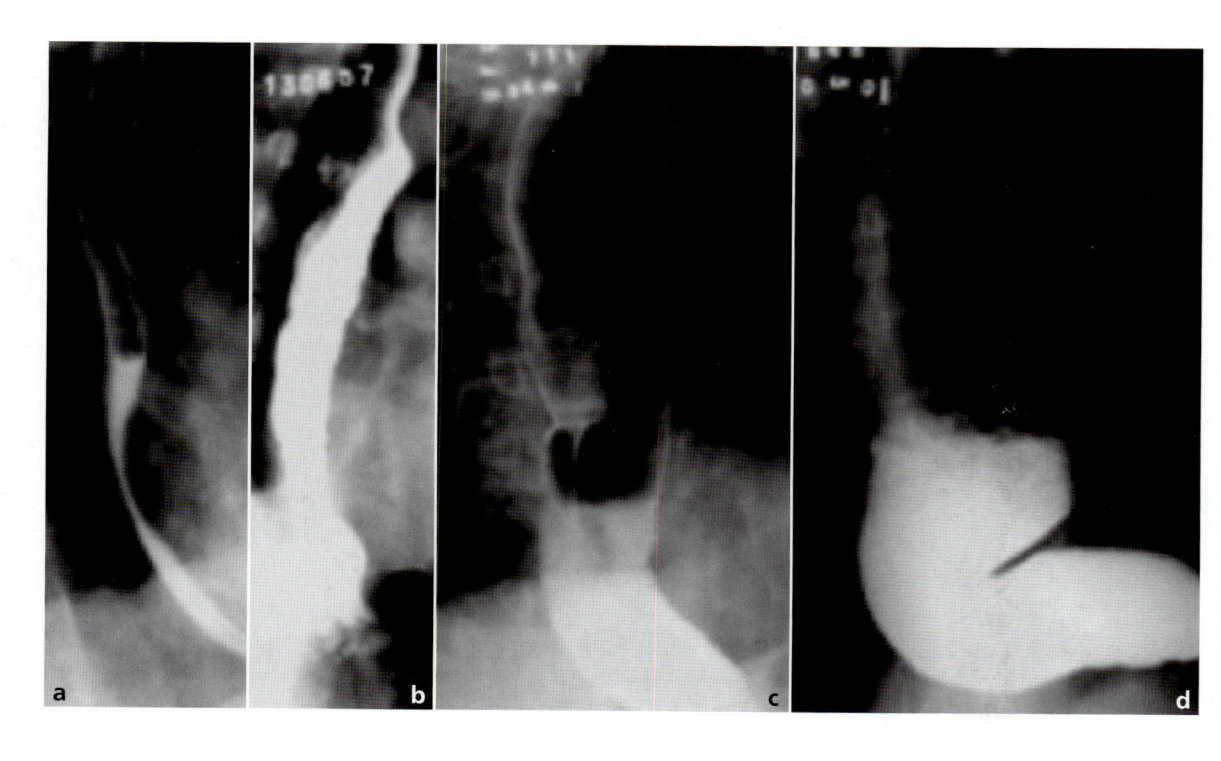

Fig. 6-1. Classificação de Rezende. (**a**) Grupo I – calibre mantido, discreta retenção de contraste; (**b**) grupo II – aumento moderado de calibre, retenção de contraste e ondas terciárias; (**c**) grupo III – grande aumento de calibre e hipotonia; (**d**) grupo IV – dolicomegaesôfago.[6]

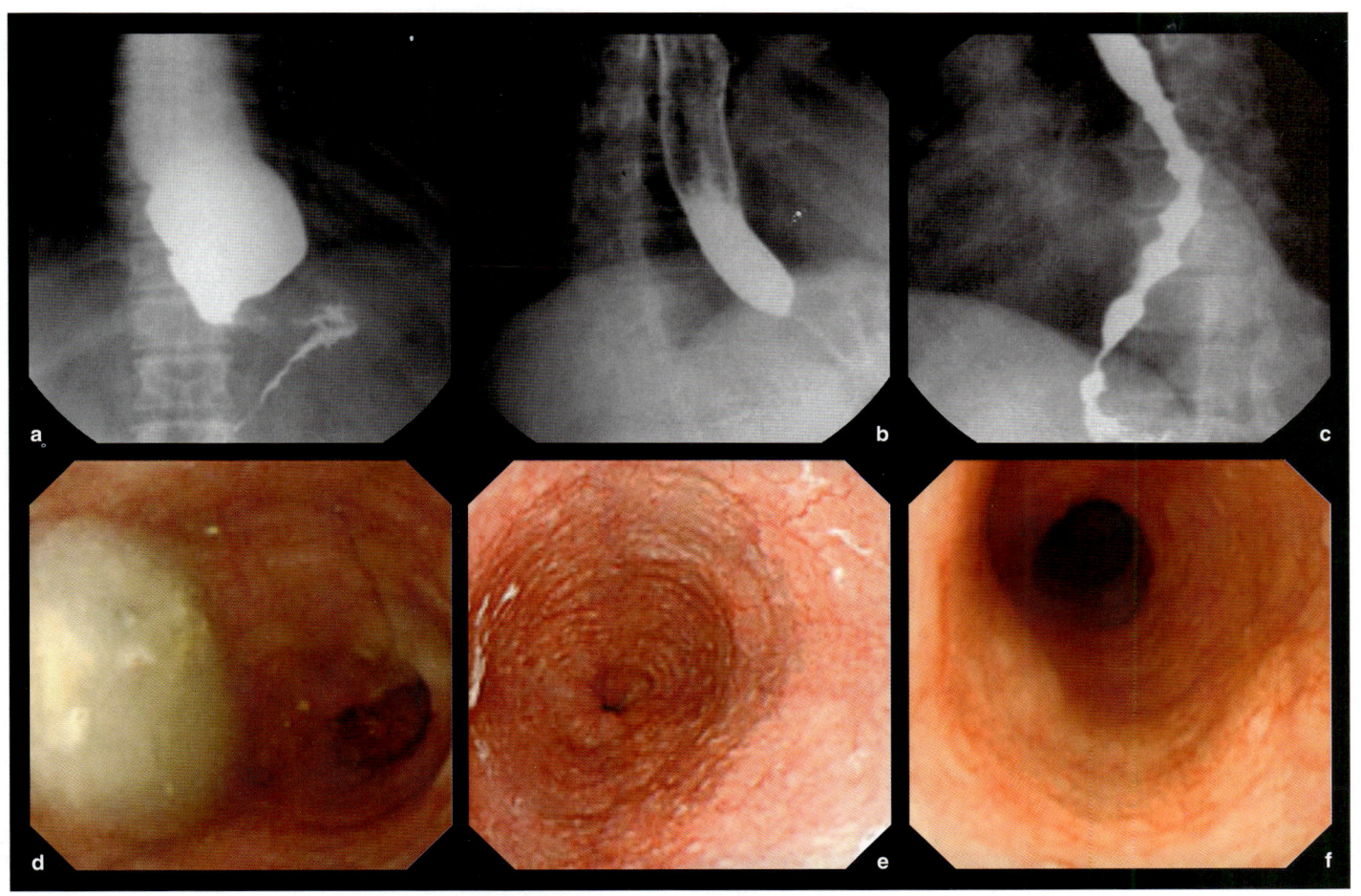

Fig. 6-2. Radiografia contrastada de esôfago nos subtipos manométricos de acalasia (a-c) com suas respectivas imagens endoscópicas (d-f). (a) Dilatação esofágica acentuada e imagem em bico de pássaro do esfíncter inferior do esôfago; (b) dilatação moderada do esôfago; (c) contrações espásticas em esôfago distal; (d) dilatação esofágica e restos alimentares; (e) estreitamento do esfíncter inferior do esôfago, que foi transposto com resistência; (f) subtipo manométrico III com imagem endoscópica aparentemente normal.

inicialmente. Caso não ocorra remissão dos sintomas após três dilatações consecutivas, o paciente é encaminhado à cirurgia. A dilatação pneumática promove, a longo prazo, alívio da disfagia em 65-89% dos casos, mas tem resolubilidade restrita quando a dor torácica está presente (40-60%).[19] Frente a múltiplos critérios para definição da opção terapêutica a ser adotada e a variabilidade da resposta clínica, com o advento da subclassificação da acalasia criada pela MEAR, emergiram estudos relacionando a eficácia do tratamento com o subtipo manométrico.[15] A identificação destes subtipos tem mostrado que os pacientes do tipo II costumam responder melhor a qualquer tipo de terapia, enquanto os do tipo III, em geral, apresentam pior resposta ao tratamento por dilatação endoscópica ou miotomia cirúrgica.[18] Já os pacientes com acalasia do tipo I podem ter melhor resposta à miotomia como tratamento inicial, quando comparada à dilatação ou injeção botulínica.

Em geral, com tratamento único ou combinado, mais 90% dos pacientes com acalasia têm melhora acentuada ou remissão dos sintomas, embora haja recorrências, mais frequentes quanto maior o período de acompanhamento.[14,20]

■ Tratamentos Farmacológicos

O tratamento medicamentoso oral/sublingual para relaxamento do EIE é a menos efetiva das opções terapêuticas. Pode ser utilizado de forma temporária, para alívio dos sintomas, ou prolongada, em pacientes sem outras perspectivas terapêuticas. Os nitratos (dinitrato de Isossorbida, 5-10 mg sublingual, 10-15 min antes das refeições) e os bloqueadores do canal de cálcio (Nifedipina, 10-30 mg sublingual, 30-45 min antes das refeições) são os medicamentos mais utilizados. Efeitos colaterais (vasodilatação, hipotensão e cefaleia), de curta e variável ação, além de diminuição de sua eficácia com o tempo, limitam seu uso.[3,14]

A toxina botulínica A é uma potente neurotoxina que bloqueia a liberação de acetilcolina dos neurônios excitatórios motores. Quando injetada no EIE, interrompe o seu componente neurogênico, sem, no entanto, qualquer ação no componente miogênico, reduzindo, assim, a pressão basal. Cerca de 85% dos pacientes melhoram da disfagia no primeiro mês após o procedimento. Contudo, metade deles recidiva após 1 ano e, praticamente todos, após 2 anos.[14,20] A injeção é com agulha de escleroterapia, imediatamente

Quadro 6-1 Fatores preditores da resposta ao tratamento da acalasia

Opções de tratamento	Preditores positivos	Preditores negativos
Injeção botulínica	Acalasia vigorosa Pacientes idosos	PEIE inicial ≥ 50% do limite normal Falta de resposta clínica ou PEIE residual ≥ 18 mmHg após a injeção de toxina botulínica
Dilatação pneumática	Pacientes idosos	Sexo masculino Sintomas pulmonares Falha de resposta a 1-2 dilatações iniciais PEIE inicial elevada Redução PEIE < 50% após a 1ª dilatação
Miotomia	Pacientes < 40 anos	Disfagia pré-operatória severa PEIE < 30-35 mmHg Dilatação esofágica Tratamento endoscópico prévio (alguns estudos)

PEIE: Pressão de repouso do esfíncter inferior do esôfago.

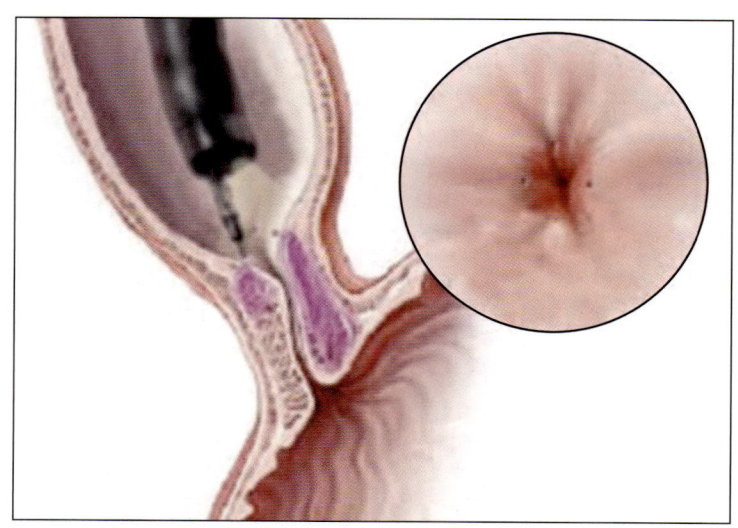

Fig. 6-3. Injeção de toxina botulínica.

acima da JEG, diluída em solução salina, fracionada em 0,5 a 1 mL em cada um dos quatro quadrantes. Doses maiores, em uma mesma aplicação, não aumentam a eficácia, mas uma segunda aplicação, após 30 dias, pode melhorar o resultado a longo prazo.[12] O efeito diminui em aplicações subsequentes, provavelmente por causa da formação de anticorpos contra a proteína exógena.[11] A resposta a longo prazo é melhor em pacientes acima de 60 anos, com acalasia vigorosa (tipo III da classificação de Chicago) e cuja pressão do EIE não exceda em mais do que 50% o limite superior da normalidade.[3,13] O tratamento com toxina botulínica deve ser reservado para pacientes idosos ou com comorbidades graves, cuja perspectiva de vida seja menor que 2 anos, e que não sejam candidatos a outra forma de intervenção (Fig. 6-3).[3,6,13,20]

A toxina botulínica é contraindicada em pacientes alérgicos à proteína do ovo e indicada criteriosamente em pacientes em uso de aminoglicosídeos, por poder potencializar o efeito da toxina.[13] O efeito indesejável mais frequente é dor torácica, que ocorre em até 25% dos casos. Aplicações repetidas podem criar uma reação inflamatória, dificultando a dissecção da mucosa, caso o paciente venha a ser submetido posteriormente à miotomia.

■ Dilatação Pneumática

A dilatação pneumática da cárdia visa distender e romper as fibras musculares circulares da região do EIE, pela insuflação de balões. É a opção não cirúrgica mais eficaz, com mais de 90% dos pacientes apresentando boa resposta. O balão dilatador de polietileno não radiopaco Rigiflex (*Microvasive System*, *Boston Scientific Corp*, Massachusetts, EUA) é o mais empregado, mas todos seguem o mesmo princípio (geralmente três diâmetros disponíveis: 3; 3,5 e 4 cm).[14] O procedimento, realizado sob sedação, requer dieta líquida por 2-3 dias e jejum absoluto por 12 horas. O balão, adaptado a um cateter flexível com um fio-guia, é posicionado, por endoscopia, ao nível do EIE, de modo que a zona de maior constrição do esôfago distal fique no meio do balão. A posição adequada pode ser confirmada por fluoroscopia, mas, frequentemente, a visão endoscópica é suficiente (Fig. 6-4).

Geralmente, inicia-se com balão de 3 cm de diâmetro, insuflando-o até que a cintura do mesmo se desfaça, o que se consegue com uma pressão entre 100-1.000 mmHg, sustentada por 15 a 60 segundos. É mais importante, para o sucesso do procedimento, o grau de distensão obtido do que o tempo de distensão do balão.[20] Podem ser feitas de 1 a 5 insuflações por sessão, com balões de diâmetros crescentes, em sessões subsequentes.[13,18]

O procedimento pode ser feito em qualquer idade, em ambulatório, e o desconforto é mínimo e transitório. Após a dilatação, os pacientes devem ser submetidos à radiografia com contraste hidrossolúvel, para excluir perfuração, observados por 4-6 horas e orientados para retorno imediato, em caso de dor torácica intensa ou febre. Perfuração tardia pode ocorrer em caso de vômitos após o procedimento.[16,20] Recidivas ou persistência dos sintomas após 4 semanas, correlacionadas com retardo do esvaziamento esofágico e/ou manometria com tônus ainda elevado na JEG, demandam novas dilatações.[13]

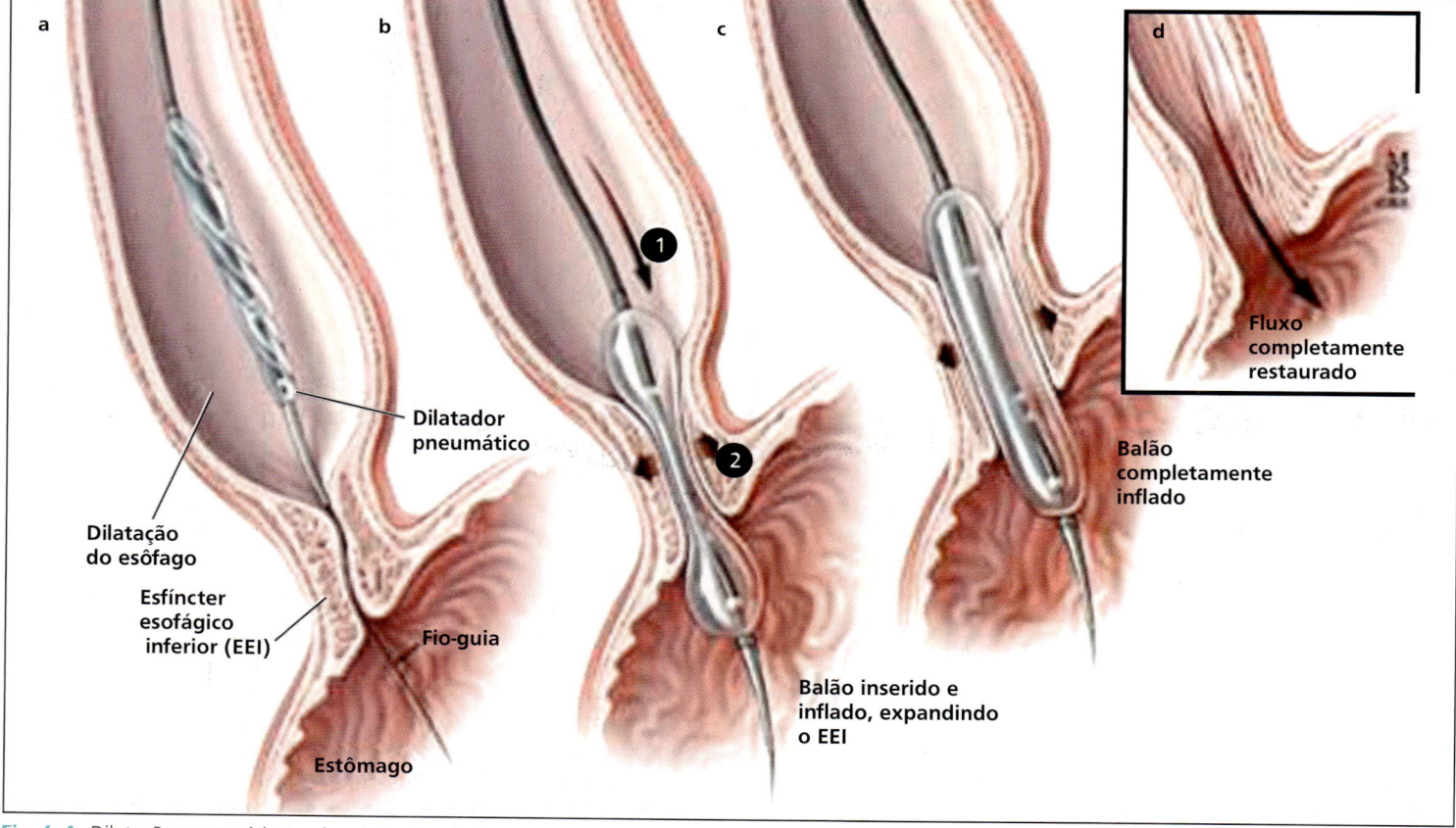

Fig. 6-4. Dilatação pneumática endoscópica da cárdia.

Os fatores de risco para recidiva após dilatação pneumática são a idade abaixo de 40 anos e o sexo masculino, possivelmente por maior espessura da musculatura esfincteriana; dilatação única com balão de 3 cm; pressão do EIE pós-tratamento maior que 10-15 mmHg e esvaziamento esofágico incompleto aos raios X.[3,20] Aproximadamente 30% dos pacientes apresentam recidivas em 4-6 anos. As dilatações podem ser repetidas sempre que necessário, não impedindo posterior miotomia cirúrgica, podendo também ser realizadas pós-miotomia sem sucesso.[6,13] A única contraindicação absoluta é comorbidade grave que impeça cirurgia, na eventualidade de perfuração.[13,20]

A perfuração esofágica é a complicação mais séria. Nas pequenas perfurações o tratamento pode ser conservador, com antibióticos, nutrição parenteral total e, eventualmente, colocação de *stent*. Nas grandes perfurações é necessário tratamento cirúrgico. Cerca de 15-35% dos pacientes passam a ter RGE pós-dilatação. Em apenas 10% dos casos, o refluxo não é clinicamente controlável.[14] Outras possíveis complicações são dor torácica, pneumonia de aspiração, sangramento, febre transitória, hematoma esofágico, lacerações de mucosa sem perfuração e formação de divertículo.[13,18]

■ Tratamento Cirúrgico

O tratamento cirúrgico mais empregado para acalasia é a miotomia, que consiste na incisão das camadas musculares externa e interna do EIE.[3] Geralmente, é complementada com fundoplicatura parcial para minimizar o RGE, sem causar disfagia pós-operatória. A miotomia reduz a pressão na JEG mais consistentemente do que a dilatação pneumática e melhora os sintomas em 80-100% dos pacientes, principalmente nos mais jovens, do sexo masculino e com pressões prévias do EIE elevadas.[14] Casos de insucesso com toxina botulínica ou dilatações podem ter êxito com a miotomia cirúrgica, embora possa haver maior dificuldade técnica ou risco de perfuração.[20]

O RGE é a complicação mais frequente da miotomia laparoscópica, sendo, frequentemente, controlado com inibidores da bomba de prótons (IBPs).[20] Casos eventuais que desenvolvem esôfago de Barrett requerem acompanhamento endoscópico. Complicações graves da miotomia são raras e incluem perfuração esofágica, com mortalidade de 0,1%.[14]

Observadas as indicações, condições do paciente e experiência de cada serviço, tanto a miotomia laparoscópica quanto a dilatação são igualmente eficazes, embora pacientes tratados com dilatações possam ter de repetir o procedimento ao longo dos anos, razão pela qual pacientes jovens são direcionados ao tratamento cirúrgico, preferencialmente.[14,20]

Pacientes com megaesôfago grau IV podem ter pior resposta à miotomia, mas apenas 2-5% deles necessitarão de esofagectomia, portanto, a ressecção do esôfago deve ser indicada somente após falha da miotomia cirúrgica.[14]

Técnicas endoscópicas cirúrgicas têm sido usadas para o tratamento da acalasia. A miotomia endoscópica *peroral* (POEM) é a versão endoscópica da miotomia de Heller, derivada do NOTES *(natural orifice transluminal endoscopic surgery)*. Sob anestesia geral e antibioticoterapia sistêmica, utilizando-se endoscópio de visão frontal com um *cap* em sua extremidade, a técnica consiste em:

- Elevação da mucosa esofágica pela injeção de solução salina com índigo-carmim.
- Incisão da mucosa e criação de um túnel submucoso no esôfago distal, que permite acesso às fibras musculares circulares do esfíncter.
- Miotomia em uma extensão mínima de 6 cm no esôfago, estendendo-se por 2 cm abaixo da JEG, em direção à cárdia.
- Introdução do endoscópio até o estômago, pelo lúmen natural, para confirmar a passagem fácil.
- Fechamento da incisão da mucosa com clipes (Fig. 6-5).[7,8,20]

Contraindicações à POEM são doença pulmonar grave, coagulopatia, hipertensão portal e tratamento prévio que comprometa a integridade da mucosa esofágica, como mucosectomia, ablação por radiofrequência e radioterapia do tórax.[7,8] As principais complicações são: sangramento submucoso tardio, pneumoperitônio, pneumotórax, pneumomediastino, perfuração da mucosa e enfisema cervical.[16]

Na atualidade, POEM deve ser realizada em centros de treinamento, no contexto de estudos clínicos, considerando-se que outros métodos terapêuticos bem estabelecidos estão disponíveis.

A colocação de *stents* metálicos recobertos, autoexpansíveis, através da JEG, para manter sua patência e promover a ruptura das fibras musculares da cárdia, vem sendo experimentada no tratamento da acalasia, em pacientes não responsivos aos métodos convencionais, ou que tenham contraindicações a outros tratamentos, com graus variados de sucesso e com diferentes complicações precoces ou tardias. O índice de sucesso do método foi de 83% em 10 anos. Ainda encontra-se em discussão quais as características ideais e o tempo de permanência do *stent*.[20]

Estudos, sugerindo etiologia autoimune para a acalasia idiopática, têm direcionado pesquisas para o campo das drogas imunomoduladoras, assim como para o transplante neuronal de células-tronco nas doenças aganglônicas, apontando possibilidades futuras de novos tratamentos.[12,13]

O risco de desenvolvimento de câncer esofágico, nos pacientes com acalasia de longa duração, é maior do que na população em geral, contudo, o risco absoluto é baixo. A maioria dos autores sugere que pacientes, com mais de 10 anos de evolução, sejam submetidos a estudo endoscópico como forma de detecção precoce desta e de outras complicações da doença.[3]

OUTRAS DISFUNÇÕES MOTORAS DO ESÔFAGO

Espasmo Esofagiano Difuso

O espasmo esofagiano difuso (EED) é uma condição de etiologia desconhecida, rara, que pode acometer indivíduos de qualquer idade, porém, mais comumente, ocorre após os 50 anos.

Clinicamente, o EED manifesta-se por episódios de disfagia e dor torácica. A dor torácica é variável em frequência, intensidade e localização, sendo indistinguível da dor anginosa e, inclusive, responde à nitroglicerina. A disfagia é intermitente, não progressiva, tanto para sólidos quanto para líquidos e pode ser precipitada por estresse, bebidas de temperaturas extremas ou por refeição ingerida apressadamente.

A avaliação cardiológica deve sempre preceder à investigação esofágica.

Radiograficamente, o EED caracteriza-se por contrações terciárias do esôfago. Manometricamente, por incoordenação da atividade da musculatura lisa do esôfago ("espasmo"): contrações simultâneas, de amplitude normal, presentes entre 20 e 90% dos episódios de deglutição. Resultados negativos não excluem o diagnóstico, visto tratar-se de um distúrbio intermitente.

Os pacientes devem evitar alimentos em temperaturas extremas, comer muito rápido ou em grandes porções. O esclarecimento de uma causa não cardíaca para o sintoma álgico pode ter efeito terapêutico em boa parte dos casos.[10,14] A DRGE está presente em 20-50% dos portadores de EED, para que o tratamento com IBPs e medidas antirrefluxo está indicado.[16]

O tratamento mais efetivo para o espasmo esofágico difuso ou distal ainda não foi definido. Isto se deve por falta de evidências científicas, por baixa incidência da doença, por mecanismos fisiopatológicos diferentes, envolvidos em cada paciente e pela pobre correlação com sintomas e achados manométricos.[6] Nitratos têm efeito duvidoso e limitado pelos efeitos colaterais. O Diltiazen

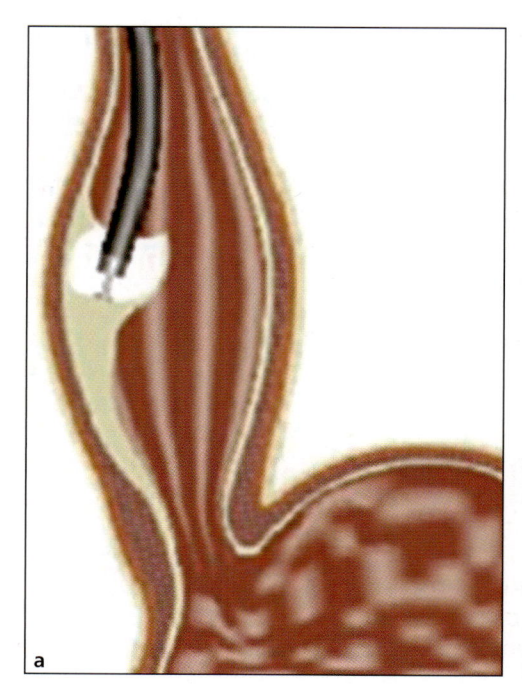

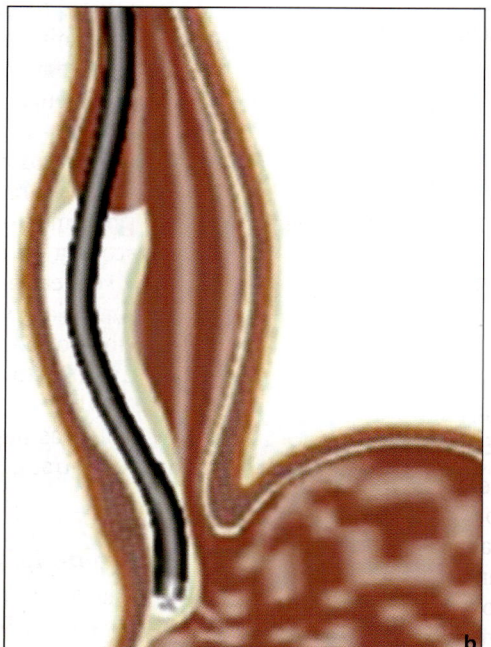

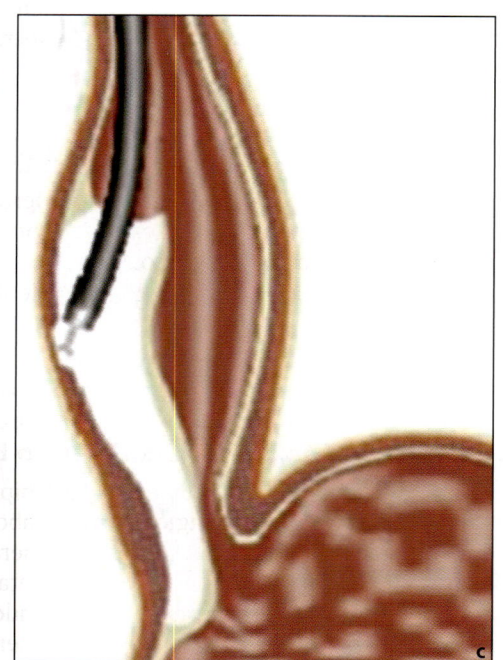

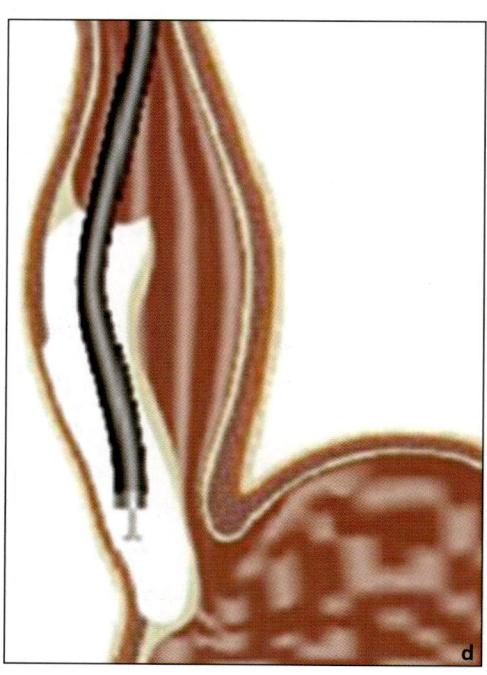

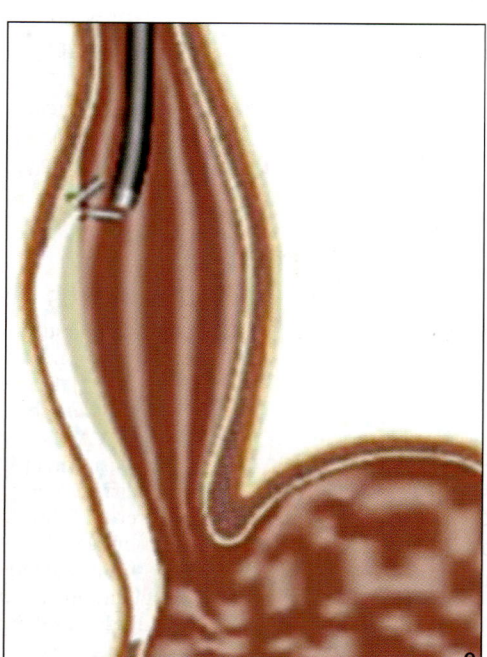

Fig. 6-5. (a-e) Sequência da miotomia endoscópica *peroral* (POEM).

(60-90 mg 4 vezes/dia) tem sido mais bem tolerado. Drogas antidepressivas, provavelmente por ação na percepção da sensibilidade visceral, podem melhorar os sintomas. Trazodona 100-150 mg/dia e Imipramina 50 mg/dia são efetivos no alívio dos sintomas.[14]

O Sildenafil diminui a amplitude das contrações no esôfago distal e prolonga a duração do relaxamento do EIE em pacientes com EED, EQN e hipertonia do EIE.[6] No entanto, seu uso é limitado pelo custo elevado e efeitos colaterais (cefaleia e tonturas).[4,16]

Portadores de EED com disfagia grave e distúrbio do relaxamento ou hipertonia do EIE, refratários ao tratamento medicamentoso, podem ser submetidos à dilatação pneumática, ou à toxina botulínica, injetada 2-7 cm acima da JEG. Os resultados favoráveis da desnervação química, geralmente, persistem por 6 meses, podendo perdurar até 12 meses, mas seu uso repetido pode formar anticorpos que reduzam ou anulem seus efeitos.[6,10,14]

Em pacientes com sintomas severos refratários a todos os tratamentos, a miotomia cirúrgica longa, orientada por manometria, pode ser uma alternativa, entretanto, esta indicação deve ser cautelosa, já que os sintomas podem persistir.[14] A POEM tem sido empregada, com sucesso, em casos de espasmo esofágico difuso ou distal.[7,8,16]

Esôfago em Quebra-Nozes

"Esôfago em quebra-nozes" (EQN) é uma condição em que o paciente, que refere dor torácica não cardiogênica e/ou disfagia, apresenta ondas peristálticas com amplitude média superior a dois desvios-padrão de normalidade (>180 mmHg) no esôfago distal, com ou sem duração aumentada (> 6 segundos). A hipertensão do EIE pode ser uma alteração corolária do EQN.[17]

A precisa relação entre a dor torácica e a hipercontratilidade do esôfago permanece incerta, pois frequentemente o paciente, no momento em que realiza a manometria que estabelece o diagnóstico, não está sintomático. E o alívio da dor torácica com o tratamento, nem sempre, relaciona-se com a redução da amplitude esofágica. Uma vez que não se estabeleça uma correlação, a causa da hipercontratilidade não é definida, ainda que, em alguns casos, ela possa ser secundária a fatores exógenos, como o RGE ou o estresse.

O estudo radiológico contrastado do esôfago no EQN é normal.[14]

Assim como em outros distúrbios motores esofágicos, que cursam com dor torácica, a etiologia cardíaca deve sempre ser previamente descartada.

O EQN e a hipertonia do EIE constituem-se em distúrbios motores hipercontráteis. O tratamento é o mesmo para ambos e é discutido a seguir.

Hipertonia do Esfíncter Inferior do Esôfago

As queixas clínicas preponderantes da hipertonia do EIE são a dor torácica e disfagia. Algumas vezes pode ocorrer impactação alimentar, que acentua o quadro álgico.

A pressão de repouso do EIE, acima de 45 mmHg, caracteriza este quadro de definição manométrica.

Tratamento dos Distúrbios Esofágicos Hipercontráteis: Esôfago em Quebra-Nozes e Hipertonia do Esfíncter Inferior do Esôfago

O tratamento dos distúrbios esofágicos hipercontráteis é semelhante ao do espasmo esofágico difuso. Embora pouco eficazes, as orientações de evitar alimentos com temperaturas extremas e ingesta apressada devem ser lembradas. O tratamento com IBP e medidas comportamentais é prioritário, quando o RGE está associado.[10] A identificação de pacientes com hipertonia do EIE e DRGE concomitante, não controlável clinicamente, deve ser feita, a fim de direcioná-los para cirurgia antirrefluxo e não, para miotomia.[6]

Nos pacientes com predomínio de episódios de dor, os antidepressivos tricíclicos (Amitriptilina, Doxepina, Trazodona e, principalmente, a Imipramina 25-50 mg ao deitar) podem reduzir significativamente o sintoma, embora seus efeitos colaterais interrompam o tratamento em até 30% dos casos. Os inibidores seletivos da receptação da serotonina, por exercer efeito neuromodulador, mediando a percepção da dor visceral, vêm sendo experimentados. A Sertralina, 50-200 mg/dia, atenua os sintomas em alguns casos. Nos pacientes disfágicos, o uso de Diltiazen 60-90 mg, 4 vezes/dia, pode reduzir significativamente a pressão no esôfago distal, reduzindo os sintomas.[10]

A injeção botulínica e a dilatação têm resultados insatisfatórios nos pacientes com EQN.[6]

Estudos iniciais, para o tratamento de distúrbios espásticos esofágicos de difícil manejo por POEM, apresentaram vantagem desta sobre a cirurgia convencional, em razão do acesso a todo o corpo esofágico, permitindo uma miotomia com cerca do dobro da extensão.[8] Há necessidade de mais estudos para confirmar os achados positivos relatados nestes estudos.

Motilidade Esofágica Ineficaz

Inicialmente batizados como distúrbios motores inespecíficos, os achados manométricos de contrações distais peristálticas de amplitude reduzida, não peristálticas, ou de falha de propagação global da condução peristáltica passaram a denominar-se motilidade esofágica ineficaz (MEI).

Os sintomas mais referidos pelos pacientes com MEI são pirose e regurgitação. A disfagia é menos frequente, e o aumento de sua intensidade pode relacionar-se com complicações, como esofagite ou constrição péptica.[14] Queixas respiratórias e otorrinolaringológicas também estão presentes.

Não há drogas capazes de atuar efetivamente sobre a hipomotilidade esofágica. Por tratar-se de distúrbio hipocontrátil e, muitas vezes, acompanhar-se de hipotonia do EIE, o distúrbio motor pode ser, frequentemente, secundário ao dano crônico causado pelo RGE ácido, presente em até 49% dos casos. Portanto, o tratamento antirrefluxo é importante.[6,14] Em casos graves de esofagite refratários ao tratamento clínico, o tratamento cirúrgico com fundoplicatura se impõe, e a hipomotilidade não é uma contraindicação ao procedimento, embora os resultados em relação à disfagia não sejam animadores.

Distúrbios Motores Esofágicos Secundários

Na esclerodermia e outras colagenoses, o tratamento da doença de base não implementa a motilidade esofágica. Já o tratamento do RGE, presente em até 60% dos casos, promove acentuado alívio dos sintomas.[10,14]

Nos distúrbios motores associados ao alcoolismo, ao diabetes melito e ao hipotireoidismo, o tratamento permanente da doença de base pode melhorar a atividade motora do esôfago.[10,14]

Na acalasia de etiologia Chagásica, as decisões terapêuticas, em geral, seguem os mesmos princípios da acalasia idiopática; no entanto, em relação à injeção botulínica, é possível que a resposta seja inferior à obtida na acalasia idiopática, já que a inervação colinérgica do EIE está lesada na etiologia chagásica, e na idiopática, preservada.[11]

Os sintomas motores da esofagite eosinofílica costumam regredir após o tratamento com corticoide tópico.

Hipotonia do Esfíncter Inferior do Esôfago

A hipotonia do EIE, comumente observada em pacientes com RGE, sugere que o distúrbio hipocontrátil do esôfago possa ser secundário ao dano causado, cronicamente, pelo ácido ao esôfago distal. A maior expressão da hipotonia do EIE se encontra nos pacientes com esclerose sistêmica ou com esôfago de Barrett, em que o dano é mais intenso e mais prolongado. A hipomotilidade esofágica não é uma contraindicação ao tratamento cirúrgico, porém, na maioria dos pacientes, não é corrigida com o tratamento clínico, nem com a fundoplicatura. Portanto, o adequado tratamento do RGE faz parte do tratamento da hipotonia do EIE com sintomas severos.[6,14]

REFERÊNCIAS BIBLIOGRÁFICAS

1. Chuah S, Hsu P, Wu K et al. 2011 update on esophageal achalasia. *World J Gastroenterol* 2012;18(14):1573-78.
2. Eckardt AJ, Eckardt VF. Current clinical approach to achalasia. *World J Gastroenterol* 2009;15(32):3969-75.
3. Eckardt AJ, Eckardt VF. Treatment and surveillance strategies in achalasia: an update. *Nat Rev Gastroenterol Hepatol* 2011;8:311-19; published online 26 April 2011.
4. Ehrer AJ, Schwetz I, Hammer HF et al. Effect of sildenafil on oesophageal motor function in healthy subjects and patients with oesophageal motor disorders. *Gut* 2002;50:758-64.
5. Figueirêdo SS, Carvalho TN, Nóbrega BB et al. Caracterização radiográfica das manifestações esofagogastrointestinais da doença de Chagas. *Radiol Bras* 2002 Oct.;35(5):293-97. Citado em: 10 Mar 2015. Disponível em: <http://www.scielo.br/scielo.php?script=sci_arttext&pid=S0100-39842002000500009&lng=en> http://dx.doi.org/10.1590/S0100-39842002000500009>
6. Fisichella PM, Carter SR, Robles LY. Presentation, diagnosis, and treatment of oesophageal motility disorders. *Dig Liver Dis* 2012;44:1-7.
7. Friedel D, Modayil R, Iqbal S, Grendell JH, Stavropoulos SN. Per-oral endoscopic myotomy for achalasia: An American perspective. *World J Gastrointest Endosc* 2013 Sept. 16;5(9):420-27.
8. Khashab MA, Messallam AA, Onimaru M et al. International multicenter experience with peroral endoscopic myotomy for the treatment of spastic esophageal disorders refractory to medical therapy (with video). *Gastrointest Endosc* 2015 Jan. 26;pii:S0016-5107(14):02318-19.
9. Lemme EMO, Novais PA, Pereira VLC. Acalasia e megaesôfago. In: Dani R, Passos MCF. *Gastroenterologia essencial*. Rio de Janeiro: Guanabara Koogan, 2011. p. 140-51.
10. Moretzsohn LD. Distúrbios motores esofágicos não associados à acalasia. In: Domingues G. (Ed.). *Esôfago*. Rio de Janeiro: Rubio, 2005. p. 219-27, cap. 16.
11. Rezende Filho J, Rezende JM. Acalasia. In: Domingues G. (Ed.). *Esôfago*. Rio de Janeiro: Rubio, 2005. p. 229-43, cap. 17.
12. Richter JE. Achalasia – An Update. *J Neurogastroenterol Motil* 2010;16:232-42.
13. Richter JE, Boeckxstaens GE. Management of achalasia: surgery or pneumatic dilation. *Gut* 2011;60:869-76.

14. Richter JE. Oesophageal motility disorders. *Lancet* 2001;358:823-28.
15. Rohof WO, Salvador R, Annese V *et al.* Outcomes of treatment for achalasia depend on manometric subtype. *Gastroenterology* 2013;144:718-25.
16. Roman S, Kahrilas PJ. Management of spastic disorders of the esophagus. *Gastroenterol Clin N Am* 2013;42:27-43.
17. Spechler SJ, Castell DO. Classification of oesophageal motility abnormalities. *Gut* 2001;49(1):145-51.
18. Tolone S, Limongelli P, Del Genio G *et al.* Recent trends in endoscopic management of achalasia. *World J Gastrointest Endosc* 2014 Sept. 16;6(9):407-14.
19. Triadafilopoulos G, Boeckxstaens GE, Gullo R *et al.* The Kagoshima consensus on esophageal achalasia. *Dis Esophagus,* Stanford, 2012;25:337-48.
20. Vaezi MF, Pandolfino JE, Vela MF. ACG Clinical Guideline: diagnosis and management of achalasia. *Am J Gastroenterol* 2013;108:1238-49.
21. Yamashita H, Ashida K, Fukuchi T *et al.* Predictive factors associated with the success of pneumatic dilatation in japanese patients with primary achalasia: a study using high-resolution manometry. *Digestion* 2013;87(1):23-28.

7 Esofagites Não Pépticas

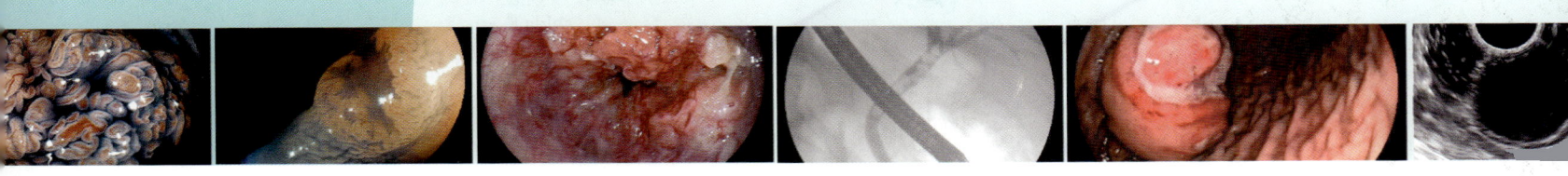

Leonardo Wagner Grillo

LESÕES CÁUSTICAS DO ESÔFAGO

As lesões esofágicas, como consequência da ingestão proposital de agentes corrosivos por tentativa de suicídio ou acidental, continuam sendo a principal causa de estenose esofágica em adultos e crianças (Fig. 7-1).[4]

Ácidos ocasionam necrose por coagulação de proteínas, produzindo uma camada de proteção, reduzindo a penetração dos agentes às camadas mais profundas do epitélio esofágico. Estes também são removidos pelo peristaltismo e neutralizados pela saliva. As substâncias alcalinas lesionam a mucosa de maneira mais incisiva, pois acarretam necrose de liquefação do tecido, progredindo intensamente em extensão e profundidade.[5]

O diagnóstico é feito com base na história e no exame físico do paciente, sendo que à endoscopia digestiva alta poder-se-ão encontrar edema, erosões, úlceras, hemorragia e até perfuração. Envolvimento do estômago pode ocorrer em até 90% dos casos, sendo que o duodeno está comprometido em menos de 30% dos pacientes. A endoscopia digestiva alta está indicada na fase aguda das lesões corrosivas do esôfago, por permitir uma adequada avaliação da extensão e gravidade das lesões.[3]

A classificação de Zagar (1999) orienta a conduta e o prognóstico:

- *Grau 0:* exame normal.
- *Grau 1:* edema e hiperemia de mucosa.
- *Grau 2a:* ulcerações superficiais, erosões, friabilidade, bolhas, exsudato e hemorragia.
- *Grau 2b:* acrescido de ulcerações mais profundas e circunferenciais.
- *Grau 3a:* múltiplas ulcerações profundas e pequenas áreas de necrose.
- *Grau 3b:* necrose extensa.

Os sinais e sintomas associados à ingesta de agentes corrosivos envolvem desde queimadura de lábios, palato e orofaringe com úlceras, sialorreia, disfagia, odinofagia, vômitos, dor abdominal e retroesternal, hematêmese e melena. Após cerca de 10 dias de evolução da lesão cáustica, o epitélio necrótico começa a ser modificado pelo tecido de granulação, e em 20 dias os fibroblastos são formados pelo epitélio.

A estenose, sintoma considerado tardio, manifesta-se como disfagia, impactação alimentar e emagrecimento, sendo mais frequentemente encontrada em lesões 2b e 3. Estes pacientes estão sob risco aumentado de desenvolver carcinoma epidermoide, devendo iniciar uma vigilância endoscópica cerca de 20 anos após a ingesta do agente corrosivo. Cromoscopia está indicada nesses casos.[6]

O tratamento inicial abrange analgesia, hidratação, jejum, sondagem nasogástrica e inibidores de bomba de prótons. Antibioticoterapia está recomendada em casos graves, com ulcerações profundas e necrose. Pacientes com lesões superficiais dos tipos 1 e 2a não necessitam internação hospitalar. Indivíduos com lesões 2a ou 2b devem ser novamente submetidos à endoscopia em 96 horas e em 7 dias após a exposição para o estadiamento definitivo das lesões. Pacientes que desenvolvem estenose podem, na fase crônica, ser tratados endoscopicamente com dilatação esofágica.[10]

ESOFAGITE ACTÍNICA

A esofagite actínica aguda é frequente e desenvolve-se ao final da 2ª semana de radioterapia, sendo comum durante tratamentos de tumores de pulmão, cabeça e pescoço, mediastino e do próprio esôfago. Dores torácicas, odinofagia e disfagia podem surgir após doses de 2.000 a 3.000 rads. Após o término da terapia, a maioria dos paci-

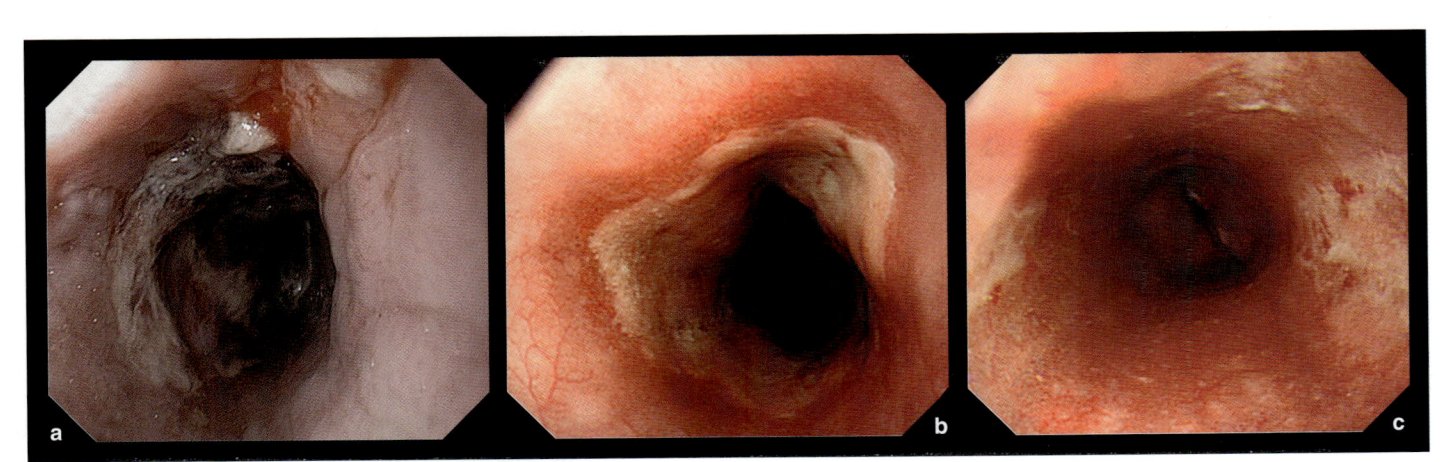

Fig. 7-1. (a-c) Lesões cáusticas do esôfago.

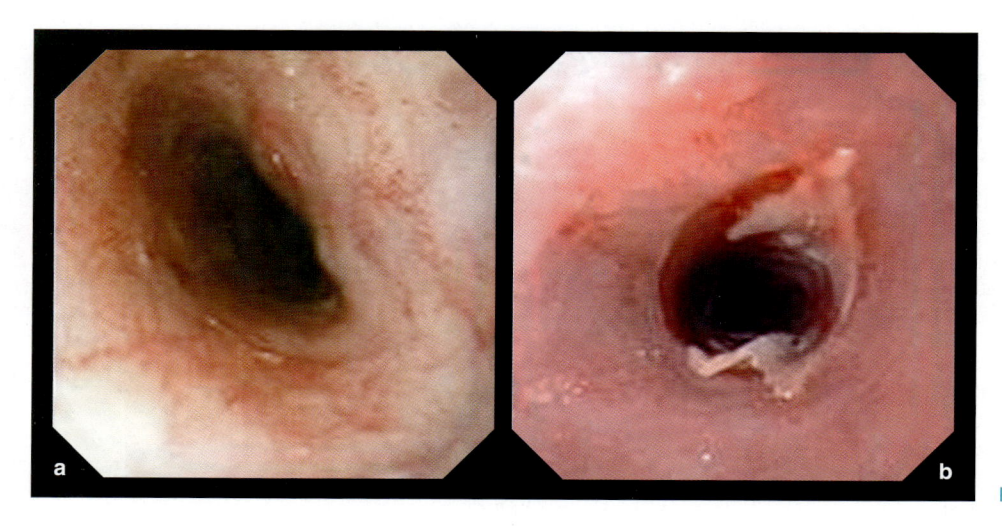

Fig. 7-2. (a e b) Esofagites actínicas.

entes melhora. A incidência das estenoses esofágicas pós-radioterapia é de 20 a 65%. A radioterapia provoca lesão do DNA da célula ou produção de radicais livres que ocasionam a morte celular.[13]

Os achados endoscópicos envolvem edema, enantema, exsudato, erosões e úlceras superficiais ou profundas da mucosa (Fig. 7-2). Alterações de motilidade esofágica podem ocorrer, com redução da frequência e velocidade das ondas peristálticas e distúrbios de relaxamento do esfíncter inferior.

A estenose é a complicação mais frequente, ocorrendo cerca de 6 meses após o fim da radioterapia. Ela pode ser segmentar, mais extensa e com superfície lisa, mais comum em lesões esofágicas, ou curta e concêntrica, mais frequente em tumores secundários.

O tratamento consiste em dieta líquida ou pastosa e analgesia. Estenoses podem ser tratadas com dilatação termoplástica. O uso de sonda nasoentérica, gastrostomia, próteses endoscópicas e cirurgia deve ser avaliado de acordo com as necessidades do paciente.[7]

ESOFAGITES INFECCIOSAS

As esofagites infecciosas podem acometer o esôfago de adultos e crianças, estando associada a inúmeros fatores etiológicos em indivíduos imunocompetentes ou imunodeficientes (Quadro 7-1).

A utilização de corticosteroides e medicações imunossupressoras ocasiona redução na atividade de linfócitos, oportunizando infecções. Drogas de ação citotóxicas, imunomoduladores e radiação podem permitir a atuação de organismos oportunistas. Indivíduos imunocompetentes podem apresentar infecções oportunistas, quando situações permitam que a barreira das defesas do órgão ou sua flora habitual apontem alterações. Idade avançada, alcoolismo, diabetes e distúrbio de glândula suprarrenal estão também associados a quadros infecciosos esofágicos decorrente do déficit na função imunológica dos pacientes. A síndrome da imunodeficiência adquirida (AIDS) e o número crescente de indivíduos submetidos a transplante de órgãos têm sido decisivos para o aumento da incidência dessa enfermidade.[8]

A endoscopia digestiva alta é o exame de eleição para o correto diagnóstico dessas infecções, permitindo a visualização direta da mucosa e a coleta de material para estudos histológicos e citológicos, assim como culturas bacterianas, fúngicas e virais. A rápida definição do agente infeccioso causador da lesão possibilita uma tomada de decisão terapêutica adequada e breve.

Disfagia e odinofagia ocorrem na maioria dos pacientes. Anorexia, perda de peso e piora do estado nutricional podem ocorrer. Febre, choque séptico, hematêmese, tosse e vômitos são menos frequentes.[9]

Candida SP

É a infecção mais comum, tanto em imunocompetentes quanto em imunocomprometidos. Disfagia e odinofagia são os sintomas mais frequentes. A presença de candidíase oral acompanhada desses sintomas está fortemente associada à candidíase esofágica. Autores sugerem a utilização empírica de antifúngicos nesses pacientes. Uma vez que infecções esofágicas múltiplas simultâneas possam incidir em pacientes imunocomprometidos, a endoscopia digestiva alta é mandatória. A classificação endoscópica da candidíase esofágica foi definida por Wilcox e Kodsi (Quadro 7-2).[10]

QUADRO 7-1	Organismos associados às esofagites infecciosas
Fungos	
- *Candida Sp* - *Aspergillus* - *Cryptococcus* - *Histoplasma capsulatum* (Fosmak, 1990) - *Blastomyces dermatides* - *Exophiala jeanselmei* (Wilcoa, 1998) - *Penicillium chrysogenum* (Hoffman, 1992) - *Pneumocystis jiroveci* (Grimes, 1987)	
Vírus	
- Citomegalovírus (CMV) - Vírus Herpes Simplex (HSV) - Vírus Varicela-zóster (VZV) - Vírus Epstein-Barr - Papilomavírus Humano (HPV) - Poliovírus - Herpes-vírus Humano tipo 6 (HHV-6) - Herpes-vírus associado ao Sarcoma de Kaposi (HSHV) - Vírus da Imunodeficiência Humana (HIV)	
Bactérias	
- *Mycobacterium tuberculosis* - Complexo *Mycobacterium avium-intracellulare* (MAC) - *Treponema pallidum* - *Nocardia* (Kim, 1991) - *Bartonella kenselae* (Chang, 1996) - *Actinomyces israelii* - *Corynebacterium diphtheria* - *Lactobacillus acidophilus*	
Protozoários	
- *Trypanosoma cruzi* (doença de Chagas) - *Cryptosporidium parvum* (Kazlow, 1986) - *Leishmania Sp* (Villanueva, 1994)	

Quadro 7-2 — Classificação de Wilcox

- Grau 1. Placas esbranquiçadas esparsas que acometem menos de 50% da extensão da mucosa esofágica
- Grau 2. Placas esbranquiçadas confluentes que acometem mais de 50% da extensão da mucosa esofágica
- Grau 3. Placas confluentes que cobrem circunferencialmente pelo menos 50% da mucosa, com ulceração
- Grau 4. Placas circunferenciais, presença de ulceração, estenose e estreitamento do lúmen, não reversíveis à insuflação

A confirmação diagnóstica é feita pelo exame citológico ou histológico. Os achados endoscópicos associados à presença de formas de micélios ou grupamentos de hifas à microscopia fazem o diagnóstico (Fig. 7-3). A cultura fica reservada para casos resistentes ao tratamento convencional com Fluconazol.

Citomegalovírus (CMV)

A forma assintomática da infecção por CMV é a mais comum na população em geral. A esofagite por CMV ocorre raramente em indivíduos imunocompetentes, sendo mais frequente em pacientes com AIDS e transplantados de órgão. A odinofagia é comum, enquanto a disfagia é menos presente. As úlceras de mucosa são típicas, ocorrendo mais comumente nos terços médio e distal do órgão. Elas podem ser únicas ou múltiplas, isoladas ou confluentes com uma variação em extensão. A forma é ovalada ou alongada, com bordas bem delimitadas e pouco elevadas (Fig. 7-4). O diagnóstico é firmado na histologia, apresentando como principais achados a presença de inclusões intranucleares basofílicas e halo perinuclear. A biópsia deve ser realizada no fundo da úlcera. Ganciclovir é a droga de eleição no tratamento dessa patologia.[9]

Vírus Herpes Simplex (HSV)

Ocorre com maior prevalência em imunocomprometidos. Odinofagia e disfagia são os sintomas mais comuns, contudo dor retroesternal, vômitos e febre podem estar presentes. A associação entre lesões herpéticas labiais e orofaringe com esofagite, de forma concomitante, é pouco frequente. O esôfago pode estar envolvido de maneira focal, segmentar ou difusa. Lesões vesiculares e pequenas úlceras superficiais ocorrem nos estágios iniciais, comprometendo os terços médio e superior do esôfago na maioria das vezes. Podem apresentar-se na forma de úlceras arredondadas, com borda elevada e delimitada com margem hiperemiada, com aspecto de úlcera em vulcão. Quando essas lesões confluem, podem tornar-se extensas, lineares e longitudinais (Fig. 7-5). O HSV é identificado em biópsia. A histologia inclui achados, como células multinucleares gigantes com degeneração baloniforme, núcleos basófilos e inclusões intranucleares. A biópsia deve ser coletada nas margens da lesão herpética. O tratamento de escolha é o Aciclovir.[11]

Vírus da Imunodeficiência Humana (HIV)

As úlceras idiopáticas do esôfago correspondem a 40% das úlceras que acometem os pacientes HIV positivos. Apresentam-se como úlceras extensas, profundas e sem um fator etiológico definido, sendo macroscopicamente indistinguíveis das úlceras causadas por CMV. O HIV possivelmente seja a causa primária das úlceras idiopáticas do esôfago (Fig. 7-6).[8]

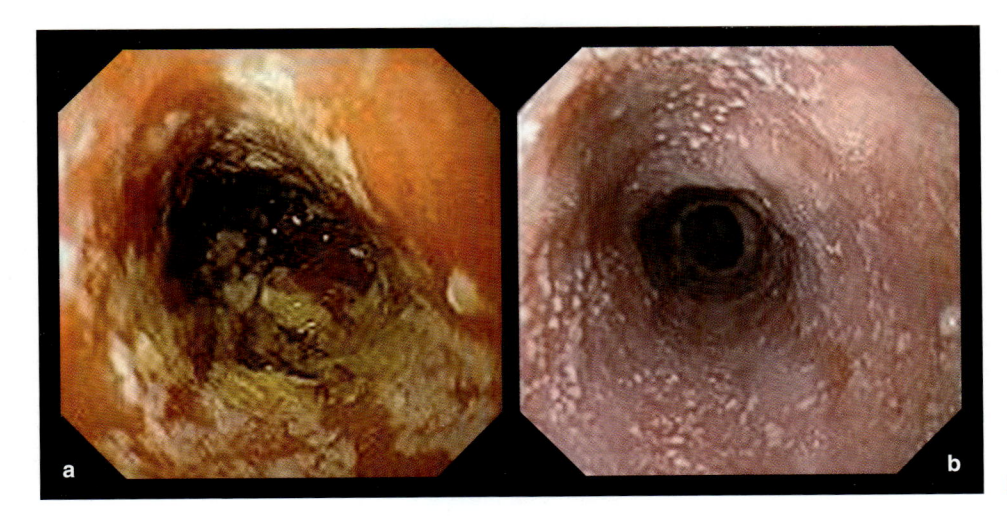

Fig. 7-3. (a e b) Candidíase esofágica.

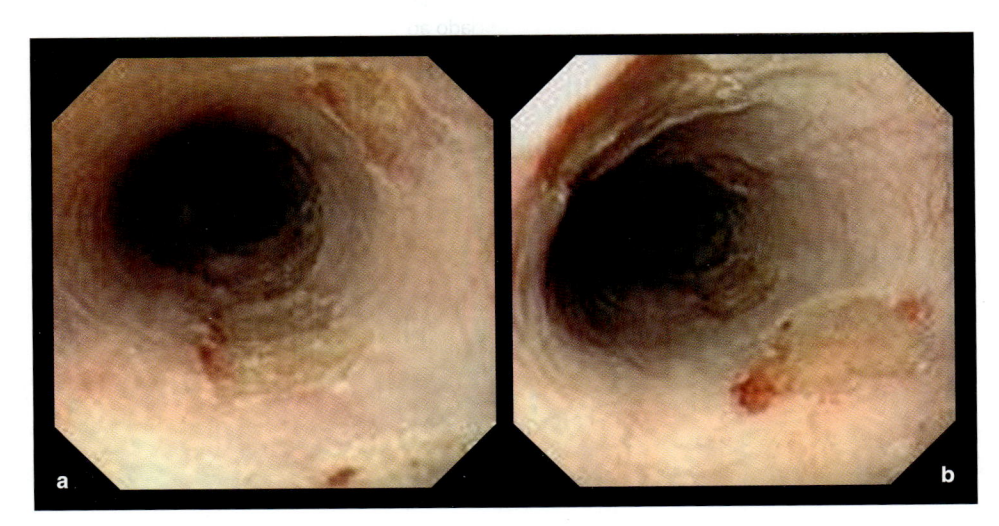

Fig. 7-4. (a e b) Úlcera por citomegalovírus.

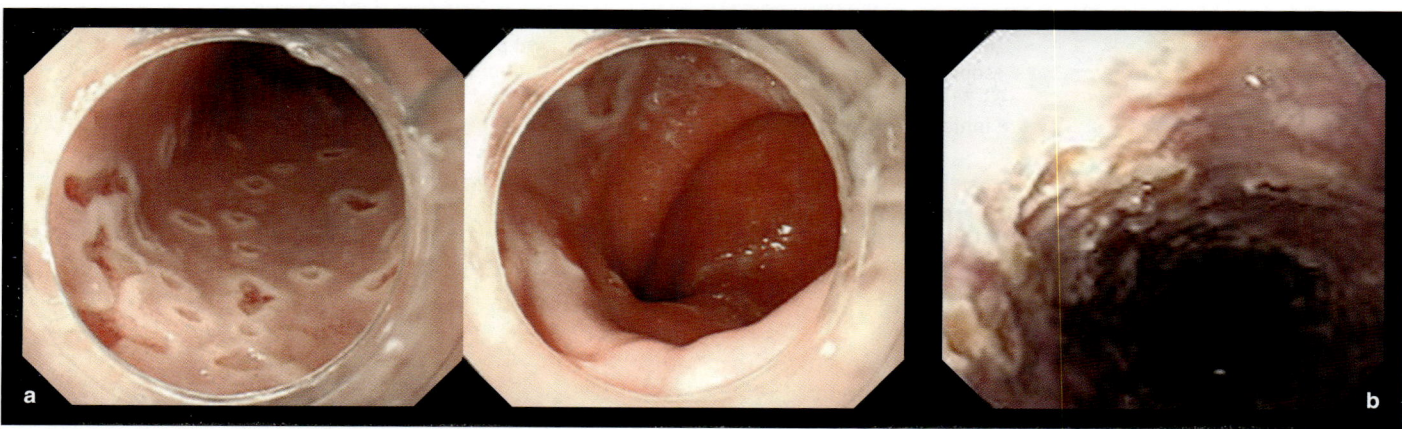

Fig. 7-5. (a e b) Esofagite por herpes.

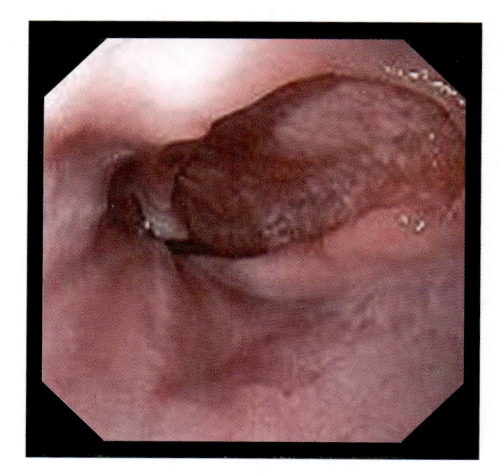

Fig. 7-6. Úlcera por HIV.

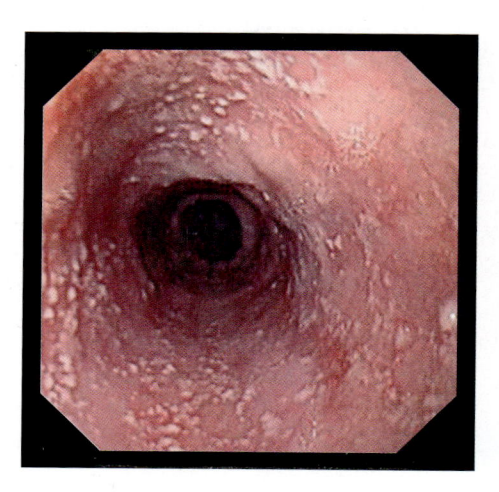

Fig. 7-7. Esofagite por micobactéria.

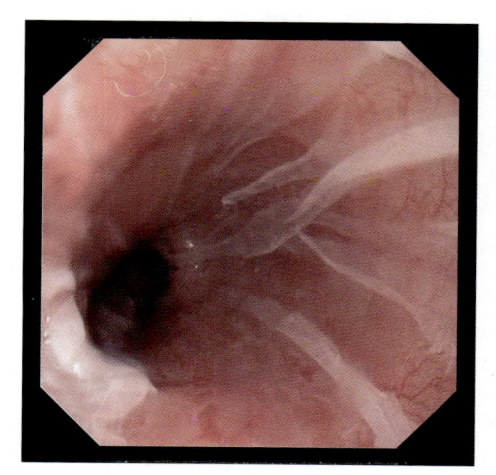

Fig. 7-8. Epidermólise bolhosa.

Micobactérias

A esofagite tuberculosa ocorre preferencialmente em pacientes com tuberculose pulmonar ou mediastinal avançada, imunodeficientes com tuberculose disseminada ou portadores de patologias secundárias a outras micobactérias. Disfagia e odinofagia associada à tosse, hemoptise ou dispneia são os principais sintomas. À endoscopia, as lesões acometem, geralmente, o terço médio do esôfago, comprometido por disseminação contígua das lesões linfonodais ao nível da carina traqueal. Podem ser lesões hipertróficas, úlceras de contorno irregular, massa protrusa ou ulcerativa (Fig. 7-7). Orifícios fistulosos do esôfago com a via aérea podem ocorrer em razão da necrose caseosa de linfonodos regionais. As biópsias devem ser coletadas das bordas da lesão.[12]

ESOFAGITE DESCAMATIVA

Doença dermatológica rara, a epidermólise bolhosa adquirida possui etiologia autoimune com produção de anticorpos IgG contra o colágeno. É marcada pelo desenvolvimento de erosões, bolhas e vesículas em mucosas e na pele sujeitas ao trauma, com posterior cicatrização (Fig. 7-8). A estenose do esôfago pode ocorrer, sendo a dilatação com balão pneumático o tratamento de eleição para as estenoses recorrentes.[1] A gastrostomia pode ser utilizada em casos que haja necessidade de evitar trauma por impactação na área de estenose, promovendo o ganho de peso e melhora da cicatrização. Esofagectomia total está indicada, quando a terapia endoscópica é malsucedida.[2]

REFERÊNCIAS BIBLIOGRÁFICAS

1. Anderson SHC et al. Efficacy and safety of endoscopy dilatation of esophageal strictures in epidermolysis bullosa. *Gastrointestinal Endosc* 2004;59:28-32.
2. Ayala E et al. Esophageal strictures in children with recessive dystrophic epidermolysis bullosa: an experience with fluoroscopically guided balloon dilatation. *Gastrointestinal Endosc* 2007;65:249.
3. Ben Soussan E et al. Acute esophageal necrosis: 1 year prospective study. *Gastrointestinal Endosc* 2002 Aug.;56(2):231-17.
4. Boshoff C et al. AIDS related malignancies. *Nature Reviews* 2002;2(5):373-82.
5. Chiu HM et al. Gastric corrosive injury. *Gastrointestinal Endosoc* 2003 Feb.;57:237.
6. Chiu HM et al. Prediction of bleeding and stricture formation after corrosive ingestion by EUS concurrent with upper endoscopy. *Gastrointestinal Endosc* 2004 Nov.;60(5)827-33.
7. Dogan Y et al. Caustic gastroesophageal lesions in childhood: an analysis of 473 cases. *Clin Pediatr* (Phila) 2006 June;45(5):435-38.
8. Edelman DC. Human herpesvirus 8 – A novel human pathogen. *Viro J* 2005;2:78.

9. Evrad S et al. Self-expanding plastic stents for benign esophageal lesions. *Gastrointestinal Endosc* 2004 Dec.;60(6):894-900.
10. Janousek P et al. Corrosive injury of the esophagus in children. *Int J Pedriat Otorhinol* 2006 June;70(6):1103-7.
11. Pozio E et al. The impact of HIV protease inhibitors on opportunistic parasites. *Trends Parasitol* 2005;21:58-63.
12. Raufman JP. Declining gastrointestinal opportunistic infections in HIV infected persons: a triumph of science and a challenge of our HAARTS and minds. *Am J Gastroenterol* 2005;100:1455-58.
13. Swaroop VS et al. Dilatation of esophageal strictures induced by radiation therapy for cancer of the esophagus. *Gastrointest Endosc* 1994;40:311-15.

8 Esofagite Eosinofílica

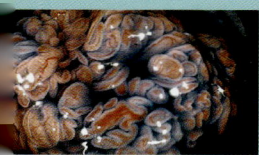

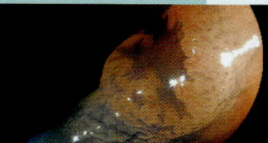

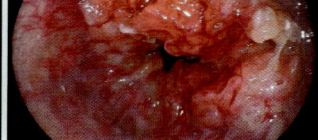

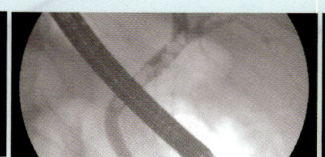

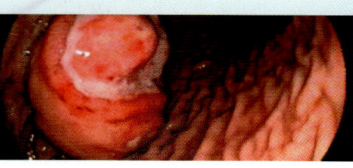

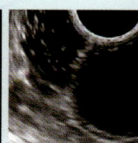

Cintia Steinhaus ▪ Eduardo Montagner Dias ▪ Marilia Rosso Ceza ▪ Melina Utz Melere ▪ Cristina Targa Ferreira

INTRODUÇÃO

As doenças digestivas eosinofílicas são doenças inflamatórias, caracterizadas pela infiltração de eosinófilos no trato digestório, na ausência de outra etiologia de eosinofilia. A infiltração eosinofílica pode ocorrer em um, ou em vários segmentos do tubo digestório, e assim várias formas da doença podem ser diagnosticadas, como: esofagite eosinofílica (EoE), gastrite eosinofílica, enterite eosinofílica, gastroenterite eosinofílica e colite eosinofílica.[72,83]

Apesar de numerosas pesquisas, a etiologia e a fisiopatologia dessas entidades ainda não foram completamente elucidadas. Sabe-se que existe uma relação dessas doenças com atopia e que há participação de aeroalérgenos e de antígenos alimentares, associados à resposta Th2, na patogênese desses distúrbios. Comumente os pacientes relatam quadros de eczema e/ou de alergia alimentar nos primeiros meses de vida e a progressão para rinite alérgica e asma na infância.[5] A associação a doenças atópicas, a sensibilização a alimentos e casos semelhantes na família são aspectos observados em 80, 62 e 16% dos pacientes, respectivamente.[35]

A variação sazonal dos sintomas condiz com a participação de aeroalérgenos na etiologia da doença.[4,80] A base do tratamento consiste na dieta de restrição de antígenos e no uso de corticosteroides, como anti-inflamatórios.[51]

Na última década, temos assistido a um aumento da incidência das doenças eosinofílicas, com provável predileção por pacientes pediátricos, embora acometa todas as faixas etárias.[69,95]

Neste capítulo, são abordados os aspectos epidemiológicos, etiopatogênicos, clínicos, diagnósticos e terapêuticos da EoE, a mais frequente das doenças eosinofílicas.

EOSINÓFILOS NO TRATO DIGESTÓRIO E AS DOENÇAS EOSINOFÍLICAS

Como o diagnóstico das doenças eosinofílicas se baseia na detecção de infiltrado eosinofílico nos diversos segmentos do trato digestório, é importante estabelecer alguns conceitos a respeito dessas células.

Em condições habituais e não patológicas, o trato gastrointestinal é o único órgão não hematopoiético que contém eosinófilos. Um estudo que avaliou a presença de eosinófilos ao longo do trato digestório de crianças saudáveis demonstrou que eles estão presentes em todos os segmentos, com exceção apenas do esôfago, que caracteristicamente não apresenta eosinófilos, como se pode ver no Quadro 8-1.[17] A maior concentração de eosinófilos é observada nas regiões do ceco e do cólon ascendente. Independentemente do segmento avaliado, a maioria dos eosinófilos se localiza na lâmina própria, estando em concentrações bem menores na superfície epitelial e no epitélio das criptas e das glândulas.[17]

Não existe um consenso uniforme em relação à quantidade e à distribuição de eosinófilos no trato gastrointestinal de pacientes pediátricos, sem doença concomitante, o que torna o diagnóstico das doenças eosinofílicas um desafio. Deve-se levar em consideração, além do elevado número de eosinófilos, a presença de microabscessos eosinofílicos, criptite, fibrose e, principalmente, um quadro clínico compatível.[14] Além disso, deve-se fazer o diagnóstico diferencial com eosinofilias secundárias a uma variedade de outras causas, como síndrome hipereosinofílica, doença inflamatória intestinal, infecção parasitária ou fúngica (Quadro 8-2).[18]

Quadro 8-1 Quantidade habitual de eosinófilos no trato digestório de crianças

Segmento do trato digestório	Lâmina própria Média/Máximo		Superfície epitelial Média/Máximo		Epitélio – Criptas/glândulas Média/Máximo	
Esôfago	NE	NE	0,03 +/– 0,10	1	NE	NE
Antro gástrico	1,9 +/– 1,3	8	0,0 +/– 0,0	0	0,02 +/– 0,04	1
Fundo gástrico	2,1 +/– 2,4	11	0,0 +/– 0,0	0	0,008 +/– 0,03	1
Duodeno	9,6 +/– 5,3	26	0,06 +/– 0,09	2	0,26 +/– 0,36	6
Íleo	12,4 +/– 5,4	28	0,47 +/– 0,25	4	0,80 +/– 0,51	4
Cólon ascendente/ceco	20,3 +/– 8,2	50	0,29 +/– 0,25	3	1,4 +/– 1,2	11
Cólon descendente	16,3 +/– 5,6	42	0,22 +/– 0,39	4	0,77 +/– 0,61	4
Reto	8,3 +/– 5,9	32	0,15 +/– 0,13	2	1,2 +/– 1,1	9

NE: Não é encontrado.

Quadro 8-2 — Causas de eosinofilia secundária no trato digestório

- Doença celíaca
- Doenças do colágeno (incluindo Síndrome de Churg Strauss)
- Doença do refluxo gastroesofágico
- Doença inflamatória intestinal
- Drogas (anticonvulsivantes e imunossupressores)
  - Anti-inflamatórios não esteroides
  - Carbamazepina
  - Clonazepina
  - Rifampicina
  - Tacrolimus
- Linfoma e outros distúrbios malignos
- Infecção parasitária e fúngica
- Lesão cáustica
- Síndrome hipereosinofílica
- Transplante alógeno de medula óssea

ESOFAGITE EOSINOFÍLICA

A EoE é a forma mais comum das doenças eosinofílicas, tanto na população pediátrica quanto em adultos.[18] Caracteriza-se por importante infiltrado eosinofílico no esôfago, associado a sintomas esofágicos, semelhantes aos da doença do refluxo gastroesofágico (DRGE), mas que não responde ao tratamento com bloqueadores da secreção ácida gástrica isoladamente.[31,32]

Os primeiros relatos de inflamação eosinofílica no esôfago foram feitos por Dobbins et al., em 1977.[19] Apenas em 1993, Attwood et al. definiram a EoE como uma entidade independente das outras doenças eosinofílicas do trato digestório.[8] Trabalhos subsequentes estabeleceram o componente alérgico da EoE, à medida que havia melhora dos sintomas com a dieta elementar ou com corticoide; associação à eosinofilia periférica e presença de outras doenças alérgicas, como asma, rinite e dermatite atópica, bem como antecedentes familiares de atopia.[21,50,57]

Na última década, houve um aumento crescente de pacientes que apresentam eosinofilia esofágica, e que não respondem ao tratamento convencional de DRGE. Os estudos mostraram que esses pacientes apresentavam uma "nova doença", que foi denominada Esofagite Eosinofílica, abreviada como EoE para diferenciar de Esofagite Erosiva (EE). Em 2006, nos Estados Unidos, um grupo de especialistas se reuniu e publicou um documento de revisão sobre EoE, com base em revisões sistemáticas da literatura e em opiniões de *experts*.[31]

A EoE é, então, definida atualmente como uma entidade clinicopatológica caracterizada por:[31,47]

- Sintomas de problemas alimentares e de DRGE na criança menor e, principalmente, de disfagia e de sensação de que a comida tranca no esôfago (impactação alimentar) nas crianças maiores e nos adultos.
- Infiltrado eosinofílico > ou = a 15 eosinófilos por campo de grande aumento no esôfago.
- Exclusão de outras doenças associadas a quadros clínico, endoscópico e histológico similares, principalmente DRGE (após uso de IBP e/ou pHmetria normal).
- Ausência de aumento de eosinófilos em outros segmentos do tubo digestório.[31]

Alguns estudos relatam a existência de atopia em até 81% dos pacientes com EoE, com positividade em provas de alergia imediata (RAST e teste *prick*) e de testes cutâneos com alimentos (teste *patch*).[49,87] Isto demonstra uma provável participação de mecanismos de hipersensibilidades imediata e tardia na etiopatogenia da EoE. Esses fatos, associados a resultados normais de pHmetria e à falta de resposta à terapia de supressão ácida, sugeriram que a EoE consiste em uma condição clínica diferente da DRGE.

Sabe-se atualmente que a EoE pode estar associada à DRGE, e que alguns raros pacientes podem apresentar resposta, com desaparecimento da eosinofilia esofágica, à terapia com IBP.[67] Na verdade, ainda há algumas dúvidas sobre a real etiologia da EoE e sua relação com a DRGE.[86]

EPIDEMIOLOGIA

A EoE apresenta ampla distribuição geográfica, com casos relatados nos Estados Unidos, Europa, Canadá, Brasil, Japão e Austrália.[69] Tem sido observada em diferentes raças e grupos étnicos, com maior prevalência na raça branca.[7,48]

Quanto à faixa etária, um estudo recente demonstrou que a EoE pode acometer qualquer idade, desde crianças menores até pacientes com mais de 90 anos de idade.[7,40,81] Em pediatria, a EoE acomete principalmente pacientes em idade escolar, com pico de incidência ao redor dos 10 anos de idade.[82]

O sexo masculino é mais acometido (80%), achado também encontrado em pacientes brasileiros, em estudo que avaliou crianças e adolescentes portadores de EoE (76%).[27]

A prevalência de EoE tem aumentado na última década.[4,13,89] Um estudo australiano, feito com crianças, mostrou um aumento de 18 vezes do número de casos de EoE, entre 1995 e 2004.[13] Noel et al., em estudo com a população pediátrica de Cincinnati (EUA), relataram incidência de EoE de 1/10.000 crianças por ano e prevalência de 4/10.000 crianças.[69] De modo interessante, 97% dos casos, nesse estudo, foram diagnosticados após o ano de 2000.[69] Em adultos, a prevalência na literatura varia de 1/40.000 na Suíça e 4/1.000 na Suécia.[28,81] O aumento do número de casos reflete, provavelmente, um aumento real da incidência, associado ao aumento das doenças atópicas, bem como o melhor reconhecimento dessa entidade, traduzida na valorização dos sintomas e na realização de maior número de endoscopias digestivas com biópsias esofágicas.[58]

ETIOPATOGÊNESE

A presença de eosinofilia, a associação à alergia alimentar e outras condições atópicas, os testes cutâneos positivos para diferentes antígenos e o teste *patch* multiplamente positivo demonstram que mecanismos de hipersensibilidade IgE e não IgE-mediados desempenham papel fundamental no desenvolvimento da EoE, e que essa entidade deve ser incluída no espectro das doenças atópicas.[7,48,57,84,87,88] Gupta et al. sugerem que a EoE seja primariamente uma resposta Th2, com possível componente Th1, e mais um importante papel de substâncias quimioatrativas de eosinófilos.[36]

Postula-se que a exposição da mucosa do esôfago aos antígenos promove uma resposta imunomediada Th2. Os linfócitos Th2 produzem interleucinas (IL): IL-4, IL-5 e IL-13, que estimulam a produção de eosinófilos e de IgE.[36] Os antígenos alimentares mais envolvidos na etiopatogenia da EoE parecem ser o leite de vaca e o ovo, e entre os aeroalérgenos, o pólen seria o principal.[29,87]

Estudos recentes questionam se o uso de medicamentos supressores da produção do ácido clorídrico poderia predispor ao desenvolvimento da EoE, tendo em vista que o aumento do pH gástrico altera a digestão proteica e, assim, pode propiciar uma maior absorção de proteínas intactas, com potencial de induzir resposta imune.[60,100] Além disso, também já foi descrito o aumento da permeabilidade da mucosa do tubo digestório em pacientes com uso de supressores da produção ácida.[65] A ação conjunta do aumento da permeabilidade da mucosa intestinal (diminuição da defesa) e da oferta de proteínas não digeridas (aumento de agressão) pode propiciar o desenvolvimento de reações alérgicas.[60,65,100]

Os resultados das pesquisas experimentais demonstraram que a resposta imune na EoE é direcionada por citocinas relacionadas com a resposta Th2, conhecidamente importantes mediadores de vias inflamatórias associadas a doenças alérgicas, como a IL-5 e a IL-13.[61,62]

A IL-5 tem importante função em regular a produção, a diferenciação, o recrutamento, a ativação e a sobrevida dos eosinófilos. A IL-13 parece ter papel importante em promover a infiltração eosinofílica por meio do aumento da expressão da eotaxina-3, um mediador envolvido na quimiotaxia dos eosinófilos, que pode ter papel crítico como molécula efetora na EoE.[18,33,62] Blanchard et al., examinando a expressão gênica do tecido esofágico de pacientes portadores de EoE, observaram elevação da expressão da eotaxina-3, dado que pode ser utilizado no diagnóstico diferencial entre a EoE e a DRGE.[10,12]

Outros genes no transcriptoma da EoE, regulados pela IL-13, incluem o *Periostin* (marcadamente induzido pela IL-13 e com expressão aumentada na EoE), que regula a adesão dos eosinófilos e promove o recrutamento dos eosinófilos induzidos pela eotaxina; e o *Filaggrin* (inibido pela IL-13 e com expressão diminuída na EoE), que tem papel importante na regulação da barreira epidérmica e a perda de sua função associa-se ao aumento da permeabilidade e suscetibilidade para sensibilização atópica em camundongos.[11,12,23] A IL-13, inibindo a expressão do *Filaggrin*, pode proporcionar um mecanismo pelo qual antígenos alimentares provocariam uma resposta imune adaptativa Th2, que poderia comprometer a barreira esofágica, aumentando a absorção de antígenos pelas células do esôfago e propagando processos inflamatórios locais.[79]

Assim, antígenos alimentares induzem as células Th2 a liberarem IL-5 e IL-13, que ativam os eosinófilos e as células epiteliais esofágicas, respectivamente. A IL-13 estimula a produção de eotaxina-3 (um fator quimiotático para eosinófilos e fator ativador) pelas células epiteliais e diminui a expressão da filagrina. A IL-5 e a eotaxina-3 ativam eosinófilos que liberam MBP *(major basic protein)* e EDN *(eosinophil-derived neurotoxin),* que ativam os mastócitos e as células dendríticas, respectivamente. A ativação dos mastócitos contribui para fibrose.[12,79] Os eosinófilos também produzem TGF-β, que ativa as células epiteliais e contribui para hiperplasia, fibrose e dismotilidade. A reduzida produção de filagrina deve diminuir a barreira esofágica e, assim, pode perpetuar esse processo à medida que facilita a absorção de antígenos alimentares.[12]

A participação de fatores genéticos é corroborada pela forte associação familiar.

Em relação ao remodelamento esofágico, estudos sugerem a participação do TGF-β, derivado do eosinófilo e do SMAD2/3 fosforilado, na fibrose da região subepitelial do esôfago, o que poderia implicar na evolução para estenose esofágica, uma importante complicação da EoE.[3] A estenose do esôfago por infiltrado eosinofílico é uma complicação mais rara, que ainda não está bem estudada do ponto de vista de evolução a longo prazo.

Vale mencionar que a EoE pode estar associada à doença celíaca.[38,77]

Em resumo, a patogênese da EoE envolve fatores ambientais, especialmente os antígenos alimentares e os aeroalérgenos, e genéticos, como o aumento da expressão de fatores quimiotáticos para eosinófilos, como a eotaxina. A avaliação da expressão gênica e dos estudos nos modelos animais indica o papel central da imunidade adaptativa (células T) e da resposta das células epiteliais esofágicas, induzidas pela IL-5 e IL-13.

MANIFESTAÇÕES CLÍNICAS

As manifestações clínicas da EoE são inespecíficas e variam conforme a idade, sendo mais comumente observados: distúrbios alimentares, como recusa alimentar e baixo ganho de peso em crianças menores de 2 anos; vômitos, dor abdominal e sintomas de refluxo gastroesofágico na população pediátrica até 12 anos e disfagia e impactação alimentar nos adolescentes e adultos.[25,37,59] Assim, os sintomas são similares aos relacionados com a DRGE, mas são refratários ao tratamento anti-DRGE, e o hipodesenvolvimento é observado especialmente na faixa etária pediátrica.[18,76]

As manifestações clínicas descritas podem aparecer progressivamente da infância para a vida adulta.[69] Dois estudos de coorte sugerem que esta é uma condição crônica, de curso persistente ou recorrente em mais de 90% dos casos, que pode evoluir com complicações importantes, como estenose esofágica e, menos comumente, com a perfuração esofágica.[7,42,48,54,97]

Com relação à disfagia e à impactação de alimentos, estas podem ser decorrentes não apenas das estenoses esofágicas, mas também da dismotilidade, descrita como assincronia entre as musculaturas circular e longitudinal do órgão.[45] Na verdade, uma variedade de alterações motoras é descrita nos pacientes portadores de EoE, que pode inclusive ser reversível com a terapia adequada.[71] Os pacientes podem apresentar dismotilidade esofágica, com contrações terciárias, espasmos difusos, aperistalse ou mesmo o padrão em quebra-nozes, provavelmente decorrente da inflamação e da fibrose muscular.[71]

Como os sintomas são similares aos da DRGE, comumente o paciente recebe o diagnóstico de DRGE e apenas após a refratariedade ao tratamento é que o diagnóstico de EoE é avaliado e estabelecido. Segundo Markowitz et al., até 8 a 10% dos casos pediátricos de DRGE, que não respondem à terapêutica clássica, apresentam EoE.[56] Assim, a esofagite eosinofílica deve ser considerada, quando há sintomas de refluxo que não respondem ao tratamento habitual.

DIAGNÓSTICO

O diagnóstico dessa doença baseia-se na avaliação conjunta dos achados clínicos, endoscópicos e histológicos. Segundo os critérios atuais, o diagnóstico é realizado no paciente com sintomas, em que a biópsia mostra mais de 15 eosinófilos por campo e que não responde a 2 meses de tratamento com inibidores de bomba de prótons.

A eosinofilia periférica, com 5 a 35% de eosinófilos, é observada em 55% a 80% dos pacientes, sendo considerada um parâmetro útil no diagnóstico e na monitoração da resposta terapêutica.[45,56,71]

Com relação aos aspectos radiológicos, os achados mais comuns são as estenoses esofágicas, que não são patognomônicas da doença. Podem ocorrer também alterações compatíveis com anéis esofágicos, visíveis endoscopicamente.

Alterações Endoscópicas

A endoscopia digestiva alta e as biópsias, com análise histológica da mucosa esofágica, são necessárias para estabelecer o diagnóstico de EoE, verificar a resposta à terapia instituída, avaliar a remissão da doença, documentar e dilatar estenoses e avaliar recidivas dos sintomas de EoE.[26]

As alterações endoscópicas esofágicas, observadas nos pacientes com EoE, incluem: mucosa com aspecto granular e friável, tipo papel crepe; perda de padrão vascular; exsudatos esbranquiçados, que podem corresponder a microabscessos eosinofílicos, que emergem através do epitélio esofágico; estenoses de diferentes graus e extensão. Pode haver também a presença de anéis esofágicos concêntricos, fazendo com que o esôfago fique semelhante à traqueia (Fig. 8-1). Aproximadamente 30% dos pacientes portadores de EoE apresentam endoscopia normal, o que implica na necessidade de realização das biópsias esofágicas, mesmo na ausência de alterações macroscópicas.[15,36] Como as lesões esofágicas podem apresentar distribuição desigual, pelo menos três fragmentos de biópsias são recomendados para o diagnóstico de EoE.[15,31] Recomenda-se que sejam realizadas biópsias nos terços proximal, médio e distal para maximizar o diagnóstico, bem como do estômago e duodeno.[64,70]

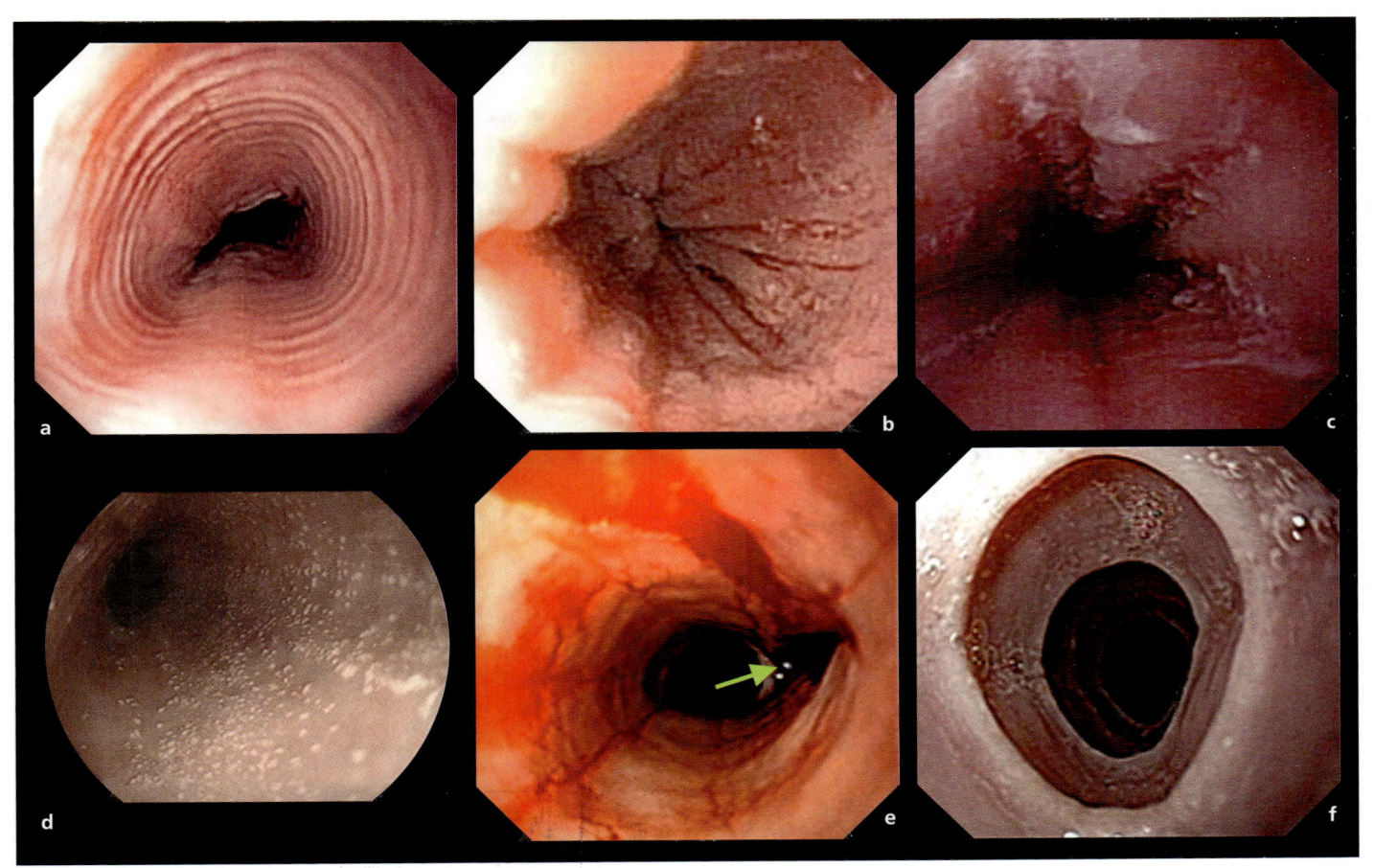

Fig. 8-1. (a-f) Alterações endoscópicas observadas em pacientes com EoE.

Essas últimas são importantes para avaliar a possibilidade de gastroenterite eosinofílica e não EoE.[70] A EoE acomete todo o esôfago, ao contrário da esofagite da DRGE, que acomete principalmente o esôfago distal.

Atualmente tem sido proposto, como parte do critério para diagnóstico da EoE, um mínimo de 15 eosinófilos por campo de grande aumento (CGA) nas biópsias esofágicas, como demonstrado na Figura 8-3, mas qualquer infiltração eosinofílica deve ser considerada e avaliada.[31,97] Esse critério diagnóstico (≥ 15 eos/CGA) foi definido por ser improvável que a eosinofilia tecidual acima desse ponto de corte seja secundária à DRGE.[31,64] Na esofagite de refluxo, o número habitual de eosinófilos é de 1 a 10 por campo de grande aumento.[22,64] Pacientes com contagens entre 10 e 20 são considerados, muitas vezes, com diagnóstico duvidoso, situação ainda controversa.[22]

Em uma tentativa de fornecer diretrizes para o diagnóstico da EoE, em 2007, uma reunião de formadores de opinião estabeleceu que essa é uma doença que deve ser considerada em pacientes com algumas características (Quadro 8-3).

Quadro 8-3 Critérios diagnósticos da EoE

- Sintomas relacionados com intolerância alimentar e DRGE em crianças e a impactação de alimentos e disfagia, em adultos
- Acúmulo de eosinófilos no esôfago > 15 CGA (400X hpf)
- Eosinofilia mantida (≥ 15/CGA) no esôfago, após uso de terapia anti-DRGE (IBP)
- Exclusão de outros distúrbios associados à eosinofilia[31]

Assim, o diagnóstico de EoE exige a eliminação de outras causas de eosinofilia esofágica, especialmente a DRGE (Quadro 8-2). Nesse contexto, a EoE se distingue da esofagite decorrente da DRGE por apresentar eosinofilia persistente, a despeito da terapia de supressão ácida, pHmetria normal e aumento da expressão da eotaxina.[31] Outros aspectos que auxiliam no diagnóstico diferencial entre EoE e DRGE são a presença de eosinófilos, tanto no terço proximal quanto no terço distal do esôfago na EoE. O acúmulo de eosinófilos somente no esôfago distal é típico da DRGE, embora não espe-

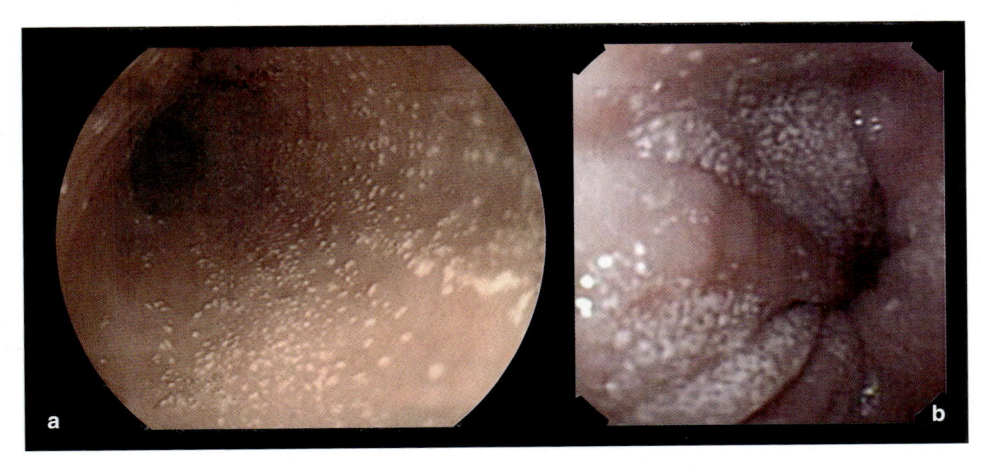

Fig. 8-2. (a e b) Lesões brancas na mucosa do esôfago.

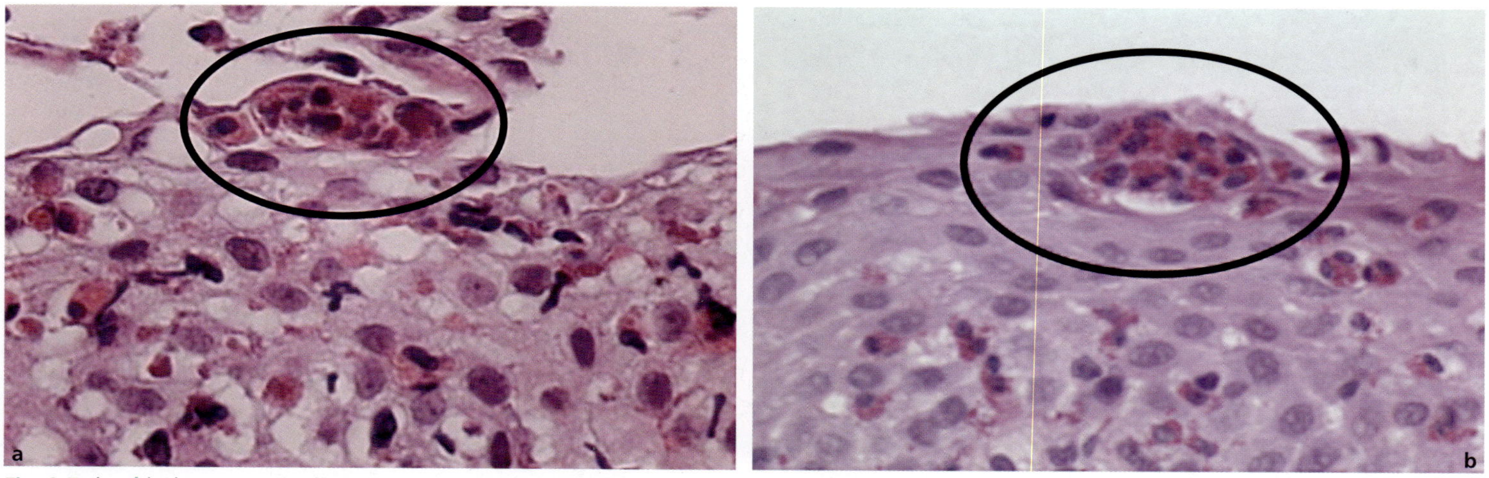

Fig. 8-3. (a e b) Abscesso eosinofílico na camada superficial do esôfago.

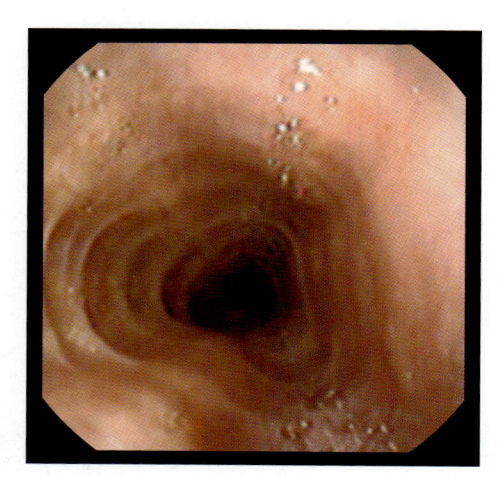

cífico.¹⁴ Na EoE, o tecido esofágico apresenta mucosa espessada, com hiperplasia da zona basal e alongamento papilar mais pronunciado do que na DRGE.⁹² A presença de microabscessos eosinofílicos, degranulação de eosinófilos e fibroso da lâmina própria são característicos de EoE (Fig. 8-3).⁷⁴,⁷⁵ Além disso, na EoE, o número de células dendríticas e de mastócitos é maior do que na DRGE, assim como o número dos linfócitos T.⁴³,⁵⁵,⁹³

É importante lembrar que EoE e DRGE podem estar associadas em alguns pacientes, tornando o diagnóstico mais difícil.⁸⁶

O Quadro 8-3 demonstra os critérios diagnósticos da EoE, e as Figuras 8-2 e 8-4 a 8-6, as alterações endoscópicas e histológicas da EoE.

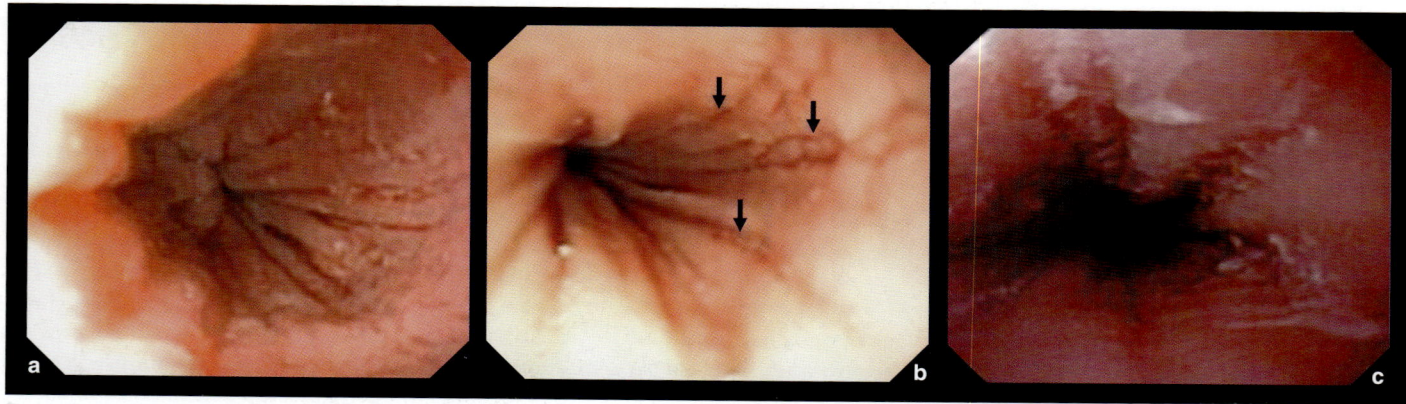

Fig. 8-4. Anéis esofágicos em EoE.

Fig. 8-5. (a-c) Estrias lineares na mucosa esofágica.

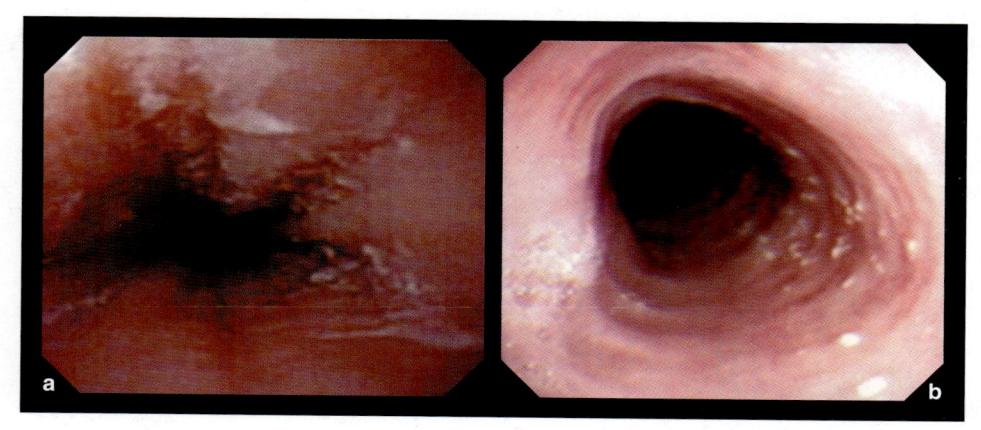

Fig. 8-6. (a e b) Manchas brancas e estrias lineares na mucosa esofágica.

TRATAMENTO

A EoE é um distúrbio crônico, com períodos de melhora e outros de piora dos sintomas, o que traz a necessidade de tratamento adequado.[89] Não existe consenso sobre o tratamento ideal para os pacientes portadores de EoE. Após a confirmação histológica de eosinófilos aumentados (> 15 por campo de grande aumento) um teste com IBP, administrado 2×/dia, por 8 semanas, é recomendado, se ainda não tiver sido realizado. Isto é importante para o diagnóstico diferencial com DRGE, pois se a eosinofilia persistir a despeito do tratamento de supressão ácida, o diagnóstico de EoE é o mais provável.[53]

O tratamento da EoE baseia-se na eliminação dos alérgenos (dieta de eliminação de antígenos específicos e aeroalérgenos, quando possível) e no controle farmacológico da resposta inflamatória (anti-inflamatórios) eosinofílica. Ademais, a dilatação esofágica está indicada nos casos de estenoses esofagianas.

Inibidores da Bomba de Prótons

As recomendações atuais sugerem que os IBPs sejam administrados como terapia auxiliar naqueles pacientes que apresentam sintomas sugestivos de DRGE.[70] O motivo é que o ácido pode ser o gatilho para eosinofilia esofágica.[79,87,99] Assim, mesmo que o refluxo patológico não esteja presente, a exposição ácida tem potencial de irritar um esôfago já inflamado.[79] Provavelmente, a EoE possa ser complicada ou potencializada pela presença do refluxo concomitante e vice-versa, já que o infiltrado eosinofílico pode ocasionar dismotilidade esofágica.[66,87] Por esses motivos, os IBPs podem contribuir para a melhora dos sintomas, ao reduzir o refluxo de ácido, mas não são capazes de reverter completamente a alteração histológica esofagiana, ou seja, a eosinofilia. A eosinofilia, na maioria das vezes, não desaparece somente com o uso de IBP, e os pacientes permanecem sintomáticos, o mesmo ocorrendo com a cirurgia anti-DRGE nos casos de EoE. Mas, há casos descritos em que os pacientes que apresentam eosinofilia acentuada (mais de 15 eosinófilos por campo) respondem ao uso isolado de IBP.[67]

Dietas de Restrição ou Eliminação de Antígenos

As dietas de restrição ou de eliminação (exclusão de alimentos ou grupos de alimentos da dieta) ou a dieta elementar (com fórmulas de aminoácidos) têm ação comprovada no tratamento da EoE.[41,52]

Para o sucesso do tratamento é importante a exclusão de antígenos "suspeitos" da dieta, o que pode ser guiado pelos resultados dos testes alérgicos (testes *prick* e *patch*), realizados com objetivo de identificar possíveis alergias IgE e não IgE mediadas.[48] Na impossibilidade da realização dos testes, pode-se também indicar a eliminação dos seis alérgenos alimentares mais comuns: leite de vaca e derivados, ovo, trigo, soja, peixes e frutos do mar e amendoim e outras nozes.[39]

Os benefícios da dieta elementar no manejo dos pacientes portadores de EoE, caracterizados pelas melhoras clínica e histológica, já foram descritos por diferentes autores.[48,57] A dieta elementar associa-se à resolução dos sintomas e à melhora histológica em 98% dos pacientes.[48] Por outro lado, as dietas de eliminação são muitas vezes inconvenientes e difíceis de serem cumpridas pelos pacientes, cujos sintomas não são incapacitantes. As fórmulas elementares são muitas vezes difíceis de prescrever decorrente da palatabilidade e do alto custo. Nesses pacientes, as dietas elementares podem, muitas vezes, comprometer mais a qualidade de vida do que os sintomas da própria doença. Além disso, os pacientes, que são submetidos a dietas de eliminação, apresentam recorrência dos sintomas, quando retornam à dieta polimérica.[48,57,73] A dificuldade na manutenção da dieta elementar exclusiva, especialmente em crianças maiores e adolescentes, traz a necessidade de opções medicamentosas.

Tratamento Farmacológico

Atualmente, as opções farmacológicas para o tratamento da EoE são: os corticosteroides tópicos (fluticasona ou budesonida) ou sistêmicos; cromoglicato de sódio (estabilizador de mastócitos), o montelucaste (antagonista do receptor de leucotrienos); o omalizumabe (anticorpo monoclonal anti-IgE); ou a terapia biológica com mepolizumabe (anticorpo monoclonal anti-interleucina-5).[2,9,30,68,90]

■ Corticoterapia Tópica

O uso de corticosteroides tópicos, fluticasona ou budesonida, que são na verdade esteroides inalatórios, usados deglutidos, tem apresentado resultados promissores, tanto em adultos como em crianças.[2,78,90,98] Consiste em alternativa segura e eficaz, ainda que a técnica de aplicação possa gerar alguma dificuldade inicial.[2,6,68,78,98]

Konikoff *et al.* conduziram o primeiro estudo multicêntrico, prospectivo e controlado por placebo, para determinar a eficácia do propionato de fluticasona no tratamento da EoE.[44] Trinta e seis pacientes foram selecionados para receber 880 microgramas de fluticasona *spray* deglutido (21 pacientes) ou placebo (15 pacientes). O desfecho do estudo foi remissão histológica, com um ou menos eosinófilo/campo em todos os campos estudados.[44] Cinquenta por cento do grupo em tratamento atingiram remissão histológica, comparado a apenas 9% do grupo placebo. Eles notaram que o tratamento com fluticasona diminuiu o número de linfócitos T CD8+ e dos mastócitos no esôfago proximal e distal. Esse resultado foi mais proeminente nos pacientes não alérgicos e mais jovens. Esses autores concluíram que o propionato de fluticasona *spray*, deglutido, é eficaz em induzir remissão histológica na EoE.[44]

Atualmente, a dose recomendada de fluticasona consiste em dois a quatro jatos de 220 microgramas/*puff*, 2×/dia, durante 4 a 12 semanas.[6,78,98] A fluticasona deglutida é em geral bem tolerada, minimiza os riscos da corticoterapia sistêmica, embora casos de candidíase esofágica possam ocorrer como efeito colateral de seu uso.[78] Outra forma de terapêutica tópica descrita é a solução de budesonida, também deglutida.[1]

O tratamento que associa IBP, corticoide tópico e dieta de restrição de alérgenos apresenta boa taxa de respostas clínica e histológica.[25] Se não houver resposta a essa terapia combinada, pode estar indicada a corticoterapia sistêmica ou as outras terapias alternativas.[16,24,49]

■ Corticoterapia Sistêmica

Dentre as possibilidades de fármacos para tratamento da EoE, a maior experiência clínica é com o uso de corticosteroides, que melhoram os sintomas e diminuem a eosinofilia, como demonstrado em vários trabalhos.[16,24,49,98] Recomenda-se metilprednisolona via oral, 1,5 mg/kg/dia (ou prednisona), com máximo de 60 mg/dia, durante 4 semanas, nos casos que não respondem aos corticoides tópicos. Após esse período, deve-se proceder à redução gradual da dose.[49]

A corticoterapia sistêmica é eficaz no tratamento da EoE, estando indicada somente nos casos refratários à terapia tópica, associada à dieta de eliminação; nas exacerbações agudas e nos casos mais graves.[49,79] Os efeitos colaterais dessa medicação limitam seu uso, como primeira opção ou a longo prazo, e a recidiva dos sintomas após a suspensão do tratamento incentiva a pesquisa e o uso de novos fármacos.[49,70]

■ Outros Fármacos

O montelucaste (Singulair), um inibidor dos leucotrienos, parece ser eficaz no tratamento da EoE.[9] A neutralização da IL-5 por meio do anticorpo monoclonal anti-interleucina-5 (mepolizumabe), que bloqueia esse mediador inflamatório sintetizado pelos eosinófilos, tem sido avaliada no tratamento da EoE.[34,91] Os resultados dos estudos demonstram benefícios do anticorpo anti-IL-5, como diminuição da eosinofilia periférica e esofágica, sugerindo que o mepolizumabe pode ser uma terapêutica promissora na intervenção dos pacientes portadores de EoE, mas o significado clínico destas observações ainda não está plenamente estabelecido.[20,85,94]

Dilatação Endoscópica

A dilatação endoscópica com velas ou balões é uma prática já estabelecida para tratamento das estenoses esofágicas, sendo considerada segura também nos pacientes portadores de EoE.[46,100] Entretanto, este procedimento deve ser realizado com cautela, pois tendo em vista a inflamação do órgão e a friabilidade da mucosa (mucosa em papel crepe), o risco de grandes lacerações e/ou de perfuração parece ser maior que em outras condições.[46,70,96,100]

AVALIAÇÃO DA RESPOSTA E PROGNÓSTICO

Com a interrupção da exposição aos antígenos alimentares específicos, associada à terapia anti-inflamatória, os sintomas clínicos, a alteração da expressão gênica esofágica e as alterações anatomopatológicas da EoE são, em geral, reversíveis. Entretanto, o tratamento a longo prazo é necessário para prevenção da recorrência. Assim, os pacientes devem ser mantidos em seguimento e, se houver recidiva dos sintomas, a terapia é reiniciada ou mantida por longo período.

Para avaliação da resposta terapêutica, consideram-se os sintomas clínicos e os achados endoscópico/histológico, com diminuição da contagem de eosinófilos na mucosa esofágica, após 2 meses de tratamento, como marcadores da melhora do paciente. Muitas vezes, o seguimento desses pacientes é difícil, pois é discutível realizar endoscopia com biópsias cada vez que eles apresentam novos sintomas. A discussão atual na literatura médica é se a remissão sintomática é suficiente ou se é necessária também a remissão endoscópico/histológica.[47] Os estudos clínicos e experimentais que mostram que pode haver uma remodelação do esôfago, com deposição de colágeno, como na asma, apoiam a remissão histológica completa. Há, por outro lado, estudos que demonstraram que não há provas da eficácia da prevenção de complicações, e esses sugerem que não são necessárias endoscopias e biópsias repetidas; pelo risco de complicações, por ser um procedimento invasivo, com anestesia, e pelos gastos que isso ocasiona.[47,63]

Não há relatos na literatura de risco de malignização ou evolução para doença eosinofílica mais extensa.[100] Na população adulta, a doença tende a ser estável, sem efeitos significativos na mortalidade desses pacientes.[6,74,96] Em razão da história natural relativamente benigna dessa entidade, as terapias necessitam ser validadas em ensaios clínicos, com análise de custo-benefício. A colaboração entre estudos clínicos e experimentais pediátricos e adultos será fundamental para a compreensão e o manejo desta doença.[48]

REFERÊNCIAS BIBLIOGRÁFICAS

1. Aceves SS, Bastian JF, Newbury RO et al. Oral viscous budesonide: a potential new therapy for eosinophilic esophagitis in children. Am J Gastroenterol 2007;102:2271-79.
2. Aceves SS, Dahil R, Newbury RO et al. Topical viscous budesonide suspension for treatment of eosinophilic esophagitis. J Allergy Clin Immunol 2005;116(3):705-6.
3. Aceves SS, Newbury RO, Dohil R et al. Esophageal remodeling in pediatric eosinophilic esophagitis. J Allergy Clin Immunol 2007;119(1):206-12.
4. Almansa C, Krishna M, Buchner AM et al. Seasonal distribution in newly diagnosed cases of eosinophilic esophagitis in adults. Am J Gastroenterol 2009;104:828-33.
5. Amal Assa'ad. Eosinophilic gastrointestinal disorders. Allergy Asthma Proc 2009;30:17-22.
6. Arora AS, Perrault J, Smyrk TC. Topical corticosteroid treatment of dysphagia due to eosinophilic esophagitis in adults. Mayo Clin Proc 2003;78:830-35.
7. Assa'ad AH, Putnam PE, Collins MH et al. Pediatric patients with eosinophilic esophagitis: an 8-year follow-up. J Allergy Clin Immunol 2007;119:731-38.
8. Attwood S, Smyrck TC, Demeester TR et al. Esophageal eosinophilia with dysphagia. A distinct clinicopathologic syndrome. Digest Dis Sci 1993;38:109-19.
9. Attwood SE, Lewis CJ, Bronder CS et al. Eosinophilic oesophagitis: a novel treatment using montelukast. Gut 2003;52(2):181-85.
10. Bhattacharya B, Carlsten J, Sabo E et al. Increased expression of eotaxin-3 distinguishes between eosinophilic esophagitis and gastroesophageal reflux disease. Hum Pathol 2007;38(12):1744-53.
11. Blanchard C, Mingler MK, McBride M et al. Periostin facilitates eosinophil tissue infiltration in allergic lung and esophageal responses. Mucosal Immunol 2008;1:289-96.
12. Blanchard C, Wang N, Stringer KF et al. Eotaxin-3 and a uniquely conserved gene expression profile in eosinophilic esophagitis. J Clin Invest 2006;116(2):536-47.
13. Cherian S, Smith NM, Forbes DA. Rapidly increasing prevalence of eosinophilic oesophagitis in Western Australia. Arch Dis Child 2006;91:1000-4.
14. Collins MH. Histopathologic features of eosinophilic esophagitis. Gastrointest Endoscopy Clin N Am 2008;18(1):59-71.
15. Dahshan A, Rabah R. Correlation of endoscopy and histology in the gastroesophageal mucosa in children: are routine biopsies justified? J Clin Gastroenterol 2000;31:213-16.
16. De Angelis P, Markowitz JE, Torroni F et al. Paediatric eosinophilic oesophagitis: towards early diagnosis and best treatment. Dig Liver Dis 2006;38:245-51.
17. DeBrosse CW, Case JW, Putnam PE et al. Quantity and distribution of eosinophils in the gastrointestinal tract of children. Pediatr Dev Pathol 2006;9:210-18.
18. DeBrosse CW, Rothenberg ME. Allergy and eosinophil-associated gastrointestinal disorders (EGID). Curr Opin Immunol 2008;20(6):703-8.
19. Dobbins JW, Sheahan DG, Behar J. Eosinophilic gastroenteritis with esophageal involvement. Gastroenterology 1977;72:1312-16.
20. Elliott EJ, Thomas D, Markowitz JE. Non-surgical interventions for eosinophilic esophagitis. Cochrane Database Syst Rev 2010 Mar. 17;3:CD004065.
21. Epifanio M, Eloi J, Ferreira S et al. Eosinophilic esophagitis in the child. Scientia Medica 2006;16:183-89.
22. Esposito S, Marinello D, Paracchini R et al. Long-term follow-up of symptoms and peripheral eosinophil counts in seven children with eosinophilic esophagitis. J Pediatr Gastroenterol Nutr 2004;38:452-56.
23. Fallon PG, Sasaki T, Sandilands A et al. A homozygous frameshift mutation in the mouse Flg gene facilitates enhanced percutaneous allergen priming. Nat Genet 2009;41:602-8.
24. Faubion Jr WA, Perrault J, Burgart LJ et al. Treatment of eosinophilic esophagitis with inhaled corticosteroids. J Pediatr Gastroenterol Nutr 1998;27:90-93.
25. Ferguson DD, Foxx-Orenstein AE. Eosinophilic esophagitis: an update. Dis Esophagus 2007;20:2-8.
26. Ferreira CT, Goldani HAS. Contribution of endoscopy in the management of eosinophilic esophagitis. World J Gastrointest Endosc 2012;4(8):347-55.
27. Ferreira CT, Vieira MC, Vieira SM et al. Eosinophilic esophagitis in 29 pediatric patients. Arq Gastroenterol 2008;45:141-46.
28. Ferré-Ybarz L, Nevot Falcó S, Plaza-Martín AM. Eosinophilic oesophagitis: clinical manifestations and treatment options. The role of the allergologist. Allergol Immunopathol 2008;36:358-65.
29. Fogg MI, Ruchelli E, Spergel JM. Pollen and eosinophilic esophagitis. J Allergy Clin Immunol 2003;112(4):796-97.
30. Foroughi S, Foster B, Kim N et al. Anti-IgE treatment of eosinophil-associated gastrointestinal disorders. J Allergy Clin Immunol 2007;120(3):594-601.
31. Furuta GT, Liacouras CA, Collins MH et al. Eosinophilic esophagitis in children and adults: a systematic review and consensus recommendations for diagnosis and treatment. Gastroenterology 2007;133:1342-63.

32. Furuta GT, Straumann A. Review article: the pathogenesis and management of eosinophilic oesophagitis. *Aliment Pharmacol Ther* 2006;24:173-82.
33. Furuta GT. Emerging questions regarding eosinophil's role in the esophago-gastrointestinal tract. *Curr Opinion Gastroenterol* 2006;22:658-63.
34. Garrett JK, Jameson SC, Thomson B et al. Antiinterleukin-5 (mepolizumab) therapy for hypereosinophilic syndromes. *J Allergy Clin Immunol* 2004;113:115-19.
35. Guajardo JR, Plotnick LM, Fende JM et al. Eosinophil-associated gastrointestinal disorders: a world-wide-web based registry. *J Pediatr* 2002;141:576-81.
36. Gupta SK, Fitzgerald JF, Kondratyuk T et al. Cytokine expression in normal and inflamed esophageal mucosa: a study into the pathogenesis of allergic eosinophilic esophagitis. *J Pediatr Gastroenterol Nutr* 2006;42:22-26.
37. Gupte AR, Draganov PV. Eosinophilic esophagitis. *World J Gastroenterol* 2009;15(1):17-24.
38. Heine RG. Eosinophilic esophagitis in children with celiac disease: new diagnostic and therapeutic dilemmas. *J Gastroenterol Hepatol* 2008;23:993-94.
39. Kagalwalla AF, Sentongo TA, Ritz S et al. Effect of six-food elimination diet on clinical and histologic outcomes in eosinophilic esophagitis. *Clin Gastroenterol Hepatol* 2006;4:1097-102.
40. Kapel RC, Miller JK, Torres C vet al. Eosinophilic esophagitis: a prevalent disease in the United States that affects all age groups. *Gastroenterology* 2008;134:1316-21.
41. Kelly KJ, Lazenby AJ, Rowe PC et al. Eosinophilic esophagitis attributed to gastro-oesophageal reflux: improvement with an amino acid-based formula. *Gastroenterology* 1995;109:1503-12.
42. Khan S, Orenstein SR, Di Lorenzo C et al. Eosinophilic Esophagitis: strictures, impactions, dysphagia. *Dig Dis Sci* 2003;48:22-29.
43. Kirsch R, Bokhary R, Marcon MA et al. Activated mucosal mast cells differentiate eosinophilic (allergic) esophagitis from gastroesophageal reflux disease. *J Pediatr Gastroenterol Nutr* 2007;44(1):20-26.
44. Konikoff MR, Noel RJ, Blanchard C et al. A randomized, double-blind placebo-controlled trial of fluticasone propionate for pediatric eosinophilic esophagitis. *Gastroenterology* 2006;131:1381-91.
45. Korsapati H, Babaei A, Bhargava V et al. Dysfunction of the longitudinal muscles of the oesophagus in eosinophilic esophagitis. *Gut* 2009;58:1056-62.
46. Lee GS, Craig PI, Freiman JS et al. Intermittent dysphagia for solids associated with a multiringed esophagus: clinical features and response to dilatation. *Dysphagia* 2007;22:55-62.
47. Liacouras CA, Bonis P, Putnam PE et al. Summary of the first international gastrointestinal eosinophil research symposium. *J Pediatr Gastroenterol Nutr* 2007;45:370-91.
48. Liacouras CA, Spergel JM, Ruchelli E et al. Eosinophilic esophagitis: a 10-year experience in 381 children. *Clin Gastroenterol Hepatol* 2005;3:1198-206.
49. Liacouras CA, Wenner WJ, Brown K et al. Primary eosinophilic esophagitis in children: successful treatment with oral corticosteroids. *J Pediatr Gastroenterol Nutr* 1998;26;380-85.
50. Liacouras CA, Wenner WJ, Brown K et al. Primary eosinophilic esophagitis in children: successful treatment with oral corticosteroids. *J Pediatr Gastroenterol Nutr* 1998;26;380-85.
51. Liacouras CA, Wenner WJ, Brown K et al. Primary eosinophilic esophagitis in children: successful treatment with oral corticosteroids. *J Pediatr Gastroenterol Nutr* 1998;26;380-85.
52. Liacouras CA. Eosinophilic esophagitis: treatment in 2005. *Curr Opin Gastroentrol* 2006;22:147-52.
53. Liacouras CA. Pharmacologic treatment of eosinophilic esophagitis. *Gastrointest Endoscopy Clin N Am* 2008;18:169-78.
54. Liguori G, Cortale M, Cimino F et al. Circumferential mucosal dissection and esophageal perforation in a patient with eosinophilic esophagitis. *World J Gastroenterol* 2008;14:803-4.
55. Lucendo AJ, Navarro M, Comas C et al. Immunophenotypic characterization and quantification of the epithelial inflammatory infiltrate in eosinophilic esophagitis through stereology: an analysis of the cellular mechanisms of the disease and the immunologic capacity of the esophagus. *Am J Surg Pathol* 2007;31:598-606.
56. Markowitz JE, Liacouras CA. Eosinophilic esophagitis. *Gastroenterol Clin North Am* 2003;32:949-66.
57. Markowitz JE, Spergel JM, Ruchelli E et al. Elemental diet is an effective treatment for eosinophilic esophagitis in children and adolescents. *Am J Gastroenterol* 2003;98:777-82.
58. Martin de Carpi J, Gomez Chiari M, Castejon Ponce E et al. Increasing diagnosis of eosinophilic esophagitis in Spain. *An Pediatr* 2005;62:333-39.
59. Matzinger MA, Daneman A. Esophageal involvement in eosinophilic gastroenteritis. *Pediatr Radiol* 1983;13:35-38.
60. Merwat SN, Spechler SJ. Might the use of acid-suppressive medications predispose to the development of eosinophilic esophagitis? *Am J Gastroenterol* 2009;104:1897-902.
61. Mishra A, Hogan SP, Brandt EB et al. IL-5 promotes eosinophil trafficking to the esophagus. *J Immunol* 2002;168(5):2464-69.
62. Mishra A, Rothenberg ME. Intratracheal IL-13 induces eosinophilic esophagitis by an IL-5, eotaxin-1 and STAT6-dependent mechanism. *Gastroenterology* 2003;125(5):1419-27.
63. Mishra A, Wang M, Pemmaraju VR et al. Esophageal remodeling develops as a consequence of tissue specific IL-5-induced eosinophilia. *Gastroenterology* 2008;134(1):204-14.
64. Molina-Infante J, Ferrando-Lamana L, Mateos-Rodríguez JM et al. Overlap of reflux and eosinophilic esophagitis in two patients requiring different therapies: a review of the literature. *World J Gastroenterol* 2008 Mar 7;14(9):1463-66.
65. Mullin JM, Valenzano MC, Whitby M et al. Esomeprazole induces upper gastrointestinal tract transmucosal permeability increase. *Aliment Pharmacol Ther* 2008;28:1317-25.
66. Murch S. Allergy and dysmotility – Causal or coincidental links? *J Pediatr Gastroenterol Nutr* 2005;41:s14-s6.
67. Ngo P, Furuta GT, Antonioli DA et al. Eosinophils in the esophagus – peptic or allergic eosinophilic esophagitis? Case series of three patients with esophageal eosinophilia. *Am J Gastroenterol* 2006;101:1666-70.
68. Noel RJ, Putnam PE, Collins MH et al. Clinical and immunopathological effects of swallowed fluticasone for eosinophilic esophagitis. *Clin Gastroenterol Hepatol* 2004;2(7):568-75.
69. Noel RJ, Putnam PE, Rothenberg ME. Eosinophilic Esophagitis. *N Engl J Med* 2004;351:940-41.
70. Nonevski IT, Downs-Kelly E, Falk GW. Eosinophilic esophagitis: an increasingly recognized cause of dysphagia, food impaction, and refractory heartburn. *Cleve Clin J Med* 2008;75(9):623-33.
71. Nurko S, Rosen R. Esophageal dysmotility in patients who have eosinophilic esophagitis. *Gastrointest Endosc Clin North Am* 2008;18:73-89.
72. Okpara N, Aswad B, Baffy G. Eosinophilic colitis. *World J Gastroenterol* 2009 June 28;15(24):2975-79.
73. Orenstein SR, Shalaby TM, Di Lorenzo C e al. The spectrum of pediatric eosinophilic esophagitis beyond infancy: a clinical series of 30 children. *Am J Gastroenterol* 2000;95:1422-30.
74. Parfitt JR, Gregor JC, Suskin NG. Eosinophilic esophagitis in adults: distinguishing features from gastroesophageal reflux disease: a study of 41 patients. *Mod Pathol* 2006;19:90-96.
75. Pasha SF, DiBaise JK, Kim HJ et al. Patient characteristics, clinical, endoscopic, and histologic findings in adult eosinophilic esophagitis: a case series and systematic review of the medical literature. *Dis Esophagus* 2007;20:311-19.
76. Putnam PE. Eosinophilic esophagitis in children: clinical manifestations. *Gastrointest Endoscopy Clin N Am* 2008;18:11-23.
77. Quaglietta L, Coccorullo P, Miele E et al. Eosinophilic oesophagitis and coeliac disease: is there an association? *Aliment Pharmacol Ther* 2007;26(3):487-93.
78. Remedios M, Campbell C, Jones DM et al. Eosinophilic esophagitis in adults: clinical, endoscopic, histologic findings, and response to treatment with fluticasone propionate. *Gastrointest Endosc* 2006;63:3-12.
79. Rothenberg ME. Biology and treatment of eosinophilic esophagitis. *Gastroenterology* 2009;137(4):1238-49.
80. Rothenberg ME. Eosinophils in the new millennium. *J Allegy Clin Immunol* 2007;119:1321-22.
81. Roy-Ghanta S, Larosa DF, Katzka DA. Atopic characteristics of adult patients with eosinophilic esophagitis. *Clin Gastroenterol Hepatol* 2008;6:531-35.
82. Sant'anna AM, Rolland S, Fournet JC et al. Eosinophilic esophagitis in children: symptoms, histology and pH probe results. *J Pediatr Gastroenterol Nutr* 2004;39:373-77.
83. Sheikh RA, Prindiville TP, Pecha RE et al. Unusual presentations of eosinophilic gastroenteritis: case series and review of literature. *World J Gastroenterol* 2009 May 7;15(17):2156-61.

84. Shifflet A, Forouhar F, Wu GY. Eosinophilic digestive diseases: eosinophilic esophagitis, gastroenteritis, and colitis. *J Formos Med Assoc* 2009;108:834-43.
85. Simon D, Braathen LR, Simon HU. Anti-interleukin-5 antibody therapy in eosinophilic diseases. *Pathobiology* 2005;72:287-92.
86. Spechler SJ, Genta RM, Souza RF. Thoughts on the complex relationship between gastroesophageal reflux disease and eosinophilic esophagitis. *Am J Gastroenterol* 2007;102:1301-6.
87. Spergel JM, Beausoleil JL, Mascarenhas M et al. The use of skin prick tests and patch tests to identify causative foods in eosinophilic esophagitis. *J Allergy Clin Immunol* 2002;109:363-68.
88. Spergel JM, Brown-Whitehorn T, Beausoleil JL et al. Predictive values for skin prick test and atopy patch test for eosinophilic esophagitis. *J Allergy Clin Immunol* 2007;119:509-11.
89. Spergel JM, Brown-Whitehorn TF, Beausoleil JL et al. 14 years of eosinophilic esophagitis: clinical features and prognosis. *J Pediatric Gastroenterol Nutr* 2009;48(1):30-36.
90. Stein ML, Collins MH, Villanueva JM et al. Anti-IL-5 (mepolizumab) therapy for eosinophilic esophagitis. *J Allergy Clin Immunol* 2006;118(6):1312-19.
91. Stein ML, Villanueva JM, Buckmeier BK et al. Anti-IL-5 (mepolizumab) therapy reduces eosinophil activation ex vivo and increases IL-5 and IL-5 receptor levels. *J Allergy Clin Immunol* 2008;121(6):1473-83, 1483.e1-4.
92. Steiner SJ, Kernek KM, Fitzgerald JF. Severity of basal cell hyperplasia differs in reflux versus eosinophilic esophagitis. *J Pediatr Gastroenterol Nutr* 2006;42:506-9.
93. Straumann A, Bauer M, Fischer B et al. Idiopathic eosinophilic esophagitis is associated with a T(H)2-type allergic inflammatory response. *J Allergy Clin Immunol* 2001;108(6):954-61.
94. Straumann A, Conus S, Grzonka P et al. Anti-interleukin-5 antibody treatment (mepolizumab) in active eosinophilic oesophagitis: a randomised, placebo-controlled, double-blind trial. *Gut* 2010 Jan.;59(1):21-30.
95. Straumann A, Simon HU. Eosinophilic Esophagitis-escalating epidemiology? *J Allergy Clin Immunol* 2005;115:418-19.
96. Straumann A, Spichtin HP, Grize L et al. Natural history of primary eosinophilic esophagitis: a follow-up of 30 adult patients for up to 11,5 years. *Gastroenterology* 2003;25:1660-69.
97. Straumann A. The natural history and complications of eosinophilic Esophagitis. *Gastrointest Endoscoply Clin N Am* 2008;18(1):99-118.
98. Teitelbaum JE, Fox VL, Twarog FJ et al. Eosinophilic esophagitis in children: immunopathological analysis and response to fluticasone propionate. *Gastroenterology* 2002;122:1216-25.
99. Untersmayr E, Jensen-Jarolim E. The role of protein digestibility and antacids on food allergy outcomes. *J Allergy Clin Immunol* 2008;121:1301-18.
100. Yan BM, Shafer EA. Eosinophilic esophagitis: a newly established cause of dysphagia. *World J Gastroenterol* 2006;15:2328-3.

9 Esofagite de Refluxo

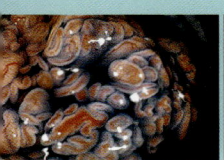

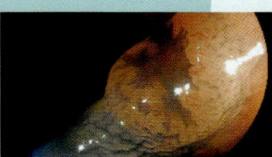

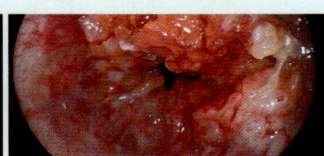

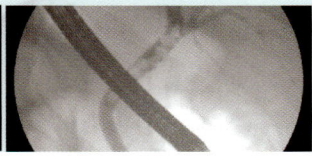

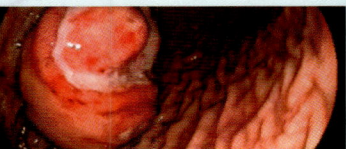

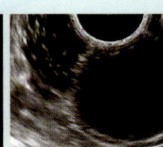

Eduardo André Ott

INTRODUÇÃO

A doença do refluxo gastroesofágico (DRGE) é uma das doenças mais comuns da prática médica. Na Europa Ocidental e na América do Norte sua prevalência varia de 10 a 20%, e na população asiática tem sido estimada em 5%.[17] No Brasil, estudo de base-populacional constatou a ocorrência de pelo menos um episódio semanal de pirose em 11,9% dos indivíduos pesquisados.[11]

Episódios de refluxo do conteúdo gástrico para o esôfago ocorrem fisiologicamente em indivíduos normais, predominantemente no período pós-prandial, sem ocasionar sintomas ou lesões à mucosa esofágica. Quando, no entanto, a ocorrência de refluxo gera sintomas ou danos sobre a mucosa esofágica, cria-se uma condição anormal, denominada de DRGE. Os fatores que determinam o surgimento da DRGE possivelmente envolvem o maior tempo de exposição do conteúdo gastroduodenal sobre a mucosa esofágica e/ou a redução dos mecanismos de defesa das estruturas esofágicas e extraesofágicas acometidas. Embora a DRGE seja multifatorial, o principal mecanismo gerador do refluxo é a insuficiência da barreira antirrefluxo, sendo o relaxamento transitório do esfíncter esofágico inferior a causa mais comum.[2]

O Consenso Internacional de Montreal define a doença do refluxo gastroesofágico como a ocorrência de sintomas desagradáveis (que interferem no bem-estar do indivíduo) ou o surgimento de complicações em razão do refluxo do conteúdo gástrico para o esôfago.[17]

Este mesmo Consenso, com base no órgão acometido e no tipo dos sintomas, divide a DRGE em dois grandes grupos:

1. Sintomas de origem esofágica (síndromes esofágicas):
   A) Síndrome do refluxo típico (sintomas de pirose e/ou regurgitação).
   B) Síndrome da dor torácica por refluxo (dor torácica atípica).
2. Sintomas de origem extraesofágica (síndromes extraesofágicas):
   A) Associações estabelecidas (laringite, tosse crônica, asma e erosões dentárias).
   B) Associações propostas (faringite, sinusite, fibrose pulmonar idiopática e otite média recorrente).

Esofagite de refluxo, por sua vez, é diagnosticada pelo exame endoscópico por meio da identificação de uma ou mais erosões de aspecto característico sobre a mucosa esofágica. Esofagite de refluxo é a alteração endoscópica mais frequente da DRGE, e embora bastante específica para o seu diagnóstico, encontra-se presente em apenas 40 a 50% dos pacientes com sintomas esofágicos típicos e em 15 a 30% dos pacientes com sintomas extraesofágicos.[6,17] Endoscopicamente, portanto, a DRGE pode ser dividida em dois grandes grupos: DRGE erosiva e DRGE não erosiva. A esofagite de refluxo consiste em um achado endoscópico simples, com base em um critério objetivo para o seu diagnóstico, que fornece informações prognósticas e cuja cicatrização tem sido utilizada como desfecho principal em vários estudos clínicos terapêuticos por causa de sua correlação com a melhora dos sintomas.[7]

INDICAÇÃO DA ENDOSCOPIA DIGESTIVA ALTA NA DRGE

Embora o diagnóstico da DRGE possa ser estabelecido com base na presença de sintomas esofágicos típicos (pirose e/ou regurgitação) e confirmado pela resposta clínica ao tratamento com inibidor da bomba de prótons (IBP), a endoscopia digestiva alta (EDA) consiste no método diagnóstico que melhor avalia as alterações da mucosa esofágica e que permite, quando indicada, a realização de biópsias.[6]

A realização de EDA não se faz necessária, no entanto, na maioria dos pacientes com sintomas esofágicos típicos da DRGE, desde que não existam dúvidas quanto ao diagnóstico e desde que a probabilidade clínica da presença de complicações seja baixa (esôfago de Barrett, estenose e adenocarcinoma).[15]

Em pacientes jovens (< 50 anos), com sintomas esofágicos típicos da DRGE presentes por < 5 anos e sem sinais/sintomas de alarme (disfagia, anemia, emagrecimento, sangramento ou vômitos recorrentes) recomenda-se realizar teste terapêutico com IBP, sem a necessidade de realizar o exame endoscópico. O teste terapêutico se faz com IBP 1×/dia, podendo-se aumentar para 2×/dia, se não houver melhora nas primeiras semanas de uso, mantendo-o por 4 a 8 semanas. A persistência dos sintomas ao final do período de tratamento indica a necessidade do exame endoscópico.[15]

É consenso que qualquer indivíduo com sintomas da DRGE acompanhados de sinais/sintomas de alarme deva ser submetido ao exame endoscópico.[6,15,17]

Também é consenso que a EDA deve ser realizada em homens com > 50 anos com sintomas esofágicos típicos da DRGE presentes por > 5 anos, por ser este o grupo de indivíduos com maior risco de apresentar esôfago de Barrett. A probabilidade da presença de esôfago de Barrett é ainda maior se o indivíduo apresentar os seguintes fatores de risco: raça branca, IMC elevado, obesidade central, tabagismo, história familiar em primeiro grau de esôfago de Barrett e sintomas noturnos da DRGE.[4,15]

Por outro lado, a probabilidade do achado endoscópico de esôfago de Barrett em mulheres com sintomas típicos da DRGE, mesmo com idade acima dos 50 anos, é muito baixa, sendo controversa a indicação do exame endoscópico na ausência de sinais/sintomas de alarme. A presença de outros fatores de risco para a presença de esôfago de Barrett deve, no entanto, ser considerada na decisão individual de indicar ou não o exame endoscópico neste subgrupo de pacientes (mulheres com sintomas da DRGE com > 50 anos).[6,16]

Cabe ressaltar que, embora a probabilidade individual de uma mulher de qualquer idade e de um homem com menos de 50 anos com DRGE apresentar esôfago de Barrett seja pequena, 25% do total dos casos de esôfago de Barrett ocorre nestes subgrupos de pacientes.[6]

Pacientes com sintomas esofágicos típicos da DRGE submetidos a teste terapêutico (portanto sem exame endoscópico prévio), que permanecem assintomáticos na vigência do uso de IBP, mas que apresentam recorrência dos sintomas após a sua suspensão, frequentemente sentem-se mais seguros (e a maioria dos seus médicos também) com a realização do exame endoscópico, mesmo reconhecendo a natureza crônica e recorrente da DRGE e a baixa probabilidade individual da presença de complicações (Shaheen, Ann Intern Med, 2012).

Já em pacientes com sintomas atípicos e/ou extraesofágicos, a EDA permite estabelecer o diagnóstico da DRGE pelo achado de esofagite em, no máximo, 30% dos casos. Na maioria destes pacientes, portanto, investigação adicional (p. ex., por pHmetria esofágica de 24 horas) será necessária para determinar a presença da DRGE e sua possível associação aos sintomas. Fundamental ressaltar que a EDA está indicada na avaliação de sintomas atípicos e extraesofágicos somente após a exclusão de patologias de origem cardíaca (no caso de pacientes com dor torácica) e após a exclusão de doenças pulmonares/otorrinológicas (no caso de pacientes com sintomas extraesofágicos).[6]

A intensidade dos sintomas da DRGE, sejam eles típicos ou atípicos, possui baixa correlação individual com os achados endoscópicos. Pacientes muito sintomáticos podem apresentar uma mucosa esofágica absolutamente normal, assim como pacientes oligossintomáticos podem apresentar graus acentuados de esofagite erosiva e/ou longos segmentos de esôfago de Barrett. A presença de sintomas predominantemente noturnos se constitui em fator de risco para a presença de alterações endoscópicas.[17]

Além de avaliar a presença e a gravidade das erosões (esofagite de refluxo), a EDA permite detectar as complicações associadas à DRGE, como esôfago de Barrett, úlcera, estenose e adenocarcinoma esofágico, assim como também permite avaliar a presença de hérnia hiatal.[5]

SEGUIMENTO ENDOSCÓPICO DA DRGE

A presença de graus leves de esofagite de refluxo (graus A e B da classificação de Los Angeles) não requer exame endoscópico de controle para comprovação da cicatrização, assim como, na ausência do surgimento de sinais/sintomas de alarme, não há indicação de seguimento endoscópico a longo prazo. Por outro lado, graus acentuados de esofagite erosiva (graus C e D da classificação de Los Angeles) constituem indicação de nova endoscopia ao final de 8 semanas de tratamento com IBP para avaliar a cicatrização das erosões e a possibilidade da existência de esôfago de Barrett nas áreas de mucosa previamente erosadas. A comprovação da inexistência de esôfago de Barrett torna desnecessária a realização de endoscopias de seguimento, mesmo que o paciente necessite utilizar continuamente IBP para controle dos sintomas.[6,15] Frequentemente, o exame endoscópico é realizado em pacientes que utilizaram recentemente ou que estão em uso de IBP para controle dos sintomas da DRGE. Visto que o IBP, dependendo da duração do seu uso, pode subestimar o real dano erosivo da DRGE sobre a mucosa esofágica, tal dado deve constar nas informações clínicas do relatório endoscópico. Por outro lado, a realização do exame endoscópico na vigência de IBP permite melhor avaliar a presença de esôfago de Barrett e reduz as alterações inflamatórias que podem interferir na avaliação microscópica de displasia.[5,17]

Recente estudo de seguimento endoscópico revelou que a maioria dos pacientes com DRGE sob cuidados médicos rotineiros mantém sua doença sob controle. A progressão para graus mais acentuados de esofagite ou o surgimento de complicações associadas à DRGE durante um período de seguimento de 5 anos foi incomum.[10] Estudos com períodos de seguimento mais longos, de até 20 anos, também obtiveram resultados similares, demonstrando que a DRGE possui um comportamento relativamente estável.[17]

CLASSIFICAÇÃO ENDOSCÓPICA DA ESOFAGITE DE REFLUXO

Mais de 30 classificações endoscópicas foram propostas para descrever as alterações geradas pela DRGE sobre a mucosa esofágica, mas apenas algumas delas obtiveram maior aceitação.[1] Embora alterações ditas "mínimas", como edema, friabilidade, aumento da vascularização do esôfago distal e borramento da transição escamocolunar, possam ser as manifestações endoscópicas iniciais da DRGE, a baixa especificidade, a elevada subjetividade e consequentemente a baixa correlação interobservador tornam esses achados inapropriados para o diagnóstico da DRGE. O abandono da classificação de Hetzel-Dent, proposta em 1988, possivelmente ocorreu pela inclusão destas alterações "mínimas" nos critérios de graduação (Quadro 9-1).[12]

Por outro lado, a presença de erosões e "ulcerações rasas" (também denominadas de quebras da mucosa ou soluções de continuidade) no esôfago distal, tipicamente em contiguidade ou logo acima da linha Z (transição do epitélio escamoso com o epitélio colunar), apresenta boa acurácia e concordância interobservador para o diagnóstico da DRGE.[12]

Savary e Miller, em 1977, criaram a classificação endoscópica original da esofagite de refluxo que foi modificada, em 1989, pela transferência do epitélio colunar da categoria Grau 4 para a nova categoria Grau 5. As classificações de Savary-Miller e Savary-Miller modificadas foram bastante utilizadas durante as décadas de 1980 e 1990 (Quadro 9-2).[12]

Quadro 9-1 Classificação de Hetzel-Dent

Grau	Lesão
0	Mucosa normal
1	Sem erosões, mas com enantema ou friabilidade da mucosa
2	Erosões envolvendo < 10% da superfície da mucosa dos 5 cm distais do esôfago
3	Erosões envolvendo de 10 a 50% da mucosa dos 5 cm distais do esôfago
4	Erosões envolvendo > 50% da mucosa dos 5 cm distais do esôfago ou úlcera em qualquer localização

Quadro 9-2 Classificação original (graus 1-4) e modificada (graus 1-5) de Savary-Miller

Grau	Lesão
1	Erosão única ou erosões isoladas, ovaladas ou lineares, afetando somente uma prega longitudinal
2	Erosões múltiplas, afetando mais de uma prega longitudinal, com ou sem confluência, não circunferenciais
3	Erosões com envolvimento circunferencial
4	Lesões crônicas: úlcera(s), estenose(s) e/ou esôfago curto. Isoladas ou associadas a lesões de graus 1 a 3
5	Epitélio colunar em continuidade com a linha Z, com formato e extensão variáveis. Isolado ou associado a lesões de graus 1 a 4

Obs.: o grau 5 da Classificação Modificada estava incluído no grau 4 da Classificação Original de Savary-Miller.

Capítulo 9 ■ Esofagite de Refluxo

Quadro 9-3 Classificação de MUSE

	Grau	Lesão
Metaplasia	M1	Digitiformes e/ou ilhotas
	M2	Circunferencial
Úlcera	U1	Uma úlcera
	U2	≥ 2 úlceras
Estenose	S1	> 9 mm (permite a passagem do endoscópio padrão)
	S2	≤ 9 mm (não permite a passagem do endoscópio padrão)
Erosão	E1	Não confluentes
	E2	Confluentes

Obs.: o grau foi inicialmente classificado em 0 (ausente), 1 (leve), 2 (moderado) e 3 (acentuado) e mais tarde modificado como apresentado no quadro.

Quadro 9-4 Classificação de Los Angeles

Grau	Lesão
A	Uma (ou mais) quebra da mucosa com até 5 mm de extensão que não se estende entre duas pregas longitudinais
B	Uma (ou mais) quebra da mucosa com mais de 5 mm de extensão que não se estende entre duas pregas longitudinais
C	Uma (ou mais) quebra da mucosa contínua entre duas ou mais pregas, mas que envolve < 75% da circunferência
D	Uma (ou mais) quebra da mucosa que envolve ≥ 75% da circunferência esofágica

Em 1991, outra classificação, denominada MUSE, propôs graduar, além das erosões, a presença de úlcera, de estenose e de metaplasia colunar, mas não obteve grande aceitação (Quadro 9-3).[12]

O sistema mais prático e clinicamente relevante para classificar a esofagite de refluxo, denominado de Classificação de Los Angeles, com base em uma escala de A até D, foi apresentado no Congresso Mundial de Gastroenterologia, em 1994, e publicado em 1996.[1]

Para melhorar a concordância interobservador entre os graus C e D, a Classificação de Los Angeles sofreu pequeno ajuste, em 1999, quando o grau D passou a ser definido pela presença de uma ou mais quebras da mucosa, envolvendo ≥ 75% da circunferência esofágica, não mais exigindo o envolvimento circunferencial completo (Fig. 9-1 e Quadro 9-4).[8] Os principais méritos da classificação de Los Angeles são: inclusão das erosões e das "ulcerações rasas" em um único termo, denominado de quebra da mucosa; a avaliação das extensões longitudinal e circunferencial das erosões; sua fácil memorização; sua boa concordância entre endoscopistas; sua correlação com a gravidade da DRGE, quando comparada à pHmetria esofágica de 24 horas; sua capacidade de estimar a cicatrização da esofagite com o uso de IBP e sua capacidade de estimar a probabilidade de recidiva sintomática após a suspensão do IBP.[8,12] Como exemplos destas correlações, estudo revelou que pacientes com esofagite graus A, B, C e D submetidos à pHmetria esofágica de 24 horas apresentaram uma porcentagem do tempo total de pH < 4 de 9,3; 13,7; 11,7 e 19,1, respectivamente. O percentual de cicatrização da esofagite erosiva com 20 mg de Omeprazol por 4 semanas foi de, aproximadamente, 80% nos pacientes com graus A e B e de, aproximadamente, 40% nos pacientes com grau C.[8]

A classificação da esofagite de refluxo pelo sistema de Los Angeles é atualmente recomendada pelo Consenso de Montreal e tem sido a mais utilizada nas publicações científicas e possivelmente também na prática endoscópica rotineira.[17]

As complicações da DRGE: epitélio colunar metaplásico no esôfago distal, estenose péptica esofágica, úlcera esofágica e adenocarcinoma esofágico, não estão contempladas na classificação de Los Angeles e, portanto, devem ser descritas à parte (Figs. 9-2 a 9-4).

EXAME ENDOSCÓPICO NO PACIENTE COM DRGE OU SUSPEITA DE DRGE

Durante o exame endoscópico convencional, sob parcial distensão esofágica, devem-se avaliar cuidadosamente o esôfago distal, a zona da transição esofagogástrica e a linha Z, à procura de erosões, ul-

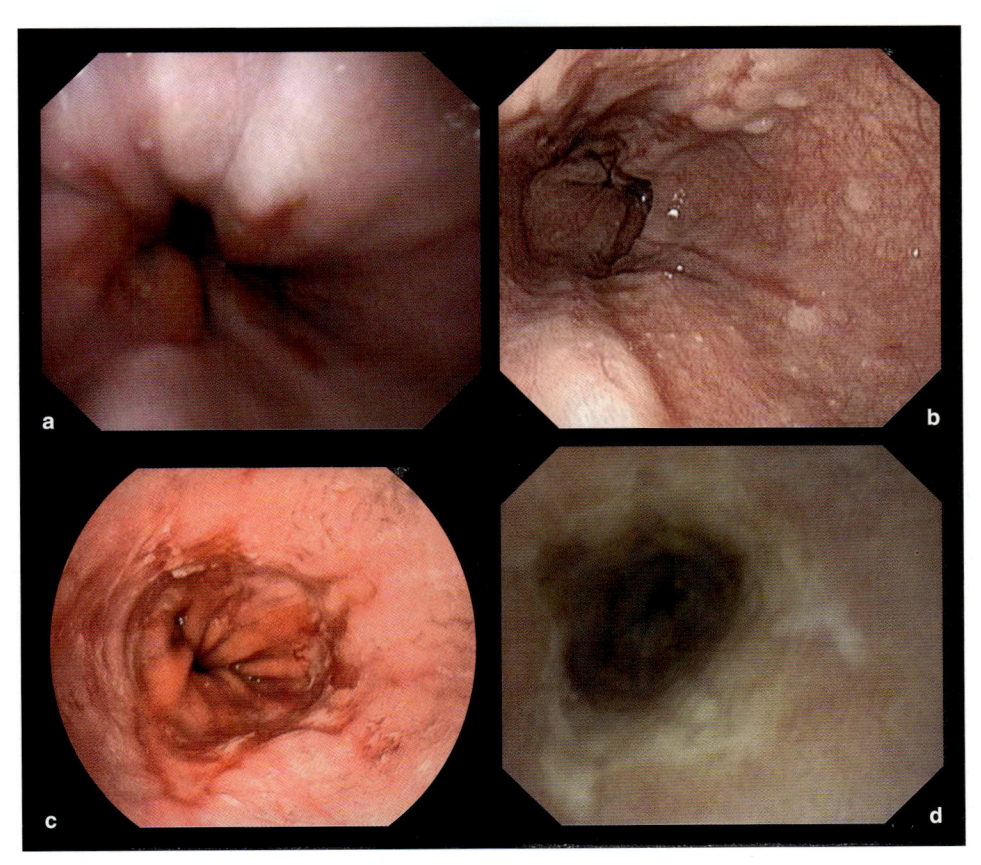

Fig. 9-1. Esofagite de refluxo - classificação de Los Angeles: (a) Grau A; (b) Grau B; (c) Grau C; (d) Grau D.

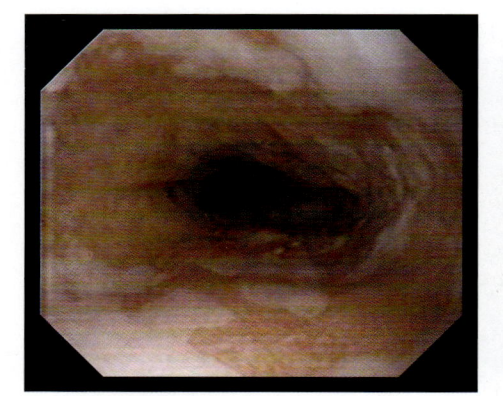

Fig. 9-2. Epitélio colunar metaplásico em esôfago distal.

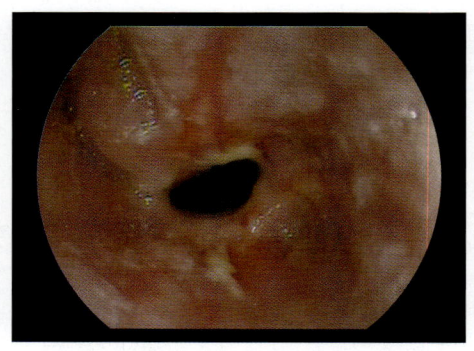

Fig. 9-3. Estenose péptica esofágica e esofagite de refluxo.

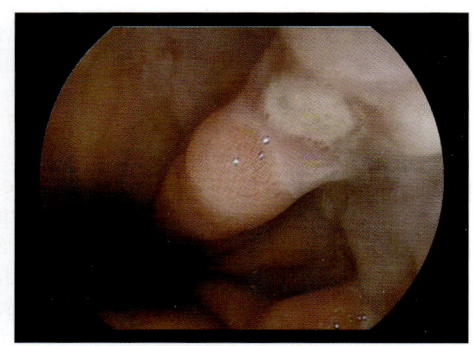

Fig. 9-4. Úlcera esofágica e "cardite por refluxo".

cerações ou zonas de substituição do epitélio escamoso (de tonalidade rósea pálida/brancacenta) por epitélio colunar (de tonalidade rosa-salmão). As erosões ocasionadas pela DRGE (esofagite de refluxo) possuem uma aparência endoscópica característica. As erosões são frequentemente lineares, embora, quando curtas, possam ser ovaladas ou triangulares, com extensão variável de alguns poucos milímetros até vários centímetros, podendo estar ou não recobertas por tênue camada de fibrina e delineadas por enantema das suas bordas. Caracteristicamente estas erosões da mucosa esofágica estão em contiguidade com a linha Z. A presença de erosões distantes e não contíguas à linha Z sugerem outra etiologia, devendo-se considerar, dentre outras, a possibilidade de esofagite medicamentosa ou infecciosa. Nestas situações, a realização de biópsias faz-se necessária (ver Capítulo específico de esofagites não pépticas).

A presença de edema e de enantema da mucosa da cárdia ("cardite de refluxo") pode estar presente em contiguidade com erosões e/ou úlceras da mucosa esofágica (Fig. 9-4). A inflamação da mucosa da cárdia, quando mais exuberante, pode adquirir um formato polipoide, dando origem ao chamado "pólipo sentinela associado à DRGE". Histologicamente, este pólipo apresenta alterações inflamatórias inespecíficas e tende a regredir ou a desaparecer completamente com o tratamento da DRGE. Embora o aspecto endoscópico do pólipo sentinela seja muito característico, alguns autores consideram prudente a realização de biópsias para excluir lesões de outra natureza.

A adequada visualização da transição esofagogástrica e da linha Z pode ser difícil nos casos em que estão anatomicamente localizadas em posição intra-abdominal. A repetição de manobras curtas de introdução e retirada do endoscópio através da transição esofagogástrica, a aspiração do ar do estômago e a solicitação para que o paciente, sob sedação consciente, inspire profundamente e segure a respiração, podem auxiliar na melhor visualização destes marcos anatômicos.

A identificação de hérnia hiatal exige a adequada determinação de dois parâmetros anatômicos: a localização da transição esofagogástrica (determinada pelo limite proximal das pregas gástricas longitudinais) e a localização do pinçamento diafragmático (mais bem determinado pelo efeito constritivo anelar do diafragma durante a fase inspiratória profunda). Em uma condição de normalidade, a transição esofagogástrica coincide com o nível do pinçamento diafragmático. A intensidade das arcadas durante o procedimento endoscópico, realizado sem sedação ou sob sedação consciente, pode superestimar a presença de hérnia hiatal. A distância de pelo menos 2 cm entre a transição esofagogástrica e o nível do pinçamento diafragmático tem sido utilizada para definir endoscopicamente a presença de hérnia hiatal por deslizamento (Fig. 9-5). Quando parte do fundo gástrico se projeta pelo pinçamento diafragmático e migra lateralmente à parede do esôfago, mantendo o pinçamento diafragmático no mesmo nível da transição esofagogástrica,

define-se a hérnia hiatal como sendo do tipo paraesofágica. Considera-se hérnia hiatal mista quando ambos os componentes (por deslizamento e paraesofágica) estão presentes.[14]

A utilização das novas tecnologias endoscópicas (FICE da Fujifilm, NBI da Olympus e i-Scan da Pentax) no paciente com suspeita de DRGE ainda necessita de estudos de validação para que possa ser empregada, mas possivelmente não aumentará significativamente a detecção das alterações endoscópicas clinicamente relevantes, quando comparadas ao emprego dos endoscópios convencionais de alta resolução. A endomicroscopia confocal a *laser*, embora promissora, estará disponível em alguns poucos centros, exigirá adequado treinamento do endoscopista, também necessitará de validação para ser utilizada no paciente com suspeita de DRGE e deverá ser demonstrada sua custo-efetividade antes de ser utilizada para tal finalidade.[7]

PAPEL DAS BIÓPSIAS ESOFÁGICAS E GÁSTRICAS NO PACIENTE COM DRGE OU SUSPEITA DE DRGE

Embora possam ser detectadas alterações histológicas sugestivas da DRGE pela microscopia óptica e pela microscopia eletrônica, como hiperplasia de células da camada basal, prolongamento papilar e alargamento dos espaços intercelulares, a baixa acurácia diagnóstica destes e de outros achados histológicos não justifica a realização rotineira de biópsias de uma mucosa esofágica endoscopicamente normal em pacientes investigando DRGE.[6]

Biópsias da mucosa esofágica endoscopicamente normal estão indicadas para exclusão de esofagite eosinofílica nos pacientes com sintomas de DRGE associados à queixa principal de disfagia e/ou com histórico de impactação alimentar. Nestes casos, indica-se coletar de dois a quatro fragmentos tanto do esôfago proximal quanto do esôfago distal, solicitando ao patologista a contagem do número de eosinófilos por campo de grande aumento.[3] Para maiores detalhes ver o capítulo específico sobre esofagite eosinofílica.

Biópsias estão também indicadas como parte da investigação de esôfago de Barrett, quando se identifica a presença de epitélio

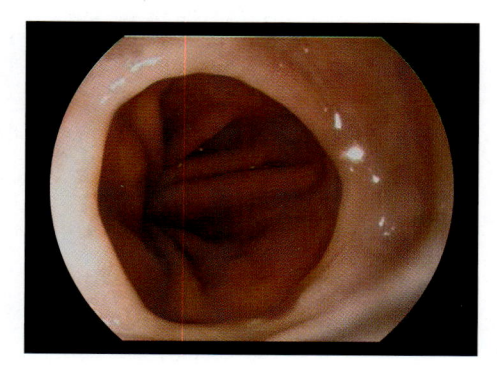

Fig. 9-5. Hérnia hiatal por deslizamento.

colunar (mucosa de tonalidade rosa-salmão similar à mucosa do estômago) localizado acima da transição esofagogástrica. A presença de esôfago de Barrett está presente em torno de 5 a 15% dos pacientes com sintomas da DRGE.[4,15,16] Para maiores detalhes, ver o capítulo específico sobre Esôfago de Barrett.

A presença de úlcera esofágica também indica a necessidade de biópsias para exclusão de malignidade, embora em certos casos possa ser difícil pelo nível de profundidade diferenciar endoscopicamente uma úlcera de uma erosão, visto que esta distinção é conceitualmente histológica (a úlcera, ao contrário da erosão, se estende microscopicamente além da muscular da mucosa).

A realização de biópsias gástricas para pesquisa do *H. pylori* não é rotineiramente recomendada em pacientes com DRGE.[6] A erradicação do *H. pylori* não interfere no curso da DRGE.[13] Existe, no entanto, por parte de alguns grupos de pesquisa, o receio de que a inibição ácida prolongada com o uso de IBP, necessária para o controle dos sintomas em grande parcela dos indivíduos com DRGE, por gerar uma migração proximal do *H. pylori* do antro para o corpo gástrico (com consequente geração e/ou exacerbação da inflamação da mucosa corporal), possa aumentar o risco do desenvolvimento de atrofia no corpo gástrico. O IV Consenso de Maastricht/Florence recomenda, para fins de prevenção do câncer gástrico, a erradicação do *H. pylori* em pacientes que estejam sob inibição ácida gástrica por um período superior a 1 ano.[9]

PAPEL DA ENDOSCOPIA NO TRATAMENTO DA DRGE

Técnicas endoscópicas para o tratamento da DRGE, como a fundoplicatura transoral, são ainda consideradas experimentais e não podem ser consideradas rotineiramente como alternativas à terapia farmacológica e à terapia cirúrgica convencional (fundoplicatura laparoscópica).[2,6]

REFERÊNCIAS BIBLIOGRÁFICAS

1. Armstrong D, Bennett JR, Blum AL et al. The endoscopic Assessment of esophagitis: a progress report on observer agreement. *Gastroenterology* 1996;111:85-92.
2. Bredenoord AJ, Pandolfino JE, Smout AJPM. Gastro-oesophageal reflux disease. *Lancet* 2013;381:1933-42.
3. Delon ES, Gonsalves N, Hirano I et al. ACG clinical guideline: evidenced based approach to the diagnosis and management of esophageal eosinophiia and eosinophilic esophagitis (EoE). *Am J Gastroenterol* 2013;108:679-92.
4. Fitzgerald RC, di Pietro M, Ragunath K et al. British Society of Gastroenterology guidelines on the diagnosis and management of Barrett's oesophagus. *Gut* 2014;63:7-42.
5. Hatlebakk JG. Endoscopy in gastro-oesophageal reflux disease. *Best Pract Res Clin Gastroenterol* 2010;24:775-86.
6. Katz PO, Gerson LB, Vela MF. Guidelines for the diagnosis and management of gastroesophageal reflux disease. *Am J Gastroenterol* 2013;108:308-28.
7. Krugmann J, Neumann H, Vieth M et al. What is the role of endoscopy and oesophageal biopsies in the management of GERD? *Best Pract Res Clin Gastroenterol* 2013;27:373-85.
8. Lundell LR, Dent J, Bennett JR et al. Endoscopic assessment of oesophagitis: clinical and functional correlates and further validation of the Los Angeles classification. *Gut* 1999;45:172-80.
9. Malfertheiner P, Megraud F, O´Morain CA et al. The European Helicobacter Study Group (EHSG). Management of Helicobacter pylori infection – The Maastricht IV/Florence Consensus Report. *Gut* 2012;61:646-64.
10. Malfertheiner P, Nocon M, Vieth M et al. Evolution of gastro-esophageal reflux disease over 5 years under routine medical care – The ProGERD study. *Aliment Pharmacol Ther* 2012;35:154-64.
11. Moraes-Filho JPP, Chinzon D, Eisig JN et al. Prevalence of heartburn and gastroesophageal reflux disease in the urban brazilian population. *Arq Gastroenterol* 2005;42:122-27.
12. Nayar DS, Vaezi MF. Classifications of esophagitis: who needs them? *Gastrointest Endosc* 2004;60:253-57.
13. Qian B, Ma S, Shang L et al. Effects of Helicobacter pylori Eradication on Gastroesophageal Reflux Disease. *Helicobacter* 2011;16:255-65.
14. Roman S, Kahrilas PJ. Mechanisms of Barrett´s oesophagus (clinical): LOS dysfunction, hiatal hernia, peristaltic defects. *Best Practice Res Clin Gastroenterol* 2015;29:17-28.
15. Shaheen NJ, Weinberg DS, Denberg TD et al. For the Clinical Guidelines Committee of the American College of Physicians. Upper Endoscopy for gastroesophageal reflux disease: Best practice advice from the Clinical Guidelines Committee of the American College of Physicians. *Ann Intern Med* 2012;157:808-16.
16. Spechler ST, Souza RF. Barrett´s esophagus. *N Engl J Med* 2014;371:836-45.
17. Vakil N, van Zanten SV, Kahrilas P et al. Global Consensus Group. The Montreal definition and classification of gastroesophageal reflux disease: a global evidence-based consensus. *Am J Gastroenterol* 2006;101:1900-20.

10 Esôfago de Barrett

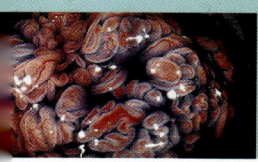

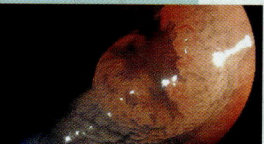

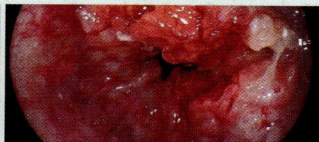

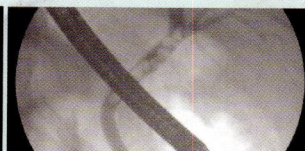

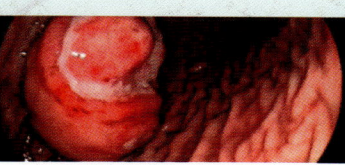

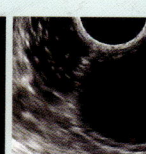

Fábio Segal ■ Eduardo Michels Oppitz ■ Renata Rostirola Guedes

INTRODUÇÃO

O "Esôfago de Barrett (EB) é uma complicação da doença do refluxo gastroesofágico (DRGE), sendo considerada uma lesão pré-maligna para o adenocarcinoma esofágico. Estudos observacionais sugerem que a vigilância endoscópica está associada à detecção de displasia e neoplasia em uma fase inicial, e, com isso, associada à maior sobrevida. O tratamento de pacientes com EB envolve, portanto, vigilância endoscópica e medidas preventivas para evitar a progressão para o câncer, com abordagens terapêuticas endoscópicas e cirúrgicas efetivas. Decidir sobre qual tratamento mais adequado é ainda um desafio."

DEFINIÇÃO

Até a década de 1980, a definição de EB era ainda muito vaga e relacionada com a presença de epitélio colunar esofágico. Pelo potencial maligno e aumento da incidência do adenocarcinoma associado ao EB observou-se, nas últimas duas décadas, um grande volume de publicações sobre o tema. A interpretação destas informações tornou-se prejudicada em razão da existência de diversas definições conflitantes, permanecendo, com isso, um desafio em estabelecer uma definição precisa e adequada.[7,8]

Apesar de não haver um conceito unânime e aceito globalmente, considera-se EB a substituição do epitélio escamoso estratificado por um epitélio colunar, de qualquer extensão, visível endoscopicamente e demonstrada pela biópsia com a presença de metaplasia intestinal especializada.[7-9]

ASPECTOS EPIDEMIOLÓGICOS

A prevalência do EB na população em geral varia de 0,4 a mais de 20%, dependendo da população estudada e das definições utilizadas. Sabe-se que o EB é um fator de risco conhecido para o adenocarcinoma de esôfago. Infelizmente, este foi o tumor maligno com o maior crescimento na sua incidência (cerca de 500%) nas últimas 3 décadas no mundo ocidental. Além disso, é acompanhado de pobres resultados terapêuticos, quando diagnosticado após o início dos sintomas, com sobrevida inferior a 20% em 5 anos.[6-9]

Fatores de risco significativos associados ao EB foram demonstrados em recente metanálise, sendo eles: sexo masculino, tabagismo, obesidade (distribuição da gordura corporal intra-abdominal e índice de massa corporal elevados), sintomas prolongados de DRGE, ausência de infecção pelo *H. pylori* e presença de hérnia do hiato.[3]

ASPECTOS ENDOSCÓPICOS E HISTOPATOLÓGICOS

A imagem endoscópica típica do EB é evidenciada pela presença de epitélio colunar de aspecto róseo e aveludado, que se introduz no esôfago na forma de projeções digitiformes, ilhotas ou circunferencialmente, com a junção escamo-colunar, posicionando-se proximalmente.[9,10]

Metaplasia é definida como a conversão de um epitélio diferenciado por outro, em consequência à lesão tecidual crônica, sendo que o epitélio substituído não está presente normalmente neste órgão-alvo. No caso do EB ocorreria como resposta adaptativa ao dano tecidual persistente pelo refluxo.[7,9] O potencial maligno associado ao EB motivou a busca de critérios morfológicos mais rígidos para se estabelecer o papel da metaplasia intestinal na carcinogênese esofágica.[3]

Apesar de a identificação deste epitélio, considerado metaplásico, ser realizada por endoscopia, o diagnóstico definitivo somente é confirmado pelo exame histopatológico, porém a principal dificuldade é identificar a zona de transição entre o epitélio escamoso esofágico e o epitélio colunar gástrico, portanto, a interpretação histopatológica depende inteiramente da precisão do local correto das amostras de biópsias coletadas durante o exame endoscópico.[9,13]

Além de ser um epitélio funcionalmente imaturo, o epitélio colunar especializado é uma metaplasia intestinal incompleta, pois não possui células intestinais absortivas. As células colunares tipo cárdicas apresentam grânulos de muco, que se assemelham às células secretoras gástricas, quando se utiliza a coloração convencional com Hematoxilina-Eosina. Entretanto, com o uso de Alcian-Blue pH 2,5, estas células podem ficar discretamente coradas, mas, por não possuírem a forma de "barrilete", podem ser diferenciadas das células caliciformes, que se coram mais intensamente com este corante (Figs. 10-1 e 10-2).

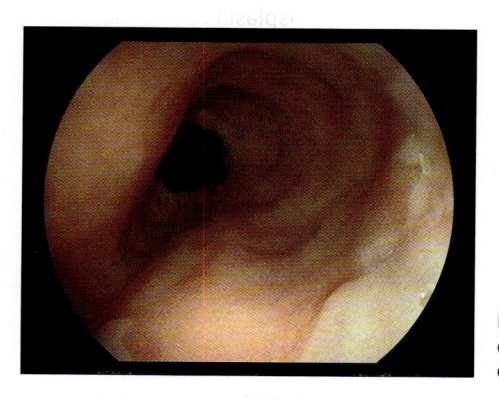

Fig. 10-1. Aspecto endoscópico com endoscópio de luz branca.

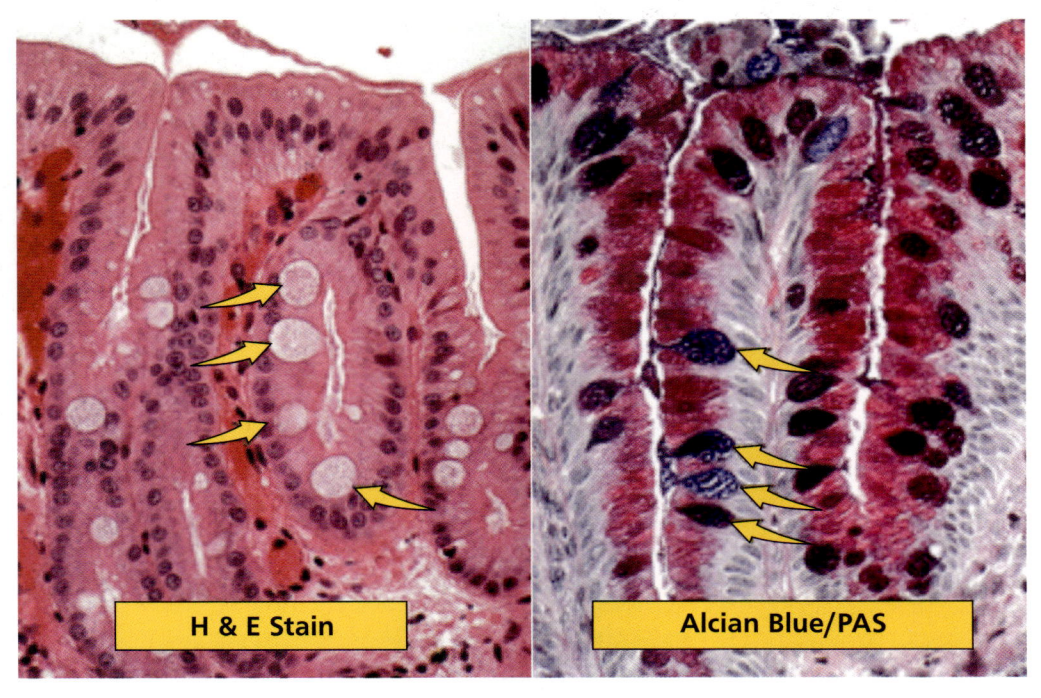

Fig. 10-2. Colorações: (a) Hematoxilina & eosina e (b) Alcian-blue pH 2,5.

VISÃO GERAL DAS NOVAS TECNOLOGIAS

Os últimos anos têm sido marcados pelo surgimento de tecnologias inovadoras, que fornecem, em tempo real, imagens detalhadas do epitélio gastrointestinal. Embora, inicialmente estas técnicas endoscópicas demonstraram altas taxas de precisão, estas ainda encontram-se em evolução. Sua aplicação na rotina ainda é limitada pelo alto custo e curva de aprendizado associada à interpretação das imagens.[10]

CROMOSCOPIA E TÉCNICAS ENDOSCÓPICAS AVANÇADAS

A cromoendoscopia consiste na aplicação de agentes químicos que destacam várias características da mucosa esofágica na tentativa de melhorar a detecção de anormalidades. Permite acentuar o relevo da mucosa, avaliar o tipo e as características do epitélio, além de avaliar as funções secretoras ou absortivas deste revestimento.[4,10]

Entre os corantes disponíveis na rotina, têm-se:

- Lugol é um corante vital que tem afinidade pelo glicogênio do epitélio escamoso, fazendo contraste com epitélio colunar.[4,10]
- Azul de toluidina é um corante absortivo, corando seletivamente a mucosa metaplásica, deixando inalterado o epitélio escamoso. A técnica inclui a instilação prévia de um agente mucolítico, como o ácido acético a 1%.[4,10]
- Azul de metileno a 0,5% também é um corante absortivo que detecta áreas de metaplasia intestinal, corando o epitélio com e sem displasia. O aumento do grau de displasia está significativamente associado à diminuição da intensidade de captação do corante, permitindo o direcionamento da colheita de biópsias com maior chance de detecção de displasia e de carcinoma.[4,10]
- Índigo-carmim 0,2% é um corante de contraste, que auxilia no realce da topografia em extensão, elevações e depressões da lesão.[4,10]

Embora a cromoendoscopia esteja disponível há mais de 20 anos, a falta de padronização da técnica é um dos principais motivos para a indiferença em relação ao seu uso. A escassez de estudos controlados, a relação de custo-benefício, a aceitação e tolerância dos pacientes, além do tempo adicional necessário à técnica são as razões pelas quais a cromoscopia não foi incorporada à rotina.[10]

Entre as novas tecnologias, destacam-se: a endoscopia com alta resolução endoscópica, a magnificação e a cromoscopia eletrônica ou virtual. As empresas de endoscópios desenvolveram filtros de luz e *softwares* como: *Narrow Band Image* (NBI – Olympus), o sistema *Flexible spectral Imaging Color Enhancement* (FICE – Fujifilm) e o *i-Scan* (Pentax) com o objetivo de identificar alterações suspeitas na superfície da mucosa gastrointestinal.[1,4]

Para melhor compreensão da endoscopia de alta resolução é importante diferenciar endoscópios com luz branca padrão *(standard definition)*, os com alta definição *(high definition)* e endoscópios com magnificação de imagem. Os endoscópios com luz branca padrão (SD-LWE) têm 100-300.000 *pixels* e magnificam a imagem em 5 a 10 vezes.[4] Já os endoscópios com luz branca com alta definição (HD-WLE) apresentam capacidade de resolução óptica de 1 a 2.000.000 *pixels*, melhorando em 60-100% a nitidez e a definição das imagens em relação-padrão. Já a magnificação é dada pela distância focal do aparelho, associado ao *zoom* óptico, com aumento entre 40-200 vezes.[1,4]

A NBI é uma técnica de diagnóstico endoscópico capaz de fornecer imagens com cromoendoscopia virtual usando um sistema eletrônico com filtro de luz com banda estreita, em combinação com a magnificação da imagem, obtendo-se imagens muito nítidas da superfície e da microvasculatura da mucosa. Permite a avaliação da microestrutura e padrões vasculares de todas as áreas suspeitas. Vários estudos identificaram padrões de criptas e padrões vasculares no EB. Padrões estruturais das criptas (pit) incluem: arredondado (pit I), retos (pit II), oval (pit III), tubular (pit IV) e viloso (pit V). Padrões microvasculares são classificados como regular ou irregular.[1,4] Quanto mais irregular ou distorcido o padrão, mais provável é a associação à displasia de alto grau e/ou ao adenocarcinoma superficial. A NBI apresenta alta sensibilidade, mas baixa especificidade na caracterização da Metaplasia Intestinal Especializada. Já foram descritas várias classificações do padrão foveolar, utilizando-se diversos corantes associados à magnificação de imagem.[4,13] A NBI não melhorou concordância interobservadores ou a acurácia, quando comparados à endoscopia de alta definição com luz branca, sem diferença entre *experts* e não *experts*.[1,12,13]

Estas tecnologias têm como objetivo obter melhores resultados com biópsias guiadas, para identificação de displasias de baixo e alto graus e pacientes de alto risco para o adenocarcinoma esofágico, além de reduzir o número de biópsias aleatórias. Embora os estudos iniciais sejam promissores, nenhuma dessas novas técnicas demonstraram informações suficientes para justificar sua aplicação rotineira para fins de diagnóstico e vigilância. As principais limitações desses novos sistemas de imagem incluem: a longa curva de aprendizado e a falta de esquemas de classificação validados e padronizados.[1,12,13]

Diante disso, cabe ressaltar que a endoscopia de alta resolução com luz branca, associada à cromoscopia convencional, ainda é o método de escolha na investigação diagnóstica do EB, pois apresenta resultados similares às técnicas com cromoscopia eletrônica na detecção de displasia e adenocarcinoma (Fig. 10-3).[7]

MARCADORES BIOLÓGICOS

Os biomarcadores no esôfago de Barrett permitem: confirmar o diagnóstico, estimar o risco de transformação maligna, prever a resposta à terapia, definir sobrevida e prognóstico em pacientes com adenocarcinoma de esôfago. Além disso, podem auxiliar no rastreamento populacional e melhorar a vigilância de pacientes com EB. Painéis com diversos biomarcadores permitem predizer a progressão da doença com maior acurácia, entretanto, ainda não há validação por estudos de coorte e controlados. Até o momento, a presença de nenhum destes marcadores foi capaz de substituir a evidência de displasia considerada ainda o padrão ouro na rotina de avaliações diagnóstica e prognóstica.[2]

VIGILÂNCIA ENDOSCÓPICA E RISCO PARA O ADENOCARCINOMA

A cascata da carcinogênese se desenvolve em múltiplas etapas, em uma sequência de eventos que inicia com a alteração genética em uma simples célula, que passa a proliferar autonomamente, produzindo um clone de células que dará origem à massa tumoral. No EB, esta transição passa desde a displasia de baixo para alto grau até progredir ao adenocarcinoma, justificando, assim, a vigilância endoscópica para estes estágios pré-malignos.[6] Na ausência de qualquer estratégia de prevenção, a vigilância regular para identificar neoplasia precoce é a abordagem mais pragmática; assim, consensos de sociedades nacionais e internacionais aconselham programas de vigilância.[7]

Para a realização da vigilância endoscópica orienta-se que, na ausência de alteração na mucosa, sejam realizadas biópsias aleatórias em quatro quadrantes, a cada 1-2 cm. Esta é considerada a prática-padrão, estabelecida pelo Protocolo Seattle.[8] Sugerem-se intervalos de vigilância de 3-5 anos para pacientes sem displasia, 6-12 meses para aqueles que apresentam displasia de baixo grau e a cada 3 meses para os pacientes com displasia de alto grau que não receberam tratamento endoscópico.[3,8,9] Infelizmente, este "protocolo de biópsias às cegas" torna muito difícil a identificação de áreas de displasia e neoplasia precoce.[7]

Novos dados epidemiológicos forneceram estimativas revisadas da incidência do adenocarcinoma, alertando para a reavaliação da eficácia das estratégias de rastreamento e vigilância endoscópica. Estes programas têm sido questionados, pois nunca foram demonstrados quaisquer efeito sobre a sobrevida, não sendo, portanto, custo-efetivas.[3,13]

O risco de câncer entre os pacientes com Esôfago de Barrett não está claro, sendo superestimado por muitos autores.[3,7,13] Há sólidas evidências que poucos pacientes com EB evoluirão para o adenocarcinoma. A incidência de adenocarcinoma é de 5,1 casos por 1.000 pessoas-ano nos pacientes que apresentavam displasia de baixo grau à endoscopia inicial. Já o risco para pacientes com displasia de alto grau foi ligeiramente superior. Por outro lado, a incidência em pacientes sem displasia foi apenas de 1 caso por 1.000 pessoas-ano.[3,7,9,13] Em comparação ao risco na população em geral, o risco relativo de adenocarcinoma em pacientes com EB foi de 11,3, e o risco absoluto anual foi de 0,12%. Este valor é muito menor do que 0,5%, evidenciado nos consensos que recomendam a vigilância endoscópica, pois estes avaliaram apenas algumas centenas de pacientes, aumentando, assim, o risco de viés.[7,13]

Dentre os fatores de risco para displasia de grau elevado e adenocarcinoma encontram-se: a presença de displasia de baixo grau, o diagnóstico de EB há mais de 10 anos, a extensão do epitélio metaplásico e a presença de esofagite.[3,8,13] Entretanto, evidências questionam se a presença de metaplasia intestinal e a displasia de baixo grau são fatores de risco para malignidade.[3] Além disso, a displasia não é um bom marcador para avaliar a progressão da doença. Existem variações significativas na concordância entre os patologistas, em razão de erros de amostragem na colheita de biópsias, além do fato de a história natural da displasia não ser linear e previsível para o potencial neoplásico. Embora as tecnologias mais recentes permitam a detecção do EB por intermédio de métodos menos invasivos, permanece a dúvida quanto ao real benefício dos programas de rastreamento e vigilância (Fig. 10-4).[3,7]

TERAPÊUTICA ENDOSCÓPICA

Atualmente, é difícil decidir sobre o tratamento mais apropriado do EB com e sem displasia, referente à terapia medicamentosa, endoscópica e cirúrgica. Apesar de a causa ser multifatorial, a DRGE deve ser tratada de forma eficaz, por ter esta doença papel fundamental na etiopatogenia do EB. Especificamente em relação ao epitélio metaplásico, os consensos e metanálises não demonstram evidências suficientes de que as terapêuticas farmacológica, cirúrgica ou endoscópica previnam a evolução para o adenocarcinoma.[11] Da mesma forma, também não recomendam a fundoplicatura, sendo favo-

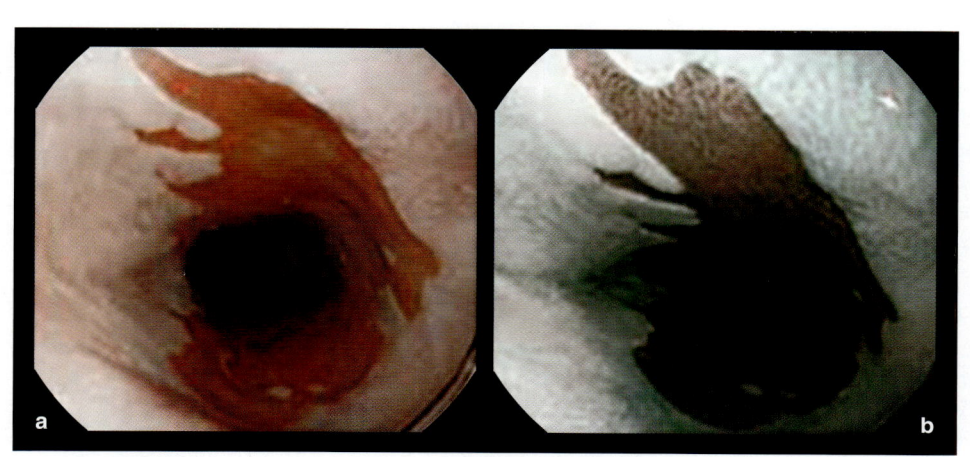

Fig. 10-3. Aspecto endoscópico – uso da luz branca (a) e NBI (b).

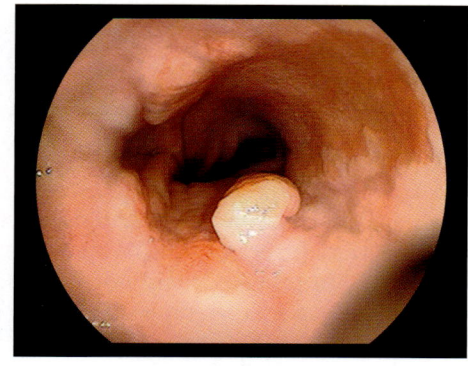

Fig. 10-4. Displasia de alto grau em área com esôfago de Barrett.

ráveis a terapia medicamentosa como primeira escolha. No entanto, parece haver diminuição do risco na evolução para displasia com o tratamento cirúrgico, quando comparado ao uso de inibidores de bomba de prótons.[3]

Os procedimentos terapêuticos por qualquer técnica endoscópica, apesar dos resultados promissores descritos na literatura, são indicados somente em protocolos de pesquisa e em centros de referência.[7,11] Existem vários métodos de mucosectomia (EMR) e são divididos de acordo com a técnica de ressecção da mucosa em: tração (*strip-biopsy* ou *lift-and-cut*), sucção (ligadura elástica e uso de *cap*) e compressão da lesão (alça monofilamentar).[5,13] A dissecção endoscópica da submucosa (ESD) utiliza diversos tipos de acessórios *(knife)* seguindo as seguintes etapas: a) demarcação da lesão com corantes e definições das margens com aplicação de pontos de coagulação; b) elevação da lesão com soluções osmóticas com ou sem corantes *(lifting)*; c) corte circunferencial e dissecção da submucosa com acessórios tipo *knife;* d) avaliação das margens ressecadas com corante; e) fixação do material ressecado para avaliação histopatológica. A recorrência das lesões neoplásicas é menor nas ESDs, quando comparados à EMR.[5,10-13]

A ablação do epitélio metaplásico, por qualquer técnica (mecânica, química ou térmica), pode resultar em epitélio metaplásico subepitelial residual *(buried metaplasia)*, levando à frequente recorrência e potencial maligno, sendo recomendado diante disso o seu seguimento.[5,11-13] No Brasil, alguns serviços de endoscopia realizam a mucosectomia (EMR) e a dissecção endoscópica do epitélio metaplásico (ESD). Entretanto, não dispomos em nosso meio da Terapia Fotodinâmica (PDT), da Radiofrequência (RFA) ou da Crioterapia endoscópica.

REFERÊNCIAS BIBLIOGRÁFICAS

1. ASGE Technologic Commitee. Eletronic chromoendoscopy. *Gastrointest Endosc* 2015;81(2):249-61.
2. Fouad YM, Mostafa I, Yehia R, El-Khayat H. Biomarkers of Barrett's esophagus. *World J Gastrointest Pathophysiol* 2014;5(4):450-56.
3. Gatenby P, Soon Y. Barrett's oesophagus: evidence from the current meta-analyses. *World J Gastrointest Pathol* 2014;5(3):178-87.
4. Parada AA, Venco FE, Nunez MZ *et al.* Cromoendoscopia do esôfago. In: *Atlas de Endoscopia Digestiva da Sobed. Cromoendoscopia.* Rio de Janeiro: Revinter, 2011. p. 8-37
5. Pech O, May A, Manner H. Long-term efficacy and safety of endoscopic resection for patients with mucosal adenocarcinoma the esophagus. *Gastroeneterology* 2014;146:652-60.
6. Segal F, Prolla JC, Leistner S. *Estudo da carcinogênese do adenocarcinoma do esôfago: análise imunohistoquímica e molecular do gene p53 em pacientes com metaplasia intestinal da cárdia e com esôfago de Barrett –* [Tese]. Universidade Federal do Rio Grande do Sul, Curso de Medicina, Departamento de Medicina Interna, 2002.
7. Segal F, Breyer HP. Diagnosis and management of Barrett's metaplasia: what's new? *World J Gastrointest Endosc* 2012;4(9):379-86.
8. Spechler SJ, Talley NJ, Grover S. Epidemiology, clinical manifestations, and diagnosis of Barrett's esophagus. *Uptodate* 2014.
9. Spechler SJ, Souza R. Barrett's esophagus. *New Engl J Med* 2014;371:836-45.
10. Singh R, Mei SLCY,Sethi S. Advanced endoscopic imaging in Barrett's oesophagus: a review on current practice. *World J Gastroenterol* 2011;17(38):4271-76.
11. Tolentino MM, Faifer JG, Tolentino EC *et al.* In: *Endoscopia digestiva: diagnóstico e tratamento. Esôfago de Barrett.* Rio de Janeiro: Revinter, 2013. p. 173-83.
12. Watson TJ. Endoscopic therapies for Barrett's neoplasia. *J Thoracic Dis* 2014;6(S3):S298-S308.
13. Yachimski P, Hur Chin. Evidence-based endoscopic management of Barrett's esophagus. *Gastroenterology Report* 2015;3:54-62.

11 Cromoendoscopia Esofágica

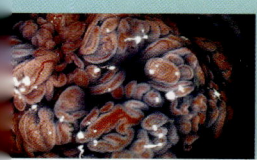

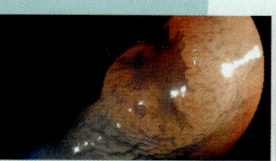

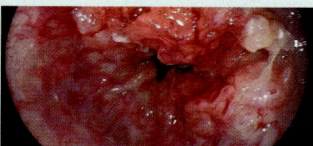

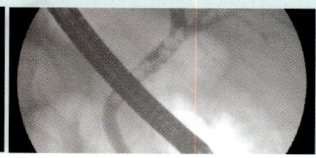

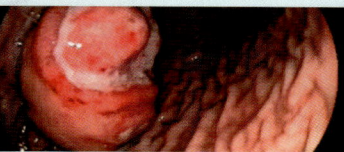

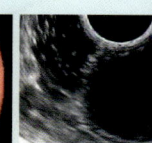

Helenice Pankowski Breyer ■ Jerônimo De Conto Oliveira

INTRODUÇÃO

A cromoendoscopia é uma técnica antiga, usada há décadas, que envolve a aplicação tópica de um corante na mucosa do trato gastrointestinal para melhorar a visualização tecidual, a caracterização e o diagnóstico das lesões. É um útil auxiliar na endoscopia, pois permite o contraste visual entre áreas coradas e não coradas, permitindo uma melhor avaliação da superfície morfologicamente alterada e o direcionamento das biópsias.

Tradicionalmente, os corantes são categorizados em absortivos, também chamado de vital, de contraste e reativos. Os corantes absortivos são captados por células epiteliais específicas, os de contraste se depositam em áreas de relevo e acentuam a topografia e irregularidades da mucosa e, finalmente, os reativos apresentam uma reação química com o meio tecidual e sofrem mudança de coloração (Quadro 11-1).

Habitualmente, a solução com o corante é aplicada diretamente sobre a mucosa durante a observação endoscópica através de um cateter borrifador inserido no canal de trabalho. É uma técnica simples, rápida, segura e de baixo custo.

Contudo, o impacto do método em algumas situações não está plenamente estabelecido, em parte por falta de padronização e interpretação da metodologia, em parte pelos desfechos clínicos, carecerem de validação por meio de estudos controlados.

Mais recentemente, com o avanço da tecnologia dos endoscópios, surgiu a cromoendoscopia eletrônica que consiste em imagens processadas que fornecem amplificação da superfície mucosa e dos vasos sanguíneos.

A cromoendoscopia óptica envolve técnica de imagem pré-processada e inclui o *narrow-band imaging* (NBI) (Olympus Medical Systems Tokyo, Japão), e a cromoendoscopia digital envolve técnicas de imagem pós-processadas, como *flexible spectral imaging color enhancement* (FICE) (Fujifilm, Japão) e *i-SCAN* (Pentax, Japão). Tem como vantagem em relação à cromoendoscopia tradicional a praticidade, não sendo necessária a instilação de corante, diminuindo o tempo endoscópico. Por outro lado, é uma tecnologia cara com necessidade de uma curva de aprendizado e padronização das características das imagens.

A cromoendoscopia pode ser utilizada em associação a aparelhos de alta resolução e de magnificação de imagem.

TÉCNICA DA CROMOENDOSCOPIA ESOFÁGICA

A superfície mucosa que receberá o corante deve estar limpa, sendo realizada a remoção de resíduos e muco com lavagem com água. O uso de dimeticona via oral imediatamente antes da endoscopia também ajuda no preparo. Certas técnicas de cromoendoscopia requerem pré-tratamento da mucosa com um agente mucolítico, como N-acetilcisteína a 10% que é borrifada previamente.

O corante pode ser instilado focalmente, em uma área macroscopicamente alterada, ou difusamente, ao longo do esôfago como no *screening* de lesões precoces em população de risco para carcinoma escamoso esofágico (no caso do lugol). Nestes casos, o corante é borrifado pelo canal de trabalho com uso de um cateter do tipo chuveirinho, iniciando-se no esôfago cervical e progredindo-se distalmente. Após a instilação, a desinsuflação do esôfago

Quadro 11-1 Corantes e sua utilização no esôfago

Corantes e sua utilização no esôfago			
Corante	O que é corado	O que não é corado	Uso clínico
Lugol	Glicogênio do epitélio escamoso	Mucosa escamosa erosada, ulcerada, displásica ou maligna Mucosa colunar	Câncer epidermoide esofágico, *screening* em grupos de risco (câncer de cabeça e pescoço) No EB, define melhor a transição dos epitélios
Azul de metileno	Células do tipo intestinal Metaplasia intestinal do EB	Mucosa escamosa e gástrica Coloração azul reduzida ou heterogênea no EB displásico	Diagnóstico e vigilância no EB Na prática, não utilizado
Azul de toluidina	Núcleo das células displásicas/malignas	Mucosa escamosa normal	Câncer esofágico Poucos estudos
Índigo-carmim	Penetra entre fovéolas, criptas e pregas	–	Diagnóstico e vigilância do EB associado à magnificação de imagem
Ácido acético*	Ressalta o padrão foveolar do EB	–	Diagnóstico e vigilância do EB associado ou não à magnificação de imagem

EB: Esôfago de Barrett.
*Ver texto. Por definição, não é um corante propriamente dito.

por alguns segundos permite a distribuição uniforme do corante circunferencialmente. Deve-se atentar para elevação da cabeceira do paciente para evitar risco de aspiração.

TIPOS ESPECÍFICOS DE CORANTE E SUA APLICABILIDADE

Lugol

É uma solução iodada absortiva, com concentração, variando de 1,5 a 4%, que, instilando-se de 20-30 ml com cateter, reage com o glicogênio celular deixando a mucosa escamosa normal com coloração marrom por cerca de 5-8 minutos. A intensidade da coloração varia de acordo com a quantidade do glicogênio presente e podem ocorrer variações da cor mesmo na mucosa normal. Tecidos inflamados, displásicos ou malignos não são corados (ficando branco-amarelados), assim como o epitélio tipo gástrico e o esôfago de Barrett, que permanecem inalterados (Fig. 11-1). É tradicionalmente usado no rastreamento do carcinoma epidermoide precoce do esôfago, particularmente em áreas endêmicas, como Japão, China e sul do Brasil.[13,15]

Tem sido demonstrado que quanto maior a área hipocorada (especialmente maior que 5 mm de diâmetro), maior a frequência de neoplasia e também maior a profundidade da lesão. Hashimoto et al. não evidenciaram displasia em áreas menores que 5 mm (Quadro 11-2).[17]

Mesmo em lesões visíveis à endoscopia convencional, a coloração com lugol melhora a visualização das margens laterais da lesão, e isto resulta em um significativo aumento do tamanho da lesão comparado ao tamanho estimado previamente (Fig. 11-2).[9,28]

Mais recentemente foi demonstrado que a mudança da cor branco-amarelada de uma área não corada pelo lugol para cor-de-rosa após 3 minutos, chamada de *pink color sign*, correlaciona-se muito bem com neoplasia intraepitelial de alto grau. Usando este sinal, a sensibilidade foi de 92% e especificidade de 94% para o diagnóstico de lesões precoces.[37] O motivo seria a completa ausência de glicogênio no epitélio na presença de displasia de alto grau.

Também devem ser valorizadas múltiplas áreas não coradas com aspectos irregular e multiforme que se correlacionam com cânceres múltiplos, especialmente, em pacientes com carcinoma epidermoide de cabeça e pescoço.[23,29] Este subgrupo de pacientes tem alta prevalência de carcinoma metacrônico esofágico. Em um estudo japonês, 55% dos pacientes com múltiplas áreas irregulares e multiformes não coradas apresentavam um segundo câncer epidermoide esofágico.[29]

Em um estudo prospectivo conduzido em 62 centros franceses, que realizou endoscopia com lugol em pacientes com carcinoma epidermoide de cabeça e pescoço, a prevalência de displasia e câncer foi de 9,9%, sendo que 2/3 destas lesões só foram visualizadas após instilação com lugol. Os autores concluíram que este subgrupo de pacientes se beneficia da cromoendoscopia com lugol *screening*.[11] Outros pacientes de grupos de risco para carcinoma epidermoide esofágico que poderiam se beneficiar da cromoendoscopia com lugol durante o exame endoscópico seriam os com acalasia, ingesta de soda cáustica, tabagista/etilista e tomadores de chimarrão. Neste último subgrupo, Fagundes et al. detectaram 8 vezes mais displasia oculta em áreas não coradas com lugol com mais de 5 mm de diâmetro do que com biópsias aleatórias.[13]

Deve-se atentar, no entanto, que a instilação com lugol no esôfago (entre 20-30 mL) pode determinar um desconforto retroesternal transitório que pode ser reduzido com a instilação de tiossulfato de sódio 5% (em torno de 20 mL) após a coloração com lugol.[24] Deve ser evitado em pacientes com sensibilidade a iodo.

Azul de Metileno (AM)

É um corante vital captado por tecidos absortivos, como a mucosa do intestino delgado e cólon. Não cora epitélios não absortivos, como a mucosa escamosa esofágica ou colunar gástrica. A aplicação do AM necessita de uso prévio de mucolítico, com a finalidade de remover o muco superficial, para melhorar a captação do corante pelas células epiteliais. A técnica utiliza uma solução de acetilcisteína a 10% e após 2 minutos instila-se AM a 0,5%. A coloração ocorre em 2-3 minutos, e o excesso deve ser lavado com água.[8]

Canto et al., utilizando-se do AM, selecionaram a metaplasia intestinal do EB com grande acurácia e sem efeitos colaterais. Obtiveram sensibilidade, especificidade, valores preditivos positivos e negativos de 95, 97, 98 e 92% respectivamente.[6] No entanto, estudos de outros centros não conseguiram reproduzir estes excelentes resultados.[20,34] Nós estudamos 30 pacientes (total de 292 fragmentos de biópsias) com diagnóstico prévio de EB e obtivemos sensibilidade, especificidade, valores preditivos positivos e negativos do AM

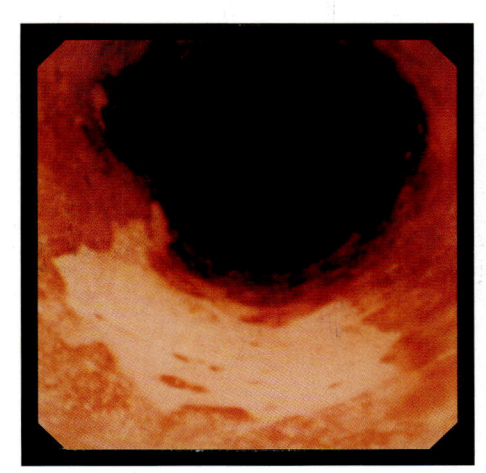

Quadro 11-2 Relação entre diâmetro das lesões hipocoradas e achados histopatológicos[17]

Relação entre diâmetro da área hipocorada e diagnóstico histológico				
Histologia	Tamanho (diâmetro em milímetros)			
	Até 5	6 a 10	11	Total
Neoplasia intraepitelial grau II	0 (0,0%)	13 (72,2%)	5 (27,8%)	18 (100%)
Carcinoma *in situ*	0 (0,0%)	5 (27,8%)	13 (72,2%)	18 (100%)
Carcinoma invasivo	0 (0,0%)	2 (20%)	8 (80%)	10 (100%)
Total	0	20	26	46

Fig. 11-1. Área branca em mucosa esofágica displásica após coloração com lugol.[13]

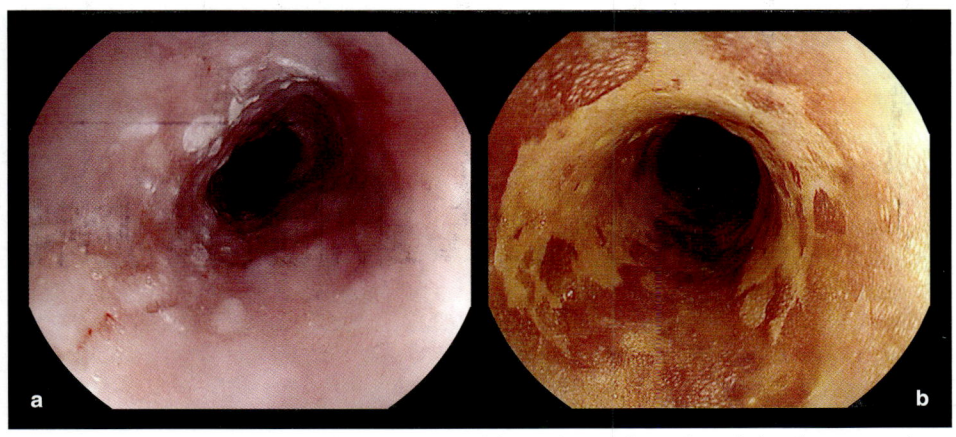

Fig. 11-2. (a) CA epidermoide esofágico precoce; (b) mais bem delimitado após lugol – extensa área branca.

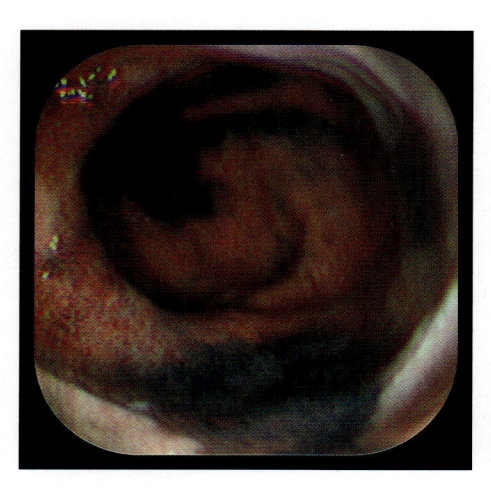

Fig. 11-3. Áreas coradas pelo azul de metileno – presença de metaplasia intestinal.

na detecção da metaplasia intestinal de 72, 46, 88 e 22%, respectivamente (Fig. 11-3).[4]

Seguiram-se outros estudos, a maioria do grupo de Cleveland com Canto *et al.*, agora avaliando as características de coloração do AM no EB neoplásico. Os autores concluíram que o aumento da heterogeneidade e a diminuição da intensidade da coloração com AM são significativos fatores de riscos independentes de displasia e câncer, e auxiliariam no direcionamento das biópsias na endoscopia de vigilância no EB.[5]

Novamente, os resultados na literatura foram discrepantes, e uma metanálise, envolvendo nove estudos com 450 pacientes, não encontrou diferença na detecção da metaplasia intestinal, displasia ou câncer nas biópsias direcionadas pelo AM, quando comparadas a biópsias aleatórias durante a vigilância endoscópica do EB.[31]

O motivo para tantos resultados discrepantes é, provavelmente, decorrente da ampla variação na população estudada, tamanho das amostras, técnica de aplicação do AM (volume de mucolítico, corante e água) e interpretação dos padrões de coloração. Pela nossa experiência, parece-nos que a maior dificuldade com o uso do AM seja a interpretação pelo endoscopista do que é coloração positiva e negativa. A variação da intensidade da coloração é muito sutil, com áreas discretamente, moderadamente e até intensamente azuladas. Essa discriminação é muito subjetiva e operador dependente o que pode limitar seu uso na prática clínica.[3]

Portanto, não se tem embasamento científico para recomendar a cromoendoscopia com AM no diagnóstico e vigilância do EB na prática clínica. Além disso, existem alguns relatos de dano oxidativo ao DNA induzido pela combinação de AM e exposição à luz branca pelo endoscópio durante a cromoendoscopia no EB ou na mucosa colônica.[7,32] Tem sido especulado que o dano no DNA em um epitélio instável, como o do EB, poderia acelerar a carcinogênese, embora não haja casos documentados.[10]

Índigo-Carmim

Corante de contraste, pois não é absorvido pelas células, apenas salienta discretas irregularidades da mucosa, uma vez que penetra entre as fovéolas, criptas e pregas. No esôfago tem sido usado por alguns autores em combinação com a endoscopia de alta resolução ou magnificação para melhorar a identificação da metaplasia intestinal e alterações neoplásicas no EB. É instilado por cateter em solução que pode variar de 0,1 a 0,5%.

Sharma *et al.* estudaram o uso deste corante em pacientes com EB associado à magnificação de imagem em 80 pacientes e descreveram três tipos de padrões foveolares *(pits)*: a) viliforme ou viloso *(ridged/villous)*, incluindo vilosidades tortuosas ou cerebriformes de aspecto regular; b) circular e c) irregular (significativas distorções e irregularidades dos padrões das formas cerebriformes ou vilosas). Constatou-se, na presença de padrão *ridged/villous*, uma alta sensibilidade, especificidade e valores preditivos positivos de 97, 96 e 92%, respectivamente, para o diagnóstico da metaplasia intestinal do EB. É o padrão irregular e distorcido associado à displasia de alto grau e câncer.[36]

Contudo, um estudo randomizado e prospectivo em 28 pacientes com EB a cromoendoscopia com índigo-carmim não aumentou a sensibilidade na detecção de neoplasia precoce, quando comparada à endoscopia de alta definição com luz branca.[22]

A falta de consenso quanto à classificação do padrão foveolar (foram descritas seis classificações diferentes), assim como a curva de aprendizagem do método acabam por limitar seu uso, ficando restrito a grandes centros.

Ácido Acético

Este agente não é considerado uma forma de cromoendoscopia, uma vez que não se enquadre em nenhuma das categorias previamente descritas. No entanto, quando usado em combinação com a endoscopia de magnificação, o ácido acético aumentou os detalhes da superfície mucosa, padrão vascular e padrão foveolar.[8]

O ácido acético quebra as glicoproteínas da camada de muco atuando então como mucolítico. Além disso, o ácido acético não tamponado em contato com as células da superfície epitelial causa uma desacetilação reversível da proteína celular, alterando a estrutura tridimensional celular. No epitélio colunar, ocasiona edema, congestão da mucosa e consequente aumento da visualização da arquitetura da mucosa. Ocorre uma modificação da coloração mucosa normal rósea-avermelhada para uma coloração brancacenta, chamada de *acetowhite reaction* (o ácido acético mascara os capilares da submucosa, levando a uma aparência branca do epitélio).[8]

Este processo é transitório e dura alguns poucos minutos. Envolve a instilação de 5-10 mL de uma solução de ácido acético a 1,5%.

Endoscopia com magnificação e ácido acético também foi usada para identificar corretamente a metaplasia intestinal do EB. Guelrud *et al.* descreveram 4 tipos de padrão foveolar no EB, usando ácido acético com magnificação, e relacionaram o padrão estriado e viloso com a presença da metaplasia intestinal (Fig. 11-4).[16] Contudo, a categorização do padrão foveolar teve uma alta variabilidade interobservador, tornando o método de baixa aplicabilidade.[27]

A acurácia diagnóstica do ácido acético com magnificação na detecção da metaplasia intestinal do EB em outros estudos variou de 52 a 90%.[14,18]

Publicações mais recentes têm sugerido que o ácido acético auxilia na detecção da neoplasia precoce no EB.[1,25] Longcroft-Wheaton *et al.* demonstraram o valor do ácido acético para direcionar biópsias no EB displásico sem uso de magnificação. Obtiveram uma sensibilidade de 95,5% e especificidade de 80% para a detecção de neoplasia.[25] Bhandari *et al.* concluíram que biópsias direcionadas pelo ácido acético detectavam neoplasia, necessitando de 15 vezes menos biópsias quando comparado às biópsias randomizadas aleatórias.[1]

CROMOENDOSCOPIA ELETRÔNICA E SUA APLICABILIDADE

Narrow-Band Imaging (NBI)

É fundamentada nas propriedades de penetração da luz, que é diretamente proporcional ao comprimento de onda. Comprimentos de ondas curtos penetram apenas superficialmente na mucosa, enquanto comprimentos de onda longos são capazes de penetrar mais profundamente nos tecidos. A colocação de filtros de banda curta diretamente na frente da lâmpada de xenônio produz duas luzes de bandas curtas com comprimento de onda de 415 nm e 540 nm que

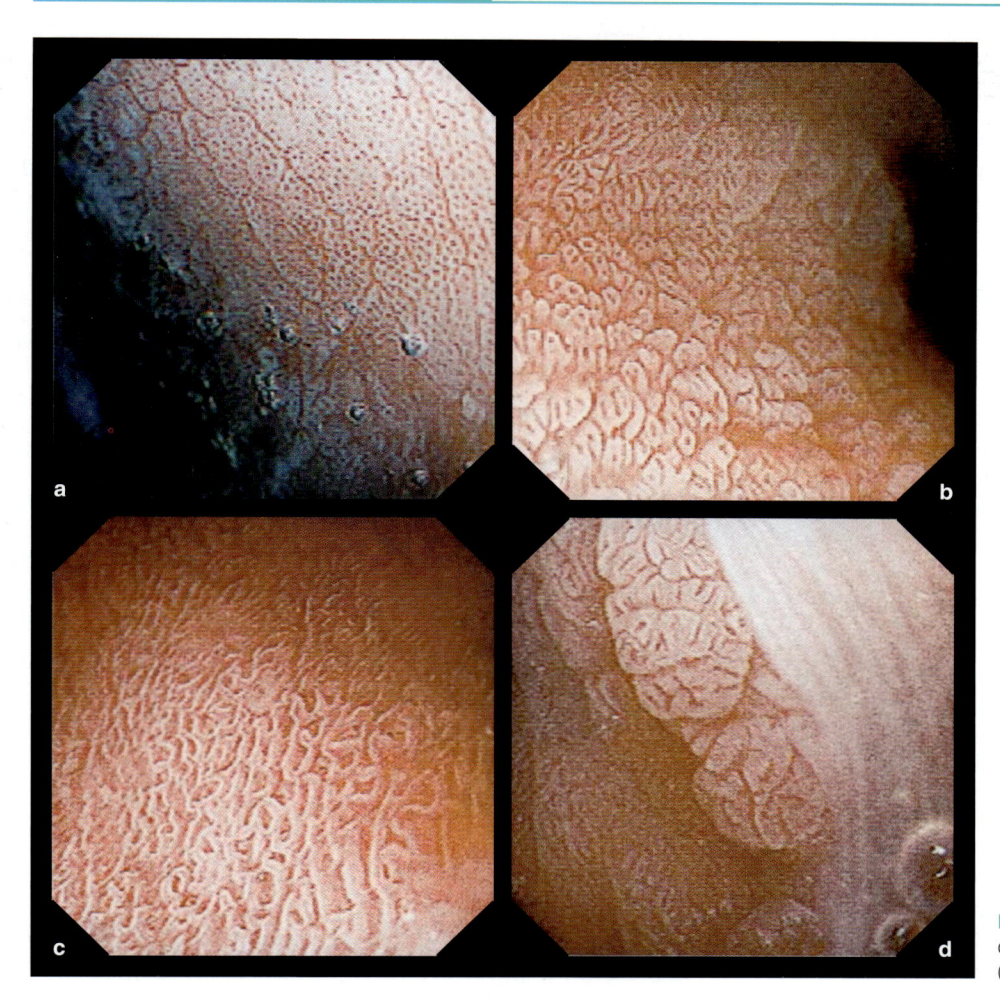

Fig. 11-4. Ácido acético com magnificação no Esôfago de Barrett: (**a**) padrão arredondado; (**b**) reticulado; (**c**) viloso e; (**d**) viloso cerebriforme.[16]

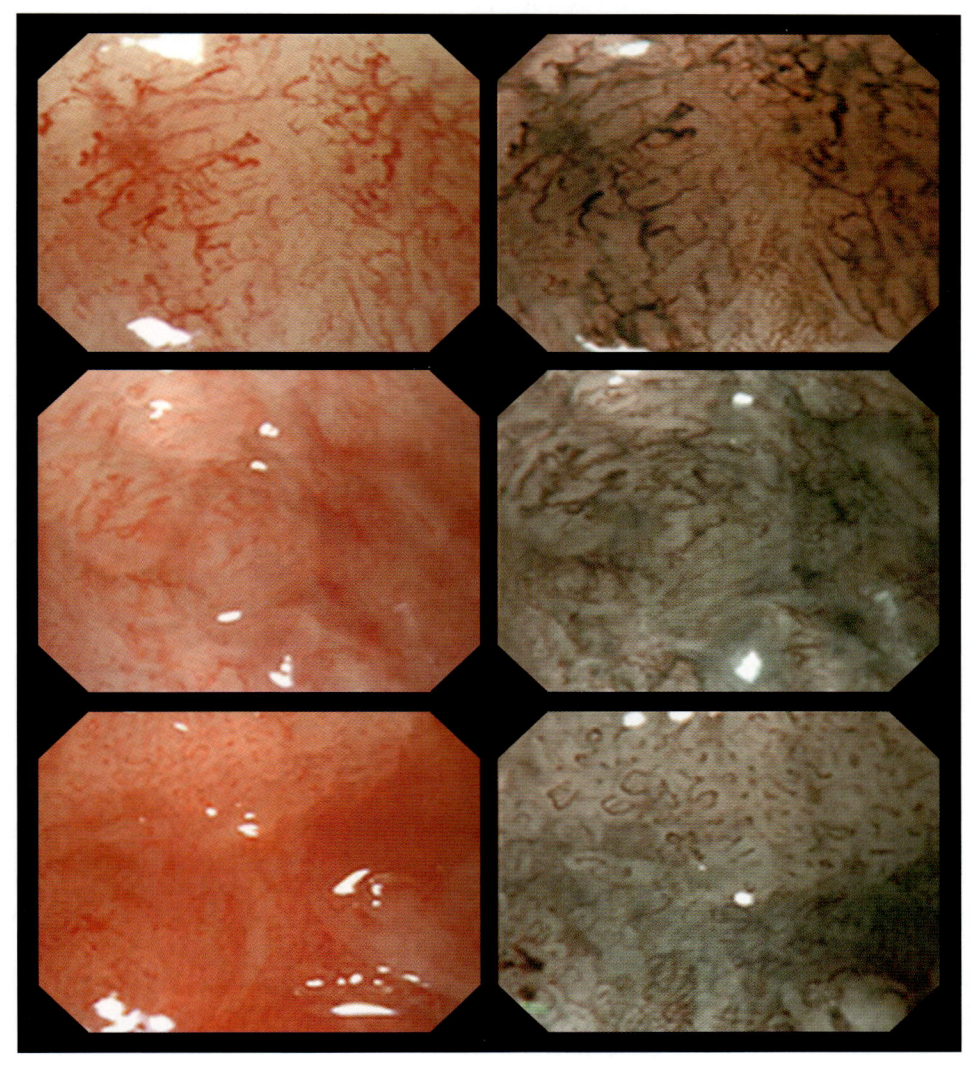

Fig. 11-5. Barrett displásico com NBI.

correspondem ao pico de absorção da luz pela hemoglobina. Os capilares na mucosa superficial são realçados pelo comprimento de onda de 415 nm e aparecem marrons. O comprimento de onda maior penetra mais profundamente na mucosa e submucosa e tornam os vasos mais profundos azul/esverdeados. Como a maior parte da luz da NBI é absorvida pelos vasos sanguíneos da mucosa, as imagens resultantes realçam os vasos em contraste com estruturas não vasculares da mucosa.[26]

No esôfago, esta tecnologia tem sido estudada para melhorar a acurácia da vigilância endoscópica no EB à procura de lesões neoplásicas, com o intuito de evitar a realização de biópsias aleatórias que consomem tempo e têm baixo rendimento. Achado de padrão mucoso e vascular regular se correlaciona com Barrett não displásico, enquanto padrão irregular está associado à neoplasia precoce (Fig. 11-5).[2]

O papel da NBI na detecção de neoplasia precoce no EB foi avaliado em três estudos randomizados. Kara *et al.* compararam endoscopia de alta definição mais NBI com endoscopia de alta definição mais índigo-carmim, em um estudo randomizado com *crossover*. Concluíram que a endoscopia de alta resolução em mãos experientes foi capaz de detectar a maioria das displasias de alto grau e câncer precoce no EB. O acréscimo da cromoendoscopia ou NBI apresentou valor adicional limitado para a detecção primária das lesões. Estas técnicas teriam maior valor para a inspeção detalhada de uma área suspeita. Na comparação entre os métodos, tanto a cromoendoscopia quanto a NBI apresentaram resultados semelhantes no diagnóstico da displasia de alto grau e câncer no EB.[22]

Wolfsen *et al.* avaliaram 65 pacientes com EB e concluíram que NBI era superior à endoscopia convencional na detecção de displasia. Displasia de alto grau foi encontrada em 12 pacientes usando NBI comparada a nenhum paciente usando endoscopia convencional (18 vs. 0%, p < 0,001).[41] Contudo, uma limitação deste estudo foi que o autor não conseguiu determinar se a melhora na detecção foi relacionada com a endoscopia de alta resolução com a NBI.

E finalmente o mais recente estudo randomizado *crossover* comparou endoscopia à alta definição associada a biópsias randomizadas protocolares com apenas biópsias direcionadas pela NBI. Em 123 pacientes, tanto a endoscopia de alta definição como a NBI detectaram 92% dos pacientes com metaplasia intestinal, porém a NBI necessitou de menor número de biópsias por paciente (3,6 vs. 7,6; p < 0,0001). Além disso, NBI detectou maior proporção de áreas com displasia (30 vs. 21%; p = 0,01). Constataram que padrão de superfície regular à NBI não contém displasia de alto grau ou câncer, sugerindo que biópsias destas áreas devam ser evitadas.[35] Portanto a NBI parece reduzir o número de biópsias durante a vigilância do EB, acrescentando eficácia e efetividade.

Porém, um limitante para a implementação da NBI com biópsias direcionadas na prática clínica tem sido a ausência de uniformidade do sistema de classificação do padrão mucoso e vascular observado pela NBI.[12] Além disso, a concordância interobservadores relativa às imagens de displasia e metaplasia é apenas moderada tanto para endoscopistas experientes como não.[39]

Portanto, biópsias direcionadas pela NBI ainda não substituem o uso de biópsias randomizadas na vigilância endoscópica do EB. Segundo a revisão técnica da AGA, a vigilância endoscópica é mais bem realizada com a inspeção cuidadosa do epitélio colunar no esôfago, usando endoscópio de luz branca com alta resolução e realizando biópsias de áreas suspeitas e randomizadas a cada 2 cm nos quatro quadrantes. Segundo os *guidelines*, até o presente momento o uso de NBI ou cromoendoscopia eletrônica similar não pode ser recomendado nem desencorajado.[40]

Nagami *et al.* compararam NBI com cromoendoscopia com lugol em 202 pacientes com fatores de risco para carcinoma escamoso esofágico. Evidenciaram que a acurácia, sensibilidade e especificidade da NBI foi de 77, 88 e 75%, respectivamente, enquanto para áreas não coradas por lugol foi de 68, 94 e 64%, respectivamente.

Os autores concluíram que NBI foi mais útil no diagnóstico da displasia de alto grau e carcinoma escamoso.[30] Este estudo recebeu como crítica do grupo de Shimizu o fato de não ter levado em conta o *pink color sign* que parece ser mais acurado para avaliar displasia de alto grau, em que praticamente não há mais glicogênio. Usando este achado, a sensibilidade para diagnóstico da displasia de alto grau e câncer com lugol foi de 92%, e a especificidade, de 94%.[37,38]

Flexible Spectral Imaging Color Enhancement (FICE) e i-Scan

Diferentemente da NBI, que se baseia na utilização de filtros ópticos dentro da fonte de luz, o FICE e i-Scan transformam uma imagem da videoprocessadora e reconstituem uma imagem virtual por reprocessamento dos fótons refletidos, aumentando ao máximo a intensidade da luz azul e diminuindo as intensidades das luzes vermelhas e verdes. Estes sistemas convertem imagens em imagens espectrais, com comprimentos de onda determinados, e as reconstroem, gerando imagens com altos contrastes. Isto permite uma visualização mais detalhada da superfície mucosa e da microvascularização, como resultado da diferente absorção óptica da luz pela hemoglobina.

Recentemente, um estudo comparou a acurácia de biópsias direcionadas pelo i-Scan ou cromoendoscopia com ácido acético contra biópsias randomizadas na detecção da metaplasia intestinal do EB. Tanto o i-Scan quanto o ácido acético tiveram maior acurácia na detecção da metaplasia intestinal com menor número de biópsias, sendo ambas as cromoendoscopias comparáveis.[19]

Um estudo, incluindo 57 pacientes com EB, comparou FICE *vs.* cromoendoscopia com ácido acético na detecção da displasia de alto grau, e a sensibilidade das biópsias direcionadas pela cromoendoscopia foi de 83% e para o FICE de 92%, diferença esta que não foi significativa.[33]

A cromoendoscopia com i-Scan também foi avaliada em um estudo prospectivo, randomizado e controlado em 514 pacientes que foram submetidos à endoscopia para avaliação de esofagite. O grupo submetido ao i-Scan apresentou significativamente mais diagnóstico de esofagite macroscópica comparado à endoscopia de alta resolução (30,1 vs. 21,6%, p = 0,034). A concordância interobservador foi melhor no grupo i-Scan comparado à endoscopia de alta resolução (kappa = 0,793 vs. 0,473).[21]

CONCLUSÃO

O grande desafio da endoscopia na prática clínica consiste em aumentar o diagnóstico de lesões pré-neoplásicas ou neoplásicas precoces, com exames minuciosos, utilizando-se de aparelhos de boa resolução óptica, detectando lesões com discretas elevações, mínimas depressões ou somente com alterações de coloração. E certamente a cromoendoscopia tem um papel importante neste contexto, conforme discussão ao longo do capítulo.

Com todo o desenvolvimento tecnológico, a cromoendoscopia com lugol no diagnóstico do carcinoma escamoso esofágico e suas lesões precursoras ainda é o método de escolha com vários estudos, identificando sua acurácia nesse cenário. É nossa rotina o uso deste corante em pacientes de grupo de risco para carcinoma escamoso esofágico submetidos à endoscopia, especialmente naqueles com história de carcinoma escamoso de cabeça e pescoço.

Já no diagnóstico do Esôfago de Barrett e na sua vigilância, a cromoendoscopia tradicional não é largamente usada na prática clínica. É questionável se realmente aumenta a detecção da neoplasia precoce comparado à endoscopia de alta definição com luz branca, e muitos endoscopistas consideram uma técnica trabalhosa, cuja correta aplicação do corante e a interpretação das imagens são operador dependentes. O uso do azul de metileno neste contexto é por nós desencorajado. A aplicação de ácido acético associado ou não à magnificação nos parece o método com melhores resultados.

A cromoendoscopia eletrônica fornece melhor visualização da superfície mucosa e de vasos sanguíneos, possibilitando uma avaliação mais minuciosa durante o exame endoscópico, com a grande vantagem de permitir este recurso com a simples manipulação de botões.

No EB desponta como método para melhorar a acurácia no diagnóstico de lesões neoplásicas, direcionando as biópsias endoscópicas para áreas suspeitas, necessitando de um menor número de biópsias. Porém, um limitante para a implementação da NBI com biópsias direcionadas na prática clínica tem sido a ausência de uniformidade do sistema de classificação do padrão mucoso e vascular observado pela NBI. Além disso, a concordância interobservadores relativa às imagens de displasia e metaplasia é apenas moderada tanto para endoscopistas experientes quanto não, o que por enquanto limita seu uso para grandes centros.

Não há dúvidas que a cromoendoscopia eletrônica, com a sua excelente qualidade de imagem, permitindo o direcionamento das biópsias sem a utilização de corantes, é a tecnologia a ser utilizada brevemente. Necessita, porém, de melhor uniformização de seus achados associado a um melhor treinamento dos endoscopistas e viabilização econômica para seu uso na prática clínica.

Contudo, a endoscopia convencional padrão, com luz branca, realizada de maneira cuidadosa, com a utilização de corante adequado, que é uma técnica simples, barata e relativamente fácil de ser realizada, ainda permanece como excelente método para diagnosticar lesões no trato digestório.

REFERÊNCIAS BIBLIOGRÁFICAS

1. Bhandari P, Kandaswamy P, Cowlishaw D et al. Acetic acid-enhanced chromoendoscopy is more cost-effective than protocol-guided biopsies in a high-risk Barrett's population. *Dis Esophagus* 2012;25(5):386-92.
2. Boerwinkel DF, Swager AF, Curvers WL et al. The clinical consequences of advanced imaging techniques in Barrett's esophagus. *Gastroenterology* 2014;146(3):622-29.
3. Breyer HP, Barros SG, Maguilnik I. Cromoendoscopia no esôfago de Barrett: revisão da literatura e análise crítica. *GED* 2003;2003(22):12-16.
4. Breyer HP, Silva De Barros SG, Maguilnik I, et al. Does methylene blue detect intestinal metaplasia in Barrett's esophagus? *Gastroint Endosc* 2003;57(4):505-9.
5. Canto MI, Setrakian S, Willis JE et al. Methylene blue staining of dysplastic and nondysplastic Barrett's esophagus: an in vivo and ex vivo study. *Endoscopy* 2001;33(0013-726X (Print)):391-400.
6. Canto MI, Setrakian S, Petras RE et al. Methylene blue selectively stains intestinal metaplasia in Barrett's esophagus. *Gastrointest Endosc* 1996;44(1):1-7.
7. Davies J, Burke D, Olliver JR et al. Methylene blue but not indigo carmine causes DNA damage to colonocytes in vitro and in vivo at concentrations used in clinical chromoendoscopy. *Gut* 2007;56(1):155-56.
8. Davila RE. Chromoendoscopy. *Gastrointest Endosc Clin N Am* 2009;19(2):193-208.
9. Dawsey SM, Fleischer DE, Wang GQ et al. Mucosal iodine staining improves endoscopic visualization of squamous dysplasia and squamous cell carcinoma of the esophagus in Linxian, China. *Cancer* 1998;83(2):220-31.
10. Dinis-Ribeiro M, Moreira-Dias L. There is no clinical evidence of consequences after methylene blue chromoendoscopy. *Gastrointest Endosc* 2008;67(1097-6779 (Electronic)):1209.
11. Dubuc J, Legoux JL, Winnock M et al. Endoscopic screening for esophageal squamous-cell carcinoma in high-risk patients: a prospective study conducted in 62 French endoscopy centers. *Endoscopy* 2006;38(7):690-95.
12. Espino A, Cirocco M, Dacosta R et al. Advanced imaging technologies for the detection of dysplasia and early cancer in barrett esophagus. *Clin Endosc* 2014;47(1):47-54.
13. Fagundes RB, de Barros SG, Putten AC et al. Occult dysplasia is disclosed by Lugol chromoendoscopy in alcoholics at high risk for squamous cell carcinoma of the esophagus. *Endoscopy* 1999;31(4):281-85.
14. Ferguson DD, DeVault KR, Krishna M et al. Enhanced magnification-directed biopsies do not increase the detection of intestinal metaplasia in patients with GERD. *Am J Gastroenterol* 2006;101(7):1611-16.
15. Freitag CP, Barros SG, Kruel CD et al. Esophageal dysplasias are detected by endoscopy with Lugol in patients at risk for squamous cell carcinoma in southern Brazil. *Dis Esophagus* 1999;12(3):191-95.
16. Guelrud M, Herrera I, Essenfeld H et al. Enhanced magnification endoscopy: a new technique to identify specialized intestinal metaplasia in Barrett's esophagus. *Gastrointest Endosc* 2001;53(6):559-65.
17. Hashimoto CL, Iriya K, Baba ER et al. Lugol's dye spray chromoendoscopy establishes early diagnosis of esophageal cancer in patients with primary head and neck cancer. *Am J Gastroenterol* 2005;100(2):275-82.
18. Hoffman A, Kiesslich R, Bender A et al. Acetic acid-guided biopsies after magnifying endoscopy compared with random biopsies in the detection of Barrett's esophagus: a prospective randomized trial with crossover design. *Gastrointest Endosc* 2006;64(1):1-8.
19. Hoffman A, Korczynski O, Tresch A et al. Acetic acid compared with i-scan imaging for detecting Barrett's esophagus: a randomized, comparative trial. *Gastrointest Endosc* 2014;79(1):46-54.
20. Jobson B, Goenka P, Manato G. Poor predictive value of methylene blue staining in detecting intestinal metaplasia of the esophagus. *Can J Gastroenterol* 1999;13:A124.
21. Kang HS, Hong SN, Kim YS et al. The efficacy of i-SCAN for detecting reflux esophagitis: a prospective randomized controlled trial. *Dis Esophagus* 2013;26(2):204-11.
22. Kara MA, Peters FP, Rosmolen WD et al. High-resolution endoscopy plus chromoendoscopy or narrow-band imaging in Barrett's esophagus: a prospective randomized crossover study. *Endoscopy* 2005;37(10):929-36.
23. Katada C, Muto M, Tanabe S et al. Factors associated with the presence of multiple Lugol-voiding lesions in patients with esophageal squamous-cell carcinoma. *Dis Esophagus* 2014;27(5):457-62.
24. Kondo H, Fukuda H, Ono H et al. Sodium thiosulfate solution spray for relief of irritation caused by Lugol's stain in chromoendoscopy. *Gastrointest Endosc* 2001;53(2):199-202.
25. Longcroft-Wheaton G, Duku M, Mead R et al. Acetic acid spray is an effective tool for the endoscopic detection of neoplasia in patients with Barrett's esophagus. *Clin Gastroenterol Hepatol* 2010;8(10):843-47.
26. Manfredi Ma Fau – Abu Dayyeh BK, Abu Dayyeh Bk Fau – Bhat YM, Bhat Ym Fau – Chauhan SS et al. Electronic chromoendoscopy. *Gastrointest Endosc* 2015;81(1097-6779 (Electronic)):249-61.
27. Meining A, Rosch T, Kiesslich R et al. Inter- and intra-observer variability of magnification chromoendoscopy for detecting specialized intestinal metaplasia at the gastroesophageal junction. *Endoscopy* 2004;36(2):160-64.
28. Meyer V, Burtin P, Bour B et al. Endoscopic detection of early esophageal cancer in a high-risk population: does Lugol staining improve videoendoscopy? *Gastrointest Endosc* 1997;45(6):480-84.
29. Muto M, Hironaka S, Nakane M et al. Association of multiple Lugol-voiding lesions with synchronous and metachronous esophageal squamous cell carcinoma in patients with head and neck cancer. *Gastrointest Endosc* 2002;56(4):517-21.
30. Nagami Y, Tominaga K, Machida H et al. Usefulness of non-magnifying narrow-band imaging in screening of early esophageal squamous cell carcinoma: a prospective comparative study using propensity score matching. *Am J Gastroenterol* 2014;109(6):845-54.
31. Ngamruengphong S, Sharma VK, Das A. Diagnostic yield of methylene blue chromoendoscopy for detecting specialized intestinal metaplasia and dysplasia in Barrett's esophagus: a meta-analysis. *Gastrointest Endosc* 2009;69(6):1021-28.
32. Olliver JR, Wild CP, Sahay P et al. Chromoendoscopy with methylene blue and associated DNA damage in Barrett's oesophagus. *Lancet* 2003;362(9381):373-74.

33. Pohl J, May A, Rabenstein T et al. Comparison of computed virtual chromoendoscopy and conventional chromoendoscopy with acetic acid for detection of neoplasia in Barrett's esophagus. *Endoscopy* 2007;39(7):594-98.
34. Ray MB, Mayfield-Stokes S, Cecil B. Results of methylene blue-directed biopsy is similar to conventional biopsy for the diagnosis of intestinal metaplasia and dysplasia in Barrett's esophagus (in Abstracts 1–98 submitted to ASGE 1999). *Gastrointestinal Endoscopy* 1999;49(4 Part 2):AB49-AB73.
35. Sharma P, Hawes RH, Bansal A et al. Standard endoscopy with random biopsies versus narrow band imaging targeted biopsies in Barrett's oesophagus: a prospective, international, randomised controlled trial. *Gut* 2013;62(1):15-21.
36. Sharma P, Weston AP, Topalovski M et al. Magnification chromoendoscopy for the detection of intestinal metaplasia and dysplasia in Barrett's oesophagus. *Gut* 2003;52(1):24-27.
37. Shimizu Y, Omori T, Yokoyama A et al. Endoscopic diagnosis of early squamous neoplasia of the esophagus with iodine staining: high-grade intra-epithelial neoplasia turns pink within a few minutes. *J Gastroenterol Hepatol* 2008;23(4):546-50.
38. Shimizu Y, Takahashi M, Mizushima T et al. Chromoendoscopy with iodine staining, as well as narrow-band imaging, is still useful and reliable for screening of early esophageal squamous cell carcinoma. *Am J Gastroenterol* 2015;110(1):193-94.
39. Silva FB, Dinis-Ribeiro M, Vieth M et al. Endoscopic assessment and grading of Barrett's esophagus using magnification endoscopy and narrow-band imaging: accuracy and interobserver agreement of different classification systems (with videos). *Gastrointest Endosc* 2011;73(1):7-14.
40. Spechler SJ, Sharma P Fau, Souza RF et al. American Gastroenterological Association technical review on the management of Barrett's esophagus. *Gastroenterology* 2011;140(1528-0012 (Electronic)):e18-e52.
41. Wolfsen HC, Crook JE, Krishna M, et al. Prospective, controlled tandem endoscopy study of narrow band imaging for dysplasia detection in Barrett's Esophagus. *Gastroenterology* 2008;135(1):24-31.

12 Tratamento Endoscópico das Varizes Esofágicas

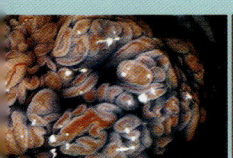

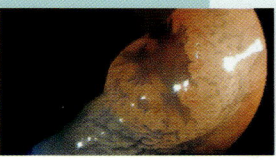

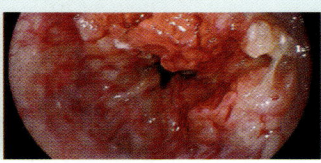

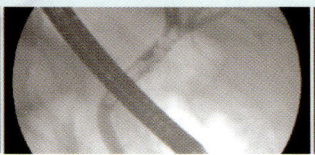

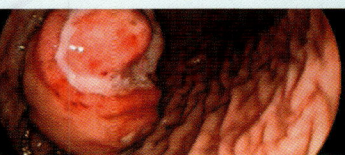

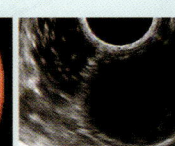

Alexandro Vaesken Alves

INTRODUÇÃO

O aparecimento de varizes do trato digestório está relacionado com o aumento da pressão do sistema portal por diversas etiologias, sendo as mais frequentes em nosso meio a cirrose hepática, esquistossomose e a trombose portoesplênica. Há um aumento progressivo da resistência vascular intra-hepática em decorrência da deposição de fibrose no parênquima e a formação de nódulos regenerativos, assim como vasoconstrição intra-hepática, acrescendo em torno de 25% da resistência intra-hepática. No território portal extra-hepático há um aumento do fluxo sanguíneo decorrente da vasodilatação esplâncnica. Na tentativa de compensar esse aumento de pressão, ocorre o aparecimento de canais vasculares que unem a circulação venosa portal com o território vascular sistêmico, sendo as mais importantes, do ponto de vista clínico, as varizes esofágicas e gástricas. Esta importância está relacionada com o elevado risco de ruptura e hemorragia, uma complicação com expressiva morbidade e mortalidade.[14,26]

O método mais preciso da medida da pressão portal consiste na medida da diferença de pressão entre a circulação portal e a sistêmica, essa diferença é denominada Gradiente de Pressão Venosa Hepática (GPVH). Mensurada pela medida da pressão da veia hepática subtraída da pressão da veia livre ou da veia cava inferior medidas por cateterismo.[18] Os valores normais estão entre 3 e 5 mmHg. O aumento do GPVH tem correlação com o aparecimento das varizes esofágicas e com o risco de ruptura de varizes esofágicas, quando em valores acima de 10 e 12 mmHg, respectivamente.[9,13,16,17] A dificuldade na aplicação dessa avaliação está relacionada principalmente com a experiência local, sua característica invasiva e complicações da técnica.[18]

HISTÓRIA NATURAL

A história natural das varizes esofágicas tem íntima correlação com o GPVH. Com o aumento progressivo da hipertensão portal, o desenvolvimento de varizes ocorre em cerca de 50% dos pacientes com cirrose.[23]

Pacientes com cirrose apresentarão varizes a uma taxa anual de 5 a 8%, e a progressão de pequeno calibre para grande calibre ocorrerá em 8% dos pacientes ao ano.[21] A hemorragia digestiva por ruptura de varizes ocorre em 25 a 40% dos pacientes cirróticos com uma mortalidade em torno de 30-40% no primeiro sangramento e 20% nas próximas 6 semanas, apesar da evolução das técnicas endoscópicas e medidas farmacológicas agressivas.[15] Os pacientes que sobrevivem ao episódio inicial têm uma probabilidade de 70% de apresentarem novo sangramento no primeiro ano.[5,8]

DIAGNÓSTICO E SEGUIMENTO

O padrão áureo para o diagnóstico e a avaliação das varizes esofágicas é a realização de endoscopia digestiva alta com o propósito de identificar objetivamente pacientes com alto risco de sangramento e aqueles em que a profilaxia primária (prevenção do primeiro episódio de sangramento) deve ser evitada. A endoscopia digestiva alta deve ser realizada em todo paciente com diagnóstico de cirrose para rastreamento de varizes.[11,14]

Localização: as varizes esofágicas são menos visualizadas nos terços proximal e médio em razão da maior profundidade dos vasos na submucosa, superficializando-se progressivamente no terço distal até a junção esofagogástrica, sendo o mais frequente local de sangramento.

Calibre: o diâmetro do vaso tem correlação com a tensão da parede, fator independente para a ocorrência de sangramento. Na presença de varizes, estas devem ser classificadas quanto ao seu tamanho, podendo ser classificação em três categorias.[22] Sendo esta classificação a mais utilizada nos estudos clínicos:

- *Pequenas:* finos e retilíneos cordões venosos (Fig. 12-1).
- *Médias:* varizes tortuosas que ocupam menos de 1/3 do lúmen esofágico (Fig. 12-2).
- *Grandes:* varizes tortuosas que ocupam mais de 1/3 do lúmen esofágico (Fig. 12-3).

Marcas vermelhas: são dilatações de vênulas sobre a parede dos cordões venosos. O aparecimento de tais marcas tem correla-

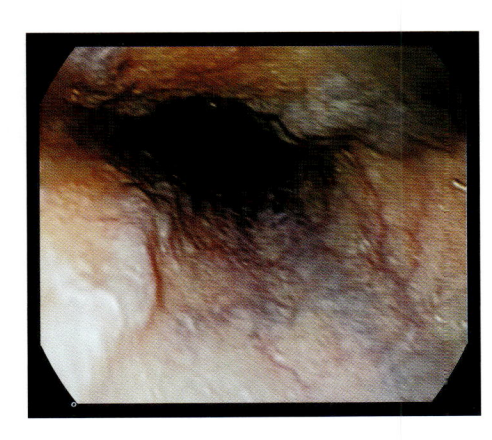

Fig. 12-1. Varizes de pequeno calibre.

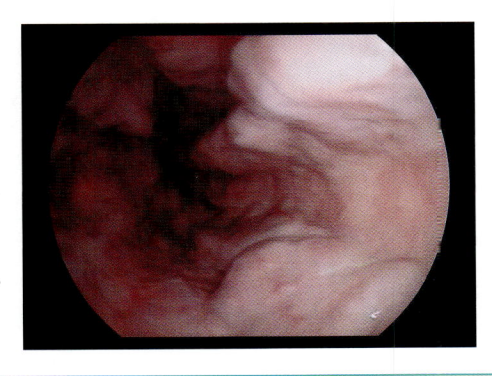

Fig. 12-2. Varizes de médio calibre.

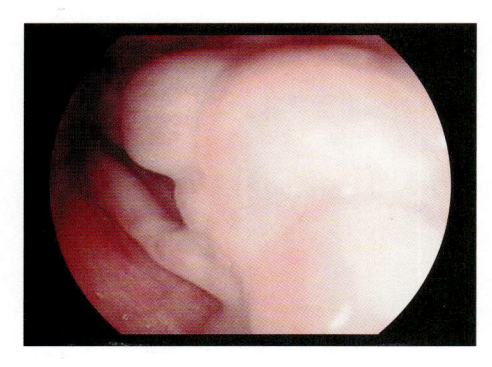

Fig. 12-3. Varizes de grande calibre.

ção com o risco de sangramento. São descritas como marcas vermelhas pela Classificação da Sociedade Japonesa de Pesquisa em Hipertensão Portal:[4]

- *Vergão vermelho (red wale marking):* vênulas dilatadas longitudinalmente dispostas (Fig. 12-4).
- *Manchas em cor de cereja (cherry red spots):* manchas avermelhadas com aproximadamente 2 mm (Fig. 12-5).
- *Hematocisto (hematocystic spot):* pequena projeção avermelhada, cística (bolha) com cerca de 4 mm.
- *Rubor difuso (diffuse redness):* áreas vermelhas difusas no topo das varizes sem elevações ou depressões.

O intervalo ideal para o rastreamento de varizes não está bem estabelecido, porém é aceito o intervalo de 2-3 anos para pacientes inicialmente sem varizes, 1 a 2 anos para pacientes com varizes de pequeno calibre e anualmente para pacientes com cirrose descompensada, etilismo ativo, marcas vermelhas sobre as varizes pequenas (risco de sangramento).[21,22] Pacientes que apresentam varizes de médio e grande calibre, já têm indicação de profilaxia primária para sangramento.[11] Caso seja iniciada profilaxia farmacológica não há indicação de seguir com o rastreamento endoscópico.

TRATAMENTO DA HIPERTENSÃO PORTAL

Para o tratamento da hipertensão portal dispomos de medicamentos vasoconstritores (betabloqueadores não cardiosseletivos), venodilatadores (nitratos), análogos da somatostatina (octreotida e terlipressina); técnicas endoscópicas (escleroterapia e ligadura elástica), endopróteses e cirurgias.

Pacientes com diagnóstico de cirrose e na presença de varizes de pequeno calibre, o risco de sangramento varia de 7 a 15% em 2-3 anos. Recomenda-se a profilaxia primária com betabloqueador somente para aqueles com varizes pequenas que tenham fatores de risco para sangramento, como doença avançada (Child-Pugh B ou C) ou marcas vermelhas sobre as varizes.[10,11]

Os pacientes com diagnóstico de cirrose, apresentando varizes de médio ou grande calibre, com o uso de betabloqueadores para profilaxia primária, têm redução de risco de sangramento e mortalidade.[7] A redução da hipertensão portal com diminuição da GPVH < 12 mmHg reduz o risco de sangramento, e pacientes que alcançam apenas uma redução de 20%, não atingindo valores inferiores a 12 mmHg, também têm relativo benefício.

Alguns pacientes têm contraindicações relativas para o uso de betabloqueadores, e para aqueles com doença hepática avançada e marcas vermelhas nas varizes recomenda-se utilizar como profilaxia primária a ligadura elástica de varizes esofágicas.

CIRROSE E HEMORRAGIA DIGESTIVA ALTA

Em contraste com o que ocorre na hemorragia não varicosa, a hemostasia espontânea ocorre apenas em 40-50% dos episódios. Após o controle do sangramento, o risco de ressangramento é decrescente de 48-72 horas até 6 semanas. A mortalidade nos primeiros 30 dias é em torno de 15 a 20%.[8]

CONDUTA NA HEMORRAGIA DIGESTIVA POR RUPTURA DE VARIZES ESOFÁGICAS

Há três objetivos iniciais: a estabilização hemodinâmica, a prevenção e o tratamento das complicações e o controle do sangramento agudo.

Estabilização hemodinâmica: a ressuscitação volêmica deve ser agressiva com o objetivo de manter uma pressão sistólica mínima, evitando excesso de volume intravascular, o que pode aumentar a pressão portal e o sangramento ou predispor novo evento. Há também o risco do excesso de líquidos predispor o acúmulo de ascite e edema periférico. O manejo se inicia com um acesso venoso periférico calibroso ou acesso central e administração de soro fisiológico ou *Ringer* lactato. Transfusão de sangue deve ser realizada de forma parcimoniosa, tendo como objetivo uma hemoglobina entre 7-8 mg/dL.

Prevenção e tratamento das complicações: as complicações relacionadas com o episódio de sangramento devem ser prontamente identificadas e tratadas correndo o risco de elevar a mortalidade do evento. As principais complicações são a aspiração de conteúdo para vias aéreas, pneumonia aspirativa, sepse, insuficiência hepática aguda em hepatopatia crônica, encefalopatia portossistêmica, ascite e insuficiência renal.

Uma das primeiras medidas é a avaliação da permeabilidade das vias aéreas do paciente, em alguns casos pode haver a necessidade de intubação orotraqueal para prevenção da aspiração de sangue e conteúdo gástrico, alteração do nível de consciência na encefalopatia ou saturação de oxigênio inferior a 90% antes da realização da endoscopia.[24]

As infecções estão presentes em, aproximadamente, 20% dos pacientes com hemorragia, e durante o período de internação ocorrem infecções em mais de 50% dos pacientes.[6,25] A coleta de culturas na busca de infecções é mandatória. Os pacientes devem receber de forma profilática a primeira dose mesmo antes da realização da endoscopia digestiva alta. O antibiótico recomendado é o uso de norfloxacina 400 mg 12/12 horas ou ciprofloxacina 500 mg de 12/12 horas via oral. O consenso de Baveno ainda sugere o uso de ceftriaxona em locais com perfil de alta resistência antibiótica às

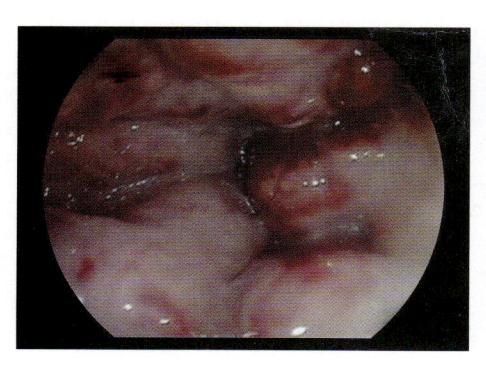

Fig. 12-4. Vergões vermelhos.

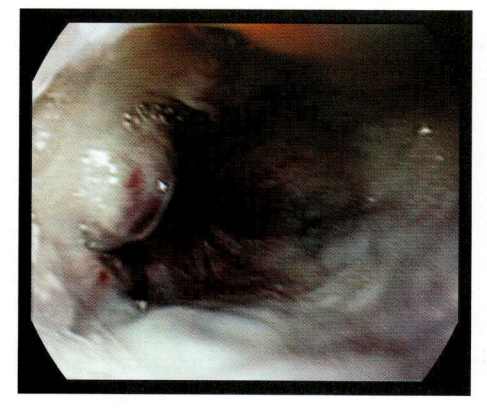

Fig. 12-5. Manchas em cor de cereja.

quinolonas.[11] Outros consensos recomendam um tempo de uso máximo de 7 dias.[1,14]

A insuficiência renal pode ocorrer por necrose tubular aguda associada à hipotensão persistente, uso de medicamentos nefrotóxicos ou a precipitação da síndrome hepatorrenal. A estabilidade hemodinâmica e a vigilância da função renal devem ser observadas.

TRATAMENTO FARMACOLÓGICO

A administração de fármacos com ação vasoativa no território esplâncnico deve ser iniciada na suspeita de o sangramento originar-se de varizes esofágicas em combinação com o tratamento endoscópico por até 5 dias. Os betabloqueadores devem ser suspensos ou evitados nesse período.

As drogas mais utilizadas são:

- *Octreotida:* é um análogo da somatostatina com ação vasoconstrictora sobre os vasos esplâncnicos. Uma das desvantagens é sua ação transitória e a taquifilaxia (rápida diminuição de sua ação em doses consecutivas). É administrado na dose de 50 mcg em *bolus*, seguido de infusão de 50 mcg/hora endovenoso.
- *Terlipressina:* é um análogo sintético da vasopressina com poucos efeitos adversos, sendo a única droga que mostrou redução na mortalidade.[10] É administrada na dose de 2 mg a cada 4 horas endovenoso com redução progressiva até 1 mg a cada 4 horas.

TRATAMENTO ENDOSCÓPICO DE VARIZES ESOFÁGICAS

O manejo mais adequado é a realização da endoscopia digestiva alta logo após a admissão do paciente, preferencialmente nas primeiras 12 horas.[11] O sucesso do tratamento endoscópico tanto com a escleroterapia quanto a ligadura elástica fica em torno de 80-90% dos pacientes.

Escleroterapia de Varizes Esofágicas (EVE)

Utiliza a injeção de substâncias esclerosantes no espaço intravasal, preferencialmente, causando trombose e posterior retração cicatricial da variz. A aplicação da solução intravasal reduz as complicações, entretanto, pode ocorrer o extravasamento ao longo do vaso, em geral as injeções são denominadas mistas. Ocorrem trombose e compressão mecânica da variz, induzindo redução do fluxo e hemostasia. Deve-se atentar para injeções nos terços médio e proximal decorrentes do aumento do risco de extravasamento para colaterais, veia ázigo e circulação pulmonar. Esse procedimento tem um risco de bacteriemia transitória, sendo indicada profilaxia antibiótica nos pacientes com risco de endocardite bacteriana. Como vantagens apresenta alta disponibilidade, baixo custo e fácil execução com altas taxas de sucesso.

Os medicamentos mais utilizados são o oleato de etanolamina 5% e polidocanol 1 a 3%, mostrando a mesma eficácia. No Brasil, o mais utilizado é o oleato de etanolamina 5% diluído a 50% com água destilada.

As injeções devem ser feitas com a agulha posicionada de forma angulada à variz, evitando a posição perpendicular, pois aumenta o risco de injeção nos planos profundos, com risco de complicações mediastinais e pulmonares. O volume injetado não deve exceder 5 mL por aplicação ou 20 mL na totalidade.

■ Complicações

Complicações imediatas e transitórias ocorrem em, aproximadamente, 50% dos pacientes, sendo as mais frequentes, dor retroesternal, disfagia transitória, febre, pequenos derrames pleurais e bacteriemia transitória.[2] Uma úlcera pode ser vista em 70% dos casos após 1 semana da aplicação, tendo uma probabilidade de sangramento de 20%. Após a cicatrização, identifica-se uma retração fibrosa cicatricial que, na multiplicidade de retrações, pode evoluir para estenose e disfagia tardias. A perfuração esofágica é a complicação mais grave com 15% de mortalidade.[22]

Ligadura Elástica de Varizes Esofágicas (LEVE)

Proporciona a oclusão do vaso mecanicamente após a colocação de um anel ou banda elástica para estrangular a variz. Produz trombose e necrose com formação de uma úlcera e posterior cicatrização. Altamente efetiva, tendo benefício superior à EVE em metanálise para o tratamento do sangramento agudo.[12] Adicionalmente, não aumenta o GPVH como demonstrado com a EVE (Figs. 12-6 a 12-8).[3]

Inicialmente, o ponto de sangramento é localizado e mensurado sua distancia até os incisivos, pois, após montado, ocorre a redução do campo de visão em razão da posição da capa plástica na ponta do aparelho que, embora transparente, dificulta a visualização. Posteriormente, o aparelho montado é reintroduzido. O dispositivo para colocação dos anéis elásticos possui uma capa plástica, que é posicionada na ponta do endoscópio, contendo de 5 a 10 anéis, dependendo do fornecedor, conectado a um dispositivo tipo catraca acoplado ao início do canal de trabalho. Um fio no interior do canal liga o dispositivo liberador aos anéis na ponta do aparelho. O ponto de sangramento é, então, aspirado para dentro da capa plástica até o ponto em que ocupa todo o campo de imagem, então a banda é liberada com a tração do dispositivo liberador. A aspiração é interrompida e identifica-se uma estrutura polipoide, contendo o anel na base. Esse processo pode ser repetido até o término das bandas elásticas. No caso de profilaxia primária ou secundária, a colocação de bandas deve ocorrer de forma espiral ascendente e com intervalos de 2 a 3 semanas. Caso o ponto sangrante não possa ser identificado, a colocação de uma banda na junção esofagogástrica deve reduzir o volume do sangramento, permitindo um melhor campo de visão.

Após a colocação de múltiplas bandas, os pacientes devem receber dieta liquida por 48 horas, progredindo lentamente por causa da presença das bandas no lúmen esofágico (Figs. 12-9 a 12-11).

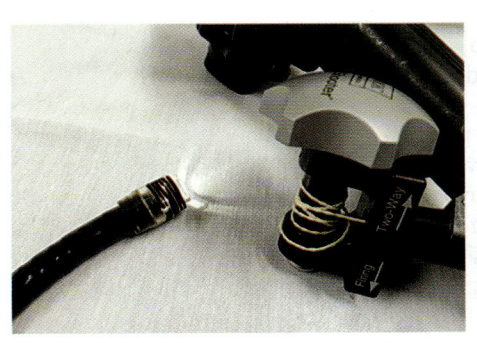

Fig. 12-6. *Kit* de ligadura elástica de varizes esofágicas.

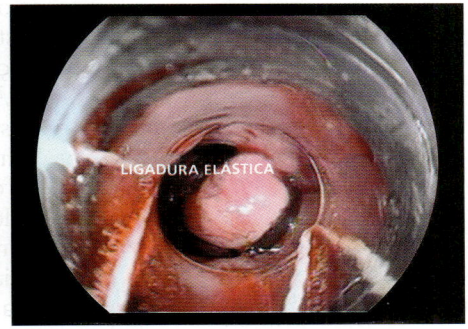

Fig. 12-7. Ligadura elástica em hemorragia por varizes.

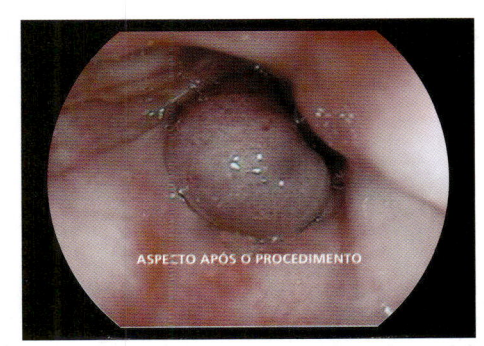

Fig. 12-8. Aspecto após o procedimento.

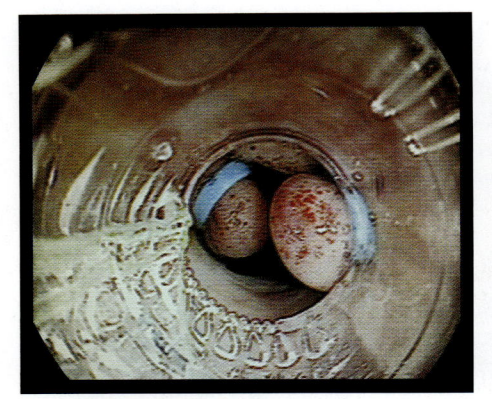

Fig. 12-9. Múltiplas bandas elásticas.

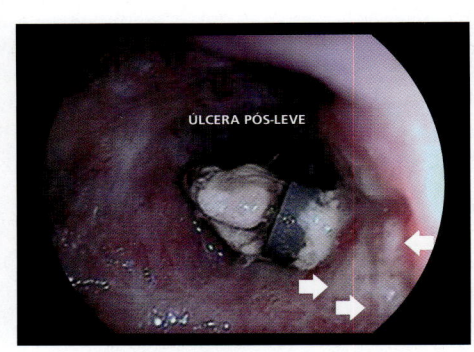

Fig. 12-10. Úlcera pós-LEVE.

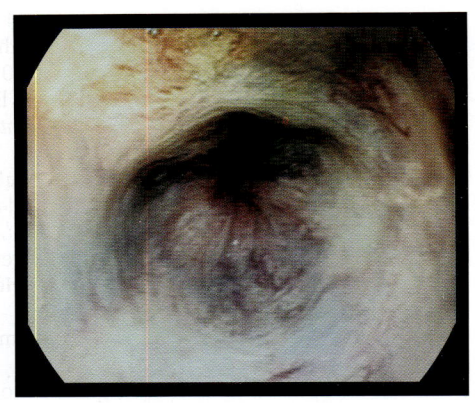

Fig. 12-11. Retrações cicatriciais pós-LEVE.

Complicações

Mais bem classificadas como dificuldades técnicas do que propriamente uma complicação, é a redução do campo de visão, principalmente, nos episódios de sangramento abundante e a presença de tecido cicatricial que impedem a aspiração de tecido suficiente para o interior da capa plástica e a permanência da banda no local, podendo provocar dano tecidual e sangramento local.

Tem baixas taxas de complicação mais restritas ao esôfago, incluindo dor retroesternal, disfagia e odinofagia. A formação de ulceração pode ser vista em 90% dos casos após 1 semana, evoluindo com retração cicatricial semelhante à escleroterapia, podendo haver estenose e disfagia em uma proporção menor.[19] As úlceras são mais superficiais, menores e cicatrizam mais rápido, quando comparadas àquelas provocadas pela EVE.[27] O sangramento é raro, e o tratamento é semelhante ao de outras lesões ulcerosas.

ADESIVO TECIDUAL

A injeção de cianoacrilato em varizes esofágicas pode ser realizada, porém tem indicação recomendada no sangramento de varizes de fundo gástrico.

PACIENTES CHILD-PUGH C

Estes pacientes possuem um comprometimento maior das funções hepáticas, principalmente de fatores de coagulação. Dessa forma, têm um pior desfecho após o tratamento endoscópico, tendo um risco de ressangramento e mortalidade 3 vezes maior que os cirróticos Child-Pugh A e B. Na vigência de um ressangramento após tratamento endoscópico otimizado, sugere-se a injeção intravasal de cianoacrilato.[20]

TRANSJUGULAR INTRA-HEPATIC PORTOSISTEMIC *SHUNT* (TIPS)

Conforme a recomendação do Consenso de Baveno, a opção na colocação de TIPS nas primeiras 72 horas deve ser considerada em pacientes Child-Pugh C (< 14) ou pacientes com classificação B sem controle com tratamentos farmacológico e endoscópico.[11]

BALÃO DE SENGSTAKEN-BLAKEMORE

O tamponamento com balão deve ser unicamente utilizado no sangramento maciço como ponte para realização de um tratamento definitivo. Não deve permanecer mais de 24 horas, correndo risco de complicações graves. Obtém sucesso temporário em 60 a 90% dos casos utilizados.

FALHA DO TRATAMENTO

Em torno de 10-20% dos pacientes são irresponsivos aos tratamentos combinados farmacológico e endoscópico. Na vigência de falha do tratamento inicial, pode-se lançar mão de um novo tratamento endoscópico, não obtendo sucesso deve-se utilizar tratamento alternativo, como TIPS, balão de Sengstaken-Blakemore ou cirúrgico.

PREVENÇÃO DO RESSANGRAMENTO

A profilaxia de um segundo episódio deve iniciar prontamente já no 6º dia, após a suspensão das drogas vasoativas. A avaliação do início de betabloqueadores e o planejamento de LEVE em associação.

AGRADECIMENTOS

Agradeço a FUGAST e aos colegas por gentilmente ceder algumas das fotos aqui utilizadas.

REFERÊNCIAS BIBLIOGRÁFICAS

1. ASGE. Standards of Practice Committee. The role of endoscopy in the management of variceal hemorrhage. Gastrointest Endosc 2014;80:221-27.
2. ASGE. Technology committee. Endoscopic hemostatic devices. *Gastrointest Endosc* 2001;54(6):833-40.
3. Avgerinos A, Armonis A, Stefanidis G et al. Sustained rise of portal pressure after sclerotherapy, but not band ligation, in acute variceal bleeding in cirrhosis. *Hepatology* 2004;39:1623-30.
4. Beppu K, Inokuchi K, Koyanagi N et al. Prediction of variceal hemorrhage by esophageal endoscopy. *Gastrointest Endosc* 1981;27:213-18.
5. Carbonell N, Pauwels A, Serfaty L et al. Improved survival after variceal bleeding in patients with cirrhosis over the past two decades. *Hepatology* 2004;40:652-59.
6. Chavez-Tapia NC, Barrientos-Gutierrez T, Tellez-Avila F et al. Meta-analysis: antibiotic prophylaxis for cirrhotic patients with upper gastrointestinal bleeding – an updated Cochrane review. *Aliment Pharmacol Ther* 2011;34:509.
7. Chen W, Nikolova D, Frederiksen SL et al. Beta-blockers reduce mortality in cirrhotic patients with oesophageal varices who have never bled (Cochrane review). *J Hepatol* 2004;40(Suppl 1):67(abstract).
8. D'Amico G, deFranchis R, Cooperative Study Group. Upper digestive bleeding in cirrhosis. Post-therapeutic outcome and prognostic indicators. *Hepatology* 2003;38:599-612.
9. D'Amico G, Garcia-Pagan JC, Luca A et al. HVPG reduction and prevention of variceal bleeding in cirrhosis. A systematic review. *Gastroenterology* 2006;131:1624.
10. D'Amico G, Pagliaro L, Bosch J. Pharmacological treatment of portal hypertension: an evidence-based approach. *Semin Liver Dis* 1999;19:475-505.

11. de Franchis R. Revising consensus in portal hypertension: report of the Baveno V consensus workshop on methodology of diagnosis and therapy in portal hypertension. *J Hepatol* 2010;53:762-68.
12. Garcia-Pagan JC, Bosch J. Endoscopic band ligation in the treatment of portal hypertension. *Nat Clin Pract Gastroenterol Hepatol* 2005;2:526-35.
13. Garcia-Tsao G, Groszmann RJ, Fisher RL *et al*. Portal pressure, presence of gastroesophageal varices and variceal bleeding. *Hepatology* 1985;5:419-24.
14. Garcia-Tsao G, Sanyal AJ, Grace ND *et al*. Prevention and management of Gastroesophageal Varices and Variceal Hemorrhage in Cirrhosis. *Hepatology* 2007;46(3).
15. Grace ND. Prevention of initial variceal hemorrhage. *Gastroenterol Clin North Am* 1992;21:149.
16. Groszmann RJ, Bosch J, Grace N *et al*. Hemodynamic events in a prospective randomized trial of propranolol vs placebo in the prevention of the first variceal hemorrhage. *Gastroenterology* 1990;99:1401-7.
17. Groszmann RJ, Garcia-Tsao G, Bosch J *et al*. For the Portal Hypertension Collaborative Group. Beta-blockers to prevent gastroesophageal varices in patients with cirrhosis. *N Engl Med J* 2005;353:2254-61.
18. Groszmann RJ, Wongcharatrawee S. The hepatic venous pressure gradient: Anything worth doing should be done right. *Hepatology* 2004;39:280-83.
19. Laine L, Cook D. Endoscopic ligation compared with sclerotherapy for treatment of esophageal variceal bleeding. A meta-analysis. *Ann Intern Med* 1995;123:280-87.
20. Maluf F, Sakai P, Ishioka S *et al*. Endoscopic sclerosis vs. Cyanoacrylate injection for the first episode of variceal bleeding: a prospective, controlled and randomized study in Child-Pugh class C patients. *Endoscopy* 2001;33:421-27.
21. Merli M, Nicolini G, Angeloni S *et al*. Incidence and natural history of small esophageal varices in cirrhotic patients. *J Hepatol* 2003;38:266-72.
22. North Italian Endoscopic Club for the Study and Treatment of Esophageal Varices. A prospective multicenter study. *N Eng Med J* 1988;319:983-89.
23. Pagliaro L, D'Amico G, Pasta L *et al*. Portal Hypertension in cirrhosis: Natural History. In: Bosch J, Groszmann RJ. *Portal hypertension. Pathophisiology and treatment*. Oxford, UK: Blackwell Scientific, 1994. p. 72-92.
24. Projeto diretrizes: Hipertensão portal: atendimento na emergência da ruptura de varizes esofágicas. *SOBED* 2008. p. 1-14.
25. Soares-Weiser K, Brezis M, Tur-kaspa R *et al*. Antibiotic prophilaxis for cirrhotic patients with gastrointestinal bleeding. *Cochrane Databasis Syst Rev* 2002;(2):CD002907.
26. Wiest RA, Groszmann RJ. Nitric oxide and portal hypertension: its role in the regulation of intrahepatic and splanchnic vascular resistence. *Semin Liver Dis* 2000;19:422-26.
27. Young MF, Sanowski RA, Rasche R *et al*. Comparison and characterization of ulceration induced by endoscopic ligation of esophageal varices versus endoscopic sclerotherapy. *Gastrointest Endosc* 1993;39:119.

13 Tumores Benignos do Esôfago

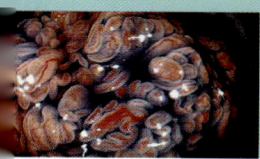

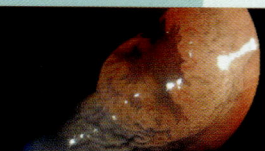

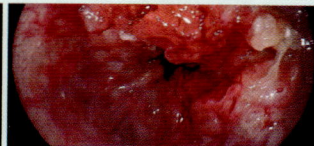

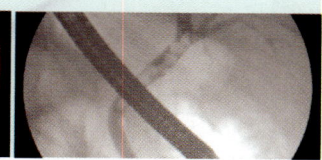

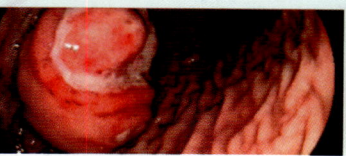

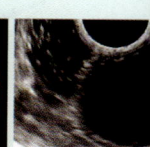

Fernando Herz Wolff ▪ Roberta Perin Lunkes ▪ Jonathas Stifft

INTRODUÇÃO

Os tumores benignos do esôfago são relativamente incomuns, sendo a prevalência estimada em necrópsias de 0,5 a 1%.[30] Entretanto, lesões benignas não tumorais, como pólipos inflamatórios, acantose glicogênica e heterotopia de mucosa gástrica, são relativamente frequentes. A endoscopia digestiva é parte fundamental do diagnóstico e manejo dessas lesões. Além de identificar e muitas vezes definir o diagnóstico, os achados endoscópicos definem a necessidade de prosseguimento da investigação por meio de biópsias, ecoendoscopia ou métodos radiológicos. A endoscopia também pode ser terapêutica ao permitir a excisão de lesões mucosas e submucosas.

Várias classificações vêm sendo utilizadas no estudo dos tumores benignos do esôfago. Optamos por descrever duas classificações, uma por localização e que tem relação direta com a estratégia terapêutica, e uma histológica, sugerida pela Organização Mundial da Saúde (Quadro 13-1).[15]

LESÕES EPITELIAIS

Papiloma de Células Escamosas e Papiloma Viral

- *Epidemiologia e quadro clínico:* costumam ser identificados incidentalmente durante endoscopias digestivas. Raros casos apresentam crescimento e tornam-se sintomáticos por provocarem disfagia. São lesões raras, com frequência entre 0,01 e 0,07% em séries endoscópicas.[21,26] Ainda que não tenham etiologia definida, parecem estar relacionados com o refluxo gastroesofágico crônico e com a infecção pelo papilomavirus humano (HPV).[3,11]
- *Descrição endoscópica:* o aspecto endoscópico é típico, ainda que não patognomônico. Apresenta-se como lesão elevada séssil, medindo entre 3 e 5 mm de diâmetro, de superfície verrucosa e esbranquiçada. Casos de lesões pedunculadas ou de maior diâmetro são descritos com menor frequência. O uso de métodos, como *Narrow Band Imaging* (NBI) ou *Flexible Spectral Imaging Color Enhancement* (FICE), permite a avaliação minuciosa da superfície e a observação de que os vasos superficiais não estão dilatados. Geralmente são lesões isoladas, porém a papilomatose (presença de múltiplos papilomas) pode ocorrer e está mais frequentemente associada à infecção pelo HPV. Os principais diagnósticos diferenciais são a acantose glicogênica e o carcinoma verrucoso (Fig. 13-1).
- *Manejo:* a remoção endoscópica está indicada nos raros casos sintomáticos ou para confirmação diagnóstica. Outros autores indicam a remoção de todos os papilomas pelo raro risco de malignização.[30] A maioria dos papilomas pode ser removida com pinça de biópsia em um único fragmento. Lesões maiores podem ser excisadas com alça de polipectomia.

Quadro 13-1 Classificações dos tumores benignos do esôfago por localização e por histologia

Lesão	Classificação por localização (Ha et al., 2015)	Classificação histológica (Aaltonen LA, 2000)
Papiloma de células escamosas ou viral	Intraluminal	Tumor epitelial
Pólipo adenomatoso (adenoma)	Intraluminal	Tumor epitelial
Pólipo fibrovascular	Intraluminal	Tumor epitelial
Pólipo inflamatório ou sentinela	Intraluminal	Pseudotumor
Acantose glicogênica	Intraluminal	Pseudotumor
Heterotopias	Intraluminal	Pseudotumor
Tumores neuroendócrinos	Intramural submucoso	Tumor epitelial
Pólipo lipomatoso (lipoma)	Intraluminal submucoso	Tumor não epitelial
Tumor de células granulosas	Intraluminal submucoso	Tumor não epitelial (Mesenquimal)
Hemangioma	Intraluminal submucoso	Tumor não epitelial
Leiomioma	Intramural submucoso	Tumor não epitelial (Mesenquimal)
Tumor gastrointestinal estromal (GIST)	Intramural submucoso	Tumor não epitelial (Mesenquimal)
Duplicações e cistos de duplicação	Extraesofágico	Pseudotumor
Cistos de retenção	Intramural submucoso	Pseudotumor
Impressões vasculares (arco aórtico) ou traquebrônquica	Extraesofágica	Pseudotumor

Pólipo Adenomatoso (Adenoma)

- *Epidemiologia e quadro clínico:* lesões raras no esôfago, tendo sido descrito apenas um caso (0,1%) em uma série consecutiva de 910 casos de biópsias esofágicas.[29] A raridade dessas lesões limita o conhecimento de sua evolução, mas sugere-se que seja semelhante a dos adenomas colônicos.
- *Descrição endoscópica:* semelhante aos adenomas intestinais.
- *Manejo:* ainda que o potencial maligno seja baixo na maioria dos casos, a remoção endoscópica está indicada para confirmação diagnóstica e prevenção de complicações (malignização ou sintomas associados ao crescimento). A excisão com pinça ou alça de polipectomia são os métodos de escolha, dependendo do tamanho da lesão.

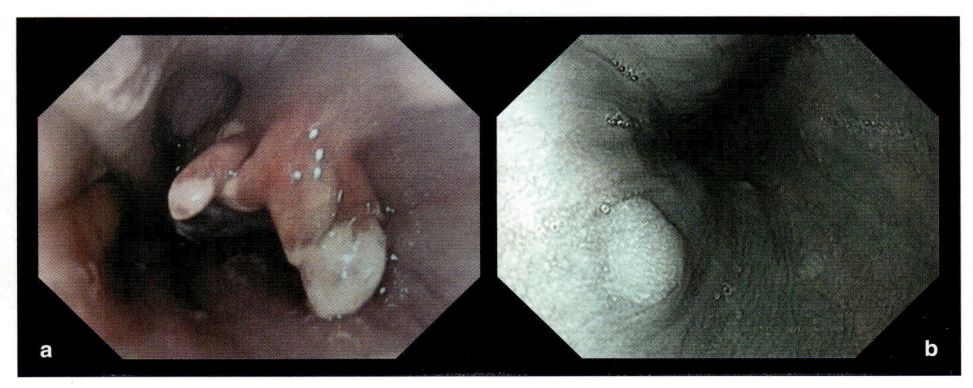

Fig. 13-1. Papiloma: (a) viral; (b) escamoso.

Pólipos Fibrovasculares

- *Epidemiologia e quadro clínico:* correspondem a 1-2% das lesões benignas de esôfago.[13] Casos sintomáticos estão associados aos pólipos fibrovasculares gigantes. Estes pólipos são geralmente assintomáticos, porém pólipos gigantes estão associados à disfagia, dor retroesternal, sangramento, regurgitação alimentar e até mesmo a regurgitação do pólipo. Casos raros de obstrução de via aérea, associada à regurgitação do pólipo, estão descritos.
- *Descrição endoscópica:* são lesões tipicamente grandes, pediculadas, acima de 5-10 cm de diâmetro, localizadas preferencialmente no esôfago proximal, logo abaixo do músculo cricofaríngeo. A superfície do pólipo apresenta mucosa escamosa normal, porém pode haver ulceração. A ecoendoscopia tem papel na definição diagnóstica, já que estas lesões estão originadas na mucosa ou submucosa.
- *Manejo:* está indicada ressecção dessas lesões para prevenção de complicações. A ressecção cirúrgica via esofagotomia cervical é o método tradicional de tratamento. O uso da ecoendoscopia com confirmação da camada de origem da lesão, da sua vascularização e da inserção do pedículo permite considerar a exérese endoscópica, utilizando-se a mesma técnica aplicada na remoção de grandes pólipos em outros locais do trato gastrointestinal.[9] A hemostasia profilática do pedículo com clipes ou *endoloop* é indicada, já que a rica vascularização da lesão pode resultar em sangramento volumoso.[32]

LESÕES SUBEPITELIAIS

Lipoma

- *Epidemiologia e quadro clínico:* são tumores raros, na maioria das vezes, assintomáticos. Raramente podem crescer e causar disfagia.[6,10,31]
- *Descrição endoscópica:* são normalmente lesões únicas, pequenas, amareladas, recobertas por mucosa normal. Ao toque da pinça observam-se consistência suave e formação do "sinal do travesseiro". Pelo efeito da gravidade, podem ser lesões pediculadas. Na ecoendoscopia observa-se lesão hiperecoica, bem definida, acometendo a camada submucosa.[6,10,24,31] Dos casos descritos na literatura, a maior parte se localizava no esôfago cervical/superior, porém há descrição também nos esôfagos médio e distal.[24,31]
- *Manejo:* a ressecção está indicada nos casos sintomáticos, que pode ser realizada por endoscopia ou cirurgia, dependendo do seu tamanho e localização.[6,10,23,31]

Tumor de Células Granulosas

- *Epidemiologia e quadro clínico:* são tumores que tipicamente acometem a cavidade oral, pele e tecido subcutâneo. Em aproximadamente 10% dos casos, há comprometimento do trato gastrointestinal, sendo 1 a 2/3 destes no esôfago. Podem-se apresentar com disfagia ou desconforto retroesternal, ainda que na maioria das vezes são identificados casualmente em endoscopia realizada por outra causa.[11,23]
- *Descrição endoscópica:* apresentam-se como lesões sésseis, geralmente únicas, branco-amareladas, recobertas por mucosa de aspecto normal, endurecidas ao toque da pinça, mais frequentemente em esôfagos médio e distal (Fig. 13-2). Na ecoendoscopia, observa-se lesão hipoecoica, acometendo a camada muscular da mucosa ou submucosa.[4,11,23,24,34]
- *Manejo:* não há consenso estabelecido para o tratamento, porém pelo potencial, ainda que pequeno de malignização (1-3% dos casos), tem sido indicada a ressecção na maioria dos casos.[8] A ressecção endoscópica por mucosectomia ou dissecção de submucosa é considerada o tratamento de escolha para lesões de até 2 cm, que não se estendem além da camada submucosa.[8,22-24] Em lesões maiores ou mais profundas o tratamento é cirúrgico na maioria das vezes.

Hemangioma

- *Epidemiologia e quadro clínico:* são lesões raras, sua prevalência na população em geral é de 0,04% com base em séries de necrópsias.[20] São fundamentalmente achados acidentais, porém, podem-se manifestar clinicamente por sangramento e disfagia.[11,30]

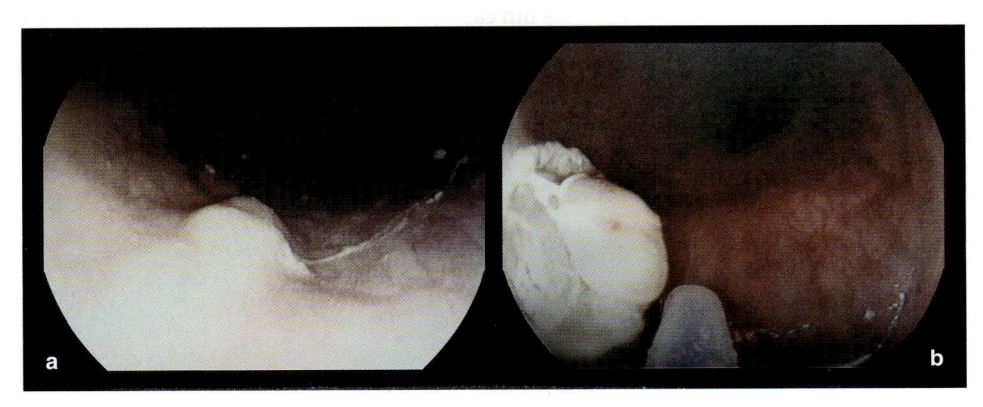

Fig. 13-2. (a) Tumor de células granulares e (b) após mucosectomia endoscópica.

- *Descrição endoscópica:* apresentam-se como lesões císticas azuis ou vermelhas que podem ser pressionadas com a pinça de biópsia. Geralmente são lesões solitárias, porém múltiplas lesões podem ser encontradas no contexto de síndrome de Osler-Weber-Rendu, síndrome de Klippel-Trénaunay ou síndrome de *Blue Rubber Bleb Nevus*.[11,24,30] Na ecoendoscopia observa-se lesão anecoica, acometendo a camada submucosa.
- *Manejo:* biópsias permitem o diagnóstico histológico, mas devem ser evitadas pelo risco de induzir hemorragia. O tratamento está indicado nas lesões sintomáticas, com descrição na literatura de uso de escleroterapia, fulguração com *laser*, ressecção endoscópica ou cirúrgica.[11]

Tumores Neuroendócrinos

- *Epidemiologia e quadro clínico:* são tumores raríssimos, com poucos casos descritos na literatura. Em um estudo prévio de tumores neuroendócrinos, apenas 0,04% era de localização esofágica.[19] Estudo recente descreveu a maior série de casos de tumores neuroendócrinos primários de esôfago (26 casos), tendo-se observado predomínio em homens (4:1) e disfagia como sintoma mais frequente (27%).[16]
- *Descrição endoscópica:* localizam-se mais nos esôfagos médio e distal. Apresentam-se mais frequentemente como lesões únicas polipoides ou nodulares elevadas, com superfície lisa e brilhante, porém podem-se apresentar como lesões infiltrativas elevadas, deprimidas ou ulceradas.[16]
- *Manejo:* o tratamento depende da extensão da doença. Lesões menores que 1 cm, sem evidência de metástases a distância, podem ser tratadas endoscopicamente. Os demais casos devem ser tratados com cirurgia e/ou quimioterapia.[16,35]

Leiomiomas

- *Epidemiologia e quadro clínico:* são os tumores benignos esofágicos mais comuns, correspondendo a, aproximadamente, 65% desses. Geralmente são assintomáticos, podendo-se apresentar como disfagia e dor torácica. Mais comuns em homens.[11,18]
- *Descrição endoscópica:* apresentam-se como lesões únicas, mais frequentemente nos terços médio e distal do esôfago, firmes ao toque da pinça, com superfície lisa, na maioria das vezes, medindo menos que 5 cm. Na ecoendoscopia observa-se lesão hipoecoica, homogênea, acometendo a camada muscular da mucosa ou muscular própria, sem linfadenopatias regionais associadas.[11,18,24,30]
- *Manejo:* sugere-se ressecção nos casos sintomáticos, quando maiores de 3 cm ou com achados sugestivos de malignidade (bordas irregulares, ulceração, aumento de tamanho ou padrão heterogêneo ou linfadenopatia regional na ecoendoscopia). Nos demais casos, controle endoscópico estaria adequado, porém não há consenso sobre o intervalo. A ressecção endoscópica por mucosectomia está descrita nas lesões menores que 2 cm, com crescimento endoluminal ou polipoide. Também estão descritos na literatura enucleação incisional endoscópica e ressecção de submucosa.[11,12,28]

Tumores Gastrointestinais Estromais (GIST)

- *Epidemiologia e quadro clínico:* são tumores raros no esôfago, correspondendo a 1% dos GIST do trato gastrointestinal. Aproximadamente metade dos pacientes apresenta sintomas, como disfagia, odinofagia ou sintomas de refluxo.[7,11,24]
- *Descrição endoscópica:* são mais comuns no terço distal esofágico. Suas características endoscópicas e ecoendoscópicas são iguais as dos leiomiomas. Biópsia por agulha fina guiada por ecoendoscopia com imuno-histoquímica positiva para CD117 (c-Kit) estabelece o diagnóstico.[7,11,24]
- *Manejo:* diretrizes publicadas, em 2009, sugerem que os casos que devem ser ressecados são os sintomáticos, os maiores que 2 cm ou com suspeita de malignidade na ecoendoscopia. Entretanto, outros autores indicam a ressecção de qualquer lesão diagnosticada como GIST em paciente sem comorbidade significativa em razão do seu potencial de malignização e metástases. Ressecção endoscópica pode ser considerada nos tumores pequenos que têm origem na muscular da mucosa.[7,27]

Tumores Císticos

- *Epidemiologia e quadro clínico:* apesar de raros, são os segundos tumores benignos esofágicos mais comuns. Podem ser congênitos (duplicação, broncogênicos, gástricos e de inclusão), neuroentéricos ou adquiridos (retenção). Os tumores congênitos se manifestam geralmente na infância, sua sintomatologia depende do tamanho e tipo.[2,24,33,37]
- *Descrição endoscópica:* apresentam-se como massas de tamanhos variáveis, de aspecto subepitelial, recobertas por mucosa normal, de fácil compressão com o endoscópio. À ecoendoscopia, observam-se massas anecoicas.[2,24,33,37]
- *Manejo:* o diagnóstico é feito pelos achados da ecoendoscopia combinados com o da tomografia computadorizada ou ressonância magnética. O tratamento cirúrgico está indicado nas lesões sintomáticas.[2,24,33,37]

LESÕES NÃO TUMORAIS

Prega Sentinela ou Pólipo Inflamatório

- *Epidemiologia e quadro clínico:* são achados frequentes em pacientes com esofagite por doença do refluxo gastroesofágico (DRGE), com ou sem hérnia hiatal associada. Outros danos à mucosa esofágica também podem resultar na formação de pólipos inflamatórios, como esofagite por pílula, anastomoses próximas ou procedimentos terapêuticos no esôfago (polipectomia, por exemplo).[1]
- *Descrição endoscópica:* são lesões de aspecto polipoide localizadas na junção escamocolunar junto da extremidade distal de uma erosão esofágica por refluxo. Pode-se perceber, frequentemente, que o pólipo inflamatório é a extremidade cranial de uma prega gástrica edemaciada e inflamada (Fig. 13-3).
- *Manejo:* as pregas sentinelas regridem totalmente, na maioria dos casos, com o tratamento da DRGE. Biópsias podem ser realizadas no momento do diagnóstico para diferenciação com adenomas. Alternativamente, pode-se realizar controle endoscópico após o tratamento da DRGE (3-6 meses) e biopsiar, se houver lesão residual.

Acantose Glicogênica

- *Epidemiologia e quadro clínico:* achado comum na endoscopia tem frequência crescente com a idade. Séries de necrópsia descrevem acantose glicogênica em 100% dos casos examinados.[5] Não está associado a sintomas.
- *Descrição endoscópica:* são lesões discretamente elevadas (placas), geralmente múltiplas, arredondas, medindo menos de 10 mm de diâmetro, que ocorrem ao longo da mucosa esofágica normal. Têm coloração esbranquiçada à endoscopia convencional, e tornam-se escuras à cromoendoscopia com lugol por causa da grande concentração de glicogênio nas células (Fig. 13-4).

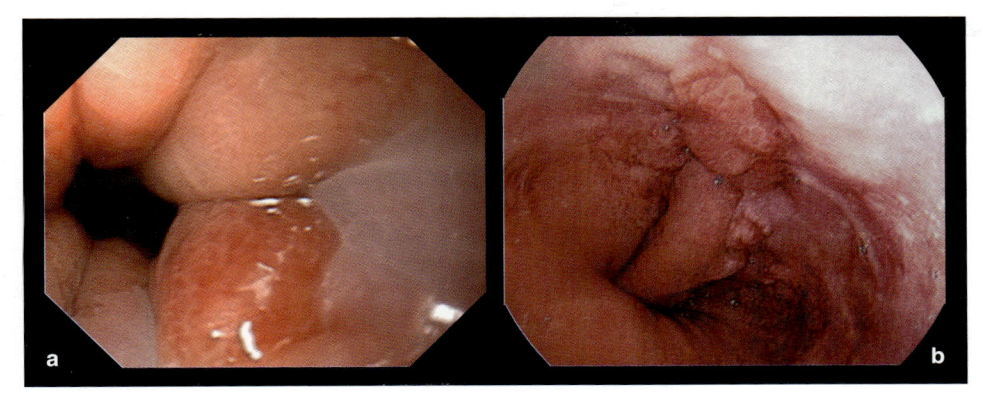

Fig. 13-3. Prega sentinela em paciente com esofagite: (a) leve; (b) acentuada.

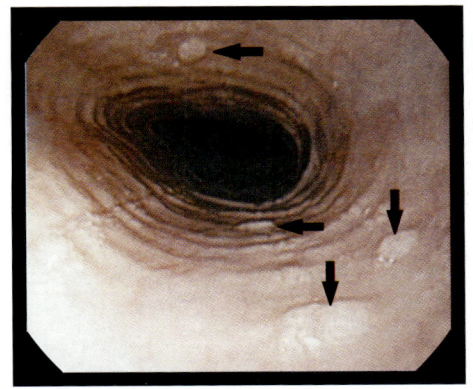

Fig. 13-4. Acantose glicogênica.

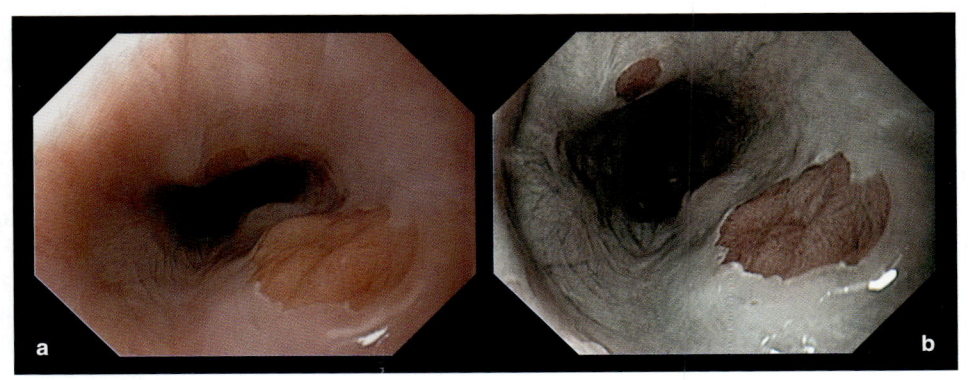

Fig. 13-5. (a) Heterotopia de mucosa gástrica e com uso de NBI (b).

- *Manejo:* por ser assintomática e sem potencial de causar complicações, não está indicado qualquer tratamento específico. O aspecto endoscópico dispensa a realização de biópsias para diagnóstico na maioria dos casos, não estando indicadas biópsias de rotina. Nos casos em que houver dúvida diagnóstica, podem ser realizadas biópsias.

Heterotopias

- *Epidemiologia e quadro clínico:* a heteropia mais comum no esôfago é a heterotopia de mucosa gástrica. As séries divergem quanto à prevalência desse achado, variando entre 0,1 e 10%. A associação de heterotopia de mucosa gástrica e sintomas não está bem definida. Entretanto, vários autores descrevem associação à disfagia, sensação de corpo estranho na garganta *(globus)*, regurgitação ácida ou mesmo pirose, já que a mucosa gástrica heterotópica pode secretar ácido ou qualquer peptídeo gástrico. O risco de complicações maiores, como ulceração, estenose, fistula, sangramento ou malignização, é considerado mínimo.[17,25,30,36] Outras heterotopias, como a de glândulas sebáceas, tecido pancreático ou tireoidiano, são descritas com menor frequência.

- *Descrição endoscópica:* a mucosa gástrica heterotópica no esôfago é observada como uma ou mais ilhas ovaladas ou arredondadas de mucosa de coloração avermelhada, aspecto aveludado, no esôfago proximal, próximo do esfíncter esofágico superior. A mucosa esofágica circunjacente tem aspecto normal. O uso de NBI ou FICE facilita a observação e delimitação das áreas de heterotopia. O aspecto endoscópico é característico, e o exame histopatológico, mostrando tecido colunar típico de qualquer área do estômago, define o diagnóstico. Entretanto, em razão da raridade de complicações ou sintomas, não são indicadas biópsias rotineiras nas áreas de heterotopia (Fig. 13-5).

A segunda heterotopia em frequência, a de glândulas sebáceas, é identificada como placas ou pontilhado amarelado, medindo entre 1 e 10 mm de diâmetro, único ou múltiplo, em mucosa sem lesões circunjacentes.

- *Manejo:* não há indicação de tratamento rotineiro. Raros casos com suspeita de que sintomas possam estar associados à heterotopia gástrica podem ser tratados por ablação com plasma de argônio.[14] Ainda que existam séries de casos descrevendo o tratamento com argônio nesta condição, o nível de evidência associando à heterotopia a sintomas é baixo, assim como não há evidências robustas de que esse tratamento esteja associado à melhora dos sintomas. A taxa de complicações do método descrita nas séries é baixa.

REFERÊNCIAS BIBLIOGRÁFICAS

1. Abraham SC, Singh VK, Yardley JH et al. Hyperplastic polyps of the esophagus and esophagogastric junction: histologic and clinicopathologic findings. *Am J Surg Pathol* 2001 Sept.;25(9):1180-87.
2. Abu-Zaid A, Azzam A. Images in clinical medicine. Esophageal duplication cyst. *N Engl J Med* 2014 Dec. 11;371(24):e36.
3. Afonso LA, Moysés N, Cavalcanti SMB. Human papillomavirus detection and p16 methylation pattern in a case of esophageal papilloma. *Brazilian J Med Biol Res* 2010 July;43(7):694-96.
4. Aoyama K, Kamio T, Hirano A et al. Granular cell tumors: a report of six cases. *World J Surg Oncol* 2012;10:204.
5. Bender MD, Allison J, Cuartas F et al. Glycogenic acanthosis of the esophagus: a form of benign epithelial hyperplasia. *Gastroenterology* 1973 Sept.;65(3):373-80.
6. Cheriyan D, Guy C, Burbridge R. Giant esophageal lipoma: endoscopic resection. *Gastrointest Endosc* 2015 June 9.
7. Das Ananya. Tumors of the Esophagus. *Sleisenger and Fordtran's gastrointestinal and liver disease.* Philadelphia: Saunders; 2010.
8. David O, Jakate S. Multifocal granular cell tumor of the esophagus and proximal stomach with infiltrative pattern: a case report and review of the literature. *Arch Pathol Lab Med* 1999 Oct.;123(10):967-73.
9. Di Mitri R, Mocciaro F, Lipani M et al. One-step endoscopic removal of a giant double esophageal fibrovascular polyp. *Dig Liver Dis* 2014 July;46(7):660-62.
10. Feldman J, Tejerina M, Hallowell M. Esophageal lipoma: a rare tumor. *J Radiol Case Rep* 2012 July;6(7):17-22.
11. Ha C, Regan J, Cetindag IB et al. Benign esophageal tumors. *Surg Clin North Am* 2015 June;95(3):491-514.

12. Hyun JH, Jeen YT, Chun HJ et al. Endoscopic resection of submucosal tumor of the esophagus: results in 62 patients. *Endoscopy* 1997 Mar.;29(3):165-70.
13. Jose P, Scott N, Sarela AI. Two-stage removal of giant fibrovascular polyp of the oesophagus. *BMJ Case Rep* 2010;2010.
14. Klare P, Meining A, von Delius S et al. Argon plasma coagulation of gastric inlet patches for the treatment of globus sensation: it is an effective therapy in the long term. *Digestion* 2013;88(3):165-71.
15. Aaltonen LA, Hamilton SR. World Health Organization Classification of Tumours. *Pathology and genetics of tumours of the digestive system*. Lyon: IARC, 2000.
16. Lee CG, Lim YJ, Park SJ et al. The clinical features and treatment modality of esophageal neuroendocrine tumors: a multicenter study in Korea. *BMC Cancer* 2014;14:569.
17. Maconi G, Pace F, Vago L et al. Prevalence and clinical features of heterotopic gastric mucosa in the upper oesophagus (inlet patch). *Eur J Gastroenterol Hepatol* 2000 July;12(7):745-49.
18. Miettinen M, Sarlomo-Rikala M, Sobin LH et al. Esophageal stromal tumors: a clinicopathologic, immunohistochemical, and molecular genetic study of 17 cases and comparison with esophageal leiomyomas and leiomyosarcomas. *Am J Surg Pathol* 2000 Feb.;24(2):211-22.
19. Modlin IM, Sandor A. An analysis of 8305 cases of carcinoid tumors. *Cancer* 1997 Feb. 15;79(4):813-29.
20. Moersch HJ, Harrington SW. Benign tumor of the esophagus. *Ann Otl Rhnol Laryngol* 1944;53:800.
21. Mosca S, Manes G, Monaco R et al. Squamous papilloma of the esophagus: long-term follow up. *J Gastroenterol Hepatol* 2001 Aug.;16(8):857-61.
22. Nakajima M, Kato H, Muroi H et al. Esophageal granular cell tumor successfully resected by endoscopic submucosal dissection. *Esophagus* 2011 Sept.;8(3):203-7.
23. Nie L, Xu G, Wu H et al. Granular cell tumor of the esophagus: a clinicopathological study of 31 cases. *Int J Clin Exp Pathol* 2014;7(7):4000-7.
24. Park KS. *Benign Esophageal tumors in clinical gastrointestinal endoscopy – A comprehensive atlas*. Springer, 2014.
25. Poyrazoglu OK, Bahcecioglu IH, Dagli AF et al. Heterotopic gastric mucosa (inlet patch): endoscopic prevalence, histopathological, demographical and clinical characteristics. *Int J Clin Pract* 2009 Feb.;63(2):287-91.
26. Sandvik AK, Aase S, Kveberg KH et al. Papillomatosis of the esophagus. *J Clin Gastroenterol* 1996 Jan.;22(1):35-37.
27. Sepe PS, Brugge WR. A guide for the diagnosis and management of gastrointestinal stromal cell tumors. *Nat Rev Gastroenterol Hepatol* 2009 June;6(6):363-71.
28. Shi Q, Zhong YS, Yao L et al. Endoscopic submucosal dissection for treatment of esophageal submucosal tumors originating from the muscularis propria layer. *Gastrointest Endosc* 2011 Dec.;74(6):1194-200.
29. Terada T. A clinicopathologic study of esophageal 860 benign and malignant lesions in 910 cases of consecutive esophageal biopsies. *Int J Clin Exp Pathol* 2013;6(2):191-98.
30. Tsai SJ, Lin CC, Chang CW et al. Benign esophageal lesions: endoscopic and pathologic features. *World J Gastroenterol* 2015 Jan. 28;21(4):1091-98.
31. Tsalis K, Antoniou N, Kalfadis S et al. Laparoscopic enucleation of a giant submucosal esophageal lipoma. Case report and literature review. *Am J Case Rep* 2013;14:179-83.
32. Albuquerque W, Rocha LCM, Faria KB. *Tumores benignos do esôfago. SOBED – Endoscopia digestiva: diagnóstica e terapêutica*. Rio de Janeiro: Revinter, 2005. p. 213-23.
33. Wiechowska-Kozowska A, Wunsch E, Majewski M et al. Esophageal duplication cysts: endosonographic findings in asymptomatic patients. *World J Gastroenterol* 2012 Mar. 21;18(11):1270-72.
34. Xu GQ, Chen HT, Xu CF et al. Esophageal granular cell tumors: report of 9 cases and a literature review. *World J Gastroenterol* 2012 Dec. 21;18(47):7118-21.
35. Yagi M, Abe Y, Sasaki Y et al. Esophageal carcinoid tumor treated by endoscopic resection. *Dig Endosc* 2015 May;27(4):527-30.
36. Yüksel I, Usküdar O, Köklü S et al. Inlet patch: associations with endoscopic findings in the upper gastrointestinal system. *Scand J Gastroenterol* 2008 Aug.;43(8):910-14.
37. Zhang Z, Jin F, Wu H et al. Double esophageal duplication cysts, with ectopic gastric mucosa: a case report. *J Cardiothorac Surg* 2013;8:22.

14 Câncer Precoce do Esôfago

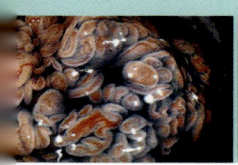

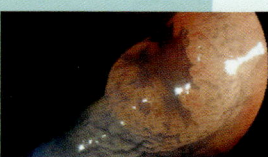

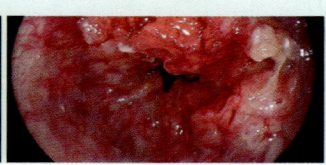

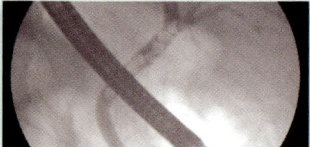

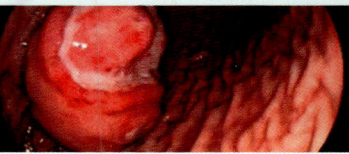

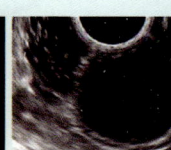

Renato Borges Fagundes

INTRODUÇÃO

Os dados brasileiros existentes indicam que mais de 90% das neoplasias esofágicas primárias são carcinomas escamosos. Adenocarcinoma ocorre em menos de 10% dos casos e, diferente do que ocorre na América do Norte e Europa, não apresenta tendência ascendente nas últimas décadas.[3] Em virtude disso, o presente capítulo irá abordar o carcinoma escamoso do esôfago em sua fase precoce e superficial.

A prevalência de carcinoma superficial do esôfago no Japão varia entre 10-20% de todos os carcinomas ressecados.[4] Recente estudo relatando resultados de programa de rastreamento populacional, nas áreas de alto risco da China, encontrou a taxa de 84,5% de carcinomas esofágicos e gástricos em estágios precoces.[7] No Brasil, foi demonstrada prevalência de 2,1% de carcinoma superficial em uma série de 234 pacientes com carcinoma esofágico submetidos à esofagectomia.[5] No rastreamento de neoplasias, sincrônicas ou metacrônicas, em pacientes com carcinoma escamoso do trato aerodigestivo superior foi identificada neoplasia de esôfago em 12% dos pacientes com 77% das lesões em estágio precoce.[1]

QUAL É O CONCEITO DE CARCINOMA PRECOCE DO ESÔFAGO?

O carcinoma escamoso do esôfago se desenvolve a partir de lesões displásicas do epitélio esofágico (Fig. 14-1). A displasia escamosa esofágica é considerada a única lesão pré-maligna precursora do carcinoma escamoso do esôfago e é classificada em dois grupos: baixo grau e alto grau. Existe um maior risco para o desenvolvimento de CEE a partir da displasia de alto grau, que no decorrer do tempo, evoluirá para carcinoma.[10]

As alterações microscópicas da displasia de baixo grau são confinadas à metade inferior do epitélio e com a progressão as células atípicas envolvem a totalidade do epitélio, sendo classificada como displasia escamosa de alto grau. Quando nenhuma maturação é observada na superfície epitelial, a lesão passa a ser denominada carcinoma in situ (CIS) ou carcinoma não invasivo. O termo neoplasia intraepitelial abrange displasia escamosa e carcinoma in situ do esôfago na classificação da OMS de 2010. Uma vez observada a invasão da lâmina própria, a lesão é diagnosticada como carcinoma invasivo. Atualmente, carcinoma superficial é definido como o carcinoma que envolve a mucosa ou submucosa com ou sem metástases em linfonodos regionais e carcinoma precoce é definido como carcinoma intramucoso com ou sem metástases em linfonodos regionais.[9]

O carcinoma esofágico superficial é classificado macroscopicamente em três tipos (0-I, 0-II e 0-III), baseados na presença de elevação e depressão. O tipo 0-I se caracteriza por protrusão e pode ser subclassificado em 0-Ip (pedunculado) e 0-Is (séssil). O tipo 0-II apresenta-se de forma plana e é subclassificado em 0-IIa (ligeiramente elevado), 0-IIb (completamente plano) e 0-IIc (ligeiramente deprimido). O tipo III se caracteriza por ser escavado (Fig. 14-2).

O carcinoma superficial pode ser dividido em seis grupos de acordo com a profundidade da invasão. M1 é o carcinoma limitado ao epitélio corresponde ao carcinoma in situ (CIS). M2 é o carcinoma que atinge a lâmina própria e M3 invade a muscular da mucosa. SM1 indica carcinoma invadindo o terço superior da submucosa, enquanto SM2 se estende ao terço médio da submucosa e SM3 invade o terço inferior da submucosa (Fig. 14-3). Nesta subclassificação M1, M2 e M3 são considerados carcinomas precoces, independente da presença de metástases em linfonodos regionais.

QUAIS OS SINTOMAS APRESENTADOS PELOS PACIENTES COM CARCINOMA ESOFÁGICO PRECOCE?

Em geral, pacientes com neoplasia escamosa intraepitelial e mesmo com carcinoma esofágico superficial são assintomáticos, quando diagnosticados, e as alterações endoscópicas são mínimas e sutis. Detectar lesões superficiais em estágios precoces requer observação cuidadosa e atenção ao fato de o paciente pertencer a grupo de risco para câncer esofágico, para a adoção de métodos mais efetivos para a identificação de lesões em fase precoce.

QUE MÉTODOS SÃO EFETIVOS PARA A IDENTIFICAÇÃO PRECOCE DO CÂNCER ESOFÁGICO?

Prevenção secundária para detectar displasia escamosa, carcinoma precoce e superficial tem sido considerada a estratégia básica para programa de rastreamento do carcinoma escamoso do esôfago. No contexto brasileiro, pacientes de alto risco para câncer esofágico devem ser alvo de rastreamento. O grupo de risco para câncer esofágico é constituído de pacientes alcoolistas/tabagistas, pacientes com neoplasia prévia do trato aerodigestivo superior, pacientes com acalasia ou lesões cáusticas do esôfago.

Fig. 14-1. Displasia escamosa de alto grau. Microfotografia 100×, coloração Hematoxilina-Eosina.

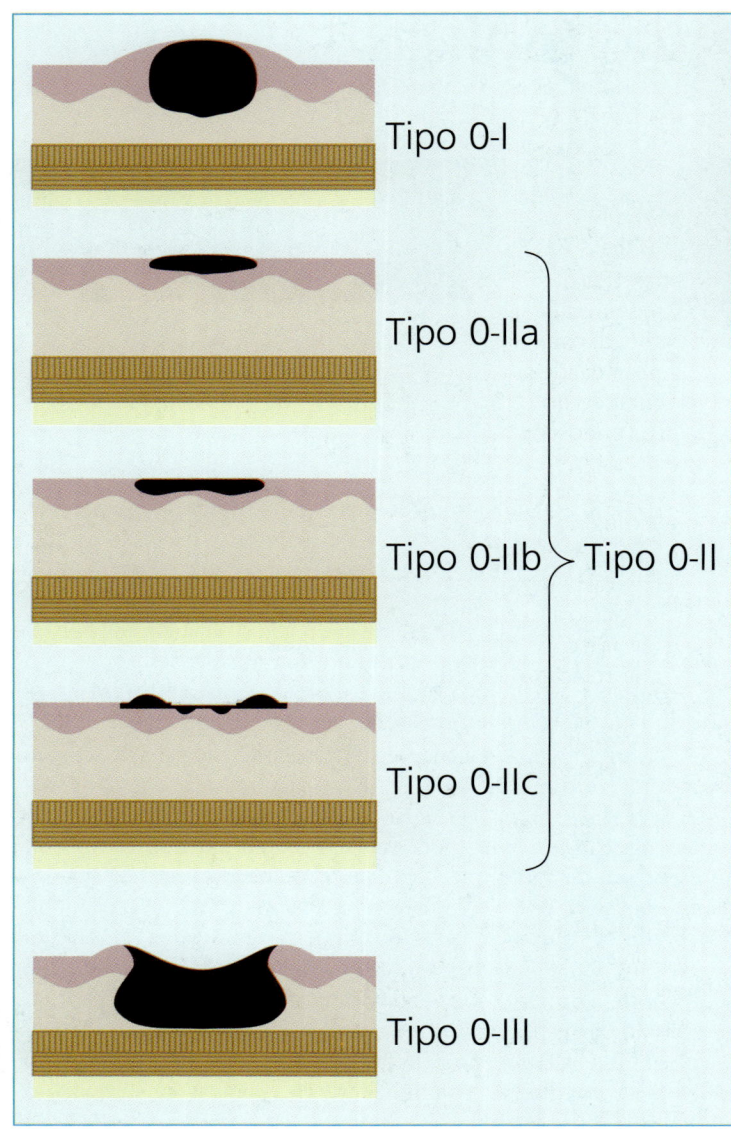

Fig. 14-2. Carcinoma superficial do esôfago: classificação macroscópica. Adaptada de Shimizu et al., 2013.[8]

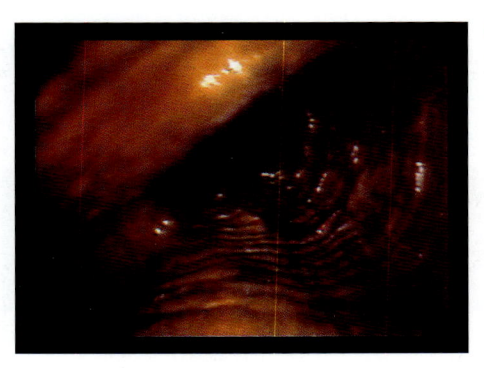

Fig. 14-4. Mucosa esofágica uniformemente corada pela solução de Lugol.

A despeito de uma gama de estudos em busca de métodos não endoscópicos para rastreamento de lesões, a endoscopia é o método diagnóstico de escolha para as lesões esofágicas, e sua acurácia é incrementada pela utilização da cromoendoscopia com Lugol,[2] uma vez que lesões neoplásicas em fase precoce apresentam alterações mínimas que podem passar desapercebidas no exame endoscópico convencional. A cromoendoscopia com Lugol tem sido usada baseada no princípio de que o epitélio escamoso rico em glicogênio se impregna com o iodo, determinando que a mucosa íntegra se core de marrom escuro, enquanto as lesões displásicas e neoplásicas não se coram (Figs. 14-4 e 14-5). A cromoendoscopia com Lugol é um método simples, barato, de fácil execução, amplamente disponível e com alta relação custo-benefício.[6] Os métodos endoscópicos que não utilizam corantes (cromoendoscopia digital) apresentam custos elevados e não são acessíveis à maioria da população, principalmente para as populações de maior risco para o carcinoma escamoso do esôfago. O Quadro 14-1 resume o estado da arte, no momento, para o diagnóstico do carcinoma esofágico em estágios precoces.

COMO REALIZAR O ESTADIAMENTO DO CARCINOMA ESOFÁGICO EM FASE PRECOCE?

Após o diagnóstico, todos os pacientes devem realizar tomografia computadorizada (TC) do tórax e abdome para identificação ou exclusão de doença locorregional ou metástases a distância, comple-

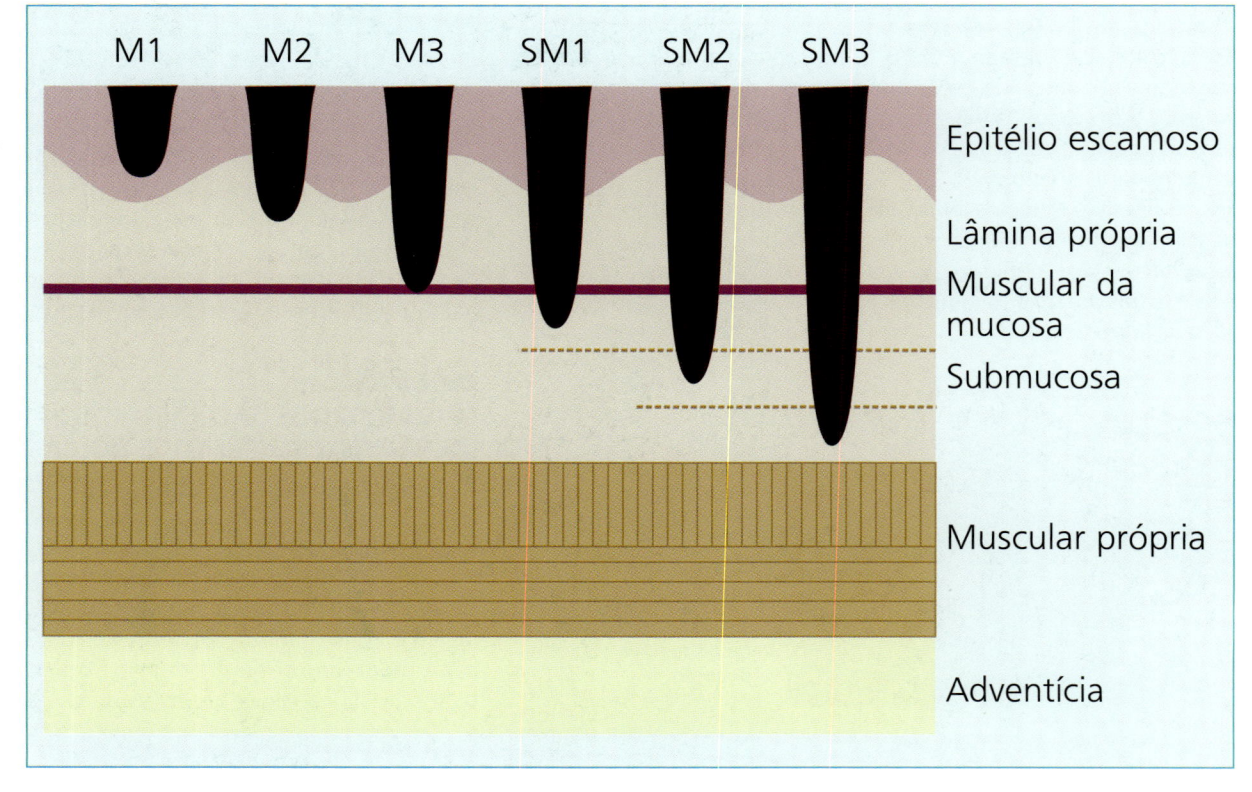

Fig. 14-3. Subclassificação do carcinoma esofágico superficial. **M1:** carcinoma in situ; **M2:** carcinoma atingindo a lâmina própria; **M3:** compromete a muscular da mucosa; **SM1:** invade o terço superior da submucosa; **SM2:** atinge até 2/3 da submucosa; e **SM3:** compromete toda a submucosa.

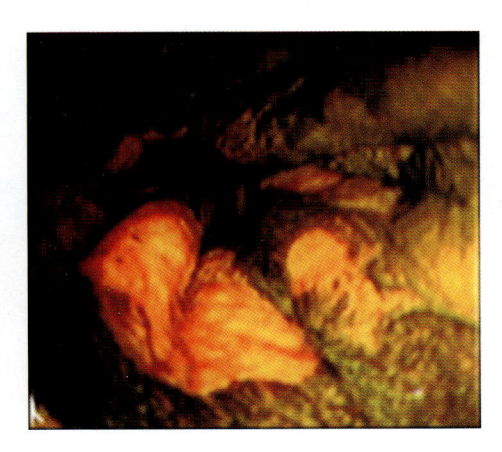

Fig. 14-5. Área não corada no esôfago médio correspondendo à lesão histológica apresentada na Figura 14-1.

mentada por TC por emissão de pósitrons (PET). Pacientes sem evidências de metástases deverão ser submetidos a ultrassonografia endoscópica para determinação da profundidade da invasão neoplásica e detecção de linfonodos, para verificar a viabilidade de tratamento endoscópico.

COMO TRATAR CARCINOMA ESOFÁGICO EM ESTÁGIO PRECOCE?

O tratamento padrão para o câncer de esôfago tem sido, por muitos anos, mesmo para as lesões superficiais, a remoção completa do esôfago e dos linfonodos regionais. Porém, devido a morbidade e mortalidade associadas à esofagectomia e ao melhor entendimento do comportamento tumoral, têm sido utilizados procedimentos endoscópicos mais conservadores, como ressecção mucosa endoscópica (EMR) ou dissecção endoscópica submucosa (ESD). O racional para o uso de ressecção endoscópica tem sido que nenhum ou muito pequeno risco existe quando a neoplasia está restrita a mucosa. Carcinoma esofágico comprometendo o terço inferior da mucosa (M3) ou a submucosa é uma indicação clara para esofagectomia com linfadenectomia. Outras indicações para cirurgia incluem dimensões maiores de 2 cm ou maiores que 2/3 da circunferência e a presença de invasão linfática ou vascular.[8]

Pontos Práticos

1. Carcinoma esofágico precoce atualmente é definido como carcinoma intramucoso (subclassificado como M1, M2, ou M3) com ou sem metástases para os linfonodos regionais.
2. Cromoendoscopia (Lugol e/ou digital) é fundamental para o diagnóstico precoce do câncer esofágico
3. Carcinomas de células escamosas limitados às camadas superficiais da mucosa (M1, M2) com diâmetro inferior a 2 cm e que se estendam por menos de 2/3 da circunferência esofágica podem ser tratados com sucesso por meio de métodos endoscópicos.
4. Carcinoma escamoso do esôfago invadindo o terço inferior da mucosa (M3) ou que atingem a submucosa devem ser tratados por esofagectomia.

CONSIDERAÇÕES FINAIS

O diagnóstico do câncer esofágico em estágios precoces representa um grande desafio no Brasil. As dificuldades devem-se a vários fatores, como: a) conhecimento insuficiente da carcinogênese esofágica; b) ausência de sintomas dos pacientes portadores da neoplasia determinando que a busca pelo diagnóstico se faça tardiamente; c) muitos endoscopistas consideram o esôfago como uma simples via de acesso ao estômago, realizam exames muito rápidos do órgão, e com isso perdem a visualização de alterações sutis da mucosa, que induziria o emprego da cromoendoscopia que poderia identificar lesões em fases precoces. A abordagem endoscópica da população geral para rastreamento do carcinoma esofágico é injustificável devido ao alto custo do procedimento. No entanto, na população de alto risco, o rastreamento do carcinoma esofágico determinaria uma relação custo-benefício efetiva. O diagnóstico precoce proporcionaria tratamento adequado aos pacientes portadores de câncer esofágico, garantindo-lhes uma sobrevida maior com melhor qualidade de vida e ao mesmo tempo promoveria a otimização dos recursos do Sistema de Saúde em pacientes com maior possibilidade de recuperação.

REFERÊNCIAS BIBLIOGRÁFICAS

1. Arantes V, Forero Piñeros EA, Yoshimura K, Toyonaga T. Advances in the management of early esophageal carcinoma. *Rev Col Bras Cir.* 2012;39:534-543.
2. Fagundes RB, de Barros SG, Pütten AC et al. Occult dysplasia is disclosed by Lugol chromoendoscopy in alcoholics at high risk for squamous cell carcinoma of the esophagus. *Endoscopy.* 1999;31:281-285.
3. Fagundes RB, de Carli D, Xaubet RV, Cantarelli JC. Unchanging pattern of prevalence of esophageal cancer, overall and by histological subtype, in the endoscopy service of the main referral hospital in the central region of Rio Grande do Sul State, in Southern Brazil. *Dis Esophagus.* 2015.
4. Fujita H, Sueyoshi S, Yamana H et al. Optimum treatment strategy for superficial esophageal cancer: endoscopic mucosal resection versus radical esophagectomy. *World J Surg.* 2001;25:424-431.
5. Henry MA, Lerco MM, Naresse LE, Crema E, Rodrigues MA. Outcome of superficial squamous cell carcinoma of the esophagus: a clinicopathological study. *Acta Cir Bras.* 2013;28:373-378.
6. Lopes AB, Fagundes RB. Esophageal squamous cell carcinoma - precursor lesions and early diagnosis. *World J Gastrointest Endosc.* 2012;4:9-16.
7. Lu YF, Liu ZC, Li ZH et al. Esophageal/gastric cancer screening in high-risk populations in Henan Province, China. *Asian Pac J Cancer Prev.* 2014;15:1419-1422.
8. Shimizu M, Zaninotto G, Nagata K, Graham DY, Lauwers GY. Esophageal squamous cell carcinoma with special reference to its early stage. *Best Pract Res Clin Gastroenterol.* 2013;27:171-186.
9. Takubo K, Aida J, Sawabe M et al. Early squamous cell carcinoma of the oesophagus: the Japanese viewpoint. *Histopathology.* 2007;51:733-742.
10. Wang GQ, Abnet CC, Shen Q et al. Histological precursors of oesophageal squamous cell carcinoma: results from a 13 year prospective follow up study in a high risk population. *Gut.* 2005;54:187-192.

Quadro 14-1 Grupos de risco, lesões-alvo do rastreamento e métodos para rastreamento do carcinoma epidermoide do esôfago

Quem?	• Câncer do trato aerodigestivo superior • Alcoolistas/tabagistas/tomadores de chimarrão • Acalasia • Estenoses cáusticas do esôfago
O Que?	• Displasia escamosa • Carcinoma *in situ* • Carcinoma superficial
Como?	• Cromoendoscopia com Lugol • Cromoendoscopia digital (NBI, FICE, i-Scan, AFI)

15 Câncer Avançado de Esôfago

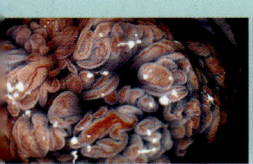

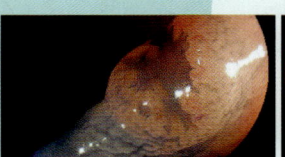

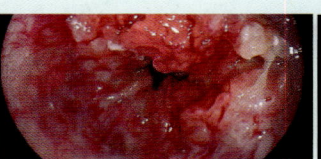

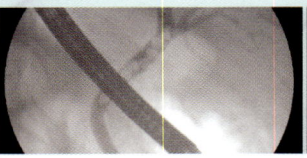

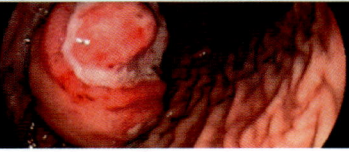

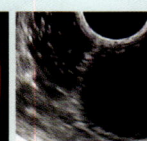

Marcelo Binato ■ Dener Girardon

INTRODUÇÃO

O manejo do câncer de esôfago (CE) permanece um grande desafio, não somente na identificação de pacientes com alto risco em desenvolver a doença, mas também decorrrente do prognóstico ruim, com taxa de sobrevida menor que 20% em 5 anos. Enquanto poucos casos precoces são diagnosticados em programas de vigilância, a maioria dos CEs (> 50%) apresenta-se em estágio avançado no momento do diagnóstico, por causa do comprometimento locorregional e/ou metástases a distancia. Outro fator limitante no tratamento da doença é a presença de comorbidades associadas ao CE na ocasião do diagnóstico.[3,14,26]

Em todo o mundo, no ano de 2008, foram estimados 482.300 novos casos de CE, e ocorreram 406.800 mortes. No Brasil, o CE consta entre as dez neoplasias mais incidentes, e as maiores taxas são observadas no estado do Rio Grande do Sul. Para o ano de 2015, a estimativa de novos casos e mortes por CE nos Estados Unidos é de, respectivamente, 16.980 e 15.590.[1-3,8,9,21,32]

O carcinoma espinocelular (CEC) e o adenocarcinoma de esôfago (ACE) são responsáveis por mais de 95% dos tumores malignos desse órgão. A incidência do CE tem aumentado nas últimas décadas, o que coincidiu com uma mudança na frequência do tipo histológico e localização do tumor primário. Nos Estados Unidos, na década de 1960, o CEC era o mais frequente (90%) de todos os tumores esofágicos. Nos últimos anos, o ACE tem aumentado, principalmente nos países ocidentais, tornando-se o tipo histológico mais comum (60%) de todos os CEs, embora o CEC ainda predomine no mundo.[2,3,8] O CEC e o ACE diferem em algumas características epidemiológicas, como nos fatores predisponentes e na localização do tumor. Tabagismo e consumo de álcool são os principais fatores de risco associados ao CEC, enquanto o esôfago de Barrett, obesidade, tabagismo, e possivelmente em si a DRGE estão fortemente relacionados com o desenvolvimento do ACE.[8,12]

Em reconhecimento às diferenças na patogênese, epidemiologia, biologia tumoral e resultados entre os tipos histológicos do CE, o mais recente sistema de estadiamento TNM 2010 da AJCC *(American Joint Committe of Cancer)* fornece agrupamentos separados por grau, mas definições semelhantes para as categorias de tumor, linfonodos e metástase, tanto para os CECs, ACEs e os carcinomas da junção esofagogástrica (JEG). Na prática clínica, há controvérsias, se a diferenciação histológica pode influenciar na escolha da abordagem terapêutica (Quadros 15-1 e 15-2).[2]

A sobrevida média dos pacientes com CE está relacionada com o estágio da doença. Infelizmente, no momento do diagnóstico, poucos pacientes são classificados como precoces, isto é, aqueles com doença restrita às camadas mucosa ou submucosa sem extensão linfonodal (T1N0). Os tumores precoces do esôfago, quando adequadamente tratados (endoscopia ou cirurgia), apresentam as melhores taxas de sobrevida. O câncer avançado de esôfago compromete a camada muscular própria do órgão (T2), ou apresenta envolvimento linfonodal associado a qualquer T, ou metástases a distancia (M1). Nesses casos, a paliação é, na maioria dos casos, o único tratamento de escolha.

O tratamento ideal para os pacientes com câncer avançado de esôfago é controverso. Muitos centros especializados utilizam protocolos, nos quais a quimioterapia é o tratamento inicial, preferível à cirurgia, para pacientes em estágio T2 ou superior ou doença nodal regional. Dessa forma, a seleção adequada dos pacientes para tratamento paliativo (quimioterapia, endoscopia/cirurgia) assume importância fundamental e está dependente da avaliação pré-operatória precisa do estágio da doença no momento do diagnóstico.

Quadro 15-1 Estadiamento T, N e M e grau histológico para definições de câncer de esôfago e câncer da junção esofagogástrica na 7ª edição do American Joint Committee on Câncer (AJCC) Câncer Staging Manual

Estadiamento T	
Tis	Displasia de alto grau
T1	Invasão até lâmina própria, muscular da mucosa ou submucosa
T2	Invasão até muscular própria
T3	Invasão até adventícia
T4a	Invade estruturas adjacentes ressercáveis (pleura, pericárdio, membrana)
T4b	Invade estruturas adjacentes irressecáveis (aorta, corpo vertebral, traqueia)
Estadiamento N	
N0	Ausência de metástases em linfonodos regionais
N1	1-2 linfonodos regionais nódulos positivos
N2	3-6 linfonodos regionais nódulos positivos
N3	7 ou gânglios linfáticos regionais positivos
Estadiamento M	
M0	Sem metástases a distância
M1	Metástases a distância
Grau histológico	
G1	Bem diferenciado
G2	Moderadamente diferenciado
G3	Pouco diferenciado
G4	Indiferenciado

Quadro 15-2 — Estadiamento por grupos segundo a AJCC – 7ª edição

Estágio	Adenocarcinoma				Carcinoma de células escamosas				Localização
	T	N	M	Grau	T	N	M	Grau	
0	Is	0	0	1	Is	0	0	1	Qualquer
IA	1	0	0	1-2	1	0	0	1	Qualquer
IB	1	0	0	3	1	0	0	2-3	Qualquer
	2	0	0	1-2	2-3	0	0	1	Inferior
IIA	2	0	0	3	2-3	0	0	1	Superior e média
			0		2-3	0	0	2-3	Inferior
IIB	3	0	0	Qualquer	2-3	0	0	2-3	Superior e média
	1-2	1	0		1-2	1	0	Qualquer	Qualquer
IIIA	1-2	2	0	Qualquer	1-2	2	0	Qualquer	Qualquer
	3	1	0	Qualquer	3	1	0	Qualquer	Qualquer
	4ª	0	0	Qualquer	4ª	0	0	Qualquer	Qualquer
IIIB	3	2	0	Qualquer	3	2	0	Qualquer	Qualquer
IIIC	4ª	1-2	0	Qualquer	4ª	1-2	0	Qualquer	Qualquer
	4b	Qualquer	0	Qualquer	4b	Qualquer	0	Qualquer	Qualquer
	Qualquer	3	0	Qualquer	Qualquer	3	0	Qualquer	Qualquer
IV	Qualquer	Qualquer	1	Qualquer	Qualquer	Qualquer	1	Qualquer	Qualquer

DIAGNÓSTICO E ESTADIAMENTO

Os principais sintomas dos pacientes com tumor de esôfago são a disfagia, odinofagia, emagrecimento, sangramento gastrointestinal (hematêmese ou melena) ou, até mesmo de forma aguda, apresentar obstrução por bolo alimentar.

O diagnóstico do CE é realizado pela endoscopia, que permite a realização de biópsias. Quando múltiplas biópsias (sete ou mais) são realizadas, a sensibilidade para o diagnóstico é de, aproximadamente, 96%. Endoscopicamente, os casos avançados geralmente aparecem como estenoses, ulcerações, massas ulceradas ou circunferenciais (Fig. 15-1). Técnicas, como a coloração in vivo da mucosa esofágica (lugol), cromoscopia digital, magnificação de imagem e recentemente a microscopia confocal, auxiliam na escolha de áreas de mucosa esofágica suspeitas, principalmente em situações de alto risco, e ainda permitem avaliar com maior precisão a extensão longitudinal do tumor. Na presença de estreitamentos que impede a escolha do local ideal para a obtenção das amostras de mucosa, a citologia (escovado) pode melhorar a acurácia diagnóstica em até 20% nestes pacientes. A utilização de aparelhos ultrafinos via transoral ou transnasal é uma ferramenta útil na avaliação da extensão e comprometimento tumoral associado a estenoses significativas.[1,12,18,24,32]

O estudo contratado do esôfago é cada vez menos utilizado na suspeita diagnóstica em razão da sua baixa acurácia e, portanto, não é mais utilizado como método diagnóstico.[21]

A tomografia computadorizada (TC) avalia a presença de metástases e auxilia na identificação de invasão direta a estruturas adjacentes ao esôfago, como aorta, traqueia, brônquios e vasos pulmonares. O comprometimento destas estruturas impossibilita a intervenção cirúrgica com finalidade curativa. A TC apresenta dificuldades precisas na avaliação da profundidade do tumor (T), assim como na identificação das cadeias linfonodais (N), principalmente aquelas adjacentes aos tumores esofágicos.[13] O PET CT (PET *scan*) foi recentemente incorporado na avaliação de estadiamento do CE. Trata-se de um teste não invasivo e mais sensível que a TC na identificação de metástases a distância. A associação de ambos melhora a sensibilidade na identificação de pacientes com tumor de esôfago e metástases ocultas.[11]

Atualmente, o completo estadiamento do CE implica na realização da ecoendoscopia (EUS), método muito útil na avaliação da profundidade do tumor (T), comprometimento dos linfonodos (N) e, inclusive, detecção de linfonodos não regionais (M1a). A precisão global da EUS para o estágio T é de, aproximadamente, 85% e melhora com estágios mais avançados da doença. Para o estágio N a precisão está ao redor de 75%, entretanto, quando associada à punção aspirativa por agulha fina (PAAF) de linfonodos suspeitos (forma arredondada, bordas delimitadas, hipoecogências, maiores do que 1 cm no menor diâmetro) a precisão diagnóstica, é de, aproximadamente, 95%. O uso de miniprobes passado pelo canal de trabalho de endoscópios convencionais é uma alternativa comple-

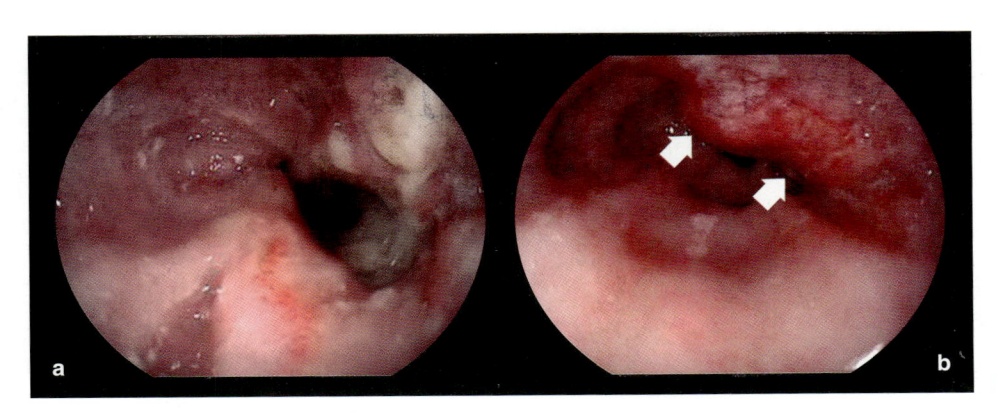

Fig. 15-1. (a e b) Câncer avançado de esôfago.

mentar ao estadiamento de casos de câncer esofágico avançado com estreitamento significativo da luz do esôfago.[4,16,29]

A avaliação endoscópica da árvore respiratória é realizada pela broncoscopia, útil nos tumores localizados nos terços superior e médio do esôfago (próximo ao nível da carina). O ultrassom das vias respiratórias (EBUS) vem corroborar no estadiamento linfonodal, principalmente nas neoplasias dos esôfagos superior e médio.[23]

O correto estadiamento clínico é fundamental para estabelecer a escolha do tratamento mais apropriado aos pacientes com CE. Este estadiamento é com base na profundidade do tumor (T), envolvimento linfonodal (N) e metástases a distância (M). Sabe-se que o prognóstico do CE está correlacionado com o estadiamento TNM no momento do diagnóstico, e, portanto, como observado anteriormente, o estadiamento clínico preciso é fundamental para estabelecer um prognóstico e selecionar a estratégia de tratamento mais adequada aos pacientes com CE.[10]

TRATAMENTO

Historicamente, o CE tem um prognóstico sombrio, em razão da apresentação tardia dos pacientes e pela dificuldade de uma ressecção cirúrgica oncológica adequada, principalmente na presença de envolvimentos local e regional avançados. As comorbidades, frequentemente associadas, e a alta incidência de segundas neoplasias nesses pacientes também afetam o sucesso global do tratamento. Além disso, a terapia de radiação definitiva, como uma alternativa à cirurgia, é um desafio pela localização anatômica do esôfago e pelos efeitos adversos decorrentes da toxicidade associada a doses terapêuticas da radioterapia.[7]

Não há dúvida que os resultados cirúrgicos melhoraram significativamente nos últimos anos. Séries cirúrgicas múltiplas de centros médicos especializados demonstraram taxas de sobrevida em 2 anos entre 35 e 42%, e de 15 a 24% em 5 anos. Ao longo dos anos, os melhores resultados são, em grande parte, um melhor estadiamento pré-operatório e, assim, uma melhor seleção dos pacientes candidatos principalmente ao tratamento cirúrgico com finalidade curativa. Entretanto, a esofagectomia paliativa, quando comparada à terapêutica endoscópica, parece estar associada a um maior tempo de internação e custo.[28]

A desnutrição, perda de peso, estenose e a formação de fístulas traqueoesofágicas são importantes aspectos clínicos e complicações nos pacientes com tumores de esôfago. A colocação endoscópica de sondas de alimentação enteral possibilita a oferta de nutrientes nos pacientes com lesões obstrutivas avançadas. Algumas opções endoscópicas, como a dilatação, colocação de *stents*, ablação química e uso do *laser*, tentam minimizar as consequências do envolvimento tumoral e assim promover uma melhor qualidade de vida nos pacientes com CE.[15,25]

O alívio mais duradouro da disfagia pode ser obtido com a utilização de *stents* metálicos, que têm sido usados para o tratamento paliativo do CE, desde 1990. A utilização das próteses esofágicas por endoscopia tem sua maior indicação nas neoplasias avançadas e recidivas tumorais, com vantagem de propiciar alívio instantâneo da disfagia. Os *stents* apresentam bons resultados na presença de fístulas, principalmente as traqueoesofágicas, com especial atenção ao comprometimento da luz traqueal, que deve ser tratada prioritariamente. A formação destas fístulas ocorre pela penetração do tumor na parede do esôfago ou como complicação da radioterapia. O objetivo do tratamento com o uso das próteses é selar (ocluir) o orifício que comunica a luz do esôfago com a via aérea, e desse modo prevenir a aspiração de conteúdo esofágico. O sucesso do fechamento das fístulas traqueoesofágicas tem sido superior a 86% dos pacientes tratados com a colocação de *stents*. As próteses esofágicas são de dois tipos: autoexpansíveis plásticas ou metálicas. As próteses metálicas podem ser parcial ou totalmente recobertas. A colocação de próteses biodegradáveis é um procedimento seguro e eficaz, encontra sua maior indicação nas estenoses benignas, mas podem auxiliar no tratamento a curto prazo (meses) nos pacientes com neoplasia de esôfago submetidas ao tratamento adjuvante (Quadro 15-3).[5,17,27,31]

A técnica de colocação das próteses esofágicas é semelhante e pode ser acompanhada por fluoroscopia e/ou endoscopia associada à fluoroscopia. É medida importante a avaliação (endoscópica e/ou radiológica) da localização e da extensão da lesão tumoral. Em geral, o comprimento das próteses deve ser de 2 a 4 cm maiores do que a extensão tumoral. Complicações relacionadas com o uso das próteses incluem: dor torácica, perfuração, deslocamento (migração), crescimento tumoral, sangramento e formação de fístulas, reação tecidual, impactação alimentar.[27]

Quadro 15-3 Comparação das propriedades físicas de cinco endopróteses plásticas e autoexpansíveis

Próteses metálicas	Comprimento/diâmetro (mm)	Força de expansão (N/mm/cm)	Raio de anel (mm)
Esophacoil	160/18	63,5	22
Wallstent	115/19	0,748	30
Z-stent	80/19	0,283	> 200
Song	125/15,5	0,277	> 200
Ultraflex	100/17,5	0,094	41

Chan et al. 1999.

	Esophacoil	Ultraflex	Wallstent I	Wallstent II	Z-stent
Material	Nitinol	Nitinol	Elgiloy	Elgiloy	Aço inoxidável
Diâmetro do sistema de colocação (F)	32	24	38	18	28
Revestimento	Não	Sim	Sim	Sim	Sim
Modelo	Bobina	Tela	Tela	Tela	Zig-zag
Força radial	+++++	+	++++	+++	++
Diâmetro do lúmen (mm)	14,16,18, 20	16,18	18	19	18
Fechamento da fístula	Possível	Sim	Sim	Sim	Sim
Grau de encolhimento (%)	50	30-40	20	30	0-10

Fonte: Fauze Maluf-Filho et al., 2006.[10]

A dilatação de segmentos estenóticos pode ser realizada com o uso de balões pneumáticos expansíveis ou velas (sondas de polivinil guiadas por fio-controle fluoroscópico). Os benefícios no alívio da disfagia são habitualmente de curta duração (dias), até que outros métodos mais duradouros sejam aplicados.[10]

A injeção de álcool é a técnica endoscópica mais econômica, sendo o álcool absoluto o agente esclerosante mais usado. Esta modalidade é mais conveniente para pequenos tumores exofíticos localizados. A experiência com este método é limitada a algumas séries de casos, tendo a dor torácica com a complicação mais comum e a necessidade de reintervenção por oferecer um alívio temporário nos sintomas.[6,10]

A coagulação por plasma de argônio (cauterização com gás argônio ionizado) apresenta limitada penetração em profundidade (2-3 mm) e não é tão efetiva quanto o *laser* no tratamento de tumores volumosos. O uso do *laser* (Nd:YAG) tem sido usado com algum sucesso, principalmente no câncer esofágico obstrutivo, no qual é o modo mais efetivo de ablação térmica. A restauração da luz do esôfago por meio da ablação pelo *laser* é conseguida em mais de 97% nos casos tratados. Tem a vantagem de oferecer maior duração no alívio da disfagia com baixas taxas de complicações (perfuração em até 7% dos casos). Não é apropriado para os casos de compressão extrínseca, sendo mais indicado para tumores exofíticos altos não circunferenciais, em que a inserção de próteses pode ser difícil ou menos eficaz para o alívio da disfagia. O tratamento endoscópico com *laser* Nd-YAG de alta potência oferece efeito paliativo da disfagia pela coagulação e vaporização do tecido maligno sob visualização direta. O *laser* pode ser usado em lesões extensas, mas, idealmente, permite apenas o tratamento de segmentos curtos decorrente do acúmulo de resíduos necrosados e edema tecidual. Alguns estudos mostraram-se desapontadores na resposta ao tratamento com *laser*, principalmente na melhoria da qualidade de vida ou nos escores de disfagia.[19-22,30]

Hoje, o uso das técnicas endoscópicas são métodos seguros e eficazes no tratamento dos pacientes com câncer avançado de esôfago. A chave dos métodos terapêuticos é obter uma melhor qualidade de vida, em especial ao alívio da disfagia, associado a um menor número de complicações.

REFERÊNCIAS BIBLIOGRÁFICAS

1. Acosta MM, Boyce HW Jr. Chromoendoscopy – where is it useful? *J Clin Gastroenterol* 1998;27:13.
2. Edge SB, Byrd DR, Compton CC et al. (Eds). *American Joint Committee on Cancer Staging Manual.* 7th ed. New York: Springer, 2010. p. 103.
3. Baquet CR, Commiskey P, Mack K, et al. Esophageal cancer epidemiology in blacks and whites: racial and gender disparities in incidence, mortality, survival rates and histology. *J Natl Med Assoc* 2005;97:1471.
4. Catalano MF, Van Dam J, Sivak Jr MV. Malignant esophageal strictures: staging accuracy of endoscopic ultrasonography. *Gastrointest Endosc* 1995;41:535-39.
5. Chan AC, Shin FG, Lam YH et al. A comparison study on physical properties of self-expandable esophageal metal stents. *Gastrointest Endosc* 1999;49:462-65.
6. Chung SC, Leong HT, Choi CY et al. Palliation of malignant oesophageal obstruction by endoscopic alcohol injection. *Endoscopy* 1994;26:275-77.
7. Earlam R, Cunha-Melo JR. Oesophogeal squamous cell carcinoma: II. A critical view of radiotherapy. *Br J Surg* 1980;67:381-90, 457-61.
8. Engel LS, Chow WH, Vaughan TL et al. Population attributable risks of esophageal and gastric cancers. *J Natl Cancer Inst* 2003;95:1404.
9. Fagundes RB, de Barros SGS, Pütten ACK et al. Occult dysplasia is disclosed by lugol chromoendoscopy in alcoholics at high risk for squamous cell carcinoma of the esophagus. *Endoscopy* 1999;31:281-85.
10. Maluf-Filho F, Cheng S, Luz GO et al. Tratamento endoscópico do câncer epidermóide do esôfago. *Arq Gastroenterol* São Paulo 2006 Apr./June;43(2).
11. Flamen P, Lerut A, Van Cutsem E et al. Utility of positron emission tomography for the staging of patients with potentially operable esophageal carcinoma. *J Clin Oncol* 2000;18:3202-10.
12. Graham DY, Schwartz JT, Cain GD et al. Prospective evaluation of biopsy number in the diagnosis of esophageal and gastric carcinoma. *Gastroenterology* 1982;82:228-31.
13. Greenberg, J, Durkin M, Van Drunen M et al. Computed tomography or endoscopic ultrasonography in preoperative staging of gastric and esophageal tumors. *Surgery* 1994;116:696-701.
14. Jacobsen BC, Hirota W, Baron TH et al. The role of endoscopy in the assessment and treatment of esophageal cancer. *Gastrointest Endosc* 2003;57:817-22.
15. Jain R, Maple JT, Anderson MA et al. The role of endoscopy in enteral feeding. *Gastrointest Endosc* 2011;74:7-12.
16. Kelly S, Harris KM, Berry E et al. A systematic review of the staging performance of endoscopic ultrasound in gastro-oesophageal carcinoma. *Gut* 2001 Oct.;49(4):534-39.
17. Kim KR, Shin JH, Song HY et al. Palliative treatment of malignant esophagopulmonary fistulas with covered expandable metallic stents. *Am J Roentgenol* 2009;193:W278-82.
18. Kobayashi S, Kasugai T. Brushing cytology for the diagnosis of gastric cancer involving the cardia or the lower esophagus. *Acta Cytol* 1978;22:155-57.
19. Kodama M, Kakegawa T. Treatment of superficial cancer of the esophagus: a summary of responses to a questionnaire on superficial cancer of the esophagus in Japan. *Surgery* 1998;123:432-39.
20. Kubba AK, Krasner N. An update in the palliative management of malignant dysphagia. *Eur J Surg Oncol* 2000;26:116-29.
21. Lightdale CJ. Esophageal cancer. American College of Gastroenterology. *Am J Gastroenterol* 1999;94:20.
22. Lightdale CJ, Heier SK, Marcon NE et al. Photodynamic therapy with porfimer sodium versus thermal ablation therapy with Nd:YAG laser for palliation of esophageal cancer: a multicenter randomized trial. *Gastrointest Endosc* 1995;42:507-12.
23. National Comprehensive Cancer Network (NCCN). NCCN Clinical practice guidelines in oncology. Acesso em: 1 April 2014. Disponível em: <http://www.nccn.org/professionals/physician_gls/f_guidelines.asp>.
24. Nelson DB, Block KP, Bosco JJ et al. High resolution and highmagnification endoscopy: September 2000. *Gastrointest Endosc* 2000;52:864-66.
25. Petersen BT, Chuttani R, Croffie J et al. Photodynamic therapy for gastrointestinal disease. *Gastrointest Endosc* 2006;63:927-32.
26. Pisani P, Parkin DM, Bray F et al. Estimates of the worldwide mortality from 25 cancers in 1990. *Int J Cancer* 1999;83(1):18-29.
27. Ramirez FC, Dennert B, Zierer ST et al. Esophageal self-expandable metallic stents – indications, practice, techniques, and complications: results of a national survey. *Gastrointest Endosc* 1997;45:360-64.
28. Rice TW, Adelstein DJ, Zuccaro G et al. Advances in the treatment of esophageal carcinoma. *Gastroenterologist* 1997;5:278-94.
29. Rice TW, Boyce GA, Sivak MV. Esophageal ultrasound and the preoperative staging of carcinoma of the esophagus. *J Thorac Cardiovasc Surg* 1991;101:536-43.
30. Sankar MY, Joffe SN. Endoscopic contact Nd:YAG laser resectional vaporization (ECLRV) and esophageal dilatation (ED) in advanced malignant obstruction of the esophagus. *Am Surg* 1991;57:259-68.
31. Tierney W, Chuttani R, Croffie J et al. Enteral stents. *Gastrointest Endosc* 2006;63:920-26.
32. Yendamuri S, Swisher SG, Correa AM et al. Esophageal tumor length is independently associated with long-term survival. *Cancer* 2009;115:508.

16 Ressecções Endoscópicas do Esôfago

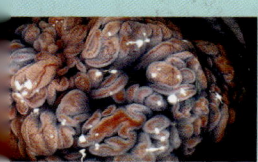

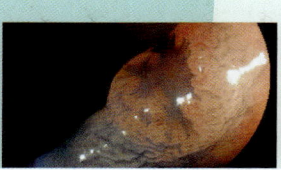

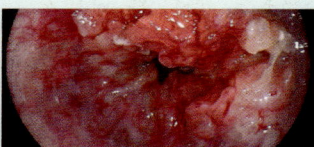

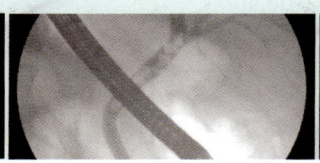

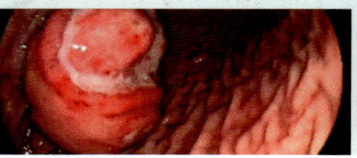

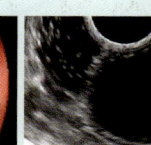

Dalton Marques Chaves ■ Ernesto Quaresma Mendonça

INTRODUÇÃO

O termo 'ressecção endoscópica' é utilizado de forma genérica para descrever técnicas de ressecção de lesões neoplásicas ou de caráter duvidoso do trato gastrointestinal, com auxílio da endoscopia. O principal objetivo desta técnica é a completa ressecção da lesão, abrangendo as camadas mucosa e submucosa, preservando a muscular própria.

Historicamente, os primeiros procedimentos endoscópicos de ressecção de lesões do trato gastrointestinal foram realizados no Japão, no início da década de 1980, inicialmente para lesões gástricas. Os primeiros procedimentos para ressecção de neoplasias esofágicas precoces também foram realizados no Japão, em meados dos anos 1990.[12,16] Nas últimas 3 décadas várias técnicas de ressecção endoscópica foram desenvolvidas, dando nascimento às mucosectomias convencionais e, mais recentemente, às técnicas de dissecção submucosa.

Recentemente, as técnicas de ressecção endoscópica vêm-se tornando cada vez mais importantes no manejo dos carcinomas precoces do esôfago (independentemente do tipo histológico), seja com objetivo de estadiamento dessas lesões, seja oferecendo tratamento definitivo para os casos dentro dos critérios de cura.

O câncer de esôfago é a terceira causa de morte por câncer gastrointestinal no Brasil, com uma sobrevida média de apenas 15% em 5 anos ao diagnóstico, que na maioria das vezes é realizado apenas em estágios mais avançados.[3] Quando o diagnóstico é realizado nos estágios iniciais, este quadro muda de figura, e a sobrevida chega a 95% em 5 anos.[20] O câncer precoce do esôfago é definido como lesões limitadas à mucosa e submucosa, independente do acometimento linfonodal, sendo classificados como Tis ou displasia de alto grau (carcinoma in situ), T1a (limitado à mucosa) e T1b (que atinge a submucosa). Classicamente demonstrada por Makuuchi et al., a presença de metástases linfonodais é praticamente inexistente em tumores que acometem as camadas m1 e m2, alcançando taxas de cerca de 10% para m3, 15% para sm1 e 40 e 45%, respectivamente, para sm2 e sm3.[17] Isto indica que a cura endoscópica é alcançada em boa parte das vezes apenas em lesões mucosas, pois o risco de metástase linfonodal é significativamente maior nas lesões submucosas.[19] Os critérios de tratamento endoscópico para lesões superficiais esofágicas estão demonstrados no Quadro 16-1, e as definições da categoria T para o estadiamento de câncer do esôfago no Quadro 16-2.[5,6]

Quadro 16-1 Critério de indicação para ressecção endoscópica do câncer de esôfago

- Sinais endoscópicos de lesão precoce ou exame de ecoendoscopia confirmando que o tumor é limitado à mucosa ou à submucosa superficial (sm1)
- Confirmação histológica de carcinoma escamocolunar ou displasia de alto grau restritos à mucosa (m1 e m2)
- Lesões m3 ou sm1 sem envolvimento linfático ou vascular, menores do que 2,5 cm
- Ausência de sinais de metástases linfonodais

Quadro 16-2 Definições da categoria T para estadiamento do tumor do esôfago

Tx	Tumor primário não foi acessado	
T0	Sem evidência de tumor primário	
Tis, m1	Displasia de alto grau limitada à camada mucosa	
T1 T1, m2	Tumor que invade a lâmina própria, muscular da mucosa ou submucosa Tumor que invade a lâmina própria	T1a
T1, m3 T1, sm1 T1, sm2 T1, sm3	Tumor que invade, mas não atravessa a muscular da mucosa Tumor que invade o terço superficial da submucosa (< 200 mícrons) Tumor que invade o terço médio da submucosa Tumor que penetra o terço profundo da submucosa	T1b
T2	Tumor que invade a muscular própria	
T3	Tumor que invade a adventícia	
T4	Tumor que invade estruturas adjacentes	
T4a	Tumor ressecável que invade pleura, pericárdio ou diafragma	
T4b	Tumor irressecável invadindo aorta, vértebra, traqueia ou outra estrutura adjacente	

Adaptado do American Joint Committee on Cancer Staging manual. 7th edition. New York: Springer; 2010. p. 103.

Classicamente, a esofagectomia radical é considerada o tratamento de escolha para as neoplasias malignas precoces do esôfago, porém, as taxas de morbidade e mortalidade são altas mesmo em centros de excelência, atingindo índices de 2 a 5% para mortalidade em 30 dias pós-cirurgia, com morbidade de até 30 a 50%.[4,21,28,29,32] Além disso, estudos demonstraram que a maioria dos pacientes precisa de, pelo menos, 9 meses de pós-operatório para adquirir um nível de qualidade de vida similar ao que tinha antes da cirurgia.[2]

Diante do cenário em que as técnicas de diagnóstico endoscópico para as lesões superficiais estão cada vez mais precisas e o risco de metástases linfonodais é quase nulo para neoplasias intramucosas (Cis), e levando em consideração que estudos observacionais de grande escala demonstraram que a cura local para a displasia de alto grau e o carcinoma intramucoso podem ser alcançados com a remoção do epitélio esofágico anormal, o tratamento com ressecção endoscópica ganha cada vez mais espaço e importância no manejo destas lesões.[11,15,30,31,33]

Um dos maiores problemas encontrados com a experiência do tratamento endoscópico das lesões precoces esofágicas, mesmo quando a ressecção endoscópica alcança sucesso terapêutico, é a ocorrência de recidiva da lesão ou do surgimento de lesões metacrônicas, observadas no *follow-up*. Isto é particularmente importante nos casos de displasia de alto grau associados a esôfago de Barrett, podendo alcançar taxas de até 20%.[25] Mesmo assim, a maioria desses casos pode ser submetida a um novo tratamento endoscópico, com sucesso satisfatório. Além disso, novas técnicas de ablação, como terapia fotodinâmica, coagulação com plasma de argônio, crioterapia e ablação com radiofrequência, vêm-se somando ao arsenal terapêutico para o tratamento dessas lesões.

Após esta breve introdução no assunto, abordaremos os aspectos técnicos da ressecção endoscópica de lesões esofágicas, apresentando técnicas de mucosectomia ou *endoscopic mucosal resection* (EMR) e de dissecção submucosa ou *endoscopic submucosal dissection* (ESD).

MUCOSECTOMIA

A mucosectomia, ou *endoscopic mucosal resection* (EMR), é uma técnica que nasceu a partir da polipectomia clássica com alça, objetivando a erradicação de lesões mucosas não passíveis de tratamento com técnicas simples. Embora a intenção de sua utilização seja geralmente curativa, um objetivo secundário seria a definição diagnóstica e o estadiamento.

Em geral, as lesões elegíveis por ressecção por mucosectomia são lesões polipoides, planas ou elevadas, com histologia bem diferenciada, sem invasão da muscular da mucosa, preferivelmente de até 2 cm de diâmetro. Lesões maiores do que 2 cm dificilmente conseguem ser retiradas em um único fragmento (ressecção em bloco). A ressecção em bloco permite uma análise mais acurada das margens laterais e profundas, pela avaliação histopatológica da peça.

Existem algumas variações técnicas disponíveis para a realização da EMR no esôfago, como mucosectomia com injeção na submucosa, mucosectomia com monofilamento, mucosectomia com auxílio de *cap* e sucção e mucosectomia após aplicação de bandas elásticas. Descreveremos essas técnicas a seguir.

Mucosectomia com Injeção na Submucosa

A técnica de mucosectomia com injeção na submucosa é semelhante à técnica de polipectomia assistida com injeção submucosa no cólon. Uma solução é injetada na camada submucosa logo abaixo da lesão, criando uma elevação do tecido e tornando a apreensão da lesão mais fácil. Além disso, a elevação da lesão a afasta da camada muscular própria, reduzindo a resistência à corrente elétrica durante a ressecção com alça, minimizando o risco de perfuração ou queimadura transmural.

A solução de escolha pode variar de acordo com a opção do endoscopista. Em geral, como o procedimento é de curta duração, realiza-se a injeção com soro fisiológico a 0,9% acrescida de azul de metileno 2%, na proporção de 1 mL de corante para 500 mL de SF, para auxiliar na visualização da submucosa após a ressecção. Pode-se optar por acrescentar adrenalina à solução (1:1000) com o objetivo de reduzir o sangramento após a punção e após a ressecção, entretanto, isto não é regra.

Após a devida identificação da lesão a ser retirada e a adequada elevação da lesão com a injeção da solução, procede-se à apreensão de toda a área de ressecção com uma alça de polipectomia, seguindo o disparo de corrente mista intermitente ou de corrente *endocut* contínua, enquanto o auxiliar procede ao fechamento gradual da alça. O espécime é, então, recuperado, e o leito da ressecção revisado.

Mucosectomia com Monofilamento

A técnica de mucosectomia com monofilamento abre mão da utilização da injeção de solução salina na camada submucosa. Isto é possível em razão das características próprias da alça utilizada para a realização desta técnica. A alça monofilamentar é construída por um fio único de aço inoxidável, que possui a característica de ser mais rígido, ou seja, menos maleável do que as alças multifilamentares habitualmente utilizadas nas técnicas de ressecção endoscópica. Esta técnica pode ser empregada tanto para lesões planas quanto para lesões elevadas (Fig. 16-1).

O passa a passo desta técnica consiste em:

- Abrir a alça sobre a lesão e aspirar o ar para que a lesão se projete dentro da alça.
- Fechar a alça geralmente sem visualização direta da lesão e distender novamente o esôfago para verificar se a apreensão foi satisfatória.
- Realizar a ressecção com *Endocut* ou somente com coagulação forçada (50-70 W), se não dispor do sistema *Endocut*. Não indicamos utilizar o *bleend* pelo fato de o monofilamento acentuar o coorte, aumentando o risco de sangramento durante o procedimento.

Esta técnica permite retirada de fragmentos de 1 a 1,5 cm, sendo possível ressecar grandes áreas ao realizar múltiplas ressecções.

Mucosectomia com *Cap*

A mucosectomia com o uso de *cap* foi introduzida por Inoue & Endo, em 1993, para o tratamento de neoplasias precoces, e sua aplicação é particularmente útil para ressecções de lesões planas ou nodulares. Sua técnica tem como aspecto mais proeminente a utilização de *caps* de acrílico ou silicone com o objetivo de englobar a lesão através da aspiração, favorecendo a apreensão por uma alça especialmente desenvolvida para ser utilizada em conjunto do *cap*. Existem, basicamente, dois tipos de conformação do *cap*, um deles com pontas plana e nivelada, que permite uma apreensão mais precisa de tecido, e o outro com a ponta oblíqua e angulada, permitindo apreensão de maior quantidade de tecido para ressecções maiores. Ambos os *caps* possuem uma borda proeminente que permite o acoplamento de alça de polipectomia (Fig. 16-2).

O passo a passo da técnica consiste em:

- Demarcar a lesão, empregando corante para definir as margens de ressecção.
- Acoplar o *Cap* na ponta do endoscópio, deixando a pequena falha da proeminência interna na mesma direção do canal de biópsia, para facilitar a passagem do cateter de injeção.

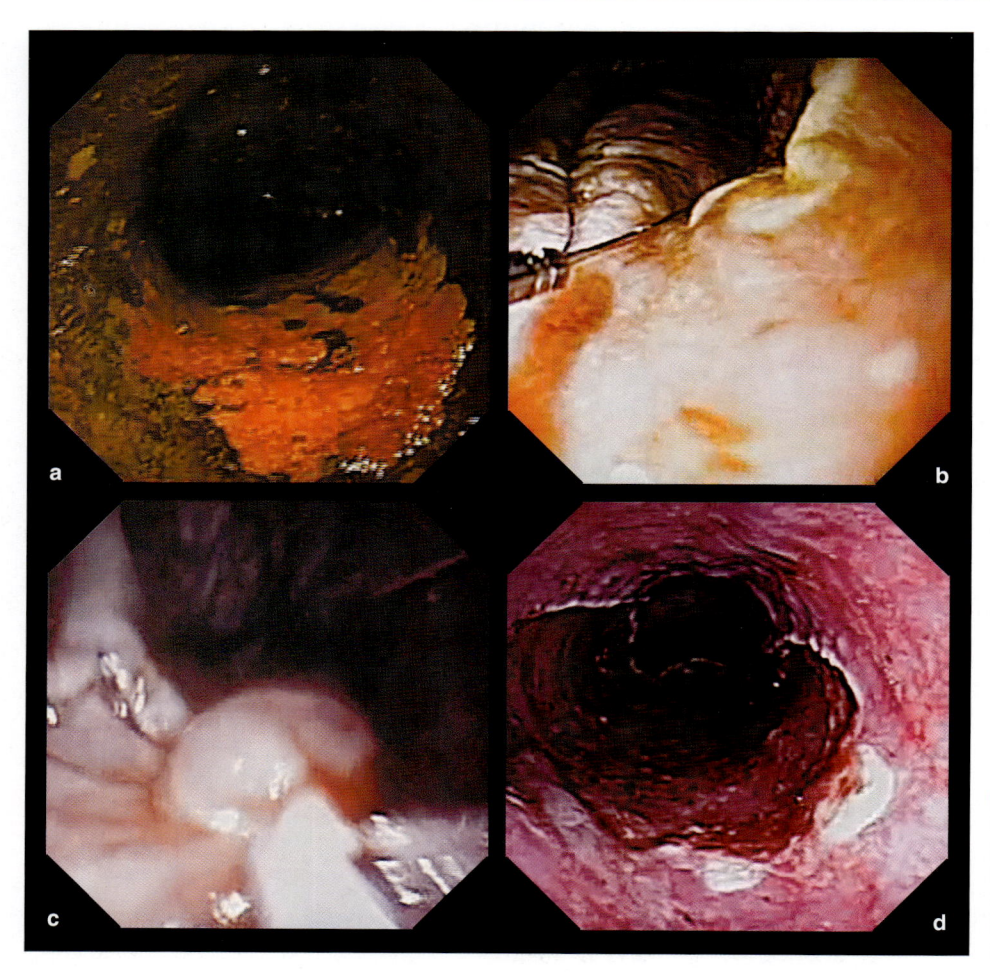

Fig. 16-1. Imagens endoscópicas ilustrando a técnica de mucosectomia com monofilamento, de um CEC precoce de esôfago. (**a**) Área com Lugol negativa, compatível com carcinoma precoce de esôfago; (**b**) alça monofilamentar aberta sobre a lesão; (**c**) apreensão da mucosa esofágica; (**d**) visibilização de toda área ressecada após múltiplas ressecções.

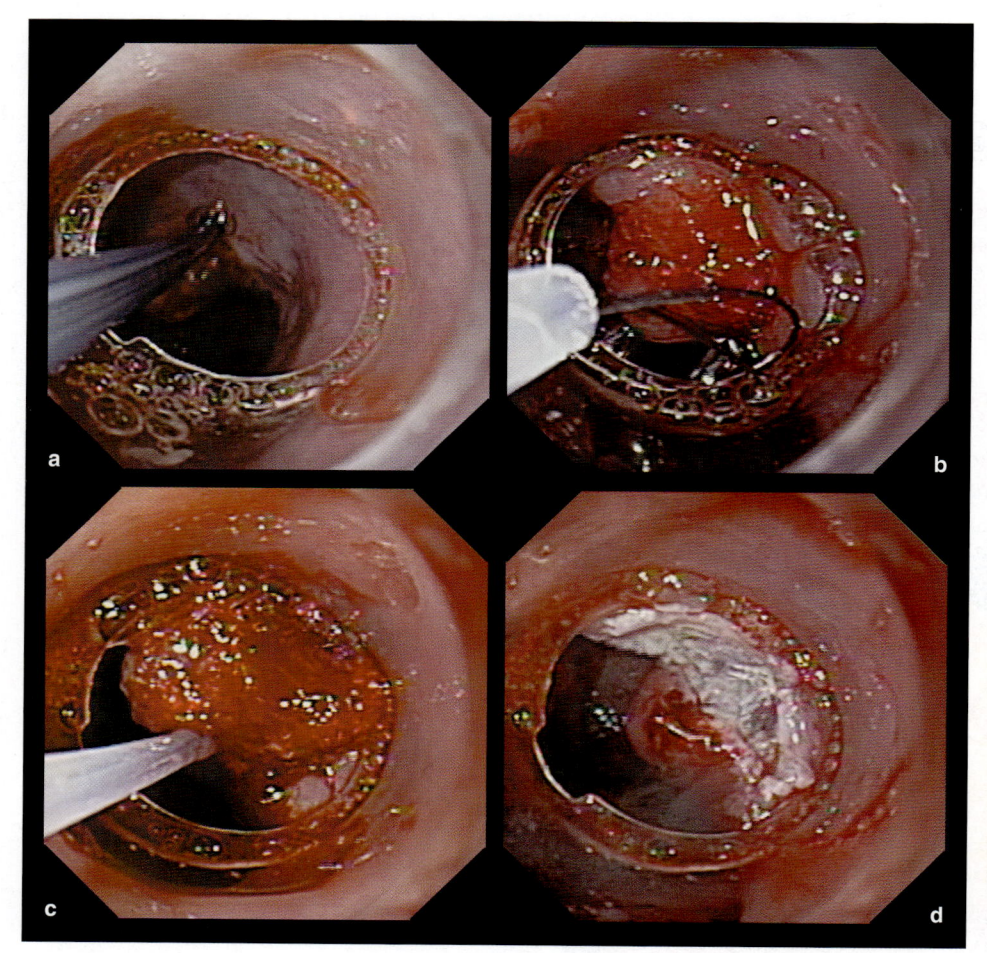

Fig. 16-2. Imagens ilustrando a mucosectomia pela técnica do *cap*. (**a**) Momento da injeção salina na submucosa de um adenocarcinoma precoce tipo I junto à TEG; (**b**) visibilização da lesão através do *cap* com a alça de polipectomia já ancorada no vinco interno; (**c**) lesão apreendida pela alça de polipectomia após sua sucção; (**d**) leito após a ressecção da lesão.

- Injetar na submucosa solução salina diluída com azul de metileno, elevando a lesão.
- Ancorar a alça de polipectomia na proeminência interna do *cap*.
- Identificar a lesão, aplicar o *cap* sobre a lesão e realizar aspiração até que a lesão se projete para dentro do *cap*.
- Fechar a alça de polipectomia e realizar a ressecção da lesão com sistema *Endocut* ou *Bleend* 2.

Esta técnica permite a retirada de fragmentos, variando de 1 a 2 cm, dependendo do tamanho do *cap* empregado. Ao realizar múltiplas ressecções podem-se ressecar grandes lesões.

Um cuidado extra precisa ser tomado quando se realiza a ressecção de vários fragmentos, no sentido de evitar remanescentes da lesão neoplásica entre as diferentes áreas de ressecção, bem como a atenção para não aspirar porções da camada muscular para dentro do *cap* em regiões com ressecção prévia, levando a uma perfuração do órgão.

Mucosectomia Assistida por Ligadura Elástica

A técnica de mucosectomia com ligadura elástica utiliza um sistema de ligadura modificado, porém similar ao do utilizado para o tratamento de varizes esofágicas. Existem diversas formas de utilização desta técnica, algumas inclusive com improvisação e utilização de sistemas de ligadura convencionais. De qualquer forma, em todos os casos, os princípios técnicos são os mesmos, com pequenas variações na forma de realização apenas. Atualmente, o dispositivo de preferência permite a realização de mucosectomia com múltiplas bandas (Duette®, Cook Ireland Ltd, Limerick, Ireland).

A banda elástica, quando aplicada, leva à extrusão da muscular própria, apreendendo apenas a mucosa e porções da submucosa. O sistema, permitindo aplicações repetidas, possibilita ressecções confluentes de uma área extensa em uma única sessão.

Embora a alça hexagonal que acompanha o sistema possua dimensões de 1,5 por 2,5 cm, a média do diâmetro da peça ressecada por cada aplicação de banda é de cerca de 15 mm (Fig. 16-3).[7]

As principais vantagens deste método são:

1. Não há necessidade de injeção submucosa, em comparação à mucosectomia com *cap* e convencional.
2. Não há necessidade de retiradas repetidas do aparelho para troca do equipamento, permitindo seis ressecções consecutivas.
3. Não é necessária a realização da montagem da alça *(prelooping)* dentro do *cap*, o que pode ser dificultoso.

O passo a passo da técnica consiste em:

- Identificar a lesão e demarcá-la, se necessário.
- Adaptar o *kit* de ligadura na ponta do endoscópio.
- Reintroduzir o endoscópio e identificar a lesão novamente.
- Realizar sucção da lesão, fazendo que a mesma se projete para dentro do *cap*.
- Disparar o anel elástico, apreendendo a lesão.
- Introduzir a alça de polipectomia pelo canal de biópsia e apreender o pseudopólipo formado após a ligadura da lesão, abaixo do anel elástico.
- Realizar a ressecção abaixo do anel elástico, sob corrente elétrica com o sistema *Endocut* ou *bleend* 2.

Estudos clínicos randomizados, comparando a mucosectomia com *cap* à mucosectomia assistida por ligadura elástica, demonstram um procedimento mais barato e mais rápido em favor da técnica com ligadura, sem diferença estatística com relação à profundidade e diâmetro da área de ressecção, bem como taxa de complicações.[13,18,27]

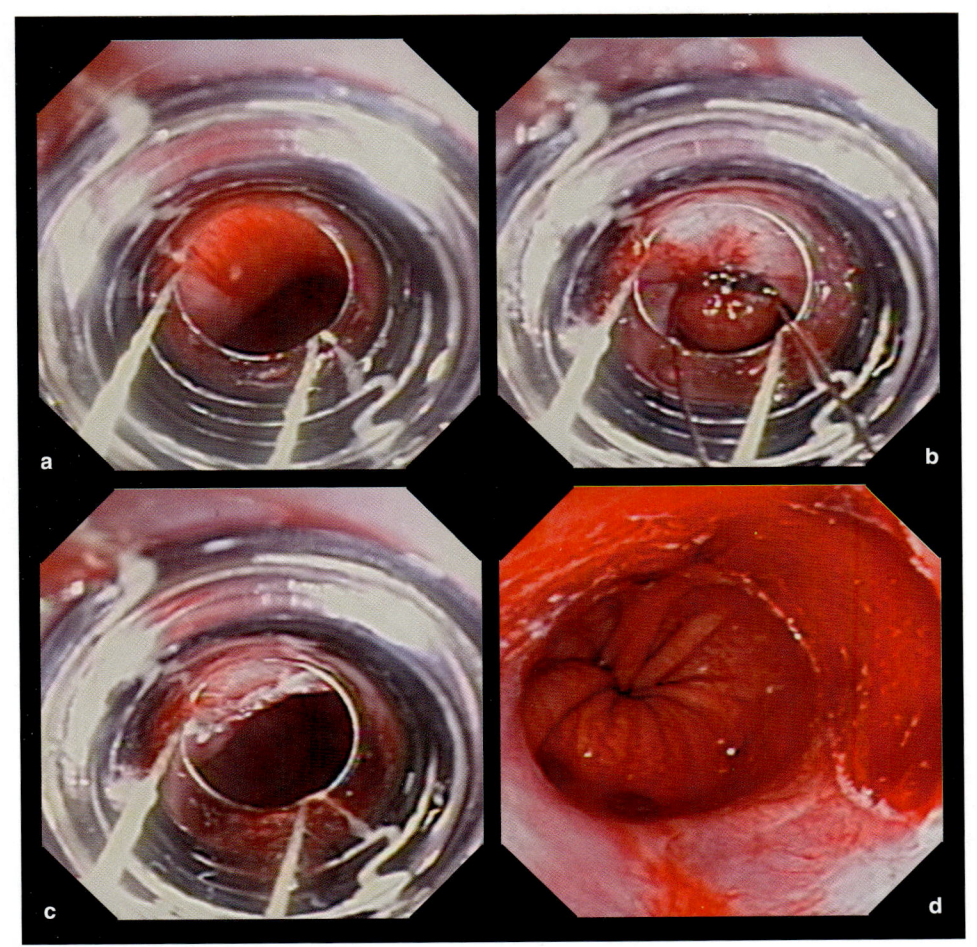

Fig. 16-3. Imagens endoscópicas ilustrando a técnica de mucosectomia no esôfago de Barrett com o sistema de ligadura elástica múltipla. (a) Visibilização da mucosa metaplásica no esôfago distal; (b) alça de polipectomia apreendendo o mamilo de mucosa formado após a ligadura; (c) borda da área ressecada onde se deve realizar nova ligadura para ampliar a ressecção; (d) visibilização de toda área ressecada do esôfago de Barrett.

DISSECÇÃO SUBMUCOSA OU ENDOSCOPIC SUBMUCOSAL DISSECTION (ESD)

Apesar da eficácia e viabilidade das técnicas de mucosectomia, a limitação do tamanho da lesão em cerca de 2 cm para ressecções em bloco sempre foi um problema. Para solucionar esta limitação das ressecções endoscópicas, há cerca de 10 anos, no Japão, foi desenvolvida a técnica de ESD.[22,23,34] As principais vantagens da dissecção submucosa têm relação justamente à qualidade do espécime obtido, tanto com relação à adequada avaliação histológica quanto dos melhores resultados clínicos presumíveis, em razão da obtenção de uma ressecção local de maior potencial curativo e menor taxa de recorrência.[8,9]

Esta técnica foi inicialmente projetada para aplicação no estômago e, posteriormente, passou a ser empregada em outros sítios, como o esôfago, por conta de maiores dificuldades técnicas. Por conta disso, a curva de aprendizado da ESD recomenda que quem se dedica ao seu treinamento inicie pela realização de procedimentos no estômago, no reto e só então no esôfago.[26]

Atualmente, a ESD constitui-se o método de escolha para o tratamento da neoplasia precoce de esôfago no Japão. Esta prática clínica se apoia em estudos observacionais japoneses de longa duração que sugerem que a ESD seja uma opção curativa para o tratamento da displasia de alto grau e do carcinoma in situ, tanto no carcinoma escamoso quanto no adenocarcinoma, apresentando um incremento na taxa de cura em comparação à mucosectomia em lesões maiores do que 1,5 cm.[14,24]

Equipamentos

Para a realização desta avançada técnica de ressecção endoscópica, os equipamentos e acessórios devem ser os mais adequados possíveis. O endoscópio deve ser de alta resolução e, preferencialmente, possuir magnificação, pois os contornos da lesão devem ser bem identificados para adequada margem de ressecção. O canal de trabalho deve ser de preferência terapêutico (3,2 mm), para possibilitar o manejo sem dificuldades dos acessórios disponíveis. A utilização de um sistema de insuflação de dióxido de carbono é útil, no sentido de prevenir enfisema mediastinal e diminuir o grau de pneumoperitônio no caso de perfuração do órgão junto à TEG, já que o CO_2 é rapidamente absorvido pelo organismo. A unidade eletrocirúrgica a ser utilizada deve ser especializada para o uso em endoscopia, oferecendo vários tipos e modos de correntes, para serem utilizados em diferentes situações e com diferentes acessórios, como os disponibilizados pela empresa ERBE em seus aparelhos: dry-cut, soft coagulation, forced coagulation, spray coagulation e swift coagulation.

Acessórios

Dentre os acessórios utilizados na técnica de ESD, destacam-se os diferentes tipos de estiletes: Flush-Knife (straight e ball-tipped), IT-Knife, Hook-Knife, Flex-Knife, Dual-Knife, Hibrid-Knife, Safe-Knife e Swan-Blade. Todos eles são capazes de realizar a dissecção submucosa em si, porém alguns deles, como o IT-Knife, possuindo isolamento à passagem na ponta, não conseguem realizar incisão inicial na mucosa. Outros tipos, como o Flush-Knife e o Hibrid-Knife, permitem injeção de solução, dispensando a troca do acessório durante a realização do procedimento (Quadro 16-3).[1]

Normalmente, utilizam-se cateteres para injeção submucosa de 23 a 25 gauge. Em decorrência do maior tempo de procedimento em comparação à EMR, a solução de escolha para injeção deve ser preferencialmente viscosa, como as soluções de hialuronato de sódio a 0,4%, hidroxipropilmetilcelulose a 0,4%, manitol a 50-70%. Soluções salinas a 0,9%, salinas hipertônicas, com corante (azul de metileno ou índigo-carmim) ou adrenalina, podem também ser utilizadas de acordo com a preferência do endoscopista.

Outros importantes acessórios que devem estar sempre presentes são: pinças de biópsia a quente (hot biopsy) ou fórceps de coagulação para hemostasia; clipes descartáveis para fechamento de possíveis áreas de laceração; caps plásticos transparentes para auxílio na apresentação da área a ser dissecada; overtubes com válvula de controle de escape de ar para estabilização da posição do aparelho; pinças de corpo estranho e redes para recuperação de espécimes.

Quadro 16-3 Parâmetros recomendados pela Universidade de Kobe para dissecção endoscópica de submucosa no esôfago utilizando Flush Knife Ball-Tipped em unidade eletrocirúrgica VIO (ERBE)

Marcação	Soft Coag	Eff. 5, 100 W
Incisão da mucosa	Endocut I	Eff. 4, Dur 2 Int 3
Dissecção submucosa	Forced Coag/Swift Coag*	Eff. 2, 40 W/ Eff. 1, 100 W
Hemostasia	Soft Coag	Eff. 5, 100 W

*Utilizar swift coag em caso de fibrose.

Técnica

Preparo

Tendo em vista a maior duração e complexidade do procedimento, a técnica de ESD deve ser encarada como um verdadeiro procedimento cirúrgico (Fig. 16-4). Isto dito, todo paciente submetido a este procedimento deve ser submetido à avaliação pré-operatória e de risco cirúrgico, regime de internação hospitalar e emprego de anestesia geral com intubação orotraqueal. Apesar de não existirem evidências científicas que confirmam o uso imprescindível de antibiótico-profilaxia, ela é rotineiramente realizada no ato anestésico, com utilização de cefalosporinas de 2ª geração.

Inspeção

O primeiro passo da realização da ESD é o minucioso exame da lesão a ser ressecada, notando as características da mesma, dimensões, limites e sinais de possível dificuldade de realização do procedimento (retrações cicatriciais, ulcerações, sinais de infiltração da camada muscular etc.). A utilização de cromoscopia óptica, digital, ou com corantes (Lugol, índigo-carmim etc.) é fortemente recomendada para delimitação correta e precisa da lesão.

Marcação

Com a lesão bem delimitada e estudada, o próximo passo é a marcação das margens de ressecção. Elas devem distar das bordas da lesão em, no mínimo, 5 mm, em se tratando das margens proximal e distal, e 2 mm, em se tratando das margens laterais. As marcações são feitas com pontos de disparo de corrente elétrica na mucosa circunjacente (Coagulação Soft, Efeito 5, 100 Watts).

Injeção de Solução Salina

Como no nosso meio, as soluções de Hialunoridase não são disponíveis, acabamos utilizando o soro fisiológico 0,9% ou solução de manitol diluída com soro fisiológico. Aconselhamos não empregar o manitol puro, pois ele não conduz bem a corrente elétrica. Por isso, geralmente o diluímos meio a meio com soro fisiológico. Entretanto, na prática não parece haver benefício significativo do uso desta diluição em relação à solução salina pura. Quaisquer das soluções empregadas recomenda-se acrescentar uma mínima quantidade de azul de metileno (0,5 mL/500 mL da solução), dando uma tonalidade de azul claro. Deve-se evitar uma coloração azul escura, pois pode dificultar a visualização dos vasos.

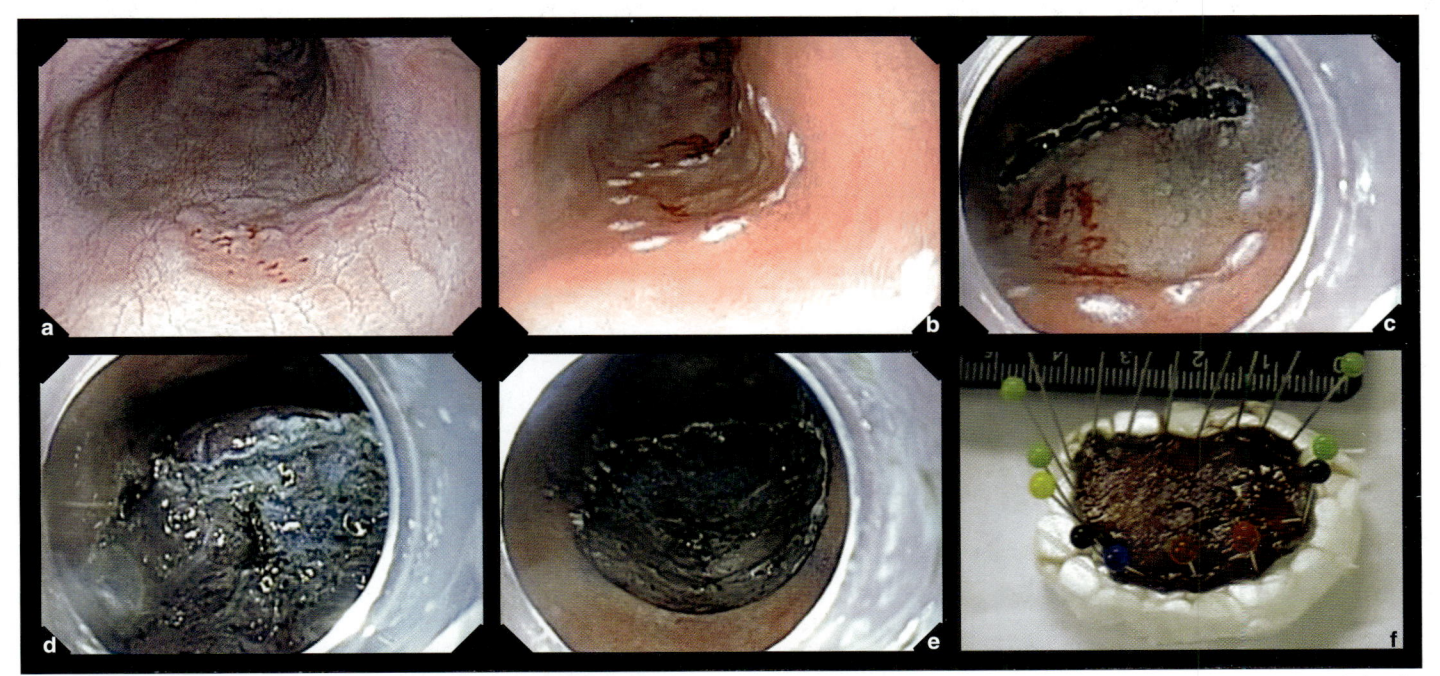

Fig. 16-4. Ressecção de um adenocarcinoma precoce de esôfago. (**a**) Lesão após aplicar ácido acético; (**b**) demarcação da lesão; (**c**) contorno da borda distal da lesão; (**d**) ressecção parcial da lesão; (**e**) área pós-ressecção; (**f**) fragmento da mucosa ressecada.

Após a marcação procede-se à injeção da solução escolhida, através de cateter injetor (23 a 25 gauge). É importante salientar que se devem evitar injeções em ângulo reto, para não ocorrer injeção transmural, bem como evitar punções que transfixem o centro da lesão neoplásica, podendo acarretar risco de implante. Preconiza-se, no caso do esôfago, iniciar-se o contorno da lesão pela porção distal, precedida da injeção local da solução.

■ Incisão

Antes de realizar a injeção na submucosa e incisão nas margens da lesão, deve-se adaptar o *cap* de silicone na ponta do aparelho, pois ele serve para apoiar o aparelho na parede do órgão e para identificar melhor vasos que sangram, se por acaso ocorrer.

A incisão na mucosa deve ser feita por um acessório que não tenha isolamento na ponta (por exemplo: *Flush-Knife*), utilizando-se preferencialmente o modo de *Endocut* (Efeito 4, duração de corte 2, intervalo de corte 3).

O *Flush-knife* tem sido o acessório mais empregado em razão de sua praticidade. Com este acessório podem-se incisar as margens da lesão, realizar a dissecção submucosa e injetar solução na submucosa durante a dissecção. Por isso será o foco desta dissertação.

A sequência da incisão depende de como será realizada a dissecção submucosa. Geralmente, inicia-se com o contorno da parte distal da lesão e depois da proximal. Se a opção for realizar a dissecção fazendo um túnel submucoso, faz-se o contorno das margens laterais somente depois de terminado o túnel. Se o túnel não for a opção, pode-se contornar a lesão de um lado, realizar a dissecção submucosa e depois finalizar o lado oposto. Outra opção é contornar a lesão em ambos os lados e ir dissecando a submucosa até atingir a extremidade distal.

■ Dissecção Submucosa

Empregando o *Flush-knife* inicia-se a dissecção submucosa da porção proximal para distal, utilizando uma corrente de coagulação (Coagulação *Forced* Efeito 2, 40 Watts). Neste momento, o *cap* plástico auxilia bastante à medida que mantém o aparelho em posição adequada junto à submucosa, permitindo adequada visualização do plano de dissecção. Os movimentos do acessório devem ser sempre paralelos ao eixo da parede do esôfago, a fim de evitar o aprofundamento do plano e a perfuração. O plano ideal de dissecção é a camada submucosa profunda, entre a muscular própria e a trama vascular submucosa esofágica, permitindo melhor controle hemostático. Sempre que necessário, novas injeções da solução devem ser realizadas, precedendo à aplicação de corrente elétrica.

■ Hemostasia

A hemostasia deve ser idealmente perfeita. A presença de sangue no leito de dissecção dificulta bastante o procedimento e pode aumentar consideravelmente a duração do mesmo. Em geral, o próprio acessório de dissecção pode ser utilizado para realizar a hemostasia dos vasos identificados (Coagulação *Soft* Efeito 5, 100 Watts). Recomenda-se o disparo de corrente durante três a cinco segundos de cada lado do vaso, seguido da secção do vaso com coagulação forçada. Se esta tática de coagulação não for eficaz, opta-se pela utilização de pinças de *hotbiopsy*, ou fórceps de coagulação para apreensão do vaso e coagulação.

■ Apreensão da Peça

Assim que destacada a lesão da parede do órgão, o espécime é alocado em posição segura, preferencialmente intragástrica, para ser recuperado após a revisão do leito da lesão. Utilizam-se redes ou pinças de apreensão para trazer a peça, e é importante tomar o cuidado de apreender o espécime pela sua face submucosa, evitando o dano à superfície tumoral para a análise histopatológica.

■ Revisão do Leito

Após a completa ressecção da lesão, o leito de dissecção deve ser examinado com cuidado. Vasos identificados devem ser coagulados com pinça fórceps, e lacerações profundas da camada muscular própria devem ser aproximadas por clipes. É importante observar também se não há lesões residuais nas bordas da ressecção, bem como se há sinais de infiltração da lesão na camada muscular, embora saibamos que apenas a análise anatomopatológica define se as margens de ressecção foram livres ou não. Se o sítio final de ressecção apresentar extensão superior a 75%, recomenda-se injeção de 40 mg (4 mL) de acetato de triancinolona 10 mg/mL, através de múltiplas punções na camada muscular de todo o leito, seja nas bordas ou no centro. Recomendam-se alíquotas pequenas de 0,2 a 0,3 mL por punção. Esta conduta é recomendada por estudos comparativos entre ressecções circunferenciais por ESD de lesões esofágicas com e sem injeção de triancinolona, que demonstraram um benefício com uma diferença de risco absoluto de 56% em benefício da triancinolona.[10]

REFERÊNCIAS BIBLIOGRÁFICAS

1. Arantes V, Forero Piñeros EA, Yoshimura K et al. Advances in the management of early esophageal carcinoma. Rev Col Bras Cir 2012;39(6):534-43.
2. Blazeby JM, Farndorn JR, Donovan J et al. A prospective longitudinal study examining the quality of life of patients with esophageal carcinoma. Cancer 2000;88(8):1781-1787.
3. Blot WJ. Esophageal cancer trends and risk factors. Semin Oncol 1994;21(4):403-10.
4. Buskens CJ, Westerterp M, Lagarde SM et al. Prediction of appropriateness of local endoscopic treatment for high-grade dysplasia and early adenocarcinoma by EUS and histopathologic features. Gastrointest Endosc 2004;60:703-10.
5. Chaves DM, Maluf Filho F, de Moura EG et al. Endoscopic submucosal dissection for the treatment of early esophageal and gastric cancer—initial experience of a western center. Clinics (Sao Paulo) 2010;65(4):377-82.
6. Edge S, Byrd DR, Compton CC et al. American joint committee on cancer staging manual. 7th ed. New York: Springer, 2010. p. 103.
7. Enestvedt BK, Ginsberg GG. Advances in endoluminal therapy for esophageal cancer. Gastrointest Endosc Clin N Am 2013;23(1):17-39.
8. Fernández-Esparrach G, Calderón A, De-la-Peña J et al. Endoscopic submucosal dissection. Sociedad Española de Endoscopia Digestiva (SEED) clinical guideline. Rev Esp Enferm Dig 2014;106(2):120-32.
9. Fujishiro M, Yahagi N, Kakushima N et al. Endoscopic submucosal dissection of esophageal squamous cell neoplasms. Clin Gastroenterol Hepatol 2006;4(6):688-94.
10. Hashimoto S, Kobayashi M, Takeuchi M et al. The efficacy of endoscopic triamcinolone injection for the prevention of esophageal stricture after endoscopic submucosal dissection. Gastroint Endosc 2011;74(6):1389-93.
11. Hoppo T, Rachit SD, Jobe BA. Esophageal preservation in esophageal high-grade dysplasia and intramucosal adenocarcinoma. Thorac Surg Clin 2011;21(4):527-40.
12. Inoue H, Endo M, Takeshita K et al. Endoscopic resection of carcinoma in situ of the esophagus accompanied by esophageal varices. Surg Endosc 1991;5:182, 184.
13. Inoue H, Endo M. A new simplified technique of endoscopic esophageal mucosal resection using a cap-fitted panendoscope. Surg Endosc 1993;6:264-65.
14. Ishihara R, Iishi H, Uedo N et al. Comparison of EMR and endoscopic submucosal dissection for en bloc resection of early esophageal cancers in Japan. Gastrointest Endosc 2008;68(6):1066-72.
15. Kitamura K, Kuwano H, Sugimachi K et al. What is the earliest malignant lesion in the esophagus? Cancer 1996;77:1614-19.
16. Makuuchi H, Machimura T, Soh Y et al. Endoscopic mucosectomy for mucosal carcinomas in the esophagus. Jpn J Surg Gastroenterol 1991;24:2599, 2603.
17. Makuuchi H. Endoscopic mucosal resection for Early Esophageal Cancer-Indications and Techniques. Digestive Endoscopy 1996;8:175-79.
18. May A, Gossner L, Behrens A et al. A prospective randomized trial of two different suck-and-cut mucosectomy techniques in 100 consecutive resections in patients with early cancer of the esophagus. Gastrointest Endosc 2003;58(2):167, 175.
19. May A, Gunter E, Gossner L et al. Accuracy of staging in early oesophageal cancer using high resolution endoscopy and high resolution endosonography: a comparative, prospective, and blinded trial. Gut 2004;53(5):634, 640.
20. Moreira EF, Carvalho SD, Coelho JCCGP. Cromoscopia com lugol na detecção do câncer de esôfago. Projeto diretrizes (SOBED) [online]. Rio de Janeiro, Brasil; 2008. Disponível em: <http://www.sobed.org.br/web/arquivos_antigos/pdf/diretrizes/Cromoscopia.pdf>
21. Oh DS, Hagen JA, Chandrasoma PT et al. Clinical biology and surgical therapy of intramucosal adenocarcinoma of the esophagus. J Am Coll Surg 2006;203:152-61.
22. Ohkuwa M, Hosokawa K, Boku N et al. New endoscopic treatment for intramucosal gastric tumors using an insulated-tip diathermic knife. Endoscopy 2001;33(3):221-26.
23. Ono H, Kondo H, Gotoda T et al. Endoscopic mucosal resection for treatment of early gastric cancer. Gut 2001;48:225-29.
24. Ono S, Fujishiro M, Niimi K et al. Long-term outcomes of endoscopic submucosal dissection for superficial esophageal squamous cell neoplasms. Gastrointest Endosc 2009;70(5):860-66.
25. Pech O, Behrens A, May A et al. Long-term results and risk factor analysis for recurrence after curative endoscopic therapy in 349 patients with high-grade intraepithelial neoplasia and mucosal adenocarcinoma in Barrett's oesophagus. Gut 2008;57(9):1200-6.
26. Pech O, Manner H, Ell C. Endoscopic resection. Gastrointest Endosc Clin N Am 2011;21(1):81-94.
27. Pouw RE, van Vilsteren FG, Peters FP et al. Randomized trial on endoscopic resection-cap versus multiband mucosectomy for piecemeal endoscopic resection of early Barrett's neoplasia. Gastrointest Endosc 2011;74(1):35-43.
28. Prasad GA, Wu TT, Wigle DA et al. Endoscopic and surgical treatment of mucosal (T1a) esophageal adenocarcinoma in Barrett's esophagus. Gastroenterology 2009;137:815-23.
29. Rice TW, Blackstone EH, Goldblum JR et al. Superficial adenocarcinoma of the esophagus. J Thorac Cardiovasc Surg 2001;122:1077-90.
30. Shimizu Y, Kato M, Asaka M et al. Histologic results of EMR for esophageal lesions diagnosed as high-grade intraepithelial squamous neoplasia by endoscopic biopsy. Gastrointest Endosc 2006;63:16-21.
31. Shimizu Y, Tsukagoshi H, Asaka M et al. Endoscopic screening for early esophageal cancer by iodine staining in patients with other current or prior primary cancers. Gastrointest Endosc 2001;53:1-5.
32. Stein HJ, Feith M, Bruecher BLDM et al. Early esophageal squamous cell and adenocarcinoma: pattern of lymphatic spread and prognostic factors for long term survival after surgical resection. Ann Surg 2005;242:566-73.
33. Steinbach G, Hong WK. Early detection of esophageal cancer by chromoendoscopy. Cancer 1995;76:919-21.
34. Yamamoto H, Kawata H, Sunada K et al. Success rate of curative endoscopic mucosal resection with circumferential mucosal incision assisted by submucosal injection of sodium hyaluronate. Gastrointest Endosc 2002;56(4):507-1

17 Tratamento Endoscópico das Estenoses de Esôfago

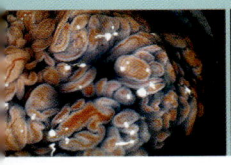

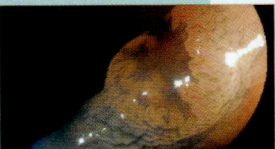

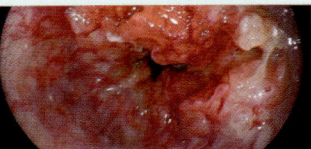

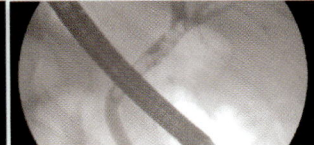

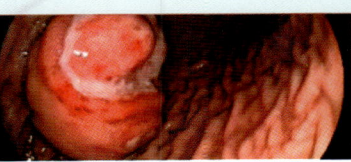

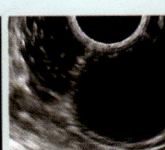

Júlio Carlos Pereira Lima ■ Fernanda de Quadros Onófrio

INTRODUÇÃO

Embora a dilatação de esôfago seja uma técnica já descrita no século XVII pelo anatomista Willis, que empregava um osso de baleia envolto em esponja para tratar disfagia, foi a partir da introdução dos endoscópios de fibra óptica, na década de 1960, que a técnica se popularizou, principalmente após o advento das velas de Savary-Gilliard, na década de 1970.[3]

Hoje, a dilatação endoscópica é o tratamento inicial de escolha de estenoses benignas esofágicas de qualquer etiologia.[9]

DIAGNÓSTICO DAS ESTENOSES ESOFÁGICAS

A história clínica é fundamental no diagnóstico diferencial das estenoses. Cirurgia prévia fará lembrar etiologia pós-operatória, embora tenha que se levar em consideração a hipótese de recidiva neoplásica nos primeiros 6 meses após uma esofagectomia ou gastrectomia total por câncer. Em pacientes com história antiga de refluxo, o diagnóstico de estenose péptica ou adenocarcinoma de Barrett são as primeiras hipóteses a serem levantadas.

Em casos de ingesta inadvertida de soda cáustica ou tentativa de suicídio, a etiologia corrosiva deve ser lembrada. Outras situações iatrogênicas que podem levar à estenose do órgão são radioterapia, escleroterapia de varizes, ligadura elástica de varizes, ablação ou mucosectomia em Barrett ou carcinoma epidermoide. Outras causas raras de estenose são esofagite eosinofílica, por pílula, infecções ou anéis e membranas.

Na maioria dos casos, o aspecto endoscópico é suficiente para o diagnóstico, não havendo a necessidade de biópsias de rotina (Figs. 17-1 e 17-2).

TIPOS DE DILATADORES

Os dilatadores mais utilizados atualmente são as velas de Savary-Gilliard, que suplantaram em popularidade as olivas de Eder-Puestow, embora nenhum estudo tenha demonstrado vantagem daquelas sobre estas em termos de eficácia, complicações e aplicabilidade (Fig. 17-3).[1] As olivas, inclusive, apresentam-se comercialmente com mais opções de tamanho que as velas.

Ambos dilatadores abrem a estenose por meio de forças longitudinal e radial, provocando rompimento da estenose no setor onde houver maior fragilidade das fibras de tecido conectivo que produzem o estreitamento do órgão. Os balões, ao contrário, exercem, exclusivamente, força radial e rompem a estenose geralmente em dois pontos (Fig. 17-4).

O índice de complicações, em especial, a perfuração, é similar em ambos os tipos de dilatador, ocorrendo em, aproximadamente, 0,5% das sessões.[1,16] Outras complicações possíveis são hemorragia, pneumonia de aspiração e complicações relativas à sedação ou infecções decorrentes de bacteriemia causada pelo procedimento.

TÉCNICA DE DILATAÇÃO DE ESÔFAGO

Como qualquer endoscopia, o paciente deve estar em jejum de, pelo menos, 8 horas. Diretrizes de profilaxia de endocardite devem ser seguidas, e anticoagulantes devem ser descontinuados dois dias antes do procedimento, uma vez que toda dilatação de esôfago sempre provoca algum grau de sangramento.[6]

Um raios X contrastado de esôfago é recomendável antes de dilatar estenoses cáusticas, em razão de as mesmas serem frequentemente longas. Fluoroscopia somente é necessária em raros casos

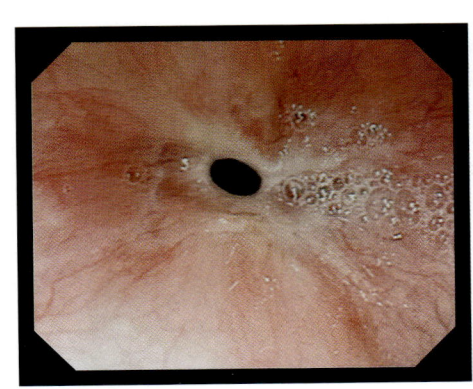

Fig. 17-1. Estenose de anastomose esofagogástrica em paciente pós-esofagectomia por carcinoma epidermoide.

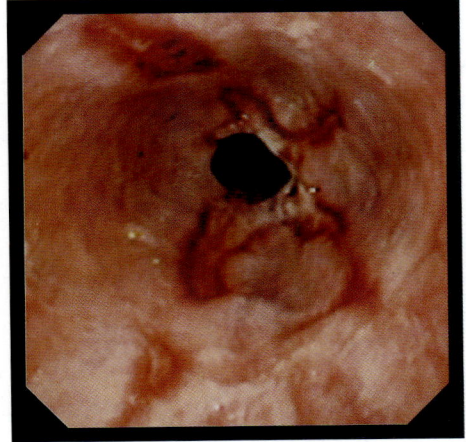

Fig. 17-2. Estenose péptica.

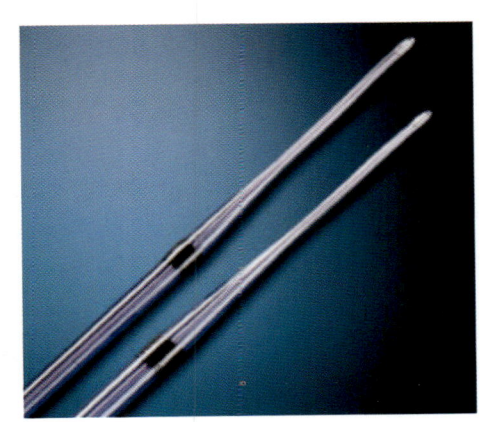

Fig. 17-3. Velas de Savary-Gilliard.

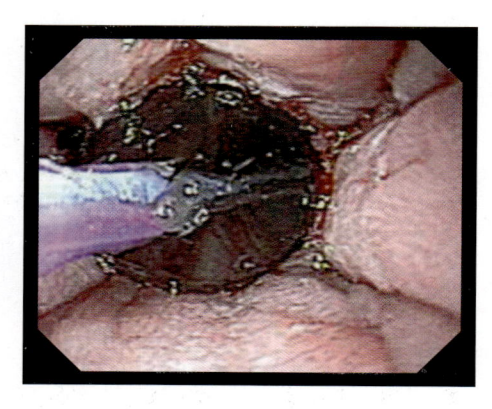

Fig. 17-4. Balão hidrostático para dilatação esofágica.

de estenoses cáusticas ou de estenoses em anastomoses término-laterais, como em esofagoplastia.[6,12]

Após avançar um fio-guia através da estenose (fio-guia de Savary ou um fio-guia biliar), dilata-se a mesma com balões, que devem atingir diâmetro máximo de 15 mm na primeira sessão e 18 mm na segunda sessão.

Outra opção de bem menor custo são as velas. Neste caso, ajusta-se o tamanho da estenose ao tamanho da vela inicial a ser inserida, colocando-se progressivamente velas de diâmetros maiores por sessão. A chamada "regra dos 3" sugere empiricamente a colocação de até três velas com diâmetros progressivos de 1 em 1 mm. Na segunda sessão (entre 7 e 15 dias) inicia-se a dilatação a partir do diâmetro atingido na sessão anterior até a vela de 51F (17 mm) ser inserida. Repetem-se as dilatações até resolução da disfagia ou quando houver fácil passagem do aparelho no exame de controle.

Após a passagem da vela ou do balão pela estenose, não há necessidade de permanecer minutos ou repetir o procedimento na mesma sessão, uma vez que a ruptura das fibras de colágeno da estenose ocorra no momento inicial da dilatação. Isto foi muito bem demonstrado por Wallner *et al.*, que, em estudo comparativo, defrontaram dilatação com balão por 10 segundos *versus* 2 minutos, obtendo os mesmos resultados (Fig. 17-5).[19]

CONTRAINDICAÇÕES

As duas contraindicações absolutas à dilatação são recusa do paciente e ausência de disfagia, mesmo na presença de uma estenose.

Úlcera ativa na estenose péptica e estenose cáustica em fase aguda não são contraindicações ao procedimento. Entretanto, nestas duas últimas situações, o resultado clínico será insatisfatório, uma vez que o processo de fibrose ainda esteja em formação, e a reestenose será um desfecho inevitável.

RESULTADOS DAS DILATAÇÕES ESOFÁGICAS

Na maior experiência publicada sobre dilatações de esôfago existente na literatura, Raymondi *et al.* relatam 2.750 dilatações em 321 pacientes, dos quais 204 com estenoses pós-operatórias, e 60 com estenoses pépticas.[12] As estenoses que melhor responderam à dilatação com velas foram as pépticas, necessitando de sete sessões para resolução da disfagia em um seguimento médio de 18 meses (mediana de duas sessões nos 2 meses iniciais). Estenoses pós-operatórias necessitaram mais sessões (mediana de 3 nos 2 meses iniciais). As estenoses actínicas e as cáusticas são as que menos responderam ao tratamento endoscópico (quatro sessões nos dois primeiros meses e 11 em 18 meses). Nessa amostra, resposta clínica (disfagia grau 0 ou 1) foi obtida em 86% dos casos. Quanto menor o diâmetro inicial da estenose, mais sessões eram necessárias para alívio da disfagia, bem como pior era a resposta clínica final. Houve seis perfurações (0,25% por sessão) com duas mortes.[12]

Outros estudos também demonstraram que a frequência de recidiva de estenose/disfagia era maior nas estenoses não pépticas do que nas pépticas e nas com menor diâmetro inicial.[7,15]

A frequência de perfuração (a complicação mais temida de uma endoscopia) é maior com o uso de dilatadores de Maloney ou Hurst do que com balão ou Savary–Gilliard ou Eder–Puestow e nas estenoses cáusticas que nas não cáusticas. Entretanto, este último dado pode não ser verdadeiro, uma vez que estenoses cáusticas necessitam de mais sessões de dilatação.[4,10]

O QUE FAZER EM ESTENOSES REFRATÁRIAS À DILATAÇÃO ENDOSCÓPICA?

Segundo diretrizes da ASGE, estenoses complexas são aquelas em que a passagem do endoscópio não é possível, ou seja, praticamente todas as estenoses enfrentadas em nossa prática clínica diária![1] Estenoses refratárias são aquelas que não resolvem com três a cinco sessões de acordo com diferentes autores.[1,14]

A primeira opção terapêutica é a injeção de triancinolona (1 ampola = 40 mg) na úlcera provocada na borda da estenose com intuito de reduzir a cicatrização e manter a estenose mais aberta. Em estudo prospectivo randomizado, seguindo 23 pacientes com estenose pós-operatória e virgens de tratamento por 6 meses, alívio total (grau 0) da disfagia foi obtido em 62% dos pacientes com estenose pós-operatória que receberam corticoide contra nenhum do grupo só dilatação.[8] Entretanto, este estudo não avaliou pacientes com estenoses refratárias e sim pacientes não tratados. Autores holandeses, injetando corticoide antes da dilatação, também em pacientes virgens de tratamento endoscópico, não obtiveram bons resultados com o uso de triancinolona.[5] Cabe ressaltar que injetando 10 mg em cada quadrante da estenose antes da dilatação, no mínimo 3/4 da dose injetada será perdida uma vez que a abertura da estenose após a dilatação com vela ocorrerá em um só lugar. Outros estudos com metodologia falha também demonstraram vantagem da injeção de corticoide intralesional.[11,17]

Outro método de tratamento para estenoses refratárias é a estenotomia endoscópica seguida de dilatação. Há apenas séries de casos, e o método é factível em estenoses pós-operatórias curtas

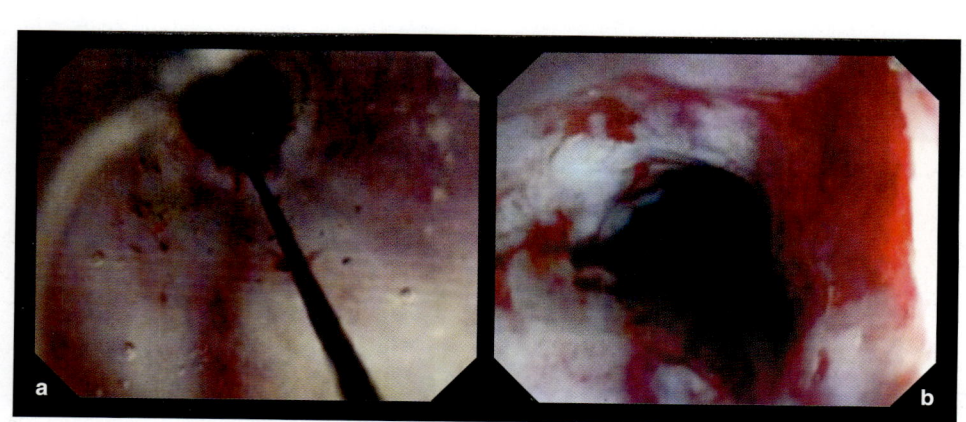

Fig. 17-5. (a) Aspecto endoscópico da estenose vista pelo balão hidrostático inflado; (b) resultado pós-dilatação.

(geralmente cervicais), em que há intensa fibrose e alargamento do "campo de trabalho" quase que abolindo o risco de perfuração como em esofagogastrostomias cervicais pós-esofagectomias com levantamento gástrico.

Um outro método, mas não para estenoses cervicais, é a colocação de próteses removíveis metálicas ou plásticas. Nestes casos, as próteses metálicas totalmente cobertas são os *stents* de eleição.[18] Em estenoses que não responderam a cinco sessões de dilatação, a colocação de *stents* obteve 50% de resolução da disfagia em diferentes metanálises.[13,18]

CONCLUSÕES

Em suma, a dilatação endoscópica com balão ou velas é o tratamento de escolha para as estenoses esofágicas. No caso das estenoses pépticas, os pacientes devem receber supressão ácida em dose dupla, dilatar e realizar válvula antirrefluxo. Se houver contraindicação à cirurgia, devem receber inibidores de bomba protônica *ad eternum*.

Nos pacientes com estenoses refratárias não pépticas, a injeção adjuvante de triancinolona é a primeira opção terapêutica, ou mesmo pode ser utilizada já *ab initio*. Caso este falhe, em estenoses pós-anastomoses cervicais, a estenotomia é a conduta a ser tomada, e em outras estenoses refratárias, a colocação de *stents* metálicos totalmente cobertos deve ser a opção terapêutica de resgate.[2,8]

REFERÊNCIAS BIBLIOGRÁFICAS

1. ASGE Standard of Practice Commitee. Pasha SF, Acosta RD, Chandrasekhara V et al. The role of endoscopy in the evaluation and management of dysphagia. *Gastrointest Endosc* 2014;79:191-201.
2. Canena JM, Liberato MJ, Rio-Tinto RA et al. A comparison of the temporary placement of 3 different self-expanding stents for the treatment of refractory benign esophageal strictures: a prospective multicentre study. *BMC Gastroenterol* 2012;12:70.
3. Ferreira LEVVC. Dilatadores: princípios, técnica de utilização e principais indicações in: endoscopia gastrointestinal – Terapêutica. SOBED. *Tecmedd* 2006;(28):207-12.
4. Hernandez V, Jacobson JW, Harris MS. Comparison among the perforation rates of Maloney, balloon, and savary dilation of esophageal strictures. *Gastrointest Endosc* 2000;51(4 Pt 1):460-62.
5. Hirdes MM, van Hooft JE, Koornstra JJ et al. Endoscopic corticosteroid injections do not reduce dysphagia after endoscopic dilation therapy in patients with benign esophagogastric anastomotic strictures. *Clin Gastroenterol Hepatol* 2013 July;11(7):795-801.e1.
6. Monkemüller K, Kalauz M, Fry LC. Endoscopic dilation of benign and malignant esophageal strictures in: Interventional and Therapeutic Gastrointetinal Endoscopy. *Front Gastroints Res* 2010;27:91-105.
7. Novais P, Lemme E, Equi C et al. Benign strictures of the esophagus: endoscopic approach with Savary-Gilliard bougies. *Arq Gastroenterol* 2008;45(4):290-94.
8. Pereira-Lima JC, Lemos Bonotto M, Hahn GD et al. A prospective randomized trial of intralesional triamcinolone injections after endoscopic dilation for complex esophagogastric anastomotic strictures: Steroid injection after endoscopic dilation. *Surg Endosc* 2015;29(5):1156-60.
9. Pereira-Lima JC, Ramires RP, Zamin Jr I et al. Endoscopic dilation of benign esophageal strictures: report on 1043 procedures. *Am J Gastroenterol* 1999;94(6):1497-501.
10. Poddar U, Thapa BR. Benign esophageal strictures in infants and children: results of Savary-Gilliard bougie dilation in 107 Indian children. *Gastrointest Endosc* 2001;54(4):480-84.
11. Ramage Jr JI, Rumalla A, Baron TH et al. A prospective, randomized, double-blind, placebo-controlled trial of endoscopic steroid injection therapy for recalcitrant esophageal peptic strictures. *Am J Gastroenterol* 2005;100(11):2419-25.
12. Raymondi R, Pereira-Lima JC, Alves AV et al. Endoscopic dilation of benign esophageal strictures without fluoroscopy: experience of 2750 procedures. *Hepatogastroenterology* 2008;55(85):1342-48.
13. Repici A, Hassan C, Sharma P et al. Systematic review: the role of self-expanding plastic stents for benign oesophageal strictures. *Aliment Pharmacol Ther* 2010;31(12):1268-75.
14. Repici A, Vleggaar FP, Hassan C et al. Efficacy and safety of biodegradable stents for refractory benign esophageal strictures: the BEST (Biodegradable Esophageal Stent) study. *Gastrointest Endosc* 2010;72(5):927-34.
15. Said A, Brust DJ, Gaumnitz EA et al. Predictors of early recurrence of benign esophageal strictures. *Am J Gastroenterol* 2003;98:1252-56.
16. Scheurlen C, Sauerbruch T. Einsatz der Endoskopie bei Ösophaguserkrankungen in: Richtlinien der Deutschen Gesellschaft für Verdauungs und Stoffwechselrankheiten (DGVS). *Demeter Verlag* 1994;25-33.
17. Siersema PD, de Wijkerslooth LR. Dilation of refractory benign esophageal strictures. *Gastrointest Endosc* 2009;70(5):1000-12.
18. Thomas T, Abrams KR, Subramanian V et al. Esophageal stents for benign refractory strictures: a meta-analysis. *Endoscopy* 2011;43(5):386-93.
19. Wallner O, Wallner B. Balloon dilation of benign esophageal rings or strictures: a randomized clinical trial comparing two different inflation times. *Dis Esophagus* 2014;27(2):109-11.

18 Divertículo de Zenker

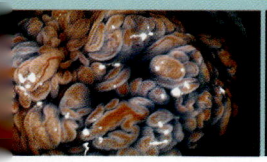

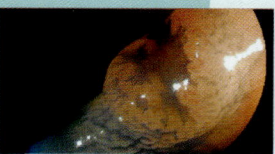

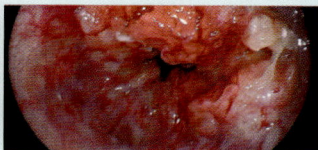

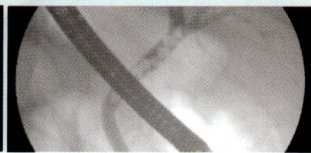

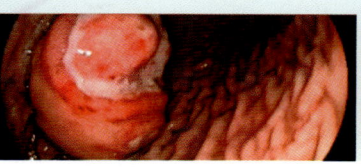

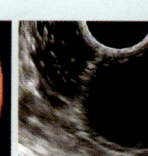

Raul Ritter dos Santos ■ Fernando Sehbe Fichtner

INTRODUÇÃO

O divertículo de Zenker foi inicialmente descrito por Ludlow, em 1764, mas somente a partir de 1878 Zenker e Ziemssen propuseram que a herniação sacular, proximal ao músculo cricofaríngeo, poderia ser causada por alta pressão hipofaríngea e que o local da herniação seria determinado por uma zona de fraqueza da parede posterior da hipofaringe, a deiscência de Killian.[17] A faixa etária de maior frequência é após a sétima década de vida. Disfagia esporádica em nível cervical é o sintoma mais precoce e, à medida que o divertículo aumenta, retendo alimento, podem surgir regurgitação, massa cervical ou pneumonia de aspiração. Regurgitação de líquido, quando o paciente deita, é uma característica dos divertículos. Eventualmente, pode desenvolver-se carcinoma no divertículo.[10]

O distúrbio é pouco comum, ocorrendo mais frequentemente no sexo masculino. A excisão do divertículo com miotomia do cricofaríngeo é tradicionalmente a conduta cirúrgica utilizada.[2] Entretanto, nos pacientes idosos e com doenças graves associadas, essa técnica apresenta alta morbidez e mortalidade.[2] Mosher foi o primeiro a descrever a técnica da secção do septo entre o divertículo e o esôfago pela endoscopia, em 1917.[15]

O objetivo do tratamento cirúrgico-endoscópico é a eliminação da disfagia com baixos índices de morbidez e mortalidade.[7]

ETIOPATOGENIA

Embora a etiopatogênese do divertículo tenha sido atribuída à incoordenação motora do cricofaríngeo, outros estudos mostraram diminuição da abertura do esfíncter esofágico superior e aumento da pressão hipofaríngica.[1,4]

A pressão hipofaríngea aumentada produz divertículo de pulsão através da área de menor resistência, localizada entre os feixes oblíquos e transversos do músculo cricofaríngeo, o triângulo de Killian.[3]

QUADRO CLÍNICO

O divertículo de Zenker ocorre mais em pacientes do sexo masculino, acima de 70 anos, em uma prevalência de 0,01 a 0,11% da população em geral.[14]

Os sintomas ocorrem de forma gradual, como disfagia progressiva, sialorreia, expectoração, regurgitação, halitose, tosse paroxística, principalmente após refeições e ao deitar, e pneumonias de repetição.[3,13]

DIAGNÓSTICO

Exame radiológico com ingesta de bário mostra o divertículo, sua forma e tamanho. Com o método endoscópico cada vez mais difundido, o diagnóstico tem sido feito pela identificação do divertículo na endoscopia digestiva alta. O exame deve ser realizado com visualização da hipofaringe, pois com a introdução do aparelho, há o risco de perfuração do divertículo, com graves consequências (Fig. 18-1).

A passagem de sonda nasogástrica, aparelhos de visão lateral empregados na realização de CPER, aparelhos de ultrassonografia endoscópica ou ecocardiografia transesofágica devem ser precedidos de identificação do esôfago, com colocação de fio-guia que permita a realização segura dos procedimentos.

Recomendamos que na hipótese de divertículo de Zenker o exame radiológico anteceda o exame endoscópico.

TRATAMENTO CIRÚRGICO

O tratamento convencional é cirúrgico, com abordagem por excisão cervical esquerda, realização de diverticulotomia e miotomia do cricofaríngeo ou divertículoplexia com miotomia do cricofaríngeo.

A miotomia do cricofaríngeo é fundamental para o sucesso do tratamento, pois a base fisiopatogênica do divertículo é a resistência, causada pelo esfíncter esofágico superior, levando à elevação da pressão do cricofaríngeo.

As complicações do procedimento cirúrgico incluem mediastinite, paralisia das pregas vocais, fístula faringocutânea, estenose esofágica e recorrência ou persistência do divertículo de Zenker.

Revisão da literatura com 41 publicações, com mais de 2.800 pacientes, mostra a ocorrência de morbidade cirúrgica de 11% com infecção cervical em 2%, perfuração ou fístulas em 3% e lesão do nervo laríngeo recorrente em 3%.[16]

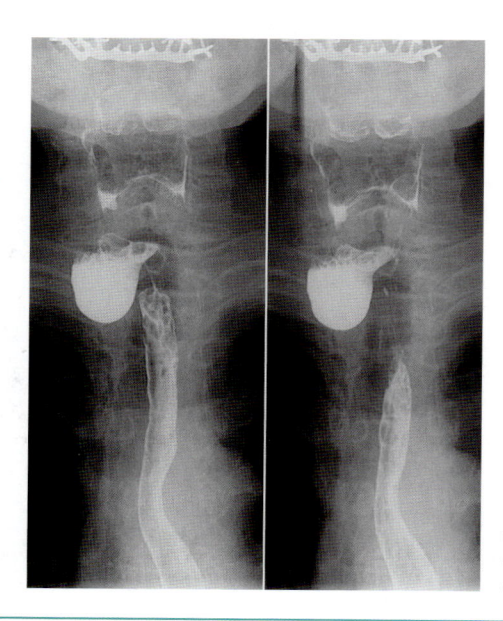

Fig. 18-1. Raios X contrastado da região cervical, evidenciando o divertículo de Zenker.

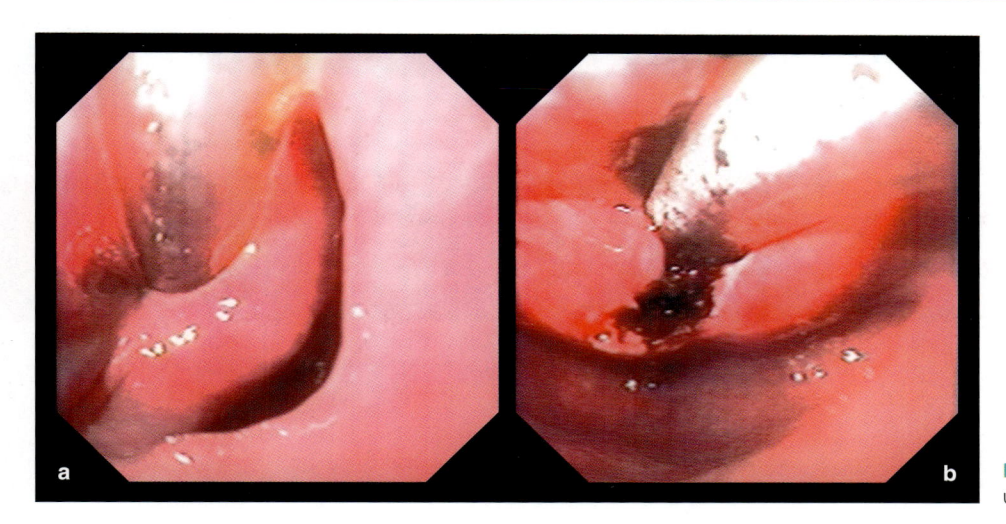

Fig. 18-2. (a e b) Exposição e secção do septo com o uso de *needle-knife*.

TRATAMENTO INTRALUMINAL

O tratamento intraluminal endoscópico foi descrito, em 1917, sendo realizado desde então com aparelhos rígidos.[15]

Embora o uso de aparelhos flexíveis tenha sido introduzido na década de 1950, somente em 1995 foram empregados para realização de diverticulotomia por *Ischioka et al.* e *Mulder et al.*[8,9]

No nosso estado *Ritter et al.* relataram os dois primeiros casos.[11] Desde então a realização do tratamento com endoscópios flexíveis vem-se firmando como de primeira escolha, com permanência hospitalar e custos menores.

A contribuição brasileira na diverticulotomia é das mais importantes.[5,6,8,12]

TÉCNICA

O septo entre o divertículo e o esôfago deve ser cortado, visando à miotomia do cricofaríngeo e ao aumento da comunicação entre o esôfago e o divertículo (Fig. 18-2).

O paciente é colocado em decúbito lateral esquerdo, sedado com midazolam, fentanil ou propofol, com anestesia, este último o mais empregado.

O esôfago deve ser identificado com passagem de fio-guia e da sonda nasogástrica. A visualização do septo é crucial para realização do corte. O corte é realizado por diatermia, usando-se *needle-knife* perpendicular ao sentido do septo, em direção ao fundo do divertículo.

O mais importante é a miotomia do cricofaríngeo e não a extensão do corte para o divertículo no sentido distal.

Acessórios e técnicas de corte têm sido oferecidos para facilitação técnica e diminuição de complicações, mas sem estudos que demonstrem, até o momento, a diminuição das complicações.

O uso de anel transparente acoplado ao endoscópio, utilizado na ligadura elástica, facilita a abordagem do septo.

Sakai et al. desenvolveram um anel transparente oblíquo, que facilitou o acesso ao septo.[12]

Um *overtube* plástico (Cook Endoscopy, Winston Salem, NC) pode ser acoplado, quando a sonda nasogástrica não oferece uma boa exposição do septo ou em divertículos pequenos. Para a miotomia e diverticulotomia o mais empregado é o *needle-knife*, usando-se corrente de coagulação. Fórceps monopolar, argônio, *laser* e endoclipes têm sido empregados visando à menor ocorrência de complicações, porém sem sucesso até o momento. As complicações mais frequentes são perfurações e sangramento, manejados clinicamente e geralmente de boa evolução.

REFERÊNCIAS BIBLIOGRÁFICAS

1. Ardran GM, Kemp FH, Lund WS. The Etiology of the posterior pharyngeal diverticulum: A cineradiographic study. *J Laryngol Oto* 1964;78:333-49.
2. Charles E, Pope II. *Gastrointestinal disease*. Sleisenger MH, Fordtran JS. 5th ed. Philadelphia: WB Saunders, 1993. p. 419-27.
3. Cook IJ, Gabbv M, Panagopoulos V et al. Pharyngeal (Zenker's) diverticulum is a disorder of upper esophageal sphincter opening. *Gastroenterology* 1992;103:1229-35.
4. Fulp SR, Castell DO. Manometric aspect of Zenker's diverticulum. *Hepato-Gastroenterol* 1992;39:123-26.
5. Hashiba K, de Paula AL, da Silva JG et al. Endoscopic treatment of Zenker's diverticulum. *Gastrointest Endosc* 1999;49:93.
6. Hondo FY, Maluf-Filho F, Giordano-Nappi JH et al. Endoscopic treatment of Zenker's diverticulum by harmonic scalpel. *Gastrointest Endosc* 2011;74:666.
7. Ishioka S. *Contribuição ao tratamento cirúrgico endoscópico do divertículo faringo-esofágico*. Faculdade de Medicina da Universidade de São Paulo. São Paulo, 1986.
8. Ishioka S, Sakai P, Maluf FF et al. Endoscopic incision of Zenker's diverticula. *Endoscopy* 1995;27:433-37.
9. Mulder CJ, den Hartog G, Robijn RJ et al. Flexible endoscopic treatment of Zenker's diverticulum: a new approach. *Endoscopy* 1995;27:438-42.
10. Nanson EM. Carcinoma in a long-standing pharyngeal diverticulum. *Br J Surg* 1976;63:417-19.
11. Ritter R, Machado M, Kupski C. Tratamento endoscópico do divertículo de Zenker: relato de 2 casos. *Revista Amrigs*, Porto Alegre 1995;39:331-34.
12. Sakai P, Ishioka S, Maluf-Filho F et al. Endoscopic treatment of Zenker's diverticulum with an oblique-end hood attached to the endoscope. *Gastrointest Endosc* 2001;54:760.
13. Sugajara N, Ceballos H, Habr-Gama. Divertículo faríngeo-esofagiano. Análise do quadro clínico, da conduta cirúrgica e dos resultados de tratamento. *Rev Paulista de Medicina* 1973;82:117-22.
14. Watemberg S, Landau O, Avrahami R. Zenker's diverticulum: reappraisal. *Am J Gastroenterol* 1996;91:1494-98.
15. Wouters B, Overbeek JJM, Van. Endoscopic treatment of the hypopharyngeal (Zenker's) Diverticulum. *Hepato-Gastroenterol* 1992;39:105-8.
16. Yuan Y, Zhao YF, Hu Y et al. Surgical treatment os Zenker's diverticulum. *Dig Surg* 2013;30:207.
17. Zenker FA, Ziemssen H Von. *Dilatations of the esophagus. Cyclopedia of the practice of medicine*. London: Low, Marston, Searle e Revington, 1878. p. 46-68.
18. Cook IJ, Gabbv M, Panagopoulos V et al. Pharyngeal (Zenker's) diverticulum is a disorder of upper Esophageal Sphincter opening. *Gastroenterology* 1992;103:1229-3.

19 Retirada de Corpo Estranho

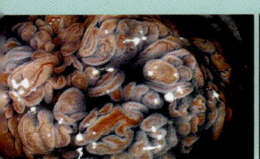

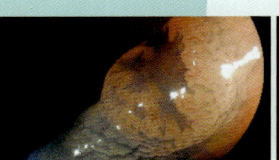

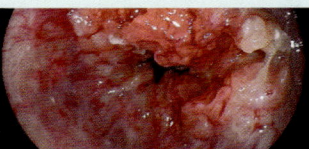

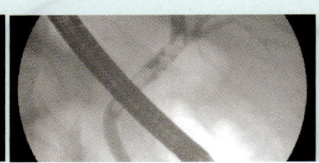

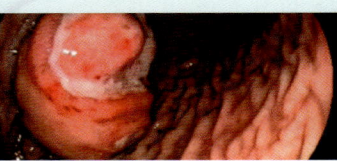

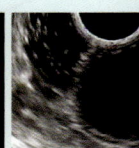

Daltro Luiz Alves Nunes

INTRODUÇÃO

A ingestão acidental de corpo estranho (CE) trata-se de um evento com relativa frequência referido em todos os continentes, sendo que cerca de 80% dos casos são de acometimento em população pediátrica.[12] Observa-se um predomínio na faixa etária entre 6 meses e 3 anos de idade, traduzindo a maneira comum de levar objetos à boca nesta época da vida. Mais raramente, podemos observar tal acidente em crianças maiores com problemas psiquiátricos ou com retardo mental.[10]

Ao chegar ao trato digestório, cerca de 80 a 90% dos CEs são eliminados naturalmente, sendo apenas 10 a 20% os casos que necessitarão de procedimento para sua remoção, e somente 1% poderá resultar em morbidade grave, havendo necessidade de cirurgia.[3]

Geralmente, o papel do endoscopista inicia antes mesmo do procedimento, no sentido de definir, junto com a equipe médica assistente, as questões quanto ao tempo de jejum, exames diagnósticos pré-endoscopia e definir melhor o momento ideal para a resolução do problema.

ACHADOS CLÍNICOS

O esôfago trata-se de um órgão tubular, sendo que, ao longo de sua extensão, podem-se notar quatro áreas de constrição fisiológica: o esfíncter esofagiano superior, a impressão do arco aórtico, a impressão do brônquio fonte esquerdo e o esfíncter esofagiano inferior. Havendo a chance de impactação do CE em um desses locais, sendo mais comum na altura do esfíncter esofagiano superior.

Os sintomas decorrentes da ingestão do CE dependerão do seu tipo, tamanho e a localização de sua impactação. Podendo haver situações de casos assintomáticos.[1]

A manifestação clínica será de dor e desconforto na região cervical, se o CE estiver em orofaringe, podendo também levar à dificuldade respiratória. Porém, ao alojar-se no esôfago, poderemos ter queixa de irritabilidade, choro, náuseas, vômitos, tosse, recusa alimentar e sialorreia. Atenção especial às crianças menores, que em razão da cartilagem traqueal mais fina e maleável, poderão apresentar cornagem, dispneia e até disfonia por compressão da via respiratória e/ou laringe.

Chegando ao estômago, geralmente o CE não resulta em sintomas, e a sua permanência neste local dependerá de sua forma e dimensão. Entretanto, no intestino, o CE é envolvido pelo bolo alimentar e logo após pelo bolo fecal e levado pelo próprio peristaltismo até sua eliminação natural. Este trajeto é percorrido em cerca de 3,8 a 5 dias.[1,11]

TIPOS DE CORPO ESTRANHO E CONDUTA

Os diferentes tamanhos e formas de CE ingeridos são muito variáveis, no entanto, mais de 50% dos casos relatados são representados pelas moedas.[4,13]

Quanto à natureza, podemos ter CEs verdadeiros que, dependendo de suas características físicas, poderão ser classificados como: rombos, pontiagudos, cortantes e longos; já quanto à característica química, podem ser corrosivos (baterias) ou tóxicos (cocaína). Ou, eventualmente, o próprio bolo alimentar poderá repercutir com obstrução esofágica aguda, facilitada por condições predisponentes, como anomalias congênitas ou adquiridas, através de estreitamento da luz ou dismotilidade esofágica decorrente da patologia, como esofagite eosinofílica.[9]

A conduta dependerá da forma e do tipo de corpo estranho, bem como o local e o tempo de permanência no trato digestório. A Figura 19-1 apresenta um algoritmo de condutas gerais, pormenorizadas no texto a seguir:

A) *Moedas:* como já mencionado, é disparado o CE mais frequente, sendo a sua passagem espontânea através do esôfago em cerca de 1/3 dos casos; portanto, nos casos com pouca sintomatologia, vale a pena um período de observação de 8 a 16 horas, evitando, assim, riscos desnecessários de endoscopia, anestesia geral e intubação orotraqueal.[8] No entanto, quando impactadas no esfíncter esofagiano superior, causam muitos sintomas, e a chance de resolução espontânea é baixa (Fig. 19-2). No entanto, a expectativa é inversa para moedas presentes no esôfago distal.[7]

Quando em localização gástrica, a conduta poderá ser expectante por cerca de 3 a 4 semanas ou, se surgirem manifestações clínicas de obstrução pilórica, a sua remoção será indicada com brevidade. Nas Figuras 19-3 a 19-6 temos exemplares de CE de localização gástrica.

B) *Baterias:* a impactação de baterias no esôfago trata-se de uma emergência médica por causa de suas complicações como ulcerações, perfurações e formação de fístula traqueoesofágica.[6] Tais circunstâncias podem ocorrer em razão da ação corrosiva direta, queimadura elétrica e necrose de liquefação pelo extravasamento do conteúdo cáustico. Porém, em localização gástrica, a exposição prolongada à acidez pode aumentar o risco de extravasamento do seu conteúdo, portanto, recomenda-se removê-las em até 24 horas. Nas Figuras 19-7 e 19-8 temos duas situações de pilhas em cavidade gástrica.

C) *Ímãs:* em situação de ingestão de um único ímã, não requer nenhum cuidado especial. Em contrapartida, há risco considerável, caso dois ou mais ímãs ou outra estrutura metálica possa ter sido ingerida em conjunto. Nestes casos, a força de atração entre os dois objetos poderá encarcerar a parede de uma alça intestinal, levando a casos de obstrução, vólvulo, perfuração e fístulas. Por esta razão, ímãs intragástricos devem ser removidos com urgência e, nos casos de localização intestinal, o paciente deverá permanecer em ambiente hospitalar sob vigilâncias clínica e radiológica pelo risco de abdome agudo, necessitando de cirurgia de urgência.

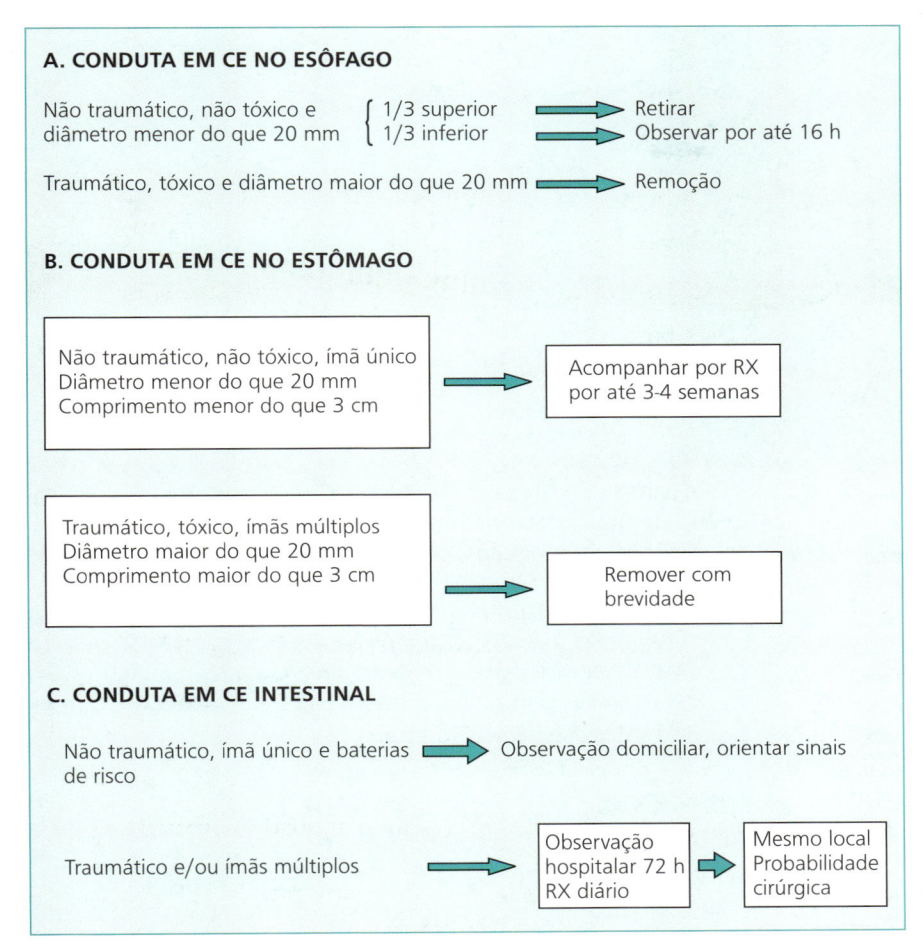

Capítulo 19 ■ Retirada de Corpo Estranho

A. CONDUTA EM CE NO ESÔFAGO

Não traumático, não tóxico e diâmetro menor do que 20 mm
- 1/3 superior → Retirar
- 1/3 inferior → Observar por até 16 h

Traumático, tóxico e diâmetro maior do que 20 mm → Remoção

B. CONDUTA EM CE NO ESTÔMAGO

Não traumático, não tóxico, ímã único
Diâmetro menor do que 20 mm
Comprimento menor do que 3 cm
→ Acompanhar por RX por até 3-4 semanas

Traumático, tóxico, ímãs múltiplos
Diâmetro maior do que 20 mm
Comprimento maior do que 3 cm
→ Remover com brevidade

C. CONDUTA EM CE INTESTINAL

Não traumático, ímã único e baterias de risco → Observação domiciliar, orientar sinais

Traumático e/ou ímãs múltiplos → Observação hospitalar 72 h RX diário → Mesmo local Probabilidade cirúrgica

Fig. 19-1. Condutas gerais para os casos de CE no esôfago, estômago e intestino.

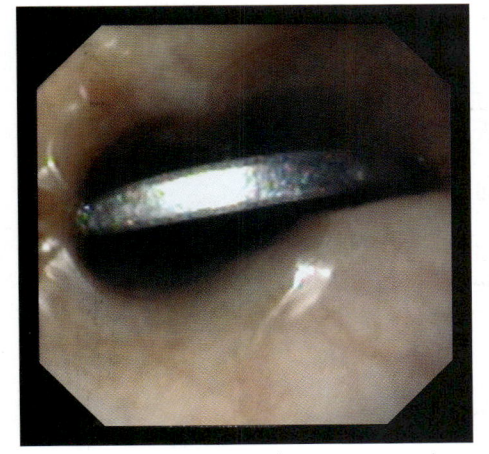

Fig. 19-2. Moeda impactada no terço superior do esôfago.

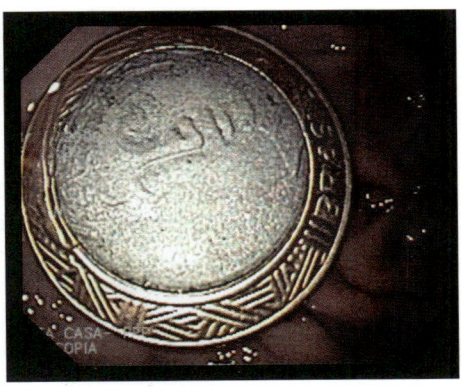

Fig. 19-3. Moeda em cavidade gástrica.

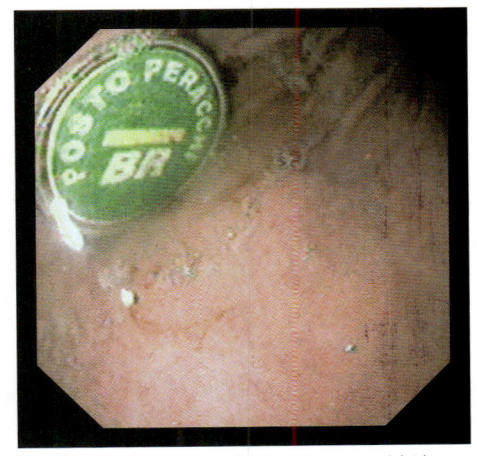

Fig. 19-4. Bóton de publicidade em cavidade gástrica.

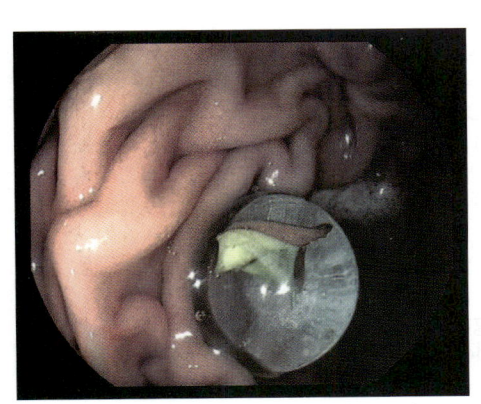

Fig. 19-5. Bola de gude em cavidade gástrica.

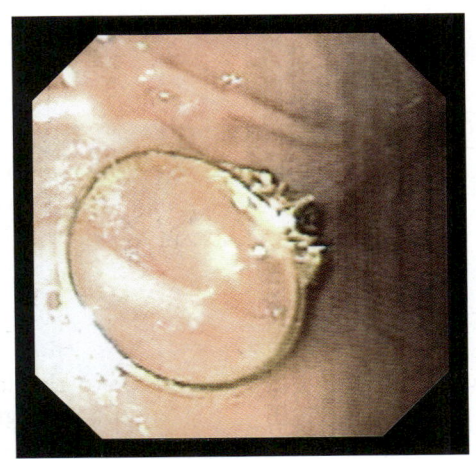

Fig. 19-6. Anel em cavidade gástrica.

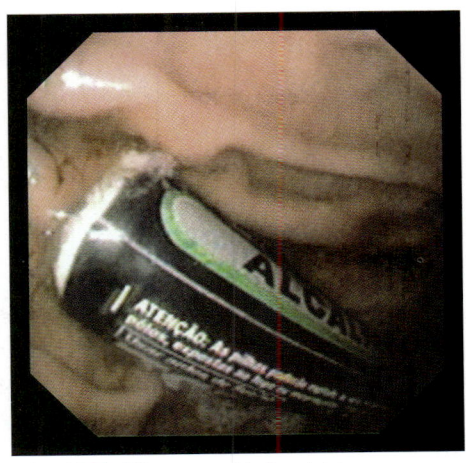

Fig. 19-7. Pilha em cavidade gástrica.

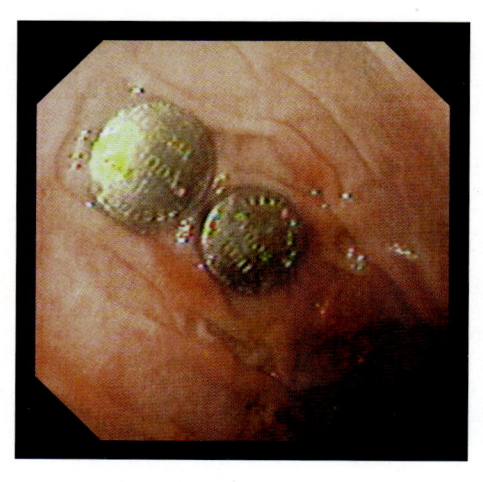

Fig. 19-8. Presença de duas pilhas em cavidade gástrica.

D) *Objetos longos, cortantes e pontiagudos:* deverão ser removidos em qualquer localização do esôfago com urgência. Quando em localização gástrica, avaliar com cautela a melhor maneira de removê-lo, assim como o material a ser utilizado para sua remoção com segurança, principalmente, evitando quadros de laceração esofágica.

Objetos não traumáticos, mas com diâmetro maior que 20 mm e comprimento maior ou igual a 3 cm em crianças com menos de 1 ano de idade e maiores de 5 cm em crianças com mais de 1 ano, devem ser removidos com brevidade.

Quando em localização intestinal, deverão ser seguidos por radiografias diárias e, caso não haja progressão em 72 horas, a intervenção cirúrgica deverá ser considerada.[5] Na Figura 19-9 temos um exemplar de CE pontiagudo em localização duodenal.

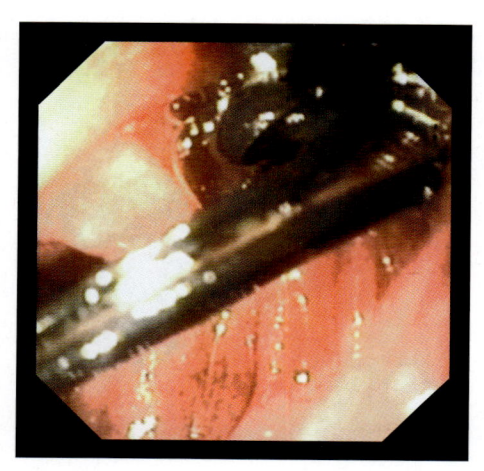

Fig. 19-9. Grampo de cabelo em segunda porção duodenal.

ACESSÓRIOS ENDOSCÓPICOS

O melhor resultado na remoção do CE, dependerá não só da experiência do endoscopista, mas também da disponibilidade de materiais adequados, para esta ocasião, como: pinças do tipo "jacaré", "dente de rato", alças de polipectomia, *baskets*, pinça tripé, adaptador de Steigman-goff (usado na ligadura elástica) ou, até mesmo, o punho de uma luva de látex fixada na extremidade distal do endoscópio com o adaptador da ligadura elástica com o objetivo de cobrir o CE e proteger a mucosa esofágica de algum trauma durante a sua remoção.[2]

Nas Figuras 19-10 e 19-11 temos alguns dos materiais úteis no procedimento endoscópico de retirada de CE.

No entanto, na Figura 19-12, temos uma demonstração de como podemos utilizar o punho de luva com o intuito de proteção do esôfago frente à retirada de um CE com potencial de lesar acidentalmente a mucosa esofágica.

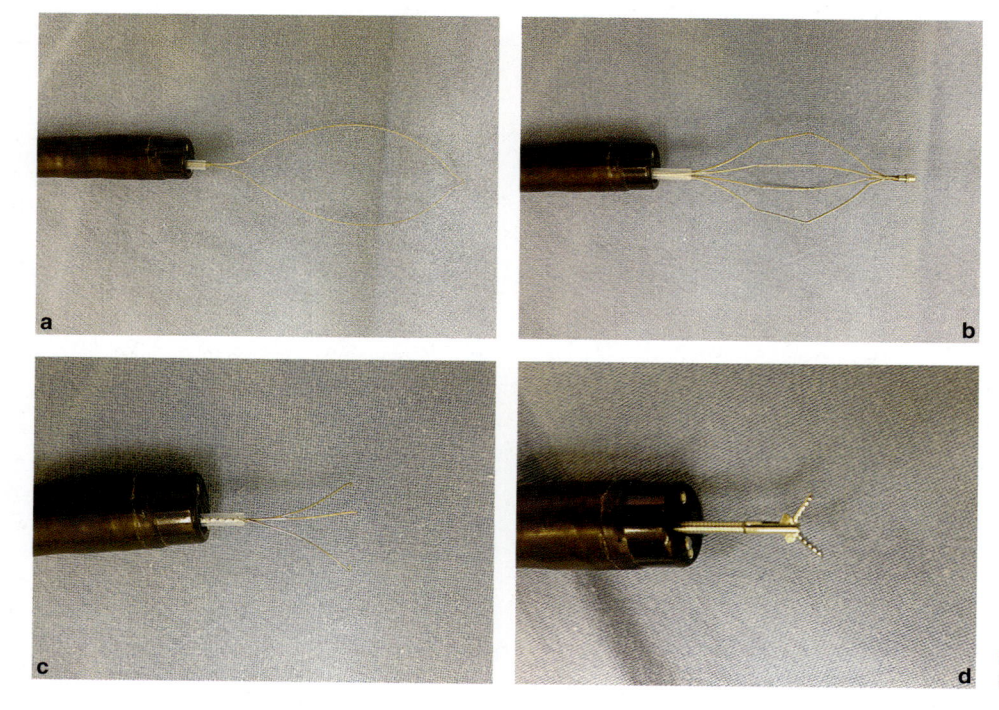

Fig. 19-10. (a) Alça de polipectomia. Pinças: (b) *basket*; (c) tripé; (d) jacaré.

Fig. 19-11. Adaptador de ligadura elástica.

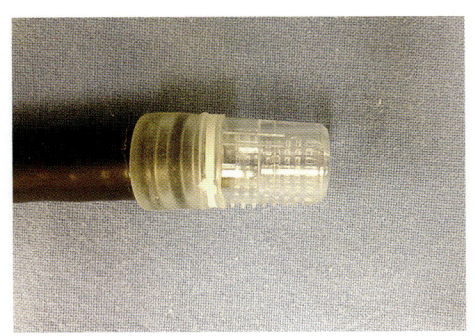

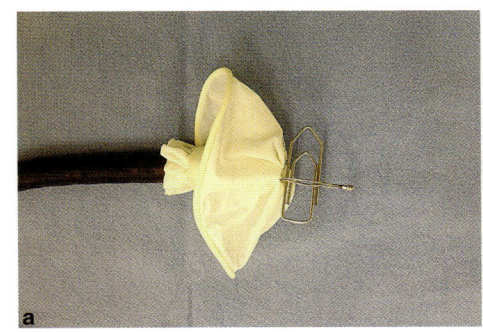

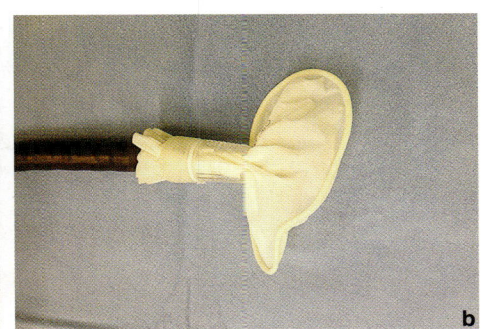

Fig. 19-12. (a e b) Adaptação de punho de luva látex para remoção de CE traumático.

REFERÊNCIAS BIBLIOGRÁFICAS

1. Arana A, Hauser B, Hachimi-Idrissi S et al. Management of ingested foreign bodies inchildhood and review of the literature. *Eur J Pediatr* 2001;160(8):468-72.
2. Bertoni G, Sassatelli R, Conigliaro R et al. Simple látex protector hood for safe endoscopic removal of sharp.pointed gastroesophageal foreign bodies. *Gastrointest Endosc* 1996;44(4):458-61.
3. Betalli P, Rossi A, Bini M et al. Update on management of caustic and foreign body ingestion in children. *Diag Therap Endosc* 2009.
4. Cheng W, Tam PKH. Foreign-body ingestion in children: experience with 1264 cases. *J Pediatr Surg* 1999;34(10):1472-76.
5. Eisen GM, Baron TH, Dominitz JA et al. Guidelines for the management of ingested foreign bodies. *Gastrointest Endosc* 2002;55(7):802-6.
6. Hammond P, Jaffray B, Hamilton L. Tracheoesophageal fistula secondary to a disc battery ingestion: a case report of gastric interposition and tracheal patch. *H Pediatr Surg* 2007;42:E39-E41.
7. Litovitz T, Whitaker N, Clark L. Preventing battery ingestions:an analysis of 8648 cases. *Pediatrics* 2010;125:1178-83.
8. Ping CT, Nunes CA, Guimarães GR et al. Accidental ingestion of coins by children:management of the ENT Department of João XXIII Hospital. *Rev Bras Otorrinolaringol* 2006;72(4):470-74.
9. Riddlesberger MMJ, Cohen Hl, Glick PL. The swallowed toothbrush. A radiographic clue of bulimia. *Pediatr Radiology* 1991;21(4):262-64.
10. Spitz L. Management of ingested foreign bodies in childhood. *Br Med J* 1971;4(785):469-72.
11. Traub SJ, Kohn GL, Hoffman RS et al. Pediatric "body-packing". *Arch Pediatr Adolesc Med* 2003;157(2):174-77.
12. Waltzman ML, Baskin M, Wypij D et al. A randomized clinical trial of the management of esophageal coins in children. *Pediatrics* 2005;116:614-19.
13. Webb WA. Management of boreign bodies of the upper gastrointestinal tract: update. *Gastrointest Endosc* 1995;41:39-51.

20 Colocação de Próteses Metálicas

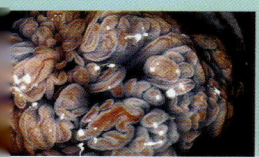

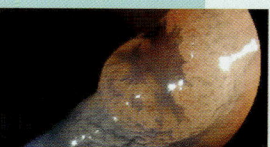

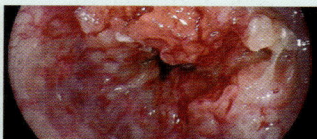

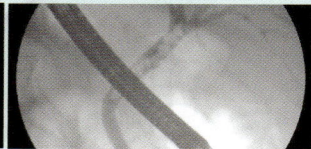

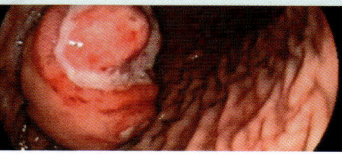

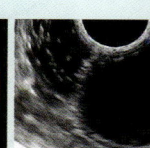

Alexandre Cenatti ■ Eduardo Guimarães Hourneaux de Moura

INTRODUÇÃO

O objetivo das próteses esofágicas é o de aliviar a disfagia ou fechar fístulas esofagorrespiratórias, em pacientes não candidatos à cirurgia.

Neoplasia avançada de esôfago é aquela que invade a camada muscular própria do órgão, nível T2 segundo a classificação do TNM do *American Joint Committee on Cancer* (AJCC), ou que já apresenta metástases linfonodais ou a distância. Nesse estágio da doença a terapia endoscópica curativa já não pode ser realizada. Assim, após o adequado estadiamento, caso a neoplasia seja ressecável, os pacientes são tratados cirurgicamente, e se for irressecável, são encaminhados para o tratamento paliativo.[7] No Brasil é a décima neoplasia em termos de incidência (sexta entre os homens e nona entre as mulheres), e 95% dos casos representados pelo carcinoma de células escamosas, entretanto, vêm aumentando os casos de adenocarcinoma associado ao esôfago de Barrett.

Próteses ou *stents* são estruturas tubulares que têm o objetivo de manter a luz de determinado órgão aberta, proporcionando fluxo através da mesma.[1]

Quando inseridas em uma região de menor diâmetro, as próteses autoexpansíveis realizam uma dilatação através de uma força radial, que, segundo a Lei de Laplace, é diretamente proporcional ao raio do mesmo e inversamente proporcional à sua espessura.[2]

As próteses podem ser: plásticas rígidas, plásticas autoexpansíveis e metálicas autoexpansíveis.

As próteses plásticas rígidas foram amplamente utilizadas nas neoplasias malignas de esôfago, inclusive com fístulas. Vêm sendo cada vez menos utilizadas, pois necessitam dilatar o tumor para serem posicionadas, o que aumenta o risco de sangramento e perfuração.[3]

As próteses plásticas autoexpansíveis, conhecidas como SEPS (*self-expanding plastic stent*), vêm substituindo as rígidas, pois apresentam mais segurança e eficácia, no tratamento das estenoses esofágicas, em razão do seu sistema de liberação, que não necessita dilatação da região que precisa ser tratada. Também podem ser utilizadas no estômago e cólon.

Possuem papel importante nos tratamento de fístulas e de estenoses benignas, pela sua facilidade de remoção.

O uso das próteses metálicas autoexpansíveis SEMS (*Self-expanding metalic stent*) é considerado tratamento de escolha em pacientes com expectativa de vida limitada e inaptos aos procedimentos cirúrgicos. É indicado para os pacientes sintomáticos, que possuem neoplasia irressecável, e que não toleram radioquimioterapia ou procedimentos cirúrgicos paliativos (índice *performance status* ruim), ou nos casos de recidiva da doença após o tratamento primário.

O seu emprego em doenças benignas ainda é controverso, pois a sua remoção decorrente do crescimento tecidual através da prótese ou sobre ela ocasiona dificuldade técnica para a sua retirada.

As próteses podem ser não recobertas, parcialmente ou totalmente recobertas.

As próteses metálicas não recobertas são associadas a altas taxas de crescimento tumoral e hiperplasia tecidual. As totalmente recobertas, altos índices de migração, então, foram projetadas as parcialmente recobertas que facilitam a ancoragem da prótese aos tecidos, diminuindo o risco de migração.[4]

Desde a década de 1990, quando começaram a ser difundidas, as próteses metálicas autoexpansíveis passaram a ser tratamento de escolha para as estenoses esofágicas malignas que não tinham opção de tratamento cirúrgico.

Suas principais vantagens são decorrentes do seu sistema de liberação de diâmetro pequeno que facilita a ultrapassagem de estenoses, mesmo anguladas, evitando a necessidade de dilatações tumorais, que sangram e perfuram. Sua principal desvantagem ainda é o custo elevado.[5]

As indicações são: estenoses malignas, fístulas traqueoesofágicas, fístulas anastomóticas, algumas perfurações, estenoses benignas (pépticas, cirúrgicas, inflamatórias, isquêmicas, cáusticas ou actínicas).

Contraindicações quando o tumor está a menos de 2 cm do esfíncter esofágico superior.

As principais complicações são: dor retroesternal, migração, posicionamento inadequado, falha de expansão, perfuração, *overgrowth*, sangramento e outros menos frequentes (compressão traqueal, pneumonia aspirativa, úlceras, obstrução por bolo alimentar).

SISTEMA DE LIBERAÇÃO DAS PRÓTESES

De acordo com o calibre, os sistemas de liberação são classificados em TTS (*through-the-scope*), que apresentam menor calibre, passando por dentro do canal de trabalho, permitindo um fácil manuseio técnico e mais sustentação na sua liberação; e TTW (*through-the-wire*), que apresentam maior calibre, não podendo passar pelo canal de trabalho (Fig. 20-1).[6]

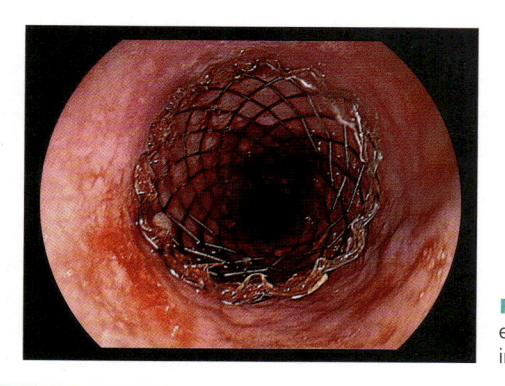

Fig. 20-1. Aspecto endoscópico de prótese inserida no esôfago.

Possuem ótima indicação para os tumores localizados no terço médio, mas em alguns casos também podem ser inseridas em tumores das porções proximal e distal do esôfago. Quando inseridas nas porções proximais, pode haver compressão traqueal, sensação de corpo estranho e interferência no mecanismo de deglutição. Porém, quando implantadas no terço distal, levam a refluxo gastroesofágico.

TÉCNICA PARA A SUA UTILIZAÇÃO
- Paciente sob sedação consciente ou intubado.
- Identificar margens superior e inferior da estenose ou do tumor. Pode-se utilizar injeção de contraste iodado endoscopicamente ou marcas metálicas externas. Em caso de lesão estenosante, pode-se optar por dilatação, mas preferivelmente endoscópios de menor calibre para ultrapassar a lesão.
- Passar um fio-guia, no mínimo 20 cm abaixo da obstrução, para ter mais estabilidade à passagem da prótese.
- Avançar o sistema da prótese sobre o fio-guia. Cuidado ao posicionar a prótese, pois muitas das vezes ele encurta durante a expansão.
- A prótese deve ser cerca de 4 cm maior do que a região da estenose, com margens de 1 cm a 2 cm nas extremidades.
- Podem ser liberadas sob visão endoscópica ou fluoroscópica.
- Após a liberação da prótese, fazer controle radiológico, injetando contraste pelo endoscópio.
- Deve-se evitar passagem do endoscópio no interior da prótese após posicionamento da mesma, para evitar migração.
- A prótese é um tubo aperistáltico, portanto, deve-se orientar o paciente a se alimentar com pequenas mordidas e muito líquido (Fig. 20-2).
- Orientar o paciente para não se deitar 3 a 4 horas após alimentação, pelo risco de refluxo importante, principalmente em prótese que ultrapassam a junção esofagogástrica.[7]

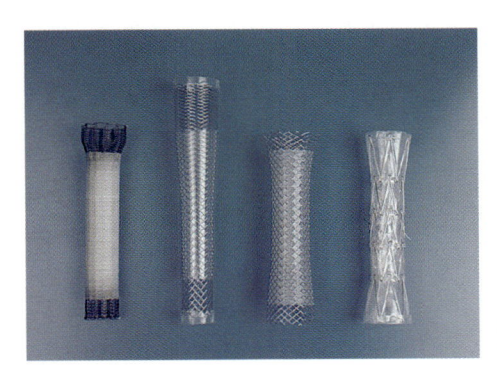

Fig. 20-2. Próteses parcial e totalmente recobertas.

REFERÊNCIAS BIBLIOGRÁFICAS
1. Artifon ELA, MouraA EGH, Sakai P. *Próteses endoscópicas no sistema digestório*. São Paulo: Atheneu, 2012.
2. Moura EGH, Maluf-Filho F, Sakai P. *Câncer avançado de esôfago. Tratado de endoscopia diagnóstica e terapêutica*. 2. ed. São Paulo: Atheneu, 2005
3. Marchese M, Iacopini F. Self-expanding stents in oesophageal câncer. *Eur J Gastroenterol Hepatol* 2006 Nov.;18(11):1177-80.
4. Baron TH, Harewood GC. Enteral self-expandadle stents. *Gastrointest Endosc* 2003 Sept.;58(3):421-33.
5. Siersema PD, Marcon N, Vakil N. Metal stents for tumors of the distal esophagus and gastric cardia. *Endoscopy* 2003;35(1):79-85.
6. Marchese M, Iacopini F. Self-expanding stents in oesophageal câncer. *Eur J Gastroenterol Hepatol* 2006 Nov.;18(11):1177-80.
7. Edge SB, Byrd DR, Compton CC *et al.* (Eds.). *American joint committee on câncer staging manual*. 7th ed. New York: Springer, 2010. p. 103.

21 Gastrites e Gastropatias

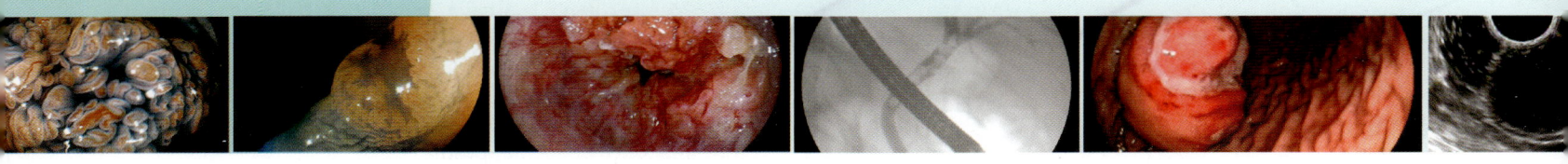

Guilherme Becker Sander ■ Ronaldo J. S. Torresini ■ Luiz Edmundo Mazzoleni ■ Felipe Mazzoleni

INTRODUÇÃO

Frequentemente incompreendidas por clínicos e minimizadas por muitos endoscopistas, a correta identificação e classificação de gastrites e gastropatias têm importantes implicações terapêuticas.

Muitas vezes as gastrites e gastropatias são tratadas pelo endoscopista como uma única entidade, mas são na verdade bastante distintas em sua etiologia, significado clínico, prognóstico e no estudo histológico. Enquanto a gastrite é um processo predominantemente inflamatório, a maior parte das vezes associada, no nosso meio, à infecção pelo *H. pylori*, gastropatia significa dano celular decorrente de insultos químicos, isquemia ou congestão, e não é acompanhada de infiltrado inflamatório. A correta diferenciação, dado o aspecto endoscópico muitas vezes semelhante, só pode ser feita pelo estudo das biópsias gástricas.

CLASSIFICAÇÃO DE GASTRITES

As classificações de gastrites dividem-se em classificações endoscópicas e histológicas. Pela maior confiabilidade e reprodutibilidade, e pela melhor relação com o risco de progressão para câncer gástrico, as classificações histológicas são mais numerosas e difundidas. Este texto limita-se à discussão da classificação endoscópica, e uma discussão detalhada dos sistemas histológicos pode ser encontrada nas publicações das classificações mais utilizadas:

- Sistema Sydney revisado.[9]
- *Operative Link for Gastritis Assessment* [OLGA] *staging system*.[10]
- *Operative Link on Gastric Intestinal Metaplasia Assessment* (OLGIM).[1]

Classificação Endoscópica das Gastrites

O sistema mais utilizado para a classificação de gastrites endoscópicas é o sistema Sydney, divisão endoscópica.[13] É discutível se um exame macroscópico, como é a endoscopia atualmente, poderia diagnosticar inflamação. Uma visão purista e literal reservaria o termo para o exame histológico. Contudo, o purista, para negar a possibilidade do emprego no termo em endoscopia, precisaria, por coerência, renegar a maior parte dos termos médicos com o sufixo "...ite" – como artrite, flebite, sinusite, meningite – cujo emprego é mais frequentemente associado a uma entidade clínica do que histológica.

Esta discussão está encerrada há bastante tempo na literatura, e o emprego do termo gastrite consagrado em endoscopia. Para apaziguar os contrários, adiciona-se o adjetivo 'endoscópica' sempre que existe ambiguidade com a classificação histológica. Apresentamos abaixo um resumo ilustrado da classificação de Sydney.

■ Estômago Normal

O estômago normal apresenta uma coloração uniforme, rósea, com a superfície mucosa lisa, brilhosa e regular. Não se observam focos de enantema, edema, erosões ou úlceras, exsudato fibrinopurulento, nodosidades ou hemorragias submucosas. Os vasos submucosos não são frequentemente visíveis. O antro é plano, podendo apresentar algumas poucas pregas, especialmente pré-pilóricas. No corpo e fundo gástricos, observam-se pregas gástricas, uniformes, concentradas na grande curvatura, e não excedendo 5 mm de espessura. Estas pregas devem ser flexíveis, formar 'tendas' ao pinçamento e devem desaparecer com a insuflação da câmara gástrica. O muco deve ser hialino, frequentemente formando um pequeno lago (Figs. 21-1 e 21-2).

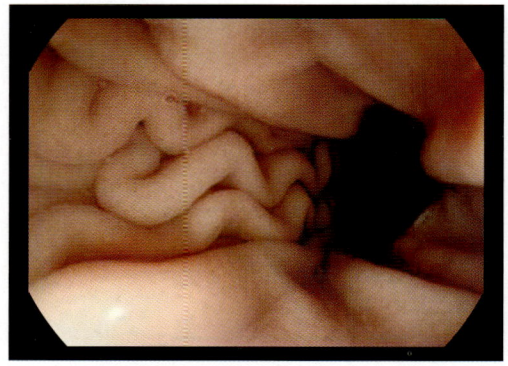

Fig. 21-1. Mucosa corporal normal.

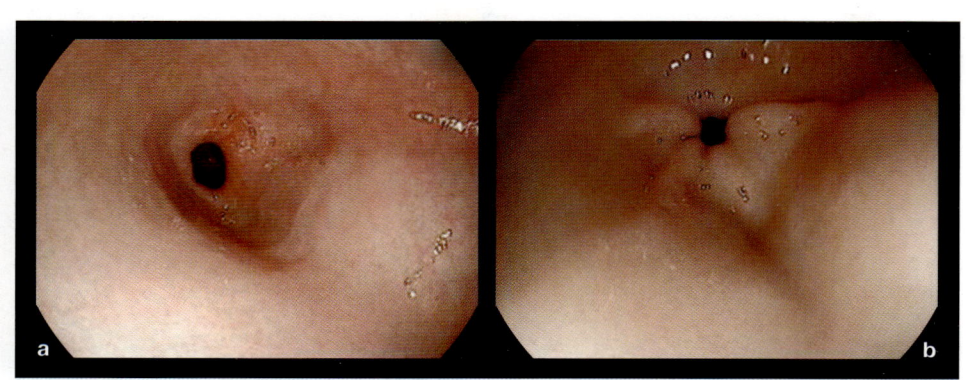

Fig. 21-2. (a e b) Mucosa antral normal. Imagens obtidas no mesmo exame. Pequenas variações de tonalidade, de forma uniforme, ocorreram pela distância e pela alteração na incidência da luz.

GASTRITES ENDOSCÓPICAS

Lesões Endoscópicas Elementares

As principais lesões endoscópicas elementares sugestivas de gastrite são os seguintes:

- Enantema/exsudato.
- Edema.
- Nodosidade.
- Friabilidade.
- Erosões:
  - Planas.
  - Elevadas.
- Hiperplasia de pregas.
- Atrofia de pregas.
- Visibilidade dos vasos submucosos.
- Focos de sangramento submucoso.

Frequentemente, estas lesões elementares estão associadas. Assim como na classificação histológica, o achado elementar dominante deve ser utilizado para classificar o tipo de gastrite e servir de esteio à definição de intensidade – leve, moderado, acentuado – que deve acompanhá-lo.

Gastrite Enantematosa/Exsudativa

Quando o enantema é a lesão elementar predominante ele define a gastrite endoscópica enantematosa. Algumas vezes está associado a edema, nodosidade, exsudato e/ou friabilidade.

Enantema

O enantema está presente quando áreas de mucosa estão com coloração rosada ou mesmo com avermelhado mais intenso do que a mucosa adjacente. Uma coloração difusamente mais intensa é de difícil interpretação e pode estar relacionado com a calibragem do equipamento. É classificada em leve, quando é mínimo, porém obviamente presente; moderado quando, o achado é chamativo; e acentuado, quando lembra o tom da carne crua. O enantema pode estar limitado ao antro, ao corpo, ou por todo o estômago. Ocasionalmente, forma linhas longitudinais (Fig. 21-3).

Edema

A percepção do edema é mais difícil e normalmente definido inequivocamente, quando acentuado. É difícil o seu diagnóstico seguro, quando leve ou moderado. O edema causa um aspecto de palidez e opalescência. Dificilmente é o principal achado endoscópico (Fig. 21-4).

Exsudato

Secreções aderentes à mucosa, acinzentadas, com tons de amarelo, marrom ou verde, são chamadas de exsudato. Deve-se ter o cuidado de diferenciar de resíduos alimentares, o que nem sempre é fácil. O exsudato é frequentemente resistente à lavagem, mesmo com jato direto. É considerado leve, quando somente alguns pequenos grumos estão presentes; moderado, quando forma placas; e acentuado, se presente em áreas extensas.

Nodosidade

A nodosidade está presente, quando a textura lisa da mucosa normal é perdida, associada a uma nodularidade, que pode ser tanto fina quanto grosseira (Fig. 21-5). É um achado sugestivo de infecção pelo H.pylori, tendo alta especificidade e baixa sensibilidade para o seu diagnóstico.[14]

Gastrite Erosiva Plana/Elevada

Erosões Planas

Erosões são 'quebras' ou 'trincas' na mucosa. Erosões planas são visíveis no mesmo plano da mucosa. São focos de necrose que não atingem a muscular da mucosa. Podem variar de menos de 1 mm até cerca de 1 cm. Podem passar despercebidas ao estarem presentes apenas entre pregas do corpo gástrico, o que enfatiza a necessidade do exame endoscópico criterioso e com adequada insuflação (Fig. 21-6). A distinção entre erosão e processo ulceroso superficial, que histologicamente compromete a muscular da mucosa, é muitas vezes arbi-

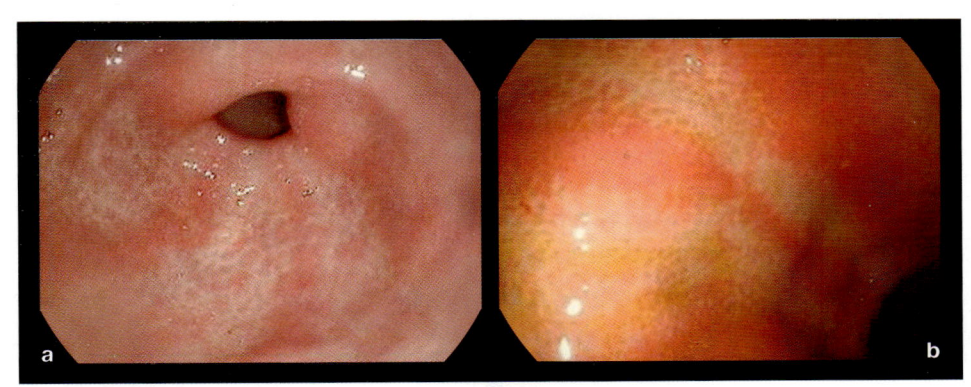

Fig. 21-3. Enantema: (a) no antro; (b) no corpo.

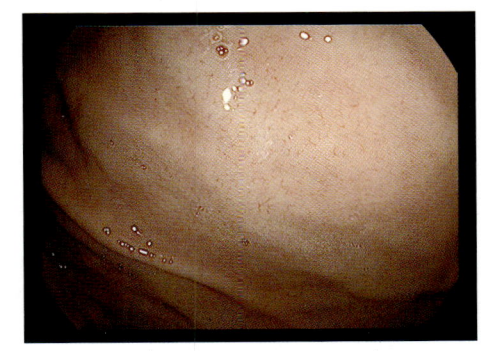

Fig. 21-4. Edema na mucosa corporal.

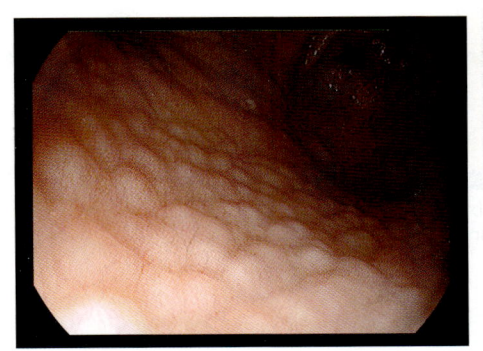

Fig. 21-5. Nodosidade antral.

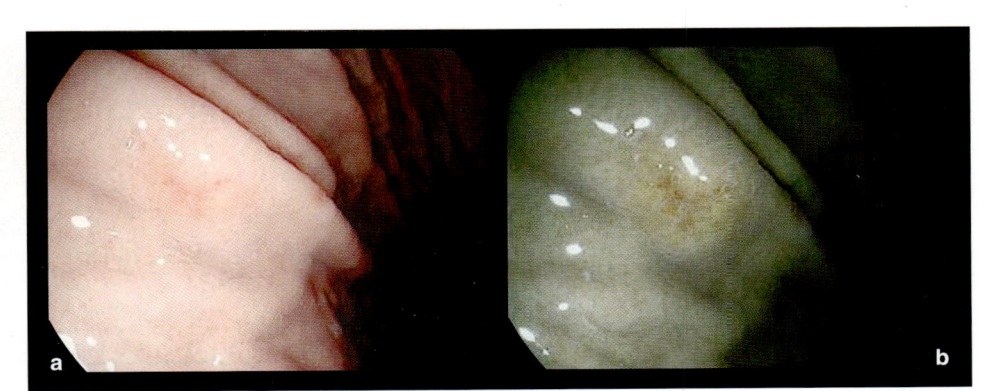

Fig. 21-6. Erosão plana no corpo gástrico: (a) luz branca e (b) cromoscopia virtual.

trário à endoscopia. As úlceras, diferentemente de erosões, estão associadas a depressões de, pelo menos, 1 a 2 mm. A gastrite endoscópica erosiva plana é considerada leve, quando as erosões variam de uma a poucas; moderada se múltiplas; e acentuada, se incontáveis.

■ Erosões Elevadas

As erosões elevadas são 'quebras' de mucosa localizadas acima de pequenas elevações do relevo mucoso (Fig. 21-7). Assim como as planas, podem ser solitárias ou em pequeno número (leve), múltiplas (moderadas) ou numerosas (acentuadas).

Gastrite Hiperplásica

Quando a lesão elementar predominante é a hipertrofia de pregas, o diagnóstico endoscópico é de gastrite hiperplásica. Alargamento do pregueamento usual pode ser difícil de avaliar. Deve ser suspeitado quando a espessura ultrapassa 5 mm, não forma 'tenda' e/ou não desaparece com a insuflação.

Gastrite Endoscópica Atrófica

A gastrite endoscópica atrófica é diagnosticada quando há diminuição do pregueamento mucoso usual e/ou aumento da visibilidade dos vasos submucosos. É classificada em leve, moderada e acentuada, utilizando-se como principal critério o aumento da visibilidade dos vasos submucosos.

Estudos têm confirmado que a atrofia gástrica, quando confirmada histologicamente, especialmente Graus III e IV do sistema OLGA de estadiamento, é relacionada com um maior risco de câncer gástrico.[8,11] Também pode ser de etiologia autoimune, associada à presença de anticorpos antifator intrínseco, ou anticélulas parietais, sendo associada à anemia perniciosa, diminuição do pepsinogênio I sérico, hipergastrinemia e deficiência de ferro.

■ Diminuição do Pregueamento ou Atrofia do Pregueamento

A diminuição do pregueamento mucoso, atrofia do pregueamento mucoso ou hiporrugosidade é caracterizada pela diminuição da altura, espessura, número ou mesmo desaparecimento das pregas gástricas normalmente presentes no corpo e fundo gástricos (Fig. 21-8). Um estudo, com 488 pacientes, encontrou sensibilidade de 67% e especificidade de 85% entre o achado de ausência de pregueamento mucoso e atrofia moderada ou acentuada à histologia.[7]

■ Aumento da Visibilidade dos Vasos Submucosos

Normalmente, a ramificação vascular submucosa não é visível. Deve-se ter o cuidado de não distender demasiadamente o estômago com ar durante o exame, que pode falsamente criar uma aparência de atrofia, pois os vasos normais tornam-se visíveis na mucosa normal nesta situação (Fig. 21-8). O adelgaçamento da mucosa gástrica é acompanhada pelo aumento da visibilidade destes vasos. Porém, quando foi observado aumento da visibilidade dos vasos submucosos no corpo, a sensibilidade foi de 48%, e a especificidade, 87% para o diagnóstico de atrofia moderada ou acentuada. No entanto, para o antro, a sensibilidade e a especificidade do aumento da visibilidade dos vasos foram de 14 e 91%, respectivamente.[7] É considerada leve quando alguns poucos segmentos vasculares são visíveis; moderada, quando as ramificações vasculares são facilmente visíveis; e acentuada, quando os vasos são uniformemente muito visíveis e algumas vezes protuberantes.

■ Metaplasia Intestinal

Embora não seja propriamente uma forma de gastrite e não seja descrita no sistema Sydney – divisão endoscópica – a metaplasia intestinal é sempre associada à gastrite, sendo considerada sua consequência. Pelaio Correa propôs uma cascata de eventos que explicaria a evolução de um processo inflamatório (gastrite) para o câncer gástrico do tipo intestinal. Segundo a sua teoria, o processo iniciaria com a gastrite crônica, gastrite crônica atrófica, metaplasia intestinal, displasia e, finalmente, o câncer gástrico, sendo esta cascata de eventos iniciada pela infecção pelo *Helicobacter pylori*.[3]

Dessa forma, a metaplasia intestinal seria um estágio posterior à atrofia na evolução para o câncer gástrico. Histologicamente, é caracterizada pela substituição do epitélio glandular da mucosal oxíntica normal pelo epitélio de tipo intestinal. Mais de uma classificação tem sido proposta, mas a mais utilizada e útil baseia-se exclusivamente nos achados visíveis à hematoxilina-eosina. Metaplasia intestinal completa é caracterizada pela presença de epitélio similar ao intestino delgado – células absortivas, células de Paneth e células caliciformes produtoras de sialomucinas. A do tipo incompleta é caracterizada pela presença de epitélio similar ao epitélio colônico – células colunares e caliciformes que secretam sialomucinas e ou sulfomucinas e ausência de borda em escova – sendo associada a um maior risco de câncer gástrico.

Contudo, sua correta identificação é muito difícil na endoscopia convencional. Seu achado é suspeitado na presença de máculas brancacentas, outras vezes rosadas, confluentes, levemente elevadas ou mesmo nodulares, frequentemente circundadas por mucosa atrófica (Fig. 21-9).[12] Nos pacientes incluídos no estudo HEROES, realizado no Hospital de Clínicas de Porto Alegre, foi observado que a sensibilidade da endoscopia em identificar metaplasia intestinal foi de 6,5%.[14] Porém, o valor preditivo positivo (VPP) foi de 75%. A cromoendoscopia pode auxiliar. Um estudo com azul de metileno melhorou a acurácia da identificação de metaplasia para 84% em um estudo com 136 pacientes sabidamente com metaplasia intestinal no estômago.[4] Estudos com índigo-carmim e *narrow band imaging* (onde visualizam-se "cristas" azuladas na superfície do epitélio) também são promissores, mas o tema ainda é controverso (Fig. 21-9).[5]

Gastrite Hemorrágica

■ Hemorragias Submucosas

A perda da integridade vascular pode ocasionar extravasamento de sangue no tecido submucoso, associado frequentemente a edema e enantema, formando desde pequenas petéquias até áreas maiores que variam de vermelho escuro a preto, passando pelo marrom, e que podem tomar o formato de máculas ou equimoses. Estas lesões

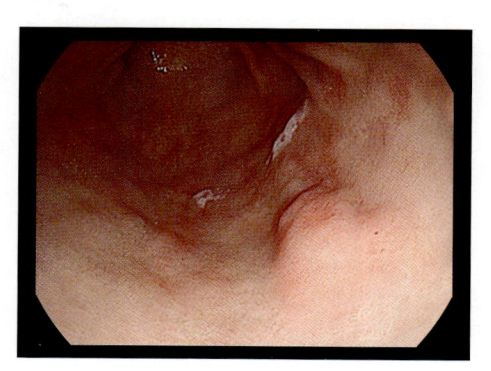

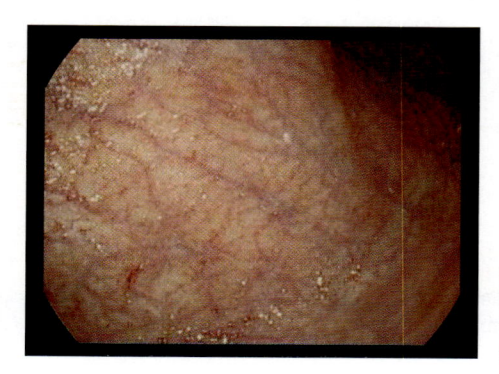

Fig. 21-7. Erosão elevada no antro gástrico.

Fig. 21-8. Diminuição do pregueamento e aumento da visibilidade dos vasos submucosos.

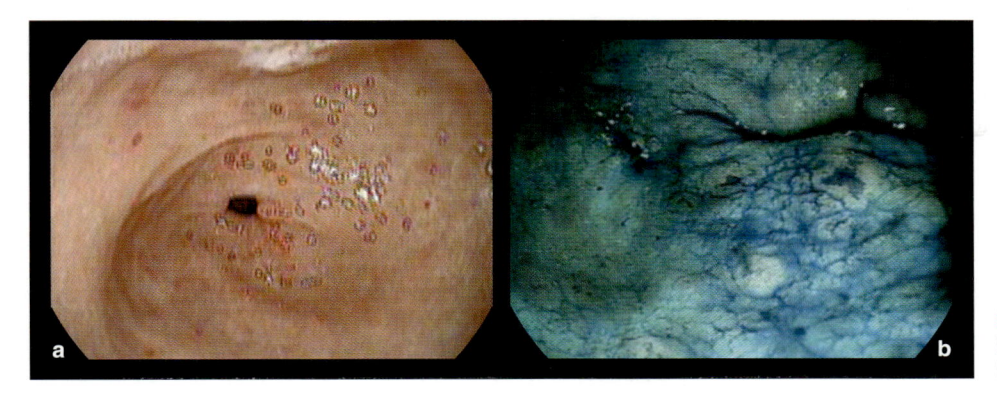

Fig. 21-9. Metaplasia intestinal no antro: (**a**) em luz branca e (**b**) no detalhe à cromoscopia com índigo-carmim.

elementares podem ser múltiplas e visíveis em diferentes estágios de evolução. Ocasionalmente, extravasamento de sangue pode ser visto. É considerado leve, quando somente poucas petéquias são visíveis; moderado, quando mais de 10 petéquias ou equimoses estão presentes; e acentuado quando, envolve extensas áreas da parede gástrica (Fig. 21-10).

Outras Gastrites

Outras formas de gastrite são frequentemente definidas histologicamente, não estando descritas na divisão endoscópica da classificação de Sydney por não terem uma lesão elementar endoscópica patognomônica. São elas a gastrite aguda, a gastrite linfocítica, a gastrite eosinofílica e a gastrite granulomatosa, que histologicamente são caracterizadas, respectivamente, pelo infiltrado neutrofílico sem infiltrado mononuclear, pelo infiltrado intraepitelial por linfócitos T, pelo infiltrado eosinofílico que pode afetar todas as camadas da parede gástrica ou pela presença de granulomas epitelioides.

GASTROPATIAS

São achados que foram separados das gastrites por não apresentarem processo inflamatório no exame histológico.

Gastropatia Química

O termo gastropatia química, também conhecido por gastropatia reacional, é causado por diferentes tipos de agressões químicas, como medicamentos (mais comumente anti-inflamatórios não esteroides). Endoscopicamente, os achados mais chamativos são as erosões ou mesmo úlceras. Outros agressores comuns são o álcool, substâncias ácidas ou alcalinas.[6]

Gastropatia Alcalina ou Biliar

É outra forma de gastropatia química. A lesão elementar é o enantema. O diagnóstico diferencial preciso com a gastrite enantematosa é difícil e frequentemente a gastropatia alcalina é suspeitada pela alteração cirúrgica prévia, favorecendo o refluxo biliar e/ou presença de bile misturado ao suco gástrico. Frequentemente, também está associada à maior quantidade de edema do que gastrite enantematosa, especialmente próximo do estoma anastomótico (Fig. 21-11).

Gastropatias Vasculares

Gastropatia Hipertensiva

Como outras gastropatias, não há verdadeiramente inflamação submucosa. O diagnóstico é subsidiado pela história clínica de hipertensão portal e pela presença de varizes esofagogástricas. Endoscopicamente, é caracterizado por edema acentuado, que aumenta o delineamento da *lineae gastricae*, dando um aspecto ladrilhado à mucosa, e pela presença de focos enantematosos, sobretudo, no topo das pregas gástricas, que podem estar levemente alargadas (Fig. 21-12).

Estômago em *Watermelon* (Melancia)

Mais comum em mulheres com sangramento oculto, está frequentemente associado a doenças do colágeno. Endoscopicamente, é caracterizado por angiectasias intensamente avermelhadas sobre o pregueamento antral, irradiando a partir do piloro. Podem ser também difusas. O estômago proximal pode ter aparência atrófica.[12]

BIÓPSIAS

A acurada investigação das gastrites e gastropatias necessitam da correlação histológica. Na investigação de gastrites e gastropatias, devem-se realizar biópsias por amostragem, todas as lesões elementares identificadas, devendo-se procurar mostrar áreas de mucosa o mais próximo da normalidade também, embalando-as e identificado-as separadamente.

Para a pesquisa do *H. pylori*, pelo menos uma biópsia do antro e uma do corpo devem ser obtidas.[2] Para a pesquisa de atrofia, amostragem adicional da incisura é obrigatória, pois situa-se próximo à zona de transição entre o antro e o corpo, e aumenta a sensibilidade para o diagnóstico tanto de atrofia quanto metaplasia. O sistema OLGA preconiza pelo menos duas biópsias do antro (pequena e grande curvaturas), uma da incisura (pequena curvatura) e dois do corpo (paredes anterior e posterior).[8]

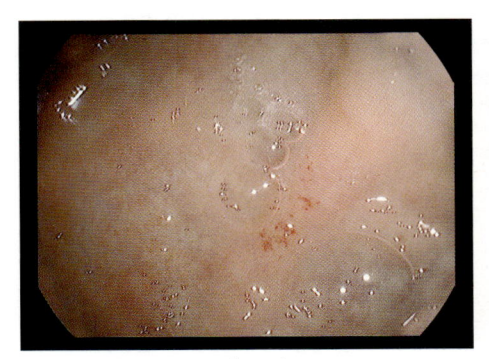

Fig. 21-10. Hemorragias submucosas.

Fig. 21-11. Gastropatia alcalina junto a uma anastomose Billroth I.

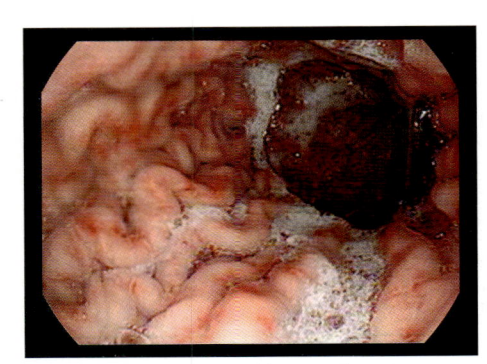

Fig. 21-12. Gastropatia hipertensiva no corpo gástrico.

REFERÊNCIAS BIBLIOGRÁFICAS

1. Capelle LG, Vries AC, Haringsma J et al. "The staging of gastritis with the OLGA system by using intestinal metaplasia as an accurate alternative for atrophic gastritis." *Gastrointestinal Endoscopy* 2010;71(7):1150-58.
2. Coelho LG, Maguinilk I, Zaterka S et al. 3rd Brazilian Consensus on Helicobacter Pylori. *Arq Gastroenterol* 2013;50(2).
3. Correa P. Human gastric carcinogenesis: a multistep and multifactorial process first American cancer society award lecture on cancer epidemiology and prevention 1. *Cancer Research* 1992;52:6735-40.
4. Dinis-Ribeiro M, Costa-Pereira A, Lopes C et al. Magnification chromoendoscopy for the diagnosis of gastric intestinal metaplasia and dysplasia. *Gastrointestinal Endoscopy* 2003;57(4):498-504.
5. Jensen P, Feldman M. Metaplastic (chronic) Atrophic Gastritis. In: Post TW. (Ed.). *Uptodate.* Waltham, MA: Uptodate, 2013.
6. Kayaçetin S, Gure°çi S. What is gastritis? How is it classified? *Turkish J Gastroenterol: The Official Journal of Turkish Society of Gastroenterology* 2014;25(3):233-47.
7. Redéen S, Petersson F, Jönsson KA et al. Relationship of gastroscopic features to histological findings in gastritis and helicobacter pylori infection in a general population sample. *Endoscopy* 2003;35(11):946-50.
8. Rugge M, Correa P, Di Mario F et al. olga staging for gastritis: a tutorial. Digestive and liver disease. *Official J Italian Society Gastroenterol and the Italian Association for the Study of the Liver* 2008;40(8):650-58.
9. Rugge M, Correa P, Dixon MF et al. Gastric mucosal atrophy: interobserver consistency using new criteria for classification and grading. *Alimentary Pharmacol Therapeut* 2002;16(7):1249-59.
10. Rugge M, Meggio A, Pennelli G et al. Gastritis staging in clinical practice: the OLGA staging system. *Gut* 2007;56(5):631-36.
11. Rugge M, Fassan M, Pizzi M et al. operative link for gastritis assessment vs operative link on intestinal metaplasia assessment. *World J Gastroenterol* 2011;17(41):4596-601.
12. Emory TS, Carpenter HA, Gostout CJ et al. Stomach. *J Pathol* 2000;194:78-171. Washington DC: AFIP.
13. Tytgat GN. The sydney system: endoscopic division. Endoscopic appearances in gastritis/duodenitis. *J Gastroenterol Hepatol* 1991;6(3):223-34.
14. Zenker R, Sanchotene ML, Marini SS et al. *Sensibilidade e especificidade dos achados endoscópicos em predizer a presença de metaplasia intestinal, atrofia e infecção pelo H.pylori em pacientes dispépticos funcionais.* Presented at the III Simpósio Sul-americano do Aparelho Digestivo, 10 February 2008.

22 Gastropatia Hipertensiva Portal e Varizes Gástricas

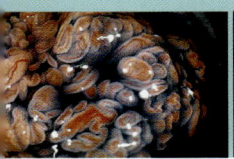

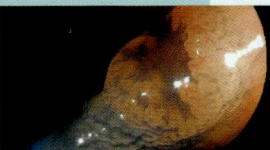

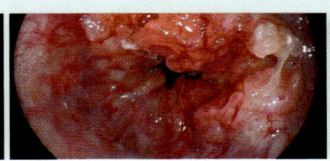

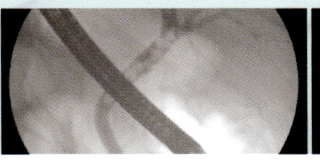

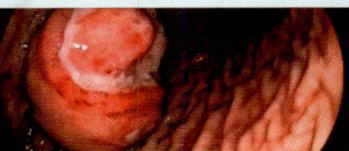

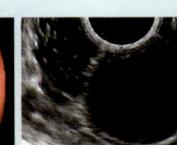

Ângelo Zambam de Mattos

INTRODUÇÃO

A gastropatia hipertensiva portal (GHP) e as varizes gástricas (VG) são manifestações associadas à hipertensão portal, que, em nosso meio, decorre fundamentalmente da cirrose. A importância da hipertensão portal fica clara ao analisar-se a história natural da cirrose, cuja classificação poderia ser feita inicialmente em quatro estágios. No primeiro estágio, os pacientes não possuem varizes esofagogástricas ou ascite, apresentando uma mortalidade anual de cerca de 1%. No segundo, os pacientes têm varizes, mas não possuem história de sangramento variceal ou de ascite, contemplando uma mortalidade de 3,4% ao ano. A ascite marcaria a descompensação da cirrose, caracterizando o estágio 3 e emprestando uma mortalidade anual de 20% aos cirróticos. No estágio 4, finalmente, os pacientes apresentariam hemorragia variceal, com uma mortalidade de 57% ao ano.[2]

Posteriormente, resultados mais otimistas foram apresentados para as mortalidades anuais dos grupos 3 (15%) e 4 (35-40%). Além disso, tendo em vista a melhora, em períodos mais recentes, do prognóstico de pacientes com hemorragia digestiva isolada, também foi proposta uma adaptação da classificação, qual seja: o estágio 3 passaria a ser caracterizado pelo sangramento variceal na ausência de ascite; o estágio 4 seria aquele dos pacientes com ascite, mas sem sangramento; e haveria um quinto estágio, em que os pacientes teriam ascite e hemorragia digestiva. Ainda seria possível acrescentar mais um estágio à cirrose, quando os pacientes desenvolvessem sepse e/ou insuficiência renal.[1,3,5]

GASTROPATIA HIPERTENSIVA PORTAL

A GHP é importante por ser causa de perda sanguínea, que pode ser insidiosa, levando à anemia crônica, ou aguda e grave, levando ao choque hipovolêmico. Ela passou a ser mais bem compreendida a partir de meados da década de 1980. Em um estudo clássico, as lesões gástricas diagnosticadas à endoscopia de pacientes com hipertensão portal foram avaliadas do ponto de vista etiológico, na tentativa de definir se tinham um caráter predominantemente inflamatório ou congestivo. Os autores identificavam como "gastrite leve" os achados de: erupção rósea salpicada, escarlatina-símile, na mucosa gástrica; avermelhado superficial de aspecto listrado, na mucosa gástrica; ou um padrão reticular esbranquiçado, separando áreas de mucosa edematosa avermelhada, assemelhando-se a um mosaico ou ao couro de cobra. Por outro lado, caracterizavam como "gastrite intensa" os achados de: pontilhado avermelhado semelhante às marcas vermelho-cerejas descritas em varizes esofágicas, podendo ser confluentes ou não e podendo determinar sangramento; ou sufusão hemorrágica difusa. Os autores avaliaram endoscopicamente 127 pacientes com hipertensão portal, 114 dos quais haviam se apresentado com sangramento digestivo. Além disso, conduziram análise histopatológica de biópsias gástricas de 41 dos pacientes.[16]

Nesse estudo, lesões gástricas foram verificadas em 65 dos 127 pacientes (51%) e distribuíam-se principalmente no fundo e no corpo gástricos. Verificou-se que os pacientes com lesões gástricas tinham um maior número de escleroterapias para varizes do que os pacientes sem tais achados (p < 0,005). Os achados eram de "gastrite leve" em 37 dos 65 casos, tendo progredido para "gastrite intensa" em apenas dois deles. Sangramento decorrente das lesões gástricas ocorreu em 29 pacientes (80 episódios), constituindo 25% dos casos de sangramento digestivo verificados na amostra, sendo ainda proporcionalmente mais frequentes após o início das sessões de escleroterapia de varizes. Quase todos os casos de "gastrite intensa" apresentaram sangramento clinicamente evidente. Dezoito pacientes foram submetidos à medida do gradiente de pressão venosa hepático, e não houve diferença significativa entre os pacientes com e sem lesões gástricas, de modo que a relação entre tais lesões e os níveis de pressão portal não parece tão direta como ocorre para as varizes esofágicas. Do ponto de vista histopatológico, o achado mais consistente nos pacientes com lesões gástricas foi a dilatação de veias submucosas (ectasia de capilares e veias), que se apresentavam tortuosas e de diâmetro irregular, com focos de espessamento da íntima. Tais achados eram mais proeminentes no corpo gástrico proximal e na cárdia. Em função de tais achados predominarem em relação àqueles inflamatórios, os autores propuseram o uso do termo "gastropatia congestiva", em vez de "gastrite".[16] Atualmente, a designação mais utilizada é GHP. A Figura 22-1 exemplifica a GHP leve, segundo a classificação de McCormack, enquanto a Figura 22-2 exemplifica a GHP intensa.

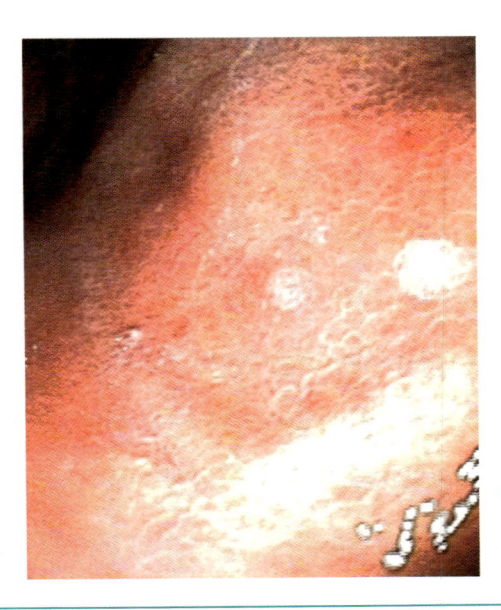

Fig. 22-1. Gastropatia hipertensiva portal leve, segundo a classificação de McCormack.

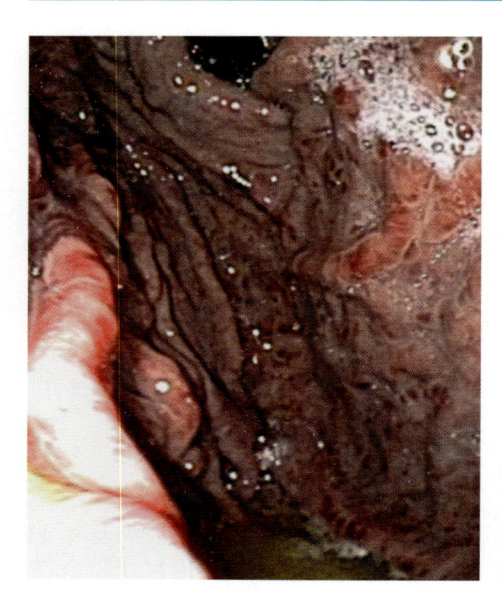

Fig. 22-2. Gastropatia hipertensiva portal intensa, segundo a classificação de McCormack.

O papel do propranolol no tratamento e na profilaxia do sangramento decorrente da GHP também foi avaliado desde a década de 1980. Um artigo de 1987 descreve dois estudos a tal respeito. No primeiro, 14 pacientes com sangramento ativo por GHP foram tratados com o betabloqueador, havendo interrupção da hemorragia em 13 deles em até 3 dias de tratamento. O estudo não contou com grupo-controle. Além disso, os autores reforçam a necessidade de cautela ao utilizar um betabloqueador em pacientes com sangramento ativo e chamam atenção ao fato de que o controle da frequência cardíaca é pouco útil para guiar o ajuste de dose nesses casos. No segundo estudo, os autores conduziram um ensaio clínico randomizado, duplo-cego, controlado por placebo, com *cross-over*, avaliando o papel do propranolol em pacientes com GHP, mas sem sangramento digestivo. Vinte e quatro pacientes foram randomizados (a maioria com GHP leve), mas um paciente de cada grupo abandonou o estudo. O tratamento com o betabloqueador levou a uma melhora significativa da GHP, quando comparado ao placebo (9 × 3 pacientes, p < 0,05).[9]

Posteriormente, a relação entre a escleroterapia de varizes, a ligadura elástica da mesma e o uso de propranolol com a GHP foi estudada mais aprofundadamente.[10,14] Hou *et al.* compararam a prevalência de GHP em pacientes submetidos à escleroterapia de varizes esofágicas ou à ligadura elástica. Os pesquisadores randomizaram 112 cirróticos com hemorragia digestiva para um dos dois procedimentos. Após algumas exclusões, 90 pacientes foram analisados. GHP foi diagnosticada em 89% dos casos, sendo leve em 63% e intensa em 26%. A GHP estava restrita ao corpo e fundo gástricos em 80% dos casos. Até a erradicação das varizes de esôfago, houve piora da GHP em 34% dos pacientes. Seis meses após a erradicação, a progressão da GHP havia ocorrido em 61% dos casos. A probabilidade de piora da GHP foi semelhante ao grupo submetido à escleroterapia e àquele submetido à ligadura elástica. Por outro lado, 24% dos casos de GHP melhoraram após a erradicação das varizes. Com o passar do tempo, após a erradicação das varizes, a maioria dos casos de GHP voltou à intensidade basal, o que ocorreu mais rapidamente entre os pacientes tratados com ligadura elástica.[10]

Porém, Lo *et al.* avaliaram, por meio de um ensaio clínico randomizado, se a adição de propranolol ao esquema terapêutico de pacientes submetidos à ligadura elástica por sangramento decorrente de ruptura de varizes esofágicas diminuiria o desenvolvimento ou o agravamento da GHP. Foram arrolados 37 pacientes no grupo-propranolol e 40 no grupo-controle. Após a obliteração das varizes, a prevalência de GHP (67 × 31%) e a intensidade da GHP foram significativamente mais altas no grupo-controle (p < 0,05 para ambos os desfechos). Interessantemente, enquanto a maior diferença na prevalência de GHP entre os grupos ocorreu no 6° mês após o tratamento endoscópico, tal diferença foi diminuindo com o passar do tempo e deixou de ser significativa 12 meses após a randomização, o que poderia dever-se ao desenvolvimento de novos vasos colaterais após a obliteração das varizes de esôfago. A gravidade da cirrose de acordo com o escore de Child-Pugh e a causa da hepatopatia não pareceram influenciar no desenvolvimento de GHP.[14]

O mecanismo de ação do propranolol foi avaliado em outro ensaio clínico randomizado. Nove pacientes com GHP foram alocados em cada braço do estudo. O objetivo foi avaliar a perfusão da mucosa gástrica e os níveis séricos de gastrina, que se estimava pudesse contribuir para a vasodilatação da GHP. O placebo não produziu efeitos no que concerne às medidas hemodinâmicas sistêmicas, à fluxometria por *laser* Doppler para a avaliação da perfusão da mucosa, aos níveis de gastrina e de pepsinogênio I e nem mesmo no que tange aos achados endoscópicos. No entanto, o betabloqueador reduziu a frequência cardíaca em 21% (p < 0,01), assim como diminuiu a pressão arterial sistêmica (p < 0,05) e a fluxometria por *laser* Doppler na mucosa gástrica (p < 0,05). Por outro lado, a melhora endoscópica produzida pelo propranolol em 44% dos casos não atingiu significância estatística (p = 0,09), e não houve efeito da droga sobre a gastrina e o pepsinogênio I. Os autores concluíram que o propranolol leva a uma redução da perfusão da mucosa gástrica, possivelmente associada a um menor fluxo sanguíneo esplâncnico, o que poderia explicar seus efeitos benéficos na GHP. A melhora endoscópica possivelmente não atingiu significância estatística nesse estudo em função do pequeno número de pacientes avaliados e da curta duração do estudo.[25]

As eficácias de octreotida, vasopressina e omeprazol também foram estudadas no controle do sangramento agudo por GHP em um ensaio clínico randomizado. Sessenta e oito cirróticos com hematêmese ou melena por hemorragia relacionada com a GHP foram incluídos no estudo. O octreotida foi utilizado na dose de 100 µg em *bolus*, seguido de infusão intravenosa contínua de 25 µg/minuto por 24 horas e de 20 µg/minuto por mais 24 horas. O omeprazol foi utilizado na dose de 40 mg intravenoso a cada 12 horas por 48 horas. A vasopressina foi prescrita na dose de 1 unidade/minuto em infusão intravenosa por 10 minutos, seguida por infusão contínua de 0,1 unidade/minuto por 48 horas. Caso os pacientes alocados para receberem omeprazol ou vasopressina não parassem de sangrar em 48 horas, vasopressina ou omeprazol eram acrescentados à prescrição, respectivamente, e, se, ainda assim, não houvesse a interrupção da hemorragia, octreotida poderia ser adicionado. O grupo-octreotida apresentou melhor controle do sangramento do que os demais grupos (p < 0,05), atingindo 100% de hemostasia em 48 horas (64% no grupo-vasopressina e 59% no grupo-omeprazol). Não houve diferença significativa entre a eficácia do omeprazol e da vasopressina. Por outro lado, quando o omeprazol e a vasopressina foram combinados, o controle do sangramento chegou a 88%. Os pacientes tratados com octreotida também necessitaram um menor volume de transfusão sanguínea (p < 0,05). A vasopressina esteve associada a mais efeitos adversos que as outras drogas (p < 0,01).[27]

Em pacientes com sangramento prévio por GHP, o consenso de Baveno V recomenda profilaxia secundária com uso de um betabloqueador. Caso haja contraindicação ao seu uso ou se houver falha terapêutica, a derivação portossistêmica intra-hepática transjugular (*transjugular intra-hepatic portosystemic stent-shunt* – TIPS) ou, até mesmo, uma derivação cirúrgica poderiam ser consideradas.[4]

VARIZES GÁSTRICAS

As VGs são menos prevalentes do que as varizes de esôfago, ocorrendo em 5-33% dos pacientes com hipertensão portal e levando à hemorragia com uma incidência de cerca de 25% em 2 anos. Os fatores de risco relacionados com o sangramento por VG são o tamanho das varizes de fundo gástrico, o escore de Child-Pugh e a presença de marcas vermelhas.[7]

Em relação às VGs, existem algumas formas de classificá-las, como a proposta por Hashizume *et al.*, que avaliaram um coorte retrospectivo de 124 pacientes. Segundo esses autores, as VGs poderiam ser classificadas de acordo com a forma, a localização e a coloração. De acordo com o formato, as VGs poderiam ser F1, se tortuosas (49,2% dos casos avaliados); F2, se nodulares de tamanho pequeno a moderado (38,7%) ou F3, se varizes grandes, de aspecto pseudotumoral (12,1%). Quanto à localização, poderiam ser La *(locus anterior)*, se ocorressem na parede anterior da cárdia (16,9%); Ll *(locus lesser curvature)* se localizadas na pequena curvatura da cárdia (14,5%); Lp *(locus posterior)*, se na parede posterior (33,9%); Lg *(locus greater curvature)*, se localizadas na grande curvatura (9,7%) ou Lf *(locus fundic)*, se localizadas no fundo gástrico (25%). No que tange à coloração, as VGs poderiam ser caracterizadas quanto à cor fundamental (Cw – esbranquiçadas – 41,1%, Cr – avermelhadas – 58,9%) ou quanto à presença de pontos vermelhos (RC spot – *red color spot* – 19,4%). Na análise multivariada realizada no estudo, os fatores de risco independentes para sangramento foram a presença de pontos vermelhos (risco relativo – RR = 3,49, p < 0,01), localização na parede anterior (RR = 2,51, p = 0,01) ou na grande curvatura (RR = 1,90, p = 0,05) e o formato nodular (RR = 2,48, p = 0,01).[8]

No entanto, a classificação mais utilizada para as VGs é a proposta por Sarin *et al.* Os autores avaliaram 568 pacientes com hipertensão portal. Eles classificaram as VGs em primárias (quando presentes anteriormente a uma terapêutica para varizes esofágicas – 20% dos pacientes avaliados) ou em secundárias (quando surgissem depois do tratamento de varizes de esôfago – 8,8% dos pacientes que tiveram as varizes esofágicas obliteradas). Também as classificaram de acordo com sua localização e associação a varizes esofágicas: GOV1 *(gastroesophageal varices type 1)* foram definidas como aquelas que coexistissem com varizes esofágicas, estendendo-se pela pequena curvatura do estômago – 14,9% dos pacientes avaliados; GOV2 *(gastroesophageal varices type 2)* foram definidas como aquelas que coexistissem com varizes esofágicas, estendendo-se para o fundo gástrico – 5,5%; IGV1 *(isolated gastric varices type 1)* são VGs que ocorrem no fundo gástrico, na ausência de varizes esofágicas – 1,6%; IGV2 *(isolated gastric varices type 2)* são VGs ectópicas, que ocorrem em qualquer outra localização do estômago (podendo ocorrer inclusive no duodeno), na ausência de varizes esofágicas – 3,9%.[22] No caso da existência de IGV1, recomenda-se descartar a presença de trombose de veia esplênica. Especificamente em casos de sangramento por varizes tipo IGV1 associadas à trombose de veia esplênica, a esplenectomia deve ser considerada.[7] A Figura 22-3 demonstra um caso de GOV2 sem marcas vermelhas, enquanto a Figura 22-4 representa um caso de GOV2 com marcas vermelhas.

No estudo de Sarin *et al.*, os sangramentos por VG ocorreram em 11,8% dos pacientes com GOV1, 55% daqueles com GOV2, 78% dos com IGV1 e 9% dos com IGV2. O risco de hemorragia por ruptura de varizes esofágicas foi maior do que aquele de sangramento por VG (risco de sangramento de 4,3 × 2,0, p < 0,01). Por outro lado, o sangramento por VG foi mais grave do que aquele por varizes esofágicas, havendo maior necessidade transfusional nos pacientes com sangramento por VG (p < 0,01). As VGs foram cerca de 5 vezes mais frequentes entre os pacientes com sangramento digestivo, o que sugere que se desenvolvam em fases mais avançadas da hipertensão portal.[22]

Nos casos de sangramento digestivo por VG em pacientes cirróticos, assim como ocorre para a hemorragia por varizes esofágicas, estão indicados: a internação preferencialmente em ambiente de unidade de terapia intensiva; reposição volêmica e sanguínea parcimoniosa (de acordo com uma avaliação individualizada); o uso de um vasoconstritor, especialmente a terlipressina, por um período de 5 dias; a antibioticoprofilaxia por 7 dias com norfloxacina 400 mg a cada 12 horas ou com ceftriaxona 1 g ao dia em cirróticos com dois ou mais critérios de gravidade (encefalopatia hepática, ascite, desnutrição grave ou bilirrubina maior que 3 mg/dL); o uso de betabloqueador não seletivo a partir do 6º dia do sangramento em caso de estabilidade hemodinâmica. Recomenda-se que a endoscopia digestiva alta seja realizada, preferencialmente, nas primeiras 12 horas após o sangramento. O balão de Sengstaken-Blakemore deve ser reservado para quadros de hemorragia maciça, não controlada por medidas farmacológicas e endoscópicas, sendo utilizado por até 24 horas, como ponte para um tratamento definitivo. Pacientes cirróticos com repetidos episódios de hemorragia variceal, a despeito do tratamento adequado, devem ser considerados para transplante hepático.[4,6,7] Quanto à droga vasoativa a ser utilizada, recente ensaio clínico randomizado de não inferioridade comparou terlipressina, somatostatina e octreotida em 780 pacientes com sangramento variceal e verificou resultados semelhantes entre as drogas quanto ao controle da hemorragia, às taxas de ressangramento e à mortalidade. Deve-se ressaltar que o estudo não foi desenhado para avaliar hemorragia causada especificamente pela ruptura de VG.[23]

De acordo com as recomendações da *American Association for the Study of Liver Diseases* – AASLD, por serem consideradas extensões das varizes esofágicas, as VGs do tipo GOV1 devem ser tratadas endoscopicamente como as varizes de esôfago. Os demais tipos de VG normalmente apresentam manejo específico, como será abordado a seguir.[7]

Com relação ao tratamento endoscópico do sangramento por VG, a obliteração das VGs por injeção de cianoacrilato parece a melhor opção no momento, especialmente para casos de IGV ou GOV2.[4,7] A aplicação de cianoacrilato pode ser considerada como uma opção à ligadura elástica nos casos de sangramento por GOV1.[4]

Um ensaio clínico randomizado, que comparou injeção de cianoacrilato à ligadura elástica no manejo de pacientes com sangramento ativo por VG, estudou 60 pacientes, 31 alocados para injeções de cianoacrilato e 29 para ligadura elástica. A técnica de injeção de cianoacrilato previa o uso de cateteres com agulha de injeção endoscópica lavados com uma solução de água destilada e lipiodol antes e depois da aplicação de cianoacrilato. A solução de n-butil-2-cianoacrilato 0,5 mL era misturada a 1,5 mL de lipiodol e injetada no ponto de sangramento ou, caso não houvesse sangramento ativo, em um hematocisto ou no ponto mais proeminente das

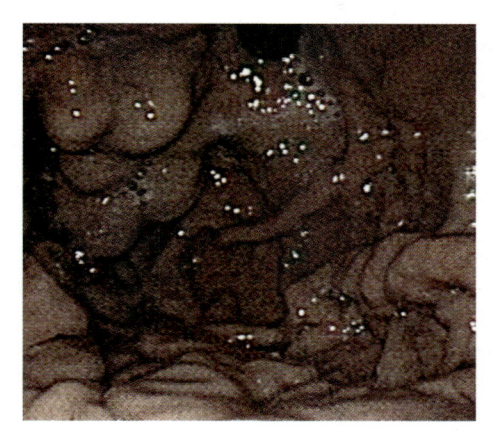

Fig. 22-3. Varizes gastroesofágicas tipo 2 (GOV2), segundo a classificação de Sarin, sem marcas vermelhas.

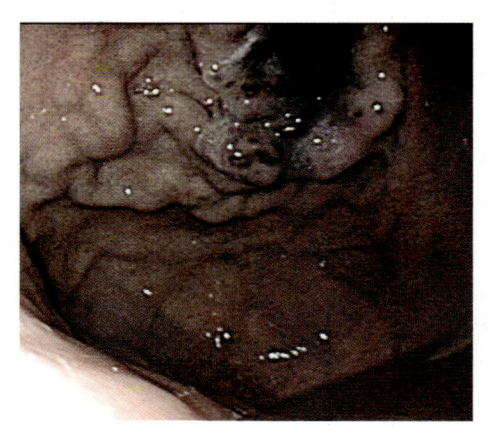

Fig. 22-4. Varizes gastroesofágicas tipo 2 (GOV2), segundo a classificação de Sarin, apresentando marcas vermelhas.

VGs. Em cada sessão, 2 mL da solução com cianoacrilato eram injetados. Novas endoscopias eram realizadas a cada 3 a 4 semanas até a obliteração das VGs e, a partir de então, exames de controle eram realizados a cada 6 meses para detectar recorrência. A hemostasia inicial foi possível em 87% dos pacientes do grupo-cianoacrilato e em 45% daqueles do grupo-ligadura elástica (p = 0,03). Ressangramento por VG ocorreu mais frequentemente no grupo-ligadura elástica (54 × 31%, p = 0,0005). Os pacientes do grupo-cianoacrilato precisaram de menos transfusões sanguíneas (p < 0,01). Além disso, as complicações foram mais frequentes no grupo-ligadura elástica (38 × 19%, p < 0,05). Finalmente, mortalidade dos pacientes do grupo-ligadura elástica foi maior do que aquela dos do grupo-cianoacrilato (48 × 29%, p = 0,05). Os autores concluíram pela superioridade da injeção de cianoacrilato, embora tenham ressaltado que a técnica pode associar-se a efeitos adversos graves, como embolias cerebral, pulmonar e portal, bem como infartos esplênicos e abscessos retrogástricos.[13]

Outro ensaio clínico randomizado, comparando injeção de cianoacrilato e ligadura elástica no sangramento agudo de VG, foi publicado, em 2014. Foram avaliados 37 pacientes, dos quais 19 foram alocados para o grupo-cianoacrilato e 18 para o grupo-ligadura elástica. Neste estudo, a solução contendo cianoacrilato era composta de 0,5 mL da cola e de 0,5 mL de lipiodol, sendo aplicado 1 mL da mesma de maneira intravariceal. Após a injeção, o endoscópio era retirado do paciente juntamente ao cateter injetor, e a agulha era cortada antes que o cateter fosse retirado do aparelho para reduzir o risco de danos ao endoscópio. O controle do sangramento agudo foi obtido em 100% dos casos que utilizaram cianoacrilato e em 88,88% daqueles que se submeteram à ligadura elástica (p = 0,43). No entanto, os ressangramentos foram significativamente menos frequentes no grupo-cianoacrilato (31,57 × 72,22%, p = 0,03), que também precisou de menos sessões de tratamento endoscópico (1,73 × 2,66, p = 0,01) e de menos transfusões sanguíneas (1,75 × 3,16 unidades, p = 0,004). Porém, a mortalidade foi semelhante entre os grupos.[26]

A injeção de cianoacrilato também foi comparada à escleroterapia com injeção de álcool absoluto em varizes de fundo gástrico (GOV2 com varizes esofágicas erradicadas ou IGV1) com sangramento ativo (17 pacientes) ou prévio (20 pacientes) em um ensaio clínico randomizado. É importante salientar que 51,4% dos pacientes avaliados não eram cirróticos. Entre os pacientes com sangramento ativo, o controle inicial da hemorragia ocorreu em 89% dos casos tratados com cianoacrilato e em 62% dos tratados com álcool. A mortalidade relacionada com o sangramento foi de 11 e 25%, respectivamente. Entretanto, em função do pequeno número de pacientes estudados, a diferença não atingiu a significância estatística para nenhum dos dois desfechos. Entre os pacientes com história prévia de sangramento, a obliteração das VGs ocorreu em 100% dos pacientes tratados com cianoacrilato e em 44% daqueles tratados com álcool (p < 0,05). Além disso, o tempo até a obliteração foi mais curto no grupo-cianoacrilato (2 semanas × 4,7 semanas, p < 0,05).[21]

Um ensaio clínico randomizado avaliou se o uso de injeções de glicose hipertônica de maneira adjuvante às injeções de cianoacrilato poderia trazer benefício quando comparado ao uso do cianoacrilato isoladamente para o tratamento de pacientes que tivessem sangrado por VG. O estudo avaliou 67 pacientes. Em 2 anos, o tempo cumulativo livre de progressão de tamanho das VGs foi maior no grupo que recebeu o tratamento adjuvante (92,8 × 71,4%, p = 0,029). No entanto, a sobrevida foi semelhante em ambos os grupos (p = 0,12).[12] É importante ressaltar que o desfecho primário do estudo (progressão das VGs até que fosse possível realizar uma nova injeção de cianoacrilato) é de relevância clínica questionável, que a geração da sequência de alocação foi inadequada e que a avaliação da progressão do tamanho das VGs é bastante subjetiva, o que pode levar a vieses, principalmente em um estudo realizado sem cegamento. Assim, parece prematuro recomendar o uso de injeção de glicose hipertônica de maneira adjuvante ao cianoacrilato.

Também foram comparados, em um ensaio clínico randomizado, diferentes volumes de cianoacrilato no tratamento de pacientes com sangramento ativo por VG. Quarenta e quatro pacientes receberam injeções com uma solução convencional composta de cianoacrilato 0,5 mL e lipiodol 0,5 mL. No outro braço do estudo, 47 pacientes receberam injeções de uma solução com dose dobrada de cianoacrilato (1 mL), diluída em 1 mL de lipiodol. Os cateteres injetores de ambos os grupos de pacientes eram preenchidos com 0,8 mL de lipiodol antes das aplicações. Em cada sessão, eram feitas até quatro injeções, iniciando-se pelo ponto de ruptura variceal, até que se verificasse o endurecimento dos vasos por meio de toque gentil com o cateter injetor (com a agulha recolhida). Após as injeções de cianoacrilato, os pacientes recebiam um inibidor de bomba de prótons por 2 semanas. Além disso, os pacientes realizavam um radiograma simples de abdome e de tórax para descartar a ocorrência de embolias. As sessões eram realizadas a cada 3 ou 4 semanas até a erradicação das VGs e, então, o seguimento endoscópico era feito a cada 3 meses. Os autores não encontraram diferença estatisticamente significativa entre os grupos quanto ao controle do sangramento ativo, às taxas de ressangramento e à mortalidade.[11]

O TIPS é outra opção para o tratamento de pacientes com hemorragia digestiva variceal, inclusive para os casos decorrentes de ruptura de VG. Metanálise recente, incluindo seis estudos (três ensaios clínicos randomizados) e 388 pacientes, avaliou o papel do TIPS no tratamento de cirróticos com hemorragia digestiva variceal. Sangramento por VG foi objeto de avaliação de três dos estudos incluídos. Os autores verificaram que o TIPS, quando comparado a tratamentos farmacológico e endoscópico isoladamente, reduziu a taxa de falha terapêutica (razão de chances – RC = 0,22, intervalo de confiança de 95% – IC95% = 0,11-0,44, p < 0,0001) e a mortalidade relacionada com o sangramento (RC = 0,19, IC95% = 0,06-0,59, p = 0,004), e aumentou a sobrevida geral (*hazard ratio* – HR = 0,55, IC95% = 0,38-0,81, p = 0,002). Os autores salientaram que parte dos benefícios do TIPS pareceu maior nos estudos que incluíram apenas pacientes com sangramento por varizes de esôfago, nos ensaios clínicos randomizados, nos estudos que utilizaram próteses recobertas e nos estudos que incluíram apenas pacientes de alto risco. Na análise de subgrupos que avaliou os dois estudos que incluíram varizes esofágicas e gástricas e na análise de subgrupos que avaliou o estudo que incluiu exclusivamente VG, não houve diferença estatisticamente significativa entre o TIPS e os tratamentos farmacológico e endoscópico, isoladamente (p > 0,05 para todos os desfechos). Assim, mais estudos serão necessários para estabelecer o papel do TIPS no tratamento da hemorragia digestiva por ruptura de VG.[20]

A AASLD recomenda que o TIPS seja considerado em pacientes com hemorragia por VG, caso o tratamento endoscópico não seja possível ou após a primeira falha do tratamento endoscópico.[7] O consenso de Baveno V, embora não faça recomendação em relação ao papel do TIPS especificamente no sangramento por VG, sugere que sejam considerados para implante de TIPS precoce (em menos de 72 horas), após os tratamentos endoscópico e farmacológico iniciais, os cirróticos Child-Pugh B com sangramento variceal ativo no momento da endoscopia ou Child-Pugh C (com escore inferior a 14 pontos) independentemente da presença de hemorragia ativa.[4]

Outras técnicas investigadas para o tratamento de hemorragia digestiva por VG ou para o tratamento de VG com alto risco de sangramento são a obliteração transvenosa retrógrada com oclusão por balão (*balloon-occluded retrograde transvenous obliteration* – BRTO) e a escleroterapia endoscópica com oclusão por balão (*balloon-occluded endoscopic injection sclerotherapy* – BOEIS).[19,24]

Ainda no que tange à profilaxia primária do sangramento por VG, um ensaio clínico randomizado comparou a injeção de cianoacrilato ao uso de propranolol e à ausência de profilaxia. Cirróticos com GOV2 (cujas varizes esofágicas tivessem sido erradicadas) ou com IGV1, com tamanho igual ou superior a 1 cm, e sem história de sangramento por VG, foram incluídos. As injeções de cianoacrilato utilizavam uma solução de 2 mL da cola, sem lipiodol, que poderia ser aplicada em cada sítio. Múltiplos sítios poderiam ser injetados em uma mesma sessão. Caso fosse necessária uma nova sessão para a completa obliteração das VGs, uma nova endoscopia era realizada em uma semana. Para evitar dano ao endoscópio, óleo de silicone era aplicado à sua ponta, e acetona era instilada no canal de trabalho. Os pacientes do grupo-cianoacrilato ainda receberam inibidor de bomba de prótons por um mês após o tratamento.[18]

Nesse estudo, 89 pacientes foram randomizados para o grupo-cianoacrilato (30 pacientes), grupo-propranolol (29) e grupo-controle (30). A probabilidade atuarial de sangramento por VG foi menor no grupo-cianoacrilato (13%, p < 0,05) do que no grupo-propranolol (28%) e no grupo-controle (45%). O estudo não foi capaz de identificar diferença estatisticamente significativa entre o grupo-propranolol e o grupo-controle, o que pode ter relação com o pequeno número de pacientes avaliados. A mortalidade geral foi de 7% no grupo-cianoacrilato, 17% no grupo-propranolol e 26% no grupo-controle, havendo diferença estatisticamente significativa apenas entre o primeiro e o terceiro grupos. Na análise multivariada, no entanto, o uso de cianoacrilato não se associou de maneira independente à ocorrência de sangramento por VG ou à sobrevida. Curiosamente, mesmo entre os 10 usuários de betabloqueador com resposta hemodinâmica ao propranolol, segundo medidas de gradiente de pressão venosa hepática, houve um percentual relevante de hemorragia por VG (40%), o que poderia reforçar a ideia de que a relação entre os níveis de hipertensão portal e o sangramento por VG não seja tão estreita quanto ocorre para as varizes esofágicas. Os autores do estudo sugerem que seja realizada profilaxia primária com cianoacrilato em pacientes com VG de grande tamanho (especialmente aqueles com VG com tamanho superior a 2 cm, concomitância de GHP e *model for end-stage liver disease* – MELD maior ou igual a 17).[18] O consenso de Baveno V, publicado anteriormente a esse estudo, recomenda que a profilaxia primária em pacientes com VG seja feita com o uso de um betabloqueador não seletivo.[4] Em 2015, ocorreu a reunião de consenso Baveno VI, mas, até a elaboração deste capítulo, suas recomendações não haviam sido publicadas.

No que concerne à profilaxia secundária da hemorragia por ruptura de VG, a injeção de cianoacrilato também foi comparada ao propranolol em um ensaio clínico randomizado. Foram avaliados cirróticos com sangramento prévio por VG (GOV2 com varizes esofágicas erradicadas ou IGV1). Caso um paciente fosse admitido com sangramento ativo e randomizado para o grupo-propranolol, era realizada injeção de cianoacrilato apenas para o controle da hemorragia e não com o objetivo de obliterar as VGs. As injeções de cianoacrilato eram realizadas sem diluição com lipiodol, com volume máximo de cianoacrilato de 2 mL por sítio injetado, com o intuito de reduzir o risco de embolia. Por outro lado, cuidado especial é necessário para evitar dano ao aparelho e impactação da agulha na VG, quando a solução não é diluída em lipiodol. Múltiplos sítios poderiam ser injetados em uma mesma sessão, e, caso mais de uma sessão fosse necessária, elas eram realizadas com intervalo de 1 semana. A randomização alocou 33 pacientes para o grupo-cianoacrilato e 34 para o grupo-propranolol, mas um paciente daquele grupo e dois deste recusaram-se a serem submetidos às intervenções para as quais haviam sido alocados. Assim, 32 pacientes foram estudados em cada braço do estudo.[17]

No estudo, durante um seguimento mediano de 26 meses, 9% dos pacientes do grupo-cianoacrilato sofreram hemorragias, enquanto 44% daqueles alocados para receberem propranolol sangraram, com uma probabilidade de ressangramento de 15% no grupo-cianoacrilato e de 55% no grupo-propranolol (p = 0,004). No entanto, a medida do gradiente de pressão venosa hepática aumentou no grupo cianoacrilato (p = 0,001) e diminuiu no grupo-propranolol (p = 0,003). Mesmo assim, 41% dos pacientes do grupo-propranolol, considerados respondedores ao betabloqueador de acordo com a medida do gradiente de pressão venosa hepática, tiveram um episódio de hemorragia. Isto sugere, por exemplo, que talvez se deva considerar respondedor à profilaxia de sangramento por VG apenas os pacientes com queda maior do que 25% dos valores basais do gradiente de pressão venosa hepática e não os com diminuição superior a 20%. Curiosamente, no total da amostra estudada, 20% dos pacientes com gradiente de pressão venosa hepática inferior a 12 mmHg apresentaram sangramentos. Não houve mortalidade relacionada com o sangramento no grupo-cianoacrilato, enquanto ela ocorreu em 19% dos pacientes que utilizaram propranolol (p = 0,024). Já a mortalidade geral foi de 3% e 25%, respectivamente (p = 0,016). Na análise multivariada, foram fatores associados de maneira independente ao ressangramento o método utilizado na profilaxia (p = 0,006), a presença de GHP (p = 0,029) e um tamanho de VG maior do que 2 cm (p = 0,002). O único fator associado de maneira independente à mortalidade foi o ressangramento por VG.[17]

Ainda sobre a profilaxia secundária do sangramento por VG, um ensaio clínico randomizado comparou a injeção de cianoacrilato ao implante de TIPS. Foram avaliados 460 cirróticos com sangramento digestivo, e detectados 118 casos de hemorragia por VG (25%). Quando um paciente era admitido com sangramento ativo, era submetido à injeção de cianoacrilato para o controle da hemorragia aguda. Três dias após o controle do sangramento, os pacientes foram randomizados para seguir aplicando cianoacrilato (37 pacientes) ou para submeter-se ao implante de TIPS (37 pacientes inicialmente, tendo dois deles se recusado a receber a intervenção).[15]

Neste estudo, os pacientes do grupo-TIPS tinham passado de hemorragia varicial mais frequentemente do que os do grupo-cianoacrilato (57 × 30%, p = 0,02). Um paciente do grupo-TIPS e seis do grupo-cianoacrilato não aderiram ao seguimento proposto. A obliteração das VGs ocorreu em 51% dos casos do grupo-cianoacrilato e em 20% dos casos do grupo-TIPS (p < 0,01). O gradiente de pressão venosa hepática diminuiu de 21,4 mmHg para 7,5 mmHg no grupo-TIPS (p < 0,001). Hemorragia digestiva alta ocorreu em 43% dos pacientes submetidos ao TIPS e em 59% daqueles submetidos à injeção de cianoacrilato (p = 0,12). Já sangramento por VG ocorreu, respectivamente, em 11 e 38% dos casos (RC = 3,6, IC95% = 1,2-11,1, p = 0,014) e hemorragia por varizes esofágicas ou gástricas ocorreu, respectivamente, em 20 e 51% (p < 0,04). Os pacientes submetidos à aplicação de cianoacrilato necessitaram de mais transfusões do que os submetidos ao implante de TIPS (p < 0,01). Embora a incidência de complicações em geral tenha sido semelhante entre os grupos, a incidência de encefalopatia hepática foi maior no grupo-TIPS (p < 0,01). A sobrevida cumulativa em 2 e 3 anos foi de 70 e 55% no grupo-TIPS e de 83 e 68% no grupo-cianoacrilato, mas a diferença não atingiu significância estatística.[15]

O consenso de Baveno V recomenda que pacientes com histórico de sangramento por VG dos tipos IGV1 ou GOV2 sejam submetidos à profilaxia secundária com injeções de cianoacrilato ou com implante de TIPS. Com relação aos pacientes com hemorragia prévia por GOV1, sugere-se profilaxia secundária com aplicação de cianoacrilato, ligadura elástica ou uso de betabloqueador.[4]

REFERÊNCIAS BIBLIOGRÁFICAS

1. Arvaniti V, D'Amico G, Fede G et al. Infections in patients with cirrhosis increase mortality four-fold and should be used in determining prognosis. *Gastroenterology* 2010;139(4):1246-56.
2. D'Amico G, Garcia-Tsao G, Pagliaro L. Natural history and prognostic indicators of survival in cirrhosis: a systematic review of 118 studies. *J Hepatol* 2006;44(1):217-31.

3. D'Amico G. Stages classification of cirrhosis: where do we stand? In: de Franchis R. (Ed.). *Portal hypertension V: proceedings of the fifth baveno international consensus workshop*. 5th ed. Oxford: Wiley-Blackwell, 2011. p. 132-39.
4. de Franchis R, Faculty BV. Revising consensus in portal hypertension: report of the Baveno V consensus workshop on methodology of diagnosis and therapy in portal hypertension. *J Hepatol* 2010;53(4):762-68.
5. Fede G, D'Amico G, Arvaniti V et al. Renal failure and cirrhosis: a systematic review of mortality and prognosis. *J Hepatol* 2012;56(4):810-18.
6. Fernández J, Ruiz Del Arbol L, Gómez C et al. Norfloxacin vs ceftriaxone in the prophylaxis of infections in patients with advanced cirrhosis and hemorrhage. *Gastroenterology* 2006;131:1049-56.
7. Garcia-Tsao G, Sanyal AJ, Grace ND et al. Practice Guidelines Committee of the American Association for the Study of Liver Diseases; Practice Parameters Committee of the American College of Gastroenterology. Prevention and management of gastroesophageal varices and variceal hemorrhage in cirrhosis. *Hepatology* 2007;46:922-38.
8. Hashizume M, Kitano S, Yamaga H et al. Endoscopic classification of gastric varices. *Gastrointest Endosc* 1990;36:276-80.
9. Hosking SW, Kennedy HJ, Seddon I et al. The role of propranolol in congestive gastropathy of portal hypertension. *Hepatology* 1987;7:437-41.
10. Hou MC, Lin HC, Chen CH et al. Changes in portal hypertensive gastropathy after endoscopic variceal sclerotherapy or ligation: an endoscopic observation. *Gastrointest Endosc* 1995;42:139-44.
11. Hou MC, Lin HC, Lee HS et al. A randomized trial of endoscopic cyanoacrylate injection for acute gastric variceal bleeding: 0.5 mL versus 1.0 mL. *Gastrointest Endosc* 2009;70:668-75.
12. Kuo MJ, Yeh HZ, Chen GH et al. Improvement of tissue-adhesive obliteration of bleeding gastric varices using adjuvant hypertonic glucose injection: a prospective randomized trial. *Endoscopy* 2007;39:487-91.
13. Lo GH, Lai KH, Cheng JS et al. A prospective, randomized trial of butyl cyanoacrylate injection versus band ligation in the management of bleeding gastric varices. *Hepatology* 2001;33:1060-64.
14. Lo GH, Lai KH, Cheng JS et al. The effects of endoscopic variceal ligation and propranolol on portal hypertensive gastropathy: a prospective, controlled trial. *Gastrointest Endosc* 2001;53:579-84.
15. Lo GH, Liang HL, Chen WC et al. A prospective randomized controlled trial of transjugular intrahepatic portosystemic shunt versus cyanoacrylate injection in the prevention of gastric variceal rebleeding. *Endoscopy* 2007;39:679-85.
16. McCormack TT, Sims J, Eyre-Brook I et al. Gastric lesions in portal hypertension: inflammatory gastritis or congestive gastropathy? *Gut* 1985;26:1226-32.
17. Mishra SR, Chander Sharma B, Kumar A et al. Endoscopic cyanoacrylate injection versus beta-blocker for secondary prophylaxis of gastric variceal bleed: a randomised controlled trial. *Gut* 2010;59:729-35.
18. Mishra SR, Sharma BC, Kumar A, Sarin SK. Primary prophylaxis of gastric variceal bleeding comparing cyanoacrylate injection and beta-blockers: a randomized controlled trial. *J Hepatol* 2011;54:1161-67.
19. Park JK, Saab S, Kee ST et al. Balloon-Occluded Retrograde Transvenous Obliteration (BRTO) for Treatment of Gastric Varices: Review and Meta-Analysis. *Dig Dis Sci* 2014 Dec. 18 – Epub ahead of print.
20. Qi X, Jia J, Bai M et al. Transjugular Intrahepatic Portosystemic Shunt for Acute Variceal Bleeding: A Meta-analysis. *J Clin Gastroenterol* 2014 Aug. 14 – Epub ahead of print.
21. Sarin SK, Jain AK, Jain M et al. A randomized controlled trial of cyanoacrylate versus alcohol injection in patients with isolated fundic varices. *Am J Gastroenterol* 2002;97:1010-15.
22. Sarin SK, Lahoti D, Saxena SP et al. Prevalence, classification and natural history of gastric varices: a long-term follow-up study in 568 portal hypertension patients. *Hepatology* 1992;16:1343-49.
23. Seo YS, Park SY, Kim MY et al. Lack of difference among terlipressin, somatostatin, and octreotide in the control of acute gastroesophageal variceal hemorrhage. *Hepatology* 2014;60:954-63.
24. Shiba M, Higuchi K, Nakamura K et al. Efficacy and safety of balloon-occluded endoscopic injection sclerotherapy as a prophylactic treatment for high-risk gastric fundal varices: a prospective, randomized, comparative clinical trial. *Gastrointest Endosc* 2002;56:522-28.
25. Shigemori H, Iwao T, Ikegami M et al. Effects of propranolol on gastric mucosal perfusion and serum gastrin level in cirrhotic patients with portal hypertensive gastropathy. *Dig Dis Sci* 1994;39:2433-38.
26. Tantau M, Crisan D, Popa D et al. Band ligation vs. N-Butyl-2-cyanoacrylate injection in acute gastric variceal bleeding: a prospective follow-up study. *Ann Hepatol* 2014;13:75-83.
27. Zhou Y, Qiao L, Wu J et al. Comparison of the efficacy of octreotide, vasopressin, and omeprazole in the control of acute bleeding in patients with portal hypertensive gastropathy: a controlled study. *J Gastroenterol Hepatol* 2002;17:973-79.

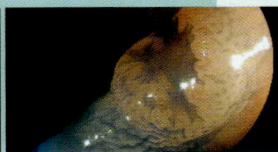

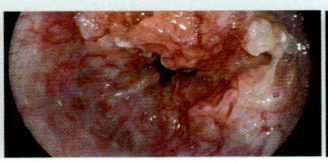

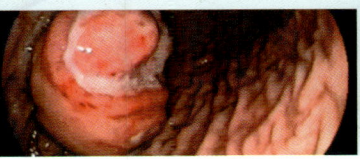

23 Úlcera Péptica Gastroduodenal

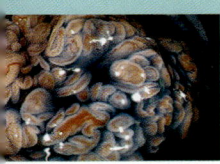

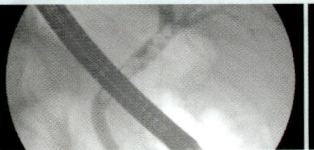

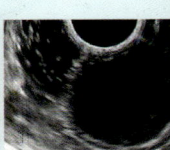

Everton Hadlich ■ Roberta Cristina Petry

INTRODUÇÃO

A úlcera péptica é definida por um defeito na parede gástrica ou duodenal, que histologicamente ultrapassa a camada muscular da mucosa (Fig. 23-1).[21]

A sua prevalência é estimada em 0,5% na população mundial. Dois estudos brasileiros realizados em pacientes referendados para centros terciários de endoscopia mostraram diferenças regionais, com prevalência de úlcera duodenal de 3,3 a 8,6% no sul e 26,5% no sudeste.[12] A incidência desta patologia é decrescente, consequência do declínio da proporção de infectados pela *Helicobacter pylori*, maior disponibilidade da endoscopia digestiva e do uso das drogas inibidoras da bomba de prótons (IBP).[14,19]

ETIOPATOGÊNESE

A patogênese da úlcera é multifatorial e relacionada com desequilíbrio entre produção ácida e fatores protetores gástricos. Os principais agentes, independentemente, envolvidos neste desequilíbrio, responsáveis pela maioria das úlceras gastroduodenais, são a infecção pelo *H. pylori* (*Hp*) e o uso de anti-inflamatórios não esteroides (AINES). A associação entre ambos, além disso, tem um efeito sinérgico.[10,13]

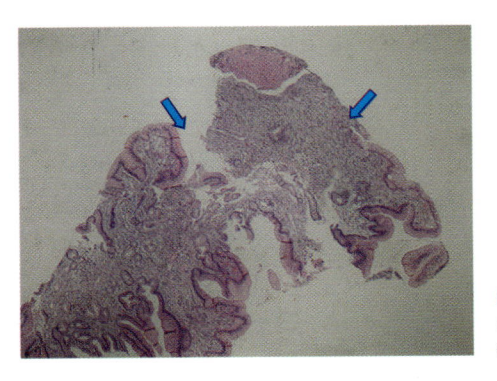

A infecção pelo *Hp* acomete aproximadamente 50% da população mundial.[11] Dados brasileiros revelam acometimento de 35% das crianças e entre 50 e 80% dos adultos. Esta infecção está associada a 70% das úlceras gástricas e mais de 90% das úlceras duodenais (Fig. 23-2).[3,15]

Apesar de sua grande prevalência, apenas 5-15% dos portadores de *Hp* desenvolvem úlcera péptica, confirmando sua etiopatogenia multifatorial.[13]

O segundo fator mais frequentemente associado às lesões pépticas são os AINES, incluindo o AAS (ácido acetilsalicílico). Há documentação de ulcerações em 15 a 30% de usuários crônicos destas drogas, porém somente 2% deles desenvolverão lesões clinicamente significativas, tanto por efeito local como sistêmico.[14]

Excetuando-se estes dois fatores, há uma série de outras causas menos frequentes, implicadas na gênese de úlceras benignas (Quadro 23-1).[10,13]

O uso de corticoides isoladamente não parece estar relacionado com a gênese das úlceras, porém tem efeito sinérgico aos AINES. O tabagismo aumenta o risco de doença péptica em pacientes infectados pelo *H. pylori*, e o papel da ingestão alcoólica permanece incerto.[21]

ASPECTOS CLÍNICOS

Aproximadamente 60% dos pacientes apresentam queixas dispépticas, entretanto, o sintoma predominante de úlcera não complicada é a dor epigástrica (Fig. 23-3). Lesões crônicas em idosos e/ou usuários de AINES podem ser assintomáticas, podendo ter como forma de apresentação sangramento ou perfuração.[2,16]

Fig. 23-1. Histologia de úlcera. Interrupção do epitélio (setas).

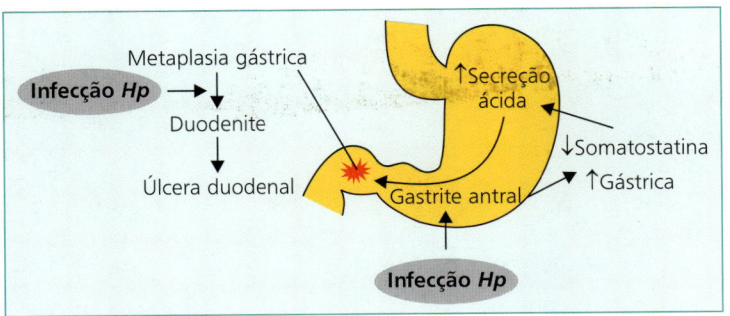

Fig. 23-2. Patogênese da úlcera duodenal (*H. pylori*). Modificada de Oppong et al.[13]

Quadro 23-1 Etiologia de úlceras pépticas (benignas).

Causas frequentes
■ *Helicobacter pylori*
■ AINES

Causas infrequentes
■ Hipergastrinemia (p. ex.: Zollinger-Ellison)
■ Drogas*
■ Doença sistêmica grave (úlceras de Cushing)
■ Doença de Crohn
■ Ulceração anastomótica
■ Hérnia hiatal (úlceras de Cameron)
■ Infecções**
■ Radiação
■ Mastocitose
■ Idiopáticas

*Bifosfonados, micofenolato, sirolimus, cocaína, anfetaminas.
**Citomegalovírus, Herpes-vírus, *Helicobacter heilmanii*.

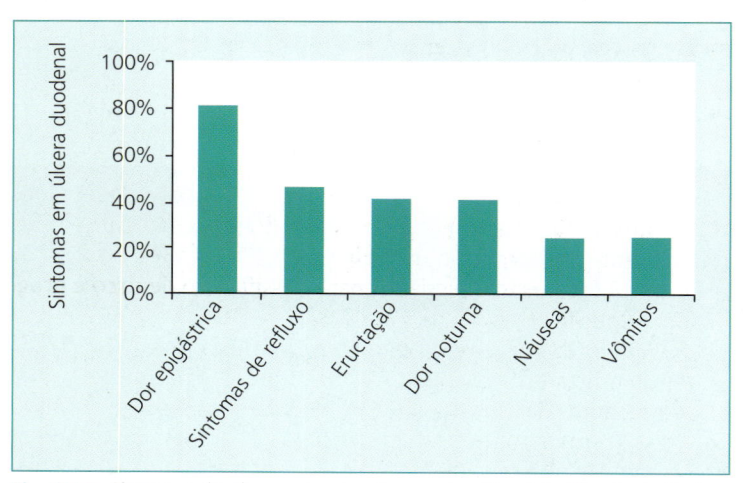

Fig. 23-3. Sintomas de úlceras duodenais – metanálise. Modificada de Barkun & Leontiadis, 2010.[2]

O exame físico costuma ser pouco esclarecedor, sendo essencialmente normal nos pacientes com doença péptica não complicada.

A endoscopia digestiva alta (EDA) é o exame de escolha para o diagnóstico. Deve ser realizada de forma imediata naqueles pacientes com suspeita de doença péptica e fatores de alarme, que podem sugerir complicações ou etiologia maligna (Quadro 23-2).[1,20]

Ao diagnóstico endoscópico, as úlceras podem-se apresentar em diversos estágios de evolução, estando ativas, em processo de cicatrização ou já cicatrizadas. A classificação de Sakita é utilizada para padronizar estes achados (Quadro 23-3 e Figs. 23-4 a 23-6). A localização mais frequente de úlceras benignas está no epitélio não oxíntico (antro) ou na transição (incisura) para mucosa acidoprodutora.[3]

As úlceras duodenais não necessitam ser biopsiadas rotineiramente, tampouco seguidas endoscopicamente após o tratamento da causa específica, em razão do baixo risco de etiologia maligna.

As úlceras gástricas, entretanto, necessitam ser avaliadas com maior cautela. As lesões devem ser biopsiadas, em regra, e a cicatrização acompanhada (frequentemente com nova EDA com biópsias em 8 a 12 semanas após o tratamento específico) para exclusão de etiologia maligna. Por vezes, úlceras neoplásicas podem ter uma aparência inicial de benignidade. Excepcionalmente, a biópsia pode ser evitada nos casos em que as histórias familiar e demográfica trazem muito baixo risco para neoplasias; em jovens em que há aparência de benignidade da(s) lesão(es) ou presença de fator etiológico identificável (por exemplo, uso de AINE).[1]

A coleta das biópsias das lesões deve conter de 6 a 10 amostras de sua base e margens para avaliação histopatológica. Avaliação citopatológica por meio de escovado mucoso não substitui as biópsias.

A pesquisa de *Hp* é mandatória durante a realização do exame endoscópico, realizada por amostras gástricas (pelo menos duas amostras do antro e duas do corpo) com análise histopatológica e teste rápido de urease. Deve-se ter em conta que há maior risco de resultados falsos negativos na pesquisa da bactéria no contexto de uso de IBP, bismuto ou antibióticos.[13]

TRATAMENTO

Os pacientes com doença péptica são tratados com terapia antissecretora. Mais de 90% das úlceras duodenais cicatrizam após tratamento com IBP por 4 semanas.

Naqueles indivíduos em que houve o diagnóstico da presença de *Hp*, deve ser realizado tratamento antibiótico específico e posterior controle de erradicação, idealmente por método não invasivo. A eficácia do tratamento antibacteriano de primeira linha atual (IBP + amoxicilina + claritromicina) varia de 70 a 95%. No cenário de terem existido complicações (p. ex. hemorragia), a terapia antissecretora deve ser continuada até a cicatrização ser confirmada endoscopicamente.[11]

Alto índice de cicatrização gastroduodenal é alcançado em 4-8 semanas com a terapia antissecretora em usuários de AINES, desde que exista suspensão do uso destes. Caso contrário, há exigência de longo período de manutenção do uso de IBP. Em casos selecionados, levando-se em conta o risco cardiovascular, deve-se considerar o uso de AINE inibidores seletivos da COX-2.[8]

Quadro 23-2 Indicações de investigação imediata por EDA

Sinais de alarme
▪ > 50 anos e dispepsia de início recente
▪ História familiar de neoplasia no TGI alto
▪ Sangramento/anemia ferropênica
▪ Icterícia
▪ Linfadenopatia
▪ Massa abdominal palpável
▪ Vômitos persistentes
▪ Disfagia
▪ Perda ponderal

Quadro 23-3 Classificação de Sakita

Úlcera péptica benigna		
A (active)	A_1	Base com fibrina espessa, com ou sem hematina, margem edemaciada, porém, sem epitélio regenerativo
	A_2	Base com fibrina limpa, margem com hiperemia e menos edema, sinais de alguma regeneração epitelial
H (healing)	H_1	Camada de fibrina mais tênue e epitélio regenerativo se estendendo para a base, presença de convergência de pregas
	H_2	Camada de fibrina residual, diminuição da solução de continuidade, formato mais cicatricial
S (scar)	S_1	Área deprimida e avermelhada central, sem fibrina, totalmente recoberta por epitélio regenerativo, convergência de pregas até a área deprimida
	S_2	Retração cicatricial de coloração esbranquiçada com convergência de pregas até o centro

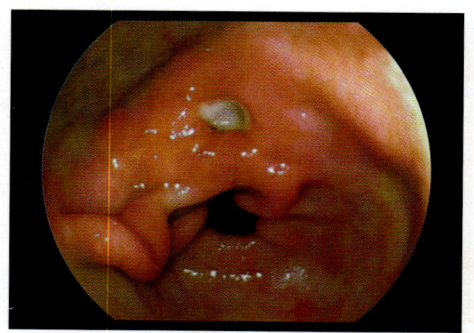

Fig. 23-4. Úlcera ativa – A_1 de Sakita.

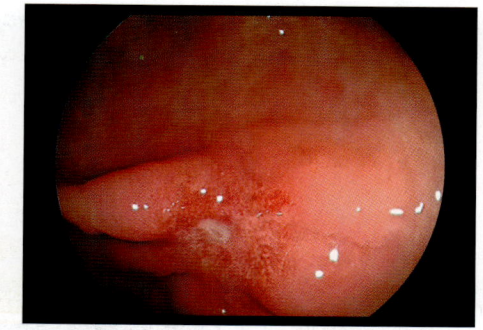

Fig. 23-5. Úlcera em cicatrização – H_1 de Sakita.

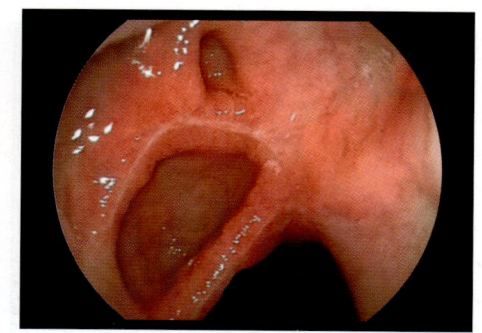

Fig. 23-6. Úlcera cicatrizada – S_2 de Sakita.

Medidas comportamentais, como cessação do tabagismo e do consumo de álcool, também devem ser encorajadas.

COMPLICAÇÕES

Hemorragia

A hemorragia é a complicação mais frequente das úlceras pépticas, ocorrendo em 15 a 20% dos pacientes portadores da doença, manifestando-se principalmente com hematêmese e/ou melena. Dentre todas as causas de hemorragia digestiva alta (HDA-definida por origem proximal ao ângulo de Treitz), as úlceras pépticas são responsáveis por 20 a 50% dos casos. Sabe-se que até 80% destes sangramentos cessam espontaneamente; o restante se constitui no grupo de alto risco de morbimortalidade.[6,17]

O manejo clínico inicial do paciente que apresenta HDA visa fundamentalmente à estabilização hemodinâmica. Isto representa impacto na redução na mortalidade destes indivíduos. A transfusão de hemácias somente está indicada, quando a hemoglobina cai abaixo de 7 g/dL (ou <10 g/dL em vasculopatas). Indica-se correção de coagulopatia com plasma e/ou fatores de coagulação em casos individualizados, quando o sangramento permanece ativo. O uso de sonda nasogástrica aberta em frasco é controverso, não sendo indicado rotineiramente. Em determinadas situações particularmente graves, pode-se lançar mão de medidas pré-endoscópicas facilitadoras e protetoras, como infusão de eritromicina e intubação de vias aéreas.[4,6]

Na suspeita de HDA secundária à úlcera péptica, é indicado o uso de IBP endovenoso, que reduz significativamente as taxas de ressangramento, inclusive quando comparado aos bloqueadores H2 (como a ranitidina), devendo ser iniciado precocemente, preferencialmente antes mesmo da realização da EDA.[7,8]

Alguns escores foram criados para classificação de risco e prognóstico especificamente na hemorragia digestiva. O escore de Glasgow-Blatchford, que associa dados clínicos e laboratoriais, é um dos mais utilizados e reafirmados como preditor de pacientes de alto risco, antes da intervenção endoscópica (Quadro 23-4). Um escore de 0 (zero) permite a categorização de baixo risco e segurança do manejo em nível ambulatorial. Um escore maior tem sensibilidade suficiente para identificar sangramento grave, indicando avaliação endoscópica precoce.[6,14]

A EDA é eficaz no diagnóstico e tratamento da maioria das HDAs, sendo realizada precocemente, nas primeiras 24 horas de admissão hospitalar (12 h em caso de escore de alto risco). Com isso tem grande impacto no tempo de internação hospitalar, necessidade de internação em UTI e mortalidade. A classificação endoscópica de Forrest pode estimar o risco de ressangramento da úlcera e, assim, ajudar na decisão terapêutica durante o exame (Quadro 23-5).[7,9]

A terapêutica endoscópica está indicada frente a achados de alto risco de ressangramento: na presença de sangramento ativo ou de vaso visível sem sangramento, sendo que qualquer tratamento endoscópico é superior à terapia farmacológica (Fig. 23-7). Nas úlceras classificadas como Forrest IIC ou III – de baixo risco de ressangramento – a terapêutica endoscópica não está indicada já que não altera o desfecho destes pacientes (Fig. 23-8). À identificação de um coágulo aderido à lesão, este deve ser removido por meio de irrigação vigorosa para melhor análise da lesão subjacente e tratamento adequado. Se o coágulo for resistente à remoção, métodos mecânicos podem ser utilizados, podendo-se fazer uso da injeção de adrenalina na base da úlcera previamente.[7,8]

Há diversas opções terapêuticas para o tratamento endoscópico, realizadas por métodos injetáveis, térmicos, mecânicos ou por agentes químicos aspergíveis.

Quadro 23-4 Escore de Glasgow-Blatchford

Parâmetro na admissão	Escore
Ureia (mg/dL)	
18,2-22,4	2
22,5-28	3
28-70	4
> 70	6
Hemoglobina (g/L) homens	
12-< 13	1
10-< 12	3
< 10	6
Hemoglobina (g/L) mulheres	
10-12	1
< 10	6
Pressão arterial sistólica (mmHg)	
100-109	1
90-99	2
< 90	3
Outros marcadores	
Pulso ≥ 100/minuto	1
Melena	1
Síncope	2
Doença hepática	2
Insuficiência cardíaca	2

Quadro 23-5 Classificação de Forrest

Classificação		Aspecto endoscópico	Ressangramento*
I – Sangramento ativo	A	Em jato	55%
	B	Em porejamento	
II – Sangramento recente	A	Coto vascular visível	43%
	B	Coágulo aderido	22%
	C	Base com hematina	10%
III – Sem sinais de sangramento		Base limpa	5%

*Risco de ressangramento sem tratamento endoscópico.

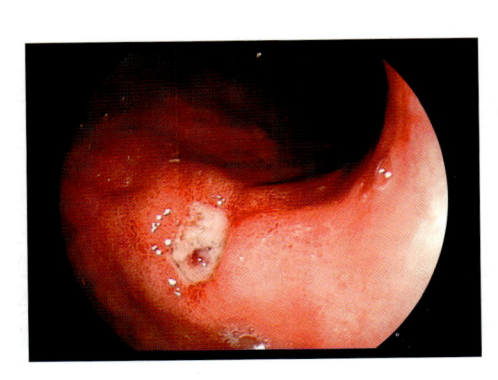

Fig. 23-7. Úlcera com sangramento recente – (vaso visível) Forrest IIa.

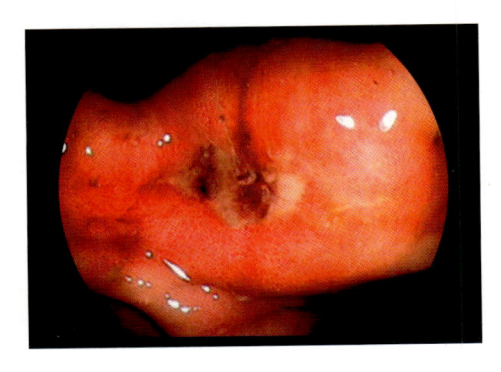

Fig. 23-8. Úlcera gástrica com resíduos hemáticos – Forrest IIc.

Terapia Injetável

É amplamente utilizada por causa de sua disponibilidade, facilidade na aplicação e maior experiência por parte dos endoscopistas. As substâncias empregadas atuam inicialmente por efeito mecânico, pelo volume injetado. A adrenalina é a droga de maior uso corrente, tendo efeito vasoconstritor, além da ação mecânica, mas com duração limitada. A diluição habitual está entre 1:10.000 e 1:20.000, sendo injetados inicialmente de 0,5 a 1,5 mL de solução na base da lesão e nos seus quatro quadrantes. Na comparação a outras formas de terapia (isoladas ou combinadas), há alto índice de recorrência do sangramento (20-30%), não sendo mais indicada sua aplicação isoladamente. Outras substâncias empregadas, como a etanolamina e o álcool absoluto, têm efeito esclerosante. O álcool, por exemplo, deve ser usado em volume máximo de 2 a 3 mL, exatamente porque ambas as drogas apresentam risco de trombose, perfuração, necrose e ulceração. Apesar disso, podem ser associadas à adrenalina, desde que respeitadas suas limitações.[8,9]

Terapia Térmica

Neste tipo de terapia, o objetivo é atingir a coagulação coaptativa pelo aquecimento dos tecidos, seja pelo contato da sonda com a mucosa (no caso de utilização de eletrocautério ou *heater probe*), seja pela aproximação de um cateter à mesma (no caso do plasma de argônio). Embora possa ser empregada isoladamente com boa eficácia, esta modalidade terapêutica pode ser associada aos métodos de injeção, com resultados possivelmente melhores.

Terapia Mecânica

Este tipo de tratamento endoscópico prevê a aplicação de hemoclipes, com preensão direta do vaso sangrante ou tamponamento do mesmo pela aproximação das bordas da lesão. Apresenta bons resultados em uso isolado ou em terapia combinada, tendendo a ser superior às terapias térmica e por injeção, especialmente em pacientes com coagulopatia. As limitações técnicas normalmente ficam por conta da inacessibilidade de algumas regiões do estômago ou duodeno, inviabilizando a aplicação do clipe.

Mais recentemente surge outra forma de aplicação hemostática por meio de produtos formulados em pó, permitindo aspersão por cateter sobre lesões ulceradas sangrantes.[6,9]

Em resumo, a terapêutica combinada utilizando a associação de dois métodos, geralmente nas formas injetável e mecânica, apresenta os melhores resultados em hemostasia e recorrência de sangramento, sendo o tratamento endoscópico preferido sempre que possível.

Ressangramento

A reavaliação endoscópica *(second look)* não deve ser realizada rotineiramente, já que não mostrou benefícios em morbimortalidade ou custo-efetividade. Deve ficar reservada para os casos de hemostasia primária incerta ou avaliação endoscópica incompleta.[6]

Recorrência do sangramento pode ocorrer em 6 a 25% dos casos após a terapêutica endoscópica. Dentre os fatores preditores pré-endoscópicos estão instabilidade hemodinâmica, necessidade de transfusão sanguínea e hemoglobina menor de 10 mg/dL. Fatores de risco de ressangramento estão relacionados com as características da úlcera (lesão > 2 cm, localização na pequena curvatura gástrica, na parede posterior do bulbo, sangramento ativo) e com a gravidade da hemorragia (instabilidade hemodinâmica). A idade avançada, o estado físico do paciente e as comorbidades são fatores preditores da mortalidade, quando acrescidos aos anteriores. Nova endoscopia terapêutica é o tratamento de escolha na situação de ressangramento. Havendo novo insucesso terapêutico, há indicação de tentativa de embolização vascular por cateter via radiologia intervencionista. Entretanto, em cerca de 2% dos casos, resta somente a cirurgia como a terapia de resgate, já nesta situação com significativa morbidade e uma mortalidade da ordem de 33%.[5,14]

Perfuração e Obstrução

A perfuração é a segunda forma de complicação mais comum de úlceras (cerca de 10% dos casos que complicam), sendo a localização duodenal a mais frequentemente observada. A mortalidade relacionada com esta situação pode chegar a 30%. Fatores, como a idade avançada, a presença de instabilidade hemodinâmica e comorbidades, e o retardo em realizar cirurgia, são preditivos de maior mortalidade neste contexto.

À suspeita de perfuração, a EDA está contraindicada. Exames complementares radiológicos (radiografia de abdome agudo ou tomografia) auxiliam na confirmação diagnóstica. O tratamento é fundamentalmente cirúrgico, suportado por medidas, como estabilização hemodinâmica e antibioticoterapia.[18]

A obstrução do trânsito gastroduodenal é mais rara desde o advento das terapias antissecretoras. Deve ser suspeitada em pacientes com vômitos volumosos de repetição e saciedade precoce. A EDA tem um papel diagnóstico, inclusive na exclusão de neoplasia, mas pode ser também terapêutica, com a realização de dilatações endoscópicas. A cirurgia está indicada nos casos de falha do tratamento endoscópico.[1]

REFERÊNCIAS BILBLIOGRÁFICAS

1. Banerjee S, Cash BD, Chair JAD et al. ASGE Guideline: the role of endoscopy in the management of patients with peptic ulcer disease. *Gastrointest Endosc* 2010;71:663-68.
2. Barkun A, Leontiadis G. Systematic review of the symptom burden, quality of life impairment and costs associated with peptic ulcer disease. *Am J Med* 2010;123:358-66.
3. Bizinelli SL, Mondin BEC, Bizinelli F. Úlcera péptica. In: Averbach M, et al. Endoscopia digestiva – Diagnóstico e tratamento, SOBED. Rio de Janeiro: Revinter, 2013. p. 311-16.
4. Fortinsky KJ, Bardou M, Barkun AN. Role of medical therapy for nonvariceal upper gastrointestinal bleeding. *Gastroint Endosc Clin N Am* 2015;25:463-78.
5. Garcia-Iglesias P, Villoria A, Suarez D et al. Meta-analysis: predictors of rebleeding after endoscopic treatment for bleeding peptic ulcer. *Aliment Pharmacol Ther* 2011;34:888-900.
6. Gralnek IM, Dumonceau JM, Kuipers EJ et al. Diagnosis and management of nonvariceal upper gastrointestinal hemorrhage: European Society of Gastrointestinal Endoscopy (ESGE) Guideline. *Endoscopy* 2015;47:1-46.
7. Hwang JH, Fisher DA, Ben-Menachem T et al. ASGE Guideline: the role of endoscopy in the management of acute non-variceal upper GI bleeding. *Gastrointest Endosc* 2012;75:1132-38.
8. Laine L, Jensen DM. ACG Practice Guidelines: management of patients with ulcer bleeding. *Am J Gastroenterol* 2012;107:345-60.
9. Lu Y, Chen Y, Barkun A. Endoscopic management of acute peptic ulcer bleeding. *Gastroenterol Clin N Am* 2014;43:677-705.
10. Malfertheiner P, Chan FKL, McColl KEL. Peptic ulcer disease. *Lancet* 2009;374:1449-61.
11. Malfertheiner P, Megraud F, O'Morain CA et al. Management of *Helicobacter pylori* infection – The Maastricht IV/Florence Consensus Report. *Gut* 2012;61:646-64.
12. Marques SB, Mattar R, Artifon E et al. High prevalence of duodenal ulcer in a tertiary care hospital in the city of São Paulo, Brazil. *Arq Gastroenterol* 2011;48(3):171-74.
13. Oppong P, Majumdar D, Atherton J et al. *Helicobacter pyori* infection and peptic ulcers. *Medicine* 2015;43:215-22.
14. Proctor MJ, Deans C. Complications of peptic ulcers. *Surgery* 2014;32:599-607.
15. Saul C, Teixeira CR, Pereira-Lima JC et al. Redução da prevalência de úlcera duodenal: um estudo brasileiro (análise retrospectiva na última década: 1996-2005). *Arq Gastroenterol* 2007;44:320-24.
16. Shaukat A, Wang A, Acosta RD et al. ASGE Guideline: the role of endoscopy in dyspepsia. *Gastrointest Endosc* 2015;82:227-32.

17. Silva MCB, Oliveira DT, Barreto FCS *et al.* Hemorragia digestiva alta não varicosa. In Averbach M, *et al. Endoscopia digestiva – Diagnóstico e tratamento,*. Rio de Janeiro: Revinter, 2013. p. 576-82.
18. Soreide K, Thorsen K, Harrison EM *et al.* Perforated peptic ulcer. *Lancet* 2015;386:1288-98.
19. Sung JJY, Kuipers EJ, El Serag HB. Systematic review: the global incidence and prevalence of peptic ulcer disease. *Aliment Pharmacol Ther* 2009;29:938-46.
20. Talley NJ, Vakil N. Practice guidelines: guidelines for the management of dyspepsia. *Am J Gastroenterol* 2005;100:2324-37.
21. Vakil N. Peptic ulcer disease. In: Feldman M, Fiedman LS, Brandt LJ. (Eds.). *Sleisenger & Fordtran's gastrointestinal and liver disease*. 9th ed. Philadelphia: Sauders, 2010. p. 861-68.

24 Pólipos Gástricos

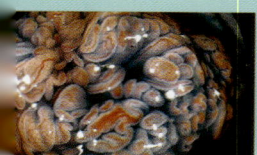

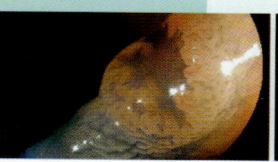

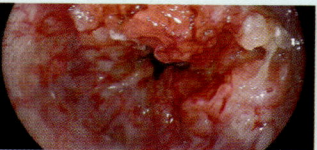

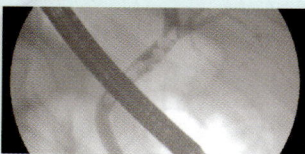

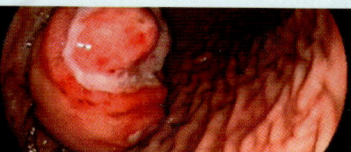

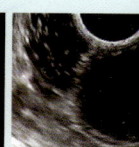

Cibele Canali

INTRODUÇÃO

Com o incremento dos exames endoscópicos, as lesões polipoides gástricas têm sido encontradas com maior frequência. Os pólipos gástricos são lesões decorrentes da projeção da mucosa por crescimento anormal do tecido, que podem ser únicos ou múltiplos. Em decorrência de outras condições patológicas, podem-se apresentar como lesões submucosas ou extrínsecas.[13,23]

A incidência é de, aproximadamente, 6% das endoscopias altas, e a distribuição é semelhante em fundo (21-24%), corpo (38-40%) e antro (35-40%).[13,23] Na sua maioria são menores que 1 cm (60-82%).[13,23]

A maior parte é assintomática (> 90%).[13] Os pólipos grandes podem apresentar sintomas de anemia, sangramento, obstrução ou dor abdominal. Muitos deles têm aparência similar, e suas classificações dependem da avaliação histopatológica.

Quanto à classificação, pode ser utilizada a de Yamada, descrita, em 1966, para características morfológicas macroscópicas: Yamada I (lesão pouco elevada, na qual não se observam as margens claramente), Yamada II (lesão elevada séssil), Yamada III (lesão subpediculada), Yamada IV (lesão pediculada). Buscando-se uma uniformização da descrição morfológica à endoscopia, foi criada a Classificação de Paris para as lesões superficiais (limitadas à mucosa e submucosa): Tipo 0, com subtipos 0-Is (sésseis) e 0-Ip (pediculadas), para as lesões polipoides, e os subtipos 0-IIa (superficialmente elevadas), 0-IIb (superficialmente planas), 0-IIc (superficialmente deprimidas) e 0-III (escavada ou ulcerada), para as lesões não polipoides.

PÓLIPOS DE GLÂNDULAS FÚNDICAS

Os pólipos de glândulas fúndicas são os mais prevalentes nos exames endoscópicos de rotina, correspondendo a 74% de todos os pólipos submetidos a exames histopatológicos (Fig. 24-1).[6,23] São mais frequentes no sexo feminino (< 60 anos) e geralmente são múltiplos, < 1 cm, sésseis, arredondados, macios e com coloração semelhante à mucosa adjacente.[7,18] Podem ser esporádicos, associados ao uso de Inibidores da Bomba de Prótons (IBP) ou por síndromes polipoides, como a Polipose Adenomatosa Familiar (PAF) (Fig. 24-2).[13]

Muitos estudos sugerem que a supressão da secreção ácida pelos IBPs, por períodos superiores a 5 anos, pode estar envolvida na patogênese destes pólipos, e esta seria a principal causa do seu surgimento.[9,14,19,29]

Histologicamente, apresentam glândulas oxínticas com dilatações císticas recobertas por células parietais ou mucosas.[23]

A infecção por *Helicobacter pylori* exerce um fator protetor da mucosa, tanto que esses pólipos são raros em mucosas infectadas.[10,26]

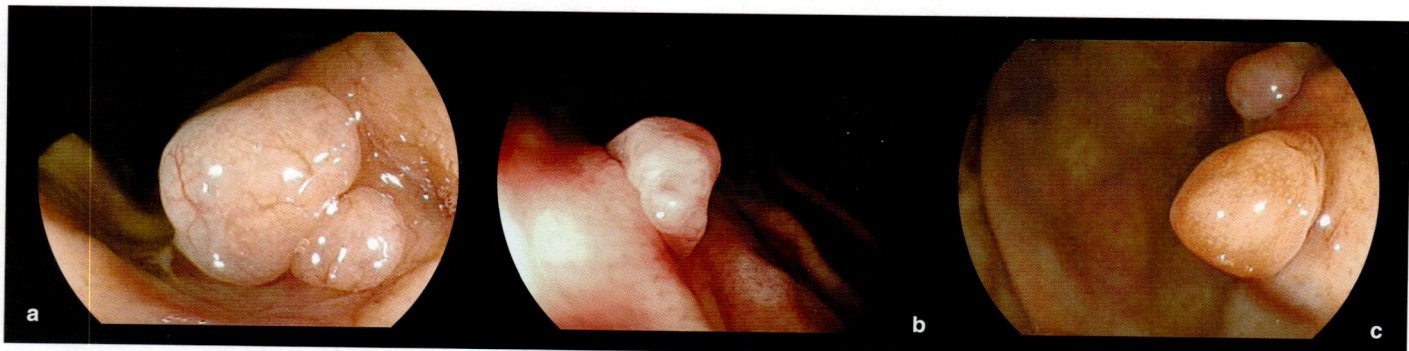

Fig. 24-1. (a-c) Pólipos de glândulas fúndicas.

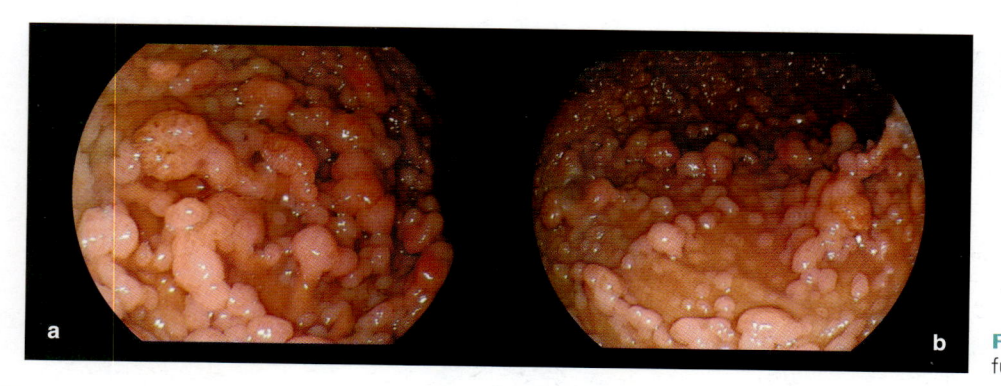

Fig. 24-2. (a e b) Polipose de glândulas fúndicas em polipose adenomatosa familiar.

Conduta

Frente ao achado de pólipos presentes em corpo e fundo gástricos é essencial que se façam o diagnóstico e a diferenciação histopatológica. Seguindo-se a presença de múltiplos pólipos em paciente usuário crônico de IBP, embora seja bem provável o diagnóstico, deve-se biopsiar um ou mais pólipos para confirmação diagnóstica.[23]

Quando da presença de pólipos >1 cm, devem sempre ser excisados por completo, pois são raros como pólipos de glândulas fúndicas e podem corresponder a outras patologias.[23] Quando presente em local não usual, como no antro, associado a ulcerações e friável, deve-se pensar em evolução mais agressiva do mesmo. Em pacientes jovens com inúmeros pólipos de corpo e fundo gástricos deve-se considerar Síndrome Polipoide, e seguir a posterior avaliação do trato digestório.[3,4]

Seguimento

Não há *Guidelines* para o seguimento dos pólipos de glândulas fúndicas. Há estudos que orientam que, frente ao aparecimento de inúmeros pólipos (> 20) ou pelo menos um > 1 cm, a terapia supressora com IBP deve ser retirada, e o seguimento posterior deve ser realizado.[15] Havendo regressão, é desconhecido se a restituição do medicamento pode ser feita.

Em pólipos < 0,5 cm, o diagnóstico deve ser feito, e a terapia com IBP mantida. Exames de rotina não são necessários.

PÓLIPOS HIPERPLÁSICOS

Os pólipos hiperplásicos são a segunda causa mais comum de pólipos gástricos. São igualmente prevalentes em homens e mulheres e ocorrem na sexta e sétima décadas (Fig. 24-3).[1] Endoscopicamente, apresentam-se arredondados, lisos, sésseis ou pediculados, podendo variar de 0,5 a 1,5 cm de diâmetro. Quando muito grandes, geralmente mostram-se com erosões superficiais, lobulados e pediculados, o que resulta em anemia por sangramento crônico, na maioria das vezes.[1]

Ocorrem sempre em mucosa atrófica, gastrite por *H. pylori*, anemia perniciosa, gastrite química e em gastrite autoimune.[2,8] Convém lembrar que pacientes operados com gastrectomia e reconstrução a Billroth II, em 20% dos casos, após 20 anos de cirurgia, podem desenvolver pólipos hiperplásicos associados à atrofia e gastrite do coto gástrico.[12]

Histologicamente, apresentam proliferação de células foveolares hiperplásicas dilatadas, tortuosas, alongadas sobre um estroma com grande vascularização e infiltrado inflamatório da lâmina própria.

A prevalência de carcinoma nos pólipos hiperplásicos é menor que 2%, e é mais frequente quando maiores que 2 cm.[8,12,27,28]

Conduta

Em razão do risco de degeneração maligna, todos os pólipos >1 cm devem ser completamente excisados. A técnica de ressecção poderá ser com a alça de polipectomia ou pela mucosectomia (Figs. 24-4 e

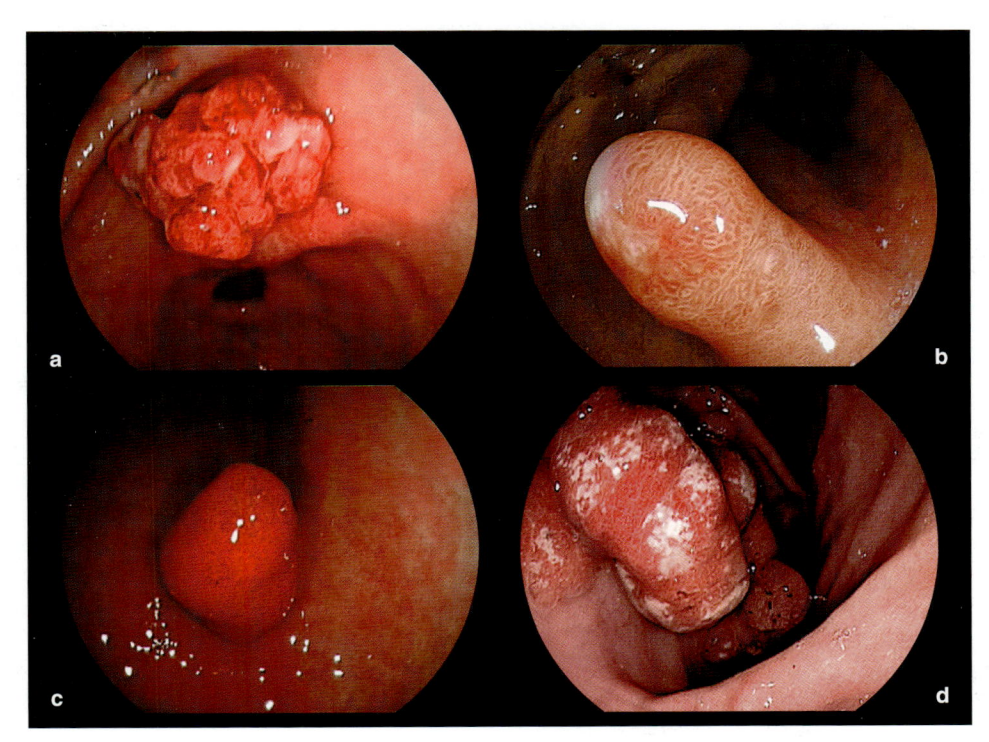

Fig. 24-3. Pólipos hiperplásicos, com morfologia de lesão superficialmente elevada (a) ou polipoide (b-d).

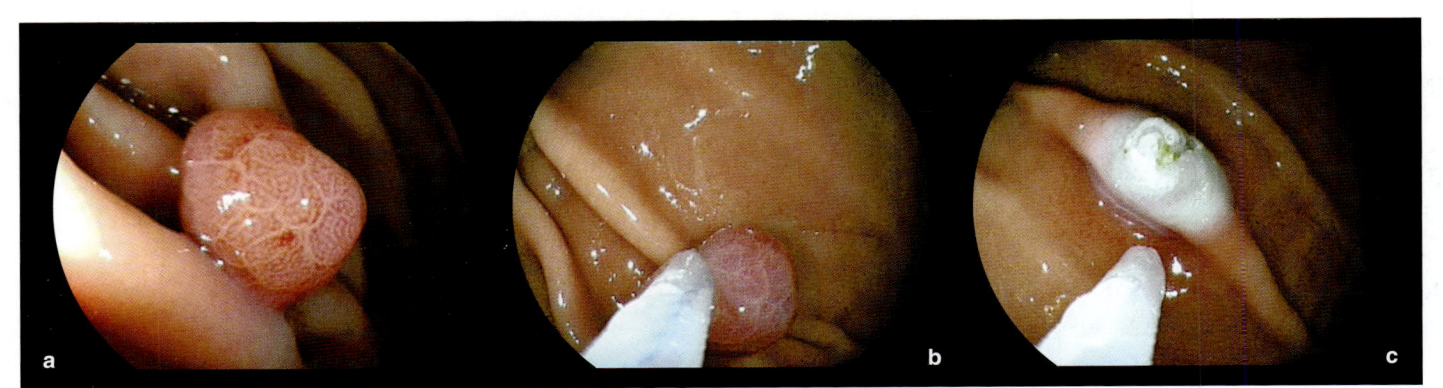

Fig. 24-4. (a) Pólipo séssil em corpo; (b) apreensão do pólipo com alça de polipectomia; (c) pós-polipectomia.

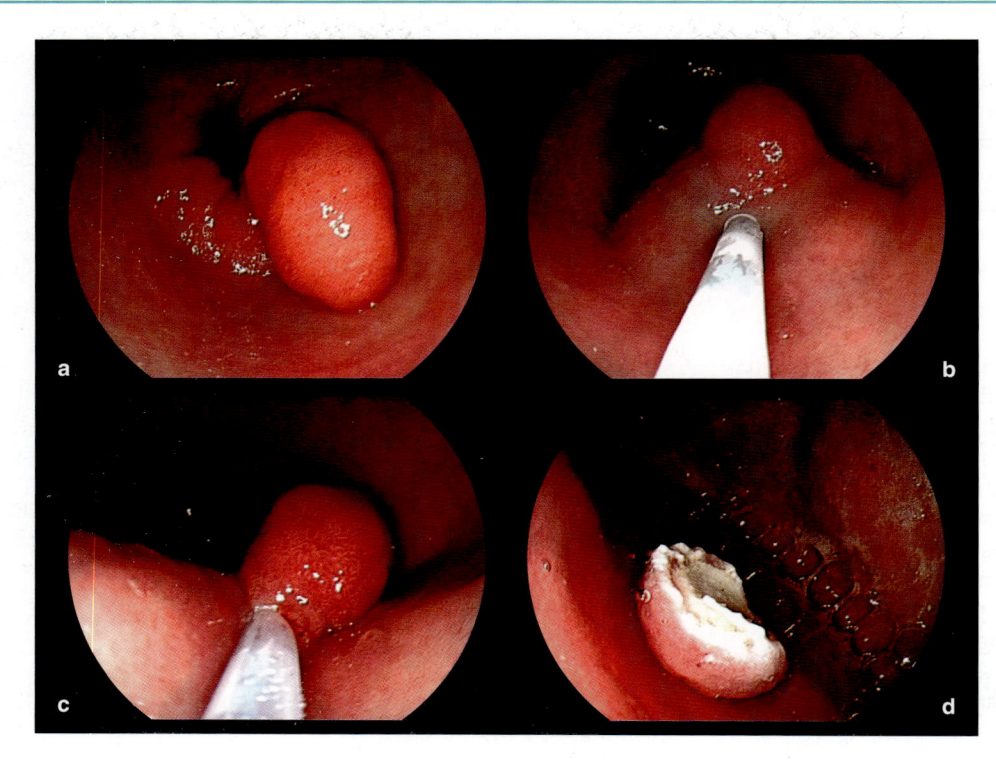

Fig. 24-5. (a) Pólipo séssil em antro; (b) injeção de solução salina na submucosa com elevação do pólipo; (c) apreensão com alça diatérmica; (d) pólipo ressecado.

24-5). A infecção por *H. pylori* deverá ser erradicada, e a avaliação da mucosa quanto à atrofia e metaplasia (lesões precursoras de câncer) deve ser feita com biópsias recomendadas pelo Sistema Sidney: cinco espécimes, dois do antro, um da incisura *angularis* e dois do corpo.

Estudos mostram que a coleta de sete fragmentos seria mais efetiva, onde se fariam mais duas biópsias da grande curvatura do corpo.[11] Todos os espécimes devem ser separados para histopatologia.

Seguimento

Não existe um consenso na literatura quanto ao seguimento dos pacientes com pólipos hiperplásicos. Portanto, deve ser realizado conforme os achados histopatológicos. O senso comum é de que se façam reavaliações anuais com especial atenção a problemas da mucosa gástrica, como metaplasia e atrofia.[7,23]

PÓLIPOS ADENOMATOSOS

Os pólipos adenomatosos têm uma prevalência pequena no Ocidente (< 1%), ao contrário do leste da Ásia que apresenta uma incidência elevada (6-10%).[7,12,17] São comuns na 6ª e 7ª décadas, e surgem igualmente em homens e mulheres.

Endoscopicamente, aparecem geralmente solitários (82%), frequentemente no antro gástrico, mas podendo incidir em qualquer local do estômago, com aparência aveludada, lobulada e características semelhantes aos pólipos adenomatosos encontrados no cólon, podendo ser sésseis ou pediculados (Figs. 24-6 e 24-7).[7,23]

A gastrite atrófica e a metaplasia intestinal, em sua maioria, estão associadas a esses pólipos, mas a relação à infecção por *H. pylori* não está comprovada.[20,22]

Histologicamente, apresentam-se como um tecido proliferativo com túbulos de formas regulares justapostos e recobertos por epitélio colunar com núcleos ovalados ou em bastão com pseudo-estratificação nuclear frequente.

Por serem lesões proliferativas, como no cólon, fazem parte da sequência de displasia que evolui para carcinoma. Os pólipos maiores (> 1 cm) têm maior probabilidade de conter focos de carcinoma, sendo que 30% dos positivos desenvolvem lesões neoplásicas sincrônicas em outras partes do estômago.[16,21]

Conduta

Por serem lesões com risco elevado de evolução maligna, devem sempre ser excisadas por completo, e a severidade e extensão da atrofia gástrica e metaplasia intestinal cuidadosamente avaliadas (protocolo de Sidney para biópsias gástricas) (protocolo de OLGA para metaplasia).[5,20,21]

Sempre que houver dificuldade na ressecção endoscópica de lesões muito grandes e ulceradas ou lesões muito aderidas que tenham fortes indícios da presença de carcinoma, não se deve hesitar em indicar a ressecção cirúrgica da mesma.

Seguimento

Quando do achado de foco de carcinoma e lesão completamente excisada, a reavaliação deverá ser realizada em 3-6 meses e em 1

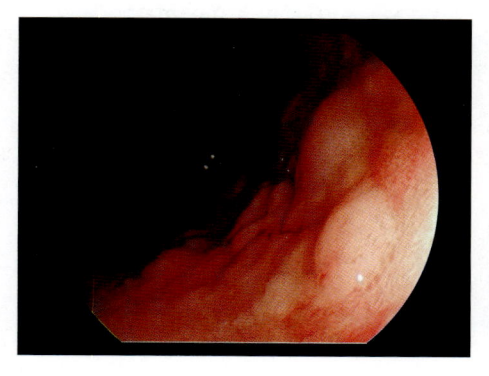

Fig. 24-6. Lesão superficialmente elevada (tipo 0-IIa) em corpo gástrico. AP: adenoma com displasia de baixo grau.

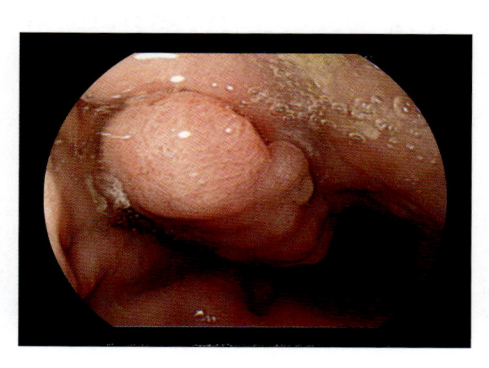

Fig. 24-7. Lesão polipoide tipo 0-Is em corpo gástrico. AP: Adenoma com displasia de baixo grau.

ano, quando de outras lesões.[13,23] No caso de pólipos adenomatosos sem displasia, quando a primeira endoscopia é negativa após ressecção, o seguimento pode ser espaçado para 3 a 5 anos.

A infecção por *H. pylori* deve ser erradicada e confirmada por biópsias em 3-4 meses após o tratamento, embora não se tenha comprovação da verdadeira influência da mesma na evolução displásica do pólipo adenomatoso.[13,23]

PÓLIPOS HAMARTOMATOSOS

Os pólipos hamartomatosos são raros, tipicamente provenientes da mucosa gástrica, podendo derivar do crescimento desordenado de três camadas embrionárias. Fazem parte as Síndromes de Peutz-Jeghers, Síndrome da Polipose Juvenil e Síndrome de Cowden.

A Síndrome de Peutz-Jeghers é um distúrbio hereditário autossômico que, além dos pólipos hamartomatosos presentes no estômago (15-30%) e, em menor número no intestino delgado e cólon, apresentam hiperpigmentação mucocutânea, principalmente nos lábios. Tem grande chance de malignização precoce (em torno de 30 anos), e por isso deve-se iniciar o *screening* nas idades de 8 a 20 anos.

Os pólipos juvenis, em sua maioria, quando solitários, sésseis ou pediculados, presentes no antro gástrico, com tamanho de 3-20 mm, são benignos, mas quando múltiplos caracterizam a Síndrome da Polipose Juvenil (distúrbio autossômico dominante). Tem grande chance de malignização (50%), e a triagem deve começar aos 18 anos e prosseguir de 3-3 anos.

A Síndrome de Cowden (distúrbio autossômico dominante) é caracterizada por múltiplos pólipos hamartomatosos na pele e mucosas. Um terço dos pacientes apresenta pólipos gastrointestinais que não necessariamente são hamartomas. A malignidade é mais comum nos pólipos de mama, tireoide e trato geniturinário.[13,17,23]

PÓLIPOS FIBROIDES INFLAMATÓRIOS

São lesões extremamente raras, correspondendo a < 0,1% de todas as lesões gástricas. Costumam ser < 1,5 cm, apresentam-se solitários, de consistência firme, sésseis ou pediculados e geralmente localizados no antro distal ou piloro. Histologicamente, consistem em proliferação de células da submucosa, granulomas, com infiltrado eosinofílico.[25] Por serem frequentemente benignos, não necessitam acompanhamento e, sim, apenas biópsias para confirmação diagnóstica.[24]

REFERÊNCIAS BIBLIOGRÁFICAS

1. Abraham SC, Singh VK, Yardley JH et al. Hyperplastic polyps of the stomach: associations with histologic patterns of gastritis and gastric atrophy. *Am J Surg Pathol* 2001;25:500-507.
2. Archimandritis A, Spiliadis C, Tzivras M et al. Gastric epithelial polyps: a retrospective endoscopic study of 12974 symptomatic patients. *Ital J Gastroenterol* 1996;28:387-90.
3. Attard TM, Cuffari C, Tajouri T et al. Multicenter experience with upper gastrointestinal polyps in pediatric patients with familial adenomatous polyposis. *Am J Gastroenterol* 2004;99:681-86.
4. Bertoni G, Sassatelli R, Nigrisoli E et al. Dysplastic changes in gastric fundic gland polyps of patients with familial adenomatous polyposis. *Ital J Gastroenterol Hepatol* 1999;31:192-97.
5. Capelle LG, Vries AC, Haringsma J et al. The staging og gastritis with the OLGA system by using intestinal metaplasia as an accurate alternative for atrophic gastritis. *Gastrointest Endosc* 2010;71:1150-58.
6. Carmack SW, Genta RM, Schuler CM et al. The current spectrum of gastric polyps: a 1-year national study of over 120,000 patients. *Am J Gastroenterol* 2009;104:1524-32.
7. Chandrasekhara V, Ginsberg GG. Endoscopic management of gastrointestinal stromal tumors. *Curr Gastroenterol Rep* 2011;13(6):532-39.
8. Dirschmid K, Platz-Baudin C, Stolte M. Why is the hyperplastic polyp a marker for the precancerous condition of the gastric mucosa? *Virchows Arch* 2006;48:80-84.
9. el-Zimaity HM, Jackson FW, Graham DY. Fundic gland polyps developing during omeprazole therapy. *AM J Gastroenterol* 1997;92:1858-60.
10. Genta RM, Schuler CM, Robiou CI et al. No association between gastric fundic gland polyps and gastrointestinal neoplasia in a study of over 100,000 patients. *Clin Gastroenterol Hepatol* 2009;7:849-54.
11. Graham DY, Nurgalieva ZZ, el-Zimaity HM et al. Noninvasive versus histologic detection of gastric atrophy in a Hispanic population in North America. *Clin Gastroenterol Hepatol* 2006;4:306-14.
12. Harju E. Gastric polyposis and malignancy. *Br J Surg* 1986;73(7):532-33.
13. Islam RS, Patel NC, Lam-Himlin D et al. Gastric polyps: a review of clinical, endoscopic, and histopathologic features and management decisions. *Gastroenterol Hepatol* (NY) 2013 Oct.;9(10):640-51.
14. Jalving M, Koomstra JJ, Wesseling J et al. Increased risk of fundic gland polyps during long-term proton pump inhibitor therapy. *Aliment Pharmacol Ther* 2006;24(9):1341-48.
15. Kim JS, Chae HS, Kim HK et al. Spontaneous resolution of multiple fundic gland polyps after cessation of treatment with omeprazole. *Korean J Gastroenterol* 2008;51:305-8.
16. Laxén F, Sipponen P, Ihamäki T et al. Gastric polyps; their morphological and endoscopical characteristics and relation to gastric carcinoma. *Acta Pathol Microbiol Immunol Scand A* 1982;90:221-28.
17. Nakamura T, Nakano G. Histopathological classification and malignant change in gastric polyps. *Clin Pathol* 1985;38:754-64.
18. Omori T, Kamiya Y, Tahara T et al. Correlation between magnifying narrow band imaging and histopathology in gastric protruding/or polypoid lesions: a pilot feasibility trial. *BMC Gastroenterol* 2012;12:17.
19. Raghunath AS, O'Morain C, McLoughlin RC. Review article: the long-term use of proton-pump inhibitors. *Aliment Pharmacol Ther* 2005;22(Suppl 1):55-63.
20. Rugge M, Correa P, Di Mario F et al. OLGA staging for gastritis: a tutorial. *Dig Liver Dis* 2008;40(8):650-58.
21. Rugge M, Farinati F, Baffa R et al. Gastric epithelial dysplasia in the natural history of gastric cancer: a multicenter prospective follow-up study. Interdisciplinary Group on Gastric Epithelial Dysplasia. *Gastroenterology* 1994;107:1288-96.
22. Saito K, Arai K, Mori M et al. Effect og Helicobacter pylori eradication on malignant transformation of gastric adenoma. *Gastointest Endosc* 2000;52(1):27-32.
23. Shaib YH1, Rugge M, Graham DY et al. Management of gastric polyps: an endoscopy-based approach. *Clin Gastroenterol Hepatol* 2013 Nov.;11(11):1374-84.
24. Stolte M. Clinical consequences of the endoscopic diagnosis of gastric polyps. *Endoscopy* 1995;27(1):32-37.
25. Vanek J. Gastric submucosal granuloma with eosinophilic infiltration. *Am J Pathol* 1949;25(3):397-411.
26. Watanabe N, Seno H, Nakajima T et al. Regression of fundic gland polyps following acquisition of *Helicobacter pylori*. *Gut* 2002;51(5):742-45.
27. Yao T, Kajiwara M, Kuroiwa S et al. Malignant transformation of gastric hyperplastic polyps: alteration of phenotypes, proliferative activity, and p53 expression. *Hum Pathol* 2002;33:1016-22.
28. Zea-Iriarte WL, Sekine I, Itsuno M et al. Carcinoma in gastric hyperplastic polyps. A phenotypic study. *Dig Dis Sci* 1996;41:377-86.
29. Zelter A, Fernandez JL, Bilder C et al. Funcic gland polyps and association with proton pump inhibitor intake: a prospective study in 1,780 endoscopies. *Dig Dis Sci* 2011;56(6):1743-48.

25 CÂNCER GÁSTRICO PRECOCE

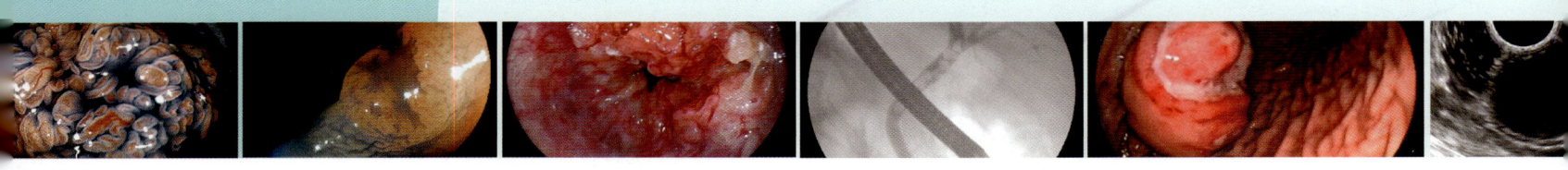

Ronaldo J. S. Torresini ▪ Guilherme Becker Sander ▪ Luiz Edmundo Mazzoleni ▪ João Carlos Prolla

ASPECTOS EPIDEMIOLÓGICOS DO ADENOCARCINOMA GÁSTRICO

Estima-se que, em 2008, ocorreu quase um milhão de novos casos de câncer gástrico no mundo, configurando-se como a quinta causa mais comum de neoplasia maligna e a terceira causa em mortalidade por câncer.[9] Segundo o Instituto Nacional do Câncer (INCA), o número de casos novos de câncer gástrico estimados para o Brasil, em 2014, foi de 12.870 entre homens e de 7.520 em mulheres, correspondendo a um risco estimado de 13,29:100.000 em homens e 7,41:100.000 em mulheres, com variações amplas, conforme o estado. No Rio Grande do Sul, as taxas são: 14,30 para homens e 8,43 para mulheres.[13] Em trabalho realizado no Hospital Universitário de Santa Maria, no período entre 1986 e 2010, não houve alteração significativa na idade (63,5 ± 13,0 anos), na distribuição entre os sexos (relação homem: mulher = 2:1), ou proporção de cânceres proximal e distal (14,3 e 85,7%, respectivamente), mas houve uma significativa redução dos casos de tumores do subtipo intestinal (48,1%) com aumento do tipo difuso (40,9%) da classificação de Lauren.[22]

A razão mortalidade/incidência no câncer gástrico é consideravelmente alta em todas as partes do mundo, e a sobrevida em 5 anos é baixa, sendo em torno de 20%. Isto decorre de a detecção acontecer em estágios avançados da doença. Dessa forma, o diagnóstico precoce é a única maneira de se melhorar a sobrevida dos pacientes.

Os fatores de risco para câncer gástrico, que se devem estar atentos, estão demonstrados nas Figuras 25-1 e 25-2. Estes fatores devem ser investigados em todos os pacientes para orientar a conduta.[1,6,24,28]

Dentre os fatores descritos, a infecção pelo *Helicobacter pylori* é a principal causa do câncer gástrico no mundo, sendo considerado um carcinógeno do grupo I (definido).[5,16]

Atrofia e a metaplasia intestinal estão associadas a um risco maior de câncer. Os sistemas OLGA *(Operative Link on Gastritis Assessment)* e OLGIM *(Operative Link on Gastric Intestinal Metaplasia)* quantificam a atrofia e a metaplasia intestinal, respectivamente.[2,23] Em 2012, foi publicada uma diretriz para acompanhamento destas alterações.[7]

CÂNCER GÁSTRICO PRECOCE (CGP)

O câncer gástrico precoce é definido como carcinoma gástrico invasivo, cuja invasão se estende até a submucosa, com ou sem metástase linfonodal, sendo irrelevante o tamanho da lesão (Fig. 25-3).[10]

O diagnóstico do câncer gástrico precoce em nosso meio tem sido, na maior parte, desapontador. Algumas lesões são sutis, quase detectadas por acaso, isto nos mostra que devemos procurar estas mínimas alterações onde os exames atento e detalhado, junto com aparelhos de boa resolução óptica, equipados com magnificação, com a cromoscopia digital e a cromoscopia com corantes são fundamentais para o diagnóstico precoce. O exemplo a seguir ilustra como erosões elevadas "comuns" podem, na realidade, ser um câncer gástrico precoce (Fig. 25-4).

A incidência da detecção do CGP relatada em vários serviços nos países orientais é de até 50% dos casos.[11] Nos países ocidentais, os relatos indicam uma detecção entre 5-21% dos casos. No Brasil, a detecção está em torno de 5%, com relatos de alguns serviços de 11 a 13,8%.[3,18]

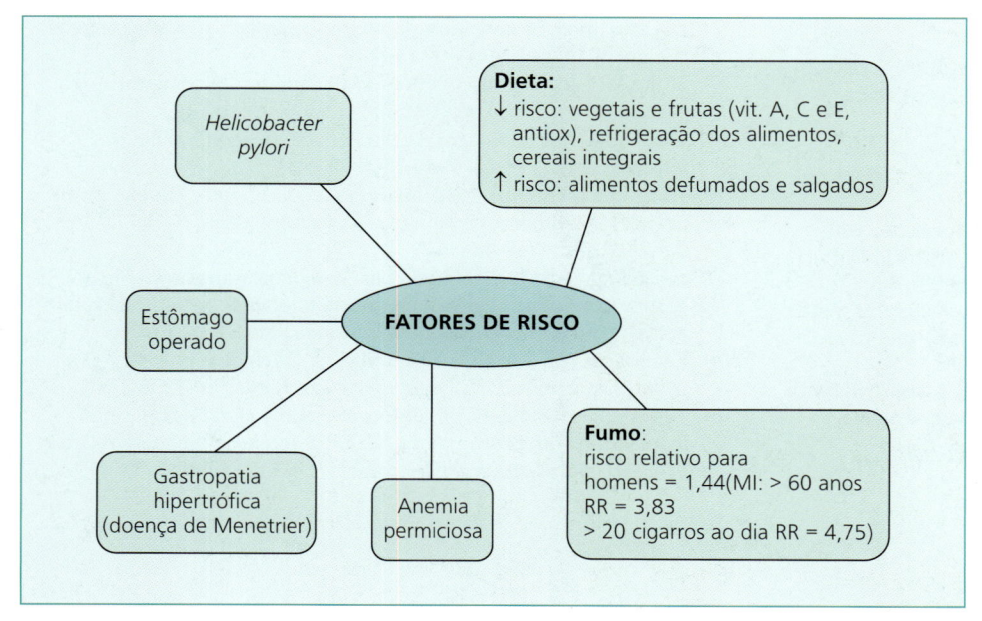

Fig. 25-1. Fatores de risco para câncer gástrico.

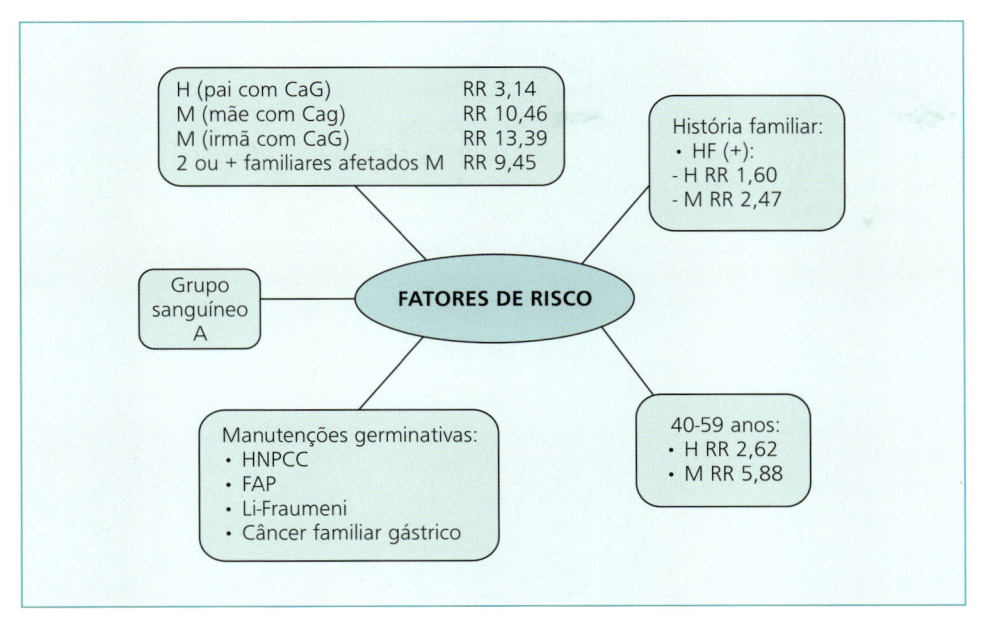

Capítulo 25 ■ Câncer Gástrico Precoce

Fig. 25-2. Fatores de risco familiar para câncer gástrico.

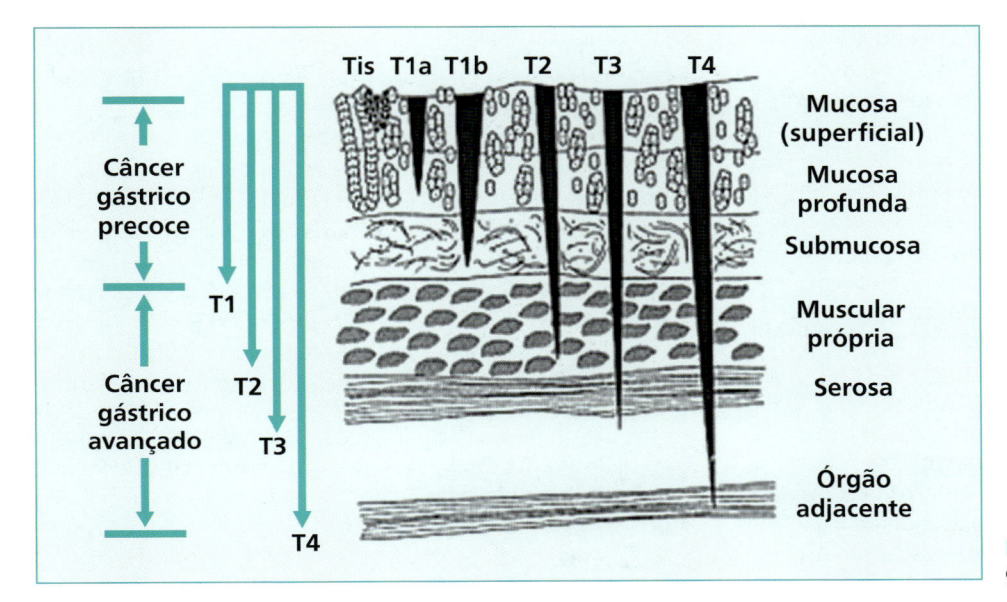

Fig. 25-3. Esquema da classificação do câncer gástrico.

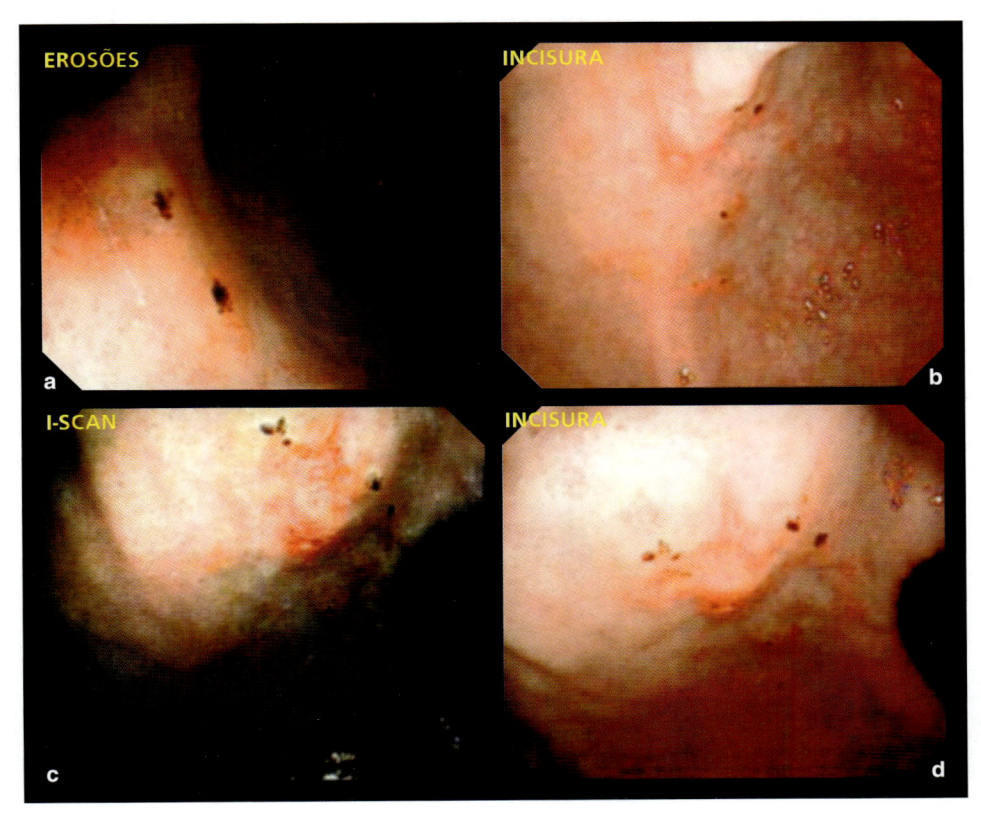

Fig. 25-4. (a-d) Erosões elevadas com uma lesão tipo 0-IIa + IIc, que no exame anatomopatológico mostrou ser adenocarcinoma pouco diferenciado em anel de sinete. Imagens cedidas pelo Dr. Guilherme Sander, Hospital Ernesto Dornelles.

O diagnóstico precoce do câncer gástrico pode melhorar significativamente o prognóstico dos pacientes.[17] Em 1962, a Sociedade Japonesa de Endoscopia Gastrointestinal propôs a definição e a classificação macroscópica do câncer gástrico precoce (Fig. 25-5).

A sobrevida em 5 anos dos tumores restritos à mucosa está entre 92 e 99%, à submucosa entre 85 e 93%, os que atingem a muscular própria se encontram entre 50 e 70%, e os que comprometem a subserosa e serosa, 15 a 20%.

A classificação de Yamada, na avaliação das lesões elevadas gástricas, nos orienta quanto ao diagnóstico diferencial entre lesões benignas e malignas (Fig. 25-6).[17]

Com a aceitação da classificação do câncer gástrico precoce, esta foi incorporada à classificação de Borrmann, sendo o tipo 0. Assim, a classificação das alterações precoces é 0-I, 0-II, 0-III, vindo após os tipos clássicos de Borrmann.[14]

Para a descrição dos tipos endoscópicos, nos basearemos nos ensinamentos do Prof. Pedro Llorens, Diretor do Centro de Diagnóstico do Câncer Gástrico, formado com o Ministério da Saúde do Chile e com a JICA *(Japanese International Cooperention Agency)*. Este Centro permitiu o intercâmbio estreito entre a América Latina e o Japão, onde eminentes professores japoneses, como os Drs. Hideyasu Kiyonari e Kyoichi Nakamura, vinham difundir os conhecimentos na área do diagnóstico do câncer gástrico precoce.[17] Várias fotos com esquemas são deste período e fornecidas no curso que um dos autores (RT) participou.

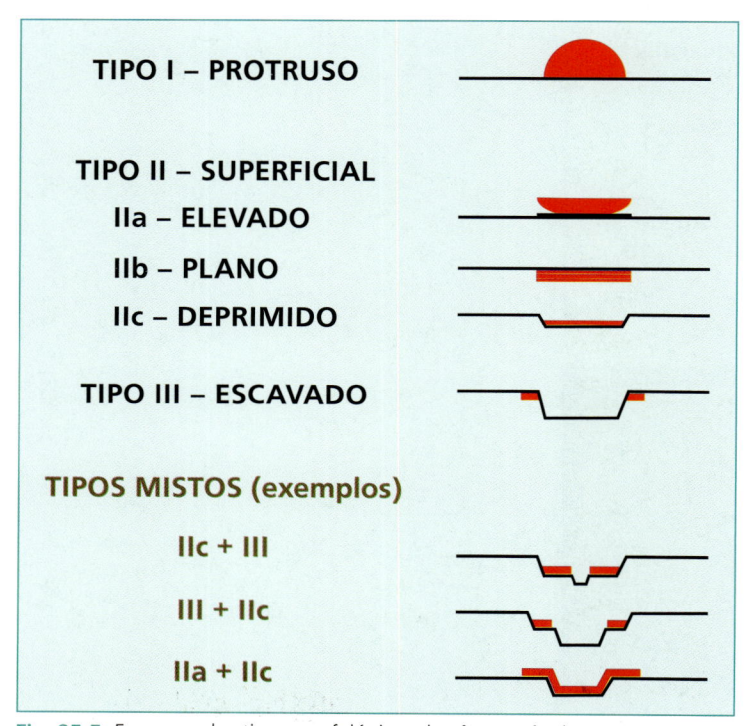

Tipo 0-I

O tipo 0-I ou elevado do CGP é uma lesão, cujo tamanho é maior que o dobro da espessura da mucosa, representando aproximadamente mais de 5 mm. Geralmente, seu aspecto é similar ao Borrmann I, com que pode ser confundido. A implantação na mucosa pode ser subpediculada (Yamada III) ou pediculada (Yamada IV); quando pediculada, geralmente é lesão benigna, especialmente se este pedículo não for largo. Quando a base de implantação na mucosa for maior que 20 mm, a lesão é provavelmente maligna (Figs. 25-6 e 25-7).

Tipo 0-II

O tipo 0-II é o tipo plano do CGP e subdivide-se em 0-IIa, plano pouco elevado, tipo 0-IIb, tipo plano, e o tipo 0-IIc, deprimido.

O tipo 0-IIa corresponde a uma lesão que não ultrapassa o dobro da espessura da mucosa, ou uma elevação menor que 5 mm sobre o plano da mucosa (Fig. 25-8). Pode ser uma lesão isolada ou várias contíguas, tendo neste caso um aspecto granular, às vezes com o topo erosado, podendo ter ou não alteração de coloração. Se maior que 20 mm de diâmetro é geralmente maligna, mas a maioria é menor. O diagnóstico diferencial com múltiplas erosões elevadas pépticas ou granulação da mucosa é mandatório. Outro diagnóstico diferencial é com os adenomas.

O tipo 0-IIb corresponde a uma lesão plana, sendo mais difícil de ser diagnosticada. Apenas uma descoloração pode ser notada ou uma mínima irregularidade da mucosa. O uso de corantes e os novos métodos de imagem tornam-se fundamentais. O diagnóstico diferencial é com qualquer alteração discreta da mucosa (Fig. 25-9).[8]

O tipo 0-IIc mostra uma discreta depressão e, nas séries relatadas, é o tipo macroscópico mais frequente. Com o uso da cromoscopia, o corante se acumula, facilitando a sua visualização (Fig. 25-10). A convergência bem marcada de pregas mucosas deformadas é um sinal de invasão da submucosa.

O diagnóstico diferencial é com erosões, focos de metaplasia intestinal, atrofia severa da mucosa e linfomas (Fig. 25-11).

Fig. 25-5. Esquema dos tipos morfológicos do câncer gástrico precoce.

CLASSIFICAÇÃO DE YAMADA

YAMADA	ESQUEMA	DESCRIÇÃO	TAMANHO	
			MENOS DE 2 cm	MAIS DE 2 cm
I	⌒	LIGEIRAMENTE ELEVADA	BENIGNO	BENIGNO
II	⌒	SÉSSIL	< 50% MALIGNO	FREQ. MALIGNO
III	Ω	SUBPEDICULADA	< 50% MALIGNO	FREQ. MALIGNO
IV	Ω	PEDICULADA	BENIGNO	< 50% MALIGNO

Fig. 25-6. Classificação das lesões elevadas.

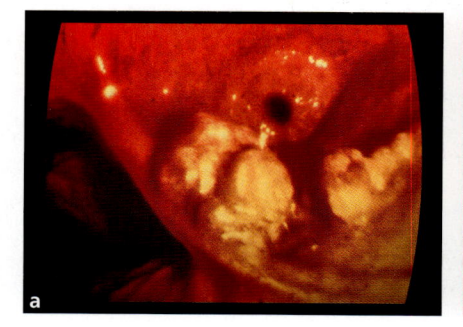

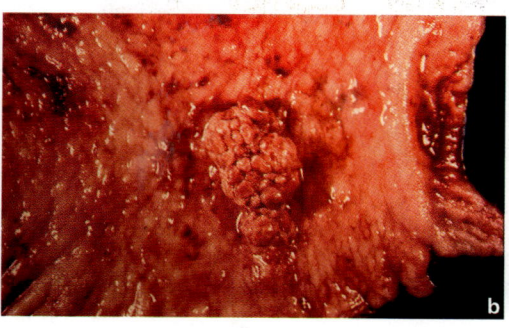

Fig. 25-7. (a e b) Tipo 0-I do câncer gástrico precoce (Yamada II).

Capítulo 25 ■ Câncer Gástrico Precoce

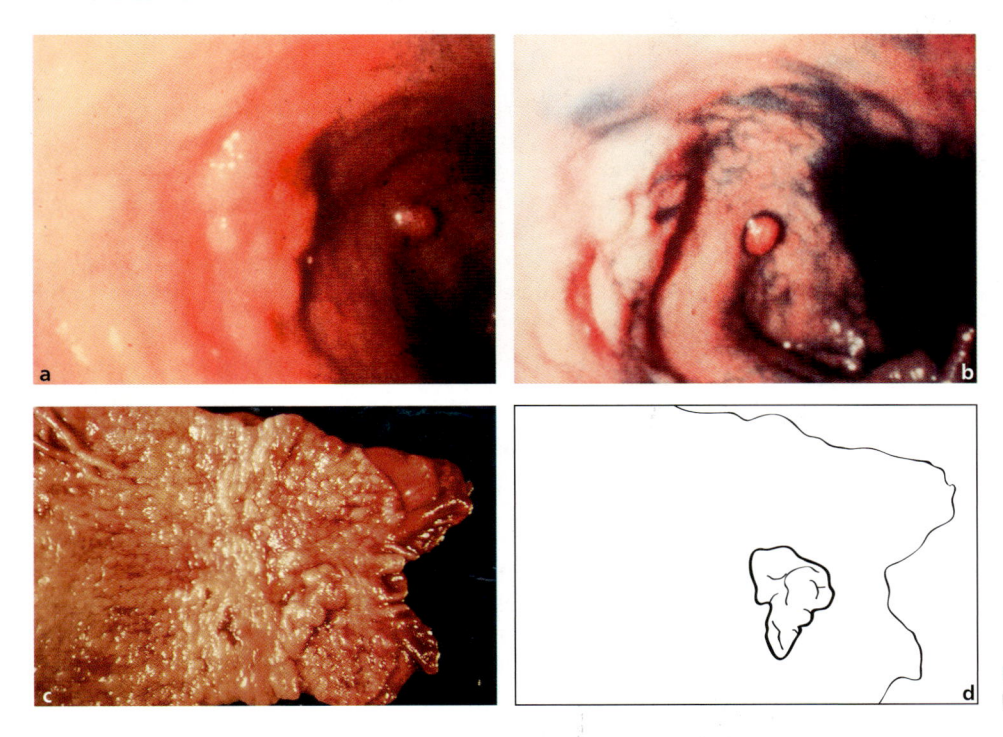

Fig. 25-8. (a-d) Lesão tipo 0-IIa do câncer gástrico precoce.

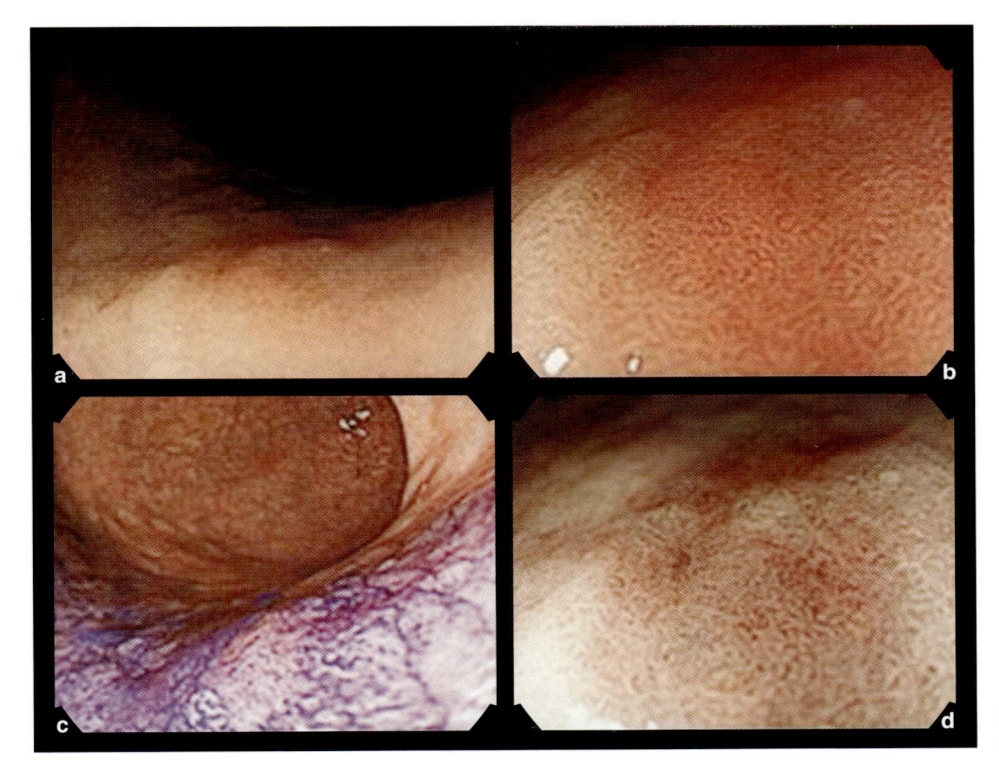

Fig. 25-9. (a-d) Lesão tipo 0-IIb do câncer gástrico precoce.

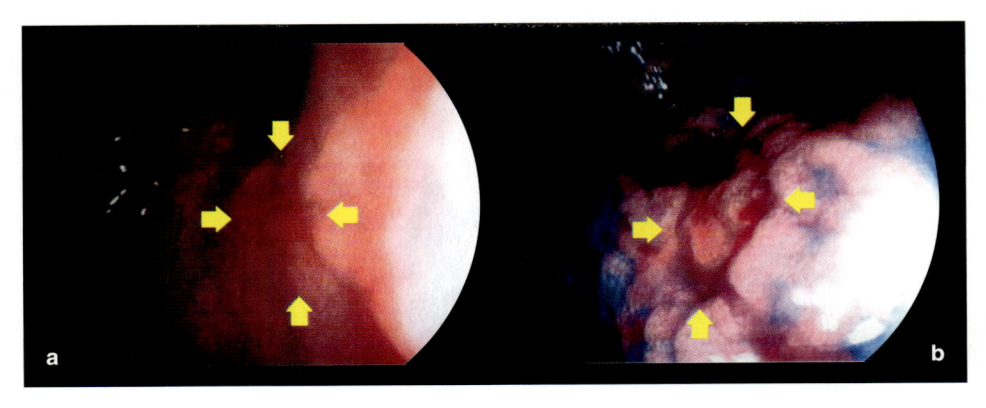

Fig. 25-10. (a e b) Lesão deprimida tipo 0-IIc com 1,4 × 0,8 cm. AP: Adenocarcinoma moderadamente diferenciado.

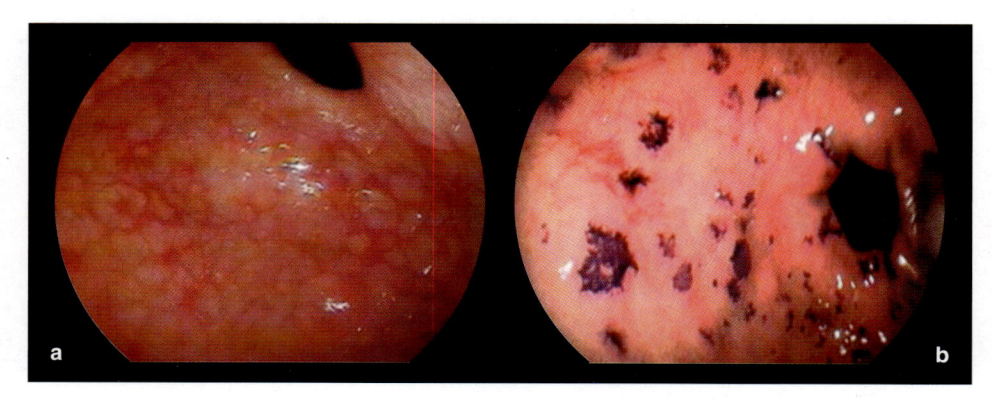

Fig. 25-11. (a e b) Metaplasia intestinal extensa no antro sem e com azul de metileno.

Tipo 0-III

O tipo 0-III corresponde à digestão péptica da base do câncer, tratando-se, portanto, de úlcera péptica no tumor precoce. Toda a lesão ulcerada gástrica deve ser considerada maligna até prova em contrário (biópsias negativas para tumor, controle endoscópico da cura da lesão com biópsias negativas do centro e das bordas da cicatriz). Além disso, é esta digestão péptica que torna muitas vezes o paciente sintomático, em que o uso empírico de IBP cicatrizará a lesão péptica, mas restará o tecido maligno, mostrado esquematicamente na Figura 25-12. Uma lesão ulcerada maligna pode ter um ciclo de cicatrização semelhante ao da úlcera péptica, podendo assumir um aspecto bem diferente na sua evolução. Este ciclo foi descrito por Murakami como o ciclo evolutivo, porque a úlcera (tipo III) no câncer precoce é uma digestão péptica que ocorre no tecido com câncer.[17]

Geralmente, o tipo 0-III está acompanhado do tipo 0-IIc, com uma depressão, e esta aumenta com a cicatrização da úlcera. Esta cicatrização provocará convergência de pregas mucosas que, diferentemente das pregas regulares causadas pela úlcera benigna, são deformadas, irregulares, como mostrado nas Figuras 25-13 e 25-14.

Raros são os casos 0-III puros como este caso do Prof. Kunio Takagi, no qual a biópsia foi positiva na posição 3 (Fig. 25-15). Macroscopicamente, a úlcera foi diagnosticada como benigna. Na peça cirúrgica e nos recortes, o comprometimento foi mucoso e com apenas 3 mm de extensão e tipo adenocarcinoma moderadamente diferenciado, sem depressão, sendo o diagnóstico final de III + IIb.[26]

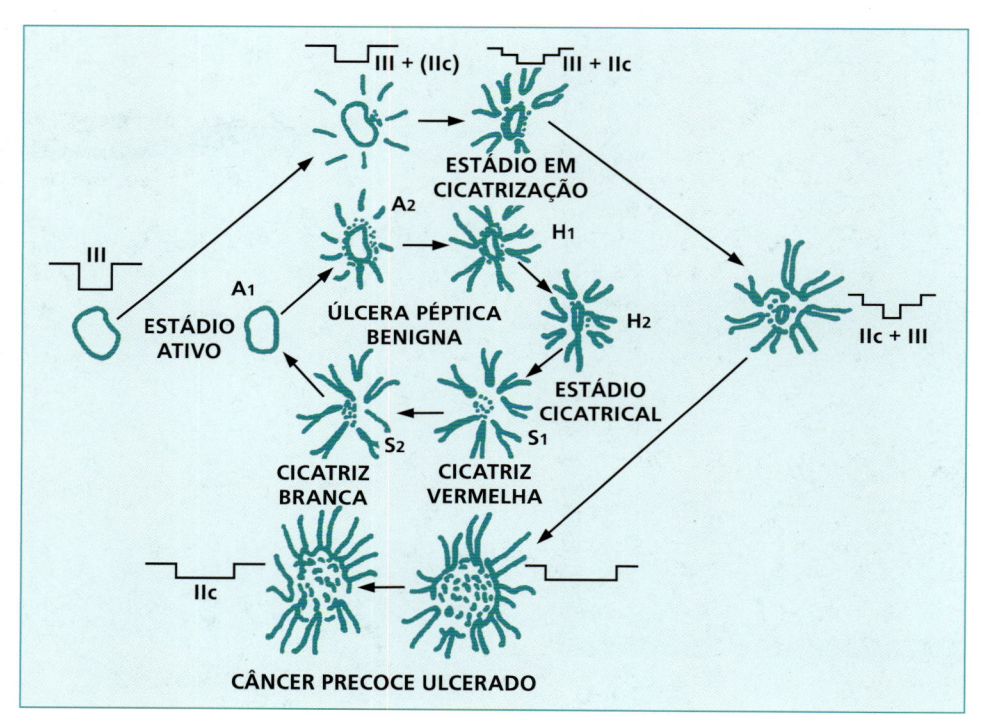

Fig. 25-12. Descrito por Murakami, no centro está o ciclo de cicatrização da úlcera péptica e externamente o "ciclo" da úlcera maligna.

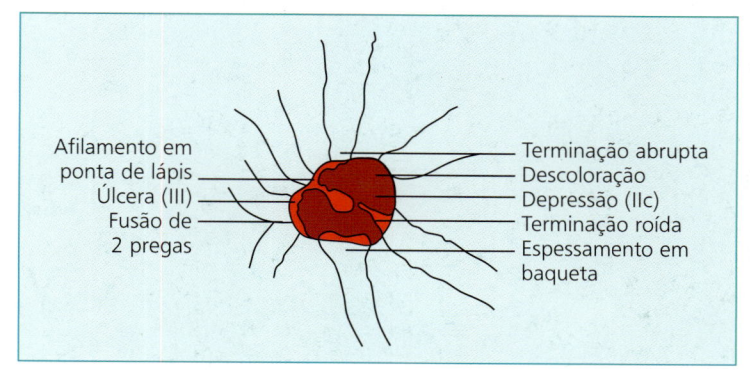

Fig. 25-13. Esquema das pregas mucosas convergentes de formas variadas no câncer gástrico precoce.

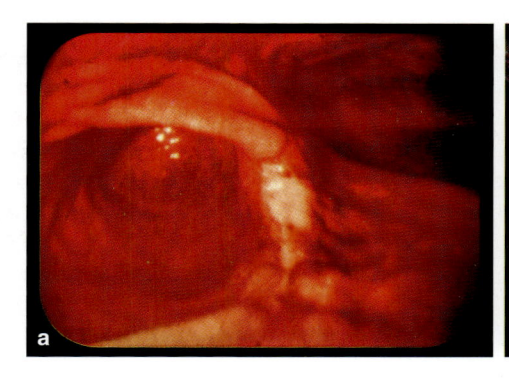

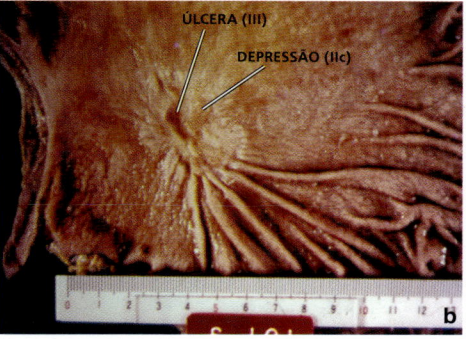

Fig. 25-14. (a) Lesão tipo 0-IIc+0-III do câncer gástrico precoce. (b) Na peça cirúrgica, a porção mais profunda é a úlcera (III), a mais rasa é a depressão (IIc) e as pregas convergentes assumem formas variadas.

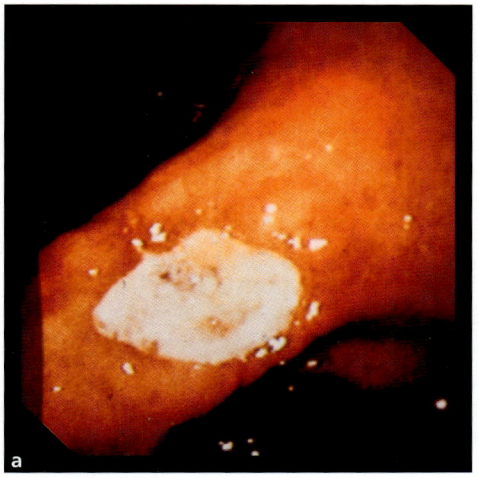

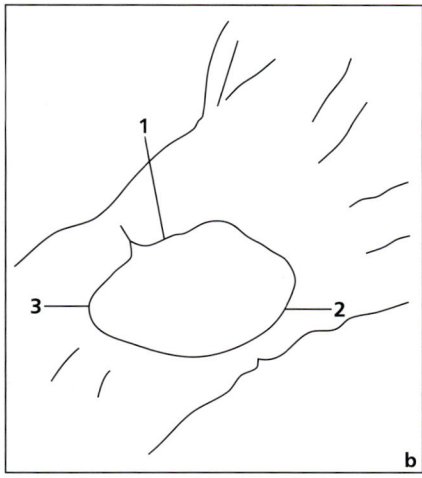

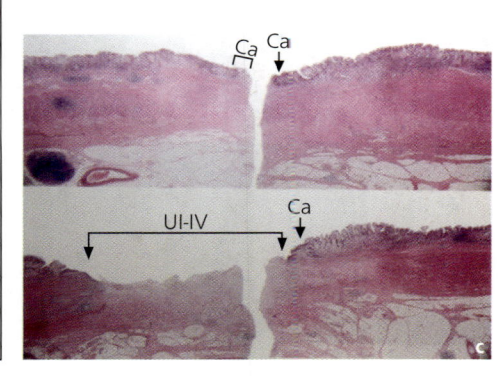

Fig. 25-15. (a-c) Lesão tipo 0-III + 0-IIb. Ca: Câncer; UI-IV: úlcera.

TRATAMENTO

O tratamento endoscópico do câncer gástrico precoce tem sido cada vez mais realizado por sua segurança e baixa morbimortalidade. A Associação Japonesa do Câncer Gástrico sugere que casos com os "Critérios Absolutos" sejam tratados endoscopicamente por ressecção endoscópica da mucosa (EMR) ou dissecção endoscópica da submucosa (ESD). Há os "Critérios Expandidos", em que a chance de metástase linfonodal tem-se revelado mínima, havendo também indicação de tratamento endoscópico (Quadro 25-1).[12,14,21]

A ressecção *en-bloc* deve ser o objetivo. A diretriz lembra que a evidência da curabilidade dos critérios expandidos permanece insuficiente, e que o procedimento deveria ser oferecido com precaução.

Dois fatores principais estão associados ao prognóstico no CGP: profundidade da invasão tumoral e metástase para linfonodos (LN), sendo este o único fator prognóstico independente. De um modo geral, o comprometimento de LN é um evento pouco frequente no CGP, sendo encontrado em 6-15% dos casos, tendo 2-6% nos casos com invasão mucosa e 9-24% com invasão da submucosa.[20]

No Brasil, Milhomem *et al.* analisaram 923 pacientes submetidos a gastrectomias por adenocarcinoma gástrico. Detectaram 126 pacientes com CGP (13,6%), observando metástase para linfonodos em 7,8% dos tumores mucosos e 22,6% dos submucosos, e relacionaram com a presença de ulceração, com lesões maiores que 50 mm de diâmetro, com invasão da submucosa e com invasão linfática.[18]

Os casos com critérios expandidos devem ser preferentemente retirados por ESD. No Brasil, esta técnica tem sido adotada em alguns serviços, e acreditamos que a tendência seja a sua disseminação.[3,4,25]

Os critérios expandidos tiveram uma grande influência do trabalho de Gotoda *et al.*[12] Estes autores analisaram 5.265 pacientes submetidos à gastrectomia com dissecção linfonodal por CGP. Em 1.230 pacientes com tumor bem diferenciado, intramucoso, menor que 30 mm de diâmetro, com ou sem ulceração, nenhum teve metástase linfonodal, bem como nenhum dos 929 pacientes sem ulceração, não importando o tamanho da lesão. Dos 145 pacientes com tumor bem diferenciado, invasão superficial da submucosa (< 500 μm), menor que 30 mm de diâmetro e sem comprometimento linfovascular, nenhum teve comprometimento linfonodal. Em 2010, Gotoda *et al.* publicaram o resultado do acompanhamento de 1.485 pacientes, igualmente distribuídos entre critérios absolutos e expandidos, constatando sobrevida a longo prazo e desfecho semelhantes entre os dois grupos.[10]

A ecoendoscopia tem sido avaliada para adicionar certeza maior no diagnóstico da profundidade de invasão tumoral e na presença de metástases para linfonodos regionais. Mocellin e Pasquali realizaram uma revisão da literatura para a Biblioteca Cochrane sobre a utilida-

Quadro 25-1 Diretrizes para o tratamento endoscópico do CGP da Japanese Gastric Cancer Association.

Tipo histológico predominante	Invasão da margem	Envolvimento de vaso linfático ou venoso	Profundidade de invasão	Úlcera ou cicatriz	Tamanho
Diferenciado	(–)	(–)	Mucosa	(–)	> 2 cm
			Mucosa	(+)	≤ 3 cm
			Submucosa mínima (< 500 μ)	(–)	≤ 3 cm
Indiferenciado	(–)	(–)	Mucosa	(–)	≤ 2 cm

de da ecoendoscopia no estadiamento locorregional em pacientes com câncer gástrico (profundidade da invasão do tumor – estágio T; e presença de linfonodo comprometido – estágio N), usando a histopatologia como referência. Avaliaram 66 artigos, coletando dados de 7.747 pacientes e notaram que não há consenso entre os autores para o uso rotineiro da ecoendoscopia na prática clínica. A capacidade discriminante da ecoendoscopia entre tumor T1 e T2 *versus* T3 e T4 teve uma sensibildade de 86% e especificidade de 90%. Para capacidade de separar T1 (câncer gástrico precoce) de T2 (intermediário, comprometendo até a muscular própria) a sensibilidade foi de 85%, e a especificidade de 90%. A capacidade de distinguir entre T1a (mucosa) e T1b (submucosa) mostrou uma sensibilidade de 87% e especificidade de 75%. O envolvimento metastático para linfonodos regionais mostrou sensibilidade de 83% e especificidade de 67%. Os autores enfatizam que a análise dos valores de probabilidades positiva e negativa da ecoendoscopia não pode ser considerada ótima, tanto para confirmar como excluir o comprometimento, especialmente na habilidade de distinguir T1a de T1b, e de demonstrar a presença ou ausência de linfonodo comprometido.[19] Conclui-se que a ecoendoscopia é um método auxiliar importante, mas não indispensável.

O CGP, mesmo com os critérios expandidos, tem comprometimento linfonodal negligível. Por isso, a ressecção endoscópica é um excelente método de tratamento por ser minimamente invasiva, de baixo custo, com eficácia comparável à cirurgia, possibilitar o estudo da peça cirúrgica para comprovação dos achados e estadiamento do câncer, ter baixo índice de complicações, a maioria resolvida endoscopicamente, ter mortalidade praticamente nula e de preservar a qualidade de vida do paciente.[11]

Os métodos para a ressecação endoscópica do CGP mais utizados, atualmente, são a ressecção endoscópica da mucosa (EMR-mucosectomia) e a dissecção endoscópica da submucosa (ESD).[15]

EMR é rotineiramente realizada em razão de sua segurança, baixo custo, rapidez e tolerância do paciente. É uma técnica simples: injeta-se soro fisiológico ou salina hipertônica, com ou sem adenalina na submucosa, elevando-se a lesão, que é enlaçada com uma alça diatérmica, sendo ressecada com corrente de corte. Está indicada para lesões ≤ 2 cm de diâmetro. Há variantes desta técnica. Pode-se usar um aparelho de duplo canal por onde se adiciona uma pinça para se tracionar a lesão e, assim, ajudar na sua apreensão *(strip biopsy)* (Fig. 25-16). Há a EMR com *cap*, que utiliza o mesmo princípio das lesões precoces de esôfago (EMRC); a EMRL, que utiliza a técnica da ligadura elástica e, após, realiza-se a **polipectomia**.

ESD é um procedimento mais trabalhoso e demorado que a EMR, mas permite a ressecção *em bloc* da lesão, inclusive de lesões grandes. Apresenta maior risco de perfuração e sangramento, porém com menor risco de recorrência local, permitindo uma melhor análise patológica. Utiliza cateteres especiais, denominados *knives* (Fig. 25-17).[11,27]

A periferia da lesão é demarcada geralmente com uma *needle knife*. Injeta-se líquido (salina, glicerol, ácido hialurônico com epinefrina e índigo-carmim) para elevar a lesão. Com a *needle knife*, uma pequena incisão é feita para permitir a introdução da ponta da *IT-knife* na camada submucosa, iniciando-se uma incisão circunferencial. É seguida pela dissecção da camada submucosa (Fig. 25-18).[27]

As principais complicações são perfuração e hemorragia, que geralmente são tratadas endoscopicamente.[27]

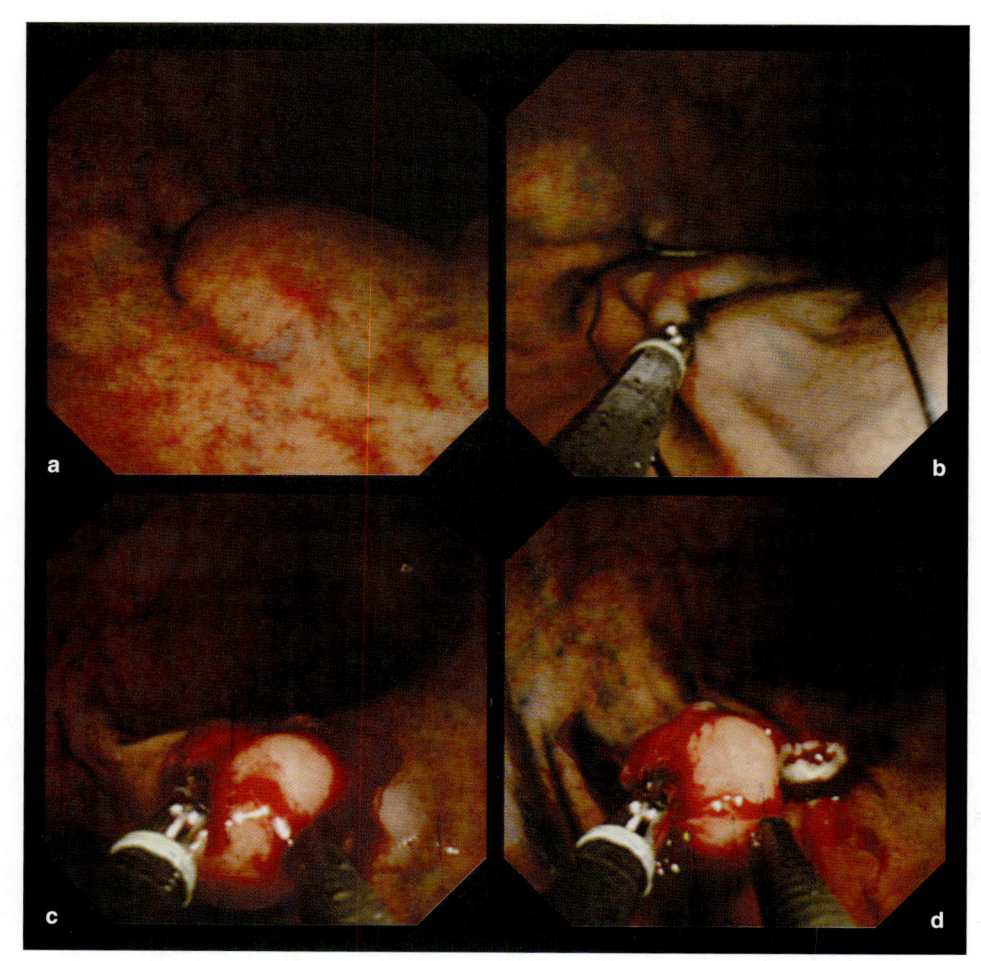

Fig. 25-16. (a-d) Ressecção endoscópica *strip biopsy*.

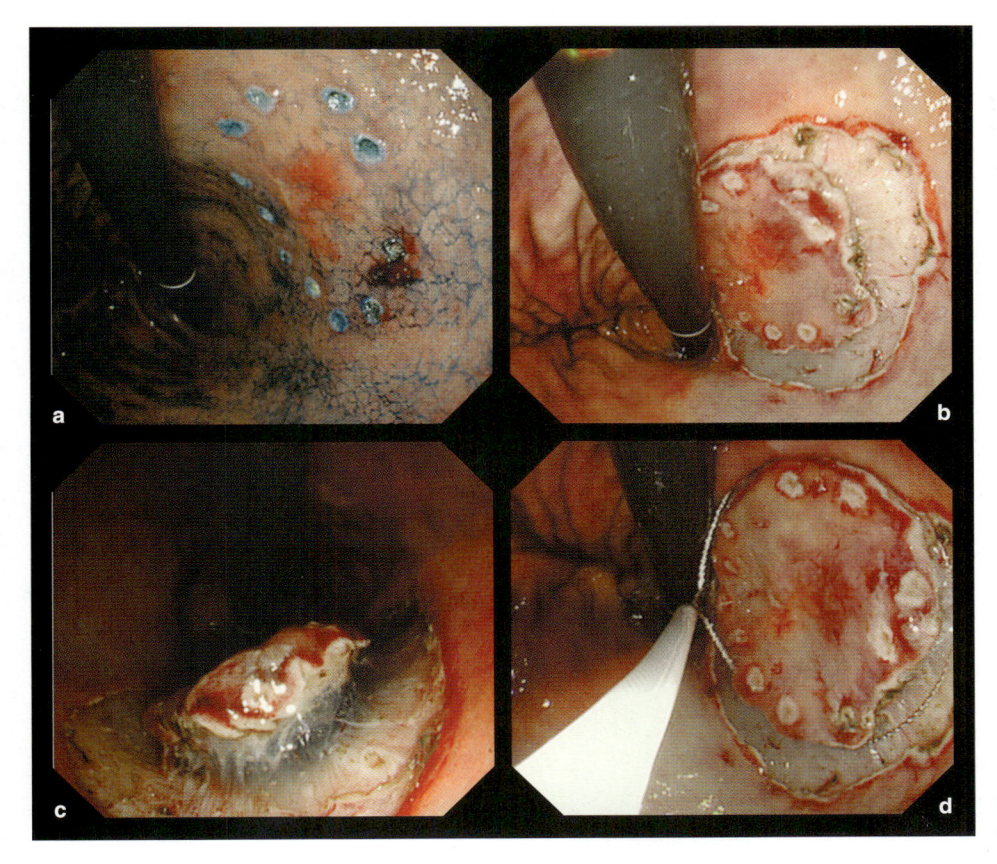

Capítulo 25 ■ Câncer Gástrico Precoce

Fig. 25-17. (a-d) Ressecção endoscópica ESD + EMR (técnica híbrida).

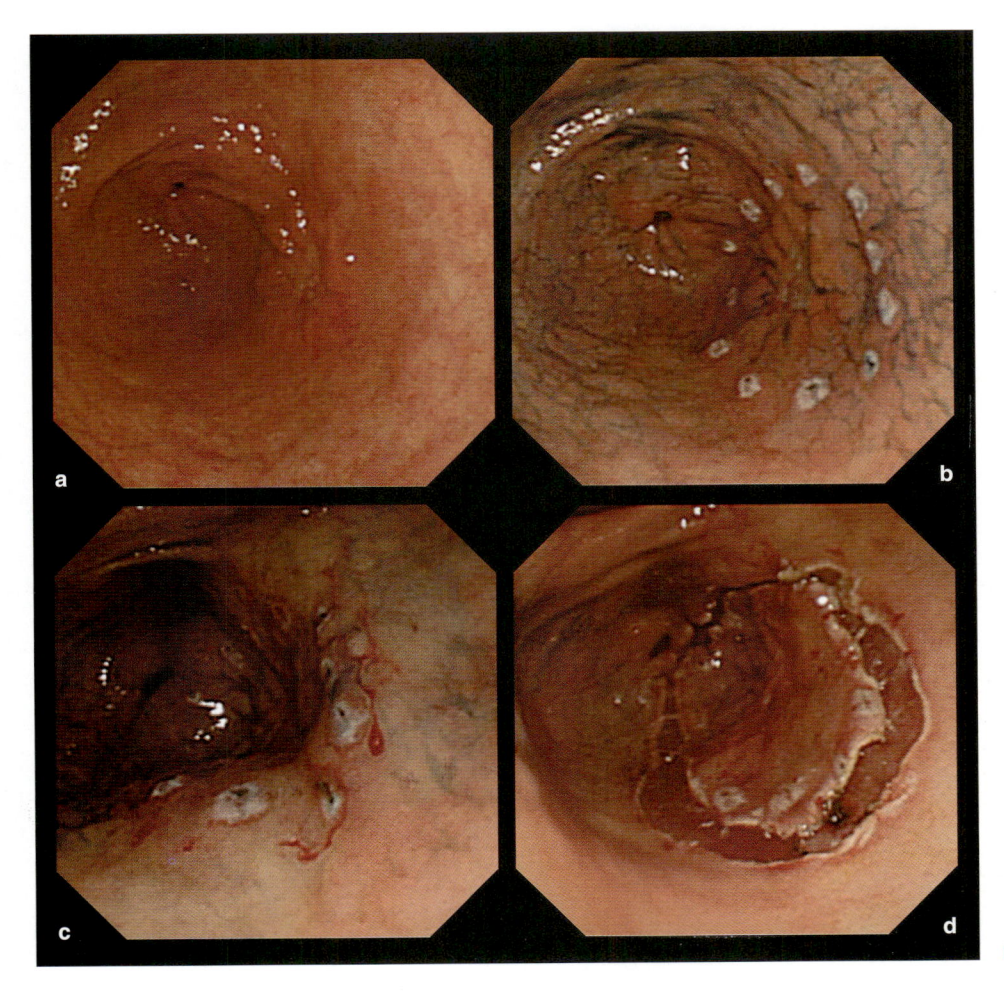

Fig. 25-18. (a-h) Ressecção endoscópica tipo ESD.

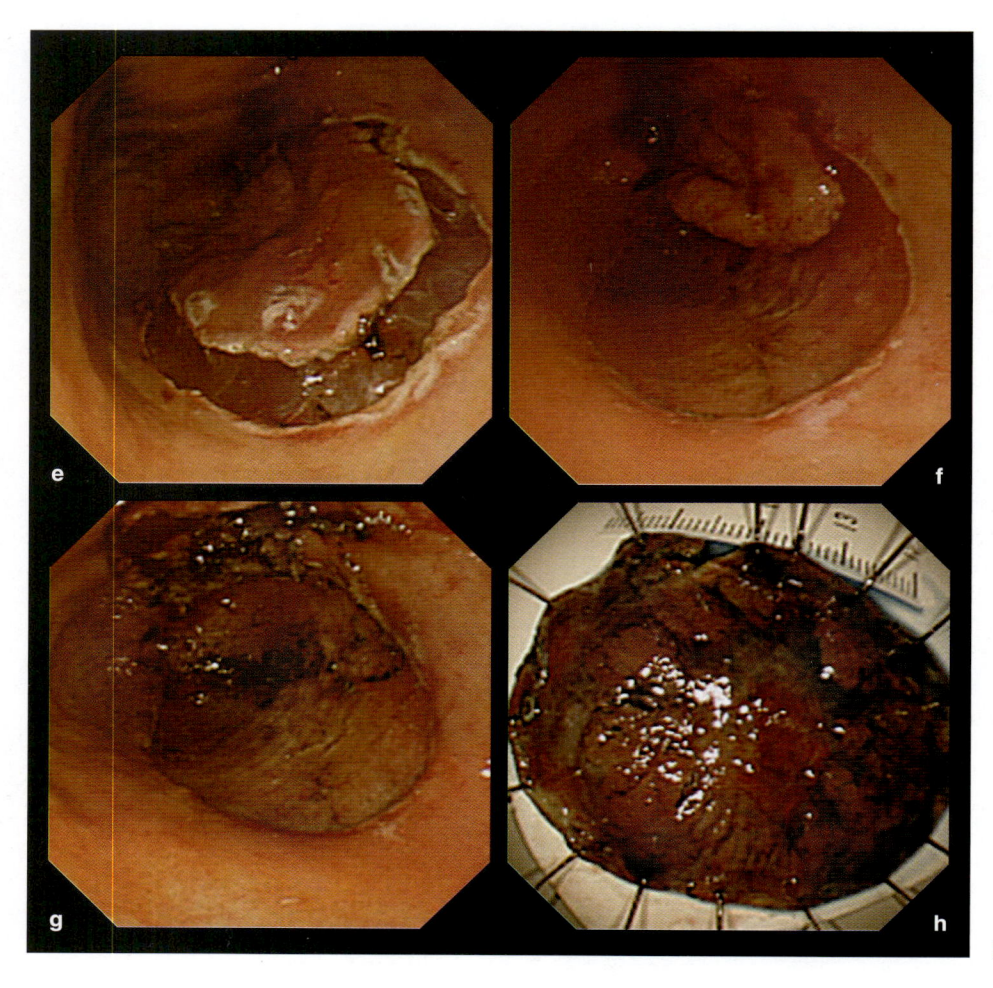

Fig. 25-18. (Cont.).

REFERÊNCIAS BIBLIOGRÁFICAS

1. Bresciani C, Perez RO, Gama-Rodrigues J. Familial gastric cancer. *Arq Gastroenterol* 2003;40:114-17.
2. Capelle LG. Operative link on gastric intestinal metaplasia. *Gastrointest Endosc* 2010;71:1150-58.
3. Chaves DM, Módena JLP. Câncer gástrico precoce. In: Averbach M et al. Endoscopia digestiva – Diagnóstico e tratamento. Sobed. Rio de Janeiro: Revinter, 2013. p. 333-44.
4. Chaves DM, Moura EGH, Milhomem D et al. Initial experience of endoscopic submucosal dissection in Brazil to treat early gastric cancer and esophageal cancer: a multi-institutional analysis. *Arq Gastroenterol* 2013;50:148-52.
5. Correa P, Piazuelo MB. The gastric precancerous cascade. *J Dig Dis* 2012;13:2-9.
6. Correa P. The biological modelo f gastric carcinogenesis. *IARC* 2004;157:301-10.
7. Dinis-Ribeiro M, Areia M, de Vries AC et al. Management of precancerous conditions and lesions in the stomach: guideline. *Endoscopy* 2012;44:74-94.
8. Elleftheriadis N, Inoue H, Ikeda H et al. Effective optical identification of type "0-IIb" early gastric cancer with narrow band imaging magnification endoscopy, successfully treated by endoscopic submucosal dissection. *Ann Gastroenterol* 2015;28:72-80.
9. Globocan 2012. *Cancer incidence and mortality worldwide.* Acesso em: 21 Abril 2015. Disponível em: <http://globocan.iarc.fr>
10. Gotoda T, Iwasaki M, Kusano C et al. Endoscopic resection of early gastric cancer treated by guideline and expanded National Cancer Center criteria. *Br J Surg* 2010;97:868-71.
11. Gotoda T, Jung HY. Endoscopic resection (endoscopic mucosal resection/endoscopic submucosal dissection) for early gastric cancer. *Dig Endosc* 2013;25(Suppl 1):55-63.
12. Gotoda T, Yanagisawa A, Sasako M et al. Incidence of lymph node metastasis from early gastric cancer: estimation with a large number of cases at two large centers. *Gastric Cancer* 2000;3:219-25.
13. INCA – estimativa 2014.
14. Japanese gastric cancer association. Japanese gastric cancer treatment guidelines 2010. *Gastric Cancer* 2011;14:113-23.
15. Kume K. Endoscopic mucosal resection and endoscopic submucosal dissection for early gastric cancer: current and original devices. *WJ Gastrointest Endosc* 2009;1:21-31.
16. Lambert R, Guilloux A, Oshima A et al. Incidence and mortality from stomach cancer in Japan, Slovenia and the USA. *Intern J Cancer* 2001;97:811-18.
17. Llorens P. Diagnóstico endoscópico del câncer gástrico. In: Llorens P. *Câncer gástrico*. Santiago, Chile, 2001. p. 37-98.
18. Milhomem LM, Cardoso DMM, Mota ED et al. Frequency and predictive factors related to lymphatic metastasis in early gastric cancer. *Arq Bras Cir Dig* 2012;25:235- 39.
19. Mocellin S, Pasquali S. Diagnostic accuracy of endoscopic ultrasonography (EUS) for the preoperative locoregional staging of primary gastric cancer. *Cochrane Database Syst Rev* 2015 Feb. 6;2:CD009944.
20. Montgomery M, Fukuhara S, Karpeh M et al. Evidence-based review of the management of early gastric cancer. *Gastroenterol Report* 2013:105-12.
21. Noriya U, Takeuchi Y, Ishihara R. Endoscopic management of early gastric cancer: endoscopic mucosal resection or endoscopic submucosal dissection: data from the japanese high-volume center and literature review. *Ann Gastroenterol* 2012;25:281-90.
22. Rampazzo A, Mott GL, Fontan K et al. Tendência temporal do adenocarcinoma do estômago na região central do Rio Grande do Sul: o que mudou em 25 anos? *Arq Gastroenterol* 2012;49.
23. Rugge M Operative link on Gastritis assessment. *Gut* 2007;56:631-36.
24. Russo A, Maconi G, Spinelli P et al. Effect of lifestyle, smoking and diet on development of intestinal metaplasia in H.pylori-positive subjects. *Am J Gastroenterol* 2001;96:1402-8.
25. Santos JOM, Miyajima N, Carvalho R et al. Feasibility of endoscopic submucosal resection for gastric and colorectal lesions: initial experience from the Gastrocentro – Unicamp. *Clinics* 2013;68(2):141145.
26. Takagi K, Matunaga H, Sasaki T et al. Type III early gastric cancer, reportof a case. *Stomach and Intestine* 2001;36:1586-88.
27. Tanaka M, Ono H, Hasuike N et al. Endoscopic submucosal dissection of early gastric cancer. *Digestion* 2008;77(Suppl 1):23-28.
28. Yatsuya H, Toyoshima H, Mizoue T et al. Family history and the risk of stomach cancer death in Japan: differences by age and gender. *Int J Cancer* 2002;97:688-94.

26 Câncer Avançado de Estômago

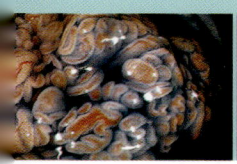

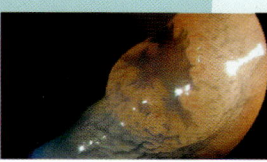

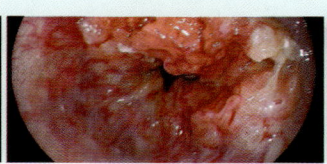

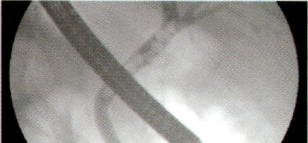

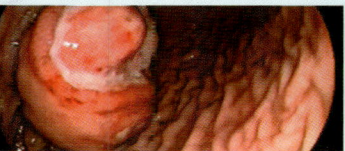

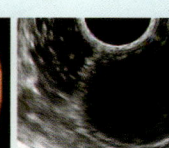

Ilton Vicente Stella

INTRODUÇÃO

O câncer gástrico é a segunda principal causa de morte por doença maligna em todo o mundo, com taxas de mortalidade elevadas, especialmente no extremo oriente e regiões Sul e Central da Ásia, Europa Central e Oriental e América do Sul.[7] A última estimativa mundial apontou a ocorrência de, aproximadamente, 1 milhão de casos novos de câncer de estômago, no ano de 2012, configurando-se como a quarta causa mais comum de câncer em homens (631 mil casos novos) e quinta em mulheres (320 mil casos novos). Mais de 70% dos casos ocorrem em países em desenvolvimento, além disso, a taxa de incidência é cerca de 2 vezes mais alta no sexo masculino do que no feminino. No Brasil, a estimativa para o ano de 2014 era de 12.870 casos novos de câncer de estômago em homens e 7.520 em mulheres.[18] Atualmente, no Brasil, o câncer gástrico é o quarto tumor maligno mais frequente entre os homens e sexto entre as mulheres. Há variações geográficas na incidência, porém independentemente da região do país, homens, idosos e indivíduos de classes sociais menos privilegiadas são os mais frequentemente afetados.

A causa é multivariada, e os componentes de risco conhecidos são de origem: 1) infecciosa, como a infecção gástrica pelo *Helicobacter pylori*; 2) idade avançada e gênero masculino; 3) hábitos de vida, como: dieta pobre em produtos de origem vegetal, dieta rica em sal, consumo de alimentos conservados de determinadas formas, como defumação ou conserva na salga; 4) exposição a drogas, como o tabagismo; 5) associação a doenças, como gastrite crônica atrófica, metaplasia intestinal da mucosa gástrica, anemia perniciosa, pólipo adenomatoso do estômago, gastrite hipertrófica gigante e 6) história pessoal ou familiar de algumas condições hereditárias, como o próprio câncer gástrico e a polipose adenomatosa familiar.[13] Apesar de o fator ambiental/comportamental ser considerado o principal para o seu desenvolvimento, alguns estudos apontam que fatores genéticos poderiam influenciar no câncer gástrico. Um exemplo é a frequência de mutações em um gene que codifica a proteína E-caderina (CDH1) em câncer gástrico familiar.[10]

O prognóstico depende basicamente do grau de invasão intramural do tumor.[17] O diagnóstico precoce determina melhores taxas de sobrevida. Os avanços da endoscopia possibilitaram o diagnóstico e tratamento cada vez mais precoce, porém a mortalidade continua alta na maioria dos países, e a sobrevida em 5 anos é de, aproximadamente, 15%. No Japão, onde foram implantados programas governamentais de prevenção e detecção precoces, a sobrevida aumentou chegando a 60% em 5 anos.[11]

Apesar das altas taxas de mortalidade, a tendência temporal mostra um declínio em vários países. As taxas de incidência também mostram uma diminuição substancial na maioria dos países relacionados com melhores condições de saneamento básico, conservação dos alimentos e redução na prevalência de infecção pela bactéria *Helicobacter pylori*.

DEFINIÇÃO

O adenocarcinoma é o tumor gástrico mais frequente, sendo responsável por até 90-95% dos tumores malignos do estômago. Por definição, o adenocarcinoma gástrico pode ser classificado em precoce, quando a lesão é restrita à mucosa ou a submucosa, independentemente da presença ou não de metástases ganglionares; ou avançado, quando a invasão do tecido neoplásico ultrapassa a submucosa, atingindo a muscular própria ou as camadas mais profundas.[21]

CLASSIFICAÇÃO

Podemos classificar os adenocarcinomas gástricos dos pontos de vista histológico e macroscópico. A classificação histológica mais utilizada é a de Lauren, de 1965, na qual temos o câncer diferenciado ou tipo intestinal e o câncer indiferenciado ou tipo difuso, não sendo objeto de discussão deste capítulo.

A classificação macroscópica de Borrmann, datada de 1926, é a mais aceita e utilizada mundialmente (Fig. 26-1). É com base na análise macroscópica da lesão e mostra-se útil tanto para o diagnóstico endoscópico como na orientação cirúrgica ou prognóstica.[1]

- *Tipo I*: polipoide. Lesão de aspecto exofítica, vegetante ou polipoide, geralmente maior que 2 cm, com área nítida de implantação na parede gástrica, sem infiltração adjacente, com superfície irregular, friável, sem ulceração, porém podendo ter erosões na superfície. A lesão geralmente está localizada em área de mucosa com metaplasia intestinal, geralmente no antro. É o tipo menos frequente dos carcinomas avançados, com maior incidência em faixas etárias elevadas (Fig. 26-2).
- *Tipo II*: ulcerado. Lesão do tipo ulcerada, com bordas elevadas e irregulares, fundo sujo, com áreas de necrose e geralmente maiores que 2 cm de diâmetro. Não há infiltração adjacente, e as bordas podem ser rígidas, friáveis e com sangramento fácil após biópsia ou trauma (Fig. 26-3).
- *Tipo III*: ulcerado e Infiltrativo. É a apresentação mais frequente do adenocarcinoma gástrico avançado. Presume-se que evolua a partir do tipo II com a infiltração deixando de ser localizada e passando a ser difusa. A lesão geralmente é maior que 2 cm, com limites imprecisos (parcial ou total). Caso ocorra infiltração circular, principalmente na cárdia ou na região pré-pilórica, pode-se observar áreas de estenose. O aspecto endoscópico é bem característico com friabilidade e áreas de necrose associadas (Fig. 26-4).
- *Tipo IV*: infiltrativo difuso. Ocorre infiltração difusa da submucosa e muscular e, em geral, não há alterações importantes na superfície da mucosa nas fases iniciais. Gradativamente, parte das células neoplásicas são substituídas por tecido fibroso, levando à rigidez da mucosa gástrica e, a seguir, de toda a parede nas fases mais

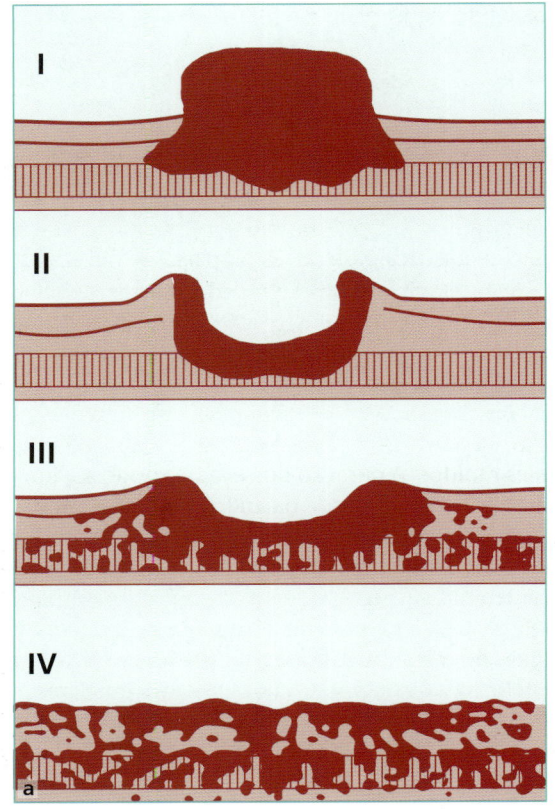

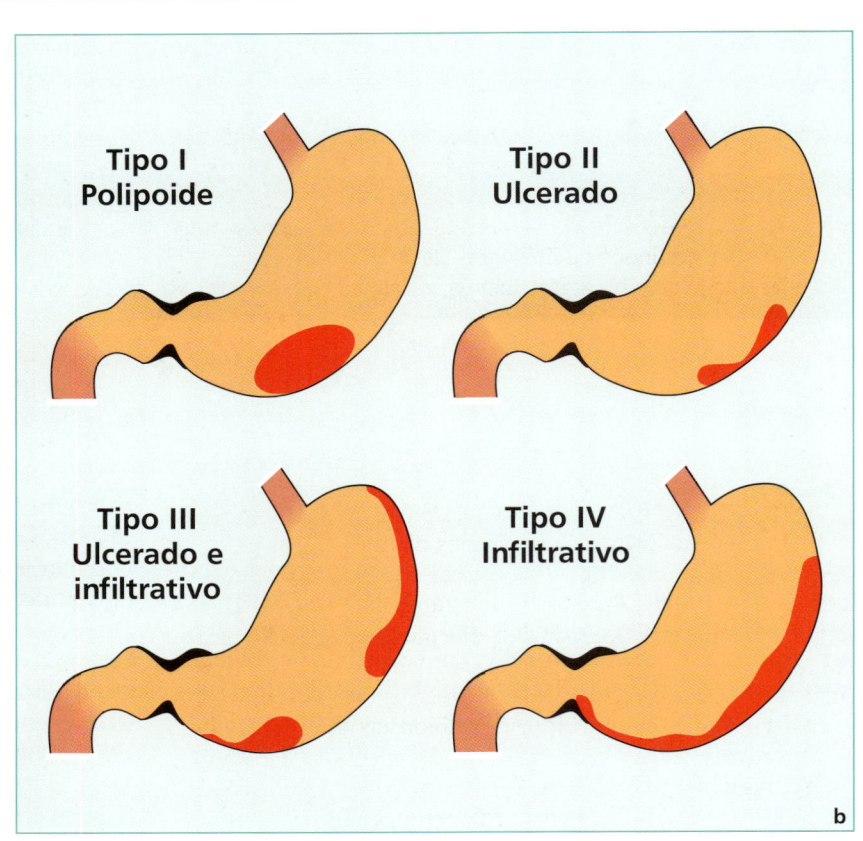

Fig. 26-1. (a e b) Classificação de Borrmann. Tipo I: polipoide. Tipo II: ulcerado. Tipo III: ulcerado e Infiltrativo. Tipo IV: infiltrativo.

avançadas. Chama a atenção do endoscopista a importante redução da distensibilidade. Por esta razão, a neoplasia gástrica avançada Tipo IV também é conhecida como *linitis plástica* (Fig. 26-5).

Apesar de não fazer parte da classificação original de Borrmann, alguns autores acrescentaram um Tipo V para os casos não classificáveis. O índice de concordância para a classificação de Borrmann entre endoscopistas foi avaliado mostrando índices elevados nas lesões de Tipos I e IV, e apenas razoável nos tipos II e III. A experiência prévia do endoscopista (número de exames realizados) foi o fator mais importante para um elevado nível de concordância.[14]

O segundo tipo mais frequente de neoplasia maligna do estômago é o linfoma gástrico, que representa de 3 a 8% dos tumores malignos. Geralmente, são tumores das células B, e os mais frequentes são do tipo MALT (*Mucosa Associated Limphoid Tissue*), que estão relacionados com a resposta imunológica à infecção pelo *Helicobacter pylori*.[2-19] Os linfomas gástricos serão discutidos em capítulo específico, bem como os tumores estromais do trato gastrointestinal (GIST).

O tumor neuroendócrino gástrico mais frequente é o tumor carcinoide. Representa menos de 1% das neoplasias gástricas, porém é responsável por até 30% dos tumores carcinoides do sistema diges-

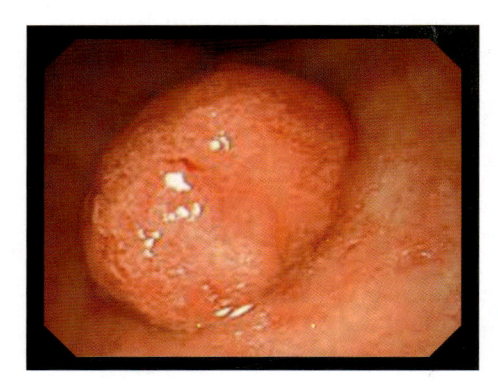

Fig. 26-2. Neoplasia gástrica avançada do tipo Borrmann I – polipoide.

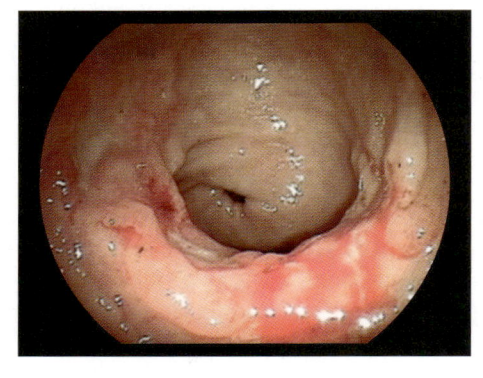

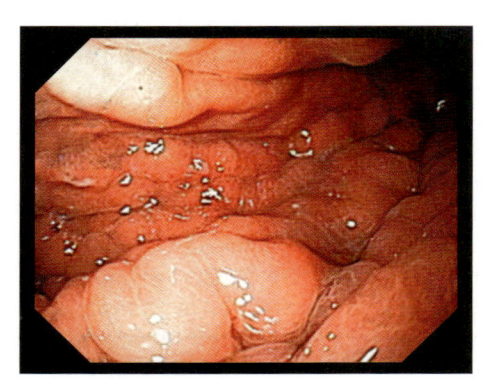

Fig. 26-4. Neoplasia gástrica avançada do tipo Borrmann III – ulcerado e infiltrativo.

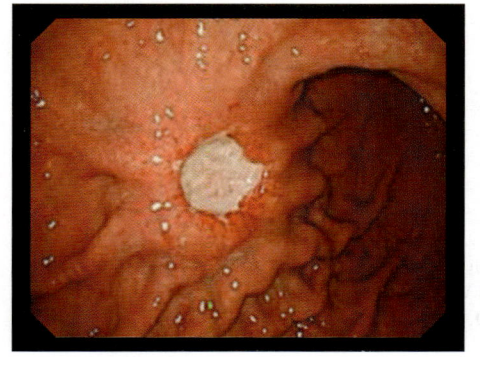

Fig. 26-3. Neoplasia gástrica avançada do tipo Borrmann II – ulcerado.

Fig. 26-5. Neoplasia gástrica avançada do tipo Borrmann IV – infiltrativo.

tório. Acomete mais o corpo gástrico, e o aspecto mais comum é de lesão de aspecto polipoide, com características de lesão submucosa e ápice hiperemiado, geralmente menores que 10 mm, porém lesões volumosas e ulceradas podem ser descritas.[3] A classificação envolve três tipos: Tipo I – mais frequentes lesões múltiplas no corpo e fundo, de até 10 mm, relacionadas com hipergastrinemia secundária e atrofia gástrica; Tipo II – semelhante ao tipo I, porém relacionados com hipergastrinemia, secundária a Zollinger-Ellison; Tipo III – esporádico, não relacionado com hipergastrinemia, geralmente lesões únicas e grandes com alto potencial para malignização.

EXAME ENDOSCÓPICO

A realização da endoscopia digestiva alta de uma forma adequada é fundamental para o diagnóstico e planejamento terapêutico dos pacientes com neoplasia gástrica avançada, além de oferecer possibilidade de tratamentos paliativos nas lesões obstrutivas.

O ideal seria que todas as neoplasias fossem diagnosticadas em suas fases incipientes para obtermos uma melhor sobrevida. A princípio, em nosso meio, a principal dificuldade é o acesso da população, com maior risco, ao exame endoscópico. O exame de boa qualidade, realizado de uma forma sistemática na busca de alterações, com amplos registros de imagens e biópsias de todas as áreas suspeitas são os ensinamentos da escola japonesa para o maior diagnóstico das neoplasias precoces. No Brasil, a taxa de diagnóstico de neoplasia precoce é de, aproximadamente, 15%.[16]

O avanço tecnológico dos aparelhos utilizados em endoscopia permite a avaliação detalhada da cavidade gástrica, com localização e delimitação das lesões, avaliação da mucosa adjacente, identificação de lesões sincrônicas e obtenção de amostras para análise histopatológica. Nos casos de neoplasia avançada, um endoscopista treinado não apresenta dificuldades em identificar a lesão, por causa das características sugestivas. É importante a descrição adequada, classificando-a macroscopicamente (Borrmann) e determinando, à medida do possível, as bordas distais e proximais da lesão.

Durante a realização da endoscopia, qualquer área suspeita, ulcerada ou não, deve ser biopsiada. Discute-se quantas biópsias devem-se realizar em cada lesão. Nos casos de úlceras neoplásicas, uma biópsia tem a sensibilidade para o diagnóstico de cerca de 70%. Ao aumentarmos para sete biópsias, a sensibilidade passa para 98%.[9] É importante ressaltar que nas grandes lesões gástricas deve-se biopsiar o tecido viável, evitando tecido inflamatório ou necrótico. Um estudo coreano evidenciou que quatro biópsias, colhidas de tecido viável e representativo, seriam suficientes para o diagnóstico, demonstrando que a qualidade das biópsias é mais importante que a quantidade em si.[6]

Nos pacientes com lesões do tipo infiltração difusa (Borrmann IV), apesar de um número adequado de biópsias e coleta de material viável, a confirmação histológica é mais difícil. Como esses tumores tendem a infiltrar-se na submucosa e muscular própria, biópsias da mucosa, superficiais, podem ser falsamente negativas. Neste grupo de pacientes, a sensibilidade diagnóstica das biópsias varia entre 75-85%.[6-22] A técnica de biópsia sobre biópsia, com desnudamento de algumas áreas para coleta mais profunda deve ser utilizada, quando houver suspeita de infiltração difusa. Também a realização de macrobiópsias com alça deve ser utilizada, quando factível.[12]

A realização de escovado para análise citológica aumenta a sensibilidade das biópsias individuais, porém para um número maior de biópsias, esta técnica parece não ter efeito. Se a possibilidade de ocasionar sangramento com biópsia for motivo de preocupação para o endoscopista, por exemplo, nos distúrbios da coagulação, é razoável a realização de escovado citológico da lesão, uma vez que o risco de hemorragia seja insignificante.[24]

Um estudo inglês recente, com base na análise retrospectiva dos prontuários médicos de 2.727 pacientes com câncer gástrico avançado ou precoce no período de um ano, encontrou 8,3% de casos em que uma endoscopia prévia, realizada até 3 anos antes, não fez o diagnóstico da neoplasia. Neste grupo, o diagnóstico prévio mais frequente era de ulceração gástrica em até 65% dos casos.[5] Algumas vezes é de grande grau de dificuldade a diferenciação endoscópica entre uma ulceração péptica e uma neoplasia, apesar de alguns sinais sugestivos, como infiltração, irregularidade das bordas, tamanho, localização e características das pregas. Sempre está indicada a realização de endoscopia de controle pós-tratamento nos casos de úlcera gástrica para novas biópsias, se necessário.

Além do uso de equipamento adequado, outros dois fatores dependentes do endoscopista influenciam nas taxas de diagnóstico de lesões pré-malignas (metaplasia e atrofia), neoplasias precoces ou avançadas. O primeiro é o tempo de realização do exame. Endoscopistas com tempos de exame maiores que 7 minutos identificam um maior número de lesões gástricas de alto risco que endoscopistas mais rápidos. A duração dos exames pode ser um indicador útil de avaliação da qualidade da endoscopia digestiva alta.[23] Outro fator é o treinamento prévio no reconhecimento das lesões, sobretudo, na neoplasia precoce.[25]

Esperamos para um futuro próximo, o diagnóstico cada vez mais precoce das neoplasias gástricas. O uso de corantes e as inovações tecnológicas, como a magnificação de imagens, o uso e aperfeiçoamento do *Narrow-band Imaging* (NBI), a endocitoscopia, a endoscopia virtual por meio da tomografia com detectores multicanais, poderão ajudar para que isto aconteça.

REFERÊNCIAS BIBLIOGRÁFICAS

1. Ajani JA. Current status of therapy for advanced gastric carcinoma. *Oncology* 1998;12:8(Suppl 6):99-102.
2. Andriani A, Zullo A, Di Raimondo F et al. Clinical and endoscopic presentation of primary gastric limphoma: a multicenter study. *Aliment Pharmacol Ther* 2006;23:721-26.
3. Basuroy R, Srirajaskanthan R, Prachalias A et al. Rewiew article: the investigation and management of gastric neuroendocrine tumors. *Aliment Pharmacol Ther* 2014 May;39(10):1071-84.
4. Borrmann R. Geschwulste des magens und duodenums. In: Henke F, Lubarsch O. *Handbuch der speziellen pathologischen anatomie und histologie*. Berlin: Springer, 1926;4(1):812-1054.
5. Chadwick G, Groene O, Riley S et al. Gastric câncer missed during endoscopy in England. *Clin Gastroenterol Hepatol* 2015 Jan. 30;S1542-3565(15)00111-1.
6. Choi Y et al. Optimal Number of Endoscopic Biopsies in Diagnosis of Advanced Gastric and Colorectal Cancer. *J Korean Med Sci* 2012;27:36-39.
7. Ferlay J, Shin HR, Bray F et al. Estimates of worldwide burden of cancer in 2008: GLOBOCAN 2008. *Int J Cancer* 2010;127:2893-917.
8. Foundation for Promotion of Cancer Research, Figures on Cancer in Japan. National Cancer Center of Japan, 1937.
9. Graham DY, Schwartz JT, Cain GD et al. Prospective evaluation of biopsy number in the diagnosis of esophageal and gastric carcinoma. *Gastroenterology* 1982;82(2):228.
10. Guilford P, Hopkins J, Harraway J et al. E-cadherin germline mutations in familial gastric cancer. *Nature* 1998;392(6674):402.
11. Japanese Gastric Cancer Association. Japanese gastric cancer treatment guidelines 2010 (ver. 3). *Gastric Cancer* 2011;14:113-23.
12. Karita M, Tada M. Endoscopic and histologic diagnosis of submucosal tumors of the gastrointestinal tract using combined strip biopsy and bite biopsy. *Gastrointest Endosc* 1994;40(6):749.
13. Kurtz RC, Sherlock P. The diagnosis of gastric câncer. *Semin Oncol* 1985;12(1):11-18.
14. Larraga. JO, Cossio S, Guerrero A. The Borrmann classification. Interobserver and intraobserver agreement of endoscopists in an oncological hospital. *Revista de Oncologia* 2003;6:345-50.
15. Lauren P. The two histological main types of gastric carcinoma: Diffuse and so-called intestinal type carcinoma. Na attempt at a histoclinical classification. *Acta Pathol Microbiol Scand* 1965;64:31-49.
16. Maruta L, Colaiacovo W, Nakadaira A. Carcinoma avançado do estômago. In: SOBED. *Endoscopia Digestiva* São Paulo: Medsi, 2000. p. 428-35.

17. McCulloch P, Progress in the management of solid tumors. *Gastric Cancer Postgrad J* 1996;72:450-57.
18. Brasil. Ministérios da Saúde. INCA. *Estimativas da incidência e mortalidade por câncer no Brasil*, 2014.
19. Park JB, Koo JS. Helicobacter pylori infection in gastric mucosa-associated lymphoid tissue lymphoma. *World J Gastroenterol* 2014;20(11):2751-59.
20. Scheiman JM, Cutler AF. Helicobacter pylori and gastric cancer. *Am J Med* 1999;106(2):222-26.
21. Schlemper RJ, Riddell RH, Kato Y *et al.* The Vienna classification of gastrointestinal epitelial neoplasia. *Gut* 2000;47:251-55.
22. Souza B, Araujo N, Yamanaka A. Câncer gástrico avançado: acurácia da biópsia endoscópica. *Rev Ciênc Méd Biol* 2013;12:299-305.
23. Teh JL, Tan JR, Lau LJ *et al.* Longer examination time improves detection of gastric cancer during diagnostic upper gastrointestinal endoscopy. *Clin Gastroenterol Hepatol* 2015;13:480-87.
24. Wang H, Jonasson J, Ducatman B. Brushing cytology of the upper gastrointestinal tract. Obsolete or not? *Acta Cytol* 1991;35(2):195.
25. Zhang Q, Chen Z, Chen C *et al.* Training in early gastric cancer diagnosis improves the detection rate of early gastric cancer: an observational Study in China. *Medicine* 2015 Jan.;94(2):e384.

27 Ressecção Endoscópica das Neoplasias Precoces do Estômago

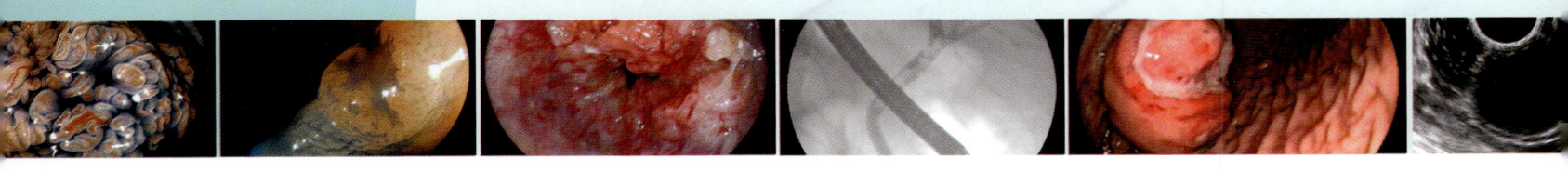

Carlos Alberto Freitas Dias ■ Vitor Arantes

INTRODUÇÃO

O câncer gástrico é o quarto câncer mais prevalente e a segunda causa de morte por câncer no mundo. Em geral, é uma enfermidade de prognóstico ruim, com sobrevida menor que 25%, principalmente porque, na maioria dos países o diagnóstico é feito em estádios avançados.[1] A incidência do câncer gástrico está em progressivo decréscimo na América do Norte e Europa ocidental. Contudo, tal fenômeno não tem sido observado em outras regiões do globo, como leste da Europa, Rússia, Zona Andina na América do Sul, alguns países da América Central e todo o leste asiático.

No Brasil, a incidência do câncer gástrico varia, conforme a região, entre 4,9 a 17,7 por 100.000 homens/ano e entre 3,3 e 10,4 por 100.000 mulheres/ano. Não existe programa de rastreamento de câncer gástrico no Brasil, e a taxa de diagnóstico em fase precoce varia entre 5 e 25%.[2]

No Japão e na Coreia do Sul, em razão da alta incidência de câncer gástrico, foram implantados programas de rastreamento por meio da radiografia de duplo contraste e endoscopia digestiva alta, respectivamente, recomendados a partir dos 40 anos de idade. Estes programas contribuíram para o aumento da taxa de detecção dos tumores em estádios precoces. No Japão, são detectados cerca de 10.000 novos casos por ano, dos quais aproximadamente 50% em fase precoce.

CLASSIFICAÇÃO DA NEOPLASIA PRECOCE DO ESTÔMAGO

Segundo a classificação histológica de Lauren, o câncer gástrico divide-se em:[3]

1. **Tipo intestinal:** que inclui o adenocarcinoma papilar (bem ou moderadamente diferenciado) e o adenocarcinoma mucinoso sem células em anel de sinete.
2. **Tipo difuso:** que inclui o carcinoma com células em anel de sinete e o adenocarcinoma indiferenciado.
3. **Tipo misto:** que possui características do tipo intestinal e do tipo difuso.

A denominação câncer gástrico precoce (CGP) surgiu, em 1962, quando a Sociedade Japonesa de Gastroenterologia e Endoscopia assim definiu o adenocarcinoma localizado na mucosa ou, no máximo, na submucosa, não importando a presença de linfonodos metastáticos.[4] A partir da Classificação de Borrmann e do Consenso de Paris, as neoplasias gástricas superficiais passaram a ser classificadas nos seguintes subtipos:[5]

- Tipo 0 – Ip (protrusa pediculada).
- Tipo 0 – Is (protrusa séssil).
- Tipo 0 – IIa (superficial elevada).
- Tipo 0 – IIb (superficial plana).
- Tipo 0 – IIc (superficial deprimida).
- Tipo 0 – III (escavada).

A importância destas subdivisões advém do fato que o risco de metástase linfonodal em neoplasias superficiais tem íntima relação com a profundidade de invasão da lesão na parede do órgão. Este critério é fundamental para seleção dos pacientes candidatos a tratamento endoscópico. No estômago, definiu-se a camada mais superficial da submucosa com profundidade máxima de 500 mícrons, denominada SM1. O adenocarcinoma bem diferenciado que atinge até a camada SM1 apresenta risco de metástase linfonodal de 3%. Este risco aumenta para aproximadamente 21%, quando o adenocarcinoma bem diferenciado atinge as camadas profundas da submucosa (SM2/SM3).[6]

No estômago, a maioria das neoplasias superficiais é do tipo 0 – II e, entre elas, predominam as lesões deprimidas (Tipo 0 – IIc, 70 a 80% dos casos). Os tipos polipoide (Tipo 0 – I) e escavado (Tipo 0 – III) são menos frequentes. O risco global de invasão da submucosa no tipo 0 – II é menor que 40%. O risco é maior para lesões do tipo 0 – I e para as formas mistas tipo 0 – IIa + IIc e menor para o tipo 0 – IIb.

ESTADIAMENTO

Para o estadiamento da neoplasia precoce do estômago, o primeiro passo é a avaliação endoscópica detalhada do aspecto morfológico. Para este fim, o ideal é utilizar equipamentos que proporcionam melhor qualidade de imagem *(image-enhanced endoscopy)*, que consiste em endoscópios com magnificação de imagem associados à cromoscopia digital (FICE e NBI) e monitores de alta definição integrados às processadoras por meio de sistemas de cabeamento digital (DVI). Esses avanços técnicos, associados ao uso da cromoscopia química com índigo-carmim, permitem a avaliação dos padrões microvascular e microestrutural da superfície das criptas (análise da arquitetura da superfície do epitélio), melhorando a classificação endoscópica da lesão e a definição dos seus limites e da sua profundidade.[7]

Outra tecnologia que facilita a diferenciação das lesões neoplásica gástricas é a microscopia confocal, porém esta técnica ainda é de alto custo, pouco disponível e necessita de estudos que demonstrem sua eficácia na prática clínica.

Para complementar o estadiamento do CGP, pode-se utilizar em casos especiais a ultrassonografia endoscópica (EUS), principalmente por meio de *probes* de alta frequência, pois esses permitem estudar a estratificação das camadas da parede gástrica e avaliar o grau de comprometimento em profundidade da neoplasia. A EUS é um método operador-dependente, e os seus resultados quanto à precisão para diferenciar o câncer gástrico intramucoso da lesão com acometimento da submucosa apresentam ampla variação. Nos diferentes estudos, a sensibilidade para medir esta diferença varia de 18,2 a 100% (média de 87%), a especificidade varia de 34,7 a 100% (média de 80,2%), e a acurácia é de, aproximadamente, 89%.[8] Idealmente, a EUS deve ser feita com *probes* de alta frequência (15 Mhz ou mais), atualmente cada vez menos disponíveis. Um dos fatores limitantes da EUS é a taxa de superestadiamento *(overstaging)*, que pode atingir até 20% dos casos, resultando em cirurgias desnecessárias. Para avaliação de acometimento linfonodal utilizam-se tomografia computadorizada, ecoendoscopia radial ou setorial e, em casos especiais, punção ecoguiada por linfonodos suspeitos. Em alguns estudos, a sensibilidade da EUS sem punção para avaliar linfonodos comprometidos em neoplasia gástrica precoce foi de apenas 30%.[9]

INDICAÇÕES PARA RESSECÇÃO ENDOSCÓPICA DO CGP

A ressecção endoscópica é indicada para tumores do estômago que possuem baixo ou nenhum risco de metástase linfonodal e que possam ser ressecados em monobloco. Inicialmente, aceitava-se o tratamento endoscópico por mucosectomia para as neoplasias superficiais de estômago que apresentassem tamanho inferior a 2 cm, sendo que para as lesões deprimidas (tipo 0 – IIc) estabeleceu-se um limite mais rígido de até 1 cm. Contudo, após o desenvolvimento da técnica de dissecção endoscópica de submucosa, que trataremos adiante, os critérios de tratamento endoscópico potencialmente curativo do CGP têm sido reformulados e expandidos.

Atualmente, podemos dividir as indicações para ressecção endoscópica em dois grupos:[10]

1. **Indicação absoluta:** pode ser utilizada, tanto a técnica de ressecção endoscópica da mucosa (REM) como a técnica de dissecção endoscópica da submucosa (DES), e devem ser preenchidos os seguintes critérios:
   - Histologia do tipo adenocarcinoma bem diferenciado.
   - Ausência de ulcerações.
   - Acometimento exclusivo da camada mucosa.
   - Diâmetro menor que 2 cm para lesões planas e elevadas e menor que 1 cm para tumores deprimidos.
2. **Indicação expandida:** aplicável apenas para a técnica de ESD, com os seguintes critérios:
   - Adenocarcinoma intramucoso bem diferenciado, sem ulceração, independentemente do tamanho.
   - Adenocarcinoma bem diferenciado, com invasão submucosa superficial (Sm1) menor que 30 mm.
   - Lesões ulceradas ou com cicatrizes menores que 30 mm.
   - Adenocarcinoma intramucoso indiferenciado menor que 20 mm.

Os pacientes com lesões que não se enquadram nestes critérios devem ser considerados para tratamento cirúrgico. Se a avaliação endoscópica sugerir invasão da submucosa, devem-se realizar ultrassonografia endoscópica e tomografia computadorizada antes do tratamento.[11] Recentemente, Gotoda publicou sua experiência pessoal após quase uma década de aplicação dos critérios expandidos.[12] Nesse estudo, ele comparou os resultados dos pacientes submetidos a tratamento endoscópico, aplicando os critérios clássicos com aqueles em que foram utilizados os critérios expandidos. Ele mostrou que não houve diferença entre os dois grupos no resultado global ou na sobrevida a longo prazo. Outros estudos mostraram taxas de recorrência de 0,9% em seguimento de 36 meses e taxas de acometimento linfonodal de 2,3% para pacientes que possuíam critérios expandidos para lesões mucosas e 4% em pacientes que possuíam critérios expandidos para lesões submucosas. A maior porcentagem de falhas dos critérios expandidos de Gotoda foi em pacientes com adenocarcinoma indiferenciado e, em razão disso, a indicação de DES em pacientes com adenocarcinoma indiferenciado permanece controversa.[13,14]

PRINCÍPIOS TÉCNICOS DA MUCOSECTOMIA ENDOSCÓPICA (REM)

A parede do trato gastrointestinal é composta de dois componentes principais: mucosa e muscular própria. Esses elementos estão unidos por uma camada de tecido conectivo frouxo (submucosa). Ao se ressecar endoscopicamente uma lesão neoplásica, existe o risco de apreensão inadvertida da muscular própria e consequente perfuração visceral. Para prevenir a perfuração, é necessário injetar fluidos na camada submucosa para elevação da lesão-alvo e afastamento da muscular própria. A solução mais frequentemente utilizada é a solução salina a 0,9%. Entretanto, a solução salina dissipa-se rapidamente, o que dificulta a remoção de lesões maiores que 1 cm. Para esses casos têm sido desenvolvidas soluções viscosas que promovem o efeito da "bolha" por período prolongado.[15] As soluções viscosas mais empregadas são o hialuronato de sódio, o glicerol e a hidroxipropilmetilcelulose.[15] A elevação completa da lesão neoplásica após infiltração da submucosa praticamente assegura que não existe invasão de planos profundos pela neoplasia. Após injeção de volume suficiente de solução na submucosa, a lesão-alvo elevada pode ser apreendida pela alça diatérmica e ressecada com margem de segurança, sendo esse procedimento denominado mucosectomia. Existem variações técnicas descritas na mucosectomia: injeção e laçamento; injeção, apreensão e levantamento da lesão com pinça e laçamento *(strip biopsy)*; mucosectomia com auxílio de *cap* e sucção; mucosectomia após aplicação de bandas elásticas.

A mucosectomia endoscópica é uma boa opção para ressecção de neoplasias do estômago com baixo risco de metástases linfonodais (adenocarcinoma bem diferenciado intramucoso, sem úlceras ou cicatrizes, sem comprometimento linfonodal ou linfático, menor que 2 cm, se superficial ou elevado, e menor que 1 cm, se deprimido). No Japão, os resultados de grandes séries mostraram baixa incidência de complicações e nenhuma morte relacionada com esse tratamento. A sobrevida em 5 anos e 10 anos é semelhante à sobrevida proporcionada pelo tratamento cirúrgico.[16,17] A recorrência local após mucosectomia endoscópica de neoplasias gástricas precoces varia de 2 a 35%. Não se deve tentar a mucosectomia de lesões que não se elevam após a injeção de solução na submucosa *(non-lifting sign)*. Tal evento pode ser preditor de invasão profunda da submucosa ou de fibrose.

DISSECÇÃO ENDOSCÓPICA DE SUBMUCOSA (DES)

A técnica de DES foi desenvolvida no Japão há cerca de 15 anos, com o objetivo de permitir a ressecção em monobloco de lesões neoplásicas de tamanho superior a 2 cm.[18-20] As vantagens principais da DES são a produção de espécime adequado para avaliação histológica e a obtenção de uma ressecção local de maior potencial curativo e menor taxa de recorrência.[21] Atualmente, a DES constitui o método de eleição para o tratamento da neoplasia precoce do estômago no Japão, e esse procedimento vem sendo incorporado no Brasil e em outros países ocidentais.

EQUIPAMENTOS E ACESSÓRIOS PARA DES

Para realização de DES recomendam-se os seguintes equipamentos:

- Endoscópio de alta resolução e magnificação para delimitação das margens de ressecção e com canal específico de irrigação de água (função *waterjet*). Canal de trabalho terapêutico é desejável.
- Bomba de infusão de água com regulagem de pressão.

- Insuflador de CO$_2$.
- Unidade eletrocirúrgica especializada para uso em endoscopia que possua modo de corte pulsado *endocut*, além dos *softwares dry-cut, soft coagulation, forced coagulation, spray coagulation* e *swift coagulation*. Todo operador disposto a realizar DES deve conhecer profundamente as propriedades eletrocirúrgicas e os parâmetros indicados para cada etapa do procedimento.

Dentre os acessórios utilizados para DES, existe uma série de estiletes desenvolvidos por especialistas japoneses, destacando-se:

- Estiletes: *Flush-Knife, IT-Knife, Hook-Knife, Flex-Knife, Dual-Knife, Hibrid-Knife, Safe-Knife* e *Swan-Blade*.
- Cateteres para injeção submucosa de 25 Gauge.
- Pinças de coagulação para hemostasia.
- Endoclipes para manejo de perfurações.
- Dispositivos plásticos de fixação na ponta dos endoscópios (*caps*).
- Pinças de corpo estranho ou alças com rede para recuperação do espécime.
- *Overtube* com válvula de controle de escape de ar.
- Soluções para injeção submucosa: hialuronato de sódio a 0,4%, hidroxipropilmetilcelulose a 0,4%, manitol a 10%, solução salina a 0,9%.

TÉCNICA DE DISSECÇÃO ENDOSCÓPICA DE SUBMUCOSA

O paciente deve ser submetido primeiramente à avaliação pré-operatória e de risco cirúrgico. O tratamento deve ser feito em regime de internação hospitalar. No Japão, os procedimentos são realizados rotineiramente sob sedação. Porém, para os iniciantes na técnica, ou quando o tempo estimado de execução for superior a 1 hora, recomenda-se o emprego de anestesia geral, com intubação orotraqueal. Monitoração cardiopulmonar e oximetria de pulso são mandatórios em todos os casos, assim como o uso de sonda vesical de demora em procedimentos prolongados. Recentemente, tem sido recomendado o uso de insufladores de CO$_2$ para DES.

Existem algumas estratégias técnicas para DES. Neste capítulo, descreveremos a abordagem adotada pelos autores do capítulo.[22-24] As Figuras 27-1 a 27-3 são ilustrativas da técnica de DES (procedimento realizado no Hospital Mater Dei Contorno, Belo Horizonte). Inicialmente, a lesão deve ser inspecionada minuciosamente, utilizando endoscópios com magnificação óptica e cromoscopia digital, contendo em sua extremidade distal um dispositivo plástico acoplado e fixado (*cap*) com 4 mm de comprimento. No estômago, utilizamos estilete de 2,5 mm de comprimento com ponta arredondada que permite realizar todos os passos da DES: marcação, incisão, dissecção submucosa, injeção simultânea de solução salina e hemostasia dos vasos sanguíneos (Flush-knife Ball-tiped 2.5, Fujinon Fujifilm Co., Japão). Recomenda-se empregar a unidade eletrocirúrgica VIO (ERBE Elektromedizin, Turbingen, Alemanha). Após a cromoscopia, procede-se à marcação dos limites de ressecção, respeitando-se margens mínimas de 5 mm (parâmetros: Coagulação *Soft*, Efeito 5, 100 Watts) (Fig. 27-4). Procede-se à injeção submucosa com cateteres injetores de 25 Gauge. Inicialmente, realiza-se uma primeira bolha submucosa com solução salina a 0,9% e, em seguida, injeta-se solução viscosa de hialuronato de sódio que mantém uma elevação submucosa mais prolongada. A injeção submucosa geralmente deve ser iniciada na margem proximal (oral) em lesões do antro e na margem distal (anal) em lesões do corpo proximal e na cárdia, prosseguindo-se com injeções sucessivas de 1 mL a 3 mL ao longo de uma das margens laterais (esquerda ou direita), devendo ser observada uma elevação satisfatória da lesão (*lifting-sign*). Devem ser evitadas injeções transfixando o centro da lesão neoplásica para minimizar o risco de implante tumoral na muscular própria. Procede-se à incisão da mucosa (Endocut I, Efeito 2, duração de corte 3, intervalo de corte 2) e, de forma intermitente, são feitas novas injeções na submucosa com cateter injetor para manter a borda elevada e permitir a incisão com segurança.

Posteriormente, realiza-se a dissecção da camada submucosa no sentido oral-anal ou anal-oral (de acordo com a localização da lesão) utilizando modo Coagulação *Forced* (Efeito 3, 45 Watts), sempre realizando novas injeções de solução salina na submucosa antes da aplicação de corrente elétrica. A dissecção deve ser realizada na camada submucosa profunda, entre a muscular própria e a trama vascular submucosa do estômago, mantendo-se o estilete paralelo à muscular própria, otimizando o controle vascular e minimizando o risco de dano à camada muscular (Fig. 27-5). A perfeita hemostasia dos vasos submucosos é fundamental para um procedi-

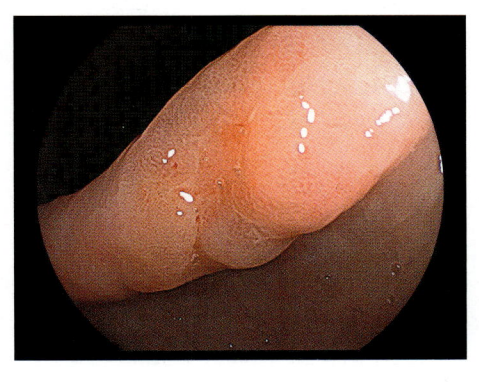

Fig. 27-1. Lesão deprimida do tipo 0IIc na incisura angular.

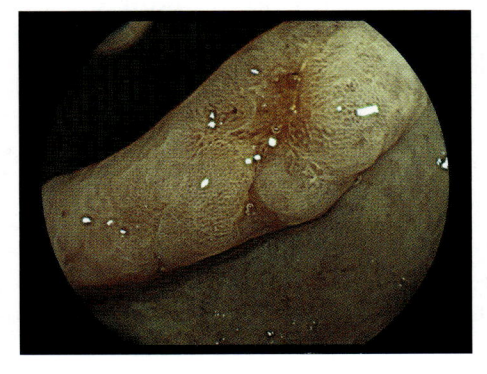

Fig. 27-2. Cromoscopia digital realçando a área deprimida.

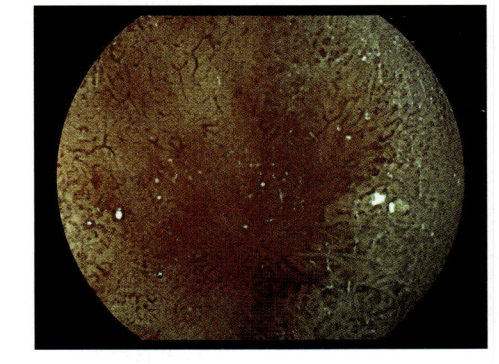

Fig. 27-3. Magnificação de imagem mostrando alteração de microestrutura das criptas e dos capilares, com nítida linha de demarcação da neoplasia.

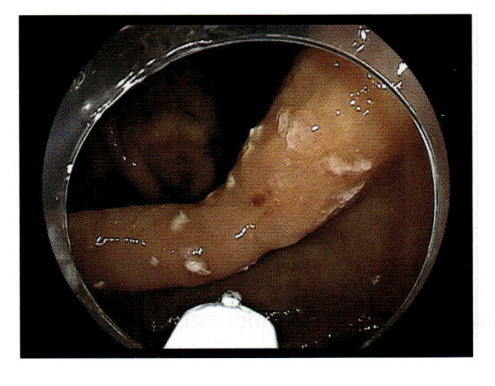

Fig. 27-4. Demarcação das margens da lesão com Flush Knife BT.

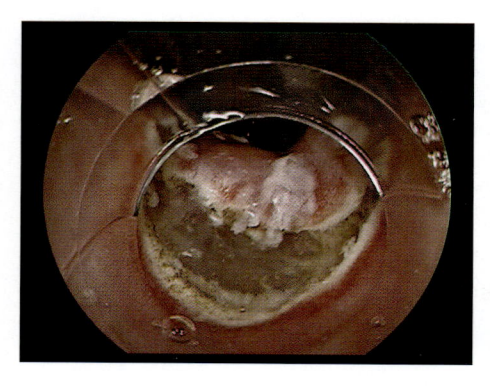

Fig. 27-5. Incisão na margem distal da lesão.

mento seguro e com campo de visão exangue.[23,24] Os vasos mais calibrosos da submucosa normalmente emergem da camada muscular própria e atravessam a camada submucosa de forma perpendicular-vertical, ramificando-se de forma horizontal-paralela principalmente na camada submucosa superficial. Assim, a camada mais profunda da submucosa é a que contém menor quantidade de vasos, sendo esses os mais calibrosos. Para prevenção de sangramento, esses vasos devem ser identificados e isolados, e a pré-hemostasia realizada com aplicação de coagulação *Soft* Efeito 5, 100 Watts por 3 a 5 segundos de cada lado do vaso, seguido da secção do vaso com coagulação *Forced*. Em vasos calibrosos, deve-se proceder à hemostasia com pinça forceps (*coag grasper*, Olympus Co. Japão).

A dissecção submucosa é finalizada a partir do retalho criado previamente, utilizando-se o *cap* para exposição do espaço submucoso (Fig. 27-6). Finalizada a ressecção, o espécime deve ser recuperado com pinça de corpo estranho, tomando-se o cuidado de apreender o espécime pela sua face submucosa, a fim de não danificar a mucosa. O sítio de ressecção deve ser cuidadosamente examinado, vasos protuberantes coagulados com pinça fórceps e lacerações da camada muscular própria devem ser aproximados por clipes (Fig. 27-7).

RECUPERAÇÃO E PREPARO DO ESPÉCIME

Esta é uma etapa fundamental, frequentemente negligenciada pelos endoscopistas ocidentais e realizada de forma sistemática pelos japoneses. O espécime recuperado deve ser estendido, fixado com alfinetes em placa de isopor, fotografado e observado quanto à presença de todas as marcas de demarcação dentro da peça (Fig. 27-8). Adicionalmente, pode ser feita a cromoscopia digital e química do espécime que contribuem para a avaliação das margens laterais. Posteriormente, o espécime deve ser armazenado em formalina e encaminhado ao serviço de anatomia patológica, após contato prévio com o patologista assistente, que em condições ideais deve ser treinado e motivado para o estudo dessas peças. O patologista deve cortar o espécime em fragmentos paralelos de 2 mm de largura, e o avaliar conforme a Classificação de Viena, informando o grau de diferenciação do tumor, profundidade de invasão e se a ressecção foi completa.[25] Devem ser estudadas as margens proximal, distal, lateral e vertical. Em peças cirúrgicas que contêm a mucosa, submucosa, muscular própria e adventícia, a análise semiquantitativa da profundidade de invasão submucosa é confiável, pois se consegue dividir a submucosa em três segmentos de igual espessura (Sm1, Sm2 e Sm3). Em peças de ressecção endoscópica, nem sempre a submucosa está completa, e esta distinção é menos confiável. Nesses casos, adota-se a medida micrométrica quantitativa em mícron (μ) da invasão submucosa a partir da *muscularis* mucosa, estabelecendo-se um ponto de corte a partir do qual se considera que a ressecção foi curativa (no estômago situa-se em 500 μ) (Figs. 27-9 e 27-10). Adicionalmente, pode ser realizado estudo imuno-histoquímico para complementar a avaliação de invasão vascular ou linfática, protocolo que temos adotado desde 2008.[26]

CONDUTA NO PÓS-OPERATÓRIO

Os pacientes que não apresentam nenhuma complicação recebem inibidor de bomba de próton (IBP) parenteral por dois dias. Inicia-se dieta líquida a partir de 24 horas após o procedimento e passam a

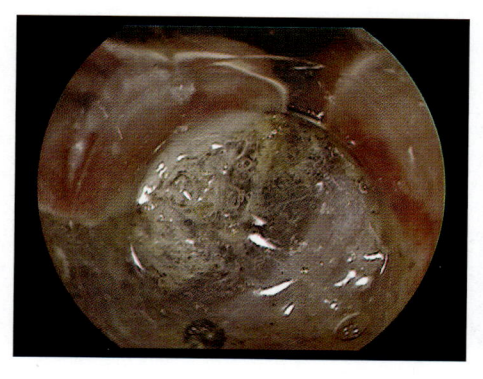

Fig. 27-6. Dissecção submucosa. Observe o plano correto de dissecção rente à muscular própria.

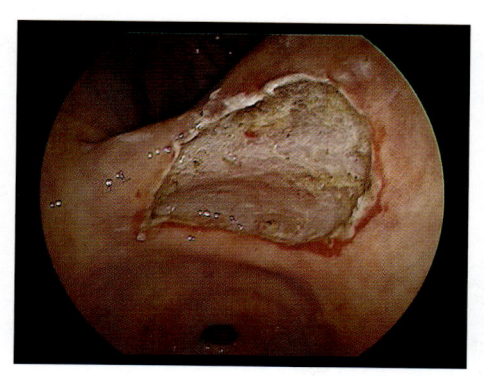

Fig. 27-7. Lesão ressecada em monobloco. Observe o sítio de ressecção com a muscular própria intacta.

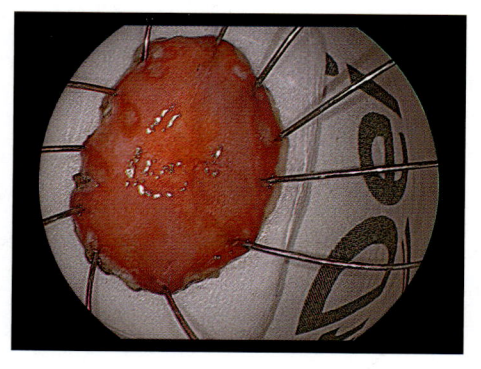

Fig. 27-8. Espécime fixado para análise histológica. Observe que todas as marcas estão por dentro da linha de incisão.

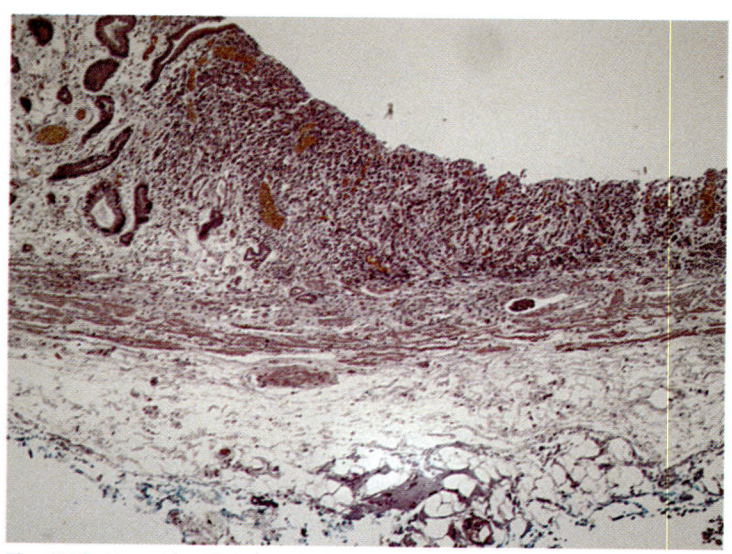

Fig. 27-9. Corte histológico em hematoxilina e eosina no menor aumento: Adenocarcinoma do tipo difuso com células em anel de sinete invadindo até a camada muscular da mucosa M³. Margens radiais e profundas amplas e livres.

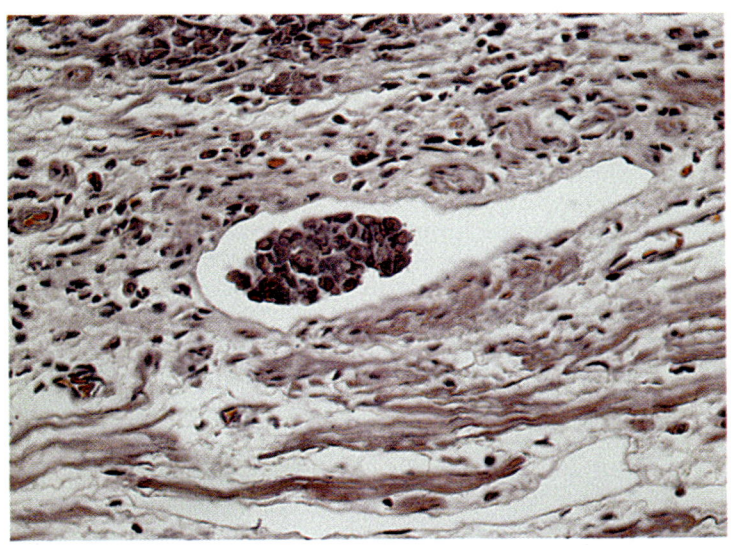

Fig. 27-10. Corte histológico em hematoxilina e eosina no menor aumento: adenocarcinoma do tipo difuso com células em anel de sinete invadindo até a camada muscular da mucosa M3. Margens radiais e profundas amplas e livres.

receber IBP por via oral, associado a sucralfato, durante 8 semanas. O *Helicobacter pylori* deve ser erradicado antes do procedimento.[27,28] Não há recomendação para antibioticoprofilaxia em DES no estômago.

COMPLICAÇÕES DA DISSECÇÃO ENDOSCÓPICA DA SUBMUCOSA

As principais complicações da DES do estômago são hemorragia tardia sintomática, que pode ocorrer entre 24 horas até 8 semanas após o procedimento, e perfuração que ocorre com incidência reportada de 0,5% em diferentes séries. As menos frequentes são bacteriemia transitória, pneumonia por aspiração e estenose pré-pilórica.[29]

CURABILIDADE DA DES

Alguns estudos têm avaliado a curabilidade da DES no CGP. Um importante estudo apresentou taxa de ressecção em bloco de 98,9% e ressecção curativa de 88,1%. Foram considerados fatores de risco para ressecção endoscópica não curativa: tumores grandes, tumores localizados no estômago proximal e lesões ulceradas. A menor probabilidade de cura (falhas em 40% dos casos) foi observada em lesões gástricas ulceradas, maiores que 30 mm e localizadas no estômago proximal. O tempo médio de ressecção foi de 64,8 minutos, e a permanência hospitalar média foi de 8,1 dias. Esse estudo encontrou taxa de sobrevida total de 95,7% em 3 anos e 92,3% em 5 anos. Como não houve mortes associadas ao câncer gástrico, a sobrevida em 3 e 5 anos foi de 100%. As mortes por câncer gástrico em pacientes submetidos à DES em seguimentos de 10 anos foram decorrentes de tumores metacrônicos identificados tardiamente. Em uma importante série sul-coreana foram reportados resultados semelhantes aos japoneses, com ressecções completas em 95,3% dos casos e sem morte.[30] Os resultados publicados no ocidente não apresentam taxas de cura tão altas como no Japão.[31,32]

RECORRÊNCIA LOCAL

Consiste no reaparecimento de tumor em sítio de ressecção prévia e associa-se fortemente a ressecções incompletas. Calcula-se o risco de recorrência local em ressecções curativas em 0% e em ressecções não curativas em 15%.

É preciso diferenciar recorrência local do surgimento de novo tumor metacrônico. Uma série reportou uma taxa de acompanhamento de tumor metacrônico de 4,8% em 5 anos.[33] Sugere-se que a erradicação do *Helicobacter pylori* pode diminuir a incidência de tumores metacrônicos.

Nos pacientes com ressecção curativa, deve-se fazer acompanhamento endoscópico anual, e posteriormente esses prazos podem ser aumentados. Nos pacientes com ressecções não curativas, não submetidos à cirurgia, o acompanhamento deve ser feito com maior frequência (2, 6, 12 meses e anualmente).

TREINAMENTO RECOMENDADO PARA DES DO ESTÔMAGO

O treinamento recomendado pelos *experts* japoneses na técnica de DES inclui:

- Adquirir conhecimento básico das afecções, dos equipamentos e acessórios, da unidade cirúrgica e familiarizar-se com as indicações, limitações, os riscos e resultados da DES.
- Visitar *experts* no Japão para observar a técnica (idealmente acompanhar a realização de, pelo menos, 50 casos).
- Auxiliar nos procedimentos durante o treinamento com pacientes.
- Treinamento em modelos animais (peças de estômago e animas vivos).
- Procedimentos em pacientes, iniciando por casos menos complexos e de baixo risco de complicações (50 casos para tornar-se proficiente).
- Acompanhar permanentemente as evoluções da técnica em livros, revistas, DVDs, conferências, demonstrações em vivo e, ocasionalmente, novas visitas a centros de *experts*.

CONSIDERAÇÕES FINAIS

A DES revolucionou o tratamento do CGP e permitiu a expansão das indicações de ressecção endoscópica. A DES é o método de escolha do tratamento do CGP, pois se associa a maiores taxas de ressecção em bloco e menores índices de recorrência local. Além disso, a DES possibilita uma análise histológica mais confiável, cujo resultado constitui o estadiamento final do CGP e permite determinar com precisão se o paciente está potencialmente curado e qual deve ser o protocolo de acompanhamento. O treinamento em DES é complexo e requer grande dedicação por parte dos profissionais interessados em aprender a técnica, em especial, nos países ocidentais.

AGRADECIMENTO

Agradecemos ao Prof. Moisés Salgado Pedrosa do Laboratório CEAP, em Belo Horizonte, pelo preparo das fotos histológicas.

REFERÊNCIAS BIBLIOGRÁFICAS

1. Retana A. An update in endoscopic management of gastric cancer. *Curr Opin Gastroenterol* 2011;27:576-82.
2. Brasil. Rio de janeiro. *Estatísticas do Instituto Nacional do Câncer.* 2014. Acesso em: 26 Jun. 2015. Disponível em: <http://www.inca.gov.br>
3. Lee TH. Appropriate indications for endoscopic submucosal dissection of early gastric cancer according to tumor size and histopathological type. *Gastrointest Endosc* 2010;71:920-26
4. Murakami T. Pathomorphological diagnosis Definition and gross classification of early gastric cancer. *Gann Monogr Cancer Res* 1971;11:53-55.
5. The Paris endoscopic classification of superficial neoplastic lesions: esophagus, stomach and colon. *Gastrointest Endosc* 2003;58:S3-S43.
6. Sano T, Kobori O, Muto T. Lymph node metastasis from early gastric cancer: endoscopic resection of tumour. *Br J Surg* 1992;79:241-44.

7. Lee WS. Technical issues and new devices of ESD of early gastric cancer. *World J Gastroenterol* 2011;17(31):3585-90.
8. Kwee RM, Kwee TC. The accuracy of endoscopic ultrasonography in differentiating mucosal from deeper gastric cancer. *Am J Gastroenterol* 2008;103(7):1801-9.
9. Forero EA. *Tratado de ultrasonografía endoscópica*. Ultrasonido endoscópico en cáncer gástrico temprano. Rio de Janeiro: Atheneu, 2006.
10. Japanese gastric cancer treatment guidelines 2010. *Gastric Cancer* 2011;14:113-23.
11. Hirasawa K. Risk assessment chart for curability of early gastric cancer with endoscopic submucosal dissection. *Gastrointest Endosc* 2011;74:1268-75.
12. Gotoda T. Endoscopic resection of early gastric cancer treated by guideline and expanded national cancer centre criteria. *Br J Surg* 2010;97:868-71.
13. Lee H. Do we have enough evidence for expanding the indications of ESD for EGC? *World J Gastroenterol* 2011;17(21):2597-601.
14. Park YM. The effectiveness and safety of endoscopic submucosal dissection compared with endoscopic mucosal resection for early gastric cancer: a systematic review and meta-analysis. *Surg Endosc* 2011;25(8):2666-77.
15. Arantes V, Albuquerque W, Benfica E et al. Submucosal injection of 0.4% hydroxypropyl methylcellulose facilitates endoscopic mucosal resection of early gastrointestinal tumors. *J Clin Gastroenterol* 2010;44 (9):615-19.
16. Bennett C, Wang Y, Pan T. Endoscopic mucosal resection for early gastric cancer. *Cochrane Database Syst Rev* 2009;(4):CD004276.
17. Othman MO, Wallace MB. Endoscopic mucosal resection (EMR) and endoscopic submucosal dissection (ESD) in 2011, a Western perspective. *Clin Res Hepatol Gastroenterol* 2011;35(4):288-94.
18. Ono H, Kondo H, Gotoda T et al. Endoscopic mucosal resection for treatment of early gastric cancer. *Gut* 2001;48:225-29.
19. Ookuwa M, Hosokawa K, Boku N et al. New endoscopic treatment for intramucosal tumors using an insulated-Tip diathermic knive. *Endoscopy* 2001;33:221-26.
20. Yamamoto H, Kawata H, Sunada K et al. Success rate of curative endoscopic mucosal resection with circumferential mucosal incision assisted by submucosal injection of sodium hyaluronate. *Gastrointest Endosc* 2002;56:507-12.
21. Fujishiro M, Yahagi N, Kakushima N et al. Endoscopic Submucosal Dissection of Esophageal Squamous Cell Neoplasms. *Clin Gastroenterol Hepatol* 2006;4:688-94.
22. Toyonaga T, Man-I M, Fujita T et al. The performance of a novel ball-tipped Flush Knife for endoscopic submucosal dissection: a case-control study. *Aliment Pharmacol Ther* 2010;32:908-15.
23. Toyonaga T, Nishino E, Hirooka T et al. Intraoperative bleeding in endoscopic submucosal dissection in the stomach and strategy for prevention and treatment. *Dig Endosc* 2006;18(Suppl 1):S123-27.
24. Toyonaga T, Nishino E, Dozaiku T et al. Management to prevent bleeding during endoscopic submucosal dissection using the flush knife for gastric tumors. *Dig Endosc* 2007;19(Suppl 1):S14-18.
25. Schempler RJ, Riddel RH, Kato Y et al. The Vienna classification of gastrointestinal epithelial neoplasia. *Gut* 2000;47:251-55.
26. Aldeman NLS, Palhares DMF, Araujo AS et al. The role of immunohistochemistry in the detection of vascular invasion in specimens of endoscopic submucosal dissection. *J Bras Patol Med Lab* 2013;49:273-77.
27. Fujiwara S, Toyonaga T. A randomized controlled trial of rebamipide plus rabeprazole for the healing of artificial ulcers after endoscopic submucosal dissection. *J Gastroenterol* 2011;46(5):595-602.
28. Kato T. Clinical trial: rebamipide promotes gastric ulcer healing by proton pump inhibitor after endoscopic submucosal dissection – a randomized controlled study. *J Gastroenterol* 2010;45(3):285-90.
29. Kim SH. Management of the complications of endoscopic submucosal dissection. *World J Gastroenterol* 2011;17(31):3575-79.
30. Chung IK. Therapeutic outcomes in 1000 cases of endoscopic submucosal dissection for early gastric neoplasms: Korean ESD study Group multicenter study. *Gastrointest Endosc* 2009;69:1228-35.
31. Catalano F. The modern treatment of early gastric cancer: our experience in an Italian cohort. *Surg Endosc* 2009;23:1581-86.
32. Dinis-Ribeiro M. A European case series of endoscopic submucosal dissection for gastric superficial lesions. *Gastrointes Endosc* 2009;69:350-55.
33. Takenaka R. Risk factors associated with local recurrence of early gastric cancers after endoscopic submucosal dissection. *Gastrointest Endosc* 2008;68:887-94.

28 Cromoendoscopia de Estômago e Duodeno

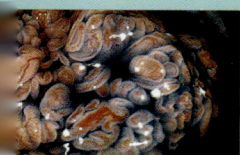

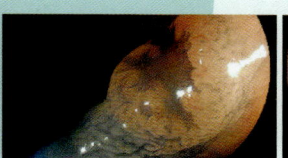

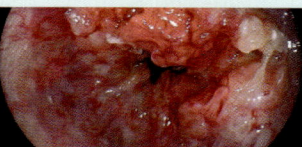

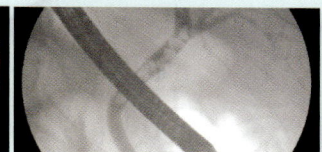

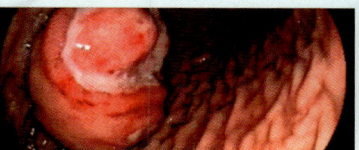

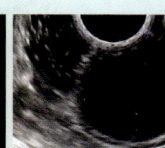

Horácio Joaquín Perez

INTRODUÇÃO

Entre os endoscopistas há certa noção de que a **cromoendoscopia e a magnificação de imagem** são técnicas difíceis, que atrasam os exames e acrescentam pouco. A presente abordagem procurará elucidar a utilidade dessas técnicas e demonstrar que podem ser incorporadas à rotina da endoscopia do estômago e do duodeno de modo prático.

CROMOSCOPIA QUÍMICA

É definida como a aplicação tópica de corantes durante a endoscopia para realçar detalhes da mucosa e auxiliar no diagnóstico.[6] A seguir, serão comentados os principais corantes que podem ser utilizados no estômago e duodeno:

A) *Azul de metileno:* é um corante que reage com as células absortivas da mucosa intestinal, auxiliando no diagnóstico da metaplasia intestinal (identificada por áreas azuis escuras). A concentração mais utilizada é de 0,5%. Quando associado à magnificação de imagem, auxilia na detecção de condições pré-malignas (metaplasia intestinal e displasia), podendo ser usado para rastreamento em pacientes de risco.[2,3,27]

B) *Índigo-carmim:* é um contraste que realça o relevo da mucosa. Por ser barato, inócuo, disponível e de fácil aplicação, é o mais popular entre os endoscopistas. A concentração varia entre 0,1 e 0,8%, sendo que o "ponto ideal" é uma medida subjetiva. Obtém-se melhor resultado na mucosa gastroduodenal na concentração 0,1 a 0,4%. É particularmente útil no diagnóstico e na avaliação detalhada do câncer gástrico precoce.[33] Quando associado a ácido acético, apresenta melhores resultados na detecção e delimitação do adenocarcinoma precoce bem diferenciado. Entretanto, não foi superior à endoscopia convencional na delimitação do carcinoma indiferenciado, bem como na detecção de cicatrizes de úlceras, mesmo em um estudo comparando endoscopistas experientes a iniciantes.[1,18]

C) *Vermelho congo:* é um corante reativo que muda do vermelho para o azul escuro, quando em contato com o ácido (pH < 3). É pouco usado, atualmente, uma vez que sua indicação clássica, que era verificar a eficácia da vagotomia na supressão ácida, caiu em desuso.[8] Um estudo evidenciou que o câncer gástrico pós-erradicação do *H. pylori* surge exclusivamente em áreas não secretoras, ou seja, nos locais em que a atrofia glandular não foi revertida após a erradicação. Os autores sugerem direcionar as biópsias para os locais não secretores, geralmente no fundo e na pequena curvatura gástrica.[12]

D) *Vermelho fenol:* muda do amarelo para o vermelho em meio alcalino e serve para mapear a colonização gástrica por *H. pylori*, uma vez que a bactéria produza enzimas, como urease, que alcaliniza o meio em torno dela.[7] Usado na concentração de 0,1%, aguarda-se o efeito em 2 a 3 minutos, tornando vermelhas as áreas colonizadas pelo *H. pylori*. O refluxo alcalino biliar é causa de falso-positivo.[6]

CROMOENDOSCOPIA DIGITAL

Denominação que abrange um conjunto de tecnologias de imagem que permitem realçar e contrastar detalhes mínimos da mucosa e dos capilares subepiteliais. As principais tecnologias, mais conhecidas por suas abreviaturas, são: FICE (*Flexible spectral Imaging Color Enhancement* – Fujifilm); NBI (*Narrow Band Imaging* – Olympus); e i-Scan (Pentax). Considera-se alta definição (HD) os equipamentos que produzem uma imagem com resolução acima de 400.000 *pixels*. A luz branca intensa produzida pelas lâmpadas de xênon entre 100 e 300 W mimetiza a luz natural do sol em relação ao espectro visível ao olho humano, ou seja, na faixa de 400 a 700 nm, permitindo examinar a mucosa gastrointestinal em suas cores naturais.[5,25,32] O princípio básico da cromoscopia digital é a capacidade de penetração da luz nos tecidos, sendo que cada estrutura tecidual reflete ou absorve de modo constante uma determinada cor. Na prática, realçam muito bem os diminutos capilares subepiteliais e, consequentemente, delimitam as estruturas que eles contornam, como criptas, glândulas e outras áreas não vascularizadas.[5,21] Quando associada à magnificação, aumenta muito sua precisão diagnóstica.[20] Uma tecnologia ainda mais recente é a endomicroscopia confocal a *laser*, que aumenta até 1.000X, e permite identificar a metaplasia intestinal no estômago e no esôfago de Barrett.[29] A microscopia intimida o endoscopista, que imagina ter de fazer uma residência em patologia, embora um estudo tenha demonstrado rápida curva de aprendizado.[21]

Cromoscopia Digital Magnificada no Estômago

Trata-se de uma técnica que permite o estudo detalhado da microestrutura da superfície mucosa e da microvasculatura. Assim que entra no estômago, o endoscopista começa a identificar situações de risco para câncer gástrico, como a gastrite associada ao *H. pylori*, metaplasia intestinal e atrofia gástrica.[33] Tahara *et al.* estudaram os padrões da mucosa gástrica com cromoscopia digital magnificada e elaboraram uma classificação bastante simples que se correlaciona muito bem com a severidade histológica das gastrites, a presença de metaplasia intestinal e do *H. pylori*.[28] Resumidamente, os autores identificaram quatro padrões bem definidos, sendo que um deles é o normal, e os tipos 1 a 3 refletem gastrites crônicas (tipos 1 e 2) e metaplasia intestinal/atrofia glandular (tipo 3). Com relação à presença do *H. pylori*, no tipo normal é inferior a 7,5%, nos tipos 1 e 2 a bactéria é positiva em 92,9 e 94,6%, respectivamente, e no tipo 3, relacionado com a metaplasia intestinal e atrofia, cai para 66,7%. Utilizamos a classificação de Tahara em nossa rotina, informando nos laudos o padrão da superfície fina da mucosa, independentemente do resultado da endoscopia convencional (normal ou alterada).

▪ Estômago Normal à Magnificação

O primeiro passo cognitivo da cromoscopia digital magnificada no estômago é familiarizar-se com os **padrões normais**, que diferem entre a mucosa do corpo e a do antro. O fundo e o corpo gástricos são revestidos por mucosa glandular fúndica, que apresenta à histologia glândulas menores e retilíneas, espaçadas regularmente em meio a uma robusta lâmina própria. É por isso que à magnificação em corpo e antro observam-se orifícios circulares homogêneos, conferindo aspecto poligonal ou "em favo de mel", que correspondem às aberturas das criptas para a luz. De permeio, observam-se grandes vênulas coletoras uniformemente distribuídas. Este padrão corresponde ao **tipo normal de Tahara** (Fig. 28-1). Já no antro, as glândulas aparecem alongadas e curvilíneas à magnificação.

▪ Gastrite Crônica, Metaplasia Intestinal e Atrofia Glandular

O segundo passo é conhecer os **padrões patológicos** da mucosa gástrica à magnificação. Não são patognomônicos, pois o uso de medicamentos e a presença de certas doenças sistêmicas, como cirrose hepática, podem mimetizá-los. Na gastrite crônica por *H. pylori*, à medida que aumenta a severidade do processo inflamatório, observam-se à magnificação um progressivo desaparecimento da visibilidade das vênulas coletoras e aumento do tamanho das glândulas, cuja morfologia predominante é circular, não uniforme na inflamação discreta e moderada. Este é o **padrão 1 de Tahara** (Fig. 28-2a). Na inflamação acentuada, as criptas tendem para formatos ovais e tubulares, em "olho de gato", e desaparecimento completo das vênulas coletoras (**padrão 2 de Tahara** – Fig. 28-2b). Finalmente, como consequência a longo prazo da gastrite crônica, surgem a metaplasia intestinal e a atrofia gástrica, às vezes isoladamente, mas geralmente combinados (é comum ver ambos diagnósticos informados pelo patologista na mesma biópsia). Neste estágio, a arquitetura da mucosa está bastante subvertida pelo processo inflamatório crônico e sucessivas cicatrizações intercaladas com períodos de melhora, o que se traduz à magnificação por grande dismorfismo do padrão capilar subepitelial (SECN – *subepitelialcapillary network*), observando-se capilares contorcidos e espiralados, com calibres aumentados, delimitando glândulas com aparência viliforme (**padrão 3 de Tahara** – Fig. 28-3). Em alguns casos, estômagos endoscopicamente normais apresentam padrões gástricos alterados à magnificação, e biópsias evidenciando graus variados de gastrite microscópica e presença de *H. pylori* (Fig. 28-4). É frequente encontrar dois ou mais padrões combinados no mesmo estômago, o que pode ser explicado pelo modo errático com que o *H. pylori* coloniza o órgão.

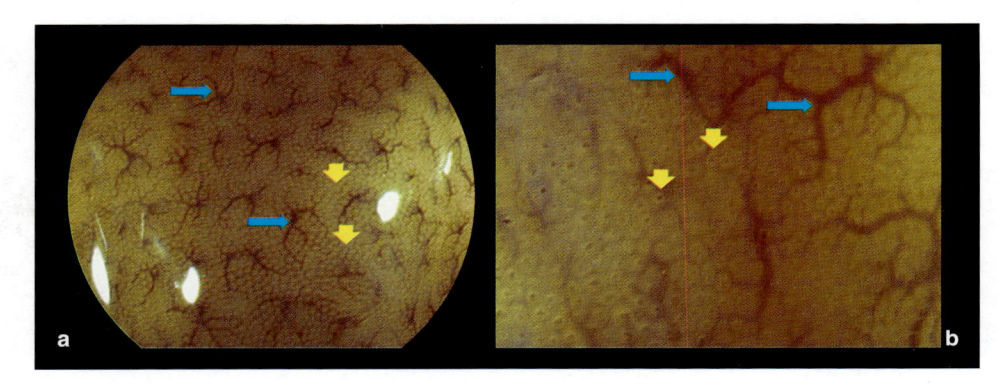

Fig. 28-1. Padrão glandular fúndico (fundo e corpo): aspecto normal à magnificação. (**a**) Distribuição regular das vênulas coletoras (setas azuis) e aspecto em "favo de mel" das criptas (setas amarelas); (**b**) mesmas estruturas com maior magnificação. Os orifícios de abertura das glândulas (pontos castanho-escuros) aparecem circundados pelo epitélio críptico marginal (castanho-claros).

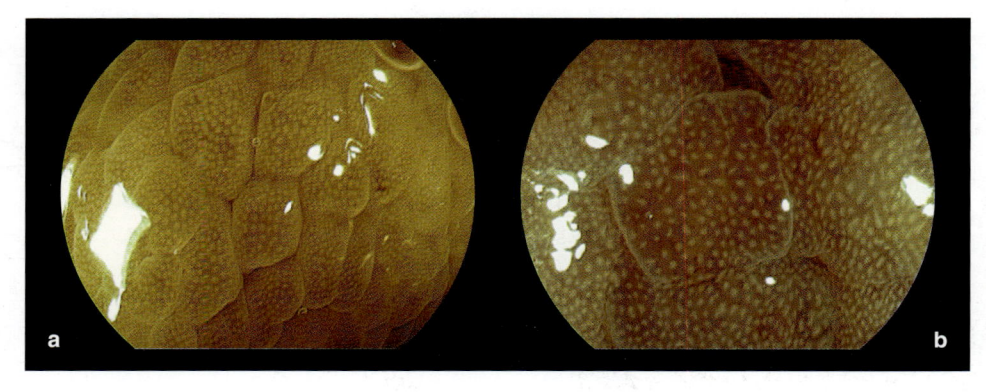

Fig. 28-2. Gastrite crônica à magnificação. (**a**) Tipo 1 de Tahara: criptas alargadas, circulares e redução (ou ausência) de vênulas coletoras; (**b**) tipo 2 de Tahara: criptas ainda mais aumentadas, com formatos ovais ou tubulares, aumento da densidade de capilares irregulares.

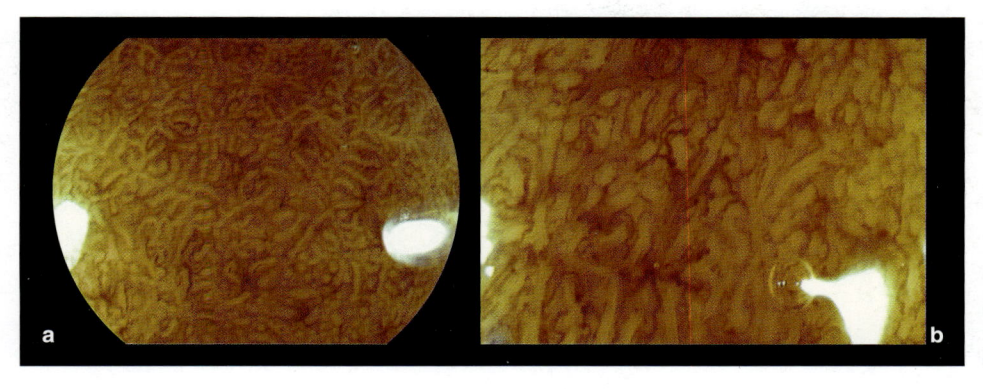

Fig. 28-3. (**a**) Metaplasia intestinal à magnificação (tipo 3 de Tahara): criptas bem delimitadas, ovais ou tubulovilosas; (**b**) capilares nitidamente espiralados, em saca-rolhas.

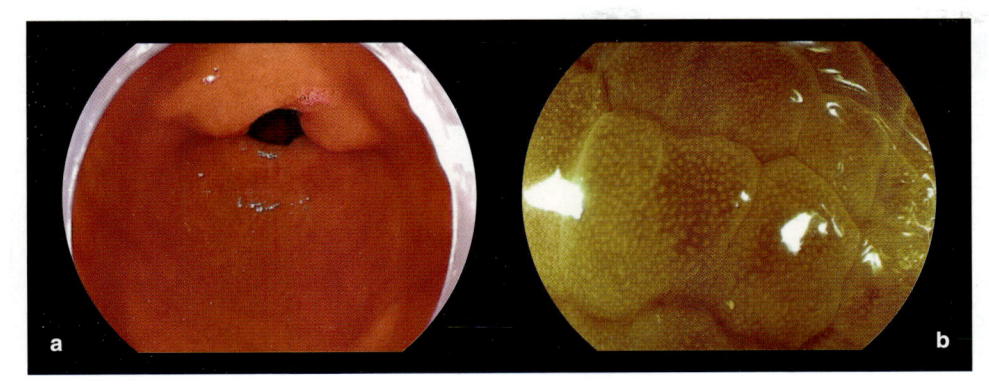

Fig. 28-4. (a) Antro gástrico de aspecto endoscópico normal. (b) A magnificação gástrica no mesmo paciente evidencia padrão glandular gástrico do tipo Tahara 1. O teste da urease foi positivo.

Direcionar as biópsias para os padrões alterados pode aumentar a capacidade de diagnosticar a bactéria (padrões 1 e 2) e metaplasia intestinal/atrofia (padrão 3). Estudos recentes têm corroborado e ampliado os achados do grupo de Tahara.[11,16,17,19,21,25]

■ Câncer Gástrico Precoce

A incidência do câncer gástrico no ocidente é mais baixa do que no leste asiático, o que ajuda a explicar a dificuldade de o endoscopista ocidental familiarizar-se com o diagnóstico do câncer precoce e porque no ocidente a maioria dos cânceres gástricos é diagnosticada em fase avançada, enquanto no Japão cerca de 50% o são na fase precoce, cuja sobrevida de 5 anos pós-tratamento é de 90%.[10,32] Para o diagnóstico do câncer gástrico precoce, definido como restrito às camadas mucosa e submucosa independentes de metástase linfonodal, o endoscopista deve estar atento às **alterações sutis na superfície da mucosa**, como pequenas áreas vermelho-pálidas ou desbotadas, e áreas ligeiramente deprimidas ou elevadas.[32,33] A observação com cromoscopia digital evidencia o padrão dos capilares subepiteliais (como heterogeneidade no calibre dos vasos) e da superfície fina da mucosa. Atenção para as áreas delimitadas: "qualquer área demarcada é câncer até prova em contrário".[11] O índigo-carmim delimita essas lesões, geralmente evidenciando uma ligeira depressão e margens irregulares.[33] O ácido acético associado à magnificação auxilia na identificação da metaplasia intestinal e de áreas suspeitas de câncer precoce.[3]

■ Pólipos Gástricos

São detectados em 2 a 5% das endoscopias. Os adenomas são incomuns no ocidente (< 1% dos pólipos gástricos) e geralmente associados a poliposes adenomatosas familiares.[31] Lesões solitárias de antro com aspecto superficial, maiores que 2 cm e presença de aspecto viloso podem ser adenomas e devem ser ressecadas.[14,24] Há síndromes hamartomatosas gástricas raras, como a polipose juvenil ou Síndrome de Peutz-Jeghers e Síndrome de Cowden.[26] **Em nosso meio, face à elevada incidência de gastrite crônica por *H. pylori*, predominam os pólipos hiperplásicos**, seguidos pelas ectasias de glândulas fúndicas, mais comuns em países ocidentais industrializados por causa da combinação de dois fatores: baixa incidência de *H. pylori* e uso disseminado de inibidores da bomba de prótons (IBPs), que induzem uma dilatação característica nas glândulas oxínticas e protrusões nas células parietais, conferindo ao pólipo uma aparência histológica glandular serrilhada. Ambos os tipos são mais frequentes acima dos 60 anos.[4,14,24] Os pólipos hiperplásicos são frequentemente erodidos e bem vascularizados, podendo provocar anemia ferropriva.[23,24] À magnificação, apresentam glândulas aumentadas e cerebriformes homogêneas, frequentemente com hemorragia espontânea (Fig. 28-5). Geralmente são pequenos, mas podem medir mais que 2 cm, sobretudo, nas raras poliposes hiperplásicas (Fig. 28-6). Não há consenso sobre a melhor conduta (ressecar ou observar), nem sobre o tamanho, observando-se grande discrepância: alguns consideram o ponto de corte acima de 5 mm e outros acima de 1,5 cm.[24] Casos de malignidade associada aos pólipos hiperplásicos e às ectasias de glândulas fúndicas são raros, porém bem documentados.[9,13,15] Pólipos hiperplásicos que apresentam áreas brancas que impedem a visualização da rede capilar subepitelial, também chamada substância branca opaca, devem ser ressecados por haver maior risco de focos neoplásicos.[30]

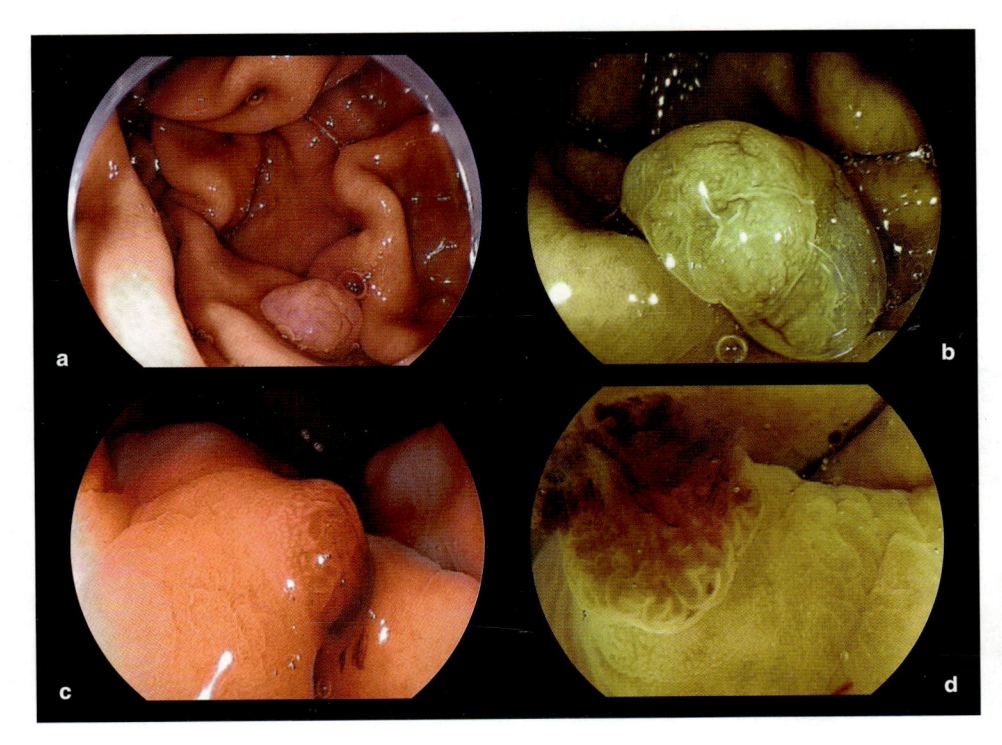

Fig. 28-5. (a-d) Pólipos hiperplásicos. Visão com luz branca em HD (**a** e **c**) e as mesmas lesões com cromoscopia digital magnificada (**b** e **d**). Os pólipos hiperplásicos apresentam sangramento espontâneo com frequência e podem ser causa de anemia ferropriva.

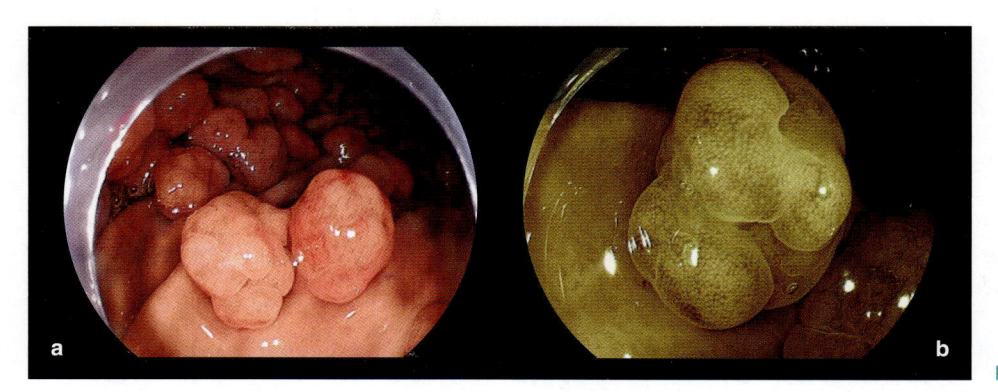

Fig. 28-6. (a e b) Polipose gástrica hiperplásica.

CROMOENDOSCOPIA MAGNIFICADA NO DUODENO

A principal aplicação da magnificação no duodeno é o estudo das vilosidades intestinais, associando magnificação à imersão em água. É possível descrever as vilosidades, de modo qualitativo, ao menos em três níveis: normais, atrofia discreta (encurtamento vilositário discreto ou moderado) e atrofia acentuada, em que há evidente aplainamento da mucosa e total desaparecimento das vilosidades. As Figuras 28-7 a 28-9 exemplificam estas três situações. Nos casos de atrofia discreta e acentuada, biópsias estão indicadas.

CONCLUSÃO

O uso de corantes no estômago e duodeno ainda tem algumas aplicações, como o índigo-carmim, para delimitar lesões superficiais e deprimidas; e o vermelho congo, na identificação de áreas gástricas não secretoras, a fim de direcionar as biópsias em pacientes de risco pós-erradicação do *H. pylori*. Entretanto, as novas tecnologias, sobretudo, a cromoscopia digital magnificada, por serem de uso fácil e rápido, tendem a substituir a cromoscopia química. No laudo da endoscopia alta de rotina, é viável e prático incluir ao menos três

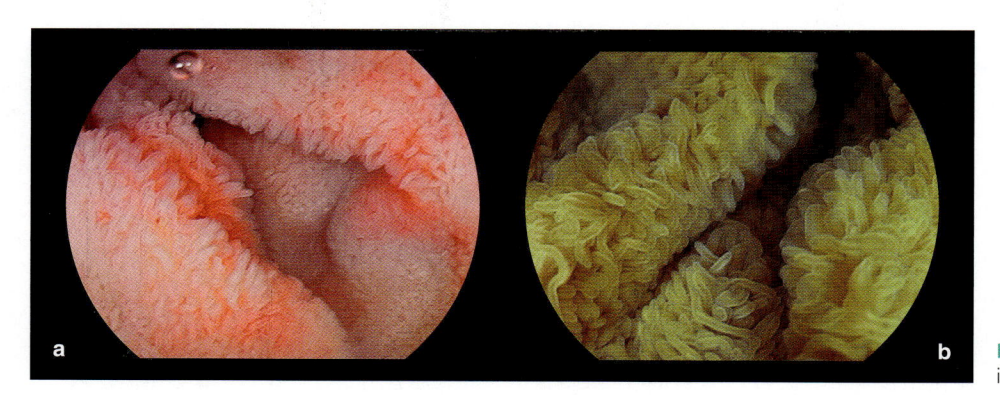

Fig. 28-7. (a e b) Duodeno normal à magnificação sob imersão. Vilosidades longas e uniformes.

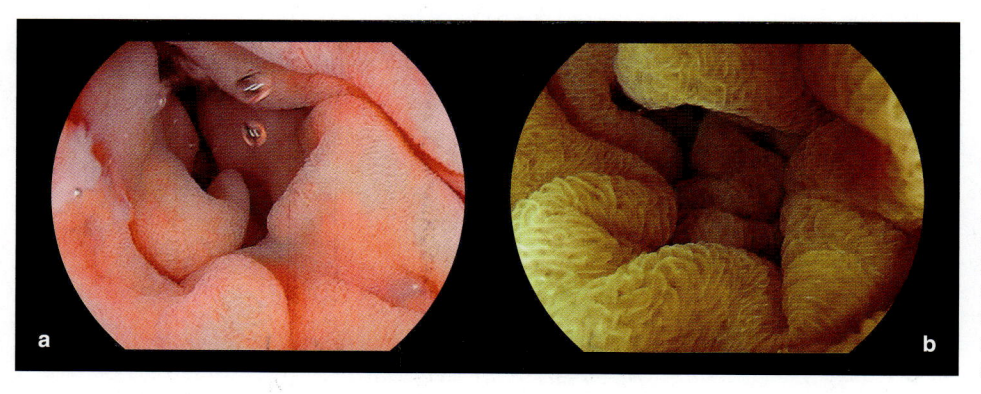

Fig. 28-8. (a) **Magnificação duodenal**: encurtamento vilositário universal, sugerindo enteropatia atrófica discreta. (b) **Histopatologia**: vilosidades encurtadas, tortuosas e alargadas, revestidas por epitélio permeado por alguns linfócitos (relação linfócitos/enterócitos em torno de 20%). Conclusão: inflamação inespecífica (inconclusiva para doença celíaca ou vigência de dieta sem glúten em caso de seguimento).

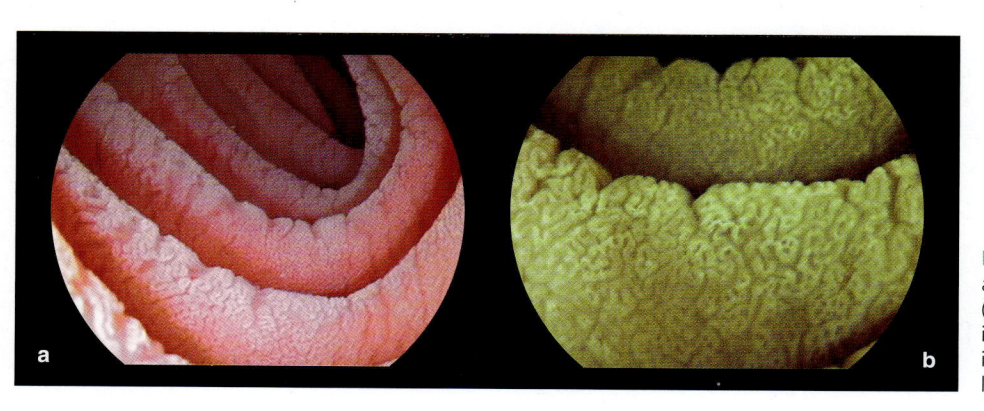

Fig. 28-9. (a) **Magnificação duodenal**: enteropatia atrófica acentuada. Desaparecimento das vilosidades (mucosa aplainada). (b) **Histopatologia**: alterações inflamatórias acentuadas com atrofia vilositária e intensa linfocitose intraepitelial (relação linfócitos/enterócitos > 40%).

usos para a cromoscopia digital magnificada: 1. descrição do padrão microestrutural da mucosa gástrica, utilizando a classificação de Tahara, que apresenta relação estreita com a severidade das gastrites, presença de *H. pylori*, metaplasia intestinal e atrofia gástrica; 2. descrição dos pólipos gástricos; 3. informar sobre o aspecto das vilosidades intestinais, especialmente para o diagnóstico e seguimento da doença celíaca.[28] Dica para abreviar a curva de aprendizado: o próprio endoscopista, antes de começar a "soltar" estas descrições nos laudos, deve correlacionar suas observações com os resultados da histopatologia e do teste da urease. Após adquirir *expertise*, as biópsias tendem a ser substituídas pelo que podemos denominar **biópsias ópticas**, tornando o diagnóstico endoscópico mais completo, rápido e talvez mais barato, dispensando o exame histopatológico. Um ganho extra, embora subjetivo, é reduzir o estresse do paciente, por não ter que aguardar os temidos resultados de biópsias e polipectomias.

REFERÊNCIAS BIBLIOGRÁFICAS

1. Amano Y, Uno G, Yuki T *et al*. Interobserver variation in the endoscopic diagnosis of gastroduodenal ulcer scars: implications for clinical management of NSAIDs users. *BMC research notes* 2011;4:409.
2. Areia M, Amaro P, Dinis-Ribeiro M *et al*. External validation of a classification for methylene blue magnification chromoendoscopy in premalignant gastric lesions. *Gastrointestinal Endoscopy* 2008;67(7):1011-18.
3. Boeriu AM, Dobru DE, Mocan S. Magnifying endoscopy and chromoendoscopy of the upper gastrointestinal tract. *J Gastrointest Liver Diseases* 2009;18(1):109-13.
4. Buyukasik K, Sevinc MM, Gunduz UR *et al*. Upper gastrointestinal tract polyps: what do we know about them? Asian Pacific journal of cancer prevention. *APJCP* 2015;16(7):2999-3001.
5. Committee AT, Manfredi MA, Abu Dayyeh BK *et al*. Electronic chromoendoscopy. *Gastrointestinal Endoscopy* 2015;81(2):249-61.
6. Committee AT, Wong Kee Song LM, Adler DG *et al*. Chromoendoscopy. *Gastrointestinal Endoscopy* 2007;66(4):639-49.
7. Coyle WJ, Lawson JM. Helicobacter pylori infection in patients with early gastric cancer by the endoscopic phenol red test. *Gastrointestinal Endoscopy* 1998;48(3):327-28.
8. Donahue PE, Yoshida J, Richter HM *et al*. Can the use of an endoscopic Congo red test decrease the incidence of incomplete proximal gastric vagotomy? *Gastrointestinal Endoscopy* 1987;33(6):427-31.
9. Groisman GM, Depsames R, Ovadia B *et al*. Metastatic carcinoma occurring in a gastric hyperplastic polyp mimicking primary gastric cancer: the first reported case. *Case Reports Pathology* 2014;2014:781318.
10. Hamashima C, Shibuya D, Yamazaki H et a. The Japanese guidelines for gastric cancer screening. *Japanese J Clin Oncol* 2008;38(4):259-67.
11. Hayee B, Inoue H, Sato H *et al*. Magnification narrow-band imaging for the diagnosis of early gastric cancer: a review of the Japanese literature for the Western endoscopist. *Gastrointestinal Endoscopy* 2013;78(3):452-61.
12. Iijima K, Abe Y, Koike T *et al*. Gastric cancers emerging after H. pylori eradication arise exclusively from non-acid-secreting areas. *Tohoku J Experimental Medicine* 2012;226(1):45-53.
13. Imura J, Hayashi S, Ichikawa K *et al*. Malignant transformation of hyperplastic gastric polyps: An immunohistochemical and pathological study of the changes of neoplastic phenotype. *Oncology Letters* 2014;7(5):1459-63.
14. Islam RS, Patel NC, Lam-Himlin D, *et al*. Gastric polyps: a review of clinical, endoscopic, and histopathologic features and management decisions. *Gastroenterol Hepatol* 2013;9(10):640-51.
15. Jeong YS, Kim SE, Kwon MJ *et al*. Signet-ring cell carcinoma arising from a fundic gland polyp in the stomach. *World J Gastroenterol* 2014;20(47):18044-47.
16. Kanzaki H, Uedo N, Ishihara R *et al*. Comprehensive investigation of areae gastricae pattern in gastric corpus using magnifying narrow band imaging endoscopy in patients with chronic atrophic fundic gastritis. *Helicobacter* 2012;17(3):224-31.
17. Kiyotoki S, Nishikawa J, Satake M *et al*. Usefulness of magnifying endoscopy with narrow-band imaging for determining gastric tumor margin. *J Gastroenterol Hepatol* 2010;25(10):1636-41.
18. Lee BE, Kim GH, Park do Y *et al*. Acetic acid-indigo carmine chromoendoscopy for delineating early gastric cancers: its usefulness according to histological type. *BMC Gastroenterol* 2010;10:97.
19. Nakamura M, Shibata T, Tahara T *et al*. The usefulness of magnifying endoscopy with narrow-band imaging to distinguish carcinoma in flat elevated lesions in the stomach diagnosed as adenoma by using biopsy samples. *Gastrointestinal Endoscopy* 2010;71(6):1070-75.
20. Pittayanon R, Rerknimitr R, Wisedopas N *et al*. The learning curve of gastric intestinal metaplasia interpretation on the images obtained by probe-based confocal laser endomicroscopy. *Diagnostic Therapeutic Endoscopy* 2012;2012:278045.
21. Pittayanon R, Rerknimitr R. Role of digital chromoendoscopy and confocal laser endomicroscopy for gastric intestinal metaplasia and cancer surveillance. *World J Gastrointestinal Endoscopy* 2012;4(10):472-78.
22. Ratiu N, Rath HC, Buttner R *et al*. The effect of chromoendoscopy on the diagnostic improvement of gastric ulcers by endoscopists with different levels of experience. *Romanian J Gastroenterology* 2005;14(3):239-44.
23. Secemsky BJ, Robinson KR, Krishnan K *et al*. Gastric hyperplastic polyps causing upper gastrointestinal hemorrhage in a young adult. *World J Clin Cases* 2013;1(1):25-27.
24. Shaib YH, Rugge M, Graham DY *et al*. Management of gastric polyps: an endoscopy-based approach. Clinical gastroenterology and hepatology: the official clinical practice. *J Am Gastroenterol Association* 2013;11(11):1374-84.
25. Song J, Zhang J, Wang J *et al*. Meta-analysis: narrow band imaging for diagnosis of gastric intestinal metaplasia. *PloS one* 2014;9(4):e94869.
26. Song SH, Kim KW, Kim WH *et al*. Gastrointestinal cancers in a peutz-jeghers syndrome family: a case report. *Clinical Endoscopy* 2013;46(5):572-75.
27. Taghavi SA, Membari ME, Eshraghian A *et al*. Comparison of chromoendoscopy and conventional endoscopy in the detection of premalignant gastric lesions. *Canadian J Gastroenterol* 2009;23(2):105-8.
28. Tahara T, Shibata T, Nakamura M *et al*. Gastric mucosal pattern by using magnifying narrow-band imaging endoscopy clearly distinguishes histological and serological severity of chronic gastritis. *Gastrointestinal Endoscopy* 2009;70(2):246-53.
29. Templeton A, Hwang JH. Confocal microscopy in the esophagus and stomach. *Clinical Endoscopy* 2013;46(5):445-49.
30. Ueyama H, Matsumoto K, Nagahara A *et al*. A white opaque substance-positive gastric hyperplastic polyp with dysplasia. *World J Gastroenterol* 2013;19(26):4262-66.
31. Vatansever S, Akpinar Z, Alper E *et al*. Gastric polyps and polypoid lesions: Retrospective analysis of 36650 endoscopic procedures in 29940 patients. *Turkish J Gastroenterology* 2015;26(2):117-22.
31. Yada T, Yokoi C, Uemura N. The current state of diagnosis and treatment for early gastric cancer. *Diagnostic Therapeutic Endoscopy* 2013;2013:241320.
32. Yao K. The endoscopic diagnosis of early gastric cancer. *Ann Gastroenterol* 2013;26(1):11-22.

29 Linfoma MALT

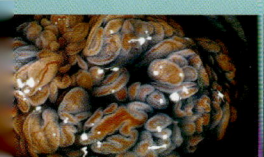

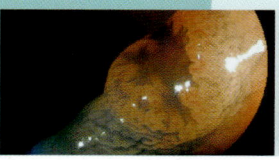

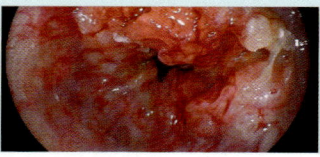

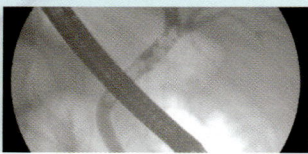

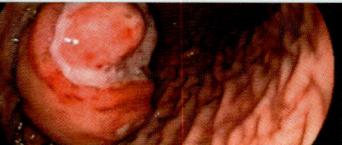

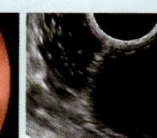

Alexandro de Lucena Theil

INTRODUÇÃO

O linfoma não Hodgkin gastrointestinal primário pertence a um grupo heterogêneo de malignidades linfoides de células T e B.

Os linfomas extranodais de células B da zona marginal do tecido linfoide associado à mucosa (MALT) representam cerca de 7% de todos os linfomas não Hodgkin.[3] O estômago é o local mais acometido de linfoma gastrointestinal nos países ocidentais, sendo o linfoma MALT um dos tipos histológicos mais comuns, representando aproximadamente 40% dos linfomas gástricos.[8,20]

Estes linfomas podem surgir de um tecido linfoide associado à mucosa (MALT) que existe sob condições fisiológicas normais (p. ex.: placas de Peyer no intestino delgado) ou em decorrência de processos inflamatórios em locais onde normalmente não há tecido linfoide, como o estômago, surgindo como resposta a um processo infeccioso ou autoimune. O tecido gástrico não contém MALT, mas pode adquirir em resposta à infecção crônica pelo *Helicobacter pylori* (*H. pylori*).[13,34]

O processo de transformação maligna ocorre em um pequeno percentual de pacientes com MALT gástrico adquirido e geralmente resulta em um linfoma com curso indolente, no qual a erradicação do *H. pylori* leva à regressão do linfoma na maioria dos casos.[33,38]

A infecção pelo *H. pylori* é presente em aproximadamente 90% dos casos de linfoma MALT gástrico avaliados histologicamente e em 98% dos casos com estudos sorológicos.[39,41] Estudos epidemiológicos têm demonstrado estreita correlação entre a prevalência da infecção pelo *H. pylori* e linfoma gástrico, e estudos de caso-controle têm demonstrado associação entre infecção prévia pelo *H. pylori* com subsequente desenvolvimento de linfoma gástrico.[10,27]

Um modelo de patogênese do linfoma MALT gástrico derivaria de um processo evolutivo sequencial: infecção pelo *H. pylori*, desenvolvimento de gastrite crônica, resposta imunológica, formação de folículo linfoide, desenvolvimento de linfoma de células B.[15]

É necessário salientar que os linfomas desenvolvem apenas em uma pequena proporção de indivíduos infectados pelo *H. pylori*; existem outros fatores adicionais que possuem papel importante para o seu surgimento, como fatores genéticos, ambientais, microbianos e dietéticos. Apesar de existirem estudos com resultados conflitantes, sugere-se que algumas cepas do *H. pylori*, que expressam a proteína CagA, teriam um papel no desenvolvimento do linfoma gástrico.[9,28]

A cepa CagA positiva foi identificada em cerca de 93% dos indivíduos com linfoma MALT e translocação (t11;18) (q21;q21)[40], que é a anormalidade genética mais comumente encontrada, sendo observada de uma forma geral em cerca de 33% dos casos.[2]

A presença da translocação (t11;18) (q21;q21) é um indicativo molecular de linfoma MALT com comportamento resistente, com chances poucos prováveis de regressão e de não ser responsivo ao tratamento da erradicação do *H. pylori*.[1,17,18]

QUADRO CLÍNICO E APRESENTAÇÃO ENDOSCÓPICA

Os linfomas MALT geralmente possuem um curso indolente, apresentam-se com doença localizada e em estágio inicial. Os sintomas mais comuns são queixas inespecíficas de dor abdominal superior (53%) ou dispepsia tipo dor (32%).[29] Náuseas e dismotilidade são também relatadas. Sinais de sangramento digestivo, anemia e sintomas B (febre, perda de peso, sudorese noturna) são pouco frequentes.[4]

Os achados endoscópicos são inespecíficos; mais comumente observa-se enantema associado a erosões planas recobertas por tênue fibrina nas mucosas do corpo e antro, principalmente no antro gástrico. Também é evidenciado pregueamento irregular associado à enantema na mucosa do corpo. É importante salientar que estes achados geralmente são descritos como gastrite-*like* (Figs. 29-1 e 29-2).

Em menos de 50% dos casos a endoscopia apresenta sinais claramente suspeitos de malignidade, como ulcerações irregulares

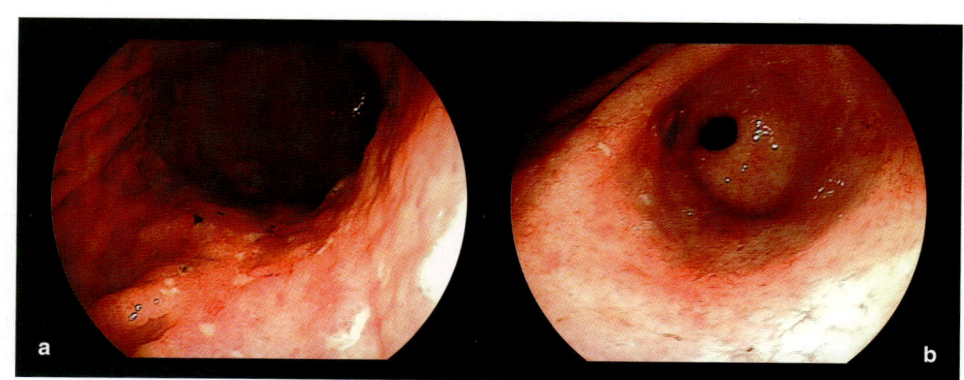

Fig. 29-1. (a e b) Linfoma MALT, como gastrite-*like*, com enantema e erosões planas. Cortesia de Dr. João Batista Pinheiro.

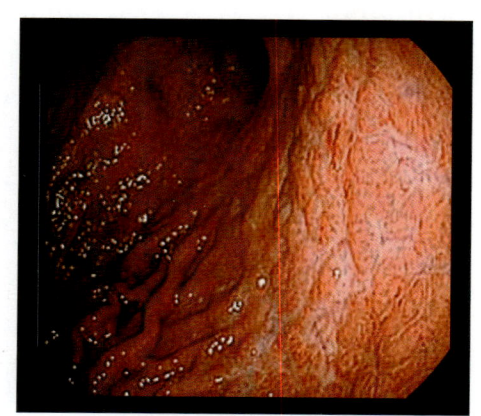

Fig. 29-2. Linfoma MALT, gastrite-*like*, mucosa com pregueamento irregular e enantema.

com mucosa circunjacente inequivocamente infiltrada. O endoscopista treinado deve estar atento a alguns sinais, como diminuição da distensibilidade do órgão, presença de pregas gigantes e espessadas com ou sem erosões associadas, bem como convergência de pregas largas, pregas fusionadas ou com presença de um abaulamento abrupto (Figs. 29-3 e 29-4).[5]

Outro sinal endoscópico suspeito pode ser a não realização de tenda à apreensão da mucosa pela pinça, com fácil desprendimento do tecido como se estivesse com "esfarelamento".

A ecoendoscopia permite realizar o estadiamento dos linfomas MALT, principalmente quanto à profundidade da invasão tumoral e ao envolvimento de linfonodos regionais.[7] Quanto maior a profundidade da invasão, maior a chance de a neoplasia ser de alto grau. Este método possui para a profundidade da invasão sensibilidade de 89%; especificidade de 97% e acurácia de 95%.[6]

A ecoendoscopia possui um importante valor preditivo para avaliar a eficácia da regressão da doença após a erradicação do *H. pylori*, tanto para lesões de baixo quanto para de alto grau, principalmente na avaliação de invasão profunda da submucosa.[21]

ESTADIAMENTO

Os sistemas de estadiamento mais empregados para os linfomas MALT do trato gastrointestinal são o sistema de Paris (TNM), sistema *Ann Arbor* e o sistema de Lugano, este último tendo uma preferência maior, já que o primeiro é um modelo mais aplicado aos adenocarcinomas.

TRATAMENTO DO LINFOMA MALT GÁSTRICO COM INFECÇÃO PELO *HELICOBACTER PYLORI*

O tratamento do linfoma MALT gástrico é primariamente orientado pela presença ou não da infecção pelo *H. pylori*. A infecção pelo *H. pylori* apresenta correlação estreita com o linfoma MALT, principalmente a partir de evidências de que ocorre regressão das lesões após a erradicação da bactéria.[38] Alguns autores, inclusive, sugerem que a pesquisa da infecção pelo *H. pylori* deva ser esgotada sob todas as formas; caso não seja identificada na histologia, deve ser excluída pela sorologia, teste respiratório da ureia e teste do antígeno fecal.[11,32]

O tratamento para a erradicação do *Helicobacter pylori* deve ser prescrito a todos os linfomas MALT gástricos independentemente do estágio da doença.[11]

A importância da erradicação do *H. pylori* no linfoma MALT foi avaliada em uma recente revisão sistemática de Zullo na qual se analisaram 32 estudos em um total de 1.408 pacientes com os seguintes achados: a taxa global de remissão do linfoma MALT foi de 77,5%, sendo significativamente maior nos pacientes com estágios iniciais da doença; a neoplasia confinada à mucosa regrediu com maior frequência do que aquela com invasão profunda (82,2 × 54%); a regressão da doença foi maior naquelas localizadas no estômago distal em comparação às localizadas no estômago proximal (91,8 × 75,7%); a remissão foi maior em indivíduos sem a translocação (t11;18)(q21;q21) do que aqueles com translocação (78 × 22%), sendo todas esta diferenças significativas. Nesta análise, 7,2% dos pacientes apresentaram recidiva do linfoma, com uma taxa estimada de recorrência anual de 2,2%. Dos casos de linfoma que recidivaram, 16,7% apresentavam infecção pelo *H. pylori*, nos quais observou-se erradicação da bactéria e regressão da doença em todos os casos que foram submetidos a uma segunda terapia para o *H. pylori*. Dos pacientes considerados curados, inicialmente, 0,05% desenvolveu linfoma de alto grau dentro de 6 meses a 2 anos após a terapia.[44]

Nakamura encontrou dados semelhantes em uma coorte recente de 420 pacientes, com taxa de remissão do linfoma de 77% após erradicação do *H. pylori*. Após análise de regressão logística encontrou os seguintes fatores independentes de resistência à remissão da doença: ausência de infecção pelo *H. pylori*, invasão da submucosa identificada por ecoendoscopia e presença da translocação (t11;18) (q21;q21).[23]

O sucesso da erradicação do tratamento do *H. pylori* deve ser investigado ao mínimo após 8 semanas do tratamento e ao menos com 2 a 4 semanas sem uso de medicamentos antissecretores. Caso não se obtenha sucesso no tratamento, deve-se prosseguir com tratamento alternativo de segunda linha para eliminação do *H. pylori*.[12]

Não há consenso sobre o período de tempo necessário para obter a remissão após a erradicação do *H. pylori*, pode variar de 5 meses a 3 anos, com um tempo médio de 15 meses; assim como também não há consenso sobre quais critérios que definem a remissão completa da doença.[31,38,42]

Wotherspoon propôs um índice evolutivo de acordo com os aspectos histológicos (Quadro 29-1).[38]

Utilizando estes critérios, os pacientes que apresentarem grau 0 a 2 seriam considerados ter remissão completa, enquanto os de grau 3 seriam considerados como remissão parcial.[38]

É recomendável aguardar ao menos 12 meses para considerar outra modalidade de tratamento em um indivíduo em que considerou-se atingir remissão clínica, endoscópica e com erradicação do *H. pylori*.[14]

Após erradicação do *H. pylori* é necessária a vigilância endoscópica, mas não existem estudos ou consensos que definem o intervalo de tempo correto. Algumas recomendações, com base em *experts*, apontam para o controle endoscópico com múltiplas biópsias a cada 3 meses até alcançar remissão completa e com posterior exames endoscópicos semestrais ao menos por 2 anos.

Os linfomas que não atingem critérios de cura após erradicação do *H. pylori* são frequentemente associados a linfomas de alto grau; atribui-se isto a um provável erro amostral nas biópsias realizadas no diagnóstico da doença.[35]

As escolhas de tratamento para linfoma MALT gástrico não respondedor à erradicação do *H. pylori* provêm de modalidades oncológicas, como cirurgia, quimioterapia, radioterapia e, mais recente-

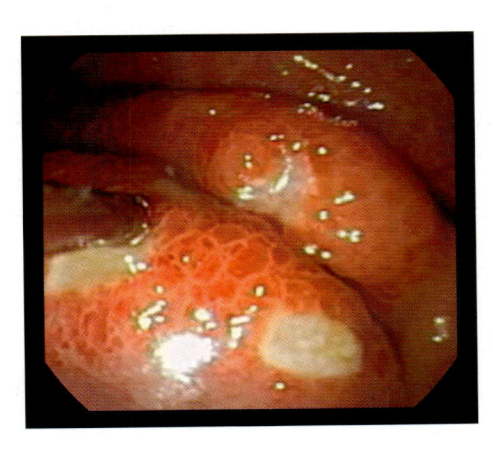

Fig. 29-3. Pregas espessadas com enantema e erosões superficiais.

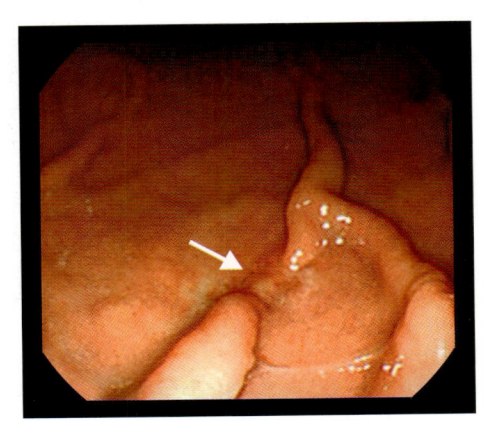

Fig. 29-4. Abaulamento abrupto de prega gástrica.

Quadro 29-1 Classificação histológica para o diagnóstico de linfoma MALT

Grau	Descrição	Aspectos histológicos
0	Normal	Plasmócitos dispersos na lâmina própria, ausência de folículos linfoides
1	Gastrite crônica ativa	Pequenos aglomerados de linfócitos na lâmina própria, ausência de folículos linfoides, sem lesão linfoepitelial
2	Gastrite crônica ativa com formação de folículo linfoide	Proeminentes folículos linfoides com plasmócitos circunjacentes, sem lesão linfoepitelial
3	Suspeita de infiltrado linfoide na lâmina própria, provavelmente reativo	Folículos linfoides circundados por pequenos linfócitos que infiltram difusamente a lâmina própria e epitélio
4	Suspeita de infiltrado linfoide na lâmina própria, provavelmente linfoma	Folículos linfoides circundados por lesão *centrócito-like* que infiltram difusamente a lâmina própria e epitélio
5	Linfoma MALT de baixo grau de células B	Presença de denso infiltrado difuso de lesão *centrócito-like* na lâmina própria com proeminente lesão linfoepitelial

Adaptado de Wotherspoon AC *et al.*, 1993.

mente, imunoterapia. A melhor estratégia terapêutica aponta para a radioterapia. Em revisão sistemática para diferentes abordagens terapêuticas, Zullo concluiu que a radioterapia é o tratamento recomendável e mais adequado.[43] Consensos de oncologia designam a radioterapia com baixa a média dosagem para casos não responsivos à eliminação do *H. pylori*, principalmente naqueles em que há doença localizada. Radioterapia local resulta em altas taxas de remissão completa (98%) para linfoma MALT gástrico em estágio inicial e sobrevida em 5 anos entre 77 e 98%.[36,37]

Para indivíduos em que existe contraindicação ou não resposta à radioterapia, tratamentos com imunoterapia ou quimioterapia são recomendados, porém não há consenso sobre o melhor regime.[42]

TRATAMENTO DO LINFOMA MALT SEM INFECÇÃO PELO *HELICOBACTER PYLORI*

Estima-se que cerca de 10% dos linfomas MALT gástricos sejam *H. pylori* negativos, e a patogênese destes casos é pobremente entendida. Como citado anteriormente, quando não se identifica a bactéria pela histologia, deve-se esgotar e procurar a infecção em outros métodos diagnósticos não invasivos, inclusive para outras espécies de *Helicobacter*, como o *Helicobacter heilmannii* e *Helicobacter felis*.

Parece lógico não tratar o *H. pylori* em pacientes nos quais a bactéria não foi identificada. Entretanto, em decorrência de alguns estudos, está sob discussão utilizar o tratamento para a erradicação do *H. pylori* mesmo em indivíduos negativos.

Park revisou uma série de estudos que incluíram pacientes com linfoma MALT *H. pylori* negativos tratados apenas com o regime terapêutico para erradicar a bactéria. De 31 pacientes tratados, 32% mostraram remissão da doença.[26] Em estudo com mesma abordagem terapêutica, Nakamura encontrou remissão da doença em 20% dos pacientes.[22] Alguns autores descreveram pacientes com linfoma MALT no reto que eram *H. pylori* negativos em todos os métodos diagnósticos e apresentarem remissão da doença após o emprego de terapia com antibióticos para erradicar o *H. pylori*. Estes casos sugerem o provável envolvimento de outros microrganismos que não o *H. pylori* no desenvolvimento do linfoma retal.[24,25]

Não há uma explicação clara sobre a efetividade do tratamento para erradicação do *H. pylori* em indivíduos com linfoma MALT que não demonstram ter a bactéria, porém especula-se que outro agente, como o *Helicobacter helmanni*, possa estar envolvido no desenvolvimento da neoplasia.[16,19,30]

Pelo fato de o linfoma MALT ser uma doença mediada imunologicamente, existe também a hipótese de um potencial efeito imunomodulatório pelos agentes antibióticos usados no esquema de erradicação do *H. pylori*. Os macrolídeos, no caso a claritromicina, que faz parte do esquema tríplice, têm sido implicados como tendo propriedades anti-inflamatórias e potenciais imunomoduladores que podem resultar em um efeito positivo para a regressão do linfoma MALT que ainda não foi descoberto.[14]

Em recente revisão, sugere-se que se empregue terapia anti-*Helicobacter* para todos pacientes com linfoma MALT *H. pylori* negativos, pelo menos inicialmente, mas que esta decisão deve sempre ser individualizada, pois não há consenso sobre esta conduta.[14]

REFERÊNCIAS BIBLIOGRÁFICAS

1. Alpen B, Neubauer A, Dierlamm J *et al*. Translocationt (11;18) absent in early gastric marginal zone B-cell lymphoma of MALT type responding to eradication of *Helicobacter pylori* infection. *Blood* 2000;95:4014.
2. Auer IA, Gacooyne RD, Connors SM *et al*.t (11;18)(q21;q21) isthemost common translocation in MALT lymphoma. *Ann Oncol* 1997;8:979-85.
3. Bertoni F, Coiffier B, Salles G *et al*. MALT Lymphomas: pathogenesis can drive treatment. *Oncology* 2011;25:1134-42, 1147.
4. Bertoni F, Zucca E. State-of-the-arttherapeutics: marginal-zone lymphoma. *J Clin Oncol* 2005;23:6415-20.
5. Blazquez M, Haioun C, Chaumette MT *et al*. Low grade B cell mucosa associate dlympho id tissue lymphoma of the stomach: clinical and endoscopic features, treatmente and outcome. *Gut* 1992;33:1621-35.
6. Callet G, Fusaroli P, Togliani T *et al*. EUS in MALT lymphoma. *Gastrointest Endosc* 2002;56:S21-26.
7. Chen J, Zhong L, Liu J *et al*. The Value of EUS in Diagnosis and Treatment for Gastric MALT Lymphoma. *Endoscopy* 2011;43-A15.
8. Colgiatti SB, Schmid U, Schumacher U *et al*. Prymari B-cell gastric lymphoma: a clinico pathological study of 145 patients. *Gastroenterology* 1991;101:1159-70.
9. De Jong D, van der Hulst RW, Pals G *et al*. Gastric non-Hodgkin lymphomas of mucosa-associated lymphoid tissue are not asscociated with more aggressive *Helicobacter pylori* strains as identified by Cag A. *Am J Clin Pathol* 1996;106:670-75.
10. Dolgioni C, Wotherspoon AC, Moschini A *et al*. High incidence of prymari gastric lymphoma in north eastern Italy. *Lancet* 1992;339:834-35.
11. Dreyling M, Thieblemont C, Gallamini A *et al*. ESMO Consensus conferences: guideline e son malignant lymphoma. part 2: marginal zone lymphoma, mantle cell lymphoma, peripheral T-cell lymphoma. *Ann Oncol* 2013;24:857-77.
12. Fuccio L, Laterza L, Zagari RM *et al*. Treatment of Helicobacter pylori infection. *BMJ* 2008;337:a1454.
13. Genta RM, Hamner HW, Graham DY. Gastric lymphoid follicles in Helicobacter pylori infection: frequency, distribution and response to triple therapy. *Hum Pathol* 1993;24:577-83.
14. Gisbert J, Calvet X. Review: *H. pylori* and gastric MALT lymphoma. *Aliment Pharmacol Ther* 2011;34:1047-62.
15. Isaacson PG. Gastric MALT lymphoma: From conceptto cure. *Oncol* 1999;10:637-45.
16. Lee S. Concerns about the predictive factors for tumor regression, definition, and management of non responders, and relapse of gastric mucosa-associated lymphoid tissue lymphoma related to Helicobacter pylori. *Gut Liver* 2009;3:235-36.
17. Liu H, Ruskon-Fourmestraux A, Lavergne-Slove A, *et al*. Resistence of (t11;18) positive gastric mucosa-associated lymphoid tissue lymphoma to *Helicobacter pylori* e radication therapy. *Lancet* 2001;357:39-40.
18. Liu H, Ye H, Raderer M *et al*. (t11;18)(q21;q21) is associated with advanced mucosa-associated lymphoid tissue lymphoma that express nuclaer BCL10. *Blood* 2001;98:1182-87.
19. Morgner A, Lehn N, Andersen LP *et al*. Helicobacter heilmannii-associated primary gastric low-grade MALT lymphoma: complete remission after curing the infection. *Gastro Enterology* 2000;118:821-28.
20. Musshoff K. Clinical staging classification of non-Hodgkin's lymphomas. *Strahlen therapie* 1977;153:218.
21. Nakamura S, Matsumoto T, Suekane H *et al*. Predictive value of endoscopic ultrasonography for regression of gastric low grade and

high grade MALT lymphomas after eradication of Helicobacter pylori. *Gut* 2001;48(4):454-60.
22. Nakamura S, Matsumoto T, Ye H et al. Helicobacter pylori-negative gastric mucosa-associated lymphoid tissue lymphoma: a clinico pathologic and molecular study with reference to antibiotic treatment. *Cancer* 2006;107:2770-78.
23. Nakamura S, Sugiyama T, Matsumoto T et al. Long-term clinical outcome of gastric MALT lymphoma after eradication of Helicobacter pylori: a multicentrecohort follow-up study of 420 patients in Japan. *Gut* 2012;61(4):507-13.
24. Nakase H, Okazaki K, Ohana M, et al. The possible involvement of micro organisms other than Helicobacter pylori in the development of rectal MALT lymphoma in H. pylori-negative patients. *Endoscopy* 2002;34:343-46.
25. Nomura E, Uchimi K, Abue M et al. Regression of MALT lymphoma of the rectum after Helicobacter pylori eradication therapy in a patient negative for Helicobacter pylori. *Nippon Shokakibyo Gakkai Zasshi* 2010;107:1466-73.
26. Park H, Kim Y, Yang W et al. Treatment outcome of localized Helicobacter pylori-negative low-grade gastric MALT lymphoma. *World J Gastroenterol* 2010;16:2158-62.
27. Parsonet J, Hansen S, Rodriguez L, et al. Helicobacter pylori infection and gastric lymphoma. *N Engl J Med* 1994;330:1267-71.
28. Peng H, Ranaldi R, Diss TC et al. High frequency of Cag A + Helicobacter pylori infection in high-grade gastric MALT B-cell lymphomas. *J Pathol* 1998;185:409-412.
29. Pinotti G, Zucca E, Roggero E et al. Clinical features, treatment and outcome in a series of 93 patients with low-grade gastric MALT lymphoma. *Leuk Lymphoma* 1997;26:527-537.
30. Raderer M, Streubel B, Wohrer S et al. Successful antibiotic treatment of Helicobacter pylori negative gastric mucosa associated lymphoid tissue lymphomas. *Gut* 2006;55:616-18.
31. Roggero E, Zucca E, Pinotti G et al. Eradication of Helicobacter pylori infection in primary low-grade gastric lymphoma of mucosa-associated lymphoid tissue. *Ann Int Med* 1995;122:767.
32. Ruskone-Fourmestraux A, Fischbach W, Aleman BM et al. EGILS Consensus report. Gastric extra nodal marginal zone B-cell lymphoma of MALT. *Gut* 2011;60:747-58.
33. Savio A, Franzin G, Wotherspoon AC et al. Diagnosis and post treatment follow-up of Helicobacter pylori-positive gastric lymphoma of mucosa-associated lymphoid tissue: Histology, polymerase chain reaction, or both? *Blood* 1996;87:1255-60.
34. Stolte M, Eidt S. Lymphoid follicles in antral mucosa: Immune response to Campylobacter pylori? *J Clin Pathol* 1989;42:1269-71.
35. Thiede C, Morgner A, Alpen B et al. What role does Helicobacter pylori eradication play in gastric MALT and gastric MALT lymphoma? *Gastro Enterology* 1997;113(6 Suppl):S61-64.
36. Tomita N, KodairaT, Tachibana H et al. Favorable outcomes of radiotherapy for early-satge mucosa-asscciated lymphoid tissue lymphoma. *Radio Ther Oncol* 2009;90:231
37. Tsan R, Gospodarowicz M, Pintilie M et al. Localizaed mucosa-associated lymphoid tissue lymphoma treated with radiation therapy has excellent clinical out come. *J Clin Oncol* 2003;21:4157.
38. Wotherspoon AC, Dolgioni C, Diss TC et al. Regression of prymari low-grade B-cell gastric lymphoma of mucosa-associated lymphoid tissue to Helicobacter pylori. *Lancet* 1993;342:575-77.
39. Wotherspoon AC, Ortiz-Hidalgo C, Falzon M et al. Helicobacter pylori – associated gastrites and prymari B-cell gastriclymphoma. *Lancet* 1991;338:1175-76.
40. Ye H, Liu H, Isaacson PG et al. Variable frequence soft (11;18)(q21;q21) in MALT lymphoma sof different sites: significant association with Cag Astrains of Helicobacter pylori in gastric MALT lymphoma. *Blood* 2003;102:1012-18.
41. Zucca E, Bertoni F, Roggero E et al. Molecular analysis of the progression from Helicobacter pylori-associated chronic gastrites to mucosa-associated lymphoid-tissue lymphoma of the stomach. *N Engl J Med* 1998;338:804-10.
42. Zucca E, Dreilyng M, ESMO Guidelines Working Group. Gastric marginal zone lymphoma of MALT type: ESMO clirical recomendations for diagnosis, treatmente and follow-up. *Ann Oncol* 2008;19(Suppl 2):ii70.
43. Zullo A, Hassan C, Andriani A et al. Treatmento flow-grade gastric MALT lymphoma un responsive to Helicobacter pylori therapy: a pooled-data analysis. *Med Oncol* 2010;27:291-95.
44. Zullo A, Hassan C, Cristofari F, et al. Effects of Helicobacter pylori Eradication on Early Stage Gastric Mucosa-Associated Lymphoid Tissue Lymphoma. *Clin Gastand Hep* 2010;8:105-10.

30 Gastrostomia Endoscópica Percutânea

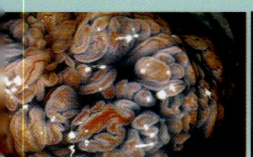

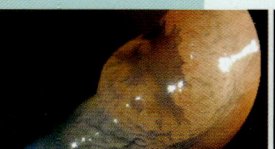

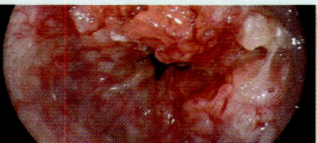

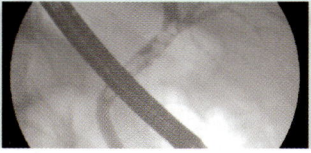

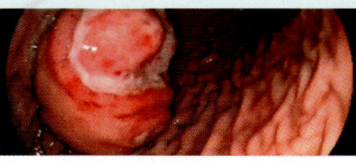

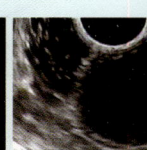

Ari Ben-Hur Stefani Leão ▪ Gabriel Stefani Leão ▪ Graciela Konsgen Krolow

INTRODUÇÃO

O procedimento de gastrostomia endoscópica percutânea (GEP) foi inicialmente idealizado por Michael Gauderer e por Kiyoshi Hashiba, no início da década de 1980.[8,12] Tal técnica encontra-se amplamente difundida, auxiliando pacientes em seu suporte nutricional, função imune e manutenção da integridade funcional do trato gastrointestinal (TGI). Apresenta-se como uma alternativa de baixo custo, baixa morbidade e mortalidade e com taxas de sucesso de mais de 95% em sua realização.[15,23]

INDICAÇÕES

Com o passar dos anos surgiram várias indicações ao uso da GEP, porém a mais comum continua sendo para obtenção de via de acesso nutricional para pacientes com TGI íntegro e funcional, porém com incapacidade de ingerir o aporte calórico necessário para a manutenção de suas atividades metabólicas.[18] A utilização da GEP está indicada para pacientes que necessitem a utilização de nutrição enteral por mais de 30 dias, para algumas situações específicas, como pós-acidente vascular encefálico considera-se que pacientes, que necessitem usar sonda nasoenteral (SNE) por mais de 2 semanas, já sejam candidatos a tal procedimento. As demais indicações encontram-se no Quadro 30-1.

CONTRAINDICAÇÕES

As contraindicações à realização da GEP podem ser relativas ou absolutas e variam conforme o momento clínico do paciente e suas condições anatômicas e comorbidades preexistentes. Cabe salientar que tais contraindicações podem ser momentâneas e, após corrigidas, podem permitir a aplicação da técnica. As contraindicações relativas e absolutas estão resumidas no Quadro 30-2.

Quadro 30-1 Indicações para a utilização da GEP

- Suporte nutricional enteral prolongado
- Descompressão do trato gastrointestinal
- Recirculação de bile
- Fixação de volvo gástrico
- Fixação de hérnia diafragmática
- Administração de medicamentos impalatáveis
- Acesso para dilatações retrógradas ou anterógradas
- Acesso gástrico para procedimentos intraluminais

Quadro 30-2 Contraindicações relativas e absolutas à realização da GEP

Contraindicações relativas	Contraindicações absolutas
▪ Doenças crônicas descompensadas ▪ Distúrbios de coagulação tratáveis ▪ Peritonite ▪ Diálise peritoneal em curso ▪ Ascite volumosa ▪ Hepatomegalia ▪ Derivação ventriculoperitoneal ▪ Obesidade mórbida ▪ Hérnia hiatal volumosa ▪ Cirurgias prévias em andar superior do abdome ▪ Lesões ulceradas, infiltrativas ou infectadas na parede gástrica ou na pele no local de punção	▪ Recusa do paciente ▪ Obstrução total do trato aerodigestivo superior ▪ Ausência de transiluminação da parede abdominal ▪ Coagulopatias não corrigidas ▪ Baixa expectativa de vida ▪ Condições que contraindiquem a realização de exames endoscópicos

TÉCNICAS

Existem três técnicas básicas que podem ser empregadas, sendo a mais comum a técnica de tração (Gauderer-Ponski), na qual a sonda de gastrostomia é puxada pelo trato gastrointestinal até sua exteriorização na pele através de um fio-guia introduzido por punção percutânea. Outro método é o de pulsão (Sachs-Vine), no qual a sonda é empurrada por um fio-guia até sua exteriorização na pele. O terceiro método, chamado método de introdução (técnica de Russell), é o único dos três que evita a passagem da sonda pela cavidade oral e esôfago, consistindo na dilatação seriada das paredes abdominal e gástrica, sob visão endoscópica, no intuito de permitir a passagem de sonda com balonete.

O sucesso de tais métodos se sobrepõe, sendo que a técnica de introdução seria por suas características a única que teoricamente evitaria a disseminação de implantes metastáticos de lesões neoplásicas de cabeça e pescoço e de trato gastrointestinal alto. Atualmente, o material empregado para a realização de tais técnicas se apresenta na forma de *kit* manufaturado com amplas opções de modelos e tamanhos, inclusive com opção de instalação da extremidade distal no intestino delgado em vez da posição gástrica (Fig. 30-1).

ANTIBIOTICOPROFILXIA

O uso profilático de antibióticos está sempre indicado para a realização da gastrostomia endoscópica percutânea, exceto em pacientes que já estejam em uso de antibioticoterapia com cobertura adequada para tal procedimento. Os microrganismos que necessitam cobertura são as bactérias do trato aerodigestivo e o *Staphylococcus*

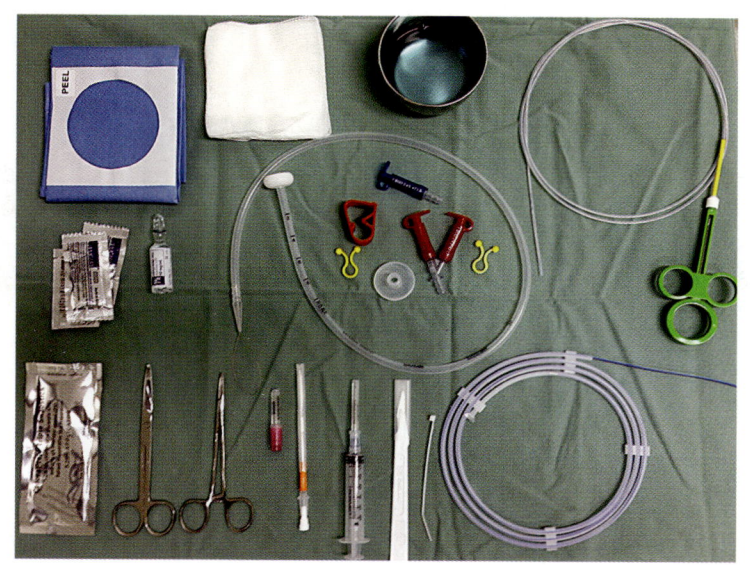

Fig. 30-1. Kit de GEP completo.

Quadro 30-3 Complicações menores e maiores da GEP	
Complicações menores	**Complicações maiores**
▪ Infecção periestomal ▪ Dor no local da punção ▪ Extravasamento de conteúdo gástrico ▪ Dor no local do estoma ▪ Dermatite ▪ Tecido de granulação ▪ Hematoma pequeno ▪ Pneumoperitônio ▪ Íleo temporário ▪ Saída acidental tardia da sonda ▪ Fístula gastrocutânea persistente após a retirada da sonda	▪ *Burried bumper syndrome* ▪ Broncoaspiração ▪ Fasciíte necrosante ▪ Implante metastático no estoma ▪ Perfuração de víscera oca ▪ Perfuração de víscera sólida ▪ Hematomas maiores ▪ Sangramentos volumosos ▪ Fístula gastrocolo-cutânea ▪ Saída acidental precoce da sonda

aureus. Sendo que uma dose única endovenosa de uma penicilina ou uma cefalosporina de primeira geração 30 minutos, antes do procedimento, mostra-se efetiva para tal profilaxia.[16,28]

SEDAÇÃO E ANALGESIA

Para tal procedimento é indicado o uso de sedoanalgesia (com ou sem a supervisão de um anestesista), combinado à anestesia local no sítio de punção.

INÍCIO DO USO DA GEP

O início precoce do uso da GEP está bem estabelecido em termos de segurança, em se tratando de complicações não há diferenças significativas em se iniciar a administração da dieta nas primeiras quatro horas após a realização do procedimento ou aguardar 12 horas após a realização do mesmo.[29,32] O índice de complicações maiores ou menores e de mortalidade nas primeiras 72 horas não diferiu entre as duas modalidades, nem mesmo quanto à broncoaspiração, apesar de o início precoce gerar maior quantidade de resíduo gástrico.[2]

Complicações Relacionadas com a Gastrostomia Endoscópica Percutânea

As complicações podem ser sistematizadas em três grupos distintos: 1. relacionadas com a endoscopia digestiva alta; 2. relacionadas diretamente com o procedimento; 3. complicações pós-procedimento. Podem ainda ser classificadas em precoces (nos primeiros 15 dias) e tardias (após 15 dias); e em menores, em geral tratadas conservadoramente, ou maiores que em geral requerem terapêutica cirúrgica ou endoscópica e internação hospitalar (Quadro 30-3).[21,22,27]

As complicações tardias são aquelas que surgem após o estabelecimento do trato (pertuito) da GEP, que ocorre após cerca de 10 a 15 dias, quando o processo inflamatório cicatricial determina a fixação dos folhetos visceral e parietal do peritônio no local do estoma. Alguns autores também utilizam o período de 30 dias para dividir as complicações entre precoces e tardias, não havendo consenso na literatura sobre este tema. A maturação do trato pode levar até 4 a 8 semanas para ocorrer, principalmente em pacientes desnutridos crônicos ou em uso de corticoides ou outros imunossupressores.

▪ Complicações Relacionadas com a Endoscopia Digestiva Alta

As complicações mais frequentes estão relacionadas com comprometimento cardiopulmonar, broncoaspiração, hemorragias e perfurações, cabendo evidenciar que, na prática, estas são extremamente infrequentes (0,005-0,01%), salientando-se que tais taxas se referem a pacientes ambulatoriais, em geral, não à população específica que é submetida à realização da GEP.[7,17] Das complicações citadas, as mais frequentes são as relacionadas com causas cardiopulmonares relacionadas com sedação/analgesia, como infarto agudo do miocárdio, hipotensão e hipoxemia, sendo esta última presente em 7-40% das endoscopias digestivas altas.[7] O risco de uma broncoaspiração significativa é em torno de 0,3-1,0%, sendo que a população mais acometida são os idosos, pacientes com doenças crônicas, depressão, posição supina e submetidos à sedação profunda. Na tentativa de reduzir estes índices, o endoscopista deve evitar a sedação excessiva, otimizar a utilização de ar e aspirar precocemente os resíduos da cavidade gástrica.[5]

▪ Complicações Relacionadas Diretamente com o Procedimento (GEP)

Uma das complicações mais comuns é o pneumoperitônio, que em geral é de pequeno volume, autolimitado e sem repercussões clínicas, podendo ser um achado em até 50% dos pacientes submetidos a este procedimento, sendo a conduta neste caso expectante, porém, se este for acompanhado, se repercussão clínica com evidência de peritonismo ou presença de ar em sistema venoso portal ou mesentérico, deve-se imediatamente lançar mão de terapêutica específica.[10,13,33]

Lesão de cólon, por sua relação anatômica, o cólon transverso é mais suscetível a ser lesado durante a instalação da GEP, esta complicação, na maior parte das vezes, apresenta desfecho cirúrgico, sendo que em casos selecionados, em que o paciente não apresente sinais de descompensação clínica com sinais de sepse abdominal, pode-se tentar manejo clínico, para evitar tal complicação, recomenda-se boa distensão da cavidade gástrica, acompanhada de transiluminação adequada e observação endoscópica da invaginação da parede gástrica após a digitopressão externa.[11,20,34]

Fístula gastrocolo-cutânea é uma complicação rara deste procedimento e consiste na transposição direta de uma porção intestinal, em geral na flexura esplênica, desde a pele até a cavidade gástrica, sendo em geral o diagnóstico realizado meses após a passagem da gastrostomia, quando da troca da mesma, com os pacientes passando a apresentar quadro diarreico, e anteparo interno fica situado no cólon, visto que os pacientes são em geral assintomáticos ou oligossintomáticos, apresentando em geral apenas episódios febris e de suboclusão intestinal no início do quadro.[3,12] O diagnóstico pode ser realizado com o uso de exame contrastado, inserindo o contraste pelo próprio tubo de gastrostomia, e o tratamento desta condição em geral é a retirada da prótese com fechamento espontâneo da fístula, sendo a cirurgia reservada para casos de abscesso ou peritonite.[3]

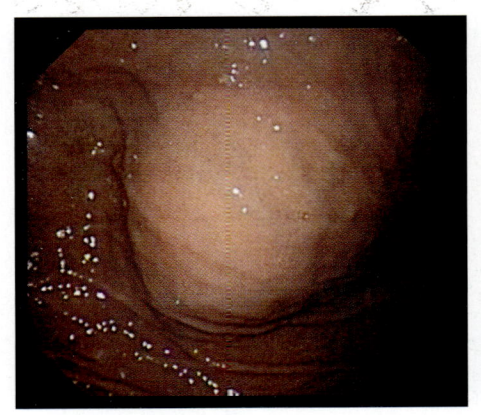

Fig. 30-2. Digitopressão na parede anterior do corpo gástrico.

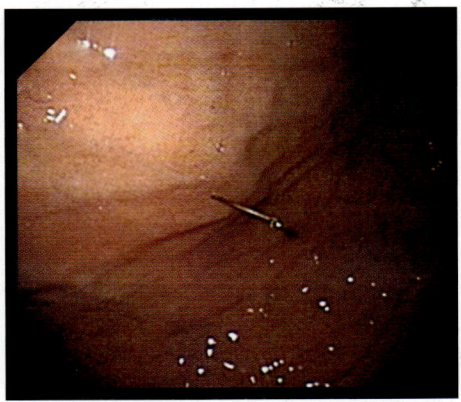

Fig. 30-3. Agulha em aspiração contínua para certificação da posição intragástrica.

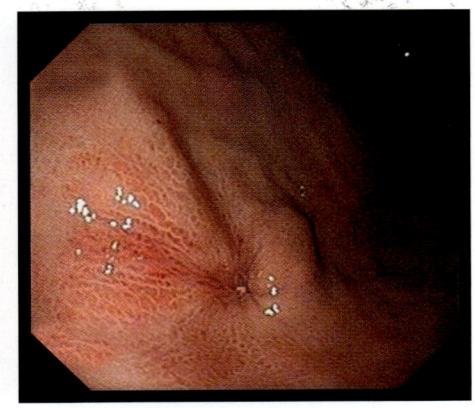

Fig. 30-4. Intussuscepção do retentor interno da GEP *(buried bumper syndrome).*

A lesão do intestino delgado é mais rara, pois este é naturalmente protegido pelo omento maior, porém pacientes que já foram submetidos a cirurgias abdominais prévias podem apresentar maior chance de ter esta complicação. O diagnóstico em geral é difícil e com base em exames de imagem e a conduta semelhantes às empregadas nas fístulas gastrocolo-cutâneas.[19]

A probabilidade de lesões em órgãos sólidos, como fígado e baço, são muito baixas, devendo ser pensadas em pacientes que apresentam sintomas de choque hemorrágico durante o procedimento. A fim de evitar tais complicações, uma maneira segura de certificar-se do correto posicionamento da área de transfixação da parede abdominal para a instalação do tubo é após a adequada transiluminação e digitopressão, inserir uma agulha conectada a uma seringa e progredi-la em aspiração contínua através da parede abdominal até esta ser endoscopicamente visualizada na cavidade gástrica e concomitantemente encher-se de ar. O retorno de fluido ou ar na seringa sem a visualização da mesma no interior do estômago indica que houve a perfuração de órgão sólido ou alça intestinal (Figs. 30-2 e 30-3).[6] Uma complicação pouco frequente é a hemorragia da parede abdominal, em geral autolimitada, cessando após o ajuste dos anteparos da GEP. Pacientes com instabilidade hemodinâmica devem ser prontamente tratados para tal situação e investigados para a possibilidade de hematoma de reto abdominal.

■ Complicações Pós-Procedimento

A complicação mais comum é a infecção periostomal, que pode ser drasticamente reduzida com o uso de antibioticoprofilaxia (18 *vs.* 3%). Uma estratégia que pode reduzir a incidência deste tipo de complicação é a descontaminação nasofaríngea de pacientes com *Staphylococcus aureus* meticilino resistentes (MRSA).[1,14] Uma das mais graves complicações é a fasciite necrosante, que apesar de rara apresenta grande morbidade e mortalidade, tendo maior relação com pacientes diabéticos, desnutridos, imunossuprimidos e pacientes que sofreram tração precoce da GEP. O tratamento desta situação requer amplo desbridamento cirúrgico e adequada cobertura antibiótica.[9,24]

Outra complicação grave infrequente é a *buried bumper syndrome* (BBS), que consiste na intussuscepção do retentor interno da GEP e acomete cerca de 1,5 a 1,9% dos pacientes submetidos a este procedimento, e sua ocorrência está diretamente relacionada com a tensão excessiva entre o anteparo interno e externo da sonda, levando à ulceração da mucosa e intussuscepção do retentor interno. As manifestações clínicas mais frequentes da BBS são dificuldade em infundir-se a dieta, dor periostomal e vazamentos ao redor da sonda, ao exame endoscópico pode-se por vezes apenas se visualizar uma pequena abertura junto ao local onde deveria estar localizada a porção interna da sonda, assim como pode haver apenas uma área abaulada sem abertura evidente ou simplesmente o retentor interno sepultado parcialmente na mucosa (Fig. 30-4). O tratamento de tal situação pode tanto ser endoscópico quanto cirúrgico, dependendo do quadro apresentado.[20,25,31] A ocorrência de vazamentos periostomais pode ocorrer em 1 a 2% dos casos, e em geral são precoces, podendo levar a complicações locais e formação de feridas de difícil cicatrização. Alguns fatores do paciente, como diabetes, imunossupressão, hipersecreção ácida e desnutrição; outros da prótese, como torção do tubo, falta do retentor externo e outros relacionados com o cuidado, como limpeza excessiva com peróxido de hidrogênio, podem se associar a dificuldades na resolução de feridas resultantes do vazamento. Melhora dos fatores clínicos associados e uso de cremes de proteção com óxido de zinco devem ser as medidas iniciais de tratamento.[21,26] Se mesmo assim houver persistência no vazamento, deve-se optar por retirar o tubo e aguardar alguns dias até o fechamento parcial do orifício e repassar o tubo. Se mesmo assim houver a persistência do quadro, deve-se retirar a GEP e repassá-la em outro local.[30] Não se deve simplesmente trocar a GEP por uma de maior diâmetro, sob pena de piora do vazamento. Outra complicação importante é o implante tumoral no estoma, que está relacionado principalmente com tumores de orofaringe e se dá por mecanismo de inoculação direta. Para se evitar tal situação, deve-se optar por realização do procedimento após a realização da cirurgia para correção da neoplasia primária ou por realizar a gastrostomia endoscópica pela técnica de *Russell*.[4]

Ainda nas complicações pós-procedimento pode-se citar a obstrução da sonda, formação de granuloma, saída acidental da sonda e a fístula gastrocutânea persistente após a retirada da GEP.

CONCLUSÕES

A GEP tornou-se a modalidade de escolha para o fornecimento de acesso enteral para pacientes que precisam desta a longo prazo. Apesar de sua boa segurança, pode estar associada a complicações significativas.

O conhecimento destas complicações e a utilização de estratégias preventivas podem permitir atingir melhores resultados e identificar as complicações mais precocemente. Como acontece com qualquer procedimento invasivo, um conhecimento profundo das indicações, contraindicações e etapas processuais fundamentais constituem os fatores de segurança mais importantes.

REFERÊNCIAS BIBLIOGRÁFICAS

1. Ahmad I, Mouncher A, Abdoolah A *et al.* Antibiotic prophylaxis for percutaneous endoscopic gastrostomy – A prospective, randomised, double-blind trial. *Aliment Pharmacol Ther* 2003;18:209-15.
2. Bechtold ML, Matteson ML, Choudhary A *et al.* Early versus delayed feeding after placement of a percutaneous endoscopic gastrostomy: a metaanalysis. *Am J Gastroenterol* 2008;103(11):2919-24.

3. Berger SA, Zarling EJ. Colocutaneous fistula following migration of PEG tube. *Gastrointest Endosc* 1991;37:86-88.
4. Cruz I, Mamel JJ, Brady PG et al. Incidence of abdominal wall metastasis complicating PEG tube placement is untreated head and neck cancer. *Gatrointest Endosc* 2005;62:708-11.
5. Eisen GM, Baron TH, Dominitz JA et al. Complications of upper GI endoscopy. *Gastrointest Endosc* 2002;55:784-93.
6. Foutch PG, Talbert GA, Waring JP et al. Percutaneous endoscopic gastrostomy in patients with prior abdominal surgery: virtues of the safe tract. *Am J Gastroenterol* 1988;83:147-50.
7. Froehlich F, Gonvers JJ, Vader JP, Dubois RW, Burnand B. Appropriateness of gastrointestinal endoscopy: risk of complications. *Endoscopy* 1999;31:684-86.
8. Gauderer MWL, Ponsky JL, Izant RJ Jr. Gastrostomy without laparotomy: a percutaneous endoscopic technique. *J Pediatr Surg* 1980;15(6):872-75.
9. Greif JM, Ragland JJ, Ochsner MG et al. Fatal necrotizing fasciitis complicating percutaneous endoscopic gastrostomy. *Gastrointest Endosc* 1986;32:292-94.
10. Gottfried EB, Plummser AB, Clair MR. Pneumoperitoneum following percutaneous endoscopic gastrostomy. A prospective study. *Gastrointest Endosc* 1986;32:397-99.
11. Guloglu R, Tavilolgu K, Alimoglu O. Colon injury following percutaneous endoscopic gastrostomy tube insertion. *J Laparoendosc Adv Surg Tech* 2003;13:69-72.
12. Hacker JF 3rd, Cattau Jr EL. Conversion of percutaneous endoscopic gastrostomy to a tube colostomy. *South Med J* 1987;80:797-98.
13. Hashiba K. Técnica de abertura de gastrostomia sob controle e manipulação endoscópica. *Rev Paulista Med* 1980;95:38-39.
14. Hillman KM. Pneumoperitoneum – A review. *Crit Care Med* 1982;10:476-81.
15. Horiuchi A, Nakayama Y, Kajiyama M et al. Nasopharyngeal decolonization of methicillin-resistant Staphylococcus aureus can reduce PEG peristomal wound infection. *Am J Gastroenterol* 2006;101:274-77.
16. Hull MA, Rawlings J, Murray FE et al. Audit of outcome of long-term enteral nutrition by percutaneous endoscopic gastrostomy. *Lancet* 1993;341:869-72.
17. Jafri NS, Mahid SS, Minor KS et al. Meta-analysis: antibiotic prophylaxis to prevent peristomal infection following percutaneous endoscopic gastrostomy. *Aliment Pharmacol Ther* 2007;25:647-56.
18. Kahn K. *Indications for selected medical and surgical procedures – A literature review and ratings of appropriateness. Diagnostic upper gastrointestinal endoscopy*. Santa Monica, California: Rand Corporation, 1986.
19. Karhadkar AS, Schwartz HJ, Dutta SK. Jejunocutaneous fistula manifesting as chronic diarrhea after PEG tube replacement. *J Clin Gastroenterol* 2006;40:560-61.
20. Kinoshita Y, Udagawa H, Kajiyama Y et al. Cologastric fistula and colonic perforation as a complication of percutaneous endoscopic gastrostomy. *Surg Laparosc Endosc Percutan Tech* 1999;9:220-22.
21. Ma MM, Semlacher EA, Fedorak RN et al. The buried gastrostomy bumper syndrome: prevention and endoscopic approaches to removal. *Gastrointest Endosc* 1995;41:505-3.
22. McClave SA, Chang WK. Complications of enteral access. *Gastrointest Endosc* 2003;58:739-51.
23. Mello GFS, Lukashok HP, Meine GC et al. Outpatient percutaneous endoscopic gastrostomy in selected head and neck cancer patients. *Surg Endosc* 2009;23(7):1487-93.
24. Park RH, Allison MC, Lang J et al. Randomised comparison of percutaneous endoscopic gastrostomy and nasogastric tube feeding in patients with persisting neurological dysphagia. *BMJ* 1992;304:1406-9.
25. Person JL, Brower RA. Necrotizing fasciitis/myositis following percutaneous endoscopic gastrostomy. *Gastrointest Endosc* 1986;32:309.
26. Rino Y, Tokunaga M, Morinaga S et al. The buried bumper syndrome: an early complication of percutaneous endoscopic gastrostomy. *Hepatogastroenterology* 2002;49:1183-84.
27. Schapiro GD, Edmundowicz SA. Complications of percutaneous endoscopic gastrostomy. *Gastrointest Endosc Clin N Am* 1996;6:409-22.
28. Sharma VK, Howden CW. Meta-analysis of randomized, controlled trials of antibiotic prophylaxis before percutaneous endoscopic gastrostomy. *Am J Gastroenterol* 2000;95:3133-36.
29. Stein J, Schulte-Bockholt A, Sabin M et al. A randomized prospective trial of immediate vs. next-day feeding after percutaneous endoscopic gastrostomy in intensive care patients. *Intensive Care Med* 2002;28:1656-60.
30. Tsang TK, Eaton D, Falconio MA. Percutaneous ostomy dilatation: a technique for dilating the closed percutaneous endoscopic gastrostomy sites and reinserting gastrostomies. *Gastrointest Endosc* 1989;35:336-37.
31. Vargo JJ, Ponsky JL. Percutaneous endoscopic gastrostomy: clinical applications. *Med Gen Med* 2000;2:4.
32. Werlin S, Glicklich M, Cohen R. Early feeding after percutaneous endoscopic gastrostomy is safe in children. *Gastrointest Endosc* 1994;40:692-93.
33. Wojtowycz MM, Arata Jr JA, Micklos TJ, Miller FJ Jr. CT findings after uncomplicated percutaneous gastrostomy. *Am J Roentgenol* 1988;151:307-9.
34. Yamazaki T, Sakai Y, Hatakeyama K et al. Colocutaneous fistula after percutaneous endoscopic gastrostomy in a remnant stomach. *Surg Endosc* 1999;13:280-8.

31 Próteses Gastroduodenais

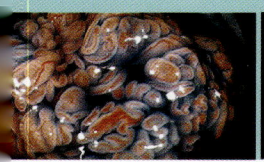

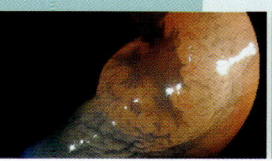

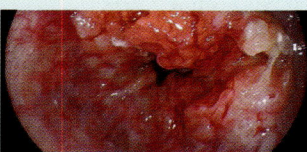

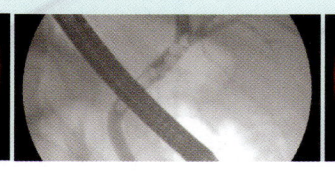

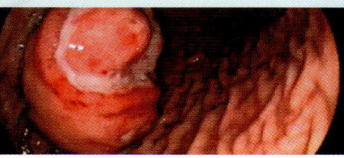

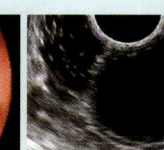

Gilberto Reynaldo Mansur

INTRODUÇÃO

As próteses metálicas autoexpansíveis (PMAEs) foram introduzidas na prática clínica, na década de 1990, inicialmente para tratamento paliativo de cânceres de esôfago, obstrutivos e/ou fistulizados para a árvore respiratória e fora de outras possibilidades terapêuticas. Posteriormente, outras PMAEs foram adicionadas ao arsenal endoscópico, para tratamento de obstruções tumorais das vias biliares, do trato de saída gástrico, das invasões e compressões duodenais pelo câncer de pâncreas e das lesões colorretais.

Esta alternativa não cirúrgica de tratamento ganhou popularidade e aceitação face ao alto índice de sucesso na colocação, à expressiva redução de morbimortalidade decorrente da intervenção e aos resultados clínicos comparáveis aos do tratamento cirúrgico convencional.

Várias publicações atestam a eficácia das próteses gastroduodenais (PGDs) na desobstrução do trato de saída gástrico e do duodeno proximal. Estas obstruções, causadas por tumores gástricos ou por tumores pancreáticos, são motivo de significativa morbidade, por náuseas, vômitos, esofagite de refluxo, desnutrição e distúrbios hidreletrolíticos. Nos tumores pancreáticos se agregam frequentemente as obstruções da via biliar principal, que devem ser tratadas anteriormente à obstrução do tubo gastrointestinal (TGI).

INDICAÇÕES

As PGDs estão indicadas nos pacientes sintomáticos, irressecáveis pela extensão locorregional da doença tumoral ou inoperáveis pela avaliação do *performance status* (PS). Pacientes com PS 0 a 2 devem ser tratados cirurgicamente, pelo melhor desempenho desta opção a longo prazo. Pacientes com avaliação de expectativa de sobrevida menor do que 2 meses não devem receber este tipo de tratamento.[2,11] Pacientes com carcinomatose peritoneal devem ser criteriosamente avaliados para a colocação de PGD, face ao risco de haver pontos múltiplos de obstrução e pelo baixo sucesso clínico na maioria dos casos.

ETAPAS, CUIDADOS E SELEÇÃO DE MATERIAIS PRÉ-COLOCAÇÃO DE PGDS

Diante do risco de obstrução da via biliar, que costuma ocorrer antes da obstrução do TGI nos casos de câncer de pâncreas, é fundamental promover a sua desobstrução previamente, já que o acesso endoscópico à papila de Vater é muito difícil ou mesmo impossível na presença de uma PGD nesta região. Se houver acesso, deve ser colocada inicialmente a PMAE na via biliar e, em seguida, a PGD. Se não houver acesso, deve ser providenciada a drenagem biliar por via radiológica percutânea ou endossonográfica.

A avaliação radiológica do TGI, por tomografia computadorizada com contraste oral ou por seriografia não é prioritária. Deve-se dar atenção especial ao procedimento endoscópico diagnóstico inicial, face ao risco de estase gástrica e broncoaspiração. Está recomendada a endoscopia precedida de aspiração gástrica por sonda ou realizada inicialmente sob baixo nível de sedação e em céfalo-aclive, para preservar o reflexo laríngeo e minimizar o refluxo do conteúdo gástrico.

Uma variedade de acessórios deve estar disponível: fios-guias metálicos longos (tipo Savary-Gilliard), fios biliares hidrofílicos, pinças dente de rato e alças de polipectomia.

Existem várias opções de PGD. As mais utilizadas no Brasil são a Wallstent e a Wallflex (Boston Scientific) e a Evolution (Cook), estando ainda disponíveis as da marca Hanaro (coreanas) (Fig. 31-1).

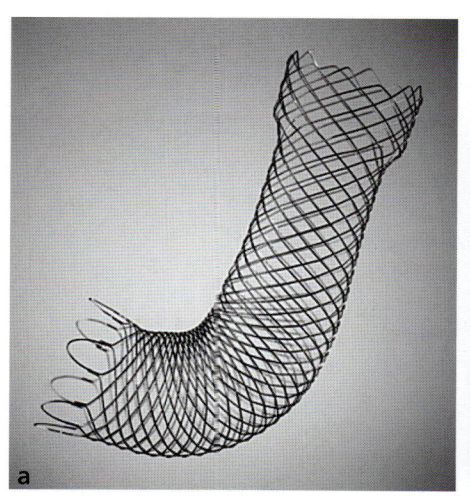

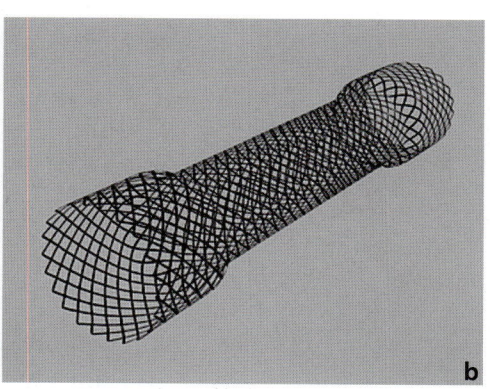

Fig. 31-1. PMAE duodenal, modelos: (a) Wallflex (Boston Scientific); (b) Evolution (Cook Medical).

Todas têm sistema de disparo por cateter de contenção e possibilidade parcial de retração, em caso de colocação inadequada. O calibre do conjunto de introdução é de até 10 F, permitindo a sua colocação pelo canal do aparelho (sistema TTS – *through the scope*).

EQUIPAMENTOS, EQUIPE E TÉCNICA DE COLOCAÇÃO

A sala de procedimentos é composta do equipamento endoscópico completo, com aparelhos de fino calibre e aparelhos de canal terapêutico (incluídos gastroscópios convencionais, ultrafinos e de canal largo, duodenoscópios e colonoscópios), além de equipamento de radioscopia.

A equipe deve ter dois endoscopistas experientes no manejo de procedimentos complexos, sendo desejável a prática em colocação de PMAEs e pelo menos um assistente endoscópico, para auxílio no manuseio e na preparação dos acessórios.

A sedação é a habitual para procedimentos de endoscopia alta mais prolongados, porém com pouca possibilidade de dor. Ressalta-se a possibilidade de participação de anestesiologista, quando possível, para intubação traqueal nos pacientes com maior risco de broncoaspiração e com expectativa de procedimentos mais prolongados (desobstrução biliar e do TGI no mesmo ato endoscópico).

Na maioria dos procedimentos, é adotada a posição do paciente em decúbito lateral esquerdo, apesar de não ser a melhor para a visão radioscópica. Para adoção do decúbito ventral ou dorsal e melhor visão radioscópica, o paciente idealmente deve estar intubado.

Mais frequentemente, o procedimento começa com a utilização de um gastroscópio convencional, para avaliação da estenose a ser tratada, pelo lado proximal. Havendo a possibilidade de se atravessar o segmento de estenose com este aparelho, o procedimento fica simplificado, pois a mensuração deste segmento é mais precisa, e a colocação de fio-guia hidrofílico é controlada visualmente, existindo ainda a possibilidade de introdução de fio metálico (tipo Savary-Gilliard), que proporciona maior rigidez e consequente menor perda de torque durante o disparo da prótese.

A posterior troca do aparelho para um de canal terapêutico mais largo pode ser feita, deixando-se o fio-guia bem posicionado além da estenose, protegendo-se o canal de trabalho deste aparelho com cateter plástico e introduzindo-se o fio por dentro deste cateter, pela ponta do aparelho, até que saia pelo orifício de entrada do canal. A seguir, este novo aparelho de canal largo é avançado, sobre o fio-guia, até a extremidade proximal do segmento de estenose, para se iniciar a colocação do conjunto introdutor da prótese e seu posterior disparo.

Uma alternativa possível é deixar o fio-guia posicionado adequadamente, retirar o endoscópio, colocar o sistema introdutor sobre o fio e reintroduzir o endoscópio, para monitoração visual do disparo (endoscópio "ao lado" da prótese). Os inconvenientes e eventuais dificuldades são a perda de torque, por formação de longas alças de fio no estômago *(looping)*, não permitindo o deslizamento suave e a progressão da prótese ou o entrelaçamento do conjunto fio-prótese com o endoscópio.

Aparelhos ultrafinos podem ser utilizados para permear a estenose, com a ressalva de possuírem menor torque e, como consequência, não conseguirem ultrapassar a estenose.

Na vigência de obstrução da via biliar, o ideal é promover inicialmente sua drenagem, preferencialmente por método endoscópico. Nesse caso, é necessário dilatar a estenose, com balão hidrostático de até 18 mm de diâmetro, para permitir a passagem posterior do duodenoscópio até a papila de Vater. Se esta estiver comprometida pelo tumor, inviabilizando o tratamento endoscópico, o paciente deve ser submetido à prévia drenagem por radiologia intervencionista ou por punção endoscópica ecoguiada.

Caso não haja possibilidade de permear a estenose com quaisquer tipos de aparelhos, o passo seguinte é colocar o fio-guia profundamente no duodeno distal ou jejuno proximal, sob controle radioscópico.

Em seguida, procede-se à mensuração de extensão da lesão em sentido craniocaudal e para tal pode-se utilizar cateter de colangiografia com duplo lúmen, colocado sobre o fio-guia e injetar contraste a jusante do segmento de estenose, obtendo-se uma boa estimativa. Mudanças de decúbito ou rotação do arco de radioscopia podem ajudar nesta mensuração, "retificando" o trajeto.

Pode-se também utilizar um cateter balão extrator de cálculos, introduzido sobre o guia além da estenose, sendo insuflado e trazido de encontro até a extremidade distal da estenose. Em seguida desinsufla-se o balão, e retira-se o cateter até que o balão fique visível sobre a extremidade proximal da estenose. Mede-se a quantidade de cateter que foi retirada, marcando-se estes dois pontos (balão insuflado/balão visível) no corpo do cateter acima da entrada no canal de trabalho do aparelho.

Esta medida e as imagens radiológicas obtidas (que devem ser registradas por radiografia ou armazenadas digitalmente) são fundamentais para a escolha adequada do comprimento da prótese, devendo-se prever um excesso de 3 a 4 cm maior do que a medida obtida, para compensar o encurtamento natural da prótese, após seu disparo e completa expansão. Tão importante quanto isso é escolher um comprimento que permita acomodar a boca distal da prótese às curvas do duodeno, evitando sua aposição contra a parede duodenal, o que impedirá o fluxo alimentar. Caso isso ocorra, o recurso mais adequado é a colocação de uma segunda prótese por dentro da primeira, ultrapassando sua extremidade distal.

O disparo da prótese é uma ação conjunta e harmônica entre o endoscopista principal e seu auxiliar. A tração do cateter de contenção é iniciada pelo auxiliar, sendo feitos ajustes da posição do conjunto introdutor pelo endoscopista, visando manter a extremidade proximal em posição adequada, que permita a aposição da flange de admissão alimentar sobre a estenose e sua perfeita expansão na cavidade gástrica. Durante o disparo, existe a tendência de tração da prótese em sentido caudal, daí a importância destes ajustes, momento a momento (Fig. 31-2).

Após o disparo completo e liberação da prótese, retiram-se o conjunto introdutor e o fio-guia. Deve-se avaliar radioscopicamente a expansão completa da extremidade distal, que, junto à expansão da extremidade proximal, dará à prótese o aspecto de ampulheta, com a formação de "cintura" no segmento de estenose. Pode-se injetar contraste para verificação do fluxo adequado e de eventual impactação da boca de saída contra a parede duodenal. Deve-se evitar passar com o aparelho antes da completa expansão, pois esta manobra pode causar o deslocamento indesejável da prótese (Fig. 31-3).

Em até 72 horas, espera-se a expansão completa da prótese. Pode-se iniciar a ingestão de líquidos claros após o período de repouso pós-sedação e, diante de boa aceitação, iniciar dieta líquida completa a partir do primeiro dia, progredindo-se a partir daí até uma dieta completa, preferencialmente sem resíduos e sem sólidos em pedaços. Não há um regime alimentar padrão, pois é imprevisível prever o teor e a consistência adequados a cada paciente. Alguns ingerem dietas livres sem manifestar quaisquer sintomas obstrutivos.

A resposta depende ainda do estado de contração muscular do estômago sadio acima do tumor e da situação pré- ou pós-pilórica da prótese, já que, havendo preservação da motilidade gástrica e da regulação do esfíncter pilórico, a aceitação de dieta completa será muito melhor.

EFEITOS ADVERSOS E COMPLICAÇÕES

Além dos efeitos adversos inerentes a qualquer ato endoscópico, sejam cardiocirculatórios e/ou respiratórios (nesta categoria, ênfase especial à possibilidade de broncoaspiração pela estase gástrica),

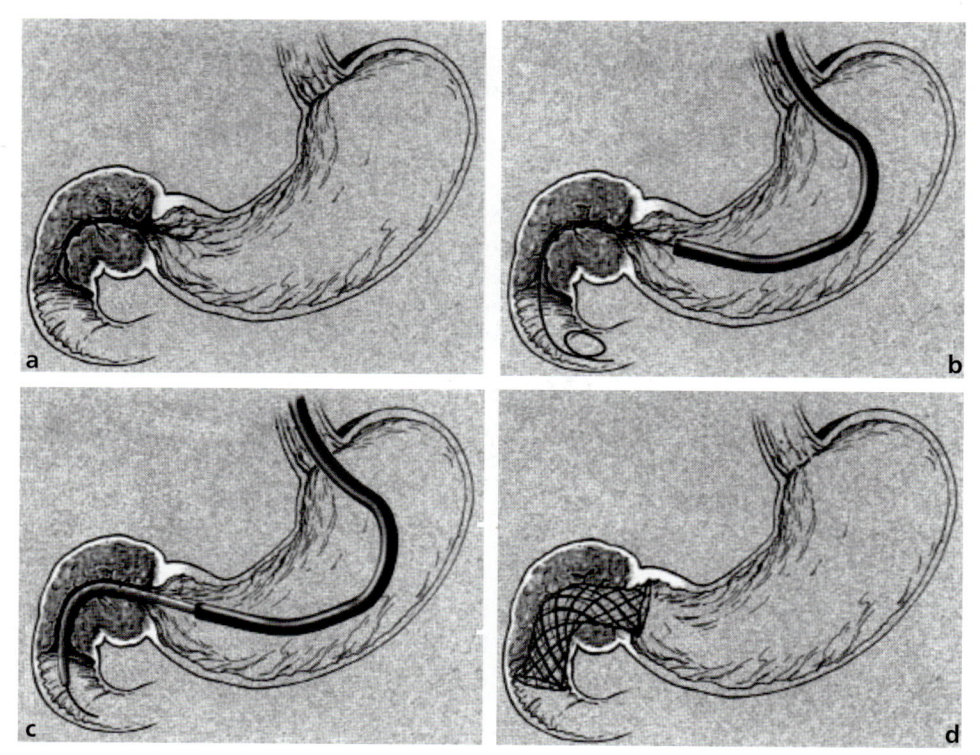

Fig. 31-2. Desenhos esquemáticos da sequência de colocação de prótese gastroduodenal. (**a**) Tumor obstrutivo de duodeno; (**b**) fio-guia hidrofílico transtumoral; (**c**) prótese colocada sobre o fio-guia; (**d**) prótese expandida e bem posicionada (bocas proximal e distal com alinhamento correto ao estômago e duodeno).

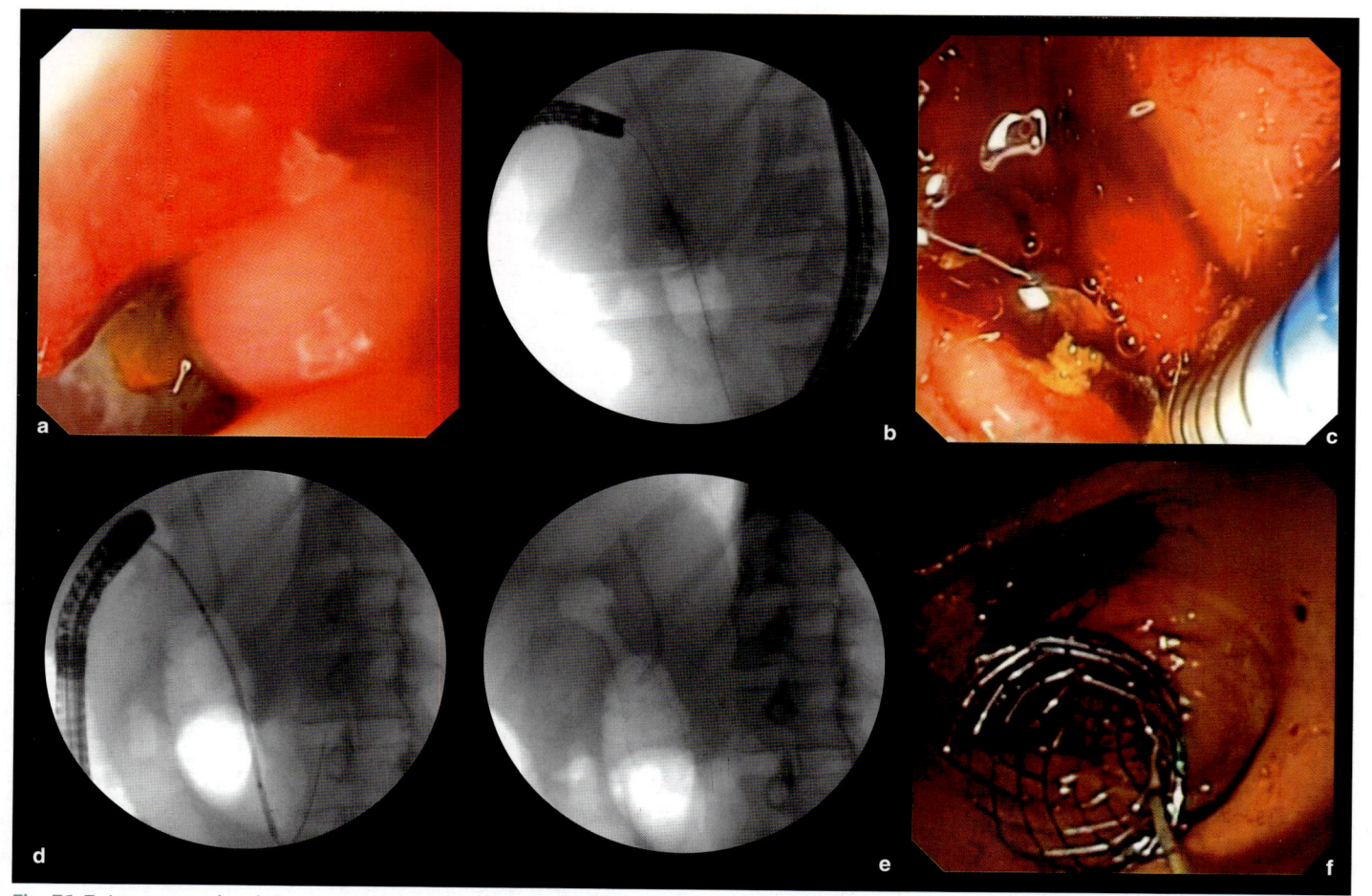

Fig. 31-3. Imagens endoscópicas e radiológicas da colocação de prótese gastroduodenal. (**a**) Invasão duodenal até região bulbar justapilórica, por câncer de pâncreas (já com prótese biliar plástica); (**b**) fio-guia hidrofílico e injeção de contraste no duodeno (observar prótese biliar plástica, paralela ao fio-guia); (**c**) PMAE no conjunto introdutor, colocada pela estenose; (**d**) PMAE no conjunto introdutor, posicionada no duodeno; (**e**) PMAE aberta, com expansão ainda incompleta (observar formato "em ampulheta"); (**f**) PMAE com completa expansão da boca proximal (pré-pilórica) e fio-guia.

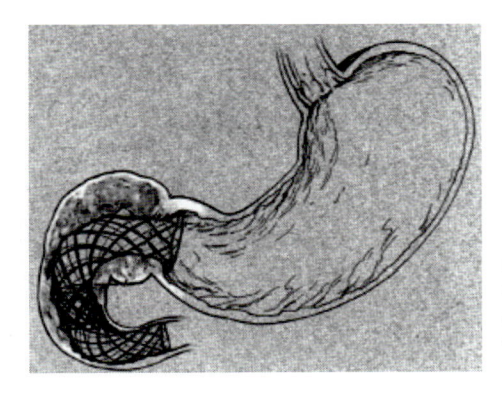

Fig. 31-4. Colocação de duas próteses *(stent in stent)*, para alinhamento correto da boca distal ou para tumores longos.

existem aqueles relacionados diretamente com a colocação e permanência da prótese.

Os efeitos adversos imediatos mais comuns podem ser imediatamente reconhecidos e eventualmente tratados, sem que haja compromisso da eficácia no resultado final. O disparo em posição inadequada, impedindo a expansão completa da boca proximal, a abertura da boca distal em aposição frontal à parede duodenal podem ser corrigidos endoscopicamente após sua identificação, sem maior dificuldade, seja por reposicionamento da prótese, seja pela colocação de uma segunda prótese por dentro da primeira (Fig. 31-4).[7] A familiaridade do operador com a prótese e seu conjunto introdutor é talvez o fator mais importante na prevenção de tais efeitos.

Pelo já exposto, devem-se evitar as dilatações, tanto prévias quanto posteriores à colocação (nos casos em que não há expansão inicial adequada), face ao risco aumentado de perfuração. É aconselhável observar a evolução da expansão, no mesmo ato e no decurso de 2 a 3 dias, com acompanhamentos clínico e radiológico.

A médio e longo prazos pode ocorrer esvaziamento gástrico inadequado, mesmo com a prótese totalmente expandida e pérvia, por hipomotilidade gástrica. A modificação dietética, além da prescrição de drogas pró-cinéticas, geralmente resolve este problema.

Especificamente em relação à prótese, raramente ocorre migração, principalmente porque as próteses têm malha metálica não revestida, com grande chance de incorporação e fixação ao leito tumoral. Mais frequentemente, em íntima relação com o tempo de permanência da prótese, ocorre o crescimento tumoral ou de tecido hiperplásico, através da malha ou nas bocas distal e proximal, que pode ser resolvido com ablação por métodos térmicos (argônio e similares).

São muito raros os casos de sangramento agudo ou tardio e formação de fístula.

Com uma frequência um pouco maior, mas ainda felizmente esporádica, pode ocorrer disfunção das próteses biliares, tratadas por via endoscópica, quando existe o acesso oral à prótese, ou por via radiológica.

ÍNDICES DE SUCESSO, EFICÁCIA E PROGNÓSTICO

O sucesso na colocação (a literatura mostra uma taxa média de 80%) tem relação direta com a disponibilidade de equipamentos e acessórios e a experiência da equipe, não só no desempenho técnico, como também no volume de casos. Os insucessos são diretamente relacionados com a impermeabilidade das estenoses até mesmo para passagem de guia e com estômagos muito dilatados, facilitando a formação de alças de fio-guia e até de endoscópios.

A comparação de eficácia entre prótese e gastrojejunostomia mostra que a curto prazo, o grupo submetido ao tratamento endoscópico tem retorno à alimentação mais rápido, menor ou nenhum tempo de hospitalização e custos médico-hospitalares menores. A longo prazo, no entanto, tem maior taxa de reintervenções, principalmente por crescimento tumoral nas extremidades ou através da malha metálica. Não há diferença significativa nos escores de qualidade de vida ou nas taxas de mortalidade a longo prazo, sendo esta maior a curto prazo, no grupo cirúrgico, face às complicações pós-operatórias agudas.[1-6,8-10,12]

REFERÊNCIAS BIBLIOGRÁFICAS

1. Fiori E *et al.* Endoscopic stenting for gastric outlet obstruction in patients with unresectable antro pyloric cancer. Systematic review of the literature and final results of a prospective study. The point of view of a surgical group. *Am J Surg* 2013;206:210.
2. Jeurnink SM *et al.* Surgical gastrojejunostomy or endoscopic stent placement for the palliation of malignant gastric outlet obstruction (SUSTENT study): a multicenter randomized trial. *Gastrointest Endosc* 2010;71:490.
3. Khashab M *et al.* Enteral stenting versus gastrojejunostomy for palliation of malignant gastric outlet obstruction. *Surg Endosc* 2013;27:2068.
4. Nagaraja V, Eslick GD, Cox MR. Endoscopic stenting versus operative gastrojejunostomy for malignant gastric outlet obstruction-a systematic review and meta-analysis of randomized and non-randomized trials. *J Gastrointest Oncol* 2014;5:92.
5. No JH *et al.* Long-term outcome of palliative therapy for gastric outlet obstruction caused by unresectable gastric cancer in patients with good performance status: endoscopic stenting versus surgery. *Gastrointest Endosc* 2013;78:55.
6. Roy A *et al.* Stenting versus gastrojejunostomy for management of malignant gastric outlet obstruction: comparison of clinical outcomes and costs. *Surg Endosc* 2012;26:3114.
7. Sasaki T *et al.* Clinical outcomes of secondary gastroduodenal self-expandable metallic stent placement by stent-in-stent technique for malignant gastric outlet obstruction. *Dig Endosc* 2015;27:37.
8. Shaw JM *et al.* Self-expanding metal stents as an alternative to surgical bypass for malignant gastric outlet obstruction. *Br J Surg* 2010;97:872.
9. Tringali A *et al.* Endoscopic treatment of malignant gastric and duodenal strictures: a prospective, multicenter study. *Gastrointest Endosc* 2014;79:66.
10. van den Berg MW *et al.* First data on the Evolution duodenal stent for palliation of malignant gastric outlet obstruction (Duolution study): a prospective multicenter study. *Endoscopy* 2013;45:174.
11. van Heek NT *et al.* Palliative treatment in "peri"-pancreatic carcinoma: stenting or surgical therapy? *Acta Gastroenterol Belg* 2002;65:171.
12. van Hooft JE *et al.* Efficacy and safety of the new Wall Flex enteral stent in palliative treatment of malignant gastric outlet obstruction (DUOFLEX study): a prospective multicenter study. *Gastrointest Endosc* 2009;69:105.

32 Doença Celíaca

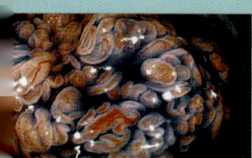

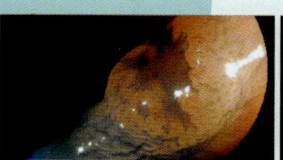

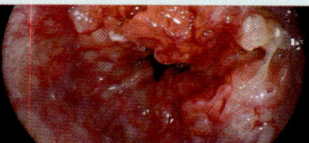

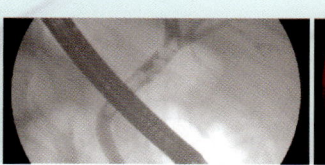

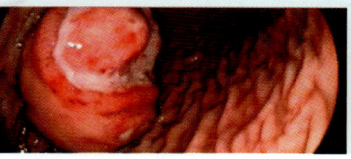

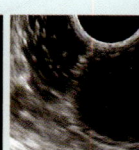

Antonio Cardoso Sparvoli

DEFINIÇÕES

A Doença Celíaca (DC) é uma forma de enteropatia crônica, inflamatória, imunologicamente determinada, que afeta o intestino delgado em crianças e adultos geneticamente predispostos. Ela é precipitada pela ingestão de alimentos contendo glúten.[1,31,33] A intolerância ao glúten é permanente. A taxa de mortalidade para pacientes com DC é quase o dobro daquela da população em geral, sendo causada particularmente por doença linfoproliferativa.[28]

EPIDEMIOLOGIA

A DC é comum em todo o mundo e afeta cerca de 1 em 100 a 1 em 300 indivíduos.[26,29] Esta prevalência é significativamente maior do que há 20 anos.[4,23] Embora a DC fosse tradicionalmente considerada uma doença das crianças, atualmente, a maioria dos casos é diagnosticada em adultos.[30] Assim, a conscientização e a pesquisa ativa da DC devem ser encorajadas em todas as idades. A crescente facilidade para obtenção de biópsias por intermédio dos exames endoscópicos também contribuiu significativamente para a maior detecção de novos casos.[17] Um estudo fundamental demonstrou as seguintes peculiaridades em relação à prevalência:[12]

- Em risco, parentes de primeiro grau: 1 em 10.
- Em risco, parentes de segundo grau: 1 em 39.
- Em risco, pacientes sintomáticos: 1 em 56.
- Grupos sem risco: 1 em 100.

No Brasil, a prevalência, em doadores do sangue, é de 1/681 (Brasília), 1/417 (Curitiba), 1/273 (Ribeirão Preto), e 1/214 (São Paulo). Em familiares de celíacos, Kotze et al. descreveram 15,65% em familiares de primeiro grau.[17,18]

A ampla disponibilidade dos testes sorológicos demonstrou a existência de uma doença celíaca silenciosa, caracterizada por sorologia positiva e atrofia das vilosidades com pouca ou nenhuma sintomatologia e que é aproximadamente 7 vezes mais comum do que a DC sintomática.[11]

PATOGÊNESE

A DC é resultado da interação entre o glúten e fatores ambientais, genéticos e imunológicos.[17] A ativação do sistema imune adaptativo implica que a gliadina – o componente tóxico do glúten – cruzou o epitélio intestinal. Uma permeabilidade intestinal aumentada seria um evento precoce na patogênese da DC.[30] Os fatores genéticos desempenham um papel importante. Existe uma concordância em, aproximadamente, 70-85% entre gêmeos idênticos. Determinou-se que 90 a 95% dos indivíduos afetados portam o heterodímero HLA-DQ2; mais do que 90% dos remanescentes, 5 a 10% portam o heterodímero HLA-DQ8.[37]

A presença de autoanticorpos ao tecido conectivo em volta das fibras musculares (endomísio) é fator altamente específico para a DC. O alvo desses autoanticorpos é a enzima transglutaminase tecidual (tTG). Essa enzima tem papel proeminente na patogênese da DC pela desaminação das gliadinas, o que resulta em grande resposta proliferativa específica das células T, contribuindo para a inflamação da mucosa e posterior ativação das células B com HLA DQ2 ou DQ8.[32,33] Uma vez ativados, os linfócitos T liberam citocinas que, provavelmente, contribuem para o desenvolvimento de lesão da mucosa.[37]

MANIFESTAÇÕES CLÍNICAS E DOENÇAS ASSOCIADAS

A DC tem um amplo espectro de manifestações gastrointestinais e extraintestinais. Embora alguns pacientes ainda se apresentem com uma enfermidade grave, a maioria tem poucos sintomas, ou estão assintomáticos no momento do diagnóstico. O encontro de anormalidades hematológicas incidentais (por ex., anemia por deficiência de ferro) ou alterações bioquímicas (por ex., níveis elevados de aminotransferases) também podem conduzir ao diagnóstico de DC.[11,33] Eventualmente, o diagnóstico parte de um achado ocasional durante uma endoscopia digestiva alta diagnóstica para outras queixas ou, às vezes, pesquisando sintomas inespecíficos.

APRESENTAÇÃO CLÍNICA NA INFÂNCIA

A apresentação clássica tem esteatorreia, com ou sem vômitos, e cólicas ocasionais que podem ocorrer a qualquer tempo depois do desmame, quando os cereais são introduzidos na dieta, mas especialmente, no primeiro e no segundo ano de vida. Classicamente, a criança tem dificuldades com o crescimento, fica apática e irritável, tem perda muscular, hipotonia e distensão abdominal. Assim, a possibilidade de DC deve ser considerada em todas as crianças que se apresentam com baixa estatura ou deficiência no crescimento. Em crianças mais velhas, a DC pode-se apresentar simplesmente por uma anemia ou por outras deficiências nutricionais. Muitos pacientes pediátricos apresentam uma remissão espontânea, temporária dos sintomas durante a adolescência e não é comum a DC se manifestar nessa fase da vida.[11]

APRESENTAÇÃO CLÍNICA NO ADULTO

Cada vez mais o diagnóstico é feito em adultos, sendo a idade média de 45 anos. Atualmente, a diarreia é relatada menos frequentemente, e muitos pacientes se apresentam com índices de massa corporal maiores e, até mesmo, com obesidade, ao invés do clássico emagrecimento. Uma parte desses pacientes tem baixa estatura. Acredita-se na possibilidade de a DC desenvolver-se pela primeira vez na vida adulta.[11] Cerca de 25% dos pacientes diagnosticados têm mais do que 60 anos.[11]

MANIFESTAÇÕES GASTROINTESTINAIS

Os adultos podem apresentar diarreia, esteatorreia, flatulência e perda de peso similares àqueles encontrados nas crianças. O emagrecimento depende da extensão do comprometimento intestinal. O paciente pode ter apenas um vago desconforto intestinal, distensão abdominal e meteorismo, podendo sugerir, equivocadamente, uma síndrome do intestino irritável. Eventualmente, uma estomatite aftosa, severa, recorrente, pode ser a única manifestação da DC.[11]

MANIFESTAÇÕES EXTRAINTESTINAIS

A anemia é uma manifestação comum da DC. Frequentemente, está associada à absorção comprometida de ferro ou folatos no intestino proximal. Em enfermidades mais severas, com comprometimento do íleo, a absorção da vitamina B12 também pode estar prejudicada. Podem ter coagulopatia, com sangramentos, por deficiência de absorção da vitamina K. Os pacientes podem ter osteopenia (70%) e osteoporose (25%). Podem ter má absorção de vitamina D e cálcio. Podem ter cegueira noturna por deficiência de vitamina A. Podem ter amenorreia, infertilidade, abortos espontâneos. Os homens podem ter impotência e baixa contagem de espermatozoides. Os pacientes podem apresentar retardo no crescimento.[11] Os pacientes com formas brandas da doença podem ter um exame físico completamente normal. Nos casos mais graves, as anormalidades físicas frequentemente resultam da má absorção e, portanto, não são específicos da DC.

FORMAS CLÍNICAS

São reconhecidas as seguintes formas clínicas:[17]

A) *Forma clássica:* decorre da má absorção de nutrientes.
B) *Forma atípica:* existe um quadro atípico digestivo com sintomas gastrointestinais altos discretos, ou com constipação. Um segundo chamado atípico extradigestivo com sintomas, como baixa estatura, anemia, tetania, osteoporose e outros.
C) *Forma latente:* os indivíduos têm biópsia intestinal normal diante do consumo habitual de glúten e que, anterior ou posteriormente, desenvolvem atrofia parcial ou total das vilosidades, retornando novamente ao normal com a retirada do glúten da dieta.[33]
D) *Forma assintomática:* pode ocorrer entre familiares de celíacos, com anticorpos positivos no soro, com alterações endoscópicas e histológicas mais ou menos graves.

Convém destacar que o risco de doenças autoimunes e neoplasias é maior no idoso celíaco e parece estar associado à idade e à duração da exposição ao glúten.[16] A DC não tratada está associada, a longo prazo, a um maior risco de câncer gastrointestinal, incluindo linfoma intestinal de células T.[33] Indivíduos com DC também estão em maior risco para carcinomas escamosos do esôfago e orofaríngeos, além de carcinomas do intestino delgado.

Muitos pacientes com DC apresentam também intolerância à lactose e à frutose.[11] Após a retirada do glúten, aqueles que não têm a má absorção de lactose do adulto, geneticamente determinada, recuperam a atividade da lactase. Deve-se recordar que, no Brasil, a prevalência da má absorção de lactose do adulto é elevada e, consequentemente, esses indivíduos persistirão com as manifestações da intolerância à lactose, apesar da melhora da mucosa intestinal com a retirada do glúten.[35]

DIAGNÓSTICO

O diagnóstico da DC é por sorologia e biópsias, idealmente em um paciente consumindo uma dieta normal, isto é com glúten.[28] A biópsia permanece essencial para o diagnóstico da DC em adultos e não pode ser substituída pela sorologia.[11,24] Para afirmar um diagnóstico definitivo, a atrofia das vilosidades é requisitada. Exceções são pacientes com distúrbios de coagulação e mulheres grávidas, em que as biópsias não são exequíveis.[24] O diagnóstico da DC é estabelecido naqueles que têm sorologia positiva e uma biópsia com sinais óbvios de histologia celíaca (linfocitose intraepitelial aumentada, hiperplasia de criptas, atrofia vilosa). Aqueles com sinais histológicos menos intensos, mas com sorologia positiva, são considerados como "provável DC", e nestas circunstâncias um teste com dieta isenta de glúten pode ser realizado para adicionalmente apoiar o diagnóstico.[24] Em alguns pacientes, o único achado histopatológico é o aumento dos linfócitos intraepiteliais.[11]

Sorológico

Os testes dos anticorpos estão indicados para todas as pessoas em que a DC é (mesmo remotamente) suspeitada, e para todas as pessoas com risco reconhecido para a doença.[21] A detecção sorológica depende da presença de anticorpos antiendomísio IgA, antitransglutaminase tecidual IgA e anticorpos antigliadina.[24]

Todos os testes têm um valor preditivo negativo próximo aos 100%, ou seja, valores normais praticamente descartam DC ativa (com histologia clássica e sob condições de consumo normal de glúten).

Apesar da boa sensibilidade e especificidade dos testes sorológicos, vários pacientes podem não ser diagnosticados com base somente nesses exames. A combinação de testes pode aumentar o acerto diagnóstico.[17,38] Esses anticorpos são úteis na monitoração do tratamento. Sua elevação significa não aderência à dieta. São úteis para rastreamento populacional e nos grupos de risco – familiares e portadores de doenças autoimunes.[17,24]

Papel do HLA no Diagnóstico da DC

A DC é associada a marcadores específicos HLA. O valor diagnóstico da genotipagem HLA consiste no seu alto valor preditivo negativo.[15] O valor preditivo positivo da genotipagem é baixo.[24]

Endoscopia

A) Endoscopia nos pacientes soronegativos: a prevalência de DC soronegativa é 6 a 22% de todos os casos diagnosticados.[24] Pacientes que realizam endoscopia para anemia, perda de peso ou diarreia devem fazer biópsias duodenais, independente se tiveram sorologia para DC.[24] Essa conduta pode bem indicar que está presente a DC ou uma causa mucosa alternativa de má absorção.[20] De fato, foi sugerido que a biópsia duodenal deveria ser considerada em qualquer indivíduo submetido à endoscopia, porque a DC é comum e tem muitas e variadas manifestações, incluindo refluxo, uma indicação comum para endoscopia.[27]
B) Um teste sorológico positivo constitui indicação para endoscopia.[28] A endoscopia exibe marcadores de atrofia vilosa – pregas escalonadas, com calcetamento, redução, ausência ou achatamento das pregas duodenais (Figs. 32-1 e 32-2) e nodularidade.[7] Outros achados são múltiplas fissuras ou uma aparência em mosaico (aspecto micronodular) em que as fissuras circunscrevem áreas de nodularidade da mucosa (Figs. 32-3 e 32-4).[11] Outros achados descritos são padrão vascular visível e micronodularidade no bulbo.[28] Entre vários estudos, a especi-

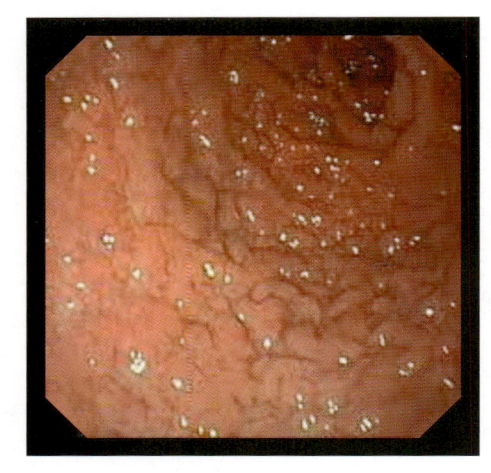

Fig. 32-1. Calcetamento.

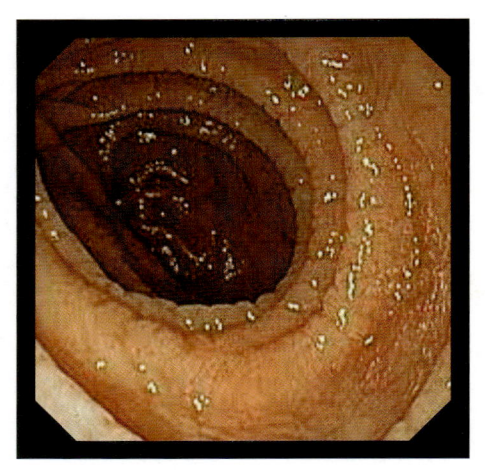

Fig. 32-3. Múltiplas fissuras.

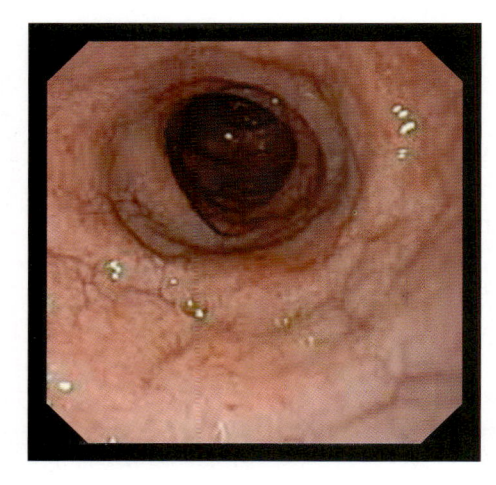

Fig. 32-2. Achatamento das pregas duodenais.

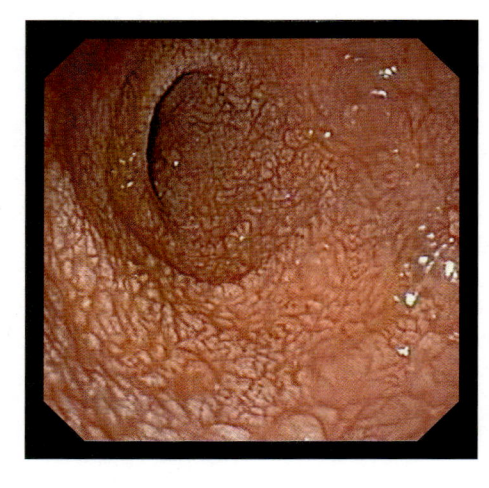

Fig. 32-4. Aparência em mosaico (aspecto micronodular) onde as fissuras circunscrevem áreas de nodularidade.

ficidade e a sensibilidade variam de 83 a 100%, e de 6 a 94%, respectivamente.[14] Contribui para isso, o caráter focal das lesões em alguns pacientes. A sensibilidade da endoscopia pode ser limitada quando a enteropatia é discreta, reforçando a recomendação de biópsias duodenais se existe suspeita de DC, a despeito de uma aparência endoscópica irrelevante, podendo a mucosa celíaca apresentar-se, inclusive, com uma aparência endoscópica normal, apesar da presença de atrofia vilosa.[9,11,24] Destaque-se que o calcetamento *(scalloping)* não é específico para a DC e pode ser visto na enterite eosinofílica, na giardíase, na amiloidose e na enteropatia do vírus da imunodeficiência humana.[11] Uma outra anormalidade vista em associação à atrofia vilosa é o encontro de erosões na segunda porção duodenal. As erosões podem ser múltiplas e superficiais, e não aparecerem no bulbo, apenas na segunda porção. Esse achado é raro.[8]

Conclui-se que o diagnóstico da DC pode ser perdido, se a doença não for suspeitada, e a biópsia não for executada.[14]

Recomenda-se, pelo menos, quatro a cinco biópsias sequenciais.[17] A obtenção de, pelo menos, quatro biópsias dobra a taxa de diagnóstico, quando comparado a menos do que quatro fragmentos.[19] As biópsias obtidas do bulbo duodenal podem ser diagnósticas.[11] Em pacientes com sorologia celíaca positiva, mas com uma mucosa normal, deve-se considerar repetir as biópsias duodenais, incluindo biópsias do jejuno, através de uma enteroscopia.[13] A cápsula endoscópica pode apoiar o diagnóstico de DC neste cenário.[5] O aspecto histopatológico da mucosa do intestino delgado pode também prognosticar o risco de linfoma, pois os pacientes com atrofia vilosa estão em risco estatisticamente maior de linfoma futuro do que os pacientes com uma mucosa normal com sorologia positiva.[10]

Foi descrita a técnica de "imersão em água", um método fácil e seguro de reforçar o padrão viloso.[14] Remove-se o ar do lúmen duodenal por sucção, seguido pela injeção de 90 a 150 mL água. Essa técnica aumentaria a acurácia no diagnóstico endoscópico de rotina.[14]

A nova geração de instrumentos endoscópicos, com "magnificação" ou endoscópios com *zoom*, pode produzir imagens de alta resolução, magnificadas.[14] Associadas à cromoendoscopia, essas tecnologias fornecem uma melhor acurácia.[22] O sistema *Flexibile Spectral Imaging Color Enhancement* (FICE) é capaz de fornecer o mesmo poder de contraste da cromoendoscopia padrão, mas de uma maneira virtual. Este sistema mostrou uma grande acurácia (100%) para a avaliação dos vilos duodenais.[2] A técnica da *Narrow Band Imaging* (NBI), da Olympus, avalia alterações mínimas da mucosa. A NBI reforça a visualização do padrão microvascular, sendo capaz de graduar a atrofia das vilosidades.[34] A tomografia de coerência óptica obtém imagens próximas daquelas obtidas com a histologia convencional. Demonstrou utilidade na avaliação das vilosidades em indivíduos sadios e com DC.[14] A endomicroscopia confocal é uma tecnologia que permite microscopia *in vivo* da mucosa gastrointestinal durante as endoscopias digestivas alta e baixa.[14] Para Zambelli *et al.* as imagens obtidas pela técnica e a histologia foram similares.[39] A endomicrospia confocal, na DC, foi capaz de identificar bem a atrofia vilosa, mas menos eficientemente a hiperplasia de criptas e a infiltração flogística.[14] A tecnologia I-*scan* é uma tecnologia endoscópica de imagem reforçada, da Pentax Medical. Classifica-se entre os métodos de contraste digital. Foi aplicada na avaliação do padrão das vilosidades da mucosa duodenal.[3] Demonstrou uma grande acurácia (100%) na detecção de padrões de atrofia vilosa grave. A tecnologia I-*scan* parece ser um instrumento confiável para o diagnóstico da DC.[14] A endoscopia é útil no seguimento dos pacientes com DC. As biópsias devem ser realizadas em pacientes com DC, cuja condição não responde a uma dieta sem glúten.[24] Alguns *experts* recomendam repetir a endoscopia depois de 1 ano de dieta isenta de glúten. Em pacientes que não querem ou não po-

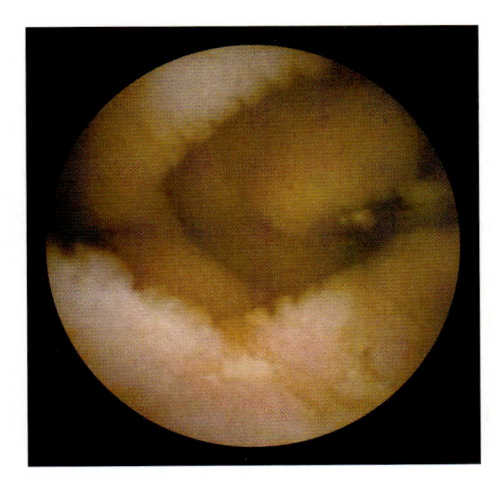

Fig. 32-5. Cápsula endoscópica: doença celíaca.

dem realizar uma endoscopia, pode-se empregar a cápsula endoscópica (CE). A cápsula é menos invasiva e tem boa especificidade e pode obter imagens endoscópicas que podem ser usadas em conjunção com a sorologia.[24,36] A cápsula endoscópica avalia a extensão da atrofia, ao inspecionar todo o intestino delgado (Fig. 32-5).[14] O diagnóstico pela CE chega a ser de 87%.[6] Adicionalmente na DC, a CE pode ser empregada para: esclarecer dúvida diagnóstica; estudo e valorização das complicações em pacientes refratários ao tratamento; no rastreamento de familiares e de grupos de risco; suspeita de linfoma; seguimento de pacientes com maior risco de desenvolver linfoma, como nos diagnosticados celíacos acima dos 50 anos de idade e no diagnóstico diferencial com outras causas de síndrome de má absorção.[17] Os mais importantes estudos a respeito do papel da cápsula na DC determinaram uma alta sensibilidade (70-95,2%), uma muito menor especificidade (63,6-100%).[14] Contudo, a cápsula endoscópica não pode substituir as biópsias e o exame histopatológico. A cápsula endoscópica, rotineiramente, não é necessária para o diagnóstico e o manejo de rotina da DC.[30]

HISTOLOGIA

Marsh sugeriu um espectro de sensibilidade ao glúten com seu respectivo repertório de alterações na mucosa, pela sensibilização dos linfócitos T.[25] Indicou quatro padrões: 1. tipo infiltrativo (Tipo 1): marcadamente infiltrado por pequenos linfócitos não mitóticos glúten-dependentes (LIE); 2. tipo hiperplásico (Tipo 2): semelhante ao tipo 1. Soma-se alongamento das criptas, cujo epitélio, como nas vilosidades, também se apresenta infiltrado por pequenos LIE; 3. tipo destrutivo (Tipo 3): lesão idêntica à chamada "típica mucosa achatada da DC". Ocorre em todos pacientes sintomáticos; 4. tipo hipoplásico (Tipo 4): lesão nos casos de refratariedade à dieta isenta de glúten, em que a mucosa apresenta intensa hipoplasia de criptas além da redução das vilosidades.

CONCLUSÃO

Em razão da elevada prevalência da DC em todo mundo e das graves potenciais consequências da permanência do consumo do glúten pelos pacientes celíacos, cabe ao endoscopista, consciente, informado e atento, um papel relevante no diagnóstico e no enfrentamento da DC.

REFERÊNCIAS BIBLIOGRÁFICAS

1. Bai JC, Fried M, Corazza GR et al. World gastroenterology global guidelines on celiac disease. J Clin Gastroenterol 2013;47(2):121-26.
2. Cammarota G, Cesaro P, Cazzato A et al. Optimal band imaging system: a new tool for enhancing the duodenal villous pattern in celiac disease. Gastrointest Endosc 2008;68:352-57.
3. Cammarota G, Ianiro G, Sparano L et al. A image-enhanced endoscopy with I-scan technology for the evaluation of duodenal villous patterns. Dig Dis Sci 2013;58:1287-92.
4. Catassi C, Kryzak D, Bhatti B et al. Natural history of celiac disease autoimmunity in a USA cohort followed since 1974. Ann Med 2010;42:530-38.
5. Chang MS, Rubin M, Lewis SK et al. Diagnosing celiac disease by video capsule endoscopy (VCE) when esophogastroduodenoscopy (EGD) and biopsy is unable to provide a diagnosis: a case series. BMC Gastroenterology 2012;12:90.
6. Culliford A, Daly J, Diamond B et al. The value of wireless capsule endoscopy in patients with complicated celiac disease. Gastrointest Endosc 2005;62:55-61.
7. Dickey W, Hughes D. Disappointing sensitivity of endoscopic markers for villous atrophy in a high-risk population: implications for celiac disease diagnostics during routine endoscopy. Am J Gastroenterol 2001;96:2126-28.
8. Dickey W, Hughes D. Erosions in the second part of the duodenum in patients with villous atrophy. Gastrointestinal Endoscopy 2004;59(1):116-18.
9. Dickey W. Endoscopic markers for celiac disease. Review. Nature Reviews Gastroenterol Hepatol 2006;3:546-51.
10. Elfstrom P, Granath F, Ekstrom SK et al. Risk of lymphoproliferative malignancy in relation to small intestinal histopathology among patients with celiac disease. J Natl Cancer Inst 2011;103:436-44.
11. Farrell RJ, Kelly CP. Celiac disease and refractory celiac disease. In: Feldman M, Friedman LS, Brandt LJ. (Eds.). Sleisenger and Fordtran's gastrointestinal and liver disease: pathophysiology, diagnosis, management. 9th ed. Philadelphia: Elsevier, 2010. p. 1797-820, vol. 2.
12. Fasano A, Berti I, Gerarduzzi T et al. Prevalence of celiac disease in at-risk and non-at-risk groups in the United States: a large multicenter study. Arch Intern Med 2003;163:286-92.
13. Horoldt BS, McAlindon ME, Stephenson TJ et al. Making the diagnosis of coeliac disease: is there a role for push enteroscopy? Eur J Gastroenterol Hepatol 2004;16:1143-46.
14. Ianiro, G; Gasbarrini, A; Cammarota, G. Endoscopic tools for the diagnosis and evaluation of celiac disease. World J Gastroenterol 2013 Dec. 14;19(46):8562-8570.
15. Karel K, Louka AS, Moodie SJ et al. HLA types in celiac disease patients not carrying the DQA1*05-DQB1*02 (DQ2) heterodimer: results from the European Genetics Cluster on Celiac Disease. Hum Immunol 2003;64:469-77.
16. Kotze LMS. Celiac disease in Brazilian patients: associations, complications and causes of death. Forty years of clinical experience. Arq Gastroenterol 2009;46:261-69.
17. Kotze LMS. Doença Celíaca. In: Zaterka S, Eisig JN. (Eds.). Tratado de gastroenterologia: da graduação à pós-graduação. São Paulo: Atheneu, 2011. p. 605-16.
18. Kotze LMS, Utiyama SRR, Nisihara RM et al. Antiendomysium antibodies in Brazilian patients with celiac disease and their first-degree relatives. Arq Gastroenterol 2001;38:94-103.
19. Lebwohl B, Kapel RC, Neugut AI et al. Adherence to biopsy guidelines increases celiac disease diagnosis. Gastrointest Endosc 2011;74:103-9.
20. Lebwohl B, Tennyson CA, Holub JL et al. Sex and racial disparities in duodenal biopsy to evaluate for celiac disease. Gastrointest Endosc 2012;76:779-85.
21. Leffler DA, Schuppan d. Update on serologic testing in celiac disease. Am J Gastroenterol 2010;105:2520-24.
22. Lo A, Guelrud M, Essenfeld H et al. Classification of villous atrophy with enhanced magnification endoscopy in patients with celiac disease and tropical sprue. Gastrointest Endosc 2007;66:377-82.
23. Lohi S, Mustalahti K, Kaukinen K. Increasing prevalence of coeliac disease over time. Aliment Pharmacol Ther 2007;26:1217-25.
24. Ludvigsson JL, Bai JC, Biagi F et al. Diagnosis and management of adult coeliac disease: guidelines from the British Society of Gastroenterology. Gut Published Online First 29 March 2015.
25. Marsh MN. Mucosal pathology in gluten sensitivity. In: Marsh MN. Coeliac disease. Oxford: Blackwell Scientific, 1992. p. 136-91.
26. Mustalahti K, Catassi C, Reunanen A et al. The prevalence of CD in Europe: results of a centralized, international mass screening project. Ann Med 2010;42:587-95.
27. Nachman F, Vazquez H, Gonzalez A et al. Gastroesophageal reflux symptoms in patients with celiac disease and the effects of a gluten-free diet. Clin Gastroenterol Hepatol 2011;9:214-19.
28. Olds G, McLoughlin R, O'Morian C et al. Celiac disease for the endoscopist. Gastrointest Endosc 2002;56:407-15.

29. Rewers M. Epidemiology of celiac disease: what are the prevalence, incidence, and progression of celiac disease? *Gastroenterology* 2005;S47-S51.
30. Rubio-Tapia A, Murray JA. Celiac disease. *Curr Opin Gastroenterol* 2010 Mar.;26(2):116-22.
31. Sapone A, Bai JC, Ciacci C *et al.* Spectrum of gluten-related disorders: consensus on new nomenclature and classification. *BMC Med* 2012;10:13-25.
32. Schuppan D, Dieterich W, Riecken EO. Exposing gliadin as a tasty food for lymphocytes. *Nat Med* 1998;4:666-67.
33. Schuppan D, Zimmer KP. The diagnosis and treatment of celiac disease. *Dtsch Arztebl Int* 2013 Dec.;110(49):835-46.
34. Singh R, Nind G, Tucker G *et al.* Narrow-band imaging in the evaluation of villous morphology: a feasibility study assessing a simplified classification and observer agreement. *Endoscopy* 2010;42:889-94.
35. Sparvoli AC. *Malabsorção de lactose do adulto. Prevalência na população sulina. Aspectos genéticos e evolutivos da atividade da lactase.* [thesis]. Campinas (São Paulo): Faculdade de Ciências Médicas de Campinas (UNICAMP), 1990.
36. Tennyson CA, Ciaccio EJ, Lewis SK. Vídeo capsule endoscopy in celiac disease. *Gastrointest Endosc Clin N Am* 2012;22:747-58.
37. Trier JS. Intestinal Malabsorption. In: Greenberger NJ, Blumberg RS, Burakoff R. (Eds.). *Current diagnosis & treatment: gastroenterology, hepatology, & endoscopy.* 2nd ed. New York: McGraw Hill Medical, 2012. p. 237-57.
38. Utiyama SRR, Nass FR, Kotze LMS *et al.* Triagem sorológica de familiares de pacientes com doença celíaca. Anticorpos anti-endosmísio, anti-transglutaminase ou ambos? *Arq Gastroenterol* 2007;44:156-61.
39. Zambelli A, Villanacci V, Buscarini E *et al.* Confocal laser endomicroscopy in celiac disease: description of findings in two cases. *Endoscopy* 2007;39:1018-2.

III

Enteroscopia × Cápsula Endoscópica

33 ENTEROSCOPIAS

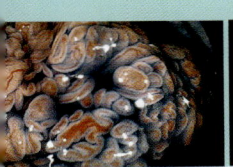

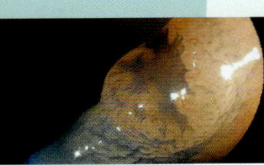

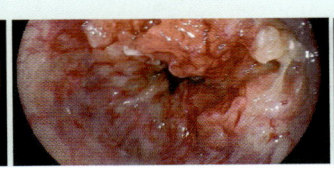

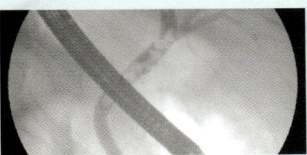

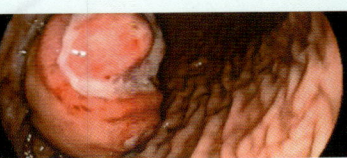

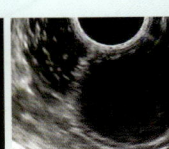

Artur Adolfo Parada

INTRODUÇÃO

O intestino delgado sempre representou uma fronteira para os exames endoscópicos. Sua localização intraperitoneal, seu comprimento (5 a 7 metros no adulto), diâmetro de 2,5 a 3,5 cm, fixações importantes no arco duodenal e até o ângulo de Treitz, e falta de fixações a seguir, tornando as alças muito frouxas e redundantes, a contratilidade, o escape do ar, a tortuosidade e formação de alça pela grande curvatura do estômago sempre dificultaram muito sua avaliação por métodos endoscópicos. Além disso, sempre se pensou que o intestino delgado apresenta menos patologias do que a parte proximal e distal do sistema digestivo. Nas hemorragias, por exemplo, só cerca de 4 a 5% dos casos se originam no intestino delgado; nos tumores, cerca de 5 a 8%. Por tudo isto, o desenvolvimento de técnicas endoscópicas ocorreu mais tardiamente.

Na fase inicial se desenvolveram a *push*-enteroscopia, a enteroscopia por sonda e a enteroscopia intraoperatória e, posteriormente, a cápsula endoscópica e as enteroscopias profundas, com duplo balão, monobalão e com espirais.

CÁPSULA ENDOSCÓPICA

A cápsula endoscópica (CE) foi um sonho dos endoscopistas que se transformou em realidade. É praticamente uma câmera fotográfica digital, com sistema de iluminação e de transmissão de imagens do tipo sem fio *(wireless)* para um sistema computadorizado compacto, portátil, de arquivo das imagens *(Data Recorder)*, que depois transfere as imagens para um computador central com o *software* que permite leitura, anotações, confecção do relatório, arquivo de fotografias e filme digital. É uma tecnologia não invasiva inicialmente destinada ao estudo do intestino delgado.

Permite um exame endoscópico conhecido como **endoscopia-fisiológica**, uma vez que seja impulsionada pelo próprio peristaltismo, sem insuflação dos órgãos por onde passa, com melhor visualização das arteríolas e vênulas.

A partir de 2001, esta tecnologia transformou toda a investigação do intestino delgado e, já a partir de 2003, foi considerada uma ferramenta de primeira linha e o padrão ouro, pela agência americana, *Food and Drugs Administration* (FDA), no diagnóstico de patologias do intestino delgado, permitindo um exame detalhado do duodeno distal, jejuno e íleo. No Brasil, introduzimos a cápsula endoscópica em dezembro de 2001.

ENTEROSCOPIAS

Push-Enteroscopia

Os primeiros relatos da utilização de um colonoscópio dedicado e introduzido por via oral datam de 1973.[19]

Instrumentos mais apropriados, os enteroscópios, com 200 a 250 cm, foram posteriormente desenvolvidos e se iniciaram os exames também com *overtubes* com 60 a 100 cm. O paciente é posicionado em decúbito lateral esquerdo e sedado adequadamente. A radioscopia pode ser utilizada para orientar o posicionamento do aparelho. Em geral se progride, com boa técnica, até 30 a 120 cm além do ângulo de Treitz.

Permite a realização de biópsias, localizar precisamente o local das lesões e procedimentos terapêuticos, inclusive posicionamento de sondas, próteses e a jejunostomia percutânea.[7,17]

Enteroscopia por Endoscópio do Tipo Sonda

Utilizava um endoscópio muito fino, com 5 mm diâmetro, 270 cm de extensão, com balão na extremidade. Não possuía canal de biópsia e nem comando para controle da porta. Era introduzido por via nasal, pois sua progressão se fazia pelo peristaltismo, tornando-se um exame muito demorado, chegando a cerca de 14 horas em alguns casos. Foi introduzido na prática clínica, em 1986.[19] O conceito de balão já foi, então, desde esta época, introduzido na enteroscopia, com a função de progredir pelo peristaltismo, de fixação para retificação e melhor visualização das lesões.

Podia ser introduzido também até as porções distais do duodeno com o auxílio de um colonoscópio. Como o aparelho não tinha comando e nem canal de biópsias, tornava-se um exame somente visual. Alcançava o íleo em 75% dos casos e a válvula ileocecal em cerca de 10% dos casos.[16]

Hoje, com o advento da cápsula endoscópica e das enteroscopias mais profundas, tornou-se um exame praticamente abandonado.

Enteroscopia Intraoperatória

Realizada durante o ato cirúrgico, portanto, muito mais invasiva, com um endoscópio, colonoscópio ou enteroscópio. Permite, em conjunto com a equipe cirúrgica, examinar praticamente todo o intestino delgado, com uma grande acurácia (70 a 100%).

O aparelho pode ser introduzido por via oral, por via retal (necessita nestes casos de preparo do cólon) ou por uma enterotomia. Cuidados adicionais devem ser tomados com a desinfecção do aparelho e para evitar a distensão acentuada das alças.

Tem também capacidade terapêutica, como nas poliposes e nas angioectasias múltiplas do delgado e nas malformações vasculares. Uma grande vantagem é trabalhar em conjunto com a equipe cirúrgica, facilitando a localização das lesões e a progressão do aparelho, particularmente em pacientes com cirurgias prévias e múltiplas angioectasias, quando poderá ser utilizada a transiluminação e marcação externa ou sutura das lesões angioectásicas ou das malformações vasculares.

Enteroscopias Profundas

Necessitam de *overtubes*, para retificação e estabilização do aparelho, e de sedação mais profunda do que a endoscopia digestiva alta ou mesmo de anestesia geral. Permitem opções terapêuticas.

Dispomos das enteroscopias com duplo balão (*Double Balloon Technology*, Fujinon, Inc.), com monobalão (*Single Balloon Enteroscope System*, Olympus, Inc.) e com espirais (*Endo-Ease Discovery SB System*, Spirus Medical LLC). Outra opção seria o *NaviAid Balloon Guided Endoscopy Device* (*Smart Medical System*), porém tem sido ainda muito pouco utilizada.

O primeiro trabalho publicado sobre duplo balão ocorreu, em 2001, seguido pela introdução de um sistema dedicado, em 2003.[23,24] O sistema de balão único passou a ser comercializado, em 2007, e o com espiral foi aprovado pela FDA, em 2008.[1,2,4,9]

Enteroscopia de Duplo Balão

Introduzida, em 2001, por Yamamoto *et al.*, permite uma excelente avaliação do intestino delgado. Tem um balão na porção distal do aparelho, e um na porção distal do *overtube*. Com movimentos de vai e vem se consegue o engavetamento do intestino delgado, com retificação das alças e progressão mais eficiente. Pode ser introduzido por via oral ou por via anal, permitindo o exame de todo o intestino delgado em quase 100% dos casos, quando utilizado pelas duas vias.[23]

Como dispõe de canal de trabalho, permite a realização de biópsias, ressecções, dilatações, posicionamento de próteses, hemostasia etc.

Recentemente, foi lançado pela Fujinon o enteroscópio EN-580T, com super CCD de alta resolução e com canal de trabalho com 3,2 mm, facilitando muito os procedimentos terapêuticos (Fig. 33-1).

Enteroscopia de Monobalão

Na mesma linha de balões foi lançado posteriormente pela Olympus o aparelho com um só balão, o do *overtube*. A progressão se faz com enchimento e fixação do balão e a seguir progressão do aparelho. Fixa-se, então, o aparelho e se progride com o *overtube*. Permite também enteroscopias profundas e procedimentos terapêuticos (Fig. 33-2).

Enteroscopia com Espiral

Nova técnica alternativa às enteroscopias com balões, para avaliação do intestino delgado, que utiliza *overtubes* em espirais. Também permite enteroscopias profundas e terapêuticas a um custo mais barato. Utiliza um *overtube* com um material macio e com hélices dispostas em espirais em sua porção distal. A introdução e rotação permitem a progressão do aparelho, seguida de retificações. Permite também biópsias e procedimentos terapêuticos (Fig. 33-3).

PRINCIPAIS INDICAÇÕES DAS ENTEROSCOPIAS

São praticamente as mesmas das cápsulas endoscópicas do intestino delgado. Discute-se muito a comparação dos dois métodos e qual seria a primeira opção em diferentes casos. A cápsula pode orientar a realização da enteroscopia, como um mapa das lesões intestinais e com suas prováveis localizações.

Vejamos agora, resumidamente, as principais indicações para as enteroscopias.

Sangramento Gastrointestinal Obscuro (SGIO)

Nos SGIOs (ocultos ou aparentes), em que o paciente se mantém estável, a cápsula endoscópica é o método de escolha, uma vez que não seja invasiva e que permita a avaliação de todo o intestino delgado.[20]

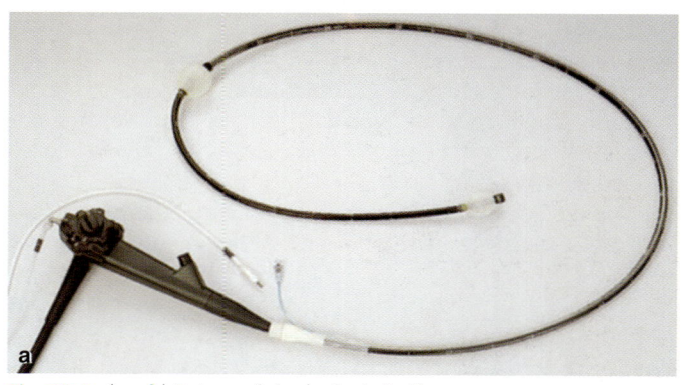

Fig. 33-1. (a e b) Enteroscópio de duplo balão.

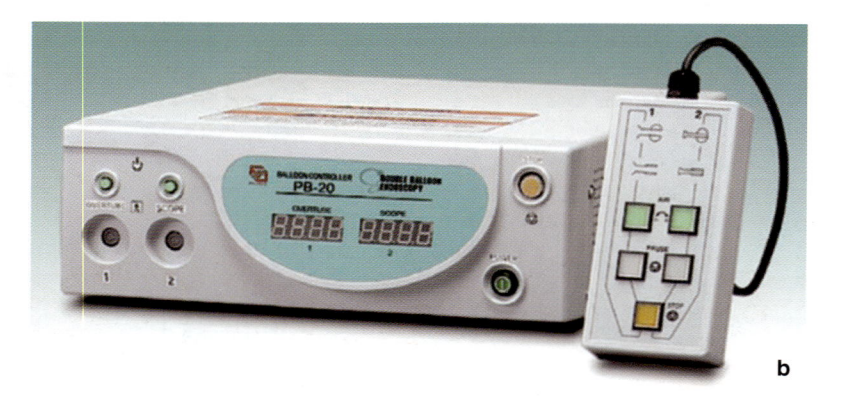

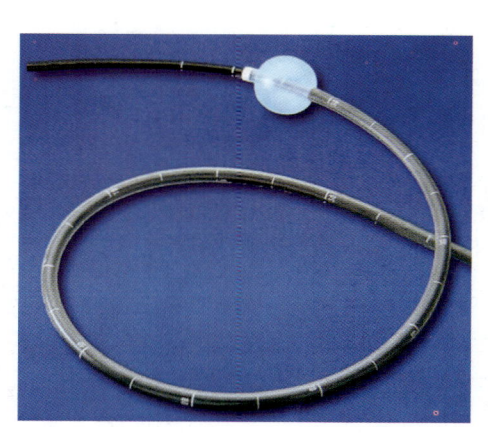

Fig. 33-2. Enteroscopia monobalão Olympus.

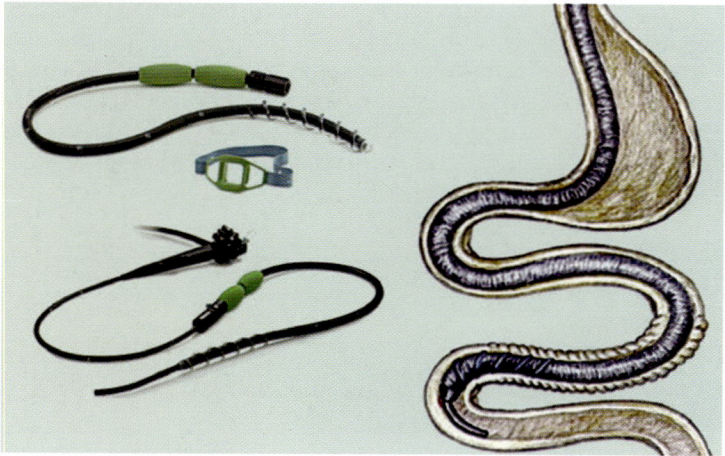

Fig. 33-3. Enteroscopia espiral.

Nos sangramentos mais intensos, a primeira escolha deve ser a enteroscopia profunda, se o paciente se estabilizar hemodinamicamente. Em alguns raros casos de instabilidade hemodinâmica pode ser necessária a arteriografia ou até mesmo a cirurgia como procedimento inicial.

Nos pacientes com suspeitas de tumores ou de estenoses é preferível a enteroscopia profunda. O Quadro 33-1 apresenta as principais causas de hemorragias, que podem passar despercebidas, e as relações com as faixas etárias acima e abaixo de 40 anos (Figs. 33-4 a 33-6).[14]

Avaliação de Tumores

As enteroscopias permitem o diagnóstico, a localização mais precisa da lesão, as tatuagens, as polipectomias, dilatações e passagens de sondas e próteses, além de jejunostomias em alguns casos (Fig. 33-7).

Permitem também o esclarecimento de suspeitas de lesões em diagnóstico de imagem, como nas ultrassonografias, tomografias computadorizadas e ressonâncias magnéticas.[15,21,22]

Quadro 33-1 SGIO – causas que podem passar despercebidas

Sangramento digestivo alto ou baixo

HDA
- Erosões ou úlceras de Cameron
- Varizes fúndicas
- Úlceras em localizações difíceis de visualização
- Angioectasias
- Lesão de Dieulafoy
- Ectasia vascular no antro gástrico – GAVE

HDB
- Angioectasias
- Neoplasias

Sangramento do intestino delgado por idade

Com menos de 40 anos
- Tumores
- Divertículo de Meckel
- Lesão de Dieulafoy
- Doença de Crohn
- Doença celíaca

Com mais de 40 anos
- Angioectasias
- AINES
- Doença celíaca

Causas raras
- Hemobilia
- Sangramento do pâncreas
- Fistula aortoentérica

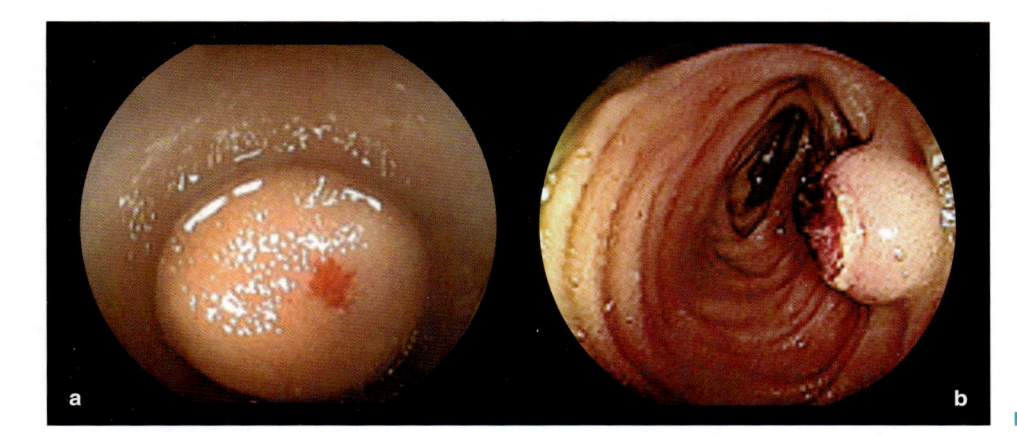

Fig. 33-4. (a e b) Angioectasia plana e hemangioma.[25]

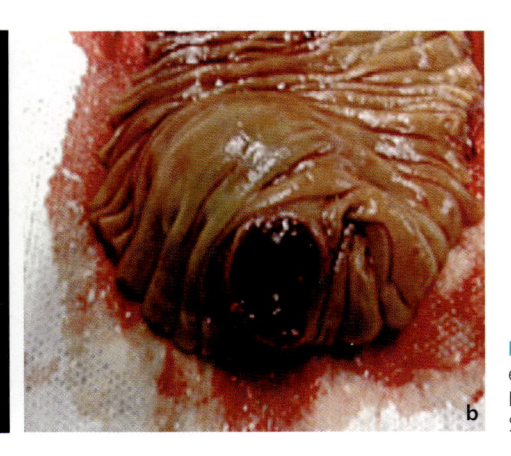

Fig. 33-5. (a) Hemangioma hemorrágico de jejuno – enteroscopia; (b) peça cirúrgica. Parada AA. Intestino Delgado – Cápsula Endoscópica e Enteroscopia – Sobed. Revinter. Rio de Janeiro, 2015.

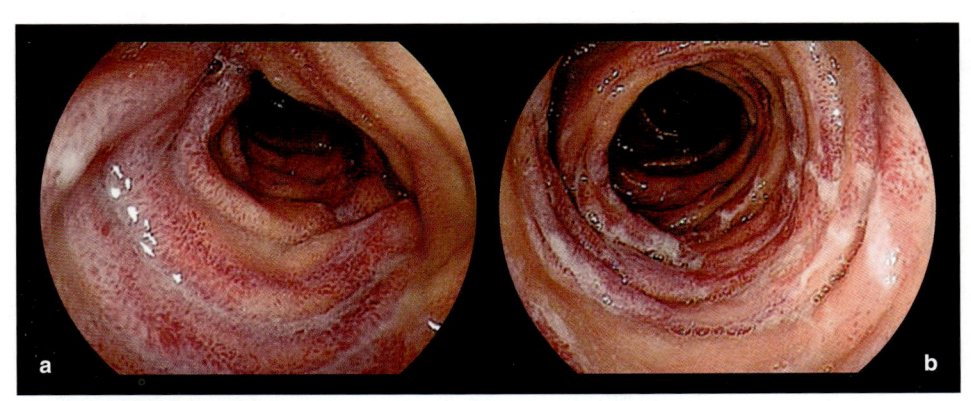

Fig. 33-6. (a e b) Enteropatia isquêmica.

Fig. 33-7. Lesão ulcerovegetante de jejuno – adenocarcinoma.

Avaliação de Uso Crônico de AINES

A enteroscopia profunda (EP) permite avaliar as eventuais lesões causadas no intestino delgado pelo uso crônico de AINES. Como podem evoluir com erosões, úlceras ou estenoses, a EP é a técnica de escolha nestes pacientes.[6,25] Pode-se optar também pela utilização da cápsula endoscópica após a utilização da cápsula de patência.

Outras Indicações

Avaliações de doença de Crohn ou suspeita de D. de Crohn e doença celíaca são outras indicações (Fig. 33-8).[3,13]

Pólipos e Poliposes

A EP e a CE são úteis no manejo dos pólipos e poliposes. As EPs evidentemente são mais úteis, pois permitem as ressecções dos pólipos. No entanto, no rastreamento das poliposes e após as ressecções dos pólipos maiores por via enteroscópica ou cirúrgica, a CE pode ser útil no seguimento dos pacientes, dependendo do número, tamanho e ritmo de crescimento das lesões (Fig. 33-9).[12]

Outras Indicações

Avaliação do estômago remanescente em *bypass* gástrico com reconstrução a Y de Roux, avaliação da via biliopancreática em cirurgias a Y de Roux ou em gastrectomizados a BII, remoção de corpos estranhos (inclusive remoção da cápsula retida), realização de jejunostomias etc. (Figs. 33-10 e 33-11).

Em Resumo

As principais indicações para enteroscopias profundas são:

- Sangramento gastrointestinal obscuro (SGIO).
- Avaliação de doença de Crohn ou suspeita de doença de Crohn ou de doença celíaca.
- Suspeita de tumor de intestino delgado.
- Quando há lesões já diagnosticadas por outros métodos (cápsula endoscópica, enterografias radiológicas, por tomografia computadorizada ou por ressonância magnética).
- Quando há suspeita de lesão em intestino delgado, mesmo com o exame de cápsula endoscópica negativo.
- Nas retenções das cápsulas endoscópicas.
- Em corpos estranhos.

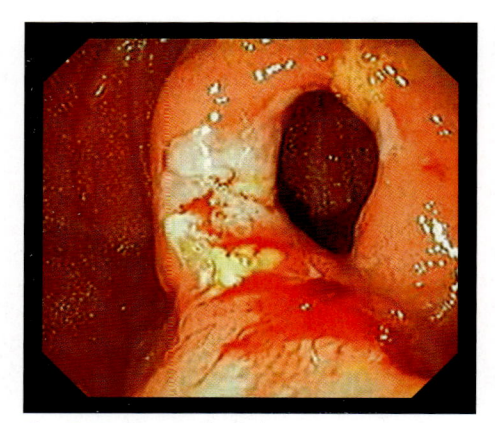

Fig. 33-8. Doença de Crohn.

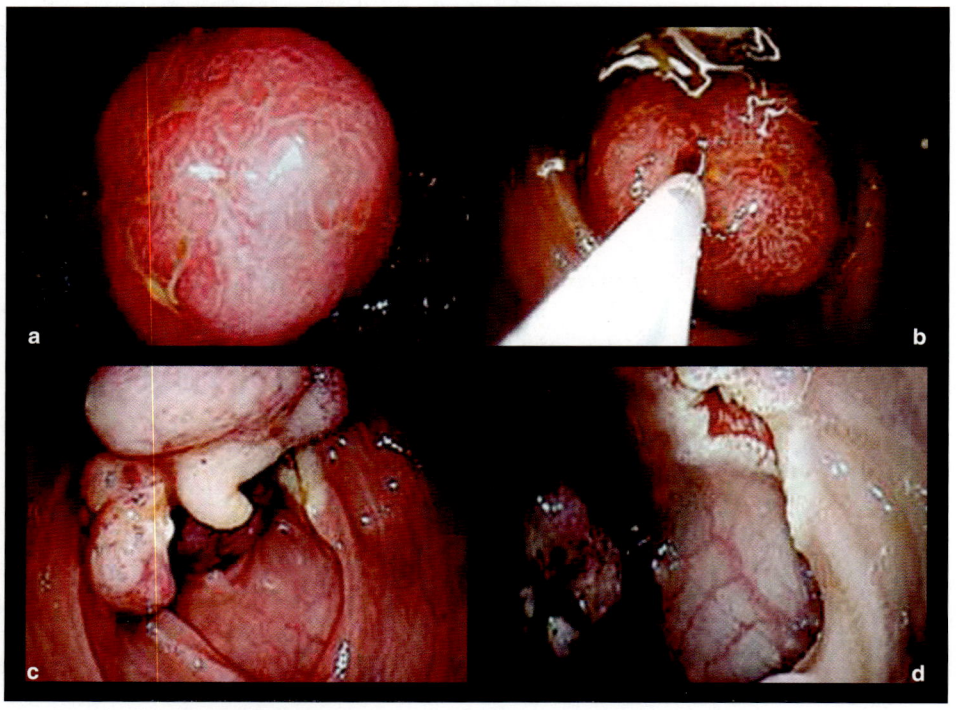

Fig. 33-9. (a-d) Polipose – Peutz-Jeghers; polipectomia em jejuno médio.

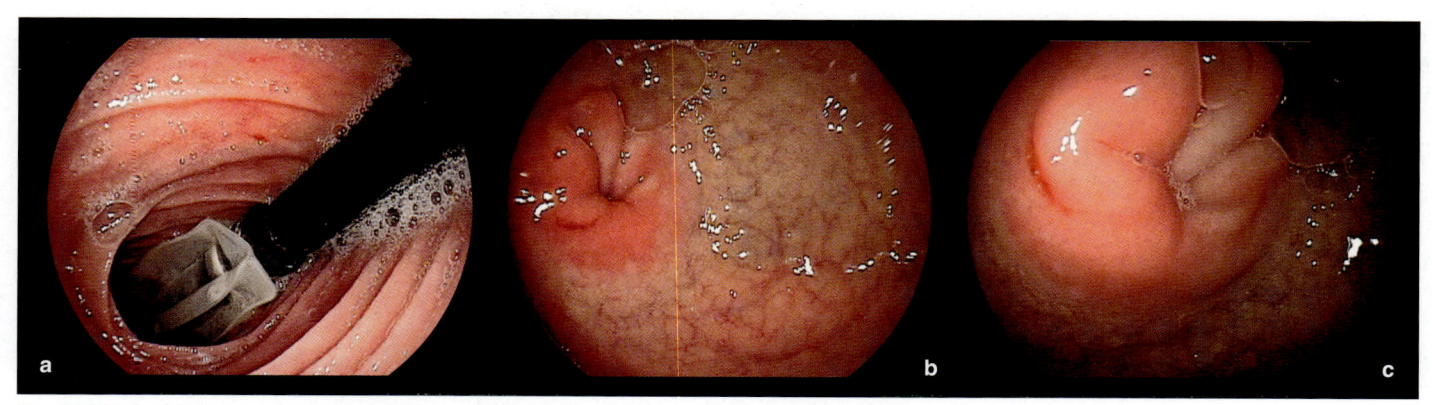

Fig. 33-10. (a-c) Enteroscopia de duplo balão, aparelho em retrovisão em alça jejunal e piloro visto do bulbo duodenal.

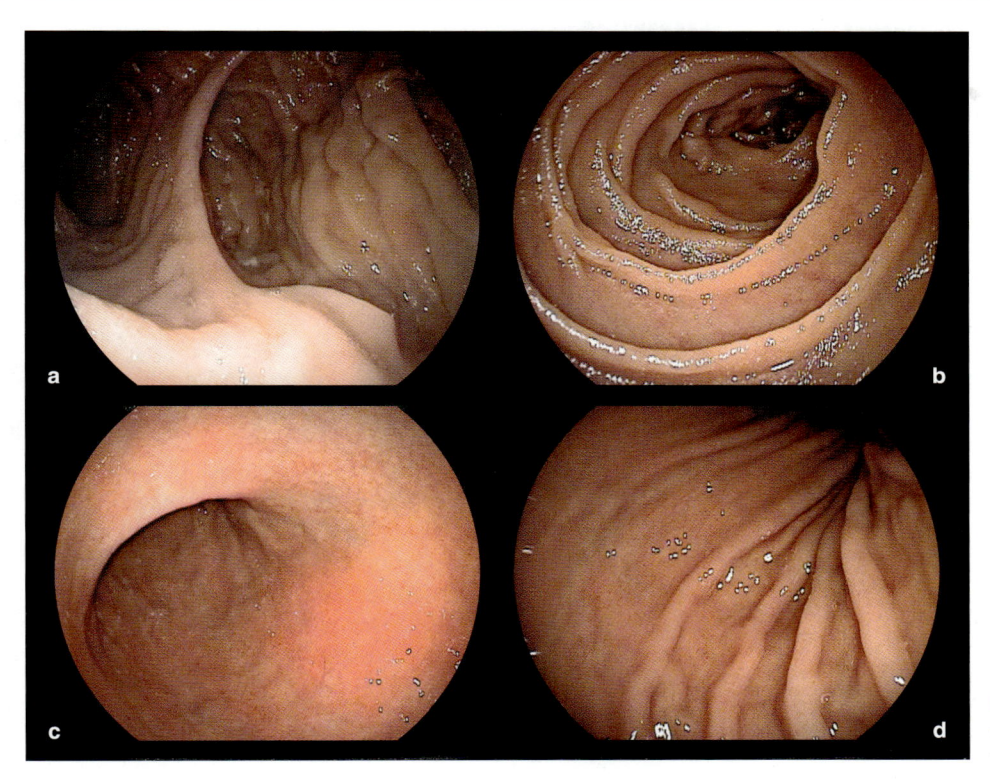

Fig. 33-11. (a-d) Enteroscopia de duplo balão – anastomose jejunojejunal, alça jejunal, antro e corpo gástrico do estômago excluso.

INDICAÇÕES TERAPÊUTICAS (FIGS. 33-12 E 33-13)

- No SGIO: tratamento de angioectasias e de malformações arteriovenosas ou de qualquer outra causa passível de tratamento endoscópico.
- Polipectomias em pólipos ou poliposes.
- Dilatações nas estenoses passíveis de dilatações.
- Jejunostomias ou passagens de sondas em intestino delgado.
- Próteses.
- Terapêutica em vias biliopancreáticas em pacientes com derivações a Y de Roux ou em gastrectomias a BII com alças longas.
- Remoção de corpos estranhos.

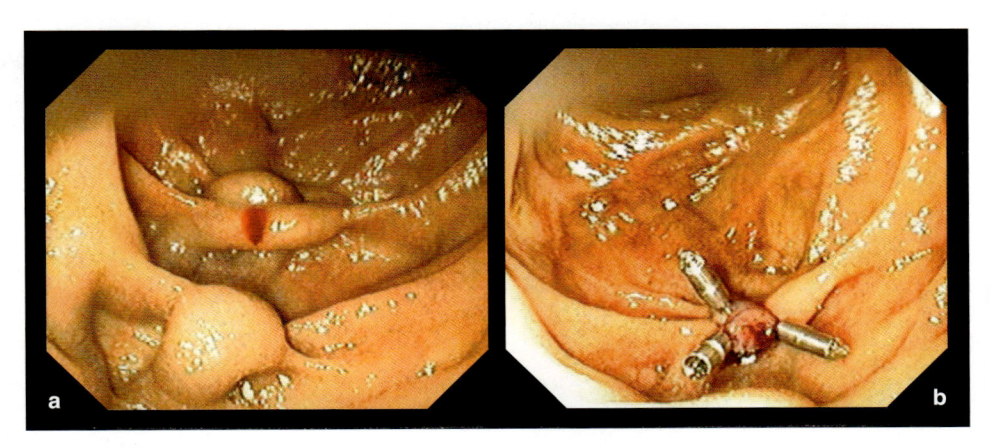

Fig. 33-12. (a) Varizes em jejuno, com ponto de ruptura visível. (b) Clipagem por enteroscopia. Genzini Ac, Takahashi Wk. Intestino Delgado – Cápsula Endoscópica e Enteroscopia – SOBED. Revinter. Rio de Janeiro, 2015.

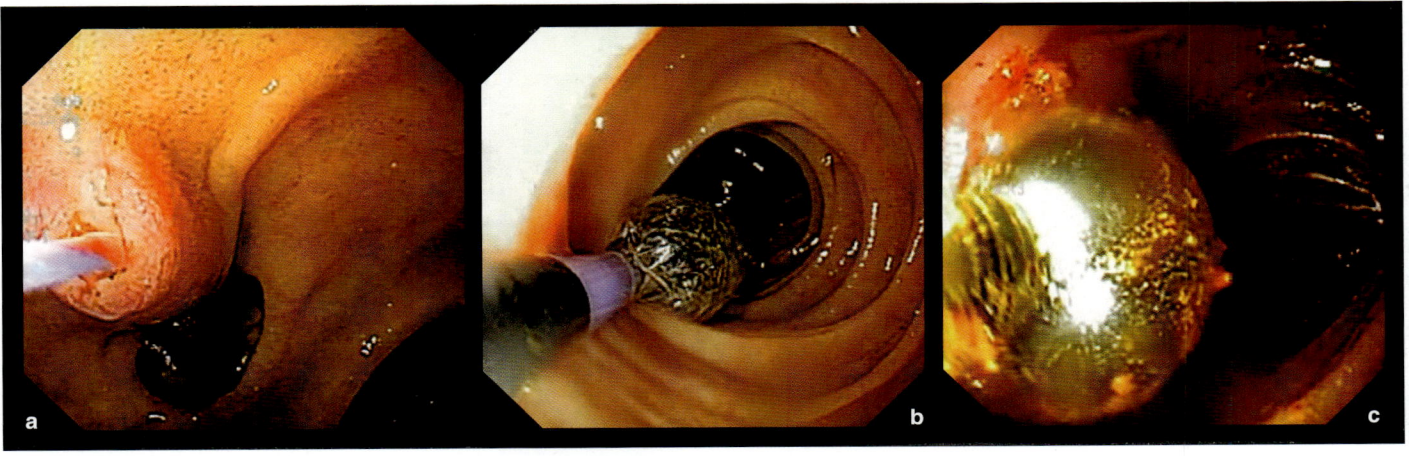

Fig. 33-13. (a-c) Enteroscopia, cateterismo e retirada de cálculo de via biliar.

CONTRAINDICAÇÕES

Em geral, são as mesmas para as realizações de endoscopias digestivas altas e para colonoscopias. Alguns pacientes com cirurgias prévias, com múltiplas aderências, radioterapias, anastomoses com calibres reduzidos, podem ter contraindicações relativas, por causa do risco de perfurações.

Deve-se lembrar que o balão da EDB é feito com látex e não deve ser utilizado em pacientes com alergia ao mesmo.

COMPLICAÇÕES

As enteroscopias profundas são exames invasivos e com um certo número de complicações. Em grandes séries, apresentam índices de complicações que variam de 1,2 a 1,6%.[5,8,10,11,18]

Complicações menores ocorrem em 9,1%, enquanto as maiores em 0,7%. As complicações incluem pancreatites, perfurações, sangramento, dores abdominais e boncoaspirações.[5,8,10]

CONCLUSÃO

A principal indicação para as enteroscopias profundas são os sangramentos gastrointestinais obscuros (ocultos ou aparentes), principalmente nos casos que exigem terapêutica.

Outras indicações seriam nas suspeitas de tumores, nas poliposes, suspeitas de doença de Crohn ou de doença celíaca e suas complicações.

Suspeitas de lesões no intestino delgado em usuários crônicos de AINES.

Nas suspeitas de outras lesões diagnosticadas pela CE ou outros métodos e que necessitem ser biopsiadas, tratadas ou ressecadas.

Nos casos com exame de CE normal e que persistem com suspeitas de lesões no intestino delgado.

Nas retenções das CE (mais de 2 semanas).

Houve um grande avanço nas técnicas de avaliação do intestino delgado, depois do ano de 2000. Na cápsula endoscópica, exame não invasivo e que geralmente percorre todo o intestino delgado e nas técnicas de enteroscopias, com balões ou em espiral, permitindo enteroscopias profundas, realização de biópsias e procedimentos terapêuticos. Ocorreu uma verdadeira revolução neste campo (Figs. 33-14 a 33-17).

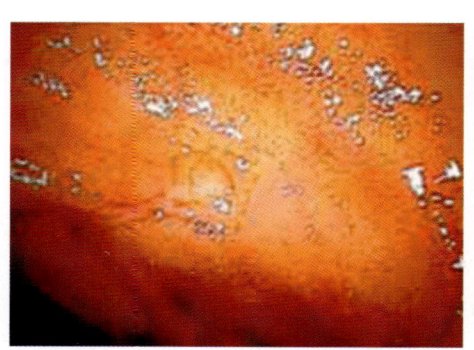

Fig. 33-14. Úlcera do intestino delgado.

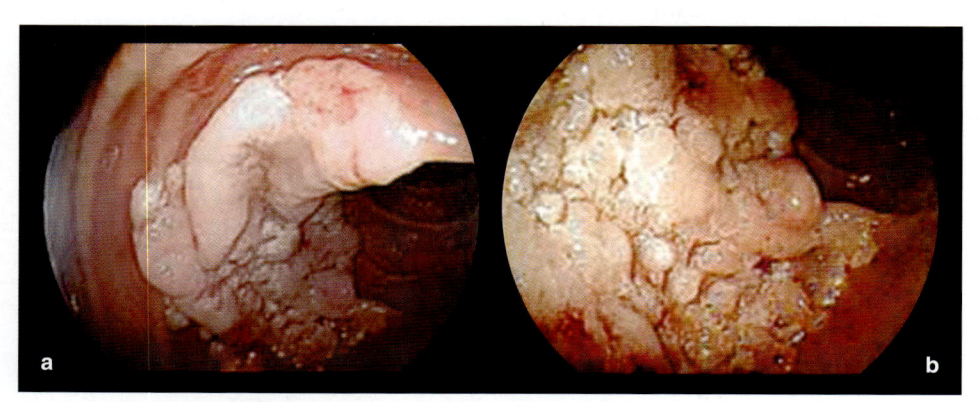

Fig. 33-15. (a e b) Adenoma tubular do intestino delgado proximal.

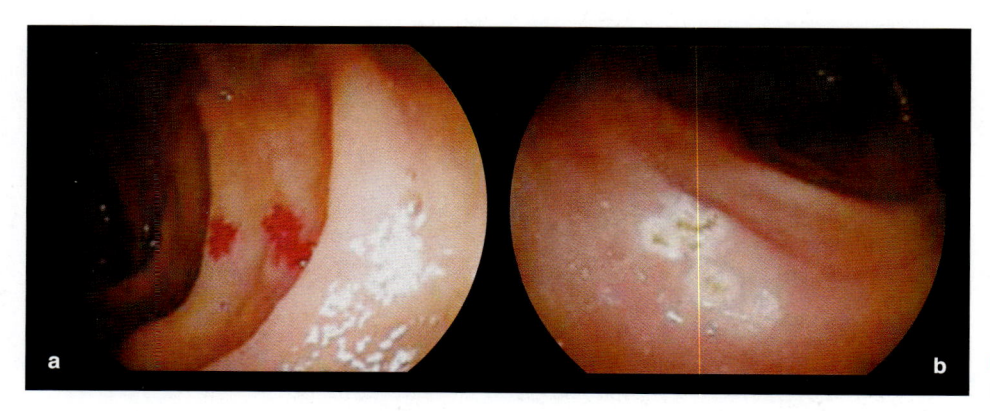

Fig. 33-16. (a e b) Angioectasias planas – coagulação com plasma de argônio.

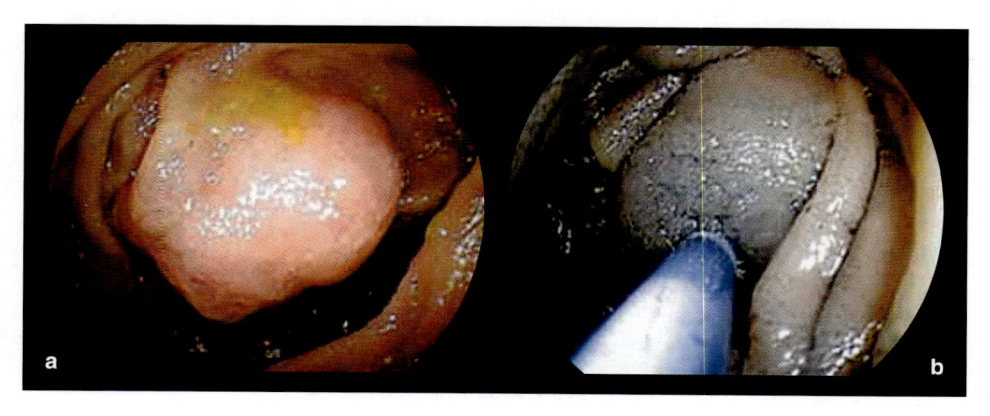

Fig. 33-17. (a) Lesão subepitelial; (b) tatuagem.

REFERÊNCIAS BIBLIOGÁFICAS

1. Akerman PA, Agrawal D, Cantero D, Pangtay J. Spiral enteroscopy with the new DSB overtube: a novel technique for deep peroral small-bowel intubation. *Endoscopy* 2008;40(12):974-78.
2. Buscaglia JM, Richards R, Wilkinson MN *et al.* Diagnostic yield of spiral enteroscopy when performed for the evaluation of abnormal capsule endoscopy findings. *J Clin Gastroenterol* 2011;45(4):342-46.
3. Fry LC, Bellutti M, Neumann H, *et al.* Utility of double-balloon enteroscopy for the evaluation of malabsorption. *Dig Dis* 2008;26:134.
4. Gerson LB, Flodin JT, Miyabayashi K. Balloon-assisted enteroscopy: technology and troubleshooting. *Gastrointest Endosc* 2008;68:1158.
5. Gerson LB, Tokar J, Chiorean M *et al.* Complications associated with double balloon enteroscopy at nine US centers. *Clin Gastroenterol Hepatol* 2009;7:1177.
6. Hayashi Y, Yamamoto H, Kita H *et al.* Non-steroidal anti-inflammatory drug-induced small bowel injuries identified by double-balloon endoscopy. *World J Gastroenterol* 2005;11:4861.
7. Lewis B. Direct percutaneous endoscopic jejunostomy. *Gastrointest Endosc* 1991;37(4):493.
8. Mensink PB, Haringsma J, Kucharzik T *et al.* Complications of double balloon enteroscopy: a multicenter survey. *Endoscopy* 2007;39:613.
9. Morgan D, Upchurch B, Draganov P *et al.* Spiral enteroscopy: prospective US multicenter study in patients with small-bowel disorders. *Gastrointest. Endosc* 2010;72(5):992-98.
10. Möschler O, May A, Müller MK *et al.* Complications in and performance of double-balloon enteroscopy (DBE): results from a large prospective DBE database in Germany. *Endoscopy* 2011;43:484.
11. Möschler O, May AD, Müller MK *et al.* [Complications in double-balloon-enteroscopy: results of the German DBE register]. *Z Gastroenterol* 2008;46:266.
12. Ohmiya N, Nakamura M, Takenaka H *et al.* Managemente of small-bowel polyps in Peutz-Jeghers syndrome by using enteroclysis, Double-balloon enteroscopy and videocapsule endoscopy. *Gastrointest Endosc* 2010;72:1209-16.
13. Oshitani N, Yukawa T, Yamagami H *et al.* Evaluation of deep small bowel involvement by double-balloon enteroscopy in Crohn's disease. *Am J Gastroenterol* 2006;101:1484.
14. Raju GS, Gerson L, Das A *et al.* American Gastroenterological Association (AGA) Institute Technical Review on Obscure Gastrointestinal Bleeding. *Gastroenterology* 2007;133:1697.
15. Ross A, Mehdizadeh S, Tokar J *et al.* Double balloon enteroscopy detects small bowel mass lesions missed by capsule endoscopy. *Dig Dis Sci* 2008;53:2140.
16. Sobreira RS, Patrício CE, Habr-Gama A *et al.* Enteroscopias. In: SOBED. *Endoscopia gastrointestinal terapêutica*. São Paualo: TeccMed 2007: p. 607-13.
17. Swain CP. Therapeutic small bowel endoscopy. *GUT* 1997;40 (Suppl 1):A40.
18. Tanaka S, Mitsui K, Tatsuguchi A *et al.* Current status of double balloon endoscopy–indications, insertion route, sedation, complications, technical matters. *Gastrointest Endosc* 2007;66:S30.
19. Waye JD. Small bowel endoscopy. *Endoscopy* 2003;35(1):15-21.
20. Westerhof J, Weersma RK, Koornstra JJ. Investigating obscure gastrointestinal bleeding: capsule endoscopy or double balloon enteroscopy? *Neth J Med* 2009;67:260.
21. Yamagami H, Oshitani N, Hosomi S *et al.* Usefulness of double-balloon endoscopy in the diagnosis of malignant small-bowel tumors. *Clin Gastroenterol Hepatol* 2008;6:1202.
22. Yamaguchi T, Manabe N, Tanaka S *et al.* Multiple carcinoid tumors of the ileum preoperatively diagnosed by enteroscopy with the double-balloon technique. *Gastrointest Endosc* 2005;62:315.
23. Yamamoto H, Sekine Y, Sato Y *et al.* Total enteroscopy with a nonsurgical steerable double-balloon method. *Gastrointest Endosc* 2001;53:216.
24. Yamamoto H, Yano T, Kita H *et al.* New system of double-balloon enteroscopy for diagnosis and treatment of small intestinal disorders. *Gastroenterology* 2003;125:1556; author reply 1555.
25. Yano T, Yamamoto H, Sunada K *et al.* Endoscopic classification of vascular lesions of the small intestine (with videos). *Gastrointest Endosc* 2008;67:169-72.
26. Yen HH, Chen YY, Soon MS. Nonsteroidal anti-inflammatory drug-associated ileal ulcers: an evaluation by double-balloon enteroscopy. *Gastrointest Endosc* 2006;63:328; discussion 32.

34 Cápsula Endoscópica de Intestino Delgado

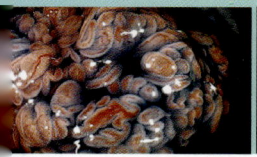

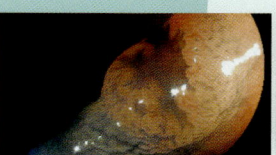

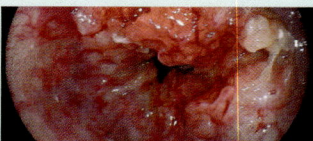

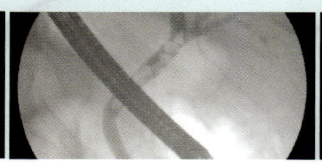

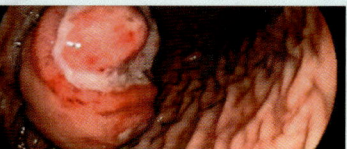

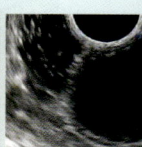

Roberto Chiumeo do Nascimento ■ José Renato Guterres Hauck

INTRODUÇÃO

A cápsula endoscópica aprovada pela FDA *(Food and Drug Administration)* para uso clínico, em agosto de 2001, consiste em um método de avaliação endoluminal, fazendo uso de um dispositivo de radiofrequência em formato de cápsula que é deglutida e as imagens de sua progressão movidas pela peristalse. Em 2003, a FDA, com base na análise de 32 estudos, totalizando 691 pacientes, que compararam a cápsula endoscópica aos demais exames em uso corrente para avaliação do intestino delgado (trânsito intestinal, *push*-enteroscopia, TC abdominal, cintilografia e enteroscopia intraoperatória), evidenciando acurácia diagnóstica de 71 contra 41%, respectivamente, estabeleceu que a cápsula endoscópica passa a ser o método diagnóstico de primeira linha para a avaliação e detecção de anormalidades do intestino delgado.[8]

Há diferenças substanciais entre a endoscopia tradicional e o exame realizado pela cápsula: o primeiro, para sua adequada realização, via de regra, é executado sob sedação e com insuflação de ar, para facilitar a visualização de todas as paredes do órgão. A pressão das arteríolas da parede intestinal varia de 40 a 80 mmHg, a das vênulas varia de 15 a 30 mmHg, e dos capilares, de 20 a 40 mmHg, assim sendo, se a pressão intraluminar do órgão estudado for superior a cerca de 15 mmHg, já há alteração do enchimento destes, ou seja, sob pressões superiores a 15 mmHg, é possível que pequenas malformações vasculares (MAV) tenham seu enchimento comprometido e passem despercebidas. A pressão intraluminar durante um exame de endoscopia convencional pode atingir valores superiores a 300 mmHg, o que pode, *per se*, impedir a visualização destas, que consistem em importante causa de sangramento de origem obscura. Dessa forma estabelece-se uma nova forma de endoscopia, a endoscopia fisiológica.[6]

Existem variações de marca e modelo, conforme especificação do fabricante, consistindo todas em três componentes principais: cápsula endoscópica, equipamento de transmissão das imagens com gravador e um computador para revisão das imagens e interpretação. Todas podem disponibilizar um sistema de visão em tempo real para acompanhar a progressão do exame. CapsoCam é um sistema alternativo de uma empresa da Califórnia que registra imagens em um *chip*, porém, não a transmite por radiofrequência, necessitando o paciente recuperar a cápsula e encaminhar para sua leitura.

Além da propedêutica de hemorragia de origem obscura (visível e oculta), a cápsula pode ainda ser usada para investigar doença inflamatória intestinal, anemia por deficiência de ferro, síndromes disabsortivas, doença celíaca e síndromes poliposas hereditárias e casos de dor abdominal crônica inexplicada (Figs. 34-1 a 34-15).[5]

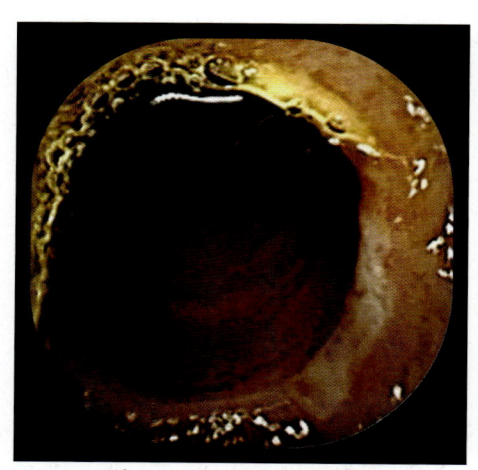

Fig. 34-1. Úlcera circunferencial em paciente usuário crônico de AINEs, ocasionando a formação de aréis na mucosa do delgado (doença do diafragma do intestino delgado).

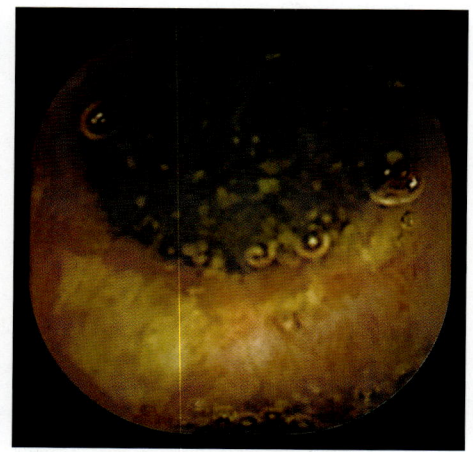

Fig. 34-2. Úlcera profunda na mucosa do íleo – paciente com uso crônico de AINEs.

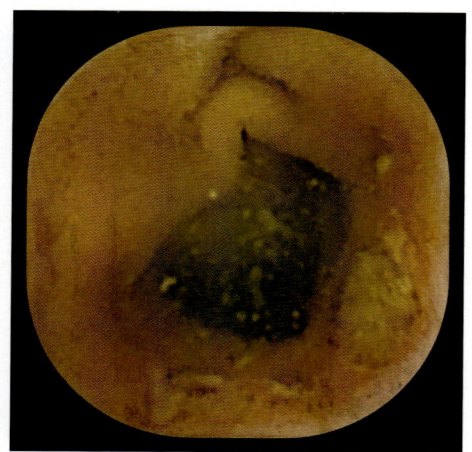

Fig. 34-3. Úlceras na mucosa do íleo em paciente usuário de AINEs.

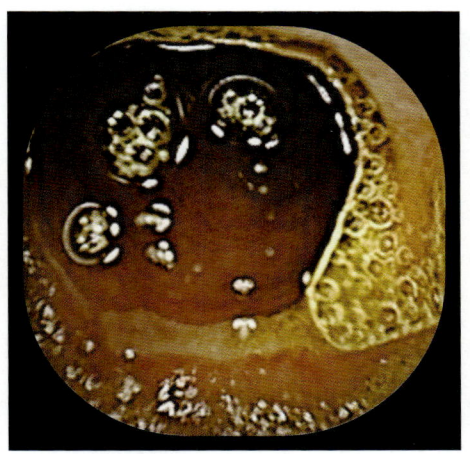

Fig. 34-4. Úlcera circunferencial na mucosa do íleo em paciente usuário crônico de AINEs.

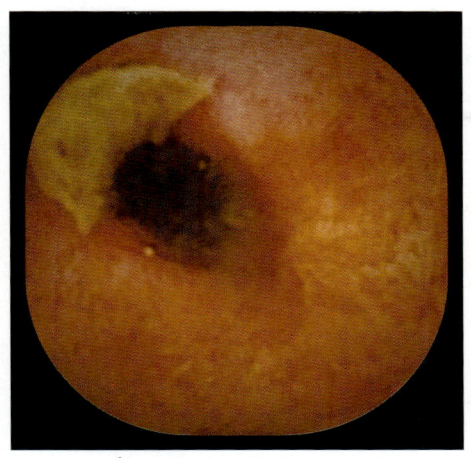

Fig. 34-5. Úlcera ileal profunda em paciente com doença de Crohn em atividade.

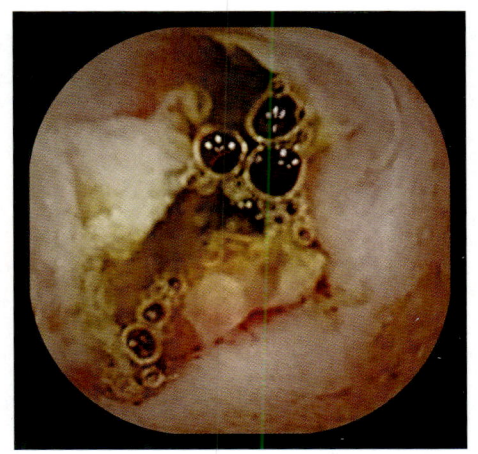

Fig. 34-6. Úlcera profunda na mucosa do íleo em paciente com doença de Crohn, com superfície recoberta por fibrina e pequeno sangramento.

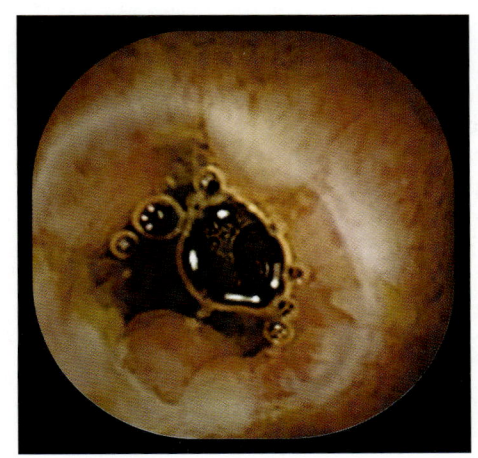

Fig. 34-7. Úlceras profundas e confluentes em paciente com doença de Crohn, determinando redução do calibre da luz intestinal.

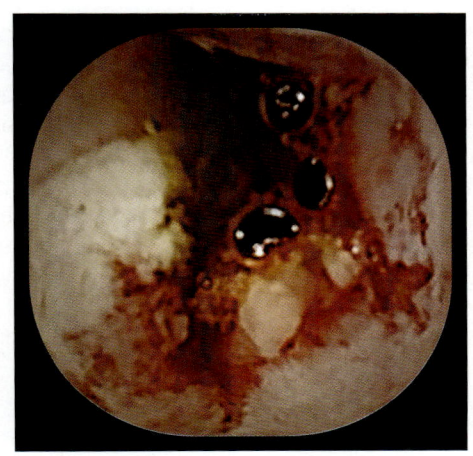

Fig. 34-8. Mucosa ulcerada e friável com sangramento espontâneo no íleo distal em paciente com doença de Crohn.

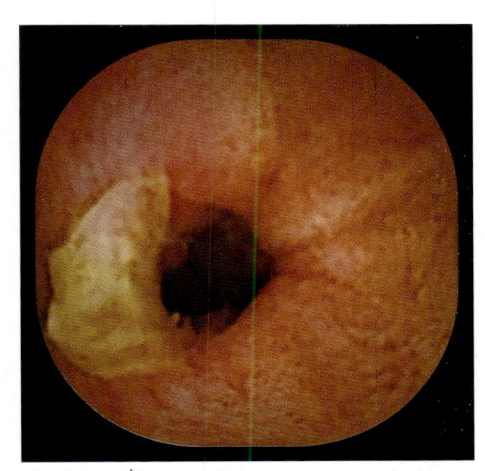

Fig. 34-9. Úlcera profunda na mucosa do íleo em paciente com doença de Crohn.

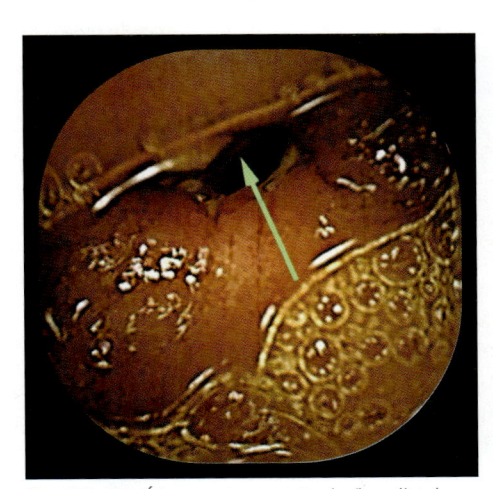

Fig. 34-10. Úlcera estenosante do íleo distal em paciente com doença de Crohn.

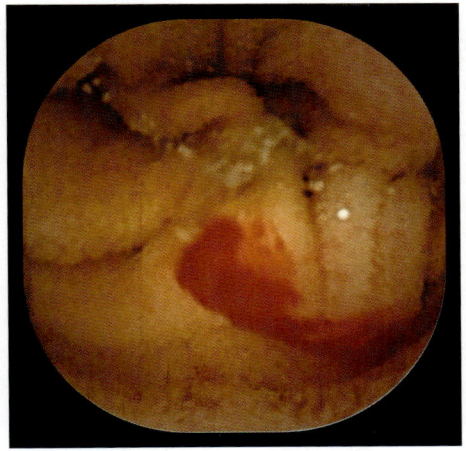

Fig. 34-11. Sangramento ativo na mucosa do jejuno em paciente portador de angioectasias.

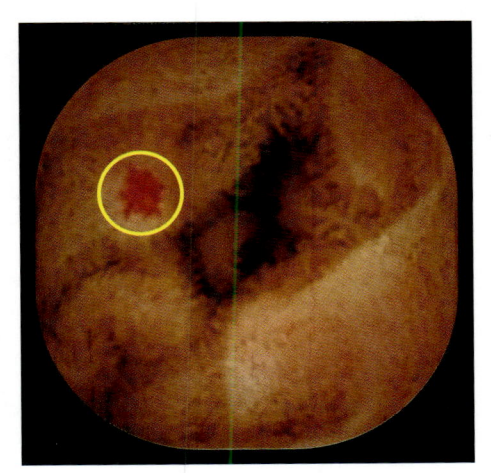

Fig. 34-12. Angioectasia eritematosa na mucosa do jejuno tipo 1b de Yano.

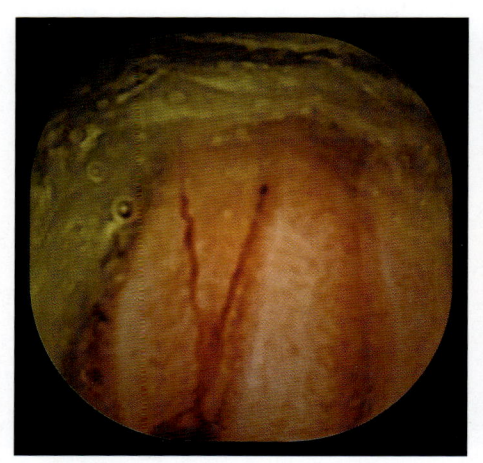

Fig. 34-13. Angioectasia do tipo estrelada com sangramento.

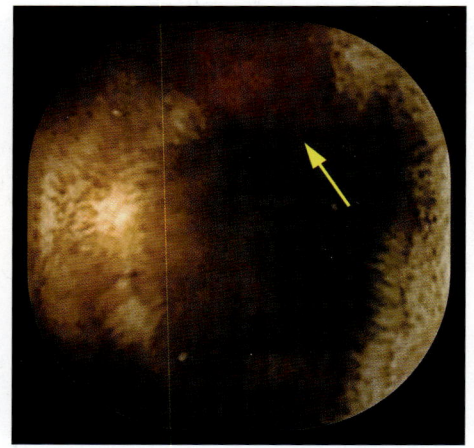

Fig. 34-14. Sangramento ativo no jejuno em paciente portadora de angioectasias.

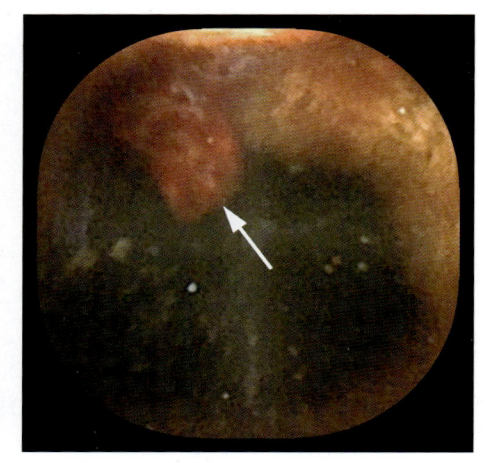

Fig. 34-15. Sangramento ativo no jejuno com protrusão de vaso em paciente com angioectasias.

CONTRAINDICAÇÕES DA CÁPSULA ENDOSCÓPICA

- *Absolutas:* quadros obstrutivos ou suboclusões gastrointestinais, suspeitas de subestenoses ou fístulas.
- *Relativas:* alterações de motilidade intestinal (gastroparesia), suspeita de aderências ou fístulas, presença de marca-passo ou desfibriladores implantados, grandes ou numerosos divertículos de delgado, divertículo de Zenker, gestação e pacientes com dificuldade de deglutição.[3] Apesar da potencial interferência das ondas transmitidas pela cápsula em outros aparelhos eletrônicos implantados, sobretudo, em marca-passo e desfibriladores cardíacos, há relatos de exames de cápsula sem sinais de interferências.[9]

COMPLICAÇÕES

Retenção da cápsula: definida como permanência da cápsula no trato digestório por período superior a 2 semanas ou necessidade de terapêutica para sua passagem.[10] A taxa de retenção da cápsula varia de 1,5 a 5%, e a incidência de sintomas de obstrução é extremamente rara (0,4%) e está relacionada com a indicação do exame, sendo maior nos casos de investigação de doença de Crohn (5%) e menor na investigação da hemorragia de origem obscura (1,5%), não havendo registros de retenção na ausência destas afecções.[10]

Com o intuito de prevenir a ocorrência de retenção da cápsula em subestenoses não detectadas anteriormente foi desenvolvida a cápsula de patência (Agile®) – aprovada pela FDA, em 2006, que consiste em uma cápsula radiopaca com as mesmas dimensões da cápsula intestinal sem o sistema de vídeo e transmissão de imagens utilizada para avaliação da patência do trato digestório, ou seja, para pesquisa de existência de possíveis pontos de dificuldade de progressão da cápsula. Dotada de um identificador de radiofrequência que permite a identificação de sua posição por um *scanner* manual de radiofrequência.[4] Quando retida por mais de 40 horas, a mesma dissolve-se, pois o seu material é composto por lactose e sulfato de bário a 5%, permitindo que sua membrana externa insolúvel colapse e progrida além do ponto de dificuldade detectado.

INDICAÇÕES

Em recente *guideline*, a ESGE revisou a aplicação e as indicações da cápsula endoscópica em conjunto com a enteroscopia assistida (duplo/monobalão, espiral) e exames de imagem (enterotomografia e enterorressonância magnética). Como guia recente e atual, abordaremos as indicações, conforme suas diretrizes.[11]

Hemorragia de Origem Obscura

O diagnóstico da origem do sangramento em pacientes com hemorragia digestiva de origem obscura é desafiador. Antes de avaliar a sintomatologia, é importante definir corretamente o tipo de sangramento apresentado. Ao longo dos anos, os sangramentos gastrointestinais oculto e obscuro não apresentavam significado e critérios diagnósticos bem definidos, dificultando comparações nos diferentes estudos científicos. Até mesmo termos diferentes e/ou novos eram utilizados.

A Associação Americana de Gastroenterologia (AGA) propõe uma nomenclatura específica para descrever as perdas crônicas de sangue pelo trato digestório:[1,2]

1. **Sangramento oculto:** ausência de sangue visível nas fezes para o médico ou para o paciente, que se apresenta em geral com uma anemia por deficiência de ferro não explicada ou com uma pesquisa positiva de sangue oculto nas fezes (PSOF).
2. **Sangramento obscuro:** sangramento de origem desconhecida que persiste ou recorre após uma investigação endoscópica primária inicial (endoscopia digestiva alta e/ou colonoscopia). Os sangramentos obscuros podem ser subdivididos em:
   A) *Sangramento obscuro-oculto:* persistência ou recorrência da anemia ferropriva e/ou da positividade da PSOF, sem alterações visíveis nas fezes.
   B) *Sangramento obscuro visível:* persistência ou recorrência do sangramento visível, após resultados negativos dos estudos endoscópicos.[1]

Hemorragia de origem obscura representa aproximadamente 5% dos casos de sangramento gastrointestinal e geralmente se relaciona com uma lesão do intestino delgado, sendo recomendada cápsula endoscópica. Entre os diferentes métodos, somente a enteroscopia assistida (balão/espiral) é similar à cápsula em *performance,* porém, com desvantagens frente a um maior índice de exames incompletos e ser mais invasivo.[11]

Na ocorrência de sangramento visível, recomenda-se realizar o exame em até 14 dias do episódio para uma maior acurácia diagnóstica. Quando a cápsula não é indicada, passa a ser opção a enteroscopia assistida, reforçando também a necessidade tão logo seja possível.[11]

Nos casos de sangramento ativo (urgência), a cápsula está recomendada em 24 a 72 horas com um impacto de até 70% nas condutas para o paciente. Nos casos em que a terapêutica está em perspectiva na gravidade do quadro clínico, a enteroscopia assistida pode prescindir da orientação da cápsula para um objetivo de tratamento.[11]

Não se recomenda revisão endoscópica para o uso da cápsula, pois foram identificados apenas 3,5% de casos onde a lesão se encontrava ao alcance das endoscopias alta e baixa, tornando pouco custo-efetiva esta conduta, *a priori*, porém necessitando avaliação caso a caso.[11]

Nos pacientes em que a investigação por cápsula endoscópica resultou na ausência de achados e que evoluíram sem novos episódios nem a necessidade de transfusões, a conduta é conservadora (cerca de 1/3 dos casos). Vários estudos nestes casos indicam que o índice de ressangramento e transfusões é baixo.[11]

Cápsula endoscópica com achados de sangramento ativo, mesmo sem definir a lesão, permite orientar a enteroscopia assistida para realizar terapêutica.[11]

A escolha dos métodos diagnósticos na investigação do sangramento deverá ser estabelecida e dependerá do quadro clínico do paciente, da disponibilidade dos métodos e da *expertise* dos profissionais envolvidos na realização dos exames de investigação diagnóstica.[7]

A cápsula endoscópica, quando disponível, deverá ser o terceiro exame na avaliação da hemorragia do intestino médio. Observa-se uma tendência de indicar a cápsula como propedêutica inicial por se tratar de um método não invasivo, que não requer sedação e pela possibilidade de orientar a via de acesso da enteroscopia posterior nos casos de necessidade terapêutica.[7]

Estudos comparativos prospectivos já começam a definir claramente o papel específico de cada método e o melhor momento da utilização de cada um, já que se tratam de métodos complementares e não excludentes.[7]

Anemia por Deficiência de Ferro

Em pacientes com anemia por deficiência de ferro, além do histórico detalhado em busca de etiologia não gastrointestinal, as endoscopias alta e baixa identificam de 70 a 80% dos casos. Na ausência das contraindicações referidas, a cápsula é indicada, proporcionando diagnóstico em cerca de 53%. Apresenta forte vantagem frente aos exames de imagem, pois 50-60% podem ter origem em lesões vasculares diminutas e planas.[11]

Quando são identificadas lesões, as intervenções gerais (incluindo suplementação de ferro) podem chegar a 100%, nas terapêuticas específicas (incluindo intervenção cirúrgica) podem resultar em 30 a 50%.[11]

Doença de Crohn

Após realização de ileocolonoscopia e na ausência de lesões, recomenda-se cápsula endoscópica na suspeita de doença de Crohn do delgado na ausência de suspeitas obstrutivas. Nestes pacientes não se recomenda a cápsula de patência, ficando a recomendação para exame de imagem nesta investigação. Pela intermitência das lesões, a ileoscopia pode não identificar lesões, permitindo alto índice diagnóstico com valor preditivo negativo de 96 a 100%.

Em reforço à indicação, além do histórico detalhado, indica-se realização de exames indicativos do quadro, tanto séricos quanto fecais, se disponível. Entre as dificuldade na avaliação do quadro encontra-se o uso continuado de AINE que deve ser suspenso cerca de 1 mês antes do exame, pois seu uso proporciona lesões não diferenciáveis daquelas por doença de Crohn. Seu uso representa cerca de 55 a 75% de erosões e ulcerações em intestino delgado (mesmo AAS de baixa dose ou inibidores seletivos da COX-2).

Por ocasião do diagnóstico por ileocolonoscopia, a avaliação por imagem permite identificar lesões no delgado com a vantagem de observar achados extraluminais. Em pacientes com achados não diagnósticos indica-se cápsula endoscópica, porém somente após avaliação pela cápsula de patência. A aplicação da cápsula se reforça nos casos suspeitos de recidiva em que a imagem não identifica lesão ativa.

O risco para retenção pode chegar à ordem de 13% na doença de Crohn, porém os achados de imagem podem prognosticar esta ocorrência em 27 a 40%. Nem todos os estreitamentos resultam em retenção. Por ocasião desta, recomenda-se a retirada por enteroscopia assistida somente após o tratamento clínico não proporcionar a passagem espontânea da cápsula.

Sugere-se a adoção dos índices de atividade da doença de Crohn (escore de Lewis, *Capsule Endoscopy Crohn's disesase activity index* – CECDAI) para avaliação e acompanhamento dos paciente. O CECDAI é um escore com base em três parâmetros: inflamação, extensão da doença e presença de estreitamento. Este já foi validado em um estudo multicêntrico recente.

Os pacientes com doença inflamatória intestinal não classificada podem ter uma definição para doença de Crohn na ordem de 17 a 70%, porém, deve-se ter em mente que um exame negativo significa somente atividade de doença naquele momento e não exclui futuras manifestações da doença de Crohn.

A avaliação do intestino delgado por métodos endoscópicos e de imagem tem abordagem complementar sem um método concorrer com outro. Nas situações em que a terapêutica se impõe ou a biópsia é relevante, a enteroscopia assistida pode ser indicada na sequência ou primeira escolha, guardando o cuidado de se tratar de exame invasivo e com maior risco.[11]

Tumores do Intestino Delgado

Recomenda-se o uso da cápsula de delgado na busca de tumores do delgado quando o sangramento intestinal obscuro ou a anemia por deficiência de Ferro não tem outra origem determinada por exames prévios. Como as causas destes tumores ocorrem de 3,5 a 5% dos casos, suas manifestações podem ser bastante inespecíficas, o que pode retardar o diagnóstico.

A doença celíaca pode ser complicada por anemia refratária ou por sintomas que persistem mesmo com uma dieta livre de glúten. Nestes casos, podem estar associadas a linfomas de células T ou adenocarcinoma, representando uma indicação para cápsula endoscópica.

Embora controverso pelo risco de lesões não identificadas, a cápsula endoscópica tem uma maior capacidade para identificar lesões que os exames de imagem.

Quando se identificam lesões protrusas do delgado pela cápsula se recomenda a realização de enteroscopia assistida, pois protrusões sem cunho patológico podem ser confundidas com lesões submucosas (achados falso-positivos da cápsula). Pode-se ao definir a lesão ao realizar uma tatuagem para a orientação na conduta laparoscópica.

Não se recomenda a cápsula no acompanhamento após cirurgia por tumor de delgado pela ausência de evidência nesta conduta.[11]

Síndromes Hereditárias Adquiridas

Recomenda-se o acompanhamento do delgado proximal na polipose familiar pelo uso de endoscópios de visão lateral e frontal. Na indicação de investigação para o delgado podem ser realizados tanto cápsula quanto exame de imagem, mas sua validação ainda está por se estabelecer.

A Polipose Adenomatosa Familiar pode-se apresentar com tumores desmoides em cerca de 10% dos casos, com tumores mesentéricos que podem representar risco de oclusão pela cápsula. Quando se considera realizar a cápsula nos pacientes com polipose familiar, é recomendável triagem inicial com exame de imagem.[11]

Síndrome de Peutz-Jeghers

Recomenda-se o acompanhamento dos pacientes, podendo-se fazer tanto com exames de imagem quanto cápsula, porém, com maior vantagem para a última nos quadros iniciais em lesões menores ou planas. Nos pacientes já operados é necessário realizar a cápsula de patência para descartar estenoses.

Nos casos mais avançados e com pólipos identificados predomina a enteroscopia assistida para ressecção de lesões.[11]

Doença Celíaca

Não se recomenda de rotina a cápsula endoscópica para diagnóstico, porém, pode ser útil nos casos em que os achados não são tão intensos nos segmentos iniciais do delgado, principalmente, com achados Marsh I e II à biópsia, mas marcadores positivos. Também reforça-se sua indicação nos casos refratários ao tratamento.[11]

Dor Abdominal de Origem Inexplicada

Várias patologias gastrointestinais podem ser a causa de dor abdominal crônica. A maioria destes pacientes realiza uma série de exames de investigação diagnóstica, com a expressa maioria não apresentando anormalidades. Recente estudo, realizado na China, publicou uma revisão que mostrou um papel limitado da cápsula endoscópica do intestino delgado na avaliação de pacientes com dor abdominal crônica, com um auxílio diagnóstico em 20,9% dos casos, com lesões inflamatórias sendo o principal achado diagnóstico.[12]

REFERÊNCIAS BIBLIOGRÁFICAS

1. American Gastroenterological Association (AGA). Institute Medical Position Statement on Obscure Gastrointestinal Bleeding. *Gastroenterology* 2007;133:1694-96.
2. American Gastroenterological Association (AGA). Institute Technical Review on Obscure Gastrointestinal Bleeding. *Gastroenterology* 2007;133:1697-717.
3. ASGE Technology Assessment Committee: Ginsberg GG, Barkun AN, Bosco JJ et al. Technology Status Evaluation Report. Wireless capsule endoscopy. *Gastrointestinal Endoscopy* 2002;56(5):621-24.
4. Boivin ML, Lochs H, Voderholzer WA. Does passage of a patency capsule indicate small-bowel patency? A prospective clinical trial. *Endoscopy* 2005;37:808-15.
5. Eisen GM. ASGE Clinical Update. *Capsule Endoscopy Indications* 2006 July;14(1). Disponível em: <www.asge.org>
6. Gong F, Swain P, Mills T. Wireless endoscopy. *Gastrointestinal Endoscopy* 2000;51:725-29.
7. de Lima DCA, Alberti LR, Safatle-Ribeiro AV et al. Hemorragia gastrointestinal obscura. Projeto Diretrizes – Sociedade Brasileira de Endoscopia Digestiva – 2009-2010.
8. Iddan G, Meron G, Glukhovsky A et al. Wireless capsule endoscopy. *Nature* 2000;405:725-29.
9. Leighton JA, Srivathsan K, Carey EJ et al. Safety of wireless capsule endoscopy inpatients with implantable cardiac defibrillators. *Am J Gastroenterol* 2005;100:1728-31.
10. Lewis BS, Eisen GM, Friedman S. A pooled analyses to evaluate results of capsule endoscopy trials. *Endoscopy* 2005;37:960-65.
11. Pennazio M, Spada C, Eliakim R et al. Small-bowel capsule endoscopy and device-assisted enteroscopy for diagnosis and treatment of small-bowel disorders: European Society of Gastrointestinal Endoscopy (ESGE). Clinical Guideline. *Endoscopy* 2015 Apr.;47(4):352-76.
12. Xue M, Chen X, Shi L et al. Small bowel capsule endoscopy in patients with unexplained chronic abdominal pain: a systematic review. *Gastrointestinal Endoscopy* 2015;81(1):186-9.

35 Cápsula Endoscópica de Cólon

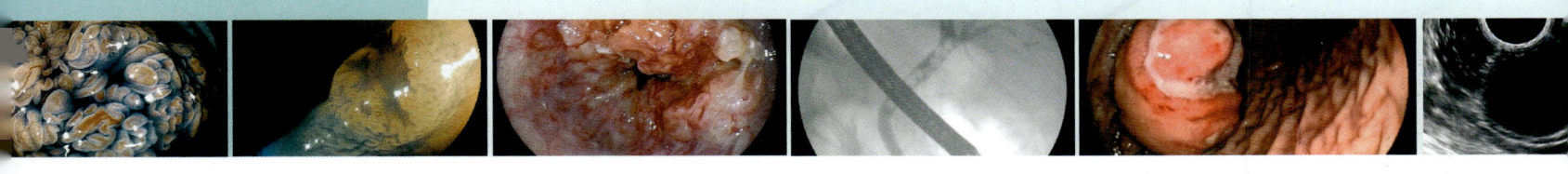

Juan Pablo Gutierrez ■ Klaus Mönkemüller ■ Horacio Gutiérrez Galiana

INTRODUÇÃO

O método padrão ouro para o estudo do cólon é a colonoscopia, entretanto, o exame não é aceito por um grande número de pacientes.[1-4] Existem outras opções, como a colonoscopia virtual com tomografia computadorizada, o enema baritado e a ressonância magnética.[5-7] A endoscopia com cápsula de cólon (CCE) é um novo método minimamente invasivo para examinar o cólon.[8-14] Ultimamente, foi desenvolvida uma segunda geração tecnológica que permite capturar até 35 imagens por segundo com visões anterógrada e retrógrada (CCE2), e que está disponível para o uso clínico rotineiro.[10,14] Apesar de existirem algumas publicações de Israel e outros países europeus, há poucos dados e informações publicados sobre a utilidade da CCE2 na prática clínica diária.[10,13]

SISTEMA CCE2

O sistema CCE2 (Pill Cam Cólon, Given Imaging, Yoqneam, Israel) já foi descrito em detalhes previamente.[10-13] De forma resumida, consiste em uma cápsula que é ingerida e se movimenta pelo trato gastrointestinal, transmitindo imagens por um sistema integrado a uma base de dados externa que está com o paciente. As imagens gravadas são transferidas a uma estação de trabalho com um *software* RAPID, para que ocorra sua revisão e seja gerado um laudo.[11-14] O sistema é idêntico ao conhecido sistema de cápsula endoscópica para intestino delgado.[13,14] A cápsula mede 11,6 × 31,5 mm e está equipada com duas lentes de captura de imagem, uma em cada extremo da cápsula. O ângulo de visão de cada lente é de 172 graus, alcançando ao todo um ângulo de visão de 344 graus.[11-14] O equipamento tem um sistema inteligente que permite economizar bateria, aumentando o tempo de captura de imagens. Isto ocorre porque a cápsula grava 35 imagens por segundo, quando está em movimento, mas diminui a quantidade de imagens por segundo para quatro, quando a cápsula está parada na luz gastrointestinal.[13] Durante as 10 horas de transmissão de dados a uma frequência entre 4 e 35 fotos por segundo, espera-se capturar 150.000 a 500.000 imagens do tubo digestório.

Além disso, a cápsula contém em seu interior um eficaz sistema de iluminação, assim como um sistema de transmissão de imagens por radiofrequência. Essas imagens são captadas por antenas semelhantes a eletrodos de um eletrocardiograma, que estão fixados na pele do abdome e transmitem a imagem a um receptor, como um *holter*, preso à cintura do paciente.

As imagens recebidas na unidade de recepção de dados são colocadas em outro computador, que possui uma estação de trabalho com um *software* especializado.

O *software* organiza as fotos de forma inteligente e cria um vídeo com as imagens. O médico estuda o vídeo obtido com um *software* que marca com sinais visuais e sonoros as possíveis alterações, podendo avaliar as imagens com vários acessórios, como magnificação, cromoscopia, linhas de medidas, além de compará-las por meio de um atlas com diferentes tipos de patologias (Figs. 35-1 a 35-8).

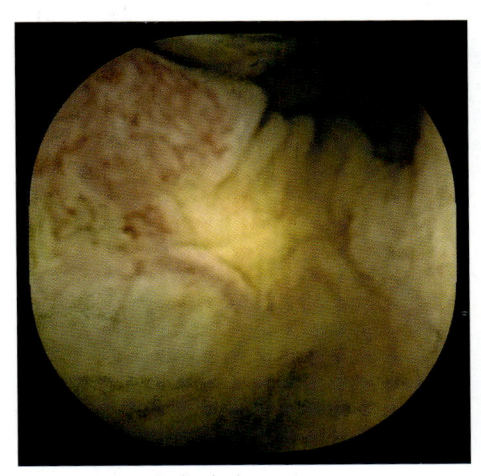

Fig. 35-1. Angiodisplasia em ceco.

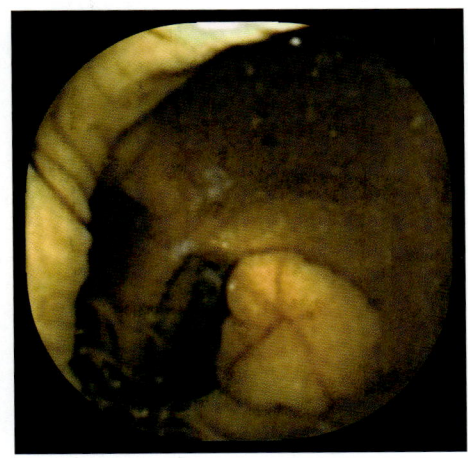

Fig. 35-2. Cólon ascendente normal.

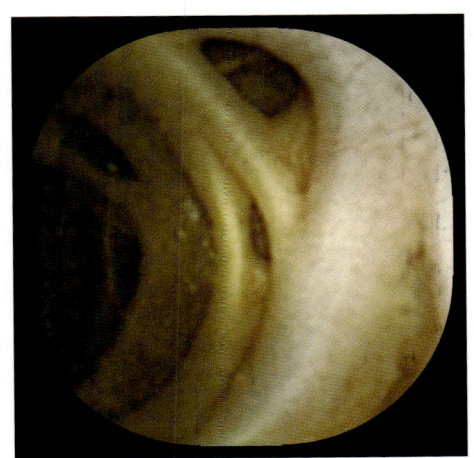

Fig. 35-3. Diverticulose.

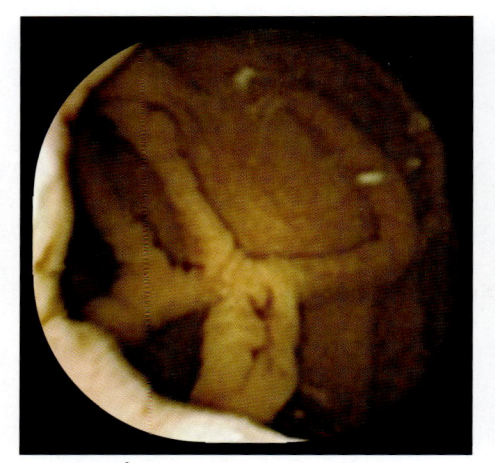

Fig. 35-4. Ângulo esplênico normal.

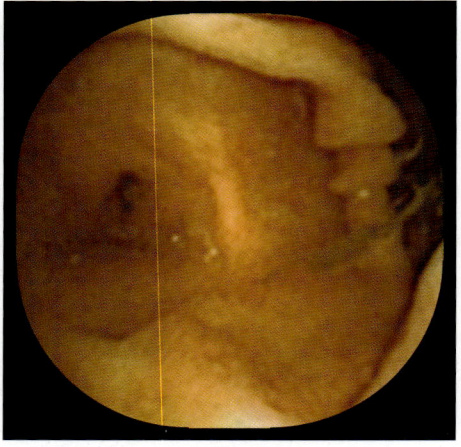

Fig. 35-5. Óstio apendicular.

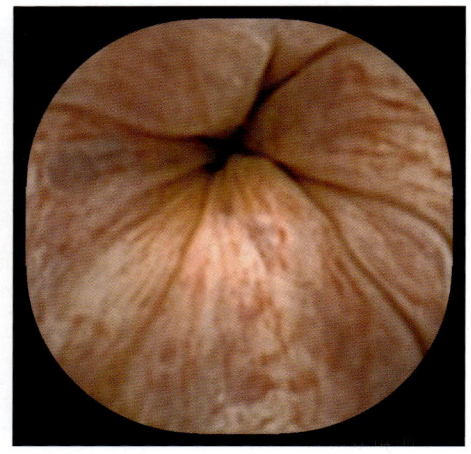

Fig. 35-6. Plexo hemorroidário.

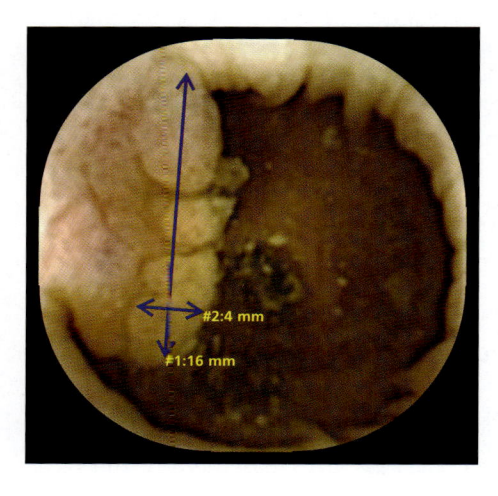

Fig. 35-7. Pólipo plano.

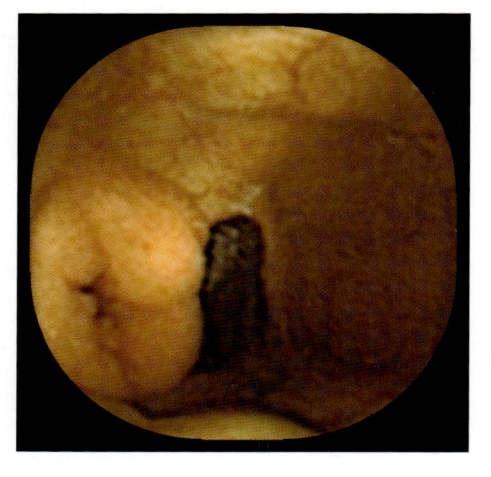

Fig. 35-8. Válvula íleocecal.

INDICAÇÕES DA CÁPSULA ENDOSCÓPICA DE CÓLON

As indicações são semelhantes às da colonoscopia convencional.

Nos pacientes que se negam a realizar uma colonoscopia por temer um método invasivo ou a anestesia, a cápsula é uma alternativa.

Uma indicação especial consiste no paciente com uma colonoscopia prévia incompleta, além de pacientes em que o exame pode se tornar difícil, como em indivíduos com histórico de cirurgias e aderências ou no dolicocólon.

Pacientes com indicação de colonoscopia, mas que possuem fatores de risco para receber uma anestesia geral.

Screening de câncer colorretal.

Pacientes sintomáticos com retorragia, dor abdominal, alterações do trânsito intestinal ou um teste de imunoquímica fecal (FIT) positivo.

Pacientes com antecedentes pessoais ou familiares de câncer colorretal que requerem uma vigilância periódica.

Obesos mórbidos, em que a colonoscopia pode ser tecnicamente difícil.

As contraindicações são a gravidez, suspeita de obstrução do intestino delgado, disfagia e a insuficiência renal.

PREPARO DO CÓLON

Consiste em dieta líquida no dia prévio ao exame e 4 litros de solução de polietilenoglicol (PEG), 2 litros na noite anterior e 2 litros 2 a 3 horas antes da ingestão da cápsula.

Durante o estudo devem ser oferecidos laxantes para manter o cólon limpo e estimular a progressão da cápsula. O primeiro laxante (15 mg de Fosfato de Sódio em 1 litro de água) deve ser ingerido quando a cápsula é detectada no intestino delgado, e o outro (15 mg de fosfato de sódio em 0,5 litros de água) se administra 3 horas após. Dez minutos antes da ingestão da cápsula todos os pacientes recebem 20 mg de um agente procinético. Em nosso hospital, o medicamento disponível é a domperidona, seguindo os protocolos europeus.[12-15] A investigação se dá por finalizada quando a cápsula é excretada ou após 10 horas da sua ingestão.

RESULTADOS

Até o momento há dois estudos que avaliaram a CCE2: o estudo multicêntrico israelense, dirigido por Eliakim et al., e o estudo multicêntrico europeu de Spada et al.[11,12] O estudo israelense compara a CCE2 prospectivamente à colonoscopia convencional como método padrão ouro na detecção de pólipos colorretais e outras doenças em um grupo de pacientes com indicação de colonoscopia e com uma doença de cólon conhecida ou suspeita.[11] Foram incluídos um total de 104 pacientes e analisados os dados de 98 casos. A sensibilidade da CCE2 para pólipos de até 6 mm foi de 89% e até 10 mm foi de 88%, com especificidade de 76 e 89%, respectivamente.[11] No estudo multicêntrico europeu que incluiu 117 pacientes de oito centros, a CCE2 foi comparada à colonoscopia convencional para a detecção de pólipos de até 6 mm de tamanho ou tumorações. A sensibilidade da CCE2 para pólipos de até 6 mm foi de 84% e para os de 10 mm ou mais foi de 88%, com uma especificidade de 64 e 95%, respectivamente. Nesta série foram identificados três cânceres com a CCE2 que foram confirmados com colonoscopia. Não houve complicações específicas da cápsula de cólon. Este estudo multicêntrico europeu conclui que a cápsula CCE2 tem uma alta sensibilidade para detectar lesões polipoides clinicamente relevantes e que deve ser considerada uma ferramenta útil para o estudo de imagem colorretal.

No Uruguai foi realizado um estudo retrospectivo, observacional, de um grupo de pacientes avaliados com CCE2 em uma clínica de gastroenterologia no período entre 15 de agosto de 2011 a 30 de agosto de 2013.[15] O objetivo do estudo foi avaliar a efetividade da CCE2, a frequência de mudança no manejo clínico dos pacientes com base no resultado da CCE2 e a evolução de um grupo de pacientes com doença colônica conhecida ou suspeita.

Nossos dados representam a primeira experiência na prática clínica gastroenterológica na América.[15]

No estudo foram incluídos 70 pacientes. Cinco deles foram excluídos da análise. Dois pacientes não conseguiram ingerir a cápsula. Em ambos os casos foi realizada colonoscopia no mesmo dia. Em dois pacientes a cápsula ficou no estômago durante todo o período de captura de imagens. Em outro paciente a cápsula nunca detectou o intestino delgado. Ao final foram incluídos 65 pacientes, por análise de protocolo, entre os quais 37 homens (57%) e 28 mulheres (43%) com média de idade de 63,5 anos. O Quadro 35-1 resume as características demográficas do estudo. A média de seguimento dos pacientes foi de 10 meses. A principal indicação para CCE2 foi o rastreamento de câncer colorretal (n = 31) (Quadro 35-1). O preparo do cólon foi adequado em 88% (n = 57) e inadequado em 12% (n = 9). Foi encontrado um diagnóstico positivo em 49 de 65 pacientes (75%) (Quadro 35-2).[15] Os principais achados da CCE2 foram pólipos de cólon (n = 18) e divertículos (n = 36) (Quadro 35-2 e Fig. 35-1). Dos 18 pacientes com um ou mais pólipos de cólon, 8 eram menores de 6 mm e 10 tinham 6 mm ou mais

A duração média dos procedimentos foi de 7 horas e 2 minutos. Em 11 pacientes (17%) a cápsula na CCE2 foi expulsa em menos de 3 horas, em 21 pacientes (32%) foi expulsa entre 3 a 6 horas e em 17 pacientes (26%) foi expulsa em mais de 6 horas após a ingestão. A porcentagem de expulsão da cápsula dentro do prazo estipulado (10 horas) foi de 75% (n = 49). Não houve retenção da cápsula no intestino delgado ou no cólon.[15]

O resultado do sistema CCE2 determinou uma intervenção terapêutica (endoscópica, médica ou cirúrgica) em 34% dos casos (Quadro 35-2).[15] A colonoscopia pós-cápsula foi realizada em 22% (n = 14). Todas as colonoscopias foram realizadas logo após a CCE2 e com um novo preparo.

DISCUSSÃO

A cápsula de cólon (CCE2) é uma alternativa para o estudo do cólon por ter uma boa aceitação na população, uma vez que consiste em um método minimamente invasivo, que não requer sedação nem anestesia, sem maior risco de complicações.

Mesmo que o preparo do cólon seja semelhante ao da colonoscopia, o estudo é mais cômodo, pois pode ser realizado no domicílio enquanto o paciente efetua outras tarefas. Além da comodidade para o médico que interpreta o estudo, que não precisa estar presente e pode fazer o laudo do exame pelo *software,* mesmo estando a distância. As imagens ficam gravadas e podem ser reavaliadas quantas vezes for necessário, diferentemente da colonoscopia.

Em nosso estudo, apresentamos o uso da CCE2 na prática clínica da Gastroenterologia. O exame foi um método seguro e útil para chegar a um diagnóstico que tenha motivado a mudança no manejo clínico, endoscópico ou cirúrgico dos pacientes. Entretanto, o mais importante foi demonstrar que essa nova tecnologia pode ser utilizada fora de centros médicos terciários de referência. A CCE2 foi bem tolerada em nossos pacientes e não houve complicações. Mesmo sendo um método não invasivo, o sistema apresentou um impacto terapêutico, tanto na decisão de começar um novo tratamento quanto em modificar o tratamento médico ou decidir por um procedimento invasivo. O impacto da CCE2 na decisão clínica foi em 1/3 dos pacientes.

Também se confirma que em comparação a métodos já utilizados para o estudo do cólon, esta técnica tem uma sensibilidade diagnóstica semelhante. As indicações da CCE2 são similares às da colonoscopia. Todos aceitamos que a colonoscopia seja o padrão ouro para estudar o cólon e que representa a principal ferramenta para diagnosticar e tratar os pólipos, reduzindo a incidência de câncer colorretal.[1,2,16,17] Fica demonstrado o grande valor que possui a CCE2 para o rastreio do câncer colorretal, com 28% de taxa de detecção de pólipos e 6% de câncer colorretal (CCR), seja CCR avançado ou precoce. Em ambos os casos, a visualização na colonoscopia, posteriormente, foi dificultosa, entretanto, de nenhuma forma nossos achados indicam que a CCE2 seja superior à colonoscopia. Desse modo, é demonstrado que esta é uma nova modalidade diagnóstica que oferece uma alternativa menos invasiva para o estudo da mucosa do cólon. É sabido que a população em geral tem certa resistência a realizar uma colonoscopia.[3,4] Além disso, pacientes em programa de rastreamento de câncer colorretal têm uma baixa aderência ao exame, independentemente da idade, raça, do gênero ou nível educacional.[3,4] Um trabalho muito interessante de Rex e Lieberman demonstrou por meio de um questionário que a CCE2 pode potencialmente aumentar a aderência ao rastreamento de CCR entre os pacientes que se negam a realizar uma colonoscopia.[18] Há pacientes que não aceitam realizar colonoscopia, mesmo com um teste imunológico de sangue oculto (FIT) positivo.[3,4] Alguns estudos demonstram que somente 50% dos pacientes com FIT positivo realizam colonoscopia convencional.[3,4]

Pensamos que um grupo importante de pacientes de alto risco se beneficiariam de um estudo do cólon minimamente invasivo, como a CCE2. Também acreditamos que outros métodos também podem ser úteis no rastreamento do CCR.

A CCE2 nem sempre evita uma colonoscopia, porém, ao menos se pode realizar um diagnóstico por um procedimento não invasivo, e posteriormente o paciente poderá tomar uma decisão responsável sobre como resolver o seu problema. Queremos destacar que a maioria das CCE2 realizadas foram em pacientes que não desejavam realizar colonoscopia. Existem muitas razões para não aceitar um procedimento invasivo, como o temor de complicações ou o pudor de ter um endoscópio introduzido pelo ânus, contudo, quando o paciente se defronta com uma doença concreta que poderá ter uma resolução com um método invasivo, não hesita em acessar o mesmo.[18,19]

Além do rastreamento do CCR, a CCE2 pode ser utilizada para outras indicações. Em um estudo recentemente publicado por Hosoe *et al.*, foi demonstrado que este método é útil para avaliar a extensão da doença na retocolite ulcerativa.[20]

A CCE2 tem a vantagem de poder visualizar o intestino delgado com uma sensibilidade similar ou superior à cápsula de intestino delgado. O estudo do intestino delgado associado ao cólon tem grande valor no diagnóstico diferencial das doenças inflamatórias crônicas e para avaliar o acometimento da doença de Crohn.

Apesar do valor diagnóstico do método, desejamos salientar alguns detalhes técnicos da CCE2. Primeiramente, a cápsula não permite realizar biópsias, assim como não se pode realizar procedimentos terapêuticos. Além disso, observamos que a cápsula permanece durante um tempo do estudo no ceco e cólon ascendente, provavelmente pela configuração anatômica destas estruturas. Torna-se necessário aperfeiçoar os mecanismos de impulsão da cápsula desde o cólon direito até o transverso. Finalmente, em cinco dos nossos 70 pacientes não conseguimos estudar o cólon, seja porque não conseguiram ingerir ou porque a cápsula não se ativou.

Em resumo concluímos que a CCE2 é uma técnica útil que permite um exame adequado do cólon. Em 75% dos pacientes examinados a CCE2 foi clinicamente útil para obter um diagnóstico novo e começar um novo tratamento ou para modificar um tratamento já existente. A CCE2 é um método bem-aceito e seguro para visualizar a mucosa do cólon. Adicionalmente, os resultados são equivalentes aos de centros terciários, ratificando o conceito de que esse método pode ser aplicado na prática clínica.

REFERÊNCIAS BIBLIOGRÁFICAS

1. Lee TJ, Rutter MD, Blanks RG et al. Colonoscopy quality measures: experience from the NHS Bowel Cancer Screening Programme. *Gut* 2012;61:1050-57.
2. de Jonge V, Sint Nicolaas J, Cahen DL et al. Quality evaluation of colonoscopy reporting and colonoscopy performance in daily clinical practice. *Gastrointest Endosc* 2012;75:98-106.
3. Holden DJ, Jonas DE, Porterfield DS et al. Systematic review: enhancing the use and quality of colorectal cancer screening. *Ann Intern Med* 2010;152:668-76.
4. Steinwachs D, Allen JD, Barlow WE et al. NIH state-of-the-science conference statement: Enhancing use and quality of colorectal cancer screening. *NIH Consens State Sci Statements* 2010;27:1-31.
5. Euschmid M, Luz O, Schaefer JF, Kopp AF et al. Computed tomographic colonography (CTC): Possibilities and limitations of clinical application in colorectal polyps and cancer. *Technol Cancer Res Treat* 2004;3:201-7.
6. Halligan S, Wooldrage K, Dadswell E et al. Computed tomographic colonography versus barium enema for diagnosis of colorectal cancer or large polyps in symptomatic patients (SIGGAR): a multicentre randomised trial. *Lancet* 2013;381:1185-93.
7. Eliakim R, Fireman Z, Gralneck IM et al. Evaluation of the Pillcam colon capsule in the detection of colonic pathology: results of the first multicenter prospective, comparative study. *Endoscopy* 2006;38:963-70.
8. Schoofs N, Deviere J, Van Possum A. Pillcam colon capsule endoscopy compared with colonoscopy for colorectal diagnosis: a prospective pilot study. *Endoscopy* 2006;38:971-77.
9. Van Gossum A, Navas MM, Fernandez-Urien I et al. Capsule endoscopy versus colonoscopy for the detection of polyps and cancer. *N Engl J Med* 2009;361:264-70.
10. Eliakim R. The PillCam™ Colon capsule for colon cancer screening: comparison between the first- and second-generation capsules. *Hosp Pract* (1995) 2010;38:110-16.
11. Eliakim R, Yassin K, Niv Y et al. Prospective multicenter performance evaluation of the second-generation colon capsule compared with colonoscopy. *Endoscopy* 2009;41:1026-31.
12. Spada C, Hassan C, Munoz-Navas M et al. Second-generation colon capsule endoscopy compared with colonoscopy. *Gastrointest Endosc* 2011;74:581-89.
13. Spada C, De Vincentis F, Cesaro P et al. Accuracy and safety of second-generation PillCam COLON capsule for colorectal polyp detection. *Therap Adv Gastroenterol* 2012;5:173-78.
14. Spada C, Hassan C, Galmiche JP et al. Colon capsule endoscopy: European Society of Gastrointestinal Endoscopy (ESGE) Guideline. *Endoscopy* 2012;44:527-36.
15. Gutierrez JP, Monkemuller K, Gutierrez Galiana H. Impacto diagnóstico y terapéutico de la endoscopia con cápsula de colon en la práctica clínica. *Rev Latinoam Coloproctol* (submitted, 2015).
16. Winawer SJ, Zauber AG, Ho MN et al. Prevention of colorectal cancer by colonoscopic polypectomy. The National Polyp Study Workgroup. *N Engl J Med* 1993;329:1977-81.
17. Zauber AG, Winawer SJ, O'Brien MJ et al. Colonoscopic polypectomy and long-term prevention of colorectal-cancer deaths. *N Engl J Med* 2012;366:687-96.
18. Rex DK, Lieberman DA. A survey of potential adherence to capsule colonoscopy in patients who have accepted or declined conventional colonoscopy. *J Clin Gastroenterol* 2012;46:691-95.
19. Ritvo P, Myers RE, Paszat L et al. Gender differences in attitudes impeding colorectal cancer screening. *BMC Public Health* 2013;13:500-14.
20. Hosoe N, Matsuoka K, Naganuma M et al. Applicability of second-generation colon capsule endoscope to ulcerative colitis: a clinical feasibility study. *J Gastroenterol Hepatol* 2013;28:1174-79.

IV

Colonoscopia

36 Preparo de Cólon para Colonoscopia

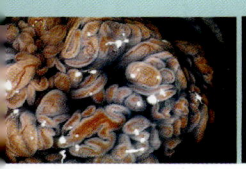

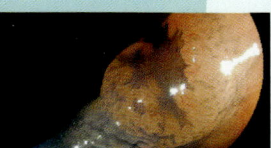

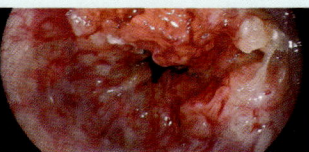

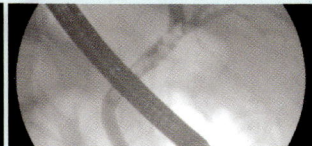

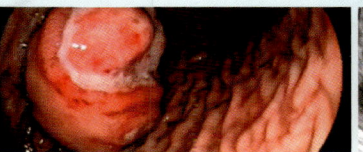

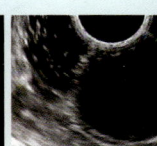

Glenio Dias Fernandez

INTRODUÇÃO

A efetiva limpeza dos cólons proporciona tanto uma execução mais fácil do exame como determina uma maior acurácia na visualização de lesões.[8]

Cerca de 20-25% de todas as colonoscopias, realizadas nos EUA, têm um preparo colônico inadequado.[3]

À medida que se desenvolvem modernas técnicas de rastreamento de câncer colorretal, com aparelhos de alta definição, aplicação de corantes, cromoendoscopia virtual, magnificação de imagens e a realização de terapias complexas, como mucosectomias e dissecções submucosas de neoplasias colorretais precoces, tem-se atribuído cada vez mais importância à qualidade do preparo.[7,8]

O preparo intestinal ideal ainda representa uma das etapas mais difíceis do processo. Quando inadequado, aumenta o tempo de procedimento, acarreta a necessidade de repetição precoce do exame por causa da possibilidade de não detecção de lesões, elevando-se os custos e risco de complicações, como perfuração (Quadro 36-1).[1,3,7]

Para que a colonoscopia seja considerada efetiva, é essencial que toda a mucosa do órgão seja visualizada e examinada, desde a margem anal até a válvula ileocecal.

Existem estudos que atribuem a não chegada à válvula ileocecal, bem como a não detecção de pólipos de qualquer tamanho ao mau preparo dos cólons.[3,7,8]

Considera-se, como preparo adequado, aquele que fornece condições de detecção de lesões maiores ou iguais a 0,5 cm de diâmetro.[1]

O preparo ideal combinaria as seguintes qualidades: segurança, eficácia, facilidade de utilização, tolerabilidade e baixo custo.[7]

O preparo ruim do cólon está associado a características do paciente, como impaciência no preparo, idade, sexo masculino, índice de massa corporal (IMC), diabetes, histórico de constipação, quadros neurológicos (D. Parkinson, doenças da medula espinal, demência ou sequela de AVE), uso de medicações, como antidepressivos (tricíclicos), bloqueadores do canal de cálcio (principalmente verapamil) e opioides (Quadro 36-2).[1]

Quadro 36-1 Consequências da preparação inadequada do intestino na realização da colonoscopia

1. Baixa taxa de detecção de adenomas (de qualquer tamanho)
2. Baixa taxa de detecção de lesões planas (cólon proximal)
3. Tempo de intubação ao ceco prolongado
4. Baixa taxa de intubação do ceco
5. Aumento do tempo de lavagem e aspiração de resíduos
6. Aumento dos custos com a prevenção de Câncer Colorretal (CCR)
7. Perda de segmento de pacientes nos programas de prevenção do CCR

Com base em Cohen, 2015.[1]

Quadro 36-2 Fatores de risco para o preparo inadequado de cólon

Características do paciente
▪ Idade avançada
▪ Gênero masculino
▪ Alto IMC
▪ Impaciência para realizar o preparo
Condições de saúde/uso de medicamentos
▪ Múltiplas comorbidades associadas
▪ Comprometimento neurológico (DP, AVE, DA, Lesão medular)
▪ Dificuldade de mobilidade
▪ Cirurgias de ressecção GI prévias
▪ Diabetes melito
▪ Constipação secundária a medicamentos
Condições sociocomportamentais
▪ Baixa escolaridade
▪ Pouca motivação pessoal

Com base em Cohen, 2015.[1]

A orientação do paciente no pré-preparo de exame é uma questão importante para conseguir colaboração do mesmo e, assim, o sucesso na realização do procedimento.[1,6,8]

Os primeiros preparos consumiam vários dias, envolviam dieta especial, lavagens intestinais repetidas e uso indiscriminado de purgantes e/ou laxativos, levando à diarreia com cólicas intensas e distúrbios hidreletrolíticos.[5]

Atualmente, estão disponíveis soluções osmóticas, como manitol, fosfato de sódio e lactose; não osmóticas, como polietilenoglicol (PEG) e agentes irritantes e estimulantes (bisacodil e picossulfato de sódio).[7]

Independente do esquema medicamentoso adotado, o preparo pode ser feito de três formas: domiciliar, internado e de forma ambulatorial (day clinic) de acordo com as condições clínicas do paciente.[6,7]

PREPARO DOMICILIAR

É o menos dispendioso e o mais utilizado. Tem como vantagem a capacidade de aumentar o número de exames diários da unidade, e o paciente sente-se mais à vontade ao realizá-lo em sua casa. O paciente comparece ao local do exame no dia, realiza o procedimento, recupera-se e volta ao domicílio em um total de 1-2 horas.

As desvantagens incluem o não acompanhamento do preparo pela equipe de enfermagem, correndo o risco de o mesmo ser aquém do ideal, o que ocorre em cerca de 5-10% dos casos. Outra dificuldade seria a realização do preparo domiciliar para pacientes idosos, crianças, pacientes com comorbidades importantes (IRC ou ICC), ostomizados, constipados ou com alguma deficiência física. Nestes, além dos riscos próprios da medicação, deve-se considerar a dificuldade física para se conseguir o preparo adequado para o exame.[3,6,7]

Deve-se proceder à orientação tanto do paciente quanto do familiar em relação à importância do preparo para o sucesso do procedimento. Nesta condição de preparo, é fundamental o fácil acesso do paciente a orientações, tanto presenciais quanto por telefone ou correio eletrônico, estabelecendo uma maior relação de segurança e confiança para realização do mesmo.[3]

PREPARO INTERNADO

Para aqueles pacientes com comorbidades importantes, muito idosos e com quadros agudos (por exemplo: sangramento ativo), esta deve ser a opção mais adequada. A vantagem deste tipo de preparo é o acompanhamento e o monitoramento do paciente pela equipe de enfermagem, contornando eventuais intercorrências. O serviço de internação deve estar familiarizado com o protocolo de preparo e sua avaliação de efetividade.[6]

Esta modalidade de preparo também pode ser utilizada, se o paciente se nega a realizar o mesmo no seu domicílio, porém como desvantagem, determina um maior custo com internação.[6]

PREPARO NA UNIDADE DE ENDOSCOPIA OU AMBULATORIAL

Para esta forma, o serviço deve ter infraestrutura adequada, como área própria para preparo e equipe de enfermagem bem treinada. O paciente e familiares devem estar cientes de que permanecerão no serviço por várias horas (do início do preparo ao término da recuperação).[6]

O preparo do paciente para o exame deve levar em conta outros fatores além da limpeza do cólon. Entre eles, cabe salientar o uso de medicações de rotina, como anticoagulantes, medicações para diabéticos, medicações cardiológicas etc. A seguir, cuidados e indicações especiais são reportados.

AAS ou AINE, quando em doses terapêuticas, não há necessidade de interrupção do uso previamente à colonoscopia, mesmo que se vá realizar algum procedimento terapêutico (por ex: AAS até 300 mg/dia para prevenção TEP).[2]

Clopidogrel e **Ticlopidina** alteram a morfologia das plaquetas e, consequentemente, a formação do coágulo. Demoram até 3-5 dias para atingirem sua ação máxima e, quando retiradas, permanecem ativas por períodos de até 7-10 dias. Há controvérsias sobre sua interrupção, pois geralmente são usadas em pacientes com infarto agudo do miocárdio, doença periférica arterial aguda, insuficiência coronária instável e angioplastia com ou sem a colocação de *stents*. Nestes casos, devemos orientar retirada das drogas 7-10 dias antes do exame com ou sem procedimento terapêutico.[2]

Quando o efeito antiadesivo plaquetário não pode ser suprimido, deve-se substituir o antiagregante por **heparina de baixo peso molecular** (HBPM), na dose de 1 mg/kg de peso, suspendendo-se esta última, 8-12 horas antes do exame. Caso não haja risco de sangramento após o exame, a reintrodução do antiagregante plaquetário deverá ser imediata. Caso contrário, deverá ser mantido com HBPM até a liberação preconizada para cada procedimento.[2]

Se o antiagregante plaquetário em uso for o DIPIRIDAMOL, habitualmente usado junto ao AAS, sua interrupção não é necessária.[2]

Heparina clássica ou **não fracionada** (Liquemine) e HBPM (Clexane), utilizadas em eventos tromboembólicos ou em algumas situações de isquemia cardíaca, não há necessidade de descontinuação em exame diagnóstico. Porém, se houver algum procedimento que possa causar sangramento, o exame deve ser interrompido e aguardar-se de 8-12 horas para repeti-lo e, aí então, executar a manobra de risco (biópsias, polipectomia). Podem ser reintroduzidas logo após o exame.[2]

Não é necessária a suspensão de **antagonistas da vitamina K**, como a varfarina (Marevan), para colonoscopia diagnóstica. Porém, se houver necessidade de procedimento terapêutico com risco de sangramento, interromper o uso 3-5 dias antes do mesmo, substituindo por HBPM até o dia do exame. A sua reintrodução pode ser logo após o procedimento, mantendo-se a associação à HBPM por pelo menos mais 3 dias.[2]

Novos anticoagulantes orais, como o **etexilato de dabigatrana (Pradaxa)**, que é um inibidor da trombina, e o **Rivaroxabana (Xarelto)**, que age inibindo o Fator Xa, ambos com início de ação após 2 horas da ingestão, e com meia-vida de em torno de 12 horas, devem ser suspensos 24 horas antes do procedimento.[2]

Medicamentos para diabetes, como **hipoglicemiantes orais**, devem ser suspensos na véspera do exame e devem ser retomados no dia seguinte, conforme sua rotina.[2] **Insulina**, deve-se usar somente 1/3 da dose de manutenção habitual, quando o paciente for submetido à restrição calórica na sua dieta na véspera do exame. No dia do exame, não usar, voltando-se a dose de rotina, quando o paciente voltar a alimentação normal.[2]

A **profilaxia da endocardite bacteriana** deixou de ser recomendada para os procedimentos do sistema digestório.[2]

Atualmente, com o uso de sedação para a realização de colonoscopia, a fase de preparação colônica é a que traz maior desconforto ao paciente. O preparo intestinal baseia-se em um tripé de cuidados:

1. **Dieta:** os pacientes são instruídos a ingerir dieta líquida sem resíduos na véspera do exame eletivo. Ingestão de líquidos claros, como água, chás, sopas ralas, sucos industrializados, água de coco, é incentivada. Nos adultos, recomenda-se a suspensão de lácteos e, em crianças, esta pode ser tolerada até 3 horas antes do exame.[2,3,5,7]

2. **Primeira fase ou pré-limpeza do cólon:** em adultos é feita com a utilização de laxativos orais, que diminuem o tempo de preparo, bem como a quantidade de volume a ser ingerido da solução principal no dia do exame. No nosso meio, o mais usado é o BISACODIL, administrado na dose de 1 a 4 comprimidos de acordo com o hábito intestinal prévio do paciente. Tem efeito em torno de 6 a 8 horas após a ingestão. Provoca cólicas de moderada à forte intensidade. Outros agentes também podem ser usados, como leite de magnésia, citrato de magnésio. Em crianças e em pacientes portadores de diarreia e suspeita ou antecedentes de DII, esta pré-limpeza não está indicada.[2,5,7]

3. **Segunda fase:** habitualmente, é realizada no dia do exame. Pode ser de duas formas: anterógrada ou retrógrada.[2]

    A) *Via anterógrada:* é a mais utilizada, sendo mais prática para o paciente e para a enfermagem. Baseia-se na ingesta de laxativos de rápida e curta ações. Os mais usados são: manitol, PEG, picossulfato de sódio e fosfato de sódio.

    ■ *Manitol 10%:* é o mais utilizado no nosso meio. Causa diarreia osmótica, por mobilização do líquido intravascular e do terceiro espaço para dentro da luz cólica. Há grande restrição ao seu uso em outros países devido a relatos de complicações, como a explosão colônica relacionada com a produção de gases metano, butano e hidrogênio durante sua "digestão" por bactérias do cólon e com uso de eletrocautério nas polipectomias. A insuflação e aspiração constante, durante a realização da colonoscopia, promoveriam a troca destes gases, o que impediria a ocorrência desta complicação. Recomenda-se o seu uso diluído em suco cítrico gelado (500 mL de manitol a 20% em 500 mL de suco) na dose de 150 mL VO a cada 15-20 minutos após uso prévio de antiemético. Efeitos colaterais: desidratação e distúrbios hidreletrolíticos que são evitáveis com a ingestão de líquidos VO (chás, água, Gatorade) ou instalação de soro fisiológico EV, durante o preparo. Vantagem: baixo custo e fácil acesso.[2,5,7]

- *Polietilenoglicol (PEG):* agente osmoticamente balanceado e não absorvido, mais seguro que o manitol e o fosfato de sódio, pois não causa alterações hidreletrolíticas. Apresenta como desvantagens dificuldade de aceitação pelo paciente devido a necessidade de volumes maiores para se obter efeito satisfatório, cerca de 4 litros, além do seu gosto salgado e odor de "ovo podre". Pode-se também usar o esquema de dose dividida *(split-dose regimen)*, em que metade da dose, 2 litros, será tomada na noite anterior ao exame (**primeira fase**), e a outra metade, obrigatoriamente, deverá ser ofertada no dia do exame, até 4-6 horas antes. Este regime de preparo parece ser mais efetivo que o de dose única. Modificações na fórmula, como o da solução 3350 (Muvinlax-única apresentação comercial no Brasil), promoveram melhor aceitação, com um efeito satisfatório após a ingesta de 2 litros da solução. Os melhores resultados são obtidos quando se associa o uso de bisacodil ou citrato de magnésio como pré-medicação (primeira fase) e a uma dieta restritiva de resíduos de maior duração (24 horas).[1-4,8] É o agente mais seguro para pacientes de maior risco clínico e crianças a partir de 5 anos.[1-5,7,8]

- *Picossulfato de sódio (PICOPREP):* é um laxativo que estimula a atividade do intestino, usado sempre em associação a sais de magnésio que é um laxativo osmótico. Tem rápido início de ação e está contraindicado em pacientes portadores de ICC, IRC, megacólon tóxico, DII ativa. Efeitos colaterais: desidratação, arritmias, convulsões e perda de função renal podem ocorrer. Modo de preparo: diluir um sachê em um copo d'água. Dose recomendada: um sachê na noite anterior ao exame e um sachê 6 horas após. Estimular a ingesta de, no mínimo, 1.000 mL de líquido após cada dose.[3]

- *Fosfato de sódio aquoso:* é outro laxativo osmótico, de maior potência. Está em desuso em razão do risco de nefropatia. Tem o maior efeito de contração vascular, levando à hipovolemia, podendo causar tanto hiperfosfatemia como a hipocalcemia. Estas alterações podem causar IAM e arritmias. Há relato de mortes com este preparo. Deve ser recomendado a pacientes jovens hígidos. Pode provocar lesões aftoides na mucosa intestinal, mimetizando DII.

Modo de uso: 45 mL em duas tomadas com intervalo mínimo de 6 horas entre as tomadas (na noite da véspera do exame a primeira e a segunda cerca de 3 horas antes do exame), estimulando-se a grande ingestão de líquidos concomitante. Dieta líquida sem resíduos deve ser iniciada cerca de 12 horas antes do começo da medicação. Vantagem: custo baixo e tolerabilidade.[3]

É importante salientar que vários trabalhos não mostram diferenças evidentes entre o uso de manitol ou PEG, quanto à qualidade do preparo do cólon.[5,7]

Importante: quando usarmos no preparo do cólon algum destes agentes, e o paciente for submetido ao procedimento com o **propofol**, deve-se respeitar período de jejum de, no mínimo, 3 horas para o início do exame, prevenindo o risco de broncoaspiração por abolição do reflexo faríngeo determinado por este anestésico.[2,5]

B) *Via retrógrada:* realizado com enemas de limpeza com soro morno associados ou não à glicerina. **Indicação:** em pacientes acamados ou muito idosos, pacientes com contraindicação ao preparo anterógrado (ICC GRAVE, IRC GRAVE), crianças (menores de 10-12 anos), na hemorragia digestiva baixa (paciente com sangramento contínuo e quando não há tempo hábil para o preparo anterógrado), serve para remover os coágulos maiores (fazer 1 ou 2 litros). **Dose criança:** 10 mL/kg peso, repetindo até resultado desejado. **Dose adulto:** 1.000 mL por vez, até atingir resultado desejado. Se for acrescentada glicerina, esta deve ser, no máximo, 10% da solução (900 mL de SF + 100 mL de glicerina).[2]

Uma maneira simples de avaliar quando iniciar o procedimento é a observação no vaso sanitário do aspecto das eliminações. Grosseiramente poderíamos dividir os achados em: 1. inadequado: presença de fezes pastosas; 2. inadequado: presença de fezes líquidas; 3. adequado: resíduo marrom claro; 4. ideal: líquido amarelo claro (Fig. 36-1).[7]

Yee *et al.* salientam que muitas vezes a realização da lavagem do cólon, durante o procedimento, determina melhora substancial da qualidade do exame, tornando um preparo inicialmente ruim, em um adequado, permitindo mais sucesso na localização de lesões, mais segurança e evitando gastos na realização de um outro procedimento.[8]

Temos que ter sempre em mente que colonoscopia de alta qualidade requer preparo colônico de alta qualidade.[1]

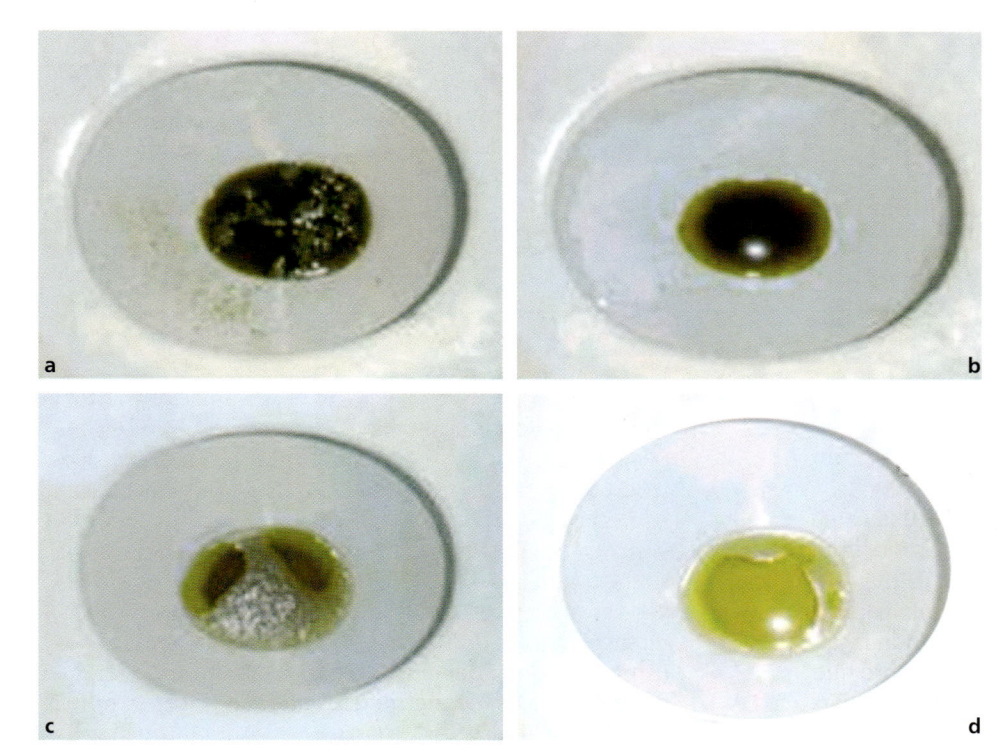

Fig. 36-1. Qualidade do preparo por meio da observação dos resíduos. (a) Inadequado (fezes pastosas); (b) inadequado (fezes líquidas); (c) adequado (resíduo marrom claro); (d) ideal (amarelo claro).

REFERÊNCIAS BIBLIOGÁFICAS

1. Cohen LB. Avances in bowel preparation for colonoscopy. *Gastrointest Endosc Clin N Am* 2015 Apr.;25(2):183-97.
2. Corrêa P, Averbach M. Preparo do paciente para colonoscopia. In: Averbach M, Corrêa P. (Eds.). *Colonoscopia*. 2. ed. Rio de Janeiro: Revinter, 2014. p. 47-54.
3. Johnson DA, Barkun AN, Cohen LB *et al.* Optimizing adequacy of bowel cleansing for colonoscopy: recommendatioons from the U.S. multi-Society task force on colorectal câncer. *Gastrointest Endosc* 2014 Oct.;80(4):543-62.
4. Martel M, Barkun AN, Menard C *et al.* Split-Dose Preparations are superior to Day- before Bowel Cleansing Regimens: a Meta-analysis. *Gastroenterology* 2015, doi: 10.1053/j.gastro.2015.04.004.
5. Santos Jr JCM. Preparo do intestino grosso para colonoscopia – Usos, abusos e idéias controversas. *Rev Bras Colo-proctol* 2010 July/Sept.;30(3).
6. Souza MCB, Ferrari AP. Organização de um serviço de colonoscopia. In: Averbach M, Corea P. (Eds.). *Colonoscopia*. 2. ed. Rio de Janeiro: Revinter, 2014. p. 3-5.
7. Vieira Jr MC. *Preparo de cólon para realização de colonoscopia: estudo randomizado comparativo entre solução de polietilenoglicol baixo volume mais bisacodil versus solução de manitol mais bisacodil* [dissertação] São Paulo: "Faculdade de Medicina, Universidade de São Paulo", 2011.
8. Yee R, Manoharan S, Hall C *et al.* Optimizing bowel preparation for colonoscopy: what are the predictors of an inadequate preparation? *Am J Surg* 2015 Feb. 12. Pii 50002-9610(15)00055-0. Doi:10.1016/j.amjsurg.2014.12.018.

37 Qualidade da Colonoscopia em Foco

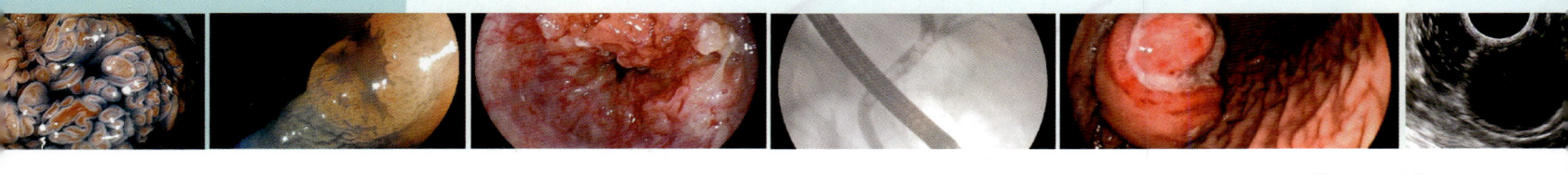

Roque Sáenz

INTRODUÇÃO

"Qualidade. (Latim: qualitas-atis) Características ou conjunto de características inerentes a algo, permitindo seu juízo de valor".

Qualidade significa as características de um determinado objeto ou disciplina ou procedimento que os diferenciam um do outro (maçãs, voos, endoscopia etc.), permitindo opções.

O Centro de Treinamento em Endoscopia de West Midlands, em Wolverhampton, Reino Unido, participa de um plano nacional e internacional que inclui cursos, como o realizado em junho de 2014, chamado de "Capacitação Internacional dos Formadores em Colonoscopia". Constitui-se de um esforço conjunto entre a Sociedade Britânica de Gastroenterologia, a Junta Consultiva em Endoscopia do Reino Unido (JAG) e a Organização Mundial de Gastroenterologia (WGO) (Figs. 37-1 e 37-2).[2-19]

A colonoscopia é um procedimento desafiador, mesmo na presença de grandes avanços nos equipamentos endoscópicos e diferentes dispositivos disponíveis, devendo ser realizada de acordo com critérios de qualidade, de maneiras completa e segura. Os seus resultados possibilitam uma redução da incidência de câncer de cólon graças ao diagnóstico e tratamento (endoscópico ou por técnicas minimamente invasivas) de lesões pré-malignas ou câncer precoce, podendo ocorrer, também, uma redução do câncer de cólon de intervalo. Novos conceitos têm sido incorporados ao nosso arsenal, como lesões serrilhadas, reverificação do cólon direito, avaliação da ressecção completa dos pólipos etc.

A prática da colonoscopia deve ser melhorada para tornar-se homogênea em termos de qualidade, evitando desigualdades. É provável que um aperfeiçoamento profissional se faça necessário para a obtenção de números igualitários em todas as unidades de endoscopia. No entanto, esse é um resultado muito difícil de se obter em razão da existência de inúmeros centros independentes ou mesmo de locais autônomos.

Em 1999, um processo de auditoria em 68 unidades de endoscopia no Reino Unido, envolvendo cerca de 9.000 colonoscopias, apresentou uma taxa de intubação cecal de 76,9% e uma taxa de perfuração do cólon de 1:769 casos.[4] Dois conhecidos critérios de qualidade não atendidos.

Esses números foram realmente insatisfatórios, ficando abaixo das expectativas. Deveriam ser melhorados, a fim de se iniciar um programa de rastreamento colorretal de abrangência nacional, utilizando o TSOF (teste imunológico) e a colonoscopia. Percebeu-se, então, a necessidade de melhorar os resultados e torná-los homogêneos. A metodologia da JAG transformou a prática da colonoscopia no Reino Unido.

O governo do Reino Unido realizou um enorme investimento nesse programa, e foi criada uma rede de centros de treinamento nacionais e regionais. Uma nova auditoria nacional, incluindo 20.000 colonoscopias realizadas em 300 unidades de endoscopia em 2011, demonstrou um aumento da taxa de intubação cecal, chegando a 95,8%, e as perfurações passaram a 1:2.510 casos. Os três centros nacionais e sete centros regionais aumentaram para 23.[7]

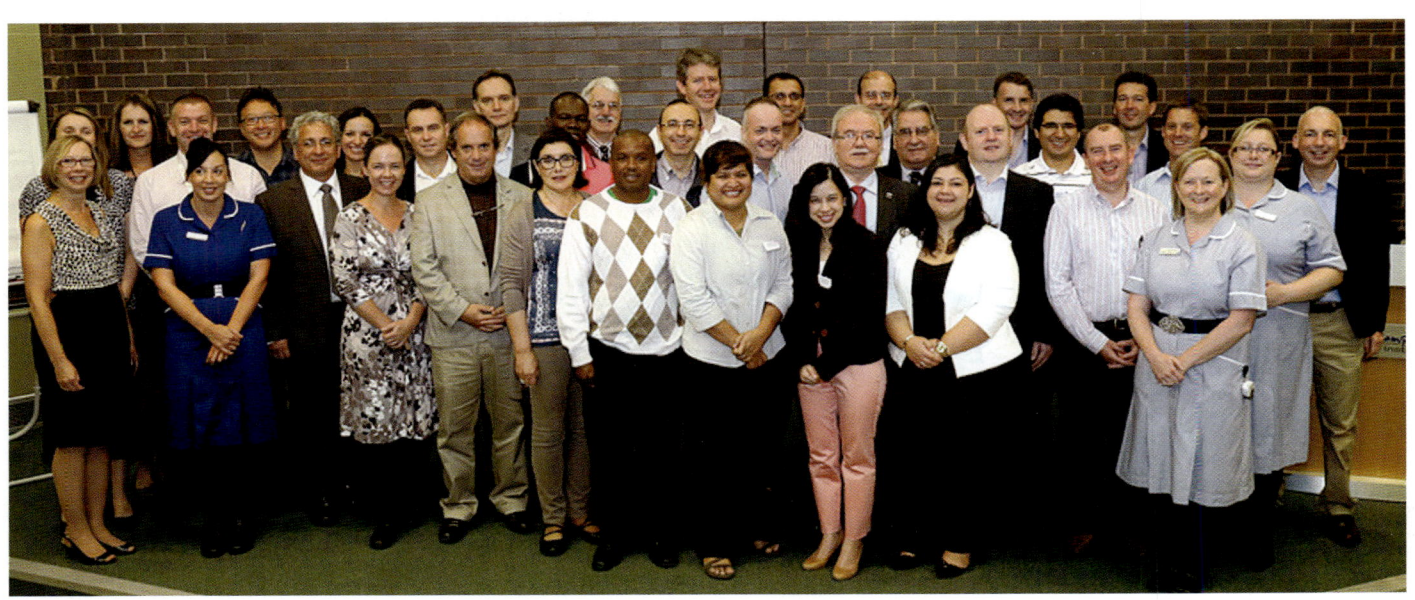

Fig. 37-1. Wolverhampton, 2014. Participantes.

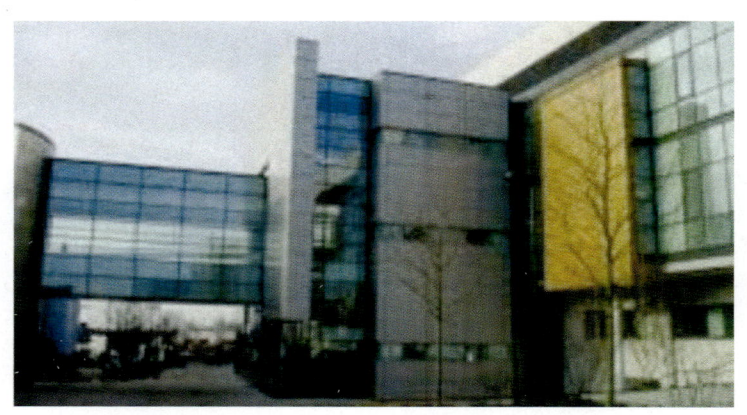

Fig. 37-2. Centro de Treinamento em Endoscopia de West Midlands, Wolverhampton, Reino Unido.

Essa extraordinária experiência utilizando critérios de qualidade de colonoscopia deveria ser estendida a todos os países, provavelmente em um cenário semelhante. Essa foi uma experiência viável, que estabeleceu itens de qualidade para a avaliação, registrando os dados de cada unidade e também os referentes ao desempenho individual de cada endoscopista.

A experiência tornou a melhora nos marcadores de qualidade uma tarefa real, deixando clara sua relevância e significância. Aqueles que não atingem os resultados mínimos devem provavelmente passar por um retreinamento.

Portanto, algumas tarefas são imprescindíveis:

1. Estabelecer critérios de qualidade de colonoscopia.
2. Avaliar esses critérios em diferentes unidades de endoscopia e em cada endoscopista para a obtenção de um número global.
3. Manter o processo de avaliação de forma quase permanente (Mayo Colonoscopy Skills Assessment Tool, MCSAT).[18]
4. Implementar correções com base nos resultados obtidos.

Se fizéssemos o mesmo em nossa localidade, o que obteríamos como resultado?

A JAG, em seu Sistema de Treinamento em Endoscopia, desenvolveu um sofisticado programa com base na web, que registra todos os procedimentos realizados pelos associados, com avaliação, feedback e objetivos cumulativos (Direct Observation of Procedure Skills, DOPS). O programa concentra-se na completude de técnicas de inserção, sedação mínima, mudanças frequentes de posição, resolução de alças, correto posicionamento da alça de polipectomia, técnicas de mucosectomia, lenta remoção de instrumentos e máxima visualização da mucosa do cólon.[1]

CRITÉRIOS DE QUALIDADE EM COLONOSCOPIA, IMPRESCINDÍVEIS E ABRANGENTES

A realização da colonoscopia seguindo critérios de qualidade possibilita um melhor diagnóstico e um menor número de complicações, evitando o câncer de cólon de intervalo (também previne danos colaterais ao equipamento).

A colonoscopia é amplamente utilizada no diagnóstico e tratamento de doenças do cólon, e possibilita a visualização de toda a mucosa do intestino grosso e íleo terminal. A remoção dos pólipos reduz o risco de câncer colorretal.

Há uma lista de indicações adequadas a pacientes sintomáticos e assintomáticos. A colonoscopia é um dos procedimentos preferidos para o rastreamento do câncer de cólon, como estudo primário ou após um TSOF positivo.

Os resultados ideais dependem do comprometimento e da aceitação do procedimento por parte do paciente e de um preparo intestinal adequado. Isto afeta a completude do exame e a duração do procedimento, podendo causar alterações no período de acompanhamento ou até mesmo a necessidade de cancelamento e repetição do procedimento, com importantes custos e interferências nos programas.[5-10]

A Clínica Mayo, localizada na cidade de Rochester, Minnesota, Estados Unidos, implementou uma avaliação permanente de seus endoscopistas, segundo critérios de controle de qualidade, tendo como consequência uma melhora nos seus números e um feedback permanente dos resultados endoscópicos globais, bem como dos resultados individuais de seus endoscopistas (MCSAT).[18]

O fato de ser auditado causa um impacto no desempenho, provavelmente devido ao aperfeiçoamento obtido pela interação com os seus pares ou retreinamento. O simples fato de existir um programa de controle de qualidade já melhora os resultados. Os marcadores (itens, indicadores) de qualidade são divididos de acordo com o momento em que ocorrem em pré-procedimento, intraprocedimento e pós-procedimento.

A qualidade da colonoscopia varia bastante. Inúmeros medidores de qualidade têm sido descritos e, entre os importantes, estão as taxas de ocorrência de complicações maiores, de câncer de intervalo e de detecção de adenomas. O adequado reprocessamento dos equipamentos e da documentação também têm sido considerados.

Todas as unidades de colonoscopia deveriam implementar medidas de avaliação da qualidade. O fato de completar a colonoscopia (taxa de intubação cecal) não assegura uma colonoscopia de qualidade, a taxa de detecção de adenomas também é importante, sendo o real objetivo da endoscopia, a fim de evitar pólipos e câncer (15% em mulheres e 25% em homens, em casos de rastreamento).[8,11,12]

É provável que a colonoscopia realizada por gastroenterologistas apresente melhores resultados do que a realizada por médicos assistentes ou cirurgiões. Argumenta-se também que a exploração do cólon direito deve ser melhorada, a fim de evitar o câncer de cólon direito, por meio de uma cuidadosa exploração retroflexa ou reverificação.[9]

Há espaço para melhorias, e padrões mínimos de qualidade devem ser estabelecidos. A colonoscopia de alta qualidade deve ser centrada no paciente, com base em evidências, ter uma boa relação custo-efetividade e ser realizada de acordo com as melhores práticas, além de ser o mais simples e fácil possível para a auditoria.

Diversos grupos têm trabalhado no estabelecimento desses critérios de controle de qualidade e avaliação permanente. A lista de critérios vem aumentando, com mais de 100 itens já disponíveis.[3-13,15-17] Os mais recentes resultam de um esforço conjunto do Colégio Americano de Gastroenterologia (ACG) e da Sociedade Americana de Endoscopia Gastrointestinal (ASGE) e encontram-se em uma publicação contendo "tudo o que você precisa saber sobre Indicadores de Qualidade para Colonoscopia", que também estabelece os graus de recomendação.[16] Contém, ainda, uma lista abrangente de potenciais indicadores de qualidade, juntamente a um conjunto de metas de desempenho com base em dados de benchmarking, sempre que disponíveis.

Foram estabelecidos três indicadores prioritários para colonoscopia:

- Frequência de detecção de adenomas em indivíduos assintomáticos de risco intermediário (rastreamento).
- Frequência com que as colonoscopias seguem os intervalos recomendados para vigilância pós-polipectomia e pós-ressecção de câncer e o intervalo de 10 anos entre as colonoscopias de rastreamento em pacientes de risco intermediário com resultados negativos e limpeza intestinal adequada.
- Frequência com que a visualização do ceco através da notação e documentação fotográfica de marcos anatômicos é documentada em cada procedimento.

No entanto, há algumas ideias para melhorar a sua utilização.

Alguns marcadores deveriam ser considerados imprescindíveis e permanentes. Por exemplo, formação e credenciamento do operador, termo de consentimento informado, pausa, qualidade dos equipamentos, escolha do momento de retirada e taxa de complicações. Se estes não forem satisfatórios, a colonoscopia é considerada não aceitável e correções são necessárias para seu prosseguimento, talvez um retreinamento seja necessário.

Há diferentes domínios entre os critérios de controle de qualidade, que poderiam ser considerados separadamente:

A) Domínio relacionado com o paciente.
B) Domínio relacionado com o operador (colonoscopista).
C) Domínio relacionado com o ambiente.

Alguns deles pode-se dizer que são estáveis, enquanto outros são modificáveis ou variáveis.

Temos trabalhado na criação de um Escore de Qualidade de Colonoscopia, considerando não apenas os itens relacionados com o operador, mas tendo um cuidado especial com aqueles que podem ser melhorados. Assim, com um simples escore poderíamos definir se a colonoscopia foi de excelência (sinal verde), apresentou dificuldades (sinal amarelo) ou foi simplesmente insatisfatória (sinal vermelho), devendo ser remarcada ou ter seu período de acompanhamento de controle modificado (Fig. 37-3).[6]

Mesmo o endoscopista de excelência, com toda a sua formação satisfatória (itens do domínio do Endoscopista), pode realizar em algum momento uma colonoscopia insatisfatória por problemas relacionados com outros domínios, como preparação do paciente, cooperação, instabilidade hemodinâmica, riscos e dificuldades, incluindo cirurgia abdominal, obesidade ou doença diverticular entre outros, que podem afetar seu desempenho. O mesmo endoscopista pode atuar de maneira diferente, se estiver trabalhando em uma unidade de endoscopia diferente da habitual (disponibilidade de anestesiologista, CO_2, assistentes de endoscopia e equipamentos disponíveis diferentes do habitual etc.).

Fatores socioeconômicos, presentes com frequência em alguns cenários, como áreas para deficientes, podem afetar a realização da colonoscopia "idealmente melhor". Pacientes em lista de espera por longos períodos, ou provenientes de áreas pouco atendidas decorrente de sua geografia e com um baixo escore de Boston, por vezes, podem ser submetidos à colonoscopia, enfatizando-se a lavagem intraprocedimento, realizando-a "da melhor forma possível", já que a remarcação é difícil em função da agenda ou por causa da longa distância de retorno para casa. É provável que uma lesão significativa possa ser retirada, mas pólipos pequenos ou sésseis podem não ser detectados. Uma colonoscopia insatisfatória, de acordo com critérios de qualidade, parece ser melhor do que colonoscopia nenhuma. Talvez todos esses dados devessem ser descritos em um relatório de colonoscopia, incluindo, sempre que possível, uma recomendação para aqueles pacientes que pudessem ser agendados de maneira diferente do recomendado para acompanhamento, ou para que o procedimento pudesse ser interrompido, a fim de se obter um satisfatório em uma nova tentativa. Em alguns casos, uma colonoscopia virtual poderia ser recomendada.

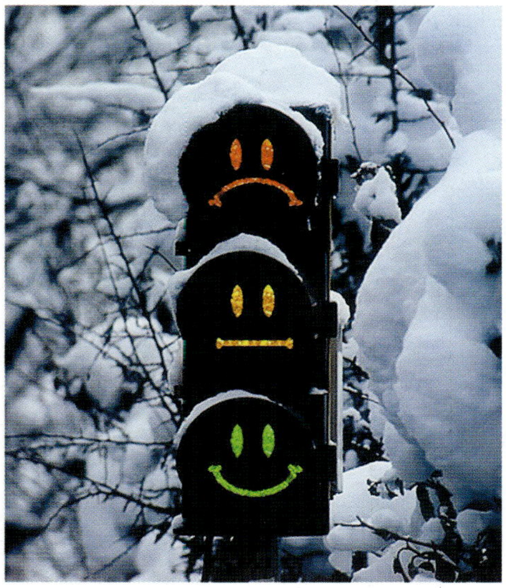

A construção de um Escore de Qualidade de Colonoscopia expresso simplesmente por um número ou sinal, que possa ser interpretado como o grau de segurança de um endoscopista em relação aos critérios de qualidade, em um procedimento específico, dando mostra de seu real desempenho a outros e a ele mesmo em futuras colonoscopias, seria de grande ajuda. Seria também importante nos casos em que o endoscopista relata um grau de segurança baixo em relação à qualidade do exame inicial. Novos itens surgiram, recentemente, como a retroflexão de ceco e um segundo exame de vista frontal do cólon direito.[9] A obtenção de escores baixos levaria a uma revisão dos fatores envolvidos, evitando desempenhos insatisfatórios.

Por outro lado, acreditamos que alguns itens dos critérios de controle de qualidade deveriam ser considerados mínimos, sob que a colonoscopia não deveria ser permitida. Por exemplo, taxa de intubação cecal abaixo de 90% ou de um limite ainda maior no rastreamento, tempo de retirada menor do que 6-10 minutos, taxa de detecção de adenomas abaixo de 15% etc. Também deveria haver um número mínimo de procedimentos realizados por mês para o colonoscopista ser considerado aceitável após a acreditação (acreditação contínua).

Assim, alguns marcadores são obrigatórios e devem estar sempre presentes em qualquer colonoscopia. Esses são chamados de marcadores fixos. Credenciamento, número de colonoscopias realizadas, taxa de detecção de adenomas, termo de consentimento informado, taxa de complicações (que poderiam ser melhoradas por retreinamento), conhecimento anterior etc.

Outros, por sua vez, são chamados de variáveis, e nosso foco deve ser direcionado a eles. Há espaço para melhorias.

Alguns índices e itens novos têm surgido nessa área. Por exemplo, vista retrocecal (que poderia ser perigosa em alguns casos), a próxima taxa de detecção de adenomas após a primeira, em caso de lesões múltiplas, ou a taxa de detecção de pólipos serrilhados, cromoendoscopia ou coloração eletrônica em casos de doença inflamatória intestinal na busca por displasia, obtendo biópsias focalizadas, carga horária segura, para o colonoscopista e outros membros da equipe de colonoscopia (anestesiologistas, enfermeiros) etc.

Elaboramos uma lista completa dos marcadores de controle de qualidade descritos na literatura e os submetemos a um painel de especialistas em colonoscopia, na nossa área da América Latina, utilizando o método Delphi em três rodadas, pontuando-os de acordo com a sua relevância. Alguns itens endoscópicos deveriam ser investigados antes de se iniciar a pontuação. Por exemplo, taxa de detecção de adenomas, taxa de complicações e taxa de intubação cecal. Foram recrutados 26 colonoscopistas, todos profissionais experientes em diferentes cenários e ambientes, para compor o painel.

É de grande interesse avaliar os itens pontuados com um escore alto (acima de 4 em uma escala de Likert de 1 a 5) e também aqueles que pareceram relevantes a esse painel. Os itens com escore inferior a 4 foram removidos da lista.

O Quadro 37-1 apresenta um exercício para obter o Escore de Qualidade de Colonoscopia (em construção), temos as opções da nossa área da América Latina.

Portanto, os marcadores imprescindíveis são credenciamento, conhecimento, indicação, termo de consentimento informado, pausa, retirada com calma, taxa de intubação cecal, documentação fotográfica do ceco, taxa de detecção de adenomas e programa de melhoria da qualidade, sendo considerados os principais.

Fig. 37-3. Sinais de uma colonoscopia de excelência (verde), com algum grau de dificuldade e provável remarcação (amarelo) e totalmente insuficiente (vermelho).

Quadro 37-1 Exercício para obter o escore de qualidade de colonoscopia

ITENS DO ESCORE DE QUALIDADE DE COLONOSCOPIA (em construção)		
Domínio do endoscopista	**Fixo (estável)**	**Variável**
Credenciamento	x	5
Indicação adequada	x	4,56 (***)
Mais de 1.000 colonoscopias	x	4,04
Taxa de detecção de adenomas	x	4,88* (***)
Conhecimento – Imagem endoscópica	x	4,76*
– Técnica básica	x	4,68*
– Anatomia	x	4,48*
– Resolução de alças	x	4,64*
– Próprios limites	x	4,36
– Material e opções para polipectomia	x	4,76
– Retirada com calma – Medição do tempo	x	4,64 (***)
Biópsias obtidas em diarreia crônica	x	(***)
Habilidades e coordenação olho/mão	x	4,32*
Rotação e retificação do colonoscópio	x	4,40*
Movimentos suaves e delicados	x	4,28*
Posição adequada para a intervenção	x	4*
Taxa de intubação cecal (90, 95% rastreamento). Referências anatômicas e documentação fotográfica	x	4,76* (***)
Taxa de intubação ileal	x	4*
Tempo de retirada maior do que 6 minutos	x	4,68*
Avaliação adequada da mucosa	x	4,36*
Taxa de detecção de pólipos	x	4,48*
Taxa de detecção de adenomas em assintomáticos	x	4,84*
Taxa de detecção de adenomas como marcador de desempenho	x	4,28* (***)
Pólipos serrilhados	x	4,32*
Maior do que 10 mm	x	4,40*
Ressecção incompleta	X	4,04*
Polipectomia com alça	x	4,12*
Taxa de retirada dos pólipos ressecados	x	4,36*
Todos menores do que 2 cm pediculados ou sésseis ressecados por via endoscópica ou irressecabilidade documentada	x	4,56* (***)
Tempo de controle, número de biópsias e distribuição em Retocolite Ulcerativa e Doença de Crohn (4 amostras/10 cm aprox. 32 amostras/Cromoendoscopia)	x	4,32* (***)
Incidência de sangramento pós-polipectomia	x	4,44* (***)
Sangramento pós-polipectomia resolvido por via endoscópica	x	4,40*
Perfurações. Diagnóstico/índice terapêutico	x	4,36* (***)
Capacitação em Mucosectomia/ESD	x	4,28*
Domínio do ambiente		
Equipamento de endoscopia de alta definição	x	4,52*
Cromoendoscopia	x	4,28*
Documentação fotográfica/vídeo	x	4,64* (***)
Sedação consciente	x	4,04
Intervalos pós-polipectomia e ressecções de câncer seguindo recomendações	x	4,36* (***)
Cenário. Unidade de endoscopia. Equipe Infraestrutura e equipamento de endoscopia	x	4,52*
Existência de um programa de melhoria da qualidade	x	4,36*
Informação de contato pós-procedimento	x	4,04*
Recomendações adequadas para escolha do momento de repetição da colonoscopia após achados histológicos. Dez anos, se exploração razoavelmente normal	x	(***)
Registro de complicações	x	4,32*
Domínio do paciente		
Documentação do escore de limpeza da escala de Boston	x	4,24 (***)
Escore ASA	x	4,32
Câncer colorretal prévio	x	4
Anticoagulação	x	4,36
Antiplaquetários/Novos anticoagulantes orais	x	4,16
Termo de consentimento informado	x	4,64 (***)
Termo de consentimento informado para anestesia	x	4,56

*Poderia melhorar. ***Relevante.

CONCLUSÕES

A implementação de um programa de qualidade e avaliação permanente de colonoscopia possibilita melhorias, melhor prevenção do câncer de cólon, menores taxas de complicações e de câncer de intervalo, menos danos aos instrumentos, melhor adesão do paciente aos programas de acompanhamento e *benchmarking*.

O objetivo é a detecção do maior número possível de lesões, tratando-as por via endoscópica, a fim de se evitar o câncer.[14-20]

A realização de uma colonoscopia, de alta qualidade e sua documentação em um programa de melhoria da qualidade são as ações mais importantes do colonoscopista no esforço conjunto de diversas especialidades para reduzir a incidência de câncer colorretal e mortalidade.[6]

REFERÊNCIAS BIBLIOGRÁFICAS

1. Barclay RL, Vicari JJ, Doghty AS et al., Colonoscopic withdrawal times and adenoma detection during screening colonoscopy NEJM 2006;355:2533-41.
2. Bizos D, British Society of Gastroenterology/Joint Advisory Group/World Gastroenterology Organisation International Training Colonoscopy Trainers (ITCT). Wolverhampton 11-13 June 2014. A joint venture to share best practice in endoscopy training, World Gastroenterology News. (WGN) October 2014.
3. Bourikas LA, Tsiamoulos ZP, Haycock A et al. How we can measure quality in colonoscopy? World J Gastrointest Endosc 2013;5(10): 468-475.
4. Bowles CJ, Leicester R, Romaya C et al. A prospective study of colonoscopy in the UK today: are we adequately prepared for national colorectal cancer screening tomorrow? GUT 2004;53:277-83.
5. Calderwood AH, Schroy PC 3rd, Lieberman DA et al. Boston bowel preparation scale scores provide a standardized definition of adequate for describing bowel cleanliness. GIE 2014;80:269-76.
6. Ekkelenkamp V, Koch A, Haringsma J et al. Endocopist-related factors contributing to high-quality colonoscopy: results of a Delphi survey. Perspect Med Educ 2014;3(1):31-40.
7. Gavin DR, Valori RM, Anderson J et al. The national colonoscopy audit: a nationwide assessment of the quality and safety of colonoscopy in the UK. GUT 2013;62:242-49.
8. Kaminski MF, Regula J, Kraszewsk E et al., Quality indicators for colonoscopy and the risk of interval cancer NEJM 2010;362:1795-803.
9. Kushnir V, Young S, Hollander T et al. Impact of Retroflexion Vs Second Forward View Examination of the Right Colon on Adenoma Detection: A Comparison Study. AJG 2015;110:415-22.
10. Lai EJ, Calderwood AH, Doros G et al. The Boston bowel preparation scale: a valid and reliable instrument for colonoscopy oriented research. GIE 2009;69:620-5.
11. Millan MS, Gross P, Manilich E et al. *Adenoma Detection rate: The Real Indicator of Quality in Colonoscopy.* Diseases of the Colon & Rectum 2008;51(8):1217-20.
12. Rahmi G, Lecompte T, Malka D et al. Impact of chromoscopy on adenoma detection rate in patients with lynch syndrome: a prospective, multicenter, blinded, tandem colonoscopy study. AJG 2015;110(2):288-98.
13. Rembacken B, Hassan C, Riemann JF et al. Quality in screening colonoscopy: position statement of the European Society of Gastrointestinal Endoscopy. (ESGE). *Endoscopy* 2012;44:957-68.
14. Rex DK, Cutler CS, Lemmel GT et al. Colonoscopic miss rates of adenomas determined by back-to-back colonoscopies. Gastroenterology 1997;112:24-28.
15. Rex D, Petrini J, Baron T et al. Quality Indicators for Colonoscopy. Am J Gastroenterol 2006;101:873-85.
16. Rex D, Schoenfeld PS, Cohen J et al. Quality Indicators for colonoscopy. AJG 2015;110(1):72-90.
17. Sáenz R. (Ed). *Guías para mejorar la calidad de la endoscopia digestiva*. Grupo Talloni Ed. Sept 2010.
18. Sedlack RE. The Mayo Colonoscopy Skills Assessment Tool: validation of a unique instrument to assess colonoscopy skills in trainees. Gastrointest Endosc 2010;72(6):1125-33.
19. Veitch A. International training colonoscopy trainers, wolverhampton, UK, June 2014. World Gastroenterology News 2014.
20. Zauber AG, Winawer SJ, O'Brien MJ et al. Colonoscopic polypectomy and long term prevention of colorectal cancer deaths. NEJM 2012;366:687-96.

38 Lesões Polipoides de Cólon e Reto

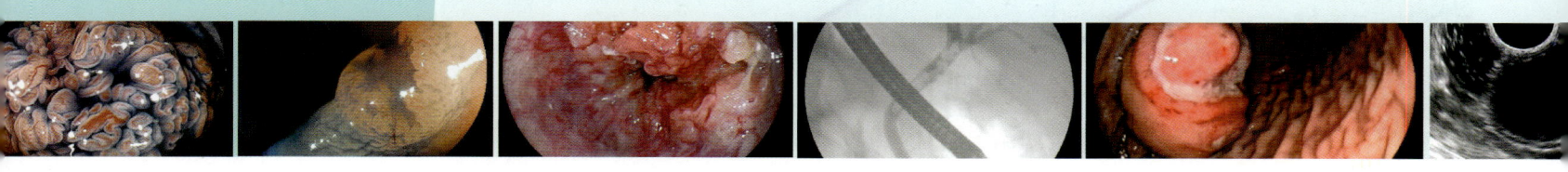

Lysandro Alsina Nader ■ Gustavo Gonzales Real ■ Carlos Eduardo Oliveira dos Santos ■ Ari Ben-Hur Stefani Leão

DEFINIÇÃO E CLASSIFICAÇÃO

De acordo com a classificação de Paris, a lesão polipoide é definida como toda aquela que se apresenta com altura superior a 2,5 mm, podendo ser mensurada por uma pinça de biópsia fechada na margem da lesão (Fig. 38-1). Podem ser sésseis (tipo 0-Is) ou pediculadas (0-Ip) (Figs. 38-2 e 38-3).[23]

A colonoscopia é reconhecida como exame padrão ouro para o diagnóstico e tratamento das lesões colorretais. Para o reconhecimento destas, é de fundamental importância um preparo colônico adequado. A detecção de lesões menores de 10 mm é significativamente afetada pelas condições do preparo intestinal, sendo a taxa de detecção de adenomas um relevante critério para a avaliação da qualidade da colonoscopia.[18]

A importância clínica da detecção dos pólipos colônicos neoplásicos, especialmente os adenomas, refere-se ao seu potencial evolutivo para carcinoma, conforme descrito por Morson.[14] Em sua maioria, as neoplasias colorretais surgem da degeneração de uma lesão polipoide adenomatosa. Sua detecção e remoção podem reduzir a incidência e a mortalidade por câncer colorretal.[6,7,26]

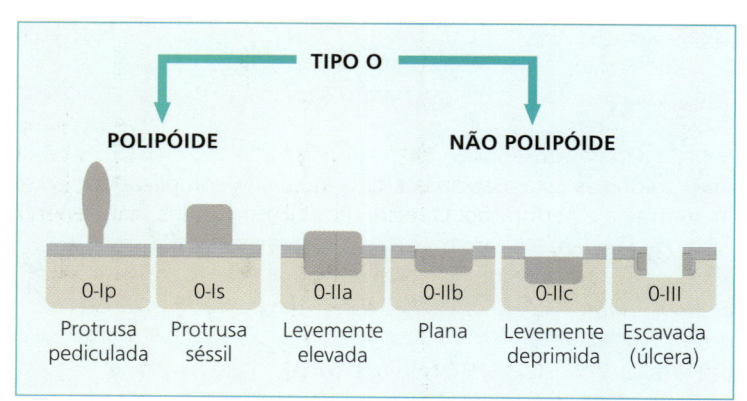

A maioria das lesões polipoides é assintomática, embora possa haver sangramentos decorrente da ulceração ou trauma, especialmente nas lesões grandes. A dor abdominal pode ocorrer raramente, em razão de um aumento do peristaltismo ou intussuscepção. Quadros de obstrução intestinal raramente ocorrem, geralmente associados a pólipos gigantes (≥ 30 mm).

As lesões polipoides podem acometer qualquer segmento do cólon e do reto, sendo que a maioria delas ocorre no cólon esquerdo e no reto.[4]

CROMOSCOPIA

A cromoendoscopia e a magnificação de imagem podem auxiliar na avaliação das lesões polipoides de cólon e reto. Por intermédio dessa tecnologia, permitiu-se uma melhor caracterização da superfície da mucosa colorretal e das lesões superficiais, que são consideradas como aquelas lesões que à endoscopia acometem a mucosa, podendo atingir no máximo até a submucosa. Dessa forma, observou-se a possibilidade de correlacionar as características histológicas das lesões colorretais de acordo com o padrão de abertura das glândulas de Lieberkühn (pit pattern) de sua superfície.[3,20] Kudo et al. identificaram diferentes padrões de criptas e correlacionaram-os com sua histologia: os tipos I e II associaram-se a lesões não neoplásicas, e tipos III, IV e V às neoplasias. O tipo III subdivide-se em IIIs, encontrado principalmente nas lesões não polipoides deprimidas, e o tipo III L, sugerindo fortemente adenoma tubular. O tipo IV é altamente indicativo de componente viloso (Fig. 38-4). Já o tipo V é reconhecido como o padrão característico do câncer, sendo dividido em Vi (irregular) e Vn (não estrutural), sendo este último sugestivo de invasão da submucosa por causa do seu padrão de dismorfismo das criptas.[11]

Os sistemas de cromoscopia digital e magnificação, em especial a NBI® e o FICE®, também possibilitaram a avaliação microvascu-

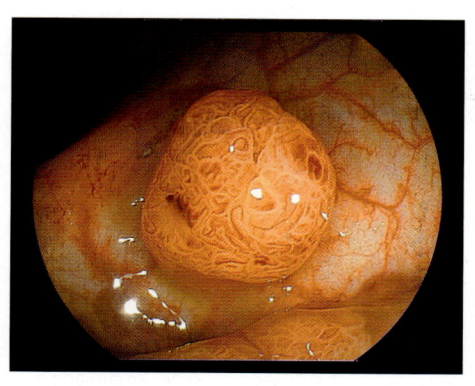

Fig. 38-1. Classificação morfológica das lesões superficiais do cólon (Classificação de Paris).

Fig. 38-2. Lesão polipoide séssil (Tipo 0-Is).

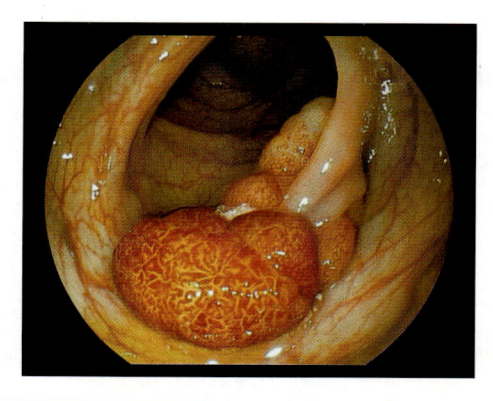

Fig. 38-3. Lesão polipoide pediculada (Tipo 0-Ip).

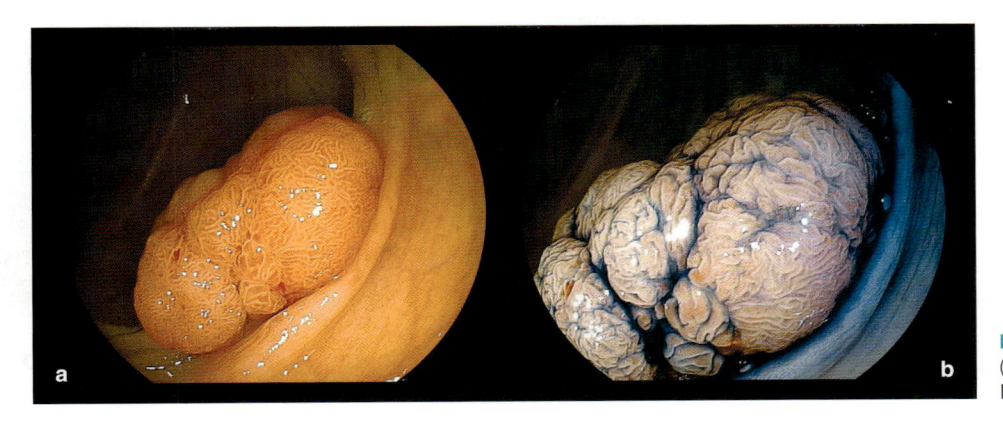

Fig. 38-4. (a) Lesão polipoide tipo 0-Is; (b) cromoscopia convencional: padrão de criptas III L + IV. AP: Adenoma tubuloviloso com displasia de alto grau.

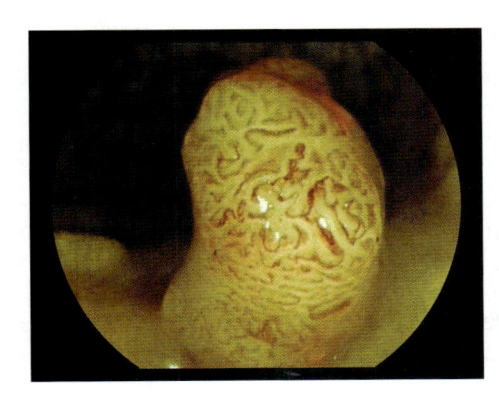

Fig. 38-5. Lesão polipoide tipo 0-Is. Cromoscopia digital: padrão de criptas IV e padrão de capilares IV. AP: Adenoma tubuloviloso com displasia de baixo grau.

Quadro 38-1 Classificação endoscópica dos padrões dos vasos capilares das lesões colorretais proposta por Teixeira et al.[22]

Tipo I	Capilares finos, regulares, morfologia linear, dispostos uniformemente ao redor das criptas
Tipo II	Vasos de maior diâmetro, levemente curvos, sem dilatações, na periferia da lesão, arranjo pericríptico não marcante
Tipo III	Numerosos vasos irregulares, mais finos, tortuosos e com dilatações puntiformes frequentes, espiralados, marcante arranjo pericríptico
Tipo IV	Numerosos vasos mais grossos e longos, espiralados ou retilíneos, arranjados em paralelo e verticalmente as glândulas vilosas
Tipo V	Pleomorfismo dos vasos, distribuição e arranjos caóticos, calibre variado e heterogeneidade morfológica

lar da camada mucosa gastrointestinal. Embora esta tecnologia tenha sido desenvolvida para estudo dos capilares, possibilita também uma significativa correlação com a histologia, utilizando-se os padrões de abertura das criptas *(pit like-pattern)* (Fig. 38-5).[2,20] Diferentemente dos padrões de abertura das criptas, que apresentam a Classificação de Kudo como referência, para o estudo da malha capilar há algumas opções de classificação. Teixeira *et al.*, utilizando o sistema FICE®, estabeleceram uma classificação dos padrões capilares das lesões colorretais, auxiliando também na diferenciação de lesões neoplásicas e não neoplásicas (Quadro 38-1).[22]

Os aspectos relacionados com cromoendoscopia e magnificação de imagem serão pormenorizados em outro capítulo deste livro.

Quanto a sua origem histológica, os pólipos podem ser classificados em não epiteliais e epiteliais.

Pólipos Não Epiteliais

Os pólipos não epiteliais derivam de camadas mais profundas da parede colônica, ou seja, abaixo da camada muscular da mucosa. Essas lesões podem fazer protrusões para a luz colônica, podendo ser identificadas como pólipos. Essas lesões incluem os lipomas, os tumores estromais (GIST: *gastrointestinal stromal tumors)*, leiomiomas, pólipos linfoides e, mais raramente, os Schwannomas e perineuromas.[13]

Os lipomas são as lesões colônicas não epiteliais mais comuns, tendo uma incidência de 0,2 a 4,4% e sendo geralmente assintomáticos. São tumores encapsulados compostos por células adiposas bem diferenciadas, localizadas em 90% das vezes na camada submucosa. Endoscopicamente, são identificados como estruturas amareladas, que, quando palpados com a pinça fechada, apresentam consistência amolecida e móvel (sinal do travesseiro) (Fig. 38-6). Geralmente, localizam-se no cólon direito, próximo à válvula ileocecal. Por serem assintomáticos e não apresentarem potencial maligno, frequentemente não devem ser ressecados. A ressecção endoscópica de lipomas colônicos está associada a alto índice de complicações, como hemorragia e perfuração. O tecido gorduroso conduz mal a energia elétrica, fazendo com que a mesma se propague para camadas adjacentes mais profundas, levando à lesão transmural e perfuração.[27]

Os pólipos linfoides são mais comuns no íleo distal, ceco e reto. Apresentam-se como pequenos pólipos, róseos e macios, que podem agrupar-se, formando a hiperplasia linfoide. São mais comuns em crianças e adultos jovens, regredindo lentamente após a puberdade.[25]

Cabe ressaltar, ainda, que algumas estruturas podem mimetizar a presença de pólipos, como um coto apendicular ou um diver-

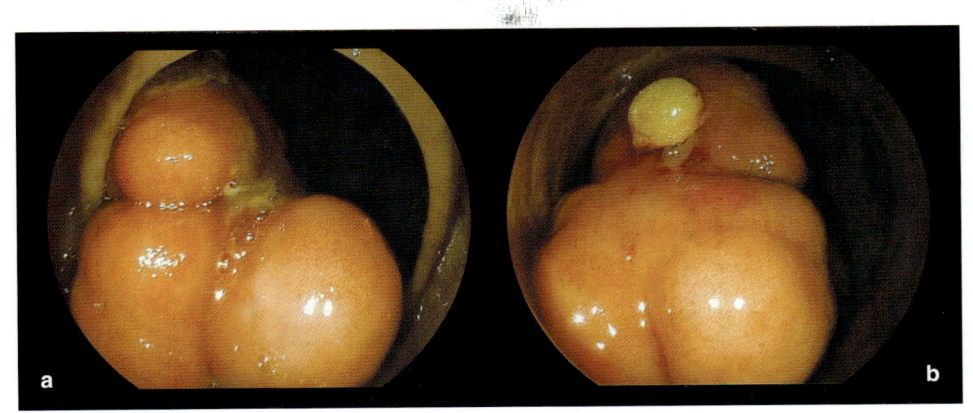

Fig. 38-6. (a) Lipoma: Lesão polipoide, amarelada e com superfície lisa; (b) presença de gordura exteriorizada após biópsias sobre biópsias.

tículo evertido. A sua identificação e diferenciação é fundamental, pois podem induzir polipectomias desnecessárias e complicações graves, como a perfuração. Auxiliam na diferenciação a presença de um halo concêntrico e o padrão de abertura das criptas idêntico ao da mucosa adjacente.

Pólipos Epiteliais

Os pólipos epiteliais podem ser subdivididos em neoplásicos e não neoplásicos (Quadro 38-2).

■ Adenomas e Carcinomas

Os pólipos adenomatosos são lesões não invasivas do epitélio colônico que apresentam um potencial maligno. A sequência adenoma-carcinoma é bem conhecida e aceita como o mecanismo patogênico responsável pela maioria dos adenocarcinomas colorretais. A grande importância da detecção e remoção dessas lesões, pela polipectomia, é que dessa forma podemos reduzir a incidência e até mesmo a mortalidade por câncer colorretal.[6,26]

A histologia dos adenomas ainda pode ser classificada em tubular (< 25% de arquitetura vilosa), tubuloviloso (entre 25 e 75% de arquitetura vilosa) e viloso (> 75% da arquitetura vilosa), sendo que aproximadamente 80 a 86% dos adenomas são tubulares, 8 a 16% tubulovilosos e 3 a 16% vilosos. Os adenomas tubulares são frequentemente pequenos, sésseis ou pediculados e exibem displasia de baixo grau. Já os adenomas vilosos tendem a ser maiores e apresentar graus mais avançados de displasia.[19]

As três principais características que se correlacionam com o potencial maligno de um pólipo adenomatoso são o tamanho (maior que 1 cm), tipo histológico (viloso) e presença de displasia de alto grau.[5]

Quando as células displásicas adquirem a capacidade de ultrapassar os limites da mucosa, com invasão da lâmina própria ou a muscular da mucosa, ocorre o adenocarcinoma intramucoso. Nas lesões restritas à mucosa, o risco de metástases é nulo, pois não são atingidas as estruturas linfáticas e vasculares (responsáveis pela disseminação tumoral locorregional e a distância). A polipectomia ou a mucosectomia são consideradas eficazes como tratamento definitivo nessa situação.[21]

O carcinoma invasivo, ou seja, aquele em que as células neoplásicas ultrapassam a muscular da mucosa, atingindo a submucosa, pode ter seu tratamento exclusivamente endoscópico em algumas situações. Para lesões polipoides que apresentam critérios histológicos de cura, como adenocarcinoma bem ou moderadamente diferenciado, invasão da submucosa até 1.000 μm ou 1 mm, sem invasão linfovascular e margens de 2 mm livres de neoplasia, considera-se suficiente o tratamento endoscópico. Assim, à endoscopia cabe apenas o tratamento das lesões malignas precoces, ou seja, que invadem até a camada submucosa (Tis ou T1 segundo a classificação TNM). Quando ocorre invasão da camada muscular própria, a lesão é considerada avançada e deve, se possível, ser tratada cirurgicamente.

■ Carcinoide

Os tumores carcinoides originam-se de células cromafins da base das glândulas de Lieberkühn, localizados na mucosa. Apesar da origem na mucosa, essas lesões tendem a penetrar a camada submucosa, onde são mais comumente visualizados à ecoendoscopia. São mais comuns no cólon direito e, principalmente, no reto. O alto teor de lipídios pode conferir a essas lesões um aspecto amarelado. Inicialmente, são pequenas lesões polipoides, algumas vezes apresentando umbilicação central, parecendo subepiteliais. O potencial maligno está associado ao seu tamanho e ao número de mitoses. Os carcinoides de reto são frequentemente descobertos em colonoscopia de rastreamento (Fig. 38-7). Uma ecoendoscopia deve ser realizada para melhor caracterizar e estadiar a doença. Lesões menores que 1 cm e confinadas à submucosa são candidatas à ressecção endoscópica. Lesões maiores que 2 cm, que invadem a camada muscular própria à ecoendoscopia ou associadas à linfadenopatia regional, devem ser ressecadas cirurgicamente. Nos intermediários, entre 1 e 2 cm, a conduta deve ser individualizada, sendo a ressecção endoscópica uma opção, quando a lesão é confinada à submucosa e não apresenta características de mau prognóstico na ecoendoscopia ou ressonância de pelve. O seguimento deve ser realizado em 6 e 12 meses após a ressecção.[12]

Pólipos Não Neoplásicos

■ Pólipos Inflamatórios

Os pólipos inflamatórios são encontrados nas fases de regeneração e cicatrização do processo inflamatório. Mais raramente, podem representar uma ilha de mucosa relativamente normal em torno de áreas de ulceração reepitelizadas, nesse caso, denominados pseudopólipos. Essas lesões são mais comumente observadas nas doenças inflamatórias intestinais, principalmente na retocolite ulcerativa. Podem ser múltiplos ou solitários, atingindo grandes dimensões e podendo simular massas neoplásicas.

■ Pólipos Harmatomatosos

Os hamartomas correspondem à desorganização tecidual do cólon. Podem ocorrer de forma esporádica ou associados a alguma polipose intestinal. Os hamartomas ocorrem no pólipo juvenil, na síndrome de Peutz-Jeghers e na síndrome de Cowden. O pólipo juvenil é

Quadro 38-2 Classificação dos pólipos epiteliais

Neoplásicos	Não neoplásicos
■ Adenoma	■ Inflamatório
■ Adenocarcinoma	■ Hiperplásico
■ Carcinoide	■ Hamartoma
■ Pólipo serrilhado (SSA e TSA)	

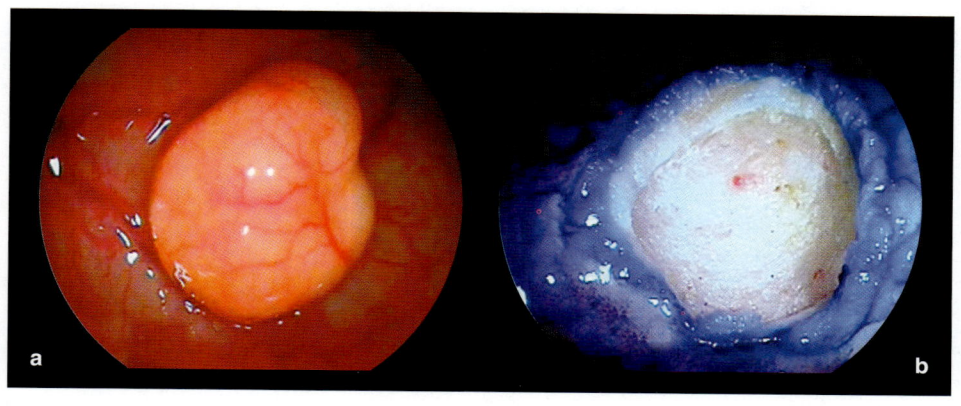

Fig. 38-7. (a) Carcinoide de reto: visão endoscópica; (b) pós-ressecção endoscópica.

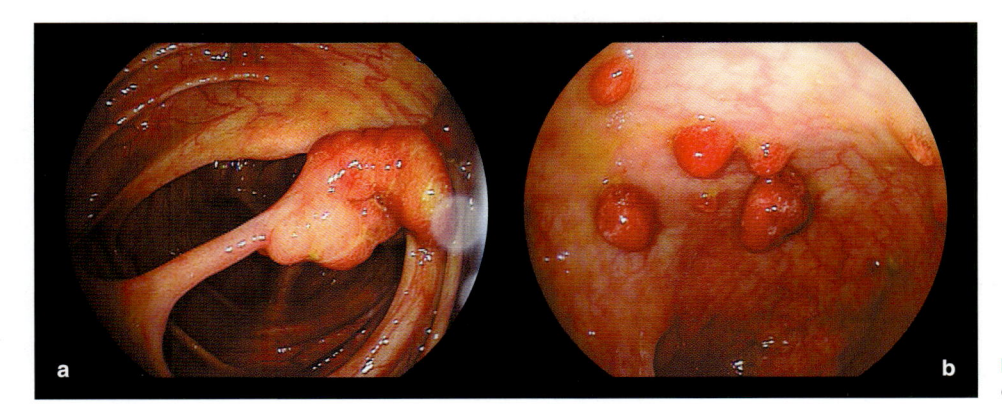

Fig. 38-8. (a e b) Pólipos hamartomartosos no contexto da polipose juvenil.

uma causa frequente de sangramento retal em crianças. A polipectomia é o tratamento definitivo (Fig. 38-8).

Pólipos Hiperplásicos

São as lesões epiteliais não neoplásicas mais frequentes. Costumam ser mais comuns nos segmentos mais distais do cólon (sigmoide e reto), apresentando coloração rósea ou esbranquiçada, geralmente de pequenas dimensões (frequentemente < 5 mm). A cromoscopia digital ou com índigo-carmim e a magnificação de imagem mostra um padrão de abertura de criptas normais (tipo I de Kudo) ou estrelado (tipo II). Quando se apresentam no cólon direito ou maiores que 10 mm, devem ser ressecados pela possibilidade de tratar de um adenoma serrilhado, que apresenta potencial maligno.

Pólipo Serrilhado

O termo pólipo serrilhado refere-se a um grupo heterogêneo de lesões colorretais que incluem o pólipo hiperplásico (HP), o adenoma séssil serrilhado (SSA) e adenoma serrilhado tradicional (TSA) (Fig. 38-9). Essas lesões são caracterizadas histologicamente por uma aparência serrilhada (ou uma serra de dentes) do epitélio da cripta. Há algumas décadas, as lesões serrilhadas eram chamadas de pólipos hiperplásicos e supostamente não apresentavam potencial maligno. Recentemente, foi descrita a via serrilhada como precursora de um grupo de pacientes com câncer colorretal. Nesses casos, ocorre um fenótipo metilador de ilhas CpG e mutações que ativam o oncogene BRAF. Essas lesões geralmente se originam no cólon proximal, podendo corresponder até 1/3 das neoplasias colorretais.[17]

As características endoscópicas dos pólipos serrilhados estão resumidas no Quadro 38-3.[16]

TRATAMENTO

Polipectomia Endoscópica

A polipectomia, especialmente a remoção de adenomas, pode romper a sequência pólipo-câncer e com isso, reduzir a incidência e a

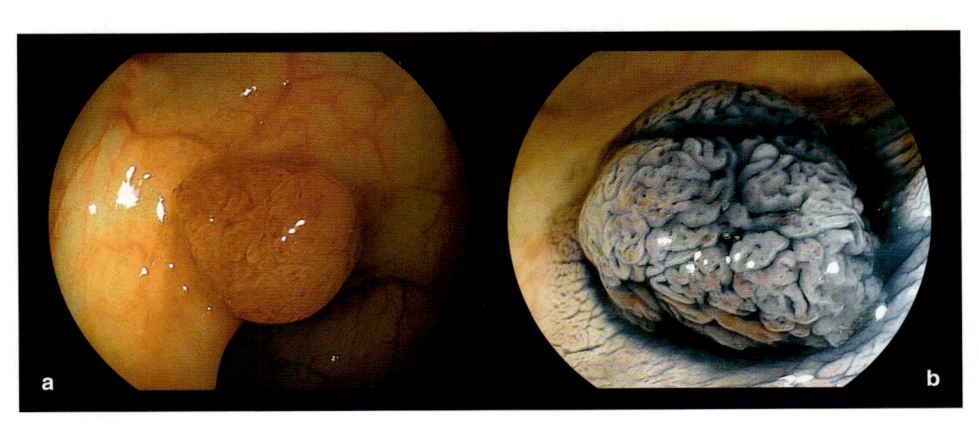

Fig. 38-9. (a) Lesão polipo de tipo Is; (b) cromoscopia com índigo-carmim: padrão de criptas II + III L. AP: Adenoma serrilhado tradicional.

Quadro 38-3 Características endoscópicas das lesões serrilhadas

	Pólipo hiperplásico	Adenoma séssil serrilhado (SSA/P)	Adenoma serrilhado tradicional (TSA)
Localização habitual	Cólon esquerdo e reto	Cólon direito	Cólon esquerdo e reto
Aspecto endoscópico	Séssil, pálidos ou róseos	Superficialmente elevada, presença de fina camada de muco amarelada sobre a lesão, *debris* ou bolhas na superfície, alterações no contorno da prega ou desaparecimento da vascularização submucosa	Séssil ou pediculado, granulonodular ou lobular
Tamanho	< 5 mm	> 5 mm	> 5 mm
Pit pattern	Papilar ou estrelado (tipo II)	Tipo II aberto (subtipo II-O)	Estrelado combinado (tipo II) e/ou tubular (tipo III L)
Potencial maligno	Não	Sim	Sim

Adaptado de Orlowska J., 2013.[16]

mortalidade do CCR.[15] Várias técnicas são usadas para a retirada de lesões menores que 5 mm, como a pinça a frio, a *hot biopsy*, a alça de polipectomia a frio e a alça com corrente elétrica. Lee *et al.*, 2014, mostraram, em estudo randomizado, que o uso da alça a frio para estas lesões foi superior tanto para a erradicação histológica (93,2% *vs.* 75,9%; p = 0,009) quanto no tempo do procedimento (14,3 s *vs.* 22 s; p < 0,001), quando comparado à pinça de biópsia com dupla biópsia. Recentes estudos mostram que a polipectomia a frio, utilizando uma pinça jumbo, e a alça de polipectomia a frio permitem uma adequada remoção de tecido, de forma segura e mais rápida, diminuindo os riscos de sangramento e perfuração.

Há vários métodos para a remoção das pequenas lesões (< 10 mm), mas a opção ideal permanece desconhecida. Sugere-se que o uso de alça de polipectomia a frio permite um procedimento em menor tempo e com menos sintomas pós-polipectomia, além de não apresentar diferença nos índices de retirada completa do pólipo e de sangramento (Fig. 38-10).[10]

A polipectomia de lesões pediculadas agrega um risco maior de sangramento, especialmente naqueles casos de pedículos grossos e vascularizados. A fim de minimizar este risco, vários estudos sugerem a profilaxia do sangramento através da colocação de hemoclipes ou injeção de solução de adrenalina no pedículo vascular. Os resultados são semelhantes quando se comparam as duas técnicas (Ji JS, 2014). Na Figura 38-11, observamos a colocação de hemoclipes profilaticamente.

Mucosectomia

A ressecção endoscópica da mucosa, ou mucosectomia, é indicada para lesões polipoides sésseis do cólon e do reto, lesões não polipoides deprimidas e para os *laterally spreading tumors* (LSTs), pré-malignas ou malignas precoces, recidivadas ou residuais. Os dois principais passos para a definição da técnica de mucosectomia são a injeção submucosa de solução previamente escolhida e a secção da lesão com utilização de uma alça de polipectomia. Existem diversas técnicas, sendo a mais utilizada a descrita por Deyhle *(inject-and-cut)*. O objetivo da injeção submucosa consiste em separar a mucosa da camada muscular própria, permitindo uma melhor avaliação dos limites da lesão e minimizando os riscos de transmissão de corrente diatérmica para camadas mais profundas, com menor risco de lesão térmica, sangramentos e perfuração.[1]

As ressecções podem ser em bloco ou em fragmentos. No caso das lesões polipoides sésseis (tipo 0-Is), a mucosectomia em bloco está indicada para as lesões menores do que 2 cm (Fig. 38-12). As complicações mais frequentes relacionadas com a mucosectomia são o sangramento (1,4 a 1,6%) e perfuração (0,91 a 1,2%).[9,24]

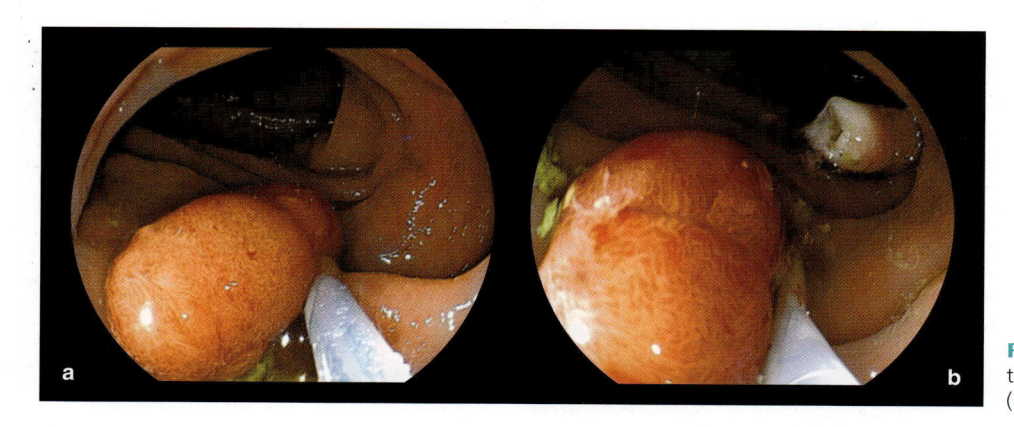

Fig. 38-10. (**a**) Apreensão de lesão polipoide tipo 0-Ip com alça diatérmica; (**b**) pós-polipectomia.

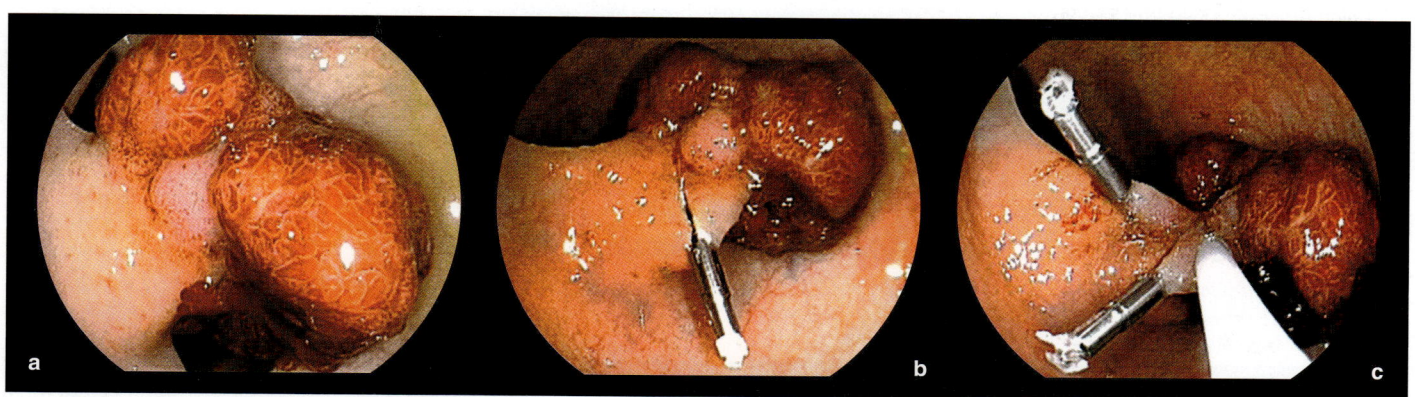

Fig. 38-11. (**a**) Lesão polipoide tipo Ip (pedículo grosso); (**b**) colocação de hemoclipe no pedículo; (**c**) polipectomia após profilaxia de sangramento com colocação de hemoclipes no pedículo.

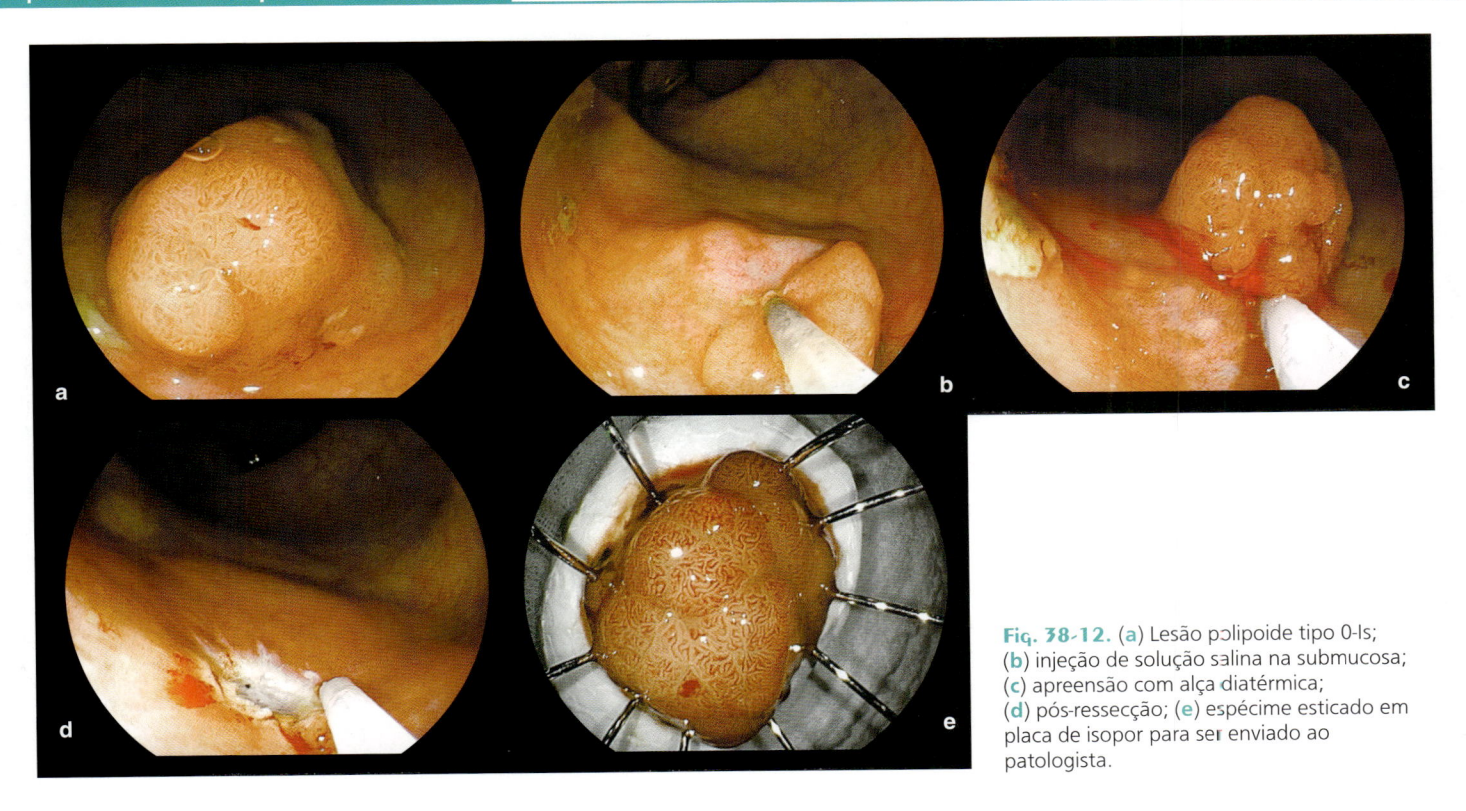

Fig. 38-12. (a) Lesão polipoide tipo 0-Is; (b) injeção de solução salina na submucosa; (c) apreensão com alça diatérmica; (d) pós-ressecção; (e) espécime esticado em placa de isopor para ser enviado ao patologista.

REFERÊNCIAS BIBLIOGRÁFICAS

1. Deyhle H, Largiader F, Jenny S et al. A method for endoscopic electroresection of sessile colonic polyps. Endoscopy 1973;5:36-40.
2. dos Santos CE, Lima JC, Lopes CV et al. Computerized virtual chromoendoscopy versus indigo carmine chromoendoscopy combined with magnification for diagnosis of small colorectal lesions: a randomized and prospective study. Eur J Gastroenterol Hepatol 2010;22:1364-71.
3. Dos Santos CE, Malaman D, Lopes CV et al. Digital chromoendoscopy for diagnosis of diminutive colorectal lesions. Diagn Ther Endosc 2012;2012:279521.
4. dos Santos CE, Malaman D, Mönkemüller K et al. Prevalence of non-polypoid colorectal neoplasms in southern Brazil. Dig Endosc 2015;27:361-67.
5. Hassan C, Zullo A, Risio M et al. Histologic risk factors and clinical outcome in colorectal malignant polyp: a pooled-data analysis. Dis Colon Rectum 2005;48(8):1588-96.
6. Haug U, Senore C. Long-term colorectal-cancer mortality after adenoma removal. N Engl J Med 2014;371(21):2036.
7. Itzkowitz SH. Colonic polyps and polyposis syndormes. In: Feldman M, Friedman LS, Brandt LJ. (Eds.). Sleisenger & Fordtran's gastrointestinal and liver disease. 9th ed. Philadelphia, PA: Elsevier Saunders, 2010, cap. 122.
8. Ji JS, Lee SW, Kim TH et al. Comparison of prophylactic clip and endoloopapplication for the prevention of postpolypectomy bleeding in pedunculated colonic polyps: a prospective, randomized, multicenter study. Endoscopy 2014;46(7):598-604.
9. Kaltenbach T, Soetikno R. Endoscopic resection of large colon polyps. Gastrointest Endosc Clin N Am 2013;23(1):137-52.
10. Kim JS, Lee MD, Choi H et al. Cold snare polypectomy versus cold forceps polypectomy for diminutive and small colorectal polyps: a randomized controlled trial. Gastrointest Endosc 2015;81(3):741-47.
11. Kudo S, Kashida H, Nakajima T et al. Endoscopic diagnosis and treatment of early colorectal cancer. World J Surg 1997;21(7):694-701.
12. Kulke MH, Benson AB, Bergsland E et al. Neuroendocrine tumors. J Natl Compr Canc Netw 2012;10(6):724-64.
13. Menon L, Buscaglia JM. Endoscopic approach to subepithelial lesions. Therap Adv Gastroenterol 2014;7(3):123-30.
14. Morson BC. Precancerous and early malignant lesions of the large intestine. Br J Surg 1968;50(10):725-31.
15. O'Brien MJ, Winawer SJ, Zauber AG et al. The National Polyp Study. Patient and polyp characteristics associated with high-grade dysplasia in colorectal adenomas. Gastroenterology 1990;98(2):371-79.
16. Orlowska J. Serrated lesions and hyperplastic (serrated) polyposis relationship with colorectal cancer: classification and surveillance recommendations. Gastrointest Endosc 2013;77(6):858-71.
17. Rex DK, Ahnen DJ, Baron JA et al. Serrated lesions of the colorectum: review and recommendations from an expert panel. Am J Gastroenterol 2012;107(9):1315-29; quiz 1314, 1330.
18. Rex DK, Schoenfeld PS, Cohen J et al. Quality indicators for colonoscopy. Gastrointest Endosc 2015;81(1):31-53.
19. Rubio CA, Jaramillo A, Lindblom E et al. Classification of colorectal polyps: guidelines for the endoscopist. Endoscopy 2002;34(3):226-36.
20. Santos CE, Pereira-Lima JC, Lopes CV et al. Comparative study between MBI (FICE) and magnification chromoendoscopy with indigo carmine in the differential diagnosis of neoplastic and non-neoplastic lesions of the colorectum. Arq Gastroenterol 2009;46:111-15.
21. Schlemper RJ, Riddel RH, Kato Y et al. The Vienna classification of gastrointestinal epithelial neoplasia. Gut 2000;47(2):251-55.
22. Teixeira CR, Torresini RS, Canali C et al. Endoscopic classification of the capillary-vessel pattern of colorectal lesions by spectral estimation technology and magnifying zoom imaging. Gastrointest Endosc 2009;69(3 Pt 2):750-56.
23. The Paris endoscopic classification of superficial neoplastic lesions: esophagus, stomach, and colon: November 30 to December 1, 2002. Gastrointest Endosc 2003;58(6 Suppl):S3-43.
24. Vormbrock K, Mönkemüller K. Difficult colon polypectomy. World J Gastrointest Endosc 2012;4(7):269-80.
25. Weston AP, Campbell DR. Diminutive colonic polyps: histopathology, spatial distribution, concomitant significant lesions, and treatment complications. Am J Gastroenterol 1995;90(1):24-28.
26. Zauber AG, Winaver SJ, O'Brien MJ et al. Colonoscopicpolypectomy and long-term prevention of colorectal-cancer deaths. N Engl J Med 2012;366(8):687-96.
27. Zhou XC, Hu KQ, Jiang Y. A 4-cm lipoma of the transverse colon causing colonic intussusception: A case report and literature review. Oncol Lett 2014;8(3):1090-92.

39
Lesões Não Polipoides de Cólon e Reto

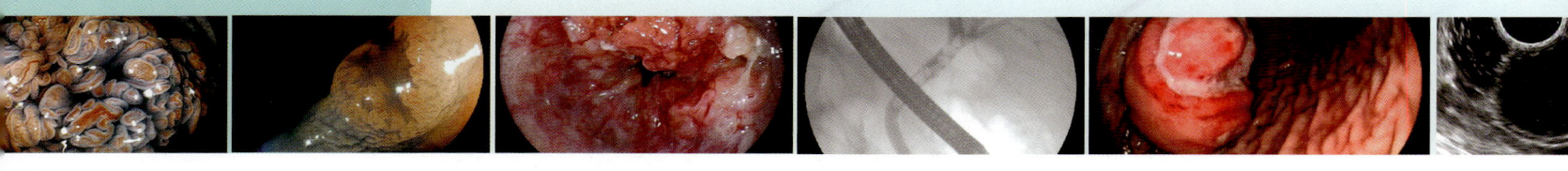

Carlos Eduardo Oliveira dos Santos ■ Daniele Malaman

INTRODUÇÃO

O câncer colorretal é uma das principais causas de morte por câncer no mundo. A prevenção secundária depende da detecção e remoção das lesões pré-malignas e malignas em estágio precoce (invasão até submucosa, independente do comprometimento linfático).[39]

Sua evolução apresenta algumas teorias, sendo a mais conhecida a sequência adenoma-carcinoma, na qual lesões polipoides benignas evoluiriam até o estágio avançado.[23] As lesões não polipoides (LNP) também participam da carcinogênese colorretal, em que as lesões planas e, especialmente, as deprimidas apresentariam uma biologia molecular mais agressiva, mostrando mais frequentemente displasia de alto grau e até mesmo invasão precoce da submucosa, mesmo em lesões com pequeno tamanho, chamada de teoria do câncer de novo.[21]

Recentemente, foi descrita a via serrilhada, composta pelos pólipos hiperplásicos, *sessile serrated* adenomas (SSAs) e o tradicional *serrated* adenoma (TSA), sendo estes dois últimos reconhecidos como precursores, observando-se uma especial participação do SSA nesta nova via da carcinogênese (Fig. 39-1).[28]

O câncer de intervalo, que ocorre mais frequentemente no cólon direito, poderia ser parcialmente explicado pelas LNPs perdidas na colonoscopia, uma vez que não são facilmente diagnosticadas.

CONCEITO E CLASSIFICAÇÃO MORFOLÓGICA

As LNPs foram definidas, pela Classificação de Paris, como aquelas que apresentam menos que 2,5 mm de altura, que pode ser mensurada, colocando uma pinça de biópsia fechada na margem da lesão.[35] São consideradas LNPs aquelas superficialmente elevadas (tipo 0-IIa), superficialmente planas (tipo 0-IIb) e superficialmente deprimidas (tipo 0-IIc) (Figs. 39-2 a 39-4). Estas últimas podem apresentar morfologia combinada: tipos 0-IIa + IIc ou 0-IIc + IIa.

Há também os *laterally spreading tumors* (LSTs), definidos como lesões planas ≥ 10 mm de diâmetro, que se caracterizam por um cresci-

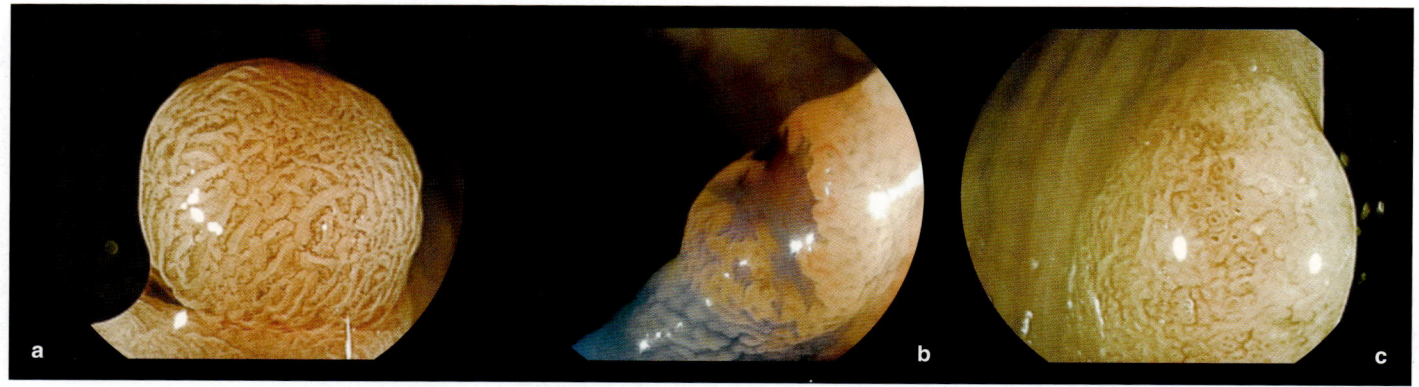

Fig. 39-1. Vias da carcinogênese: (a) sequência adenoma-carcinoma; (b) teoria do câncer *de novo*; (c) via serrilhada.

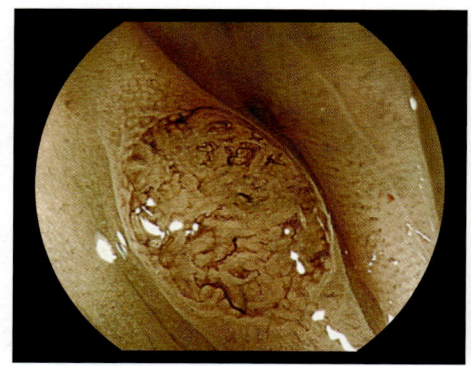

Fig. 39-2. Lesão superficialmente elevada tipo 0-IIa.

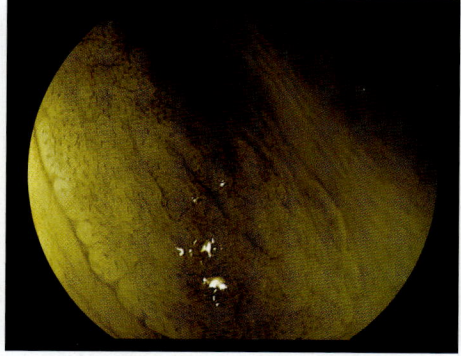

Fig. 39-3. Lesão superficialmente plana tipo 0-IIb.

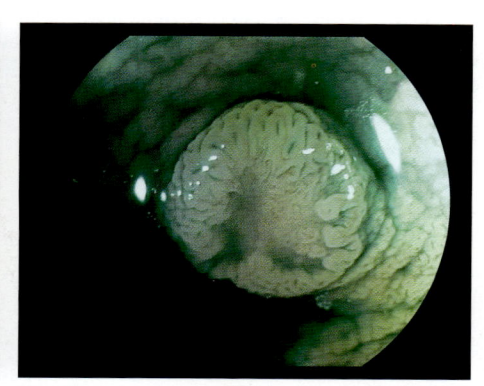

Fig. 39-4. Lesão superficialmente deprimida tipo 0-IIc.

mento lateral e circunferencial na parede do cólon, atingindo mais tardiamente sua profundidade.[16] Classificados em granulares e não granulares, cada um deles apresenta dois subtipos.[18] O primeiro pode ser homogêneo ou nodular misto, enquanto o outro, plano-elevado ou pseudodeprimido, respectivamente (Figs. 39-5 e 39-6).

LSTs podem apresentar altura inferior a 2,5 mm, como os subtipos granular homogêneo, não granular plano-elevado e o não granular com pseudodepressão. No entanto, o LST subtipo granular nodular misto mostra uma altura superior a 2,5 mm. Neste caso, este LST é considerado lesão não polipoide por sua altura máxima não ultrapassar 1/3 da sua extensão horizontal.

DIAGNÓSTICO

Para o diagnóstico das LNPs é necessário reconhecer as pequenas alterações estruturais e de coloração que as mesmas apresentam, especialmente a lesão deprimida, que se caracteriza por deformidade mural, perda do padrão vascular, friabilidade e por alterações na coloração da mucosa, como palidez e, principalmente, a hiperemia, que resulta da hiperplasia dos capilares da lâmina própria (Fig. 39-7).

O SSA, por apresentar uma morfologia predominantemente não polipoide, tem seu diagnóstico dificultado. O uso de endoscópios de alta definição com cromoendoscopia pode aumentar a detecção das lesões serrilhadas e, quando associadas à magnificação de imagem, permite a análise do padrão de criptas, sendo o padrão tipo II-O altamente específico para SSA, com razoável sensibilidade (Fig. 39-8).[17]

Estudos utilizando a cromoendoscopia real (índigo-carmim ou *cresyl*-violeta) ou digital demonstraram que essas técnicas são muito úteis na caracterização das lesões colorretais, e um poderoso método na diferenciação de lesões neoplásicas das lesões não neoplásicas, no diagnóstico preditivo da profundidade de invasão da neoplasia, e no diagnóstico de tumor residual após a ressecção endoscópica.[3,4,10,14,31] Isto pode ser conseguido, baseando-se nas análises dos padrões de criptas ou da arquitetura microvascular, principalmente se associados à magnificação de imagem, podendo influenciar diretamente na conduta endoscópica.[3]

CARACTERÍSTICAS DAS LESÕES NÃO POLIPOIDES

Um estudo multicêntrico italiano de 27.400 pacientes mostrou que as LNPs correspondiam a 25,9% do total de neoplasias e foram mais identificadas no cólon direito do que as lesões polipoides (48,9 *vs.* 31,7%).[1] O risco de surgir uma LNP no cólon direito foi quase 3 vezes superior, quando comparado à lesão polipoide (p < 0,0001). A probabilidade de histologia avançada (displasia de alto grau ou câncer precoce) não foi relacionada com a morfologia (LNP *vs.* lesão polipoide), exceto com o tipo deprimido (p < 0,0000). Outras séries também mostraram histologia avançada similar entre estes dois tipos morfológicos, especialmente de igual tamanho.[25,29]

Em nosso estudo, as LNPs foram mais diagnosticadas no cólon direito do que as lesões polipoides (62,9 *vs.* 46,8%; p < 0,001) e o risco de aparecer uma LNP no cólon direito foi 34% maior em comparação à lesão polipoide (p < 0,001).[5]

Com relação à histologia avançada, o tamanho médio das LNPs tende a ser menor, quando comparada às lesões polipoides.[5,30]

Okamoto *et al.* estudaram 227 casos de câncer precoce: 44 (19,4%) eram LNPs, que foram mais frequentemente localizadas no cólon direito do que o tipo polipoide (57 *vs.* 19%; p < 0,001). Tecido adenomatoso no câncer não polipoide foi significativamente menos encontrado do que no tipo polipoide (23 *vs.* 92%; p < 0,001), fortalecendo a teoria do câncer de novo.[24]

Para Soetikno *et al.*, o risco de as LNPs apresentarem câncer foi quase 10 vezes maior do que as lesões polipoides, sendo de 33% para a lesão deprimida.[33] Em nosso estudo, a presença de histologia avançada nas LNPs foi significativamente mais frequente do que nas lesões polipoides (p = 0,007).[5]

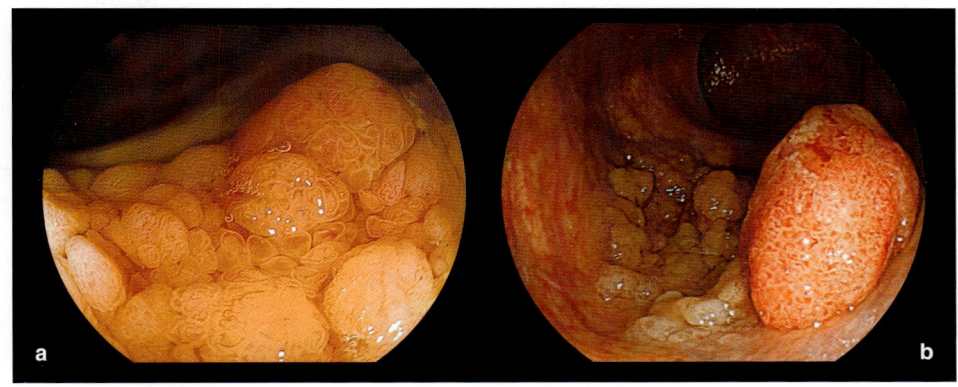

Fig. 39-5. LST granular: (a) homogêneo; (b) nodular misto.

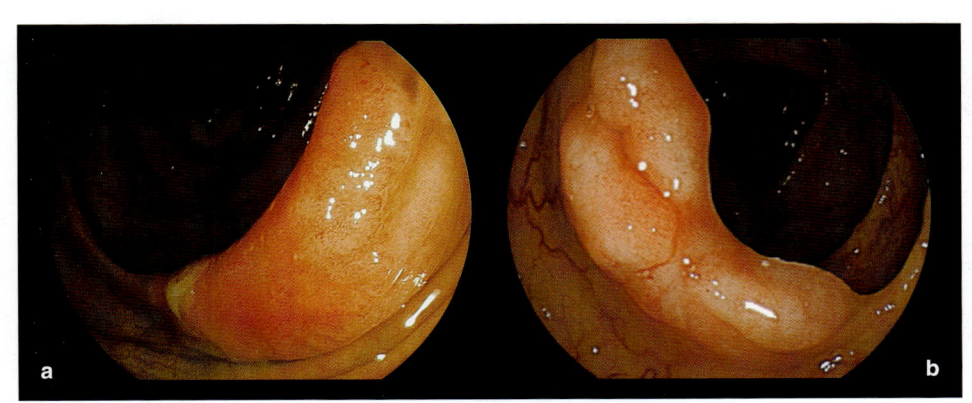

Fig. 39-6. LST não granular: (a) plano-elevado; (b) pseudodeprimido.

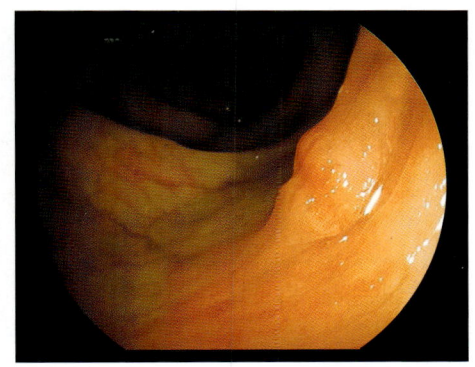

Fig. 39-7. Lesão superficialmente deprimida tipo 0-IIc.

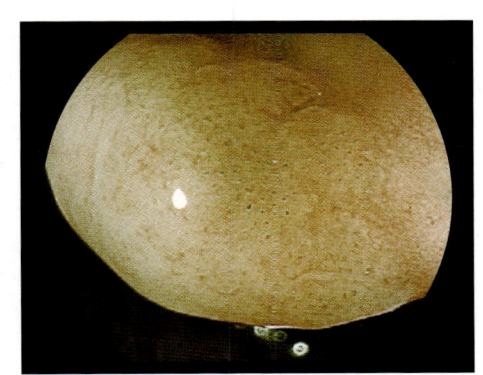

Fig. 39-8. *Sessile serrated* adenoma com padrão de criptas II-O à magnificação e cromoscopia digital (Blue Laser Imaging/BLI).

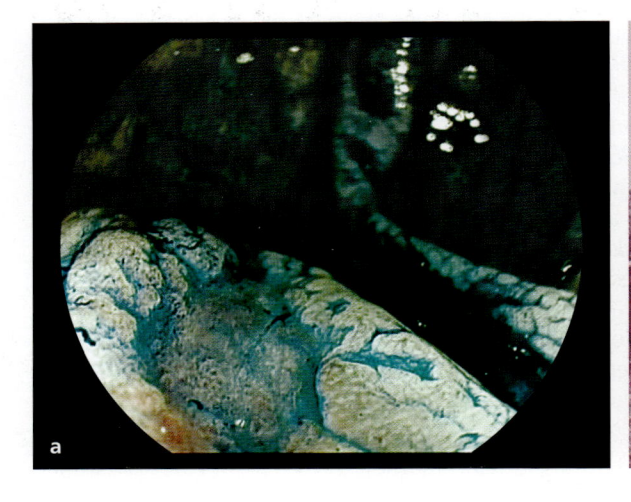

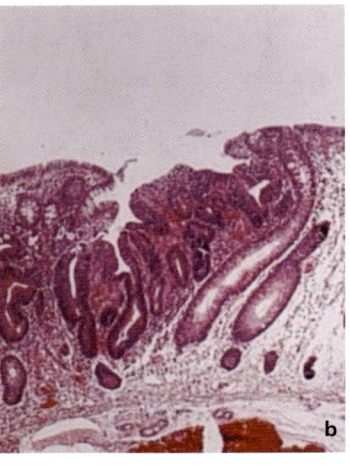

Fig. 39-9. (a) Lesão deprimida tipo 0-IIc; (b) adenocarcinoma moderadamente diferenciado com invasão até a muscular da mucosa (mm1), sem invasões linfática e vascular.

Quando as LNPs foram classificadas em lesões planas e deprimidas, a presença de DAG ou câncer foi encontrada em 2% e 41,3%, respectivamente, enquanto nas lesões polipoides foi de 1,9%. Assim, a probabilidade de uma LNP apresentar histologia avançada foi 2 vezes superior do que uma lesão polipoide[13]. Entretanto, quando consideramos o risco para lesão deprimida, o resultado foi 36 vezes maior para este tipo de LNP (Fig. 39-9). Esta maior agressividade também foi observada por Chiu et al.[2]

A prevalência das lesões deprimidas é demonstrada no Quadro 39-1.

Quanto ao LST, sua prevalência não é alta. A maioria dos LSTs são granulares e há uma predileção pelo cólon direito.[26] O subtipo granular nodular apresenta tamanho significativamente maior. Reconhecidos como fatores preditivos de maior agressividade dos LSTs: lesões grandes, com pseudodepressão e nódulos grandes ≥ 10 mm.[15] A frequência de carcinoma invasivo tem sido baixa nos LSTs, e na sua maioria são lesões adenomatosas, em que o subtipo homogêneo tende a ser adenoma tubular, e o subtipo nodular misto apresentar componente viloso.[9]

No tocante aos SSAs, estes são mais frequentes que os TSAs, comumente apresentam a morfologia não polipoide e são maiores que 10 mm, além de predominarem no cólon direito e serem recobertos por mucina em cerca de 70% dos casos. Porém, o TSA costuma ser polipoide, pequeno (variando entre 5 e 10 mm) e localiza-se no reto e cólon esquerdo, preferencialmente (Figs. 39-10 e 39-11).[11]

CONDUTA

Antes da escolha da técnica de ressecção, é importante a distinção entre adenoma e adenocarcinoma. Segundo os *guidelines* da *Japan Gastroenterological Endoscopy Society* (JGES), é mais efetivo o uso da magnificação endoscópica, reconhecida como biópsia óptica, e que apresenta alta acurácia tanto na diferenciação das lesões quanto na avaliação da profundidade de invasão do câncer, do que a realização de uma biópsia, que, além de poder não demonstrar um diagnóstico qualitativo, pode causar fibrose, dificultando, assim, o tratamento endoscópico.[34]

Polipectomia

A polipectomia trata-se de uma intervenção muito relevante na prevenção do câncer colorretal.[39] Várias técnicas são usadas para a retirada de lesões menores que 5 mm, como a pinça a frio, a *hot biopsy*, a alça de polipectomia a frio e a alça com corrente elétrica. Lee et al. mostraram em estudo randomizado, que o uso da alça a frio para estas lesões foi superior tanto para a erradicação histológica (93,2% vs. 75,9%; p = 0,009) quanto no tempo do procedimento (14,3 s vs. 22 s; p < 0,001), quando comparado à pinça de biópsia com dupla biópsia. Recentes estudos mostram que a polipectomia a frio, utilizando uma pinça jumbo, e a alça de polipectomia a frio permitem uma adequada remoção de tecido, de forma segura e mais rápida, diminuindo os riscos de sangramento e perfuração.[6,20,38]

Quadro 39-1 Prevalência das lesões não polipoides deprimidas

Estudo	Todas lesões	Lesões deprimidas
Fujii et al. (1998)[8]	68	2 (2.9%)
Rembacken et al. (2000)[27]	327	4 (1.2%)
Kudo et al. (2000)[19]	14.014	322 (2.3%)
Tsuda et al. (2002)[37]	973	14 (1.4%)
Togashi et al. (2003)[36]	5.408	152 (2.8%)
Parra-Blanco et al. (2006)[26]	490	3 (0.6%)
Soetikno et al. (2008)[33]	1.535	18 (1.2%)
Chiu et al. (2009)[2]	5.682	39 (0.7%)
Bianco et al. (2010)[1]	6.553	61 (0.9%)
Matsuda et al. (2010)[22]	6.638	178 (2.7%)
Santos et al. (2015)[32]	2.067	46 (2.2%)

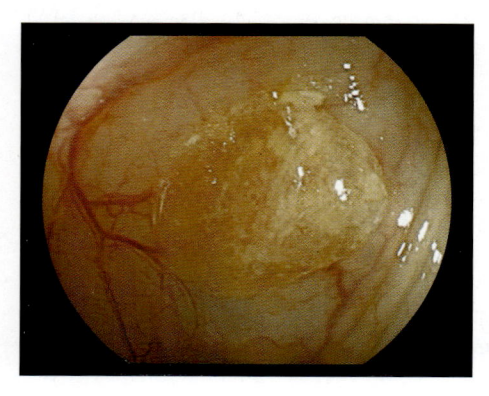

Fig. 39-10. *Sessile serrated* adenoma.

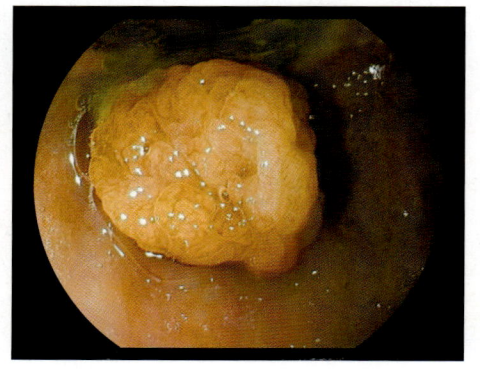

Fig. 39-11. Tradicional *serrated* adenoma.

Há vários métodos para a remoção das pequenas lesões (< 10 mm), mas a opção ideal permanece desconhecida. Sugere-se que o uso de alça de polipectomia a frio permite um procedimento em menor tempo e com menos sintomas pós-polipectomia, além de não apresentar diferença nos índices de retirada completa do pólipo e de sangramento.[12]

Mucosectomia

A mucosectomia é uma técnica minimamente invasiva, de fácil aprendizado, segura e efetiva, usada no tratamento de lesões pré-malignas e carcinomas precoces com baixo risco de metástases linfonodais. Representa um grande avanço na terapêutica de LNPs, tanto das lesões superficialmente elevadas quanto das lesões deprimidas, além de permitir a remoção de grandes lesões polipoides e LSTs. As lesões maiores que 20 mm podem ser removidas pela técnica de *piecemeal*, enquanto as menores são ressecadas em bloco (Figs. 39-12 a 39-14).

Sangramento é reconhecido como a complicação mais comum, ocorrendo em 0,4 a 16% dos casos, estando significativamente relacionado com a malignidade.[7] Perfuração tem sido reportada entre 0 e 4% dos casos, que pode ser efetivamente tratada com a colocação de hemoclipes, se for detectada prontamente. Uma relação significativa de recorrência com lesões ressecadas por *piecemeal*, com adenomas avançados e carcinomas tem sido demonstrada.[31] Diretrizes atuais recomendam que o seguimento deva ser realizado entre 3 e 6 meses da retirada de grandes lesões por *piecemeal*.[34]

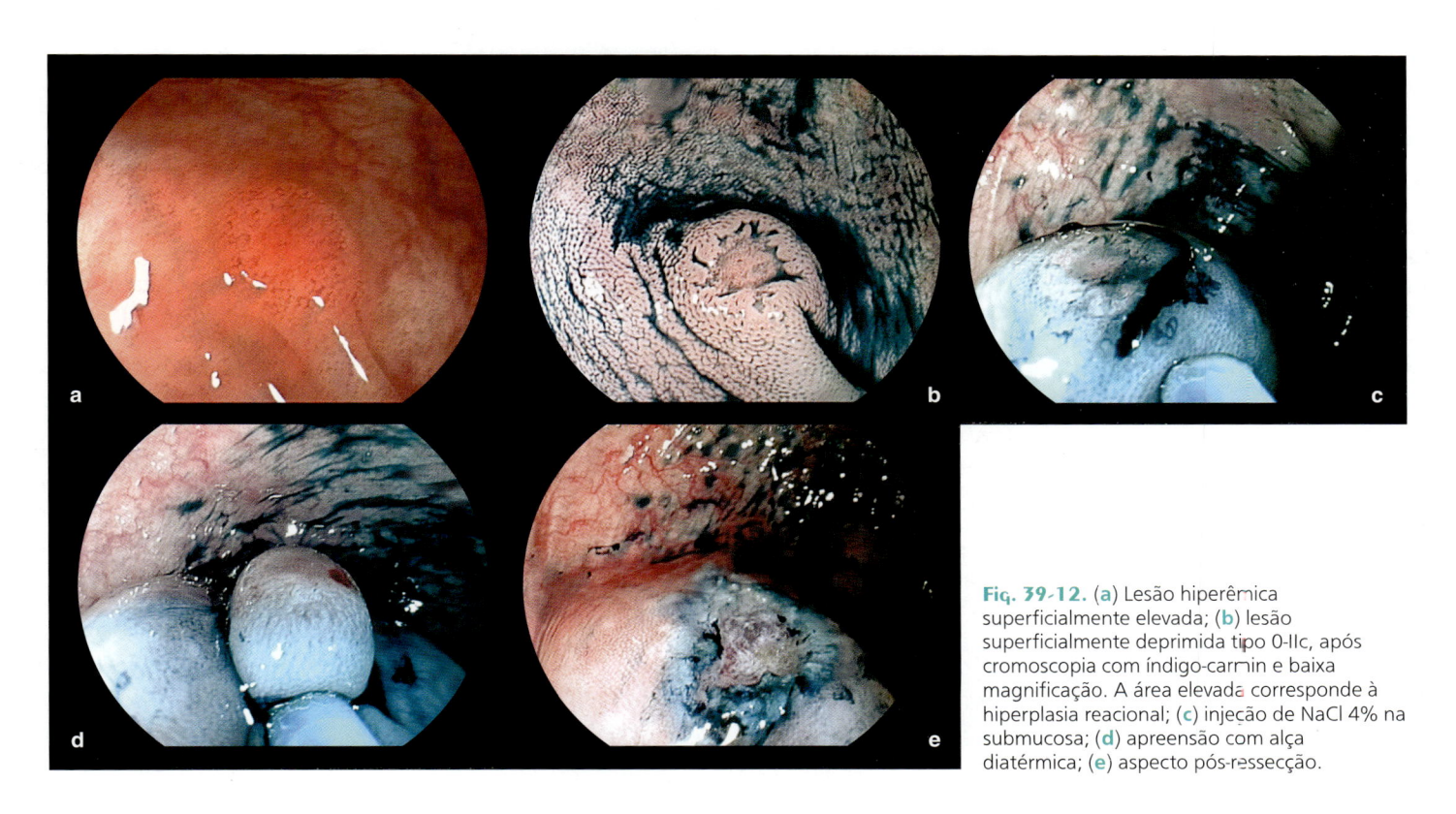

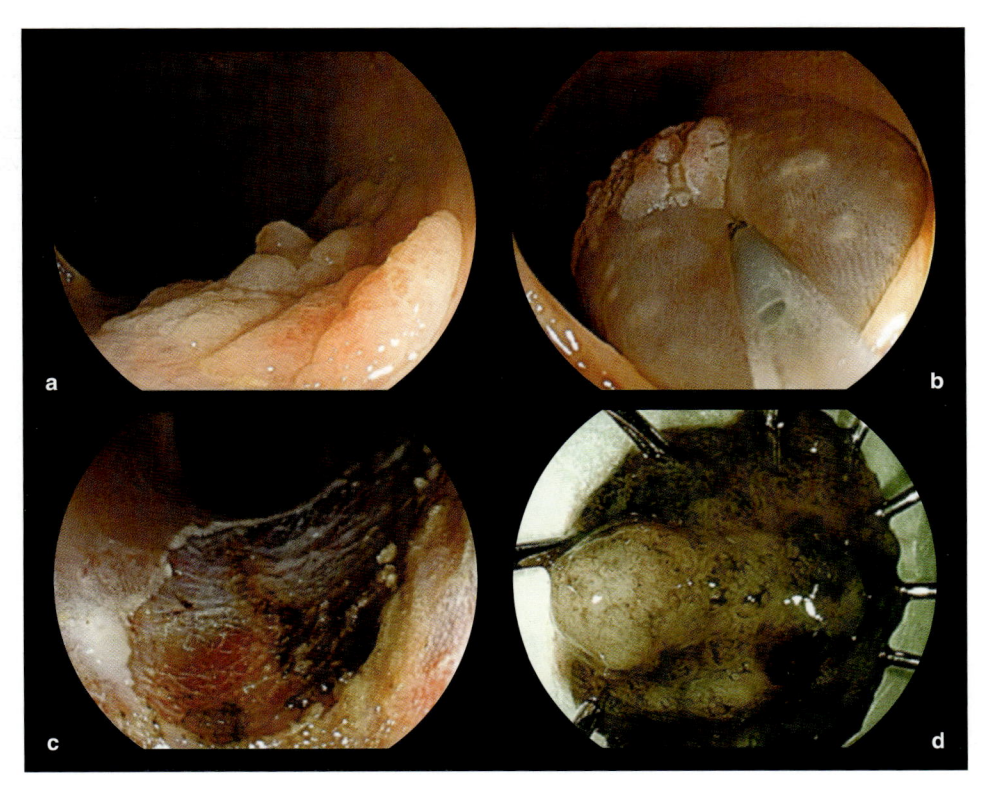

Fig. 39-12. (a) Lesão hiperêmica superficialmente elevada; (b) lesão superficialmente deprimida tipo 0-IIc, após cromoscopia com índigo-carmin e baixa magnificação. A área elevada corresponde à hiperplasia reacional; (c) injeção de NaCl 4% na submucosa; (d) apreensão com alça diatérmica; (e) aspecto pós-ressecção.

Fig. 39-13. (a) LST granular homogêneo; (b) injeção de NaCl 4% sob a lesão com elevação da mesma; (c) área pós-ressecção em bloco; (d) peça esticada em placa de isopor.

Fig. 39-14. (a) LST granular homogêneo; (b) injeção de NaCl 4% na submucosa; (c) LST elevado pós-injeção; (d) ressecção por *piecemeal* com alça diatérmica. (e) Mucosectomia quase completa; (f) complementação com plasma de argônio; (g) cicatriz 3 meses após a mucosectomia.

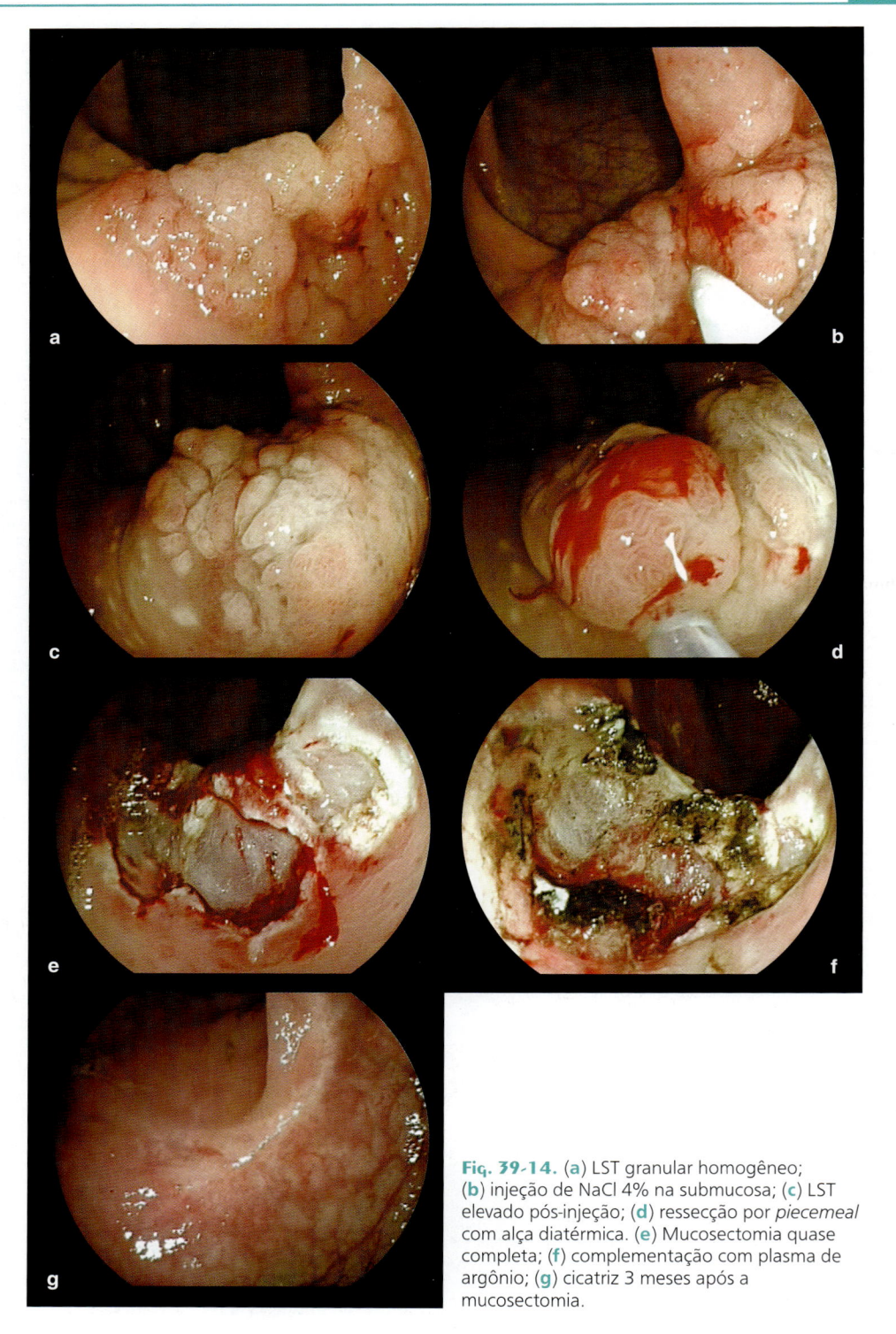

Dissecção da Submucosa

A técnica de dissecção da submucosa (ESD) tem sido proposta para ressecção em bloco de tumores > 20 mm, reduzindo o índice de recorrência; lesões com padrão de criptas Vi à magnificação; carcinoma com discreta invasão de submucosa, tumores mucosos com fibrose, carcinoma precoce recorrente ou residual após ressecção endoscópica.[34] Trata-se de um método tecnicamente difícil, demorado, com curva de aprendizado lenta e com índices de perfuração maiores que a mucosectomia. No entanto, Serviços de endoscopia de referência mostram bons resultados.

Concluindo, para o reconhecimento das pequenas alterações estruturais ou de coloração da mucosa, é necessário um rígido treinamento, a fim de que a lesão não polipoide seja diagnosticada em um estágio precoce, possibilitando um tratamento eficaz, curativo e de menor risco. Ocorre preferencialmente no cólon direito, apresenta maior agressividade que a lesão polipoide, mesmo com menor tamanho, com maior risco de histologia avançada, sendo ainda mais evidente nas lesões deprimidas. A ressecção em bloco representa o tratamento ideal das neoplasias colorretais, especialmente para os adenocarcinomas, facilitando o diagnóstico histopatológico, com adequada avaliação da invasão linfovascular e da profundidade.

REFERÊNCIAS BIBLIOGRÁFICAS

1. Bianco MA, Cipolletta L, Rotondano G *et al.* Flat Lesions Italian Network (FLIN). Prevalence of nonpolypoid colorectal neoplasia: an Italian multicenter observational study. *Endoscopy* 2010 Apr.;42:279-85.

2. Chiu HM, Lin JT, Chen CC *et al.* Prevalence and characteristics of nonpolypoid colorectal neoplasm in an asymptomatic and average-risk Chinese population. *Clin Gastroenterol Hepatol* 2009;7:463-70.

3. Santos CE, Lima JC, Lopes CV et al. Computerized virtual chromoendoscopy versus indigo carmine chromoendoscopy combined with magnification for diagnosis of small colorectal lesions: a randomized and prospective study. *Eur J Gastroenterol Hepatol* 2010;22:1364-71.
4. Santos CE, Malaman D, Lopes CV et al. Digital chromoendoscopy for diagnosis of diminutive colorectal lesions. *Diagn Ther Endosc* 2012;2012:279521.
5. Santos CE, Malaman D, Mönkemüller K et al. Prevalence of non-polypoid colorectal neoplasms in southern Brazil. *Dig Endosc* 2015;27:361-67.
6. Draganov PV, Chang MN, Alkhasawneh A et al. Randomized, controlled trial of standard, large-capacity versus jumbo biopsy forceps for polypectomy of small, sessile, colorectal polyps. *Gastrointest Endosc* 2012;75:118-26.
7. Ferrara F, Luigiano C, Ghersi S et al. Efficacy, safety and outcomes of 'inject and cut' endoscopic mucosal resection for large sessile and flat colorectal polyps. *Digestion* 2010;82:213-20.
8. Fujii T, Rembacken BJ, Dixon MF et al. Flat adenomas in the United Kingdom: are treatable cancers being missed? *Endoscopy* 1998;30:437-43.
9. Huang Y, Liu S, Gong W et al. Clinicopathologic features and endoscopic mucosal resection of laterally spreading tumors: experience from China. *Int J Colorectal Dis* 2009;24:1441-50.
10. Hurlstone DP, Cross SS, Brown S et al. A prospective evaluation of high-magnification chromoscopic colonoscopy in predicting completeness of EMR. *Gastrointest Endosc* 2004;59:642-50.
11. Ishigooka S, Nomoto M, Obinata N et al. Evaluation of magnifying colonoscopy in the diagnosis of serrated polyps. *World J Gastroenterol* 2012;18:4308-16.
12. Ichise Y, Horiuchi A, Nakayama Y et al. Prospective randomized comparison of cold snare polypectomy and conventional polypectomy for small colorectal polyps. *Digestion* 2011;84:78-81.
13. Kaku E, Oda Y, Murakami Y et al. Proportion of flat- and depressed-type and laterally spreading tumor among advanced colorectal neoplasia. *Clin Gastroenterol Hepatol* 2011;9:503-8.
14. Kanao H, Tanaka S, Oka S et al. Narrow-band imaging magnification predicts the histology and invasion depth of colorectal tumors. *Gastrointest Endosc* 2009;69:631-39.
15. Kim BC, Chang HJ, Han KS et al. Clinicopathological differences of laterally spreading tumors of the colorectum according to gross appearance. *Endoscopy* 2011;43:100-7.
16. Kim KO, Jang BI, Jang WJ et al. Laterally spreading tumors of the colorectum: clinicopathologic features and malignant potential by macroscopic morphology. *Int J Colorectal Dis* 2013;28:1661-66.
17. Kimura T, Yamamoto E, Yamano HO et al. A novel pit pattern identifies the precursor of colorectal cancer derived from sessile serrated adenoma. *Am J Gastroenterol* 2012;107:460-69.
18. Kudo S, Lambert R, Allen JI et al. Nonpolypoid neoplastic lesions of the colorectal mucosa. *Gastrointest Endosc* 2008;68(4 Suppl):S3-47.
19. Kudo S, Kashida H, Tamura T et al. Colonoscopic diagnosis and management of nonpolypoid early colorectal cancer. *World J Surg* 2000;24:1081-90.
20. Lee CK, Shim JJ, Jang JY. Cold snare polypectomy vs. Cold forceps polypectomy using double-biopsy technique for removal of diminutive colorectal polyps: a prospective randomized study. *Am J Gastroenterol* 2013;108:1593-600.
21. Matsuda T, Saito Y, Fujii T et al. Size does not determine the grade of malignancy of early invasive colorectal cancer. *World J Gastroenterol* 2009;15(22):2708-13.
22. Matsuda T, Saito Y, Hotta K et al. Prevalence and clinicopathological features of nonpolypoid colorectal neoplasms: should we pay more attention to identifying flat and depressed lesions? *Dig Endosc*. 2010;22(Suppl 1):S57-62.
23. Morson BC. The polyp-cancer sequence in the large bowel. *Proceedings of the Royal Society of Medicine* 1974;67 451-57.
24. Okamoto M, Kawabe T, Yamaji Y et al. Flat-type early colorectal cancer preferentially develops in right-sided colon in older patients. *Dis Colon Rectum* 2005;48:101-7.
25. Park DH, Kim HS, Kim WH et al. Clinicopathologic characteristics and malignant potential of colorectal flat neoplasia compared with that of polypoid neoplasia. *Dis Colon Rectum* 2008;51:43-49.
26. Parra-Blanco A, Gimeno-García AZ, Nicolás-Pérez D et al. Risk for high-grade dysplasia or invasive carcinoma in colorectal flat adenomas in a Spanish population. *Gastroenterol Hepatol* 2006;29:602-9.
27. Rembacken BJ, Fujii T, Cairns A et al. Flat and depressed colonic neoplasms: a prospective study of 1000 colonoscopies in the UK. *Lancet* 2000;355(9211):1211-14.
28. Rex DK, Ahnen DJ, Baron JA et al. Serrated lesions of the colorectum: review and recommendations from an expert panel. *Am J Gastroenterol* 2012;107:1315-29.
29. Rotondano G, Bianco MA, Buffoli F et al. The Cooperative Italian FLIN Study Group: prevalence and clinico-pathological features of colorectal laterally spreading tumors. *Endoscopy* 2011;43:856-61.
30. Saitoh Y, Waxman I, West AB et al. Prevalence and distinctive biologic features of flat colorectal adenomas in a North American population. *Gastroenterology* 2001;120:1657-65.
31. Santos CE, Malaman D, Pereira-Lima JC. Endoscopic mucosal resection in colorectal lesion: a safe and effective procedure even in lesions larger than 2 cm and in carcinomas. *Arq Gastroenterol* 2011;48:242-47.
32. Santos CE, Pereira-Lima JC, Lopes CV et al. Comparative study between MBI (FICE) and magnification chromoendoscopy with indigo carmine in the differential diagnosis of neoplastic and non-neoplastic lesions of the colorectum. *Arq Gastroenterol* 2009;46:111-15.
33. Soetikno RM, Kaltenbach T, Rouse RV et al. Prevalence of nonpolypoid (flat and depressed) colorectal neoplasms in asymptomatic and symptomatic adults. *JAMA* 2008;299:1027-35.
34. Tanaka S, Kashida H, Saito Y et al. JGES guidelines for colorectal endoscopic submucosal dissection/endoscopic mucosal resection. *Dig Endosc* 2015;27:417-34.
35. The Paris endoscopic classification of superficial neoplastic lesions: esophagus, stomach, and colon: November 30 to December 1, 2002. *Gastrointest Endosc* 2003;58(6 Suppl):S3-43.
36. Togashi K, Konishi F, Koinuma K et al. Flat and depressed lesions of the colon and rectum: Pathogenesis and clinical management. *Ann Acad Med Singapore* 2003;32:152-58.
37. Tsuda S, Veress B, Tóth E et al. Flat and depressed colorectal tumours in a southern Swedish population: a prospective chromoendoscopic and histopathological study. *Gut* 2002;51:550-55.
38. Uraoka T, Ramberan H, Matsuda T et al. Cold polypectomy techniques for diminutive polyps in the colorectum. *Dig Endosc* 2014;26(Suppl 2):98-103.
39. Zauber AG, Winawer SJ, O'Brien MJ et al. Colonoscopic polypectomy and long-term prevention of colorectal-cancer deaths. *N Engl J Med* 2012;366:687-96.

40 Pólipos Colorretais Gigantes

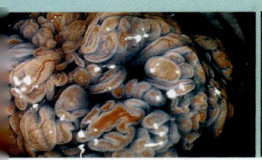

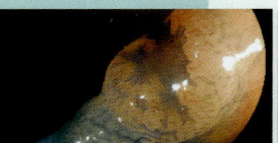

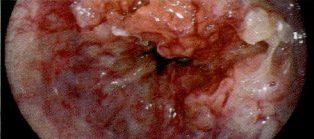

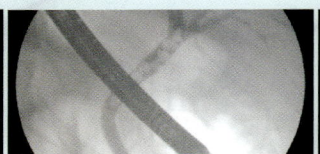

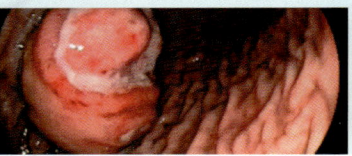

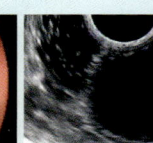

Marcelo Averbach ▪ Oswaldo W. Marques Jr. ▪ Pedro Popoutchi ▪ Paulo A. F. P. Corrêa

INTRODUÇÃO

A importância dos pólipos colorretais está relacionada com a elevada prevalência e com sua clara relação com o câncer colorretal. Existem várias formas de se classificar estes pólipos. Estas classificações podem-se basear na sua morfologia, aspectos histopatológicos e tamanho, sendo que tais características têm relação não apenas com as condutas terapêuticas, como também com riscos de desenvolvimento de câncer e a forma de seguimento.

Especificamente em relação ao tamanho, não existe um consenso, mas há uma tendência atual em classificá-los em pólipos diminutos (1-5 mm) e pequenos (6-9 mm). Os pólipos com 10-20 mm estão em uma categoria com definições distintas por muitos autores; no entanto, poderíamos denominá-los médios, deixando o termo grande para os maiores do que 20 mm, e os gigantes aqueles maiores do que 30 mm (Fig. 40-1).

A maioria dos pólipos colorretais é relativamente pequena tendo até 1 cm de diâmetro. Apenas 20% dos pólipos têm mais de 1 cm. Os pólipos grandes, isto é, maiores do que 2 cm, habitualmente localizam-se no cólon direito e no reto.

Existe uma relação direta entre o tamanho e a possibilidade de a lesão conter um foco de adenocarcinoma. O risco de carcinoma em um adenoma de até 1 cm é de 1%, chegando a 10% em pólipos com tamanho entre 1 e 2 cm e atingindo 20 a 50% em pólipos maiores de 2 cm.[1]

Outro fator importante relacionado com o tamanho dos pólipos é a dificuldade e as complicações relacionadas com o tratamento endoscópico destas lesões e que devem ser conhecidas para que a terapêutica seja executada de forma segura e o seguimento orientado adequadamente.

Atualmente, a ressecção de pólipos grandes e principalmente os gigantes são ainda restritos a centros com tecnologia e alguns poucos especialistas dispostos à árdua tarefa de treinamento e paciência. A habilidade e o conhecimento para realização de uma ressecção eficaz e segura requer um longo treinamento.[2]

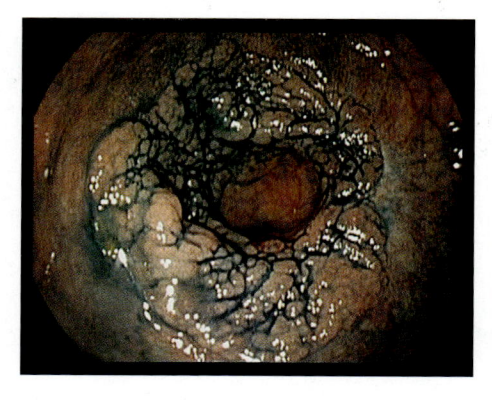

Fig. 40-1. Lesão circunferencial tipo G-LST com cromoendoscopia com índigo-carmim.

TRATAMENTO ENDOSCÓPICO DOS PÓLIPOS GIGANTES

A capacidade de se remover os pólipos cólicos através da colonoscopia foi iniciada na década de 1970, por Wolff e Shinya.[3] Até então, sua retirada só era possível por meio da cirurgia abdominal convencional com taxas de morbidade de, aproximadamente, 20,1% e mortalidade de 1,3%.

Nas últimas décadas, a remoção endoscópica dos pólipos adenomatosos do cólon e do reto tem demonstrado um impacto positivo na diminuição da incidência, morbidade e mortalidade do câncer colorretal.[4-7]

OBJETIVO

A padronização de princípios e técnicas básicas é necessária para otimizar a difusão da ressecção de pólipos gigantes, seja por ressecção mucosa endoscópica (EMR), seja por ressecção submucosa endoscópica (ESD). Os princípios incluem o entendimento adequado da seleção das lesões, técnica, adoção de medidas de profilaxia de sangramento e perfuração. O sucesso da ressecção dos pólipos gigantes requer conhecimento e experiência do endoscopista, patologista; assim como, equipamento adequado.[8]

O objetivo das polipectomias é, sempre que possível, a remoção completa de todo tecido neoplásico de forma segura, obtendo-se material adequado para seu estudo histopatológico, isto é, material no qual é permitido avaliar com clareza as suas margens laterais e profundas. Apenas a remoção completa da lesão permite um diagnóstico histológico acurado.

SELEÇÃO DOS PACIENTES

Os pacientes com pólipos gigantes elegíveis para remoção endoscópica incluem aqueles com chances baixas de câncer invasivo, onde o tamanho e a localização do pólipo são passíveis de ressecção com relativo baixo risco de complicações ou quando são pacientes de alto risco cirúrgico. Quando o risco do tratamento endoscópico excede o benefício, a opção endoscópica deve ser abandonada (nível de evidência: V, grau de recomendação: C1). A idade não deve ser um fator limitante do tratamento endoscópico e, sim, as condições clínicas e as comorbidades do paciente.

EQUIPAMENTOS

Para a ressecção destas lesões maiores, é importante ter disponível não somente os acessórios convencionais, mas também alças de maior tamanho, agulhas injetoras, *loops* e clipes que permitem a prevenção e tratamento de complicações. Com o advento da ESD as *knives* são de grande utilidade. O uso da coagulação com plasma de argônio (APC) pode auxiliar na hemostasia e ablação de pequenas áreas de lesão residual ou suspeitas. A utilização de insufladores de dióxido de carbono também é sugerida; assim como, estrutura para rápida hospitalização e cirurgia.

TÉCNICAS DE POLIPECTOMIA

Após a identificação do pólipo, deve-se realizar a propedêutica endoscópica, preferencialmente com aparelhos com magnificação de imagem e cromoendoscopia, observando-se: o tamanho, a forma, a localização e os eventuais fatores que possam representar dificuldade na realização da polipectomia (Figs. 40-2 e 40-3). A técnica para ressecção depende das características, da localização do pólipo e da experiência do colonoscopista.

ORIENTAÇÕES E SUGESTÕES GERAIS

Posicionamento do Pólipo

Para a realização de uma polipectomia é importante que o pólipo esteja localizado no quadrante inferior direito da tela do monitor (ou às 5 horas de um relógio), ponto este em que há a abertura do canal de trabalho do colonoscópio, por onde os acessórios introduzidos, junto à manopla, exteriorizam-se na ponta do aparelho. Para se obter este posicionamento favorável, pode ser útil não somente a torção do colonoscópio (torque), como a mudança do decúbito do paciente ou a compressão da parede abdominal do mesmo.

Palpação

Em algumas situações é importante a palpação do pólipo com a ponta de uma alça ou de uma pinça, o que dará informações como consistência, mobilidade e, muitas vezes, facilitará a distinção entre um pólipo pediculado grande que se apoia na parede do cólon de um pólipo séssil.

Momento da Polipectomia

Enquanto os pólipos pequenos devem ser tratados durante a introdução do aparelho, dessa forma evitando-se a perda das lesões não visualizadas durante a retirada, as lesões maiores devem ser ressecadas durante a retirada do aparelho, evitando-se que o local da polipectomia seja traumatizado pelo colonoscópio ou mesmo pela distensão da parede do intestino decorrente da insuflação.

Polipectomia com Alça

Os pólipos pediculados devem ser ressecados por uma transecção única do seu pedículo. A alça deve passar pela porção cefálica do pólipo e ser alocada no seu pedículo. Nos pólipos que têm um pedículo longo, a alça deve ser posicionada em uma distância mediana entre a porção cefálica e a parede de cólon, deixando um segmento de pedículo que pode ser reabordado, caso ocorra sangramento e diminuindo as chances de lesão térmica mais profunda da parede do cólon (Fig. 40-4). Cuidado deve ser tomado com laçadas de pregas cólicas. Grandes pólipos pediculados ou sésseis podem obscurecer a anatomia. A ressecção deve apenas ocorrer quando há clareza de visualização da porção laçada (Fig. 40-5).

A unidade eletrocirúrgica utilizada deve ser de pleno conhecimento e uso rotineiro do endoscopista, que deve estar sempre atento à sua regulagem, não delegando este controle a terceiros. Quando se favorece o uso de corrente de coagulação, tem-se uma melhor hemostasia, no entanto, corre-se um risco maior de perfuração. Ao contrário, com o uso preferencial de corrente de corte, o risco de complicação maior é o de sangramento. Portanto, para cada tipo de pólipo podemos adequar à intensidade e ao tipo de corrente desejada.

Em pólipos de pedículo largo, a passagem de corrente deve ser lenta, às vezes em pulsos, para se promover uma melhor hemostasia, visto que nessas lesões pode haver a presença de vaso mais calibroso neste pedículo. Antes de se passar a corrente elétrica, podemos manter o pedículo apreendido por alguns minutos (3 a 8 minutos), para promover a isquemia desta lesão, liberando os fatores teciduais que desencadeiam a "cascata hemostática", dessa forma também minimizando o risco de hemorragia pós-polipectomia.

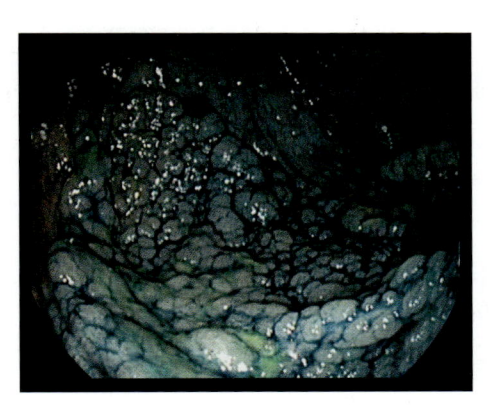

Fig. 40-2. GLST homogênea de ascendente com realização de cromoendoscopia.

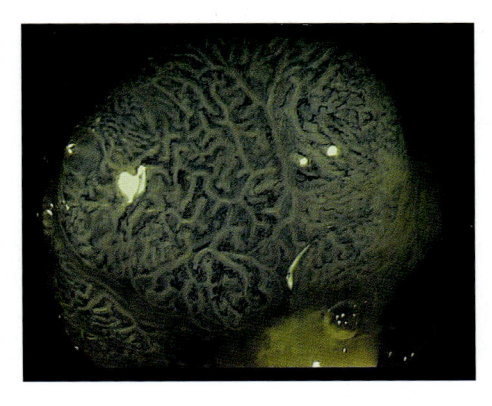

Fig. 40-3. Magnificação de imagem com cromoscopia digital na avaliação do pólipo gigante.

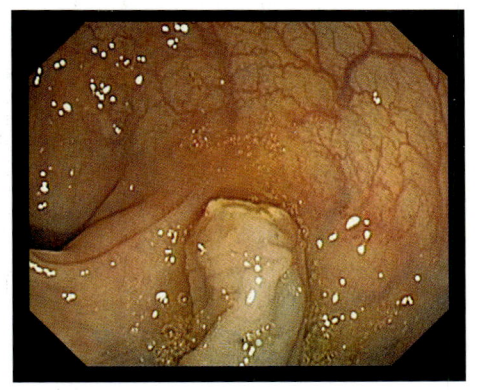

Fig. 40-4. Coto de pedículo após polipectomia de pólipo pediculado com alça.

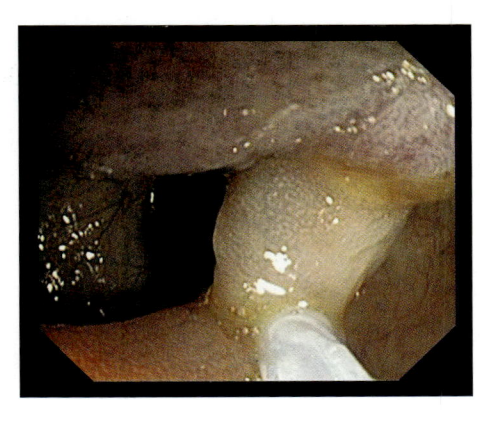

Fig. 40-5. Apreensão do pedículo com alça.

Quanto às alças, existem alguns formatos: oval, crescente ou hexagonal; e tamanhos, sendo o mais comum de 6 cm de comprimento por 3 cm de largura; havendo também as minialças, que medem 3 cm de comprimento por 1 cm de largura.

Algumas alças permitem a sua rotação que, em algumas situações, podem facilitar a laçada do pólipo.

Alguns autores preconizam o uso de injeção de 4 a 8 mL de solução de adrenalina 1:10.000 na cabeça e no pedículo do pólipo, resultando em redução drástica do tamanho do mesmo e possibilitando uma laçada mais efetiva na ressecção em bloco.[9]

Os pólipos sésseis devem, sempre que possível, ser ressecados em uma única pega (*en bloc*), no entanto, as lesões maiores (quase sempre maiores que 2 cm) terão de ser ressecadas em fragmentos (ressecção *piecemeal* ou fatiada).

Reabordagens para Ressecção

Os maiores preditores de insucesso de ressecção são as ressecções ou biópsias prévias (OR 3,75- IC 95%: 1,77-7,94; P = 0,001).[7]

RESSECÇÃO MUCOSA ENDOSCÓPICA (EMR)

Lesões grandes e gigantes, sobretudo, as não polipoides, são geralmente ressecadas com técnica de injeção de submucosa, separando a mucosa e submucosa da camada muscular própria. Cuidado especial deve ser tomado com os pólipos que se localizam no cólon direito, onde a parede intestinal é mais fina. Nestes casos, a injeção de solução fisiológica na submucosa (criando-se um coxim submucoso, ou "bolha") pode distanciar a superfície de secção da camada muscular própria, evitando a perfuração (técnica descrita por Deyhle, em 1973) (Fig. 40-6).[10]

A injeção submucosa é a chave para uma boa técnica de ressecção. Uma grande variedade de substâncias pode ser utilizada para a formação da bolha, como: solução fisiológica, soluções hipertônicas de glicerol 10% e frutose 5%, soluções coloides, ácido hialurônico etc. A utilização do índigo-carmim (5 gotas em 10 mL de SF9%) juntamente à solução fisiológica fornece visualização mais nítida do plano, indicando que o azul é o plano da submucosa. O volume total a ser injetado depende do tamanho da lesão e varia de 10-50 mL.

Quando a EMR é indicada, extremo cuidado deve ser tomado, e a utilização de magnificação deve ser realizada. Nunca devem ser seccionadas em fragmentos áreas de carcinoma (nível de evidência: III, grau de recomendação: B).

DISSECÇÃO SUBMUCOSA ENDOSCÓPICA (ESD)

A Sociedade Japonesa de Gastroenterologia Encoscópica publicou recentemente diretrizes para a utilização da ESD nos pólipos/tumores colorretais:[11]

1. Lesões em que a ressecção *en-bloc* com alça (EMR) apresenta dificuldade.
   - NG-LST, principalmente com componentes pseudodeprimidos.
   - Lesões com padrão de criptas tipo V_I.
   - Carcinoma com invasão de submucosa duvidosa.
   - Lesões grandes tipo deprimido.
   - Lesões grandes protrusas com suspeita de carcinoma (incluindo G-LST).
2. Tumores mucosos com fibrose de submucosa (resultante de biópsia prévia).
3. Tumores localizados em condições de inflamação mucosa, como na colite ulcerativa.
4. Lesão residual ou carcinomas precoces recorrentes após ressecção endoscópica.

Múltiplos estudos têm demonstrado altas taxas de sucesso de ressecção em bloco com ESD. Metanálise com 14 estudos demonstrou 85% de sucesso, com 75% dos procedimentos alcançando margem negativa, porém à custa de procedimentos longos de até 290 minutos.[12] São reportadas taxas de perfuração durante o procedimento endoscópico de 2-14% e sangramento tardio de 0,7-2,2%.[13]

Passos para Realização da ESD

1. **Diagnóstico e planejamento**: preferencialmente, um procedimento separado da ressecção propriamente dita, a fim de: inspecionar detalhadamente a lesão (uso de magnificação de imagem e cromoendoscopia), posicionamento, confirmação de acesso favorável e orientação para o paciente com aplicação do consentimento informado. Biópsias cuidadosas podem ser realizadas para confimação patológica.
2. **Estratégia do procedimento**: planejamento da sedação, manuseio da anticoagulação, necessidade de equipamentos especiais e necessidade de hospitalização.
3. **Marcação mucosa**: margens de 2-3 mm com uso do APC, *knives*, com a ponta de alças, podem ser utilizados.
4. **Injeção submucosa**: tipicamente, um grande volume é necessário para produzir um coxim submucoso de, aproximadamente, 1-2 cm com objetivo de tornar a ressecção mais segura (Fig. 40-7a).
5. **Pré-corte**: corte inicial na mucosa, a fim de acessar o espaço submucoso (Fig. 40-7b).

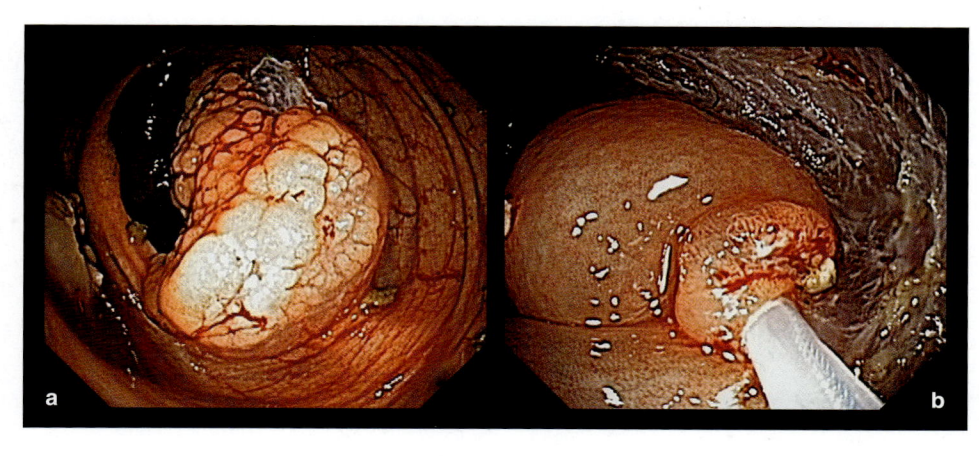

Fig. 40-6. (a e b) Pólipos gigantes em ascendente sendo ressecados com técnica EMR em fragmentos.

6. **Dissecção submucosa**: é essencial manter um plano submucoso para evitar lesões da camada muscular. A utilização de *caps* auxilia a exposição do plano na submucosa. Dissecções cegas devem ser evitadas. Uma vez visualizado um vaso, devem-se utilizar manobras hemostáticas. Aproximadamente 70% das ESD necessitam utilizar manobras hemostáticas. As clipagens nesta fase devem ser evitadas para não atrapalhar a continuidade da dissecção (Fig. 40-7c e d).
7. **Coagulação profilática**: após a ressecção completa, deve-se inspecionar atentamente a úlcera resultante para coagulação de vasos visíveis, diminuindo a chance de sangramentos tardios (Fig. 40-7e).
8. **Fechamento/aproximação da mucosa**: geralmente, não é realizado.
9. **Retirada da peça**: com alças, *overtubes*, redes para retirada íntegra da peça.

Resgate do Espécime

A recuperação do espécime ressecado após a polipectomia é de vital importância para nos assegurarmos de sua linhagem histológica e definirmos a necessidade ou não de tratamento complementar, bem como o seguimento deste paciente.

Enquanto pequenas lesões retiradas com alça podem ser aspiradas e recuperadas em um frasco em "Y", interposto entre a saída do canal de aspiração do colonoscópio e o sistema de aspiração da sala de exame, as lesões maiores devem ser trazidas por aspiração contínua, mantendo-as junto à ponta do colonoscópio ou apreendidas pela própria alça de polipectomia, ou ainda com uma pinça de remoção específica (tipo tripé).

Quando realizamos ressecções fatiadas podemos recolher a maior parte dos fragmentos maiores em uma alça com rede, e aspirarmos, para o frasco em "Y" interposto, os fragmentos menores (Fig. 40-8).

Tratamento da Lesão Residual

O tecido adenomatoso na margem de ressecção pode ser removido com pinça, alças, coagulação monopolar (potência 35-40W) ou uso de APC (potência de 60W com fluxo 1-2 L/min) (Figs. 40-9 e 40-10).

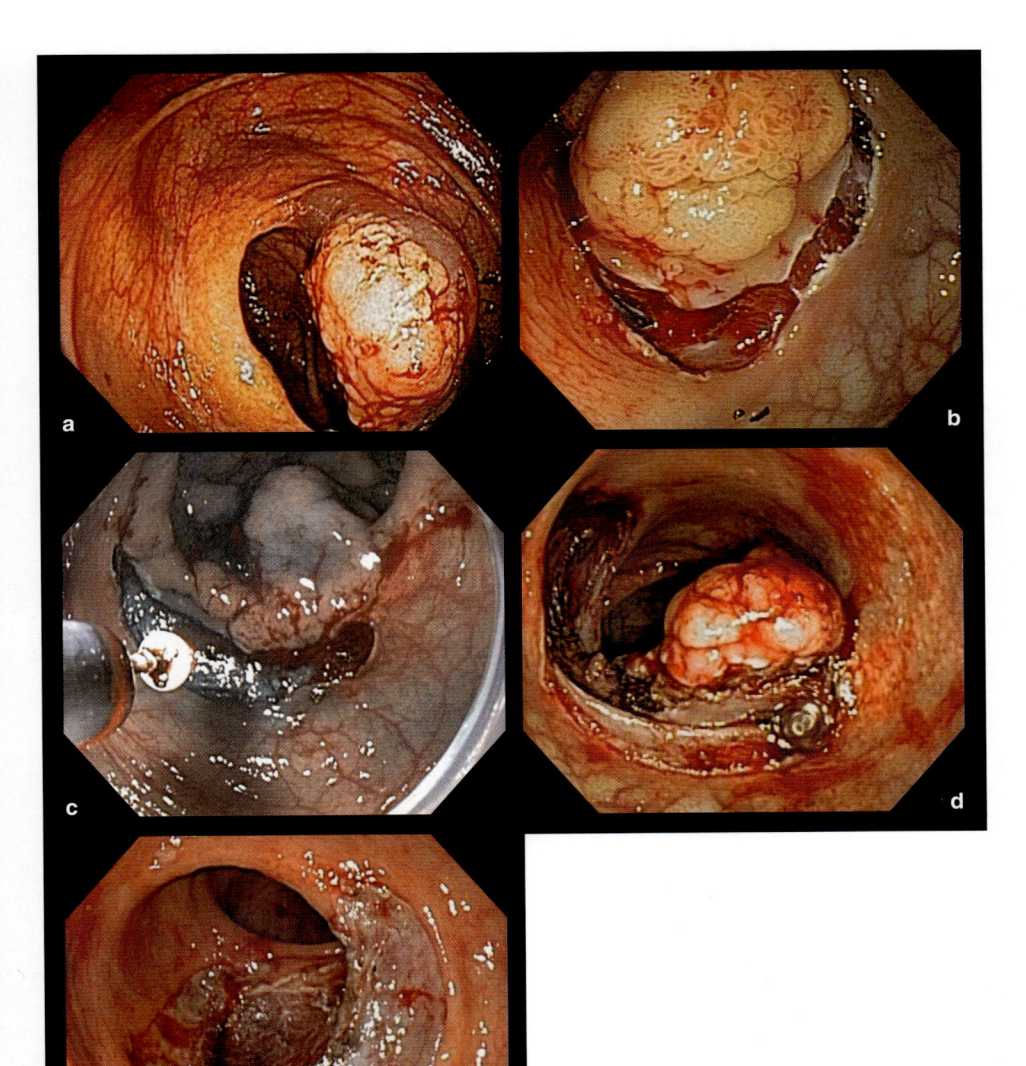

Fig. 40-7. (a) Injeção submucosa com formação de bolha para ESD; (b) ESD – pré-corte circunferencial; (c) início da dissecção (ESD); (d) EMR em fragmentos de pólipo gigante; (e) aspecto final da ESD.

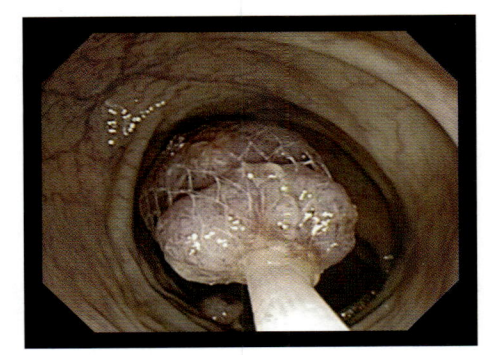

Fig. 40-8. Retirada de peça com rede endoscópica.

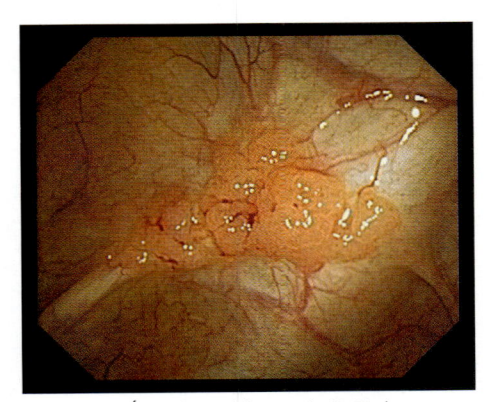

Fig. 40-9. Área de recidiva após EMR de transverso.

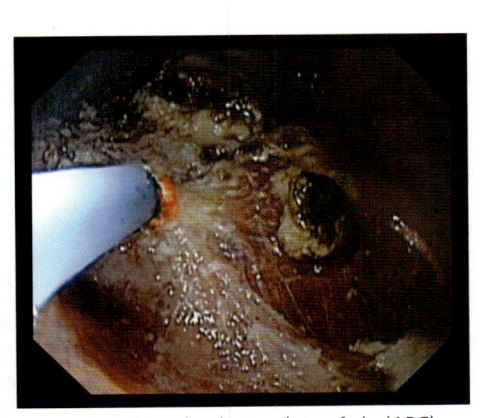

Fig. 40-10. Uso do plasma de argônio (APC) para hemostasia e tratamento de lesões residuais.

TATUAGEM

Se existir a suspeita que o paciente necessitará de acompanhamento endoscópico mais rigoroso ou tratamento cirúrgico complementar, é importante tatuar o local com uma tinta perene. Isto se aplica aos segmentos onde a localização desta lesão pode ser mais difícil, que, a nosso ver, corresponde anatomicamente da flexura hepática até o reto alto.

Para isto, utiliza-se habitualmente a tinta da China (também chamada de tinta da Índia ou "Nankin"), esterilizada e diluída para 1 a 5% (Fig. 40-11).

Para não ocorrer injeção transparietal, Fujii e Kato descreveram uma técnica na qual se faz uma pré-bolha com 1 a 2 mL de salina na submucosa e depois se injeta 1 mL do corante dentro desta, tendo-se o cuidado de se injetar mais 1 ou 2 mL de solução fisiológica para "empurrar" o restante do corante, que ficou dentro do cateter, para dentro da bolha.[14]

Recomenda-se que se tatuem dois ou três pontos da parede cólica próxima à lesão, para que, em caso de cirurgia, este segmento possa ser facilmente localizável, mesmo que a cirurgia seja por via laparoscópica ou a lesão esteja localizada na parede posterior do cólon.

COMPLICAÇÕES DAS POLIPECTOMIAS

Apesar de a polipectomia endoscópica ser o tratamento de escolha para os pólipos colorretais, sérias complicações podem ocorrer, sendo a hemorragia uma das mais temidas e a mais frequente (Fig. 40-12).

O sangramento pós-polipectomia ocorre em 0,3 a 6,1% dos casos, sendo que estas taxas variam com o tamanho e a morfologia dos pólipos.[15,16]

O sangramento pode acontecer no momento da polipectomia, sendo habitualmente causado pela secção com passagem inadequada de corrente elétrica, ou ser tardio, ocorrendo horas ou dias após o procedimento e relacionado com a queda da escara do local da ressecção.[15] Tipicamente, ocorre até 48 horas após a ressecção. A hemorragia tardia representa cerca de 65% dos casos de sangramento e pode ocorrer em até 3 semanas após a polipectomia.[17]

Como dissemos, alguns fatores estão relacionados com a ocorrência do sangramento, como a idade do paciente, o tamanho do pólipo, a sua morfologia (pediculado ou séssil), a sua localização e a técnica de ressecção utilizada, além do uso de medicamentos, pelo paciente, que podem alterar a homeostase.[16-19]

A ressecção de grandes pólipos pediculados representa um risco adicional pela chance de haver uma calibrosa artéria no pedículo.[20] O fato é que a ressecção de um pólipo grande sempre representa um desafio para o endoscopista, e o risco de hemorragia pode atingir taxas de até 22,1%.[15,21]

TÉCNICAS PARA A PROFILAXIA DA HEMORRAGIA PÓS-POLIPECTOMIA

Não há dúvidas de que a melhor forma de se evitar sangramento durante polipectomias é o conhecimento do paciente e suas eventuais doenças de base e medicações em uso e, sobretudo, a utilização das técnicas corretas de polipectomia.

Além disso, existem alguns métodos preventivos que foram descritos para se evitar a hemorragia pós-polipectomia, incluindo injeção de adrenalina, uso de clipes e *endoloops*.[20,22]

A injeção de solução de adrenalina é preconizada por alguns serviços, antes da ressecção de pólipos grandes. Esta técnica atua tanto por meio da vasoconstrição provocada como também pelo efeito de tamponamento. A critica quanto a este método seria que por o efeito ser fugaz, poderia haver sangramento pouco após o término do procedimento. Mais recentemente, inclusive, foi demonstrado que esta medida pode reduzir o tamanho do pólipo, facilitando sua apreensão e tratamento.

O *Endoloop*® é uma alça produzida industrialmente e pode ser aplicada em pedículos calibrosos antes da sua secção (Fig. 40-13). Alguns estudos sugerem ser eficaz na prevenção do sangramento,

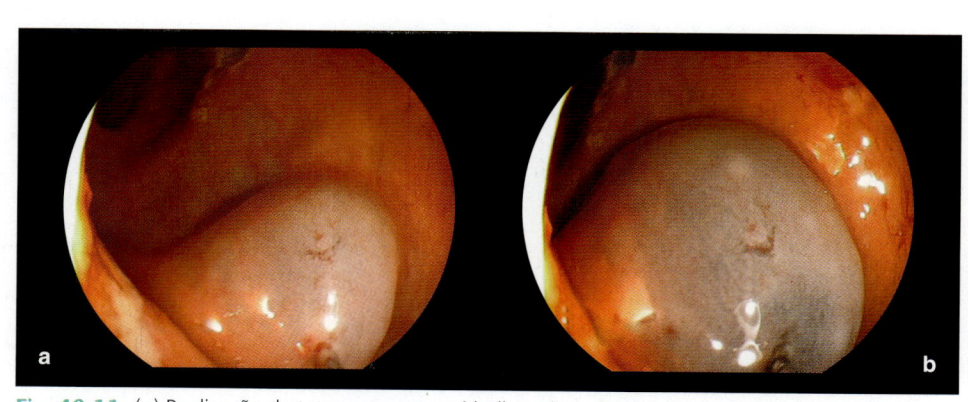

Fig. 40-11. (a) Realização de tatuagem com pré-bolha salina; (b) injeção da tinta da china após pré-bolha com solução fisiológica.

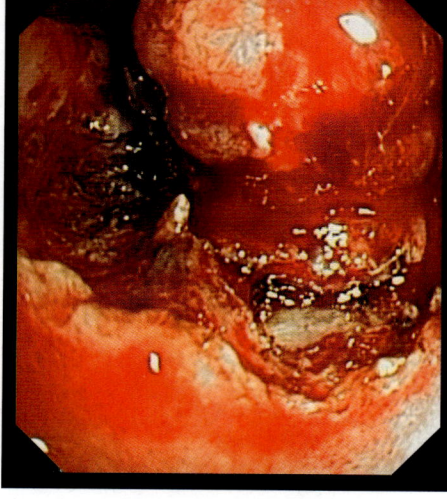

Fig. 40-12. Sangramento durante ESD.

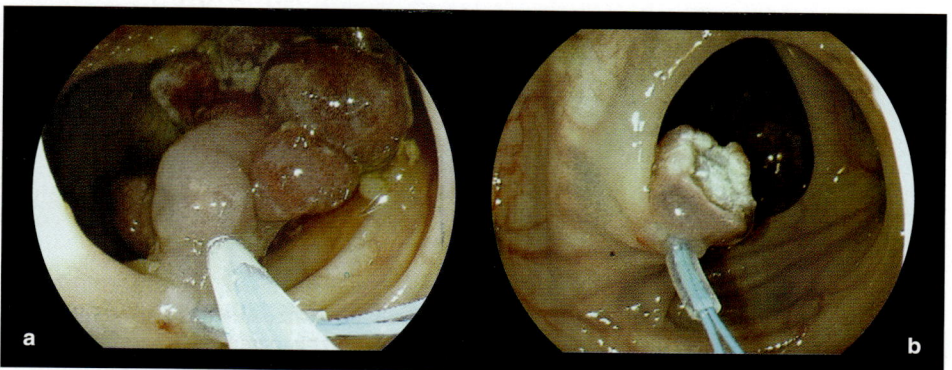

Fig. 40-13. (a) *Endoloop* em pólipo pediculado gigante. (b) Pedículo seccionado com *endoloop*.

no entanto, existem estudos que não demonstraram impacto na aplicação deste como fator de profilaxia do sangramento.[20,21,23]

Desenvolvemos em nosso serviço uma forma de se fazer a ligadura do pedículo do pólipo com um fio de náilon (de pesca), previamente à sua secção. Nesta técnica é utilizado um fio de náilon (número 35 ou 37) que é levado pelo canal de trabalho do colonoscópio, com o auxílio de uma camisa metálica de uma agulha de esclerose adaptada (com a remoção prévia da agulha), até o pólipo. Na extremidade deste fio é previamente confeccionada uma alça, formada com um nó de Roeder. Com a alça laça-se, então, o pedículo do pólipo, e com o auxílio da capa metálica, promove-se o aperto do nó. A secção do excesso de fio se faz com uma tesoura endoscópica ou utilizando-se um pré-corte do mesmo, realizado durante a confecção do nó. Por fim, é realizada a ressecção do pólipo, por sobre o nó atado. Utilizamos esta técnica com sucesso em uma série de 16 pacientes.[24] Talvez a vantagem deste método seja, além do seu baixo custo, que a alça pode ser confeccionada de qualquer tamanho, sendo aplicável também a lesões maiores.

Outra alternativa técnica é a aplicação de clipes metálicos no pedículo antes ou após a polipectomia. Deve-se ter a cautela de não deixarmos que a extremidade do clipe encoste na parede contralateral, quando realizamos a polipectomia, pois a passagem de corrente através do clipe poderia levar à perfuração do cólon, por lesão térmica.

O fato é que apesar de nos parecer que estas manobras possam representar segurança em casos selecionados de polipectomia, ainda não existe um consenso quanto à eficácia do emprego destas medidas na profilaxia do sangramento e, portanto, a indicação de tal conduta deva ser guiada pelas características do pólipo e, sobretudo, pela experiência individual do endoscopista.

ESTRATÉGIAS PARA MINIMIZAR O RISCO DE SANGRAMENTO

1. Utilizar técnica apropriada para evitar a transecção de área com câncer invasivo superficial.
2. Uso adequado da injeção submucosa para evitar a secção de vasos da submucosa mais calibrosos e profundos.
3. Obliterar vasos expostos, utilizando coagulação ou clipes (Fig. 40-14).
4. Uso profilático de manobras para obliterar vasos de pedículos grandes.

A perfuração ocorre em 1-5% das polipectomias. A perfuração que ocorre durante a ressecção deve ser tratada imediatamente (nível de evidência: IVb, grau de recomendação: B). Perfurações tardias geralmente são resultantes de queimaduras, necrose de coagulação, transmurais. O uso de clipes são particularmente úteis e efetivos na prevenção e no tratamento imediato das perfurações (Fig. 40-15). Uso de insuflação com dióxido de carbono ajuda na reabsorção mais rápida do pneumoperitônio.[25]

ESTRATÉGIAS PARA MINIMIZAR O RISCO DE PERFURAÇÃO

1. Uso de volume adequado para injeção submucosa e atenção ao sinal de não elevação (nonlifting sign) da lesão.
2. Tracionar a alça na direção do lúmen, afastando a porção laçada da muscular própria.
3. Fechamento imediato de perfurações francas, áreas de suspeita de perfuração e áreas com excesso de tecido coagulado.
4. Evitar a realização de muitas ressecções em um mesmo procedimento endoscópico.[8]

EFICÁCIA E SEGUIMENTO DAS RESSECÇÕES ENDOCÓPICAS

A taxa de recorrência para ressecções de pólipos gigantes é relatada em 17%, e a maioria destas recidivas pode ser tratada endoscopicamente. Ainda não há consenso, mas sugere-se que o primeiro seguimento pós-ressecção aconteça entre 3 e 6 meses e deve ser repetido anualmente por pelo menos 3 anos.[8]

Os resultados com ESD são promissores. Experiência de Saito et al. com mais de 200 pólipos ressecados, com média de 38 mm, resultou em ressecções curativas em 83%.[25]

PÓLIPO COM CÂNCER

Quando o tratamento endoscópico para o carcinoma colorretal é aventado, a ressecção em bloco é a opção preferencial; entretanto, a EMR em piecemeal pode ser aceita, se afastada a possibilidade de invasão de submucosa (nível de evidência: IVb, grau de recomendação: B).

São considerados pólipos malignos os adenomas que contêm uma alteração cito-arquitetural severa (ou displasia de alto grau/ DAG), ou área de carcinoma que invade a submucosa, portanto, câncer invasivo.[26]

À endoscopia só cabe tratar as lesões malignas precoces, ou seja, as que não ultrapassam a submucosa (Tis ou T1 segundo a classificação TNM).

Em lesões que apresentam o carcinoma restrito à mucosa (displasia de alto grau, ou carcinoma in situ ou intramucoso ou intraepitelial ou ainda Tis) o risco de metástase é nulo, uma vez que não ultrapassam a muscularis mucosae, não atingindo as estruturas vasculares ou linfáticas, não sendo, portanto, possível a disseminação para os linfonodos (por via linfática) ou para outros órgãos (por via hematogênica). Estas lesões, quando corretamente tratadas, têm sua cura, única e exclusivamente, pela via endoscópica.

Porém, as lesões com câncer invasivo podem, em alguns casos, ter seu tratamento somente endoscópico, como será discutido a seguir.

A incidência de pólipos malignos varia de 2,9 a 9,7%, com média de 4,7% de todos os pólipos removidos.[27]

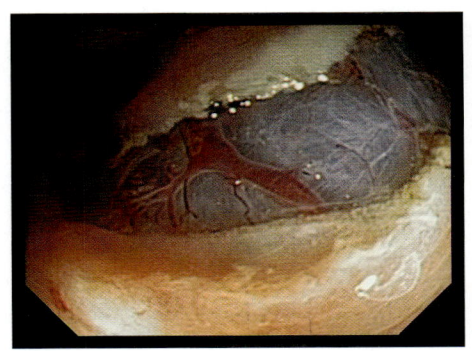

Fig. 40-14. Vasos da submucosa visualizados durante ESD.

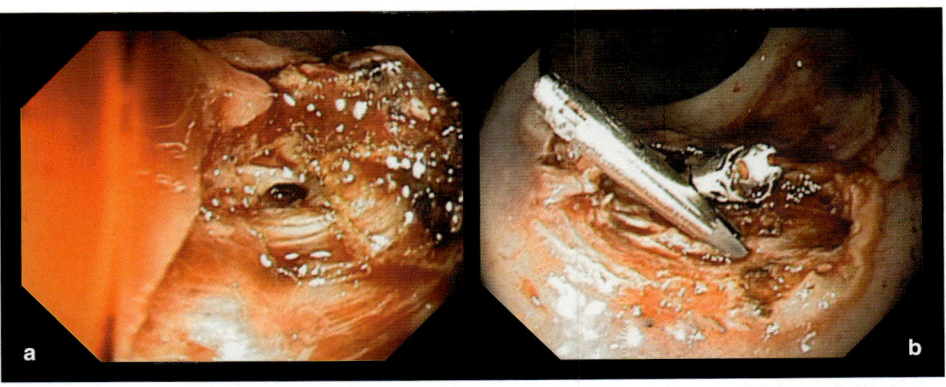

Fig. 40-15. (a) Perfuração durante ESD. (b) Tratamento de perfuração durante ESD com clipes.

A presença de comprometimento linfonodal varia muito nas diversas séries em razão da heterogeniedade histopatológica das lesões.[27,28] Em um estudo retrospectivo que analisou 353 casos de câncer T1 ressecados cirurgicamente, foram encontradas metástases em linfonodos em 13% dos casos.[29]

Fatores Relacionados com o Risco de um Adenoma Conter Foco de Câncer

■ Tamanho

O risco de câncer aumenta progressivamente com o tamanho do pólipo, assim em estudo realizado por Nusko, nenhum dos 5.137 pólipos de até 5 mm apresentaram focos de malignização.[30] Por outro lado, em 80% dos pólipos com mais de 42 mm desta série foi diagnosticado adenocarcinoma invasivo.

Estima-se que o risco de carcinoma em um adenoma é de 1% em pólipos de até 1 cm, chegando a 10% em pólipos de 1 a 2 cm e atingindo risco de 20 a 50% em pólipos maiores do que 2 cm.[1]

■ Arquitetura

O risco de câncer é menor em adenomas tubulares do que em adenomas vilosos, sendo que o risco nos primeiros é de 4%, enquanto nos adenomas vilosos atinge a taxa de 29,8%.[30] Para pólipos sésseis, aqueles que apresentam uma superfície macia e aveludada, lesões de espalhamento lateral do tipo não granulomatosas (NG-LST) apresentam taxas maiores de malignidade, quando comparadas às lesões do tipo granulares (G-LST). As NG-LST são mais frequentemente encontradas no cólon direito e mesmo com pequenas depressões centrais podem indicar a presença de câncer invasivo.[31,32]

■ Localização

Os pólipos que apresentam maior risco de malignização são aqueles localizados no reto, seguidos pelos do cólon esquerdo. Os pólipos do cólon direito são os que apresentam menor risco de malignização.[30]

Além disso, os pólipos com localização distal são mais frequentes do que os do cólon direito.[33-35]

■ Consistência

A consistência de um pólipo pode ser constatada pela manipulação do mesmo com um pinça de biópsia. A consistência firme ou a aderência do pólipo aos tecidos mais profundos são sugestivas de malignidade. Alguns autores relatam que a ausência de aumento de consistência e a diminuição de mobilidade aos planos profundos correlacionam-se com probabilidades de 83-94% de não malignidade.[36,37] Em artigo com 1.400 pólipos, a presença de friabilidade, induração e ulceração levou a um erro de classificação em apenas 9% dos casos.[38]

Quando possível, o uso de ultrassom endoscópico (USE) pode definir também melhor a possibilidade de tratamento endoscópico. Na falta deste e dos sinais morfológicos mencionados anteriormente, podemos tentar injetar salina na submucosa, e se a lesão se elevar, provavelmente ela não deve estar aderida ao plano muscular. Caso contrário, o procedimento deve ser abortado *(non-lifting sign)* (Fig. 40-16).

Fatores Relacionados com Risco Aumentado para Metástase Linfonodal e Recidiva

Como já comentado anteriormente no texto, a metástase só pode ocorrer se o câncer for invasivo, ou seja, ultrapassar a *muscularis mucosae,* atingindo um vaso sanguíneo ou linfático. Nas lesões sésseis isto acontece mais facilmente, decorrente de sua morfologia, que nas pediculadas, como já demonstrado por Haggitt, em 1985 (Fig. 40-17).[39]

Quando o câncer é invasivo (T1), temos que analisar vários fatores, como risco de metástase linfonodal, risco de recidiva local da lesão e por fim o risco real cirúrgico do paciente, para indicarmos um tratamento cirúrgico complementar ou julgarmos o tratamento endoscópico como definitivo.

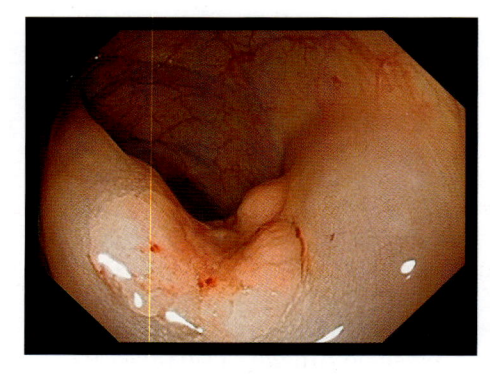

Alguns fatores histopatológicos, por exemplo, estão associados a maior risco de comprometimento de linfonodos e de recorrência local e são chamados de fatores prognósticos desfavoráveis. São estes:

- Lesões pouco diferenciadas.
- Presença de invasão vascular e/ou linfática.
- Comprometimento da margem de ressecção endoscópica.
- Ressecção endoscópica incompleta.
- Presença de *budding*.

Dessa forma, pólipos pediculados com infiltração neoplásica até a submucosa (portanto, T1) e que não apresentem evidências histológicas desfavoráveis têm risco de 0,3% de recorrência local ou metástase linfonodal, após ressecção endoscópica.

Frühmorgen *et al.,* revendo sua série prospectiva coletada por 20 anos, assinalaram que de quase 5.500 adenomas ressecados, 144 deles eram carcinomas invasivos restritos à mucosa (T1).[40] Destes 123 foram seguidos por 46 meses, em média. Dos 59, que apresentavam critérios de segurança para a abordagem somente endoscópica, nenhum apresentou recidiva ou doença metastática, estando, portanto, curados. Dos 64, que, ao contrário, apresentavam fatores prognósticos desfavoráveis, e por isso foi indicado o tratamento cirúrgico complementar, 54 foram submetidos à cirurgia. Destes últimos, havia lesão residual ou comprometimento linfonodal em apenas 10% dos casos.

No entanto, os pólipos sésseis (também T1) com as mesmas características têm risco de 4,8%.

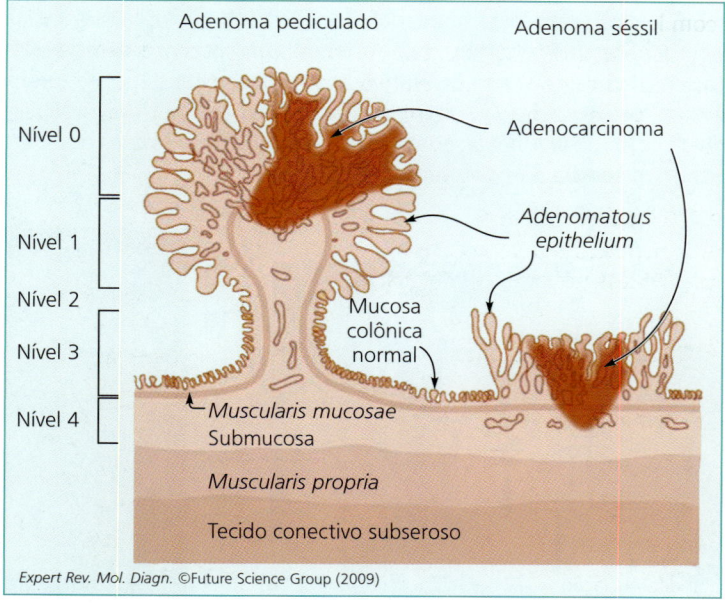

Fig. 40-16. Sinal de não elevação em LST – *non-lifting sign*.

Fig. 40-17. Classificação de Haggitt para nível de infiltração nos pólipos pediculados e sésseis.

Portanto, pólipos pediculados com critérios favoráveis devem definitivamente ser tratados endoscopicamente, enquanto os pólipos com critérios histológicos desfavoráveis devem ser encaminhados à cirurgia.

Já os pólipos sésseis com infiltração até a submucosa, ressecados em um único fragmento, sem critérios histológicos desfavoráveis, têm um pequeno aumento do risco de envolvimento linfonodal. O critério, hoje em dia mais utilizado, para se considerar o tratamento endoscópico suficiente e efetivo para estas lesões, mesmo se ressecadas fatiadas, é que a invasão na submucosa não ultrapasse 1.000 μm (micrômmetros), ou 1 mm.[41]

Consequentemente, a ressecção cirúrgica deve ser considerada para os pacientes em que, apesar de a ressecção endoscópica ser tecnicamente adequada, o nível de invasão ultrapasse esta medida.

Mais recentemente, descobriu-se que alguns tumores distais do cólon sigmoide e do reto têm um comportamento biológico semelhante aos do esôfago, disseminando-se pela submucosa através de *clusteres* celulares (aglomerados de 5 a 10 células tumorais). A este fenômeno chama-se de *budding* (brotamento, em português), sendo, junto à indiferenciação celular do tumor, o pior prognóstico para a presença de metástase. Assim sendo, se este fenômeno for detectado no exame anatomopatológico, o paciente deverá ser sempre encaminhado a tratamento cirúrgico complementar.[42]

De acordo com os fatos expostos anteriormente, apresentamos o Quadro 40-1 que relaciona alguns aspectos morfológicos e histopatológicos com o risco de doença metastática linfonodal.[42-44]

EXPERIÊNCIA DO GRUPO

De 155 lesões maiores que 2,5 cm que tratamos endoscopicamente, 86 eram pediculadas ou sésseis (as maiores com até 8 cm) e 69 planas (a maior com 12 cm). Entre as pediculadas e sésseis, 2/3 encontravam-se no sigmoide ou reto. Todas as pediculadas (55 lesões) foram consideradas tratadas efetivamente pela polipectomia endoscópica, sem nenhuma recidiva. Nas sésseis (31 lesões), esta taxa ficou em 75%. O índice de hemorragia foi de 6,5% para todas as lesões. Entre as pediculadas e as sésseis, não houve perfuração. A presença de displasia de alto grau foi de 60 e 70%, respectivamente, e de câncer invasivo de 12 e 16%. Das recidivas, que ocorreram em 12,5% de todos os casos, mais de 90% foram retratadas por via endoscópica. Dos 15 pacientes encaminhados para tratamento cirúrgico (10% do total), um apresentava lesão residual (adenoma com displasia de alto grau na peça cirúrgica) e outro 1 linfonodo comprometido. Coincidentemente, ou não, ambos pacientes eram do sexo feminino e com lesões sésseis.

Este material demonstra que, aparentemente, o tratamento endoscópico pode ser mais efetivo e obter sucesso em um número maior de casos do que imaginamos.

CONCLUSÃO

Até há pouco tempo, alguns limites impediam o tratamento endoscópico dos pólipos colorretais.

Lesões maiores que 2 cm e/ou que ocupavam mais do que 1/3 da circunfererência e/ou até duas pregas longitudinais eram encaminhadas para o tratamento cirúrgico.

Com o melhor treinamento dos endoscopistas e o advento de novos instrumentos, como clipes metálicos, as *knives*, o aperfeiçoamento das técnicas de injeção submucosas que culminaram com o advento da ESD e equipamentos de imagem melhores (com recursos, como magnificação de imagens ou cromoendoscopia eletrônica), estes limites foram se expandindo.

Assim sendo, em casos bem selecionados, com colonoscopistas bem treinados, pode-se realizar a ressecção endoscópica de grandes lesões com relativa segurança, e caso ocorra alguma complicação, como hemorragia imediata ou perfuração, esta ainda poderá ser tratada endoscopicamente, com sucesso.

REFERÊNCIAS BIBLIOGRÁFICAS

1. Fenoglio-Preiser CM, Noffsinger AE, Stemmermann GN et al. Gastrointestinal pathology. An atlas and text. New York: Lippincot-Raven, 1998, 961p.
2. Kaltenbach T, Soetikno R, Kusno C et al. Developement of expertise in endoscopic mucosa resection and encoscopic submucosal dissection. Tech Gastrointest Endosc 2011;13:100-4.
3. Wolff WII, Shinya H. Colon fiberoscopy. JAMA 1971;217:1509-12.
4. Winawer SJ, Zauber AG, Ho MN et al. Prevention of colorectal cancer by colonoscopic polipectomy. The National Polyp Study Workgroup. N Engl J Med 1993;329:1977-81.
5. Rex DK. Colonoscopy. Gastrointest Endosc Clin N Am 2000;10:135-60.
6. Soetikno R, Gotoda T. Con: colonoscopic resection of large neoplasic lesions is appropriate and safe. Am J Gastroenterol 2009;104:272-75.
7. Moss A, Bourke MJ, Williams SJ et al. Endoscopic mucosal resection outcomes and prediction of submucosal cancer from advanced colonic mucosal neoplasia. Gastroenterology 2011;140:1909-18.
8. Kaltenbach T, Soetikno R. Endoscopic resection of large colon polyps. Gastrointest Endosc Clin N Am 2013;23(1):137-52.
9. Hogan RB, Hogan RB 3rd. Epinephrine volume reduction of giant colon polyps facilitates endoscopic assessment and removal. Gastrointest Endosc. 2007;66(5):1018-22.
10. Deyhle P, Jenny S, Fumagalli I. Endoscopic polypectomy in the proximal colon. A diagnostic, therapeutic (and preventive?) intervention. Dtsch Med Wochenschr 1973;2 219-20.
11. Tanaka S et al. JGES guidelines for colorectal endoscopic submucosal dissection/endoscopic mucosal resection. Dig Endosc 2015 May;27(4):417-34.
12. Puli SR, Kakugawa Y, Saito Y et al. Successful complete cure en-bloc resection of large nonpeduculated colonic polyps by endoscopic submucosal dissection: a met-analysis and systematic review. Ann Surg Oncol 2009;16:2147-51.
13. Fujishiro M, Yahagi N, Kakushima N et al. Outcomes of endoscopic submucosal dissection for colorectal epitelial neoplasm in 200 consecutive cases. Clin Gastroenterol Hepatol 2007;5:678-83; quiz 645.
14. Fu KI, Fujii T, Kato S et al. A new endoscopic tattooing technique for identifying the location of colonic lesions during laparoscopic surgery: a comparison with the conventional technique. Endoscopy 2001;33(8):687-91.
15. Consolo P, Luigiano C, Strangio G et al. Efficacy, risk factors and complications of endoscopic polypectomy: ten year experience at a single center. World J Gastroenterol 2008;14:2364-69.
16. Rosen L, Bub DS, Reed JF 3rd et al. Hemorrhage following colonoscopic polypectomy. Dis Colon Rectum 1993;36:1126-31.
17. Fruhmorgen P, Demling L. Complications of diagnostic and therapeutic colonoscopy in the Federal Republic of Germany. Results of an inquiry. Endoscopy 1979;11:146-50.
18. Sawhney MS, Salfiti N, Nelson DB et al. Risk factors for severe delayed postpolypectomy bleeding. Endoscopy 2008;40:115-19.
19. Heldwein W, Dollhopf M, Rosch T et al. The Munich Polypectomy Study (MUPS): prospective analysis of complications and risk factors in 4000 colonic snare polypectomies. Endoscopy 2005;37:1116-22.
20. Paspatis GA, Paraskeva K, Theodoropoulou A et al. A prospective, randomized comparison of adrenaline injection in combination with detachable snare versus adrenaline injection alone in the prevention of postpolypectomy bleeding in large colonic polyps. Am J Gastroenterol 2006;101:2805.

Quadro 40-1 Probabilidade de metástase no câncer invasivo precoce e polipoide do cólon[42-44]

Pediculados cond. favoráveis	< 1%
Sésseis cond. favoráveis	4%
Margem comprometida	8,5%
Invasão vascular	25%
Indiferenciação	50%
Budding +	50%

21. Iishi H, Tatsuta M, Narahara H et al. Endoscopic resection of large pedunculated colorectal polyps using a detachable snare. *Gastrointest Endosc* 1996;44:594-97.
22. Di Giorgio P, De Luca L, Calcagno G et al. Detachable snare versus epinephrine injection in the prevention of postpolypectomy bleeding: a randomized and controlled study. *Endoscopy* 2004;36:860-63.
23. Matsushita M, Hajiro K, Takakuwa H et al. Ineffective use of a detachable snare for colonoscopic polypectomy of large polyps. *Gastrointest Endosc* 1998;47:496-99.
24. Averbach M, Hashiba K, Correa P et al. Use of a homemade nylon loop for the prevention of postpolypectomy bleeding of large pedunculated polyps. *Surg Laparosc Endosc Percutan Tech* 2005;15:275-78.
25. Saito Y, Uraoka T, Matsuda T et al. Endoscopic treatment of large superficial colorectal tumors: a case series of 200 endoscopic submucosal dissections (with video). *Gastrointest Endosc* 2007;66(5):966-73.
26. Cooper HS. Surgical pathology of endoscopically removed malignant polyps of the colon and rectum. *Am J Surg Path* 1983;7:613-23.
27. Coverlizza S, Risio M, Ferrari A et al. Colorectal adenomas containing invasive carcinoma, pathological assessment of limph node metastasis. *Cancer* 1989;64:1937-47.
28. Kyser S, Begin LR, Gordon PH et al. The care of patients with colorectal polyps that contain invasive adenocarcinoma. Endoscopic polypectomy or colectomy? *Cancer* 1992;70:2044-50.
29. Nascimbeni R, Burgart LJ, Nivatvongs S et al. Risk of limph node metastasis in T1 carcinoma of the colon and rectum. *Dis Colon Rectum* 2002;45:200-6.
30. Nusko G, Mansmann U, Altendorf-Hofman A et al. Risk of invasive carcinoma in colorectal adenoma assessed by size and site. *Int J colorec Dis* 1997;12:267-71.
31. Tanaka S, Haruma K, Oka S et al. Clinicopathologic features and endoscopic treatment of superficially spreading colorectal neoplasms larger than 20 mm. *Gastrointest Endosc* 2001;54:62.
32. Hurlstone DP, Sanders DS, Cross SS et al. Colonoscopic resection of lateral spreading tumours: a prospective analysis of endocopic mucosa resection. *Gut* 2004;53:1334.
33. Hassan C, Zullo A, Risio M et al. Histologic risk factors and clinical outcome in colorectal malignant polyp: a pooled-data analysis. *Dis Colon Rectum* 2005;48:1588-96.
34. Seitz U, Bohnacker S, Seewald S et al. Is endoscopic polypectomy an adequate therapy for malignant colorectal adenomas? Presentation of 114 patients and review of the literature. *Dis Colon Rectum* 2004;47:1789-97.
35. Geraghty JM, Williams CB, Talbot IC. Malignant colorectal polyps: venous invasion and successful treatment by endoscopic polypectomy. *Gut* 1991;32:774-78.
36. Binmoeller KF, Bohnacker S, Seifert H et al. Endoscopic snare excision of "giant" colorectal polyps. *Gastrointest Endosc* 1996;43:183-88.
37. Boix J, Lorenzo-Zúñiga V, Moreno de Vega V et al. Endoscopic removal of large sessile colorectal adenomas: is it safe and effective? *Dig Dis Sci* 2007;52:840-44.
38. Galandiuk S, Fazio VW, Jagelman DG et al. Villous and tubulovillous adenomas of the colon and rectum. A retrospective review, 1964-1985. *Am J Surg* 1987;153:41-47.
39. Haggitt RC, Glotzbach RE, Soffer EE et al. Prognostic factors in colorectal carcinomas arising in adenomas: implications for lesions removed by endoscopic polypectomy. *Gastroenterology* 1985;89:328-36.
40. Frühmorgen P, Rufle W, Kobras S et al. Endoscopic therapy of early colorectal cancer (pT1) – A prospective study. *Z Gastroenterol* 2003;41:703-10.
41. Bories E, Pesenti C, Monges G et al. Endoscopic mucosal resection for advanced sessile adenoma and early-stage colorectal carcinoma. *Endoscopy* 2006;38:231-35.
42. Prall F. Tumour budding in colorectal carcinoma. *Histopathology* 2007;50:151-62.
43. Cranley JP, Petras RE, Carey WD et al. When is endoscopic polypectomy adequate therapy for colonic polyps containing invasive carcinoma? *Gastroenterology* 1986;91:419-27.
44. Cohen LB, Waye JD. Colonoscopic polypectomy of polyps with adenocarcinoma: when is curative? In: Barkin JS, Rogers AI. (Eds.). *Difficult decisions in digestive diseases*. Chicago: Year Book Medical, 1989. p. 528-35.

41 Adenoma Colorretal Avançado

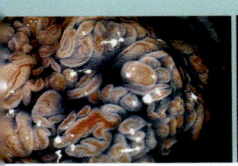

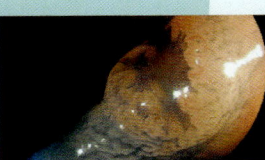

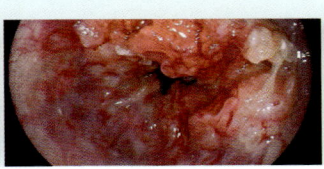

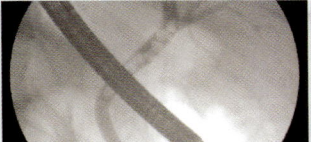

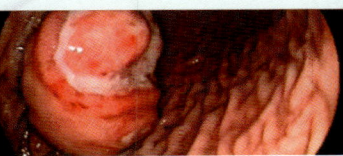

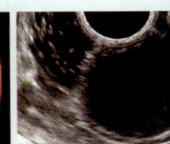

Giovani A. Bemvenuti ■ Luciana Filchtiner Figueiredo

INTRODUÇÃO

Adenoma avançado é a denominação que se aplica a uma lesão neoplásica da mucosa do intestino grosso, cuja principal característica clínica é uma tendência de maior risco de evolução para malignidade.

O carcinoma do intestino grosso, nos últimos decênios, passou a ter um aumento crescente da incidência e da mortalidade. Naquele momento, ocorreu um progresso significativo pela identificação do adenoma, uma lesão benigna, como precursora da malignidade, e o resultado deu origem à sequência adenoma-carcinoma.[1,2] Em seguida, surgiu a qualificação dos adenomas, o tubular, o viloso e o vilotubular ou misto, e a identificação das atipias celulares, mais adiante denominadas displasias, o que resultou na definição das sucessivas etapas da malignização a partir do adenoma.[3,4] Uma estrutura controversa é o carcinoma in situ que se caracteriza por apresentar celularidade de displasia avançada, sem, contudo, invadir a camada submucosa, o que descaracteriza a condição de malignidade, mas o coloca na entidade, denominada neoplasia avançada.

A hereditariedade já era considerada uma das principais causas da neoplasia intestinal e sugeria-se que fatores genéticos estariam envolvidos na sua origem. Estes elementos foram confirmados por estudos clínicos como aquele que apresentou a Síndrome de Lynch, cuja sigla era HNPCC e que se caracterizava pela mutação do gene MMR.[5] Mais adiante veio a publicação inicial de Vogelstein et al. que descreveram a sequência de mutações genéticas a partir do gene APC como a origem do adenoma a que se segue uma sequência de **alterações genéticas que culmina** na Síndrome da Polipose Adenomatosa Familiar. Este foi o elo da validação da via adenoma-carcinoma que, em última análise, é a origem da maioria dos casos de neoplasia intestinal.[6]

Outra alternativa da gênese tumoral foram as lesões com serrilhamento em células adenomatosas e hiperplásicas que, por sua vez, relacionava-se com mutações nos genes MMR, BRAF e KRAs.[7] Na atualidade, conceitua-se que estas lesões frequentemente estão localizadas no hemicólon direito e que, entre os seus subtipos, o adenoma séssil serrilhado.[8,9]

Com efeito, cada uma destas vias evolutivas apresenta alterações estruturais progressivas que ensejam estabelecer a estratificação de níveis de risco.[10] Sobreveio, assim, o conceito do adenoma avançado, cujos critérios básicos se definem em quatro itens, e sua importância reside no elevado risco de evolução para neoplasias avançadas (Quadro 41-1).[11]

As lesões, como o carcinoma in situ e com serrilhamento, na atualidade, apresentam características que supostamente se enquadram nos critérios de adenoma avançado.

Como exemplo, um estudo prospectivo, em que foram ressecados adenomas avançados na colonoscopia inicial, apresentou após 5 anos recorrência significativa de 12,2% com risco relativo de 5,95 (IC 95%,: 3,66-9,68). O achado inicial de um adenoma maior do que 10 mm e a presença de três ou mais adenomas revelaram-se fatores de risco independentes.[12]

Uma vez descobertas as vias evolutivas das neoplasias intestinais e as características de suas escalas intermediárias, foram estipulados graus de risco que apontavam o seu nível de gravidade, das quais o Adenoma Avançado tornou-se um indicador do risco maior. Assim sendo, por tornar-se um elo evolutivo para neoplasias avançadas e podendo até impactar no índice de mortalidade por câncer colorretal, o Adenoma Avançado passou a ser usado como balizador da credibilidade e na confiabilidade dos procedimentos diagnósticos utilizados na prevenção do câncer colorretal.

Quadro 41-1 Características conceituais do adenoma avançado colorretal

- Número de adenomas: presença de 3 ou mais
- Dimensão das lesões: a partir de 10 mm
- Tipo histológico: componente viloso
- Nível de displasia: alto grau

DIAGNÓSTICO

O achado de lesões desta ordem é fortuito, isto é, acontece ocasionalmente no curso de exames de imagens. Dentre os métodos disponíveis, os procedimentos endoscópicos revelaram-se os mais efetivos, particularmente a colonoscopia, por permitir a visão direta de toda a extensão do intestino grosso, além de proporcionar a amostragem para exame histológico e de aplicar conduta terapêutica, como acontece no caso de pólipos.

O diagnóstico de lesões intestinais tem início por uma cuidadosa inspeção endoscópica, que permite contabilizar o seu número de pólipos e aferir as suas dimensões, bem como registrar as localizações. No curso de procedimentos colonoscópicos, seja para rastreamento ou investigação diagnóstica, o examinador deve estar atento, pois uma alteração sutil pode ocultar lesão adenomatosa ou de outra natureza, polipoide, plana ou deprimida. Não raro, a identificação é difícil, e lesões pequenas podem até dissimular uma neoplasia, principalmente no cólon direito onde podem estar encobertas pelas haustrações. Na verdade, em qualquer segmento colônico e no reto, muitas vezes as lesões não são claramente evidentes. Daí a prioridade do examinador, com a colaboração de todo o sistema assistencial que o cerca, em realizar os procedimentos endoscópicos dentro do mais elevado padrão de qualidade. É importante injetar jatos de água para lavar os detritos residuais e removê-los por aspiração, cuidados essenciais para impedir o falso diagnóstico de lesões incipientes.

Técnicas acessórias, como a magnificação e a endocromoscopia, por corantes ou virtual, representam outra grande contribuição no achado de lesões *pouco evidentes* e na identificação de estruturas indicadoras de *displasia*. A escola japonesa introduziu a possibilidade de prever o tipo histológico das lesões por intermédio da análise do padrão das criptas e da arquitetura da microcirculação capilar.[13] A classificação de Kudo, na avaliação dos pólipos intestinais, qualifica com razoável acurácia estágios de maior risco pelos padrões IIIs, IV e V, *preconizando* a suspeita de que se trata de neoplasia avançada.

A etapa seguinte do processo diagnóstico é o exame anatomopatológico de lesões biopsiadas ou removidas. A qualidade das amostras obtidas por biópsias e pela ressecção de lesões vai fornecer a segurança nas decisões que se tomam a partir do exame dos espécimes. Ela se relaciona com o local selecionado para a obtenção das biópsias, bem como a completude das lesões ressecadas. Falhas acontecem porque os fragmentos de biópsias são limitados pela área reduzida de obtenção, enquanto nas ressecções alguns fragmentos de tecido inadvertidamente ficam *extraviados*, o que vai prejudicar o resultado do procedimento.

Além disso, para um futuro próximo, a endomicroscopia *vai oportunizar* o diagnóstico histológico, em tempo real, proporcionando um exame no nível microscópico e a decisão imediata quanto à conduta terapêutica no curso do procedimento endoscópico.

Na atualidade, a conclusão do processo diagnóstico tem lugar com o exame anatomopatológico, porquanto a técnica microscópica é definitiva em consolidar o diagnóstico de Adenoma Avançado. O exame microscópico pode ainda revelar a presença do carcinoma *in situ* e do padrão de serrilhamento, achados que os insere na classificação de neoplasia avançada.

A biologia molecular está trazendo valiosa contribuição para o entendimento de fenômenos pertinentes à natureza, estrutura e comportamento biológico das lesões epiteliais da mucosa intestinal em sua transição desde a singela benignidade até a malignidade. Além disso, está sendo coadjuvante na designação de seu potencial evolutivo e do prognóstico de risco, assim como está elucidando questões relativas à origem e à repercussão clínica no contexto do câncer colorretal.

CONDUTA

A aplicação do conceito de adenoma avançado na prevenção do câncer colorretal é extremamente objetiva, pois se restringe a dois tópicos: estratificação do risco que representa um elemento crítico para definir o prognóstico e indicação da frequência de realização dos procedimentos preventivos. Estas premissas se baseiam na análise das lesões ressecadas na colonoscopia inicial que vai apontar o *nível* de risco de malignização.

Em conclusão, o conjunto de informações obtidas pela endoscopia e anatomia patológica é quem define o conceito de adenoma avançado e o perfil de risco do paciente. A estratificação dos níveis de risco, por sua vez, passou a regular a frequência do seguimento pós-polipectomia, que se revela muito efetiva na prevenção e controle do carcinoma do intestino grosso (Quadro 41-2).[14,15]

O potencial de malignidade do adenoma avançado é indiscutível, tanto que se tornou um indicador fundamental no controle e na prevenção do carcinoma colorretal. Os resultados de seu emprego resultam consistentemente na redução da mortalidade em indivíduos de risco médio.[16] No entanto, é necessário enfatizar que somente a realização dos procedimentos dentro do mais elevado índice de qualidade é que garante o sucesso.

Não é aceitável que o procedimento deva ser repetido precocemente para remover tecido neoplásico remanescente, nem muito menos contar com a sorte de que o tecido neoplásico terá um bloqueio da proliferação celular e ocorra uma inibição do crescimento tumoral até a eventual repetição da colonoscopia. Tecido neoplásico remanescente equivale à lesão não diagnosticada, que possui alta potencialidade de evoluir para o câncer pós-colonoscopia, também chamado câncer de intervalo.

Quadro 41-2 Programa de seguimento preventivo pós-polipectomia com indicação dos intervalos para repetir o procedimento colonoscópico

Lesões	Intervalos
Pólipos hiperplásicos pequenos de reto e cólon sigmoide, submeter à colonoscopia como em indivíduos de risco básico sem outra evidência de risco	Repetir em 10 anos
Polipectomia colonoscópica com lesões em número de 1 ou 2, de dimensão inferior a 10 mm, tipo tubular e com displasia de baixo grau	Repetir em 5 anos
Polipectomia colonoscópica de adenoma avançado em número de 3 até 10, de dimensão de 10 mm ou mais e com componente viloso ou displasia de alto grau	Repetir em 3 anos
Outras situações de maior risco, como pólipos hiperplásicos de cólon direito, lesões hiperplásicas ou adenomatosas com serrilhamento, polipose hiperplásica, adenomas múltiplos (mais de 10) e polipose adenomatosa, recorrência de pólipos e forte incidência familiar de neoplasias epiteliais colônicas exigem uma individualização da conduta de seguimento	Repetir em 3 meses a 1 ano, a critério clínico

REFERÊNCIAS BIBLIOGRÁFICAS

1. Enterline HT, Evans GW, Mercado-Lugo RE et al. Malignant potential of adenomas of colon and rectum. *JAMA* 1962;179:322-30.
2. Muto T, Bussey HJR, Morson BC. The evolution of cancer of the colon and rectum. *Cancer* 1975;36:2251-70.
3. Konishi F, Morson BC. Pathology of colorectal adenomas: a colonoscopic survey. *J Clin Pathol* 1982;35:830-41.
4. Morson BC. The evolution of colorectal carcinoma. *Clin Radiol* 1984;35:425-31.
5. Vasen HF, Watson P, Mecklin JP et al. New clinical criteria for hereditary nonpolyposis colorectal câncer (HNPSS, Lynch Syndrome) proposed by International Collaborative group on HNPCC. *Gastroenterology* 1999;116:1453-56.
6. Vogelstein B, Fearon ER, Hamilton SR et al. Genetic alterations during colorectal-tumor development. *New Engl J Med* 1988;319:525-32.
7. Chan TL, Zhao W et al. BRAF and KRAs mutations in colorectal hyperplastic polyps and serrated adenomas. *Cancer Research* 2003;63:4878-81.
8. Jass JR, Baker K, Zlobec I et al. Advanced colorectal polyps with the molecular and morphological features of serrated polyps and adenomas: concept of a "fusion" pathway to colorectal cancer. *Histopathology* 2006;49:121-31.
9. Huang CS, Farraye FA, Shi Y et al. The clinical significance of serrated polyps. *Am J Gastroenterol* 2011;106:229-40.
10. Winawer S, Fletcher R, Rex D et al. Colorectal screening and surveillance: clinical guidelines and rationale. *Gastroenterol* 2003;124:544-60.
11. Winawer SJ, Zauber AG, Fletcher RH et al. Guidelines for colonoscopy surveillance after polypectomy: a consensus update by the US Multi-Society Task Force on colorectal cancer and the American Cancer Society. *Gastroenterology* 2006;130:1872-85.
12. Moss A, Bourke MJ, Williams SJ et al. Endoscopic mucosal resection outcomes and prediction of submucosal cancer from advanced colonic mucosal neoplasia. *Gastroenterology* 2011;140:1909-18.
13. Matsuda T, Fuji T, Saito Y et al. Efficacy of the invasive/non-invasive pattern by magnifying chromoendoscopy to estimate the depth of invasion of early colorectal neoplasms. *Am J Gastroenterol* 2008;103:2700-6.
14. Chung SJ, Kim YS, Yang JY et al. Five-year risk for advanced colorectal neoplasia after initial colonoscopy according to the baseline risk stratification: a prospective study in 2452 asymptomatic Koreans. *Gut* 2011;60:1537-43.
15. Levin B. Colorectal cancer. *ACP Medicine in Medscape* 2005; article 502838.
16. Rex DK, Schoenfeld PS, Cohen J et al. Quality indicators for colonoscopy. *Am J Gastroenterol* 2015;220:72-9.

42 Lesões Planas Colorretais – Fundamentos e Tratamento Endoscópico

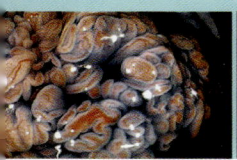

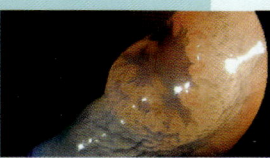

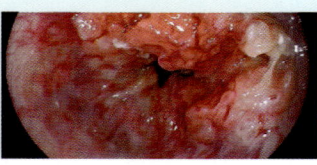

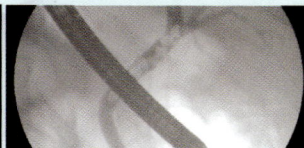

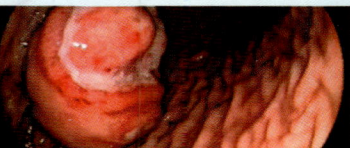

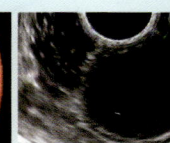

Claudio Rolim Teixeira

INTRODUÇÃO

O prognóstico das malignidades gastrointestinais avançadas é reservado. Houve pouco progresso e há escassas expectativas para melhorias na terapêutica destas enfermidades. A expectativa centra-se na detecção de lesões precoces, assintomáticas, em estágios iniciais. Atualmente, a melhor abordagem para este fim é pelo diagnóstico endoscópico precoce, principalmente, via triagem populacional, com maior atenção aos grupos de risco (p. ex., idade e história familiar). Neste contexto, o grande desafio cabe ao endoscopista que será incumbido de detectar e tratar patologias precoces na superfície luminal do trato digestório.

As taxas de incidência e mortalidade do carcinoma colorretal são muito elevadas nos países ocidentais em comparação aos asiáticos. Portanto, pode ser considerado surpreendente o maior número de diagnósticos de câncer colorretal precoce no Japão (cerca de 20 a 50%) que no Ocidente (menos de 10%). No passado, a bizarra teoria de que havia diferenças de tipo macroscópico e comportamento biológico dos tumores colorretais, encontrados nos nativos dos diversos países em questão, deu lugar à científica e clinicamente comprovada hipótese que este contraste se devia a diferenças na técnica colonoscópica, na eficiência do diagnóstico endoscópico e na interpretação e nomenclatura dos achados patológicos.[1-3]

CONCEITO

Uma lesão neoplásica maligna colorretal é denominada de precoce ou superficial quando a profundidade de invasão da parede colorretal está limitada à mucosa ou à submucosa, independente da presença de metástases linfonodais.

A confirmação histológica de câncer colorretal precoce implica em alto potencial de cura e excelente prognóstico. Para que haja avanços no conhecimento a cerca do câncer colorretal precoce, deve haver um consenso na terminologia. Esta necessidade levou a reuniões de consenso internacionais: Consenso de Viena para patologistas, Consenso de Kyoto e Classificação de Paris para endoscopistas.[2,4,5]

HISTOPATOLOGIA

O diagnóstico de lesões francamente invasivas da submucosa ou de adenomas com displasia de baixo grau determina escassas controvérsias. Porém, a distinção histopatológica entre adenomas com displasia de alto grau, carcinoma intramucoso e de carcinoma invasivo submucoso superficial, traz grande controvérsia e variabilidade de critérios diagnósticos entre os patologistas. E justamente entre estes três subgrupos é que se faz essencial o correto diagnóstico histopatológico que servirá de fundamento para a tomada de decisões clínicas e a comparação entre as diversas publicações nesta área. Patologistas japoneses baseiam-se nas anormalidades citológicas (principalmente nucleares) associadas à arquitetura glandular para o diagnóstico de carcinoma – daí o termo carcinoma intramucoso – ao passo que os patologistas ocidentais exigem a presença de invasão da lâmina própria para classificar a lesão como carcinoma.[3] Este limite, porém, pode não estar definido nas colorações de hematoxilina-eosina, além de ser um diagnóstico subjetivo.[3] Esta polêmica confirmou-se no consenso de Viena: o diagnóstico de câncer foi conferido por 5-40% dos patologistas ocidentais e por 45-75% dos patologistas japoneses (concordância de 45%, kappa = 0,27). Concluiu-se nesta mesma reunião que tanto patologistas ocidentais quanto japoneses não conseguiam consonância dos seguintes três diagnósticos: "adenoma com displasia de alto grau", "carcinoma não invasivo" (in situ) e "suspeita de carcinoma invasivo". Tendo em vista que a aplicabilidade desta diferença é maior para fins de pesquisa do que do ponto de vista terapêutico, todos foram agrupados na mesma categoria (Quadro 42-1).[6]

No Consenso de Viena, os termos adenoma e displasia são substituídos por neoplasia intraepitelial (NIE). Estas são categorizadas em dois graus, alto e baixo. Recomenda-se abandonar a antiga divisão em três graus (displasia leve, moderada e severa), por ser

Quadro 42-1 Classificação revisada de Viena para neoplasias epiteliais de esôfago, estômago e cólon

Categoria	Diagnóstico	Manejo
1	Negativo para NIE	Opcional
2	Indefinido para NIE	Seguimento
3	NIE de baixo grau: adenoma ou displasia de baixo grau	Ressecção endoscópica*
4	Neoplasia (intraepitelial ou intramucosa) de alto grau	Ressecção endoscópica ou cirúrgica*
	4.1 Adenoma/displasia	
	4.2 Carcinoma não invasivo (in situ)	
	4.3 Suspeita de carcinoma invasivo	
	4.4 Carcinoma intramucoso	
5	Carcinoma invasivo da submucosa	Ressecção cirúrgica*

*NIE: Neoplasia intraepitelial. O manejo dependerá do tamanho e da possibilidade técnica de ressecção da lesão, da profundidade de invasão avaliada por exames endoscópicos, radiológicos ou ecográficos e outros fatores, como idade e comorbidades. Para carcinomas colorretais bem ou moderadamente bem diferenciados, mostrando apenas mínima invasão da submucosa sem envolvimento linfático, somente a ressecção local é suficiente. Fonte: Dixon MF. Gut 2002.[4]

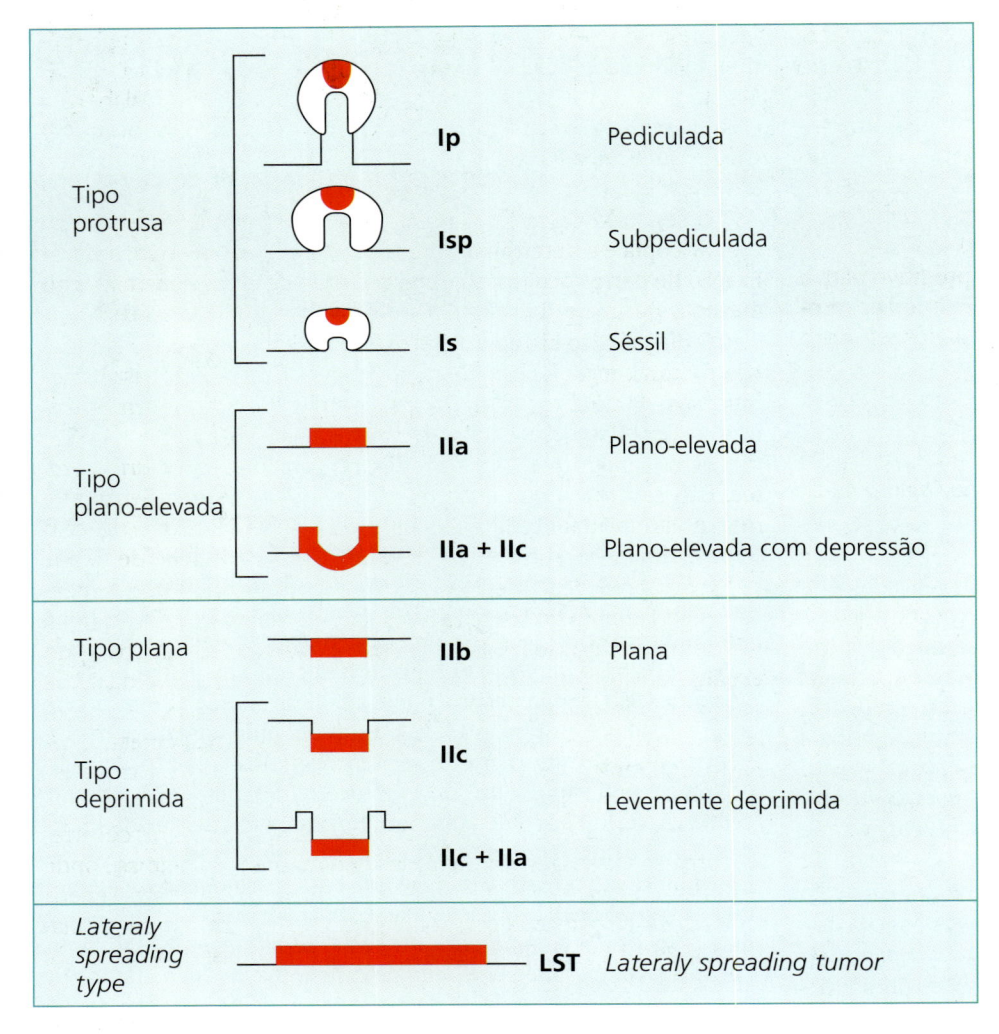

Fig. 42-1. Classificação macroscópica do câncer colorretal precoce (as linhas vermelhas representam o câncer).

mais sujeita à variação entre observadores e por não estar fundamentada em estudos clínicos e repercussão significativa no prognóstico. O resultado 'indefinido para NIE' relaciona-se geralmente com alterações inflamatórias associadas principalmente à Retocolite Ulcerativa Idiopática).[4,6]

ACHADOS MACROSCÓPICOS

A classificação de Borrmann proposta, em 1926, para tumores gástricos avançados, divide-se nos tipos I, II, III e IV. No princípio da década de 1970, a Associação Japonesa de Gastroenterologia acrescentou o tipo 0 com subtipos para definir as lesões precoces do tubo digestório superior. Uma classificação macroscópica para o carcinoma colorretal precoce, similar e ampliada, foi proposta por Kudo *et al.* (Fig. 42-1). O Consenso de Paris, em 2003, com adaptações reconheceu estas classificações, para proporcionar um fundamento aos endoscopistas ocidentais uniformizarem a descrição dos aspectos macroscópicos, que podem ser de grande utilidade na avaliação da profundidade de invasão e escolha do tratamento mais adequado endoscópico ou cirúrgico (Fig. 42-2).[2] Este consenso classifica a neoplasia colorretal superficial como 0-I Polipoide e 0-II Plano. As lesões polipoides ou protrusas (0-I) se subdividem em Pediculadas (Ip), quando possuem uma haste de sustentação mais estreita que o seu topo vegetante, ou Sésseis (Is), quando apresentam diâmetros similares para a sua base de implantação na mucosa e o seu topo vegetante. As lesões planas (tipo 0-II) subdividem-se em: elevadas (IIa), deprimidas IIc e completamente planas (IIb).

Lesões planas elevadas (IIa) e lesões sésseis (Is) podem ser confundidas uma pela outra. No cólon e reto, o Consenso de Paris focou no grau de protrusão da lesão, comparando objetivamente a altura da lesão, à altura da pinça de biópsia endoscópica com as colifas fechadas (2,5 mm). Lesões protruindo acima deste parâmetro, são classificadas como sésseis, e aquelas abaixo deste parâmetro são classificadas como planas elevadas. As lesões deprimidas (IIc) são resultado de a completa espessura da neoplasia estar situada em nível abaixo da mucosa adjacente. Ao contrário do estômago, as lesões totalmente planas (0-IIb) e as escavadas (0-III) são raramente observadas e descritas no cólon e no reto.

Há lesões precoces mistas com combinações das características descritas. As mais comumente encontradas no intestino grosso são as lesões planas que exibem depressão em conjunto com elevação. Se a área elevada for predominante, denominam-se IIa + IIc, em caso de depressão predominante, IIc + IIa.

Posteriormente mais bem caracterizadas no Consenso de Kyoto, estão as lesões denominadas por Kudo *Lateral Spreading Tumors* (LST); estas são lesões planas com um diâmetro superior a 10 mm e que exibem crescimento horizontal-lateral e insignificativo crescimento polipoide ou vertical.[7,8] Entre as lesões LST figuram aquelas com superfície irregular e granular (G-LST) e as de superfícies uniforme e lisa (*non* granular LST). Este diagnóstico diferencial morfo-

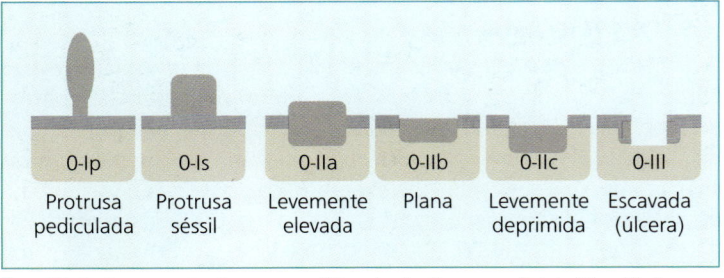

Fig. 42-2. Representação esquemática das lesões superficiais (tipo 0) de acordo com o Consenso de Paris.

lógico é importante, pois identificou os *non-granular* LST como possuidores de maior potencial de invasão da submucosa em comparação aos G-LST que, apesar de significativamente maiores em diâmetro, mostraram menor potencial invasivo.[9,10] Contudo, entre todos os tipos macroscópicos é inequívoco o maior potencial de malignidade das lesões 0-IIc e combinações, que, mesmo quando menores de 1 cm de diâmetro frequentemente, invadem a submucosa e precocemente desenvolvem metástases para linfonodos.[7,8,11-13]

A morfologia das lesões superficiais tem valor preditivo para a profundidade da invasão e o risco de metástases linfonodais, proporcionando um estadiamento endoscópico. Estes dados reforçam a importância da adequada e uniforme classificação morfológica endoscópica das lesões colorretais precoces, auxiliando na decisão terapêutica entre ressecção endoscópica ou cirúrgica.

A frequência e a distribuição dos diversos tipos macroscópicos da neoplasia colorretal precoce podem ser observadas no Quadro 42-2.

FISIOPATOLOGIA

A sequência pólipo-câncer foi proposta há mais de 30 anos e continua válida, mas evidências acumuladas também apontam para a existência de lesões *"de novo"*. Trata-se do surgimento do câncer colorretal sem o pólipo como lesão originária. A hipótese do câncer *de novo* apoia-se, fundamentalmente, na existência de pequenas lesões planas ou deprimidas (geralmente menores que 1 cm) sem glândulas adenomatosas identificáveis no espécime ressecado. Isto sugere que o carcinoma não se desenvolveu de uma lesão precursora displásica ou adenomatosa. Esta teoria é particularmente apoiada pelos endoscopistas japoneses e pode refletir em parte diferenças de terminologia, porque, como visto, pequenos adenomas com displasia de alto grau no Ocidente podem ser denominados carcinomas no Japão. Em nossa casuística de Porto Alegre, em estudo prospectivo foram diagnosticadas 13 lesões deprimidas (0,7%) adenomatosas e malignas, em 1.930 pacientes submetidos à colonoscopia ambulatorial.[12] É importante salientar que lesões deprimidas, principalmente as menores de 5 mm de diâmetro, são frequentemente diagnosticadas como adenomas com displasia de baixo grau.[7,8,11,12] Portanto, o câncer *de novo* se apresenta macroscopicamente como lesão plana ou deprimida, mas nem toda lesão plana ou deprimida é câncer *de novo*.

O reconhecimento de que a sequência pólipo-câncer não é a única via para o surgimento das neoplasias colônicas tem implicações em estratégias de prevenção através da colonoscopia, pela absoluta necessidade da procura por pequenas e sutis lesões planas e deprimidas (Consenso de Paris).

DIAGNÓSTICO E TRATAMENTO

Lesões planas superficiais são de difícil diagnóstico endoscópico. O primeiro passo é reconhecer qualquer área da mucosa com leve alteração da cor (palidez ou enantema), trama vascular irregular ou leve alteração de relevo (elevação ou depressão). Outros sinais podem incluir friabilidade, pontos hemorrágicos ou deformidades.[7,8] Quando diante de uma lesão suspeita, é essencial a manipulação da área examinada com manobras de rotação do colonoscópio, aspiração e insuflação de ar e mobilização das pregas colônicas com acessórios (p. ex., pinça de biópsia).

O segundo passo fundamental é a cromoscopia. O mérito da cromoscopia é a determinação dos limites exatos da lesão, a visualização de partes ocultas e a demonstração de áreas deprimidas ou elevadas por meio do acúmulo e da distribuição do corante.[7,8]

O diagnóstico histopatológico deve avaliar o grau de diferenciação tumoral, a profundidade da invasão e a invasão de vasos submucosos. A tendência atual é a de não utilizar o sistema semiquantitativo (sm1, sm2, sm3), mas objetivamente medir a invasão da submucosa em micrômetros ou mícrons (μ) a partir da *muscularis mucosae*. Isto se deve a que espécimens de mucosectomia frequentemente não incluam toda a extensão da submucosa, fazendo com que a estimativa da proporção do envolvimento não seja fidedigna.

A curabilidade das lesões removidas por mucosectomia depende primariamente do risco de metástases linfonodais e secundariamente da recidiva local. Diferente do carcinoma intramucoso do esôfago e estômago, no cólon e reto, inexiste a possibilidade de metástases linfonodais de carcinoma restrito à mucosa, pela absoluta razão de não existir vasos linfáticos na mucosa colorretal. Portanto, o tratamento de primeira escolha do carcinoma colorretal intramucoso é a polipectomia ou mucosectomia endoscópica.

O surgimento de metástases a distância do carcinoma colorretal torna-se viável a partir da invasão da camada submucosa, onde pelo fato da existência de grande quantidade de vasos sanguíneos e linfáticos, a reportada geral ocorrência de metástases ganglionares varia de 3,6 a 16,2% e a de metástases viscerais, ocorrendo em menos de 3% dos casos.[11,13]

Com base na hipótese de que as glândulas neoplásicas na porção invasiva mais profunda são as que possuem maior potencial maligno, Tanaka *et al.*, na maior casuística publicada até o presente, reportaram 45 casos (9,6%) de metástases linfonodais entre 470 casos de carcinoma colorretal invasivo da submucosa tratados cirurgicamente.[14] Na análise de regressão múltipla, a incidência de metástases linfonodais relacionou-se significativamente com tumores pobremente diferenciados, invasão da submucosa mais profunda que 1.500 μm, lesões tipo IIc e IIa + IIc e com invasão de vasos linfáticos.[11]

Considerando que 90% dos casos de carcinoma invasivo da submucosa não desenvolvem metástases linfonodais, é de fundamental importância a identificação dos fatores de risco para produção de metástases ganglionares e, então, selecionar os casos que podem ser tratados endoscopicamente. Este estudo revelou de modo original e pioneiro que carcinomas com invasão da submucosa menor que 1.500 μm de profundidade a partir da *muscularis mucosae*, bem diferenciados na porção invasiva mais profunda e ao exame histopatológico sem invasão de vasos linfáticos, podem ser tratados endoscopicamente de maneira curativa, tendo em vista a inexistência de metástases linfonodais. Por outro lado, o estudo da Universidade de Hiroshima enfatiza que mesmo em casos de invasão da submucosa inferiores a 1.500 μm, se a diferenciação histológica da porção invasiva mais profunda for pobremente diferenciada, o tratamento cirúrgico deve ser realizado, uma vez que em 33% dos casos existam metástases linfonodais.[11] A profundidade de invasão da submucosa de 1.500 μm corresponde à camada sm2 da prévia classificação de sm1, sm2 e sm3 proposta por Kudo e ao nível 2 da antiga classificação de Haggit que dividia a submucosa em quatro níveis.[7,8,11-13,15]

Lesões colorretais neoplásicas polipoides de grande porte (maior que 2 cm de diâmetro) ou lesões deprimidas de qualquer tamanho, que a magnificação de imagem apresente padrão de *pits* V_I ou V_N, deveriam ser também avaliadas por ecoendoscopia (EUS)

Quadro 42-2 Frequência dos tipos endoscópicos das lesões colônicas neoplásicas superficiais

Estudo	I n (%)	II n (%)				III n (%)
		IIa	IIb	IIc	IIa + IIc	
Triagem nacional (Japão)	1.768 (79)	296 (13)	3 (0)	127 (6)	39 (2)	3 (0)
Kudo *et al.*	5.455 (57)	3.674 (39)		404 (4)		0 (0)
Watanabe H*	1.807 (50)	1.604 (44)	33 (1)	60 (2)	97 (3)	0 (0)

*Dados apresentados no Cons. Paris, não publicados. Os dados e as porcentagens foram ajustados para remover o subtipo IIa + IIc. Fonte: Paris Workshop Participants. Gastrointestinal Endoscopy, 2003.[2]

preferencialmente com *miniprobes* (12-20 MHz) que, ao ratificar invasão profunda da submucosa, indicaria a necessidade de tratamento cirúrgico.[16-18] Na indisponibilidade de ecoendoscopia, a observação do sinal de *non-lifting* ou não elevação da lesão, após a injeção endoscópica na submucosa, também pode ser indicativo de invasão profunda da submucosa.[19] Por outro lado, a elevação da lesão após injeção endoscópica não exclui invasão da submucosa.

Nas últimas décadas, inúmeros avanços clínicos, endoscópicos e histopatológicos, grande parte estudos japoneses, definiram os critérios de ressecção endoscópica curativa das lesões superficiais colorretais. Os últimos consensos consideram que as indicações do tratamento endoscópico curativo da neoplasia colorretal superficial são:[5,20,21]

1. Adenomas independentes do grau de displasia.
2. Adenocarcinoma intramucoso.
3. Adenocarcinoma invasivo da submucosa:
   A) Tipo bem diferenciado.
   B) Profundidade de invasão da submucosa < 1.000 μm (aferidos a partir da *muscularis* mucosa).
   C) Ausência de invasão angiolinfática.
   D) *Budding* tipo 1 ou 2.

O espécime obtido por mucosectomia deve ser estirado e fixado em um material macio e poroso, com a superfície mucosa virada para cima, para então ser fixado em formalina. Lesões removidas pelo método de *piecemeal* devem preferencialmente ser remontadas de acordo com sua distribuição original.

As taxas de recidiva local relatadas para a mucosectomia variam de 2,3 a 7,4% na dependência do diâmetro da lesão, dos tipos macroscópico e histológico e do tipo de mucosectomia empregada. A recidiva local pós-mucosectomia é rara (< 1%) em lesões menores do que 2 cm de diâmetro ressecadas em bloco. No entanto, lesões maiores do que 2 cm de diâmetro associam-se a taxas maiores de recidivas (em até 30% dos casos), principalmente aquelas com grande extensão lateral (LST) que necessitaram de ressecção endoscópica *piecemeal* (saca-bocados).[7,8,10-12] Este tipo de mucosectomia, apesar de contornar as dificuldades técnicas, acarreta maiores taxas de recidiva. Este fato pode estar relacionado com a dificuldade de obtenção de margens de ressecção livres. Contudo, as recidivas locais são tratadas endoscopicamente com sucesso na absoluta maioria dos casos. Deve-se salientar a importância do seguimento dos pacientes tratados por mucosectomia, com colonoscopias de controle inicialmente 3-6 meses após a mucosectomia.[7,8,10-12]

A técnica de dissecção da submucosa (ESD) possibilita a ressecção *en bloc*, independente do tamanho das lesões neoplásicas no tubo digestório. No Japão esta modalidade de terapêutica endoscópica foi inicialmente utilizada para o tratamento de lesões neoplásicas do tubo digestório superior, posteriormente foi também sendo aplicada para o tratamento de lesões colorretais.

As maiores casuísticas avaliando os resultados da ESD no tratamento da neoplasia colorretal precoce são exclusivamente japonesas. Um recente estudo japonês multicêntrico de 13 instituições demonstrou que entre 2.719 casos de lesões neoplásicas colorretais tratadas por ESD, a taxa de ressecção *en bloc* foi de 82,8% (61-98,2%, 2.082/2.516) e a incidência de perfuração foi de 4,7% (1,4-8,2%, 127/2719).[20] Esta publicação de *experts* endoscopistas japoneses considera que as principais indicações da ESD no tratamento das lesões neoplásicas colorretais são: 1. lesões de grande porte (> 20 mm de diâmetro) em que a ressecção *en bloc* é de difícil execução; 2. lesões tipo LST do tipo liso ou não granular com *pits* tipo Vi; 3. carcinoma suspeito de invasão da submucosa; 4. lesões deprimidas ou elevadas suspeitas de ser carcinomas; 5. lesões com fibrose associada, seja por bópsia, seja por recidiva de lesão pós-mucosectomia.[20]

Recentes avanços no diagnóstico endoscópico demonstraram a existência de lesões colorretais superficiais planas e deprimidas com grande potencial de malignização, manifestado por invasão de parede e metástases. O aperfeiçoamento das técnicas de ressecção endoscópica deu grande impulso às possibilidades deste tipo de tratamento não somente de lesões planas superficiais, mas também das lesões polipoides sésseis de grande porte.

Consequentemente, houve expansão das indicações clínicas do tratamento endoscópico das lesões neoplásicas colorretais. A eficácia e a preservação da qualidade de vida dos pacientes são os grandes méritos do tratamento endoscópico da neoplasia colorretal precoce.

REFERÊNCIAS BILBIOGRÁFICAS

1. Schlemper RJ, Itabashi M, Kato Y et al. Differences in the diagnostic criteria used by Japanese and Western pathologists to diagnose colorectal carcinoma. *Cancer* 1998;82:60-69.
2. Paris Workshop Participants. The Paris endoscopic classification of superficial neoplastic lesions. *Gastrointest Endosc* 2003;58(Suppl 6):s3-43.
3. Willis J, Riddell RH. Biology versus terminology: East meets West in surgical pathology. *Gastrointest Endosc* 2003;57(3):369-76.
4. Dixon MF. Gastrointestinal epithelial neoplasia: Vienna revisited. *Gut* 2002;51:130-31.
5. Kudo S, Lambert R, Allen JI et al. Nonpolypoid neoplastic lesions of the colorectal mucosa. *Gastrointest Endosc* 2008;68(Suppl):S3-47.
6. Schlemper RJ, Riddell RH, Kato Y et al. The Vienna classification of gastrointestinal epithelial neoplasia. *Gut* 2000;47:251-55.
7. Kudo S. Endoscopic mucosal resection of flat and depressed types of early colorectal cancer. *Endoscopy* 1993;25:455-61.
8. Kudo SE. Early colorectal cancer and endoscopic resection. In: Sivak MV. (Ed.). *Gastroenterologic endoscopy*. Philadelphia: WB Saunders, 1999.
9. Teixeira CR, Tanaka S, Haruma K et al. Flat elevated colorectal neoplasms exhibit a high malignant potential. *Oncology* 1996;53:89-93.
10. Tanaka S, Haruma K, Oka S et al. Clinicopathological features and endoscopic treatment of superficially spreading colorectal neoplasms larger than 20 mm. *Gastrointest Endosc* 2001;54:62-66.
11. Tanaka S, Haruma K, Oh-E H et al. Conditions of curability after endoscopic resection for colorectal carcinoma with submucosally massive invasion. *Oncology Reports* 2000;7:783-88.
12. Teixeira CR. Current status of depressed colorectal neoplasia in Latin America. *Early Colorectal Cancer* 2004;8:57-60.
13. Moreira LF, Teixeira CR. Metástase linfonodal em tumores precoces do reto. *Arq Gastroenterol* 1992;29:51-55.
14. Teixeira CR, Tanaka S, Haruma K et al. The clinical significance of the histologic subclassification of colorectal carcinoma. *Oncology* 1993;50:495-99.
15. Haggitt RC, Glotzbach RE, Soffer EE et al. Prognostic factors in colorectal carcinomas arising in adenomas: implication for lesions removed by endoscopic polypectomy. *Gastroenterology* 1985;89:328-36.
16. Kudo S, Rubio CA, Teixeira CR et al. Pit pattern in colorectal neoplasia: endoscopic magnifying view. *Endoscopy* 2001;33:367-73.
17. Tanaka S, Nagata S, Oka S et al. Determining depth of invasion by VN pit pattern analysis in submucosal colorectal carcinoma. *Oncol Rep* 2002;9:1005-8.
18. Saitoh Y, Obara T, Einami K et al. Efficacy of high-frequency ultrasound probes for the preoperative staging of invasion depth in flat and depressed colorectal tumors. *Gastrointest Endosc* 1996;44:34-39.
19. Uno Y, Munakata A. The non-lifting sign of invasive colon cancer. *Gastrointest Endosc* 1994;40:485-89.
20. Tanaka S, Motomi T, Kanao H et al. Current status and future perspectives of endoscopic submucosal dissection for colorectal tumors. *Digestive Endoscopy* 2012;24:73-79.
21. Japanese Society for Cancer of the Colon and Rectum (JSCCR) guidelines 2010 for the treatment of colorectal cancer. *Int J Clin Oncol* 2011.

43 CÂNCER PRECOCE DO CÓLON E RETO

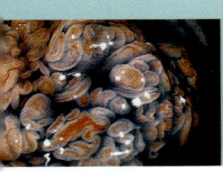

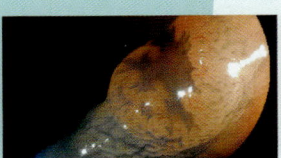

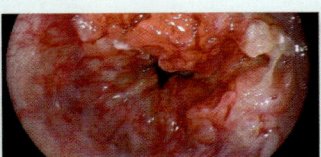

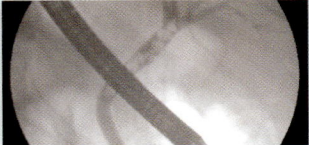

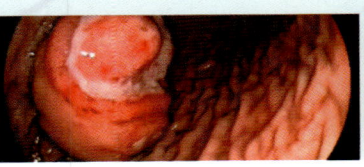

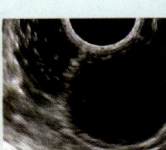

Artur Adolfo Parada • Filadelfio E. Venco • Roberto El Ibrahim

INTRODUÇÃO

A colonoscopia é considerada o exame de escolha para a identificação de lesões colorretais, permitindo a observação direta de toda a superfície interna do reto e do intestino grosso e frequentemente do íleo distal, assim como a obtenção de biópsias e procedimentos terapêuticos.

Representa hoje um dos principais métodos de rastreamento para o câncer colorretal. Deve ser realizada de acordo com os riscos dos pacientes em relação aos tipos de carcinomas que descrevemos anteriormente. Para a população em geral, recomenda-se colonoscopia a partir de 50 anos de idade e posteriormente os controles de acordo com os achados do primeiro exame.[36]

O carcinoma colorretal em fases iniciais em geral é assintomático. Pode ser encontrado incidentalmente após colonoscopias por sintomatologias não relacionadas ou após rastreamento.

A colonoscopia é atualmente um dos procedimentos médicos mais eficientes, uma vez que permite o diagnóstico de grande número de pólipos, de lesões não polipoides e de carcinomas precoces com ressecções curativas na maioria das vezes.[46]

PÓLIPOS COLORRETAIS

A hipótese de que carcinomas colorretais se desenvolvem de um pólipo, uma lesão inicial, intermediária, há muitos anos tem sido desenvolvida e fundamentada em dados epidemiológicos, patológicos e observacionais.

Segundo esta hipótese, lesões precursoras ou adenomas são frequentemente diagnosticados nas margens dos carcinomas avançados ou nas chamadas transformações carcinomatosas dos pólipos adenomatosos. As distribuições dos adenomas e carcinomas são similares por todo o cólon, e os adenomas frequentemente são diagnosticados 10 a 15 anos antes do início de um câncer tanto nos casos esporádicos quanto nos familiares.

IMPACTO DAS POLIPECTOMIAS

O importante é que se consegue reduzir a incidência de CCR em 60 a 90%, removendo os pólipos adenomatosos, como já evidenciado em muitos trabalhos controlados.[10]

LESÕES PERDIDAS

No entanto, ocorrem vários casos de carcinomas que são diagnosticados mesmo depois de serem removidos todos os pólipos. Estes são denominados como "lesões perdidas" (missing lesions).[1,4,58]

Lesões menores podem ser subdiagnosticadas em colonoscopias (1,7 a 27% segundo relatos da literatura), principalmente as do tipo não polipoide e no cólon direito e até alguns casos de carcinomas avançados.[14,17,34,50,68]

Segundo alguns autores, até 17% das lesões com 10 mm podem ser perdidas. Índice diretamente relacionado evidentemente com a qualidade do exame.[48,51]

HISTOLOGIA E CARCINOGÊNESE

Na prática endoscópica, as lesões encontradas podem ser de origem hiperplásica, adenomatosa e o adenocarcinoma propriamente dito. As hiperplásicas, em geral, são formas reparativas reacionais e não vinculadas ao risco aumentado de carcinoma. As adenomatosas, que apresentam potencial de associação a adenocarcinoma, podem ser lesões isoladas ou das síndromes da polipose múltipla familiar.[60]

Nos últimos anos, tem-se discutido muito a via do adenoma serrilhado e do "carcinoma de novo", isto é, originada na mucosa própria colorretal, sem lesões precursoras.

Na carcinogênese colorretal, outras vias estão sendo também estudadas, como as do carcinoma na retocolite ulcerativa e nas poliposes hamartomatosas, como na síndrome de Peutz-Jeghers.[19,35,38,47,59]

Estes casos das vias dos adenomas serrilhados e dos carcinomas de novo podem representar porcentagem significativa das lesões perdidas durante as colonoscopias. Não se sabe ainda qual a porcentagem de cada via na carcinogênese colorretal.[2,40,47,68]

LESÕES POLIPOIDES E NÃO POLIPOIDES

Há muitos anos aprendemos que os carcinomas colorretais se originam de pólipos (adenomas). Posteriormente, com a experiência principalmente da escola japonesa, ratificada em Paris, as lesões colorretais foram classificadas macroscopicamente como polipoides e não polipoides (Fig. 43-1).

Classificação de Paris:

- *Lesões polipoides:* tipo I
  - 0-Is: séssil.
  - 0-Isp: subpediculada.
  - 0-Ip: pediculada.
- *Não polipoides:* tipo II
  - 0-IIa: superficialmente elevada.
  - 0-IIb: superficialmente plana.
  - 0-IIc: superficialmente deprimida.

LESÃO DE ESPRAIAMENTO LATERAL

Além destas formas polipoides e não polipoides, há uma forma superficialmente elevada do tipo espraiamento lateral (lateral spreading tu-

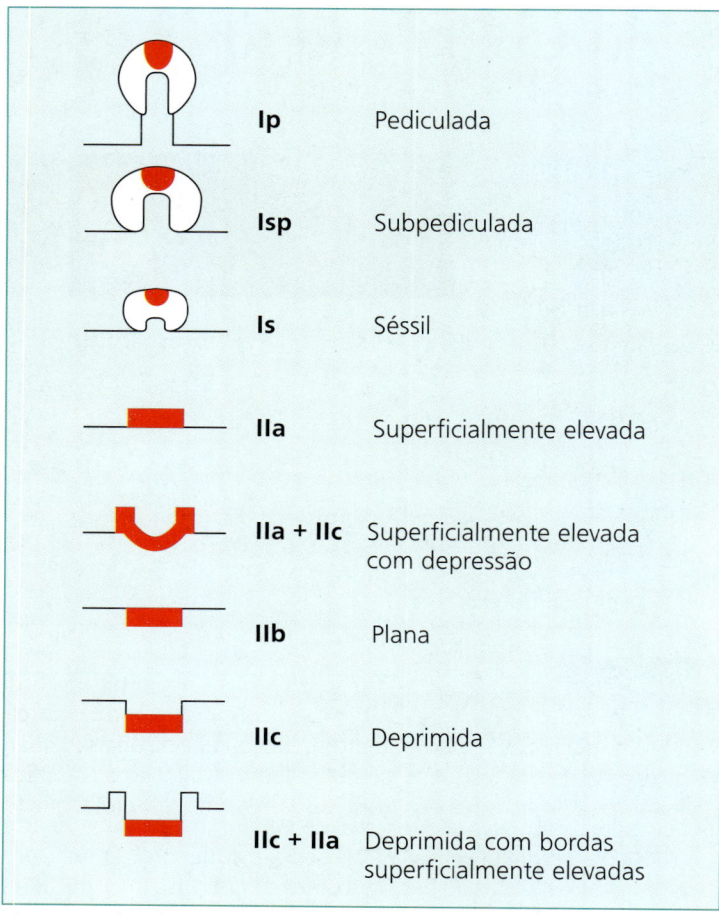

Fig. 43-1. Classificação de lesões colorretais.

	Ip	Pediculada
	Isp	Subpediculada
	Is	Séssil
	IIa	Superficialmente elevada
	IIa + IIc	Superficialmente elevada com depressão
	IIb	Plana
	IIc	Deprimida
	IIc + IIa	Deprimida com bordas superficialmente elevadas

LST – GRANULAR E NÃO GRANULAR CRESCIMENTO LATERAL > 10 mm

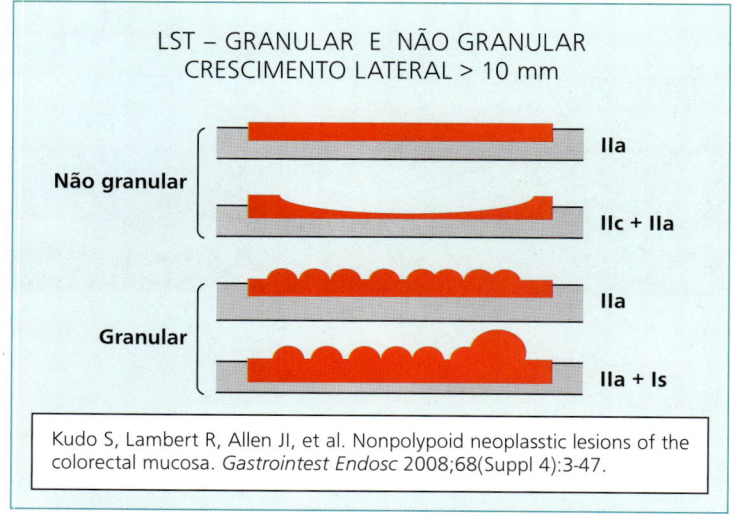

Não granular: IIa; IIc + IIa
Granular: IIa; IIa + Is

Kudo S, Lambert R, Allen JI, et al. Nonpolypoid neoplasstic lesions of the colorectal mucosa. *Gastrointest Endosc* 2008;68(Suppl 4):3-47.

Fig. 43-2. LST – granular e não granular crescimento lateral – > 10 mm.[29]

mor – LST), que são planas, com mais que 1,0 cm de diâmetro e que apresentam crescimentos horizontal e lateral. Estas são subdivididas de acordo com as alterações na superfície em granulares e não granulares (lisas ou pseudodeprimidas) e com alterações homogêneas ou não homogêneas (Fig. 43-2).[29,31,65]

As lesões não polipoides apresentam altura menor que 2,5 mm (altura avaliada em relação a altura da pinça de biópsia), e as polipoides com mais de 2,5 mm. As lesões deprimidas se apresentam abaixo do nível da mucosa.[65]

DIAGNÓSTICO

O diagnóstico de lesões polipoides (sésseis, pediculadas e subpediculadas) evidentemente é mais fácil pela protrusão mais nítida que apresentam durante o exame colonoscópico.

O diagnóstico de lesões não polipoides, no entanto, é mais difícil, e estas lesões podem passar despercebidas.

Há vantagens comprovadas do uso da cromoscopia na detecção das lesões não polipoides e nas neoplasias associadas a colites.[5,61]

O endoscopista deve ficar atento às alterações mínimas da mucosa, como mudança de cor, apagamento de vascularização, indentação e alterações de superfície, assim como borramentos das imagens decorrentes do acúmulo de muco. A utilização de corantes é praticamente mandatória. Utilizamos muito o índigo-carmim a 0,4% (Figs. 43-3 a 43-5).

Alguns sinais indiretos, portanto, sugerem neoplasias superficiais:[41,46]

1. Pontos brancos.
2. Perda do padrão vascular.
3. Indentação.
4. Pequenas áreas hiperêmicas ou de sangramento espontâneo.
5. Pregas convergentes.
6. Acúmulo de muco.
7. Discretas alterações na superfície da mucosa.

Colonoscópios com alta resolução, magnificação de imagens e cromoscopias digitais (NBI, FICE ou iScan) são outras opções interessantes e que aumentam a possibilidade de diagnósticos de pequenas lesões, de lesões superficiais elevadas, planas e deprimidas e nos orientam em relação à terapêutica endoscópica.[17]

DEFINIÇÃO

O câncer colorretal precoce, por definição, é aquele com invasão no máximo até a submucosa, independente de acometimento ganglionar.[64]

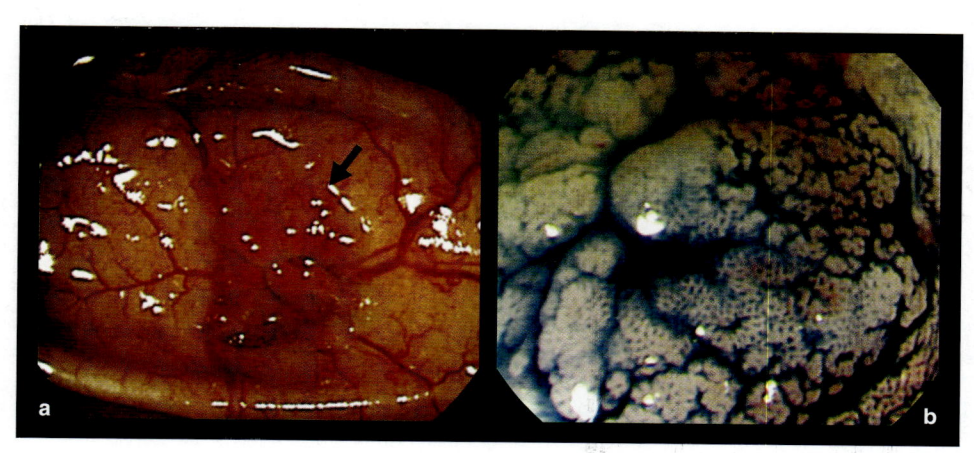

Fig. 43-3. (a e b) Lesão tipo 0-IIa – adenoma serrilhado.[29]

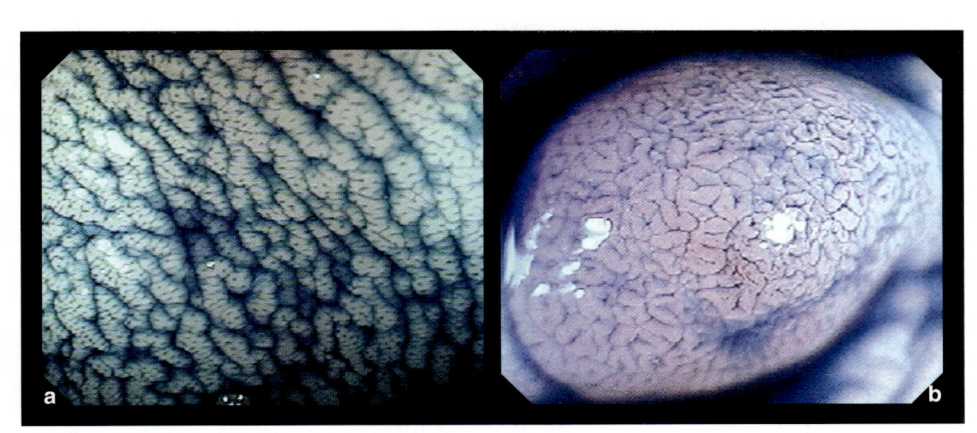

Fig. 43-4. (a e b) Padrões de criptas tipos I e II.

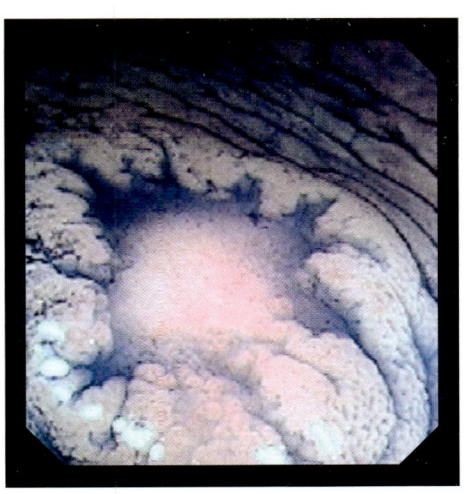

Fig. 43-5. Padrão de criptas tipo IIIs.

HISTOLOGIA
Sempre foram observadas grandes divergências entre os patologistas ocidentais e orientais, principalmente os japoneses, quanto aos critérios de diagnóstico de carcinomas restritos à mucosa.[43]

Critérios de Viena
Muitos patologistas ocidentais só consideram carcinoma quando ocorre invasão da lâmina própria. Como tentativa de consenso a nível mundial, foram estabelecidos os critérios de Viena, em que os diagnósticos de adenomas e de displasias foram substituídos por neoplasia intraepitelial (NIE) de baixo e de alto graus.

Critérios de Viena:[7,55]

1. Negativo para neoplasia intraepitelial (NIE).
2. Indefinido.
3. NIE de baixo grau (adenoma ou displasia de baixo grau).
4. NIE de alto grau – restrita à mucosa (adenoma/displasia, carcinoma não invasivo ou *in situ*, suspeita de carcinoma invasivo e carcinoma intramucoso, com invasão da lâmina própria).
5. Carcinoma invasivo da submucosa.

Quando ocorre invasão da submucosa há poucas controvérsias, e estas invasões foram subdivididas em três níveis: sm1, no terço superior; sm2, quando atinge o terço médio; e sm3, quando atinge a porção profunda da submucosa.

PADRÃO DE CRIPTAS E DE VASCULARIZAÇÃO
A utilização de aparelhos de alta resolução e de magnificação de imagem permite diferenciar lesões neoplásicas de não neoplásicas com grande acurácia, e isto evidentemente auxilia na decisão quanto a ressecções das lesões colorretais. Temos utilizado a classificação japonesa de padrões dos orifícios das criptas colônicas, que foi sistematizada por Kudo.[30,32]

O padrão de criptas foi classificado em cinco tipos:

- *Tipo I:* criptas da mucosa normal.
- *Tipo II:* um pouco aumentadas e com aspecto estelar, corresponde, em geral, a lesões hiperplásicas.
- *Tipo III:* a adenomas (IIIL tubulares longos, com atipias de baixo ou alto grau e IIIs, padrões pequenos, com atipias de alto grau).
- *Tipo IV:* adenomas vilosos (atipias de baixo e alto graus).
- *Tipo V:* carcinomas (Va com amorfismo, com criptas heterogêneas, carcinoma intramucoso e Vn com apagamento das criptas, carcinoma com invasão da submucosa).

Recentemente, foram propostas classificações dos padrões de vascularização e subclassificações do tipo II de Kudo (Figs. 43-6 e 43-7).

A vascularização foi classificada em cinco grupos:[29]

1. Pouca vascularização (*faint* – débil, fraca).
2. Em rede ou entrelaçada (*network*).
3. Densa.
4. Irregular.
5. Esparsa ou dispersa.

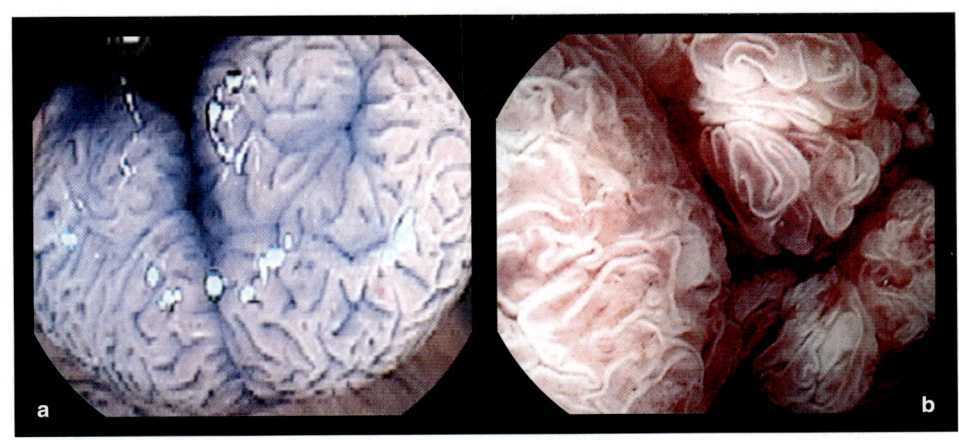

Fig. 43-6. (a e b) Padrões de criptas tipos III L e IV.

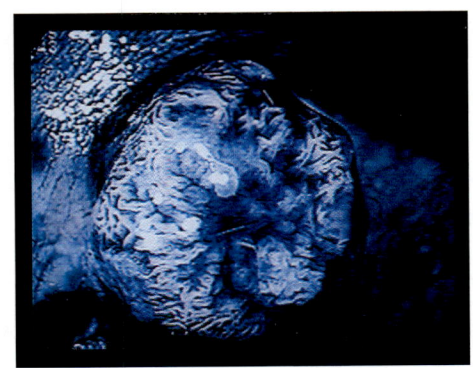

Fig. 43-7. Padrão de criptas tipo VN.

As lesões do tipo II estão sendo subdivididas em II-R (regular), II-O (open – abertas) e II-L (longas), ou tipo IV-s (*serrated* ou serrilhados). Os resultados iniciais sugerem que o tipo II-O seria um marcador de lesões pré-malignas para o câncer colorretal.[24]

SOBREVIDA

A sobrevida se relaciona com diversos fatores e principalmente com o nível de penetração do carcinoma na parede colorretal, com o comprometimento ganglionar e metástases a distância.

Lesões intramucosas são consideradas curadas após ressecções endoscópicas adequadas. Se ocorrer penetração na submucosa ou mais profundamente o prognóstico vai piorando significativamente, aumentando o risco de comprometimento ganglionar e de metástases a distância.

MACROSCOPIA E INVASÃO SUBMUCOSA

As lesões precoces são classificadas como do tipo 0 (zero).

Utilizamos a classificação de Paris, como já afirmamos.

O aspecto macroscópico das lesões gastrointestinais tem relação importante com a profundidade de invasão da parede, propiciando uma importante ferramenta na avaliação da ressecabilidade endoscópica ou na indicação cirúrgica.

Realizar Ressecções Endoscópicas ou Cirúrgicas?

A decisão de se realizar ressecção endoscópica deve-se basear no estudo do pólipo, no preparo do colonoscopista e nas condições gerais do paciente.

A aparência do pólipo é geralmente importante na avaliação da presença ou não de carcinoma. Ulceração ou irregularidades de superfície, como nódulos, depressões significativas, áreas endurecidas, fixação do pólipo à submucosa ou um **pseudopedículo** engrossado, sugerem malignidade, inclusive com invasão maciça da submucosa.[47]

Para as lesões protrusas (0-I), o diâmetro e a avaliação da base e da superfície da mucosa são critérios que definem a ressecabilidade.

Lesões sésseis e subpediculadas com até 2 cm de diâmetro e pediculadas até 3 cm, em geral, podem ser ressecadas com altos índices de cura.

Para as lesões superficialmente elevadas ou planas utilizam-se os mesmos critérios, sendo estas ressecáveis, sem maiores riscos de metástases ganglionares, com até 3 a 4 cm de diâmetros. A presença de nódulos ou de áreas lisas, deprimidas ou pseudodeprimidas aumenta o risco de metástases ganglionares. O padrão de criptas Vn e as alterações importantes da microvascularização também ajudam nesta avaliação.

As lesões deprimidas ou com depressões (IIc, IIc + IIa e IIa = IIc) em geral podem ser ressecadas com 0,5 a 1 cm de diâmetro. São menos frequentes, porém, invadem mais precoce e rapidamente a submucosa.[11,29,37,45,47,67]

Precisamos, portanto, ficar atentos, pois algumas das lesões não polipoides podem apresentar evolução mais agressiva, com maior probabilidade de carcinomas ou displasias acentuadas que adenomas sésseis ou pediculados (Figs. 43-8 a 43-16).[12,15]

As lesões não polipoides têm um papel muito importante no desenvolvimento dos carcinomas: segundo alguns autores japoneses, pelo menos 71,2 a 80% dos carcinomas avançados devem ter evoluído de um tipo não polipoide de carcinoma intramucoso.[33,57]

HISTOLOGIA APÓS RESSECÇÃO ENDOSCÓPICA

Após ressecções de lesões pediculadas, o risco de metástases ganglionares é muito pequeno, se a invasão neoplásica se limitar à cabeça e até 1 mm do colo do pólipo. Quando não há invasão além da linha do colo do pólipo, é definido como tumor da cabeça. A chance de metástases ganglionares foi de praticamente 0%. A invasão do pedículo profundamente e da submucosa própria da parede do cólon aumenta muito este risco.[25]

Para as lesões sésseis e superficiais, principalmente para as deprimidas, a invasão da submucosa própria da parede é mais rápida. Pode ser considerada curativa até 1.000 μm da submucosa (sm s – *slight* ou discreta). Com mais de 1.000 μm, as invasões são consideradas maciças (sm m – *massive* ou maciça).[18,25]

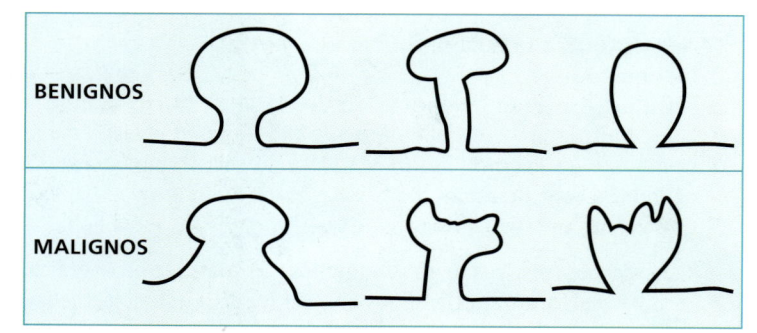

Fig. 43-8. Pólipos pediculados.

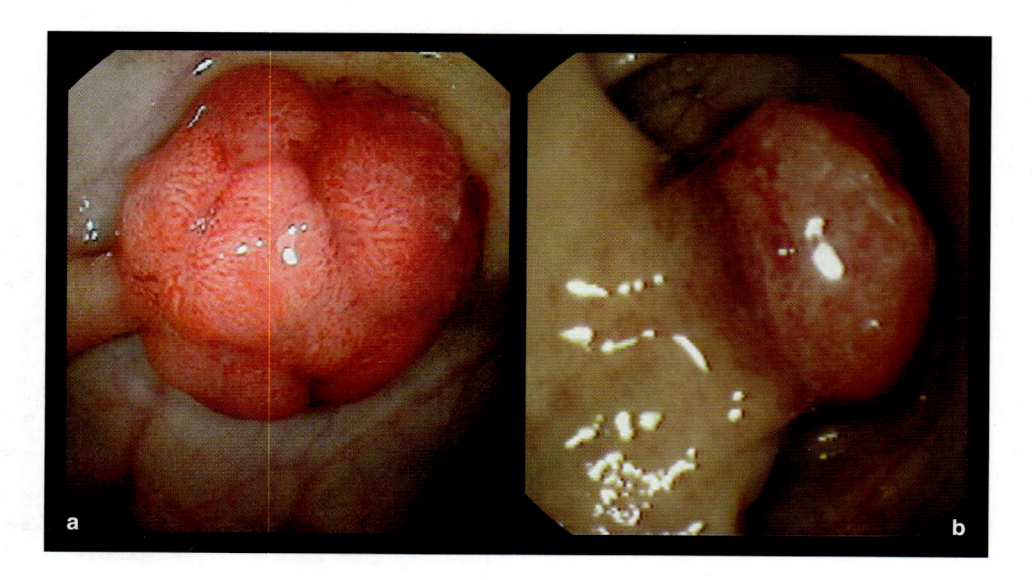

Fig. 43-9. (a e b) Pólipos pediculados benignos × malignos.

Capítulo 43 ■ Câncer Precoce do Cólon e Reto

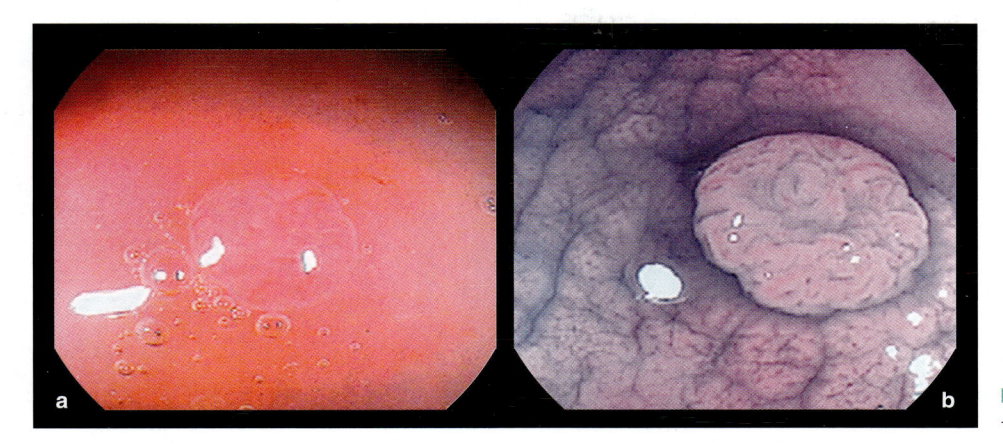

Fig. 43-10. (a e b) Pólipo 0-Is – séssil – adenoma tubular.

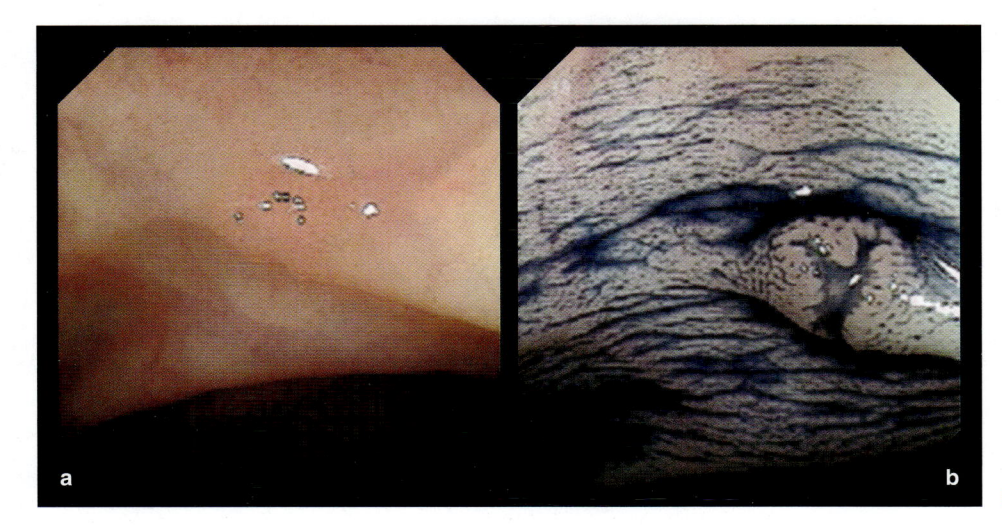

Fig. 43-11. (a e b) Lesão tipo 0-IIc.

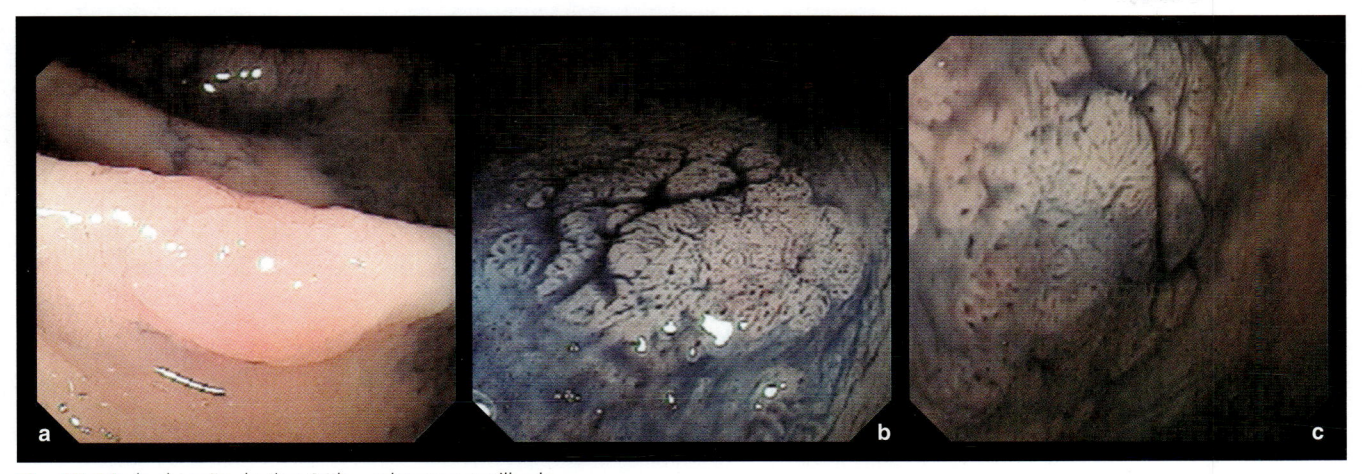

Fig. 43-12. (a-c) Lesão do tipo 0-IIb – adenoma serrilhado.

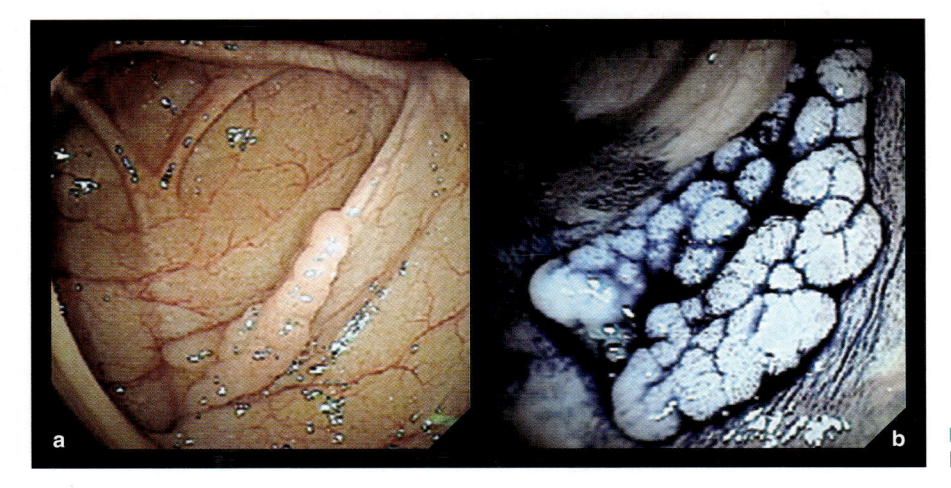

Fig. 43-13. (a) LST – tipo granular homogêneo; (b) índigo-carmim.

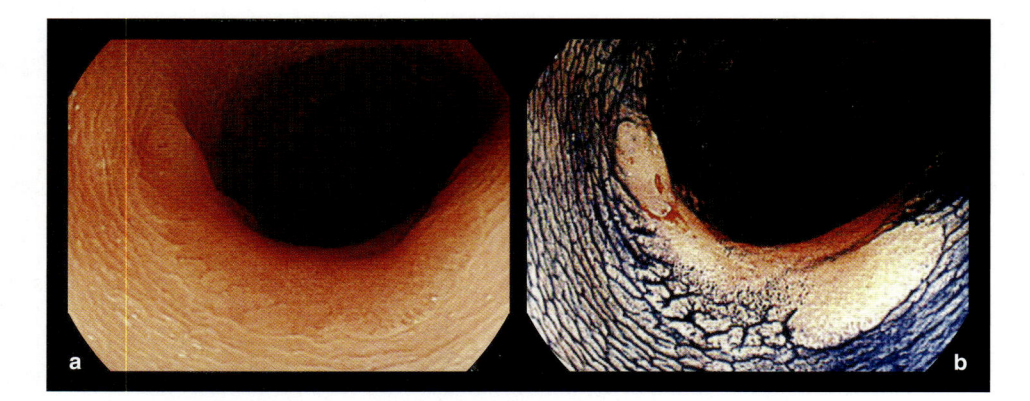

Fig. 43-14. (a e b) LST – tipo não granular liso.[29]

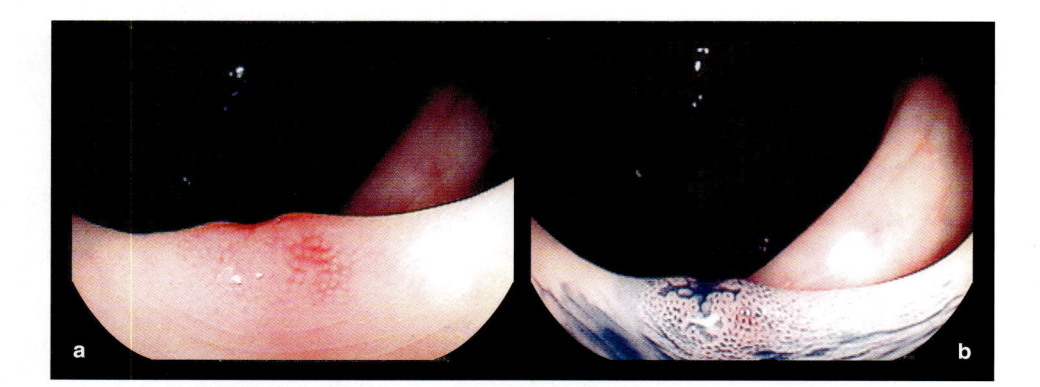

Fig. 43-15. (a e b) Lesão 0-IIc – NIE de alto grau.

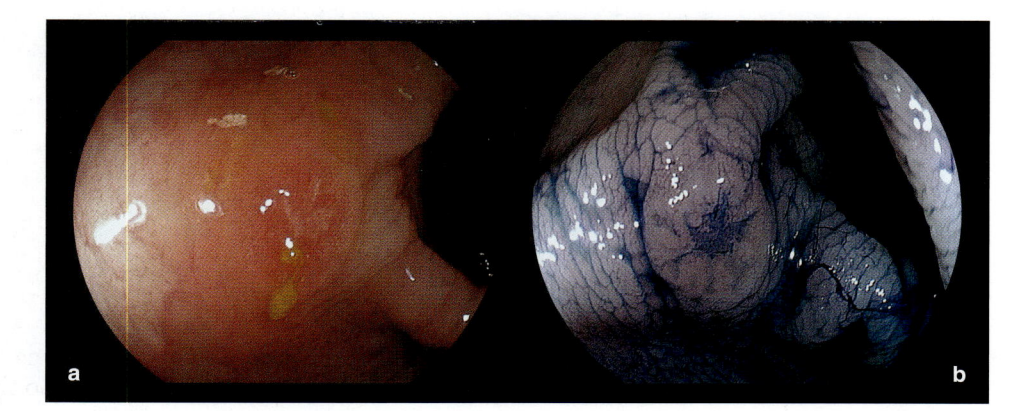

Fig. 43-16. (a e b) Lesão deprimida NIE de alto grau.

O comprometimento ganglionar, em casuística japonesa, nas lesões sm-s foi de 0% e nas sm-m, de 12,5%.[25] Outros fatores de risco são a invasão linfática ou venosa, presença de depressões ou de lesões deprimidas, além de lesões indiferenciadas e de brotamento neoplásico para a profundidade da submucosa.[29,37,67]

MACROSCOPIA DAS LESÕES E INVASÃO SM (QUADROS 43-1 A 43-3)[29,65]

BROTAMENTO *(BUDDING)*

Uma a cinco células infiltrando o interstício além do nível da borda invasiva do carcinoma.

Critérios:[66]

- Na área selecionada, com campo de grande aumento (×200), avalia-se o número de brotamentos *(buddings)*.
- Classificado em três grupos.
- Grau I: 0-4; grau II: 5-9; grau III: ≥ 10.
- Graus 2 e 3: fatores de risco para GGS.

Quadro 43-1 Número com invasão da sm/total do tipo macroscópico e % com invasão da sm

O-Ip	69/1.303	5%
O-Is	185/540	34%
O-IIa	64/1.604	4%
O-IIb	0/33	0%
O-IIc	123/200	61%
		Total 3.680 lesões

Capítulo 43 ■ Câncer Precoce do Cólon e Reto

QUADRO 43-2 LST – invasão sm[65]

	N-699	2001-07		
	N.	% – de invasão da sm		
	Total	10-19 mm	20-29 mm	> 30 mm
Granular	251	0/120-0	1/65-1,5	0/66-0
Nodular	81	2/16-12	4/24-16	13/41-31
Não granular	298	13/203-6,4	7/67-10	8/28-28
Pseudodep	69	10/36-27	12/29-41	4/4-100

QUADRO 43-3 Câncer do cólon bem diferenciado com invasão sm × metástases GGS[29,65]

Cólon	GGS +	%
sm1	1/147	< 1
sm2	7/105	6
sm3	10/71	14

PRINCIPAIS FATORES PREDITIVOS DE EVOLUÇÃO DESFAVORÁVEL

1. Ressecção incompleta ou margem de ressecção positiva.
2. Invasão da submucosa além de 1.000 μm.
3. Lesões com pior diferenciação histológica.
4. Invasões venosa e linfática.
5. *Budding* graus II e III.

Metanálise de 31 estudos, em 2005, descreve como fatores preditivos de evolução desfavorável: margem de ressecção positiva, ou seja, ressecção incompleta (*odds ratio*, 22; p < 0,0001), carcinoma com pior diferenciação histológica que aumenta a mortalidade (*odds ratio* 9,2; p < 0,05) e invasão vascular com > risco de metástases para linfonodos (*odds ratio* 7; p < 0,05).[13]

Outros estudos demonstraram segurança da ressecção em pólipos com histologia favorável.[6,56]

Pólipos pediculados sem fatores histológicos desfavoráveis apresentam menor risco de recidiva ou de evolução ruim, quando comparados a pólipos sésseis similares: 0,3 × 4,8%.[6]

AVALIAÇÃO DA INVASÃO DA SUBMUCOSA

A profundidade de invasão na submucosa se relaciona diretamente com a presença ou não de metástases gangionares.

Para avaliação desta profundidade, dispomos hoje de várias técnicas.

A imagem endoscópica com a macroscopia das lesões representa uma das mais importantes ferramentas.

A classificação das criptas e dos padrões de vascularização capilar e a injeção da submucosa são também importantes neste aspecto.

A sensibilidade, a especificidade e a acurácia diagnóstica da magnificação de imagem com cromoscopia para diferenciar carcinoma intramucoso ou sm1 (invasão < 1.000 μm) de sm2-3 (invasão >1.000 μm) foram 85,6, 99,4 e 98,8%, respectivamente.[39]

O padrão dos capilares também é útil para a diferenciação de pequenas lesões colorretais neoplásicas de não neoplásicas (sensibilidade de 96,4%, especificidade de 92,3% e acurácia de 95,3%), e também distinguir displasia de baixo grau da displasia de alto grau/carcinoma invasivo (sensibilidade de 90,3%, especificidade de 97,1% e acurácia de 95,5%).[21]

TÉCNICA DA INJEÇÃO DA SUBMUCOSA

A técnica de injeção da submucosa também pode ser utilizada para diagnóstico diferencial entre adenoma e câncer precoce com discreta infiltração da submucosa (sm1) e câncer com infiltração mais profunda (sm2, sm3 ou mais), sendo considerada positiva para infiltração profunda da submucosa ou além deste nível, quando não houver elevação.

Alguns casos de fibrose com aderências mais profundas ou pós-biópsias ou tentativas de ressecções prévias podem dificultar a interpretação desta técnica.[22,26]

Tem uma sensibilidade de 84,6%, especificidade de 98,8%, valor preditivo positivo de 88% e preditivo negativo de 98,4%, com acurácia de 97,4%. A não elevação tem uma sensibilidade de 61,5% e especificidade de 98,4%.[26]

Se a elevação da lesão for incompleta ou parcial, os índices de infiltração da submucosa profunda (sm2 e 2 sm3) são maiores do que 10 a 20%. Se não ocorrer elevação *(non-lifting sign)*, este índice é maior que 90%.[22]

ESTADIAMENTO DO CÂNCER COLORRETAL (TNM)

O câncer colorretal é estadiado pelo sistema TNM estabelecido pelo *American Joint Committee on Cancer* (Quadro 43-4).[3]

O carcinoma precoce do cólon e reto é classificado como T1, com qualquer n ou qualquer m.

Para as ressecções endoscópicas, as lesões devem estar restritas à submucosa (sm1) e em alguns casos até sm2, quando os riscos de metástases ganglionares são menores do que o risco cirúrgico.

Para as lesões T1n0 e T2n0, as ressecções endoscópicas ou cirúrgicas locais são em geral suficientes. Para as lesões T3 ou Txn1-2, a quimioterapia ou quimio e radioterapia seriam recomendadas além da ressecção cirúrgica.

RESUMO

- Lesões polipoides e não polipoides devem ser removidas.
- Lesões pediculadas com carcinoma até a submucosa da cabeça e da porção alta do pedículo e sem evidências de fatores histológicos desfavoráveis apresentam risco de 0,3% de recorrência ou de metástases ganglionares após a ressecção endoscópica completa. Cirurgia não seria necessária.[9,44]

QUADRO 43-4 Classificação TNM do câncer do cólon e reto

Tumor (T)	
TX	Não se sabe onde se localiza o tumor
T0	Sem evidência de tumor primário
Tis	Carcinoma *in situ*: intraepitelial ou invasão da lâmina própria
T1	Tumor invade até a submucosa
T2	Invade até a muscular própria
T3	Até subserosa ou tecido pericólico ou perirretal não peritonizado
T4	Invade outros órgãos ou estruturas e/ou perfura peritônio visceral
Gânglios linfáticos (NODES – N)	
NX	Não foram ou não puderam ser avaliados
N0	Sem metástases ganglionares
N1	Um a três gânglios acometidos
N2	Mais de quatro gânglios acometidos
Metástases a distância (M)	
MX	Não determinadas
M0	Sem metástases a distância
M1	Metástases a distância

- Para lesões pediculadas e com fatores histológicos desfavoráveis (menos que 1 mm de margem livre de ressecção, lesões pouco diferenciadas, invasões venosas ou linfáticas), invadindo até a submucosa mais profunda do pedículo ou até a submucosa própria da parede do cólon, a cirurgia será indicada, evidentemente, se o paciente apresentar condições clínicas favoráveis.[9]
- Lesões sésseis ou não polipoides grandes podem requerer mucosectomias ou dissecções endoscópicas da submucosa (DES ou ESD).[20]
- Lesões com até 2 cm podem ser removidas em bloco, com ou sem injeções da submucosa. Lesões maiores requerem injeções da submucosa para elevar a lesão e diminuir os riscos de perfuração ou de sangramento.
- Com mais de 2 a 3 cm pode ser necessária a ressecção em fragmentos ou a dissecção endoscópica da submucosa, que foi desenvolvida para permitir a ressecção em bloco das lesões, reduzindo a recidiva e permitindo melhor avaliação da peça ressecada.
- Se a lesão não se elevar *(non-lifting sign)*, ou se elevar pouco, há risco significativo de o câncer já invadir a submucosa ou de fibrose importante, indicando-se a ESD, com riscos maiores de perfurações, ou a ressecção cirúrgica.
- As mucosectomias, portanto, só devem ser realizadas, se as lesões se elevarem totalmente ou quase que totalmente.[22,26]
- Técnicas que minimizam o risco de lesões residuais, como a coagulação com plasma de argônio, estão sendo desenvolvidas.[49]
- A primeira tentativa de ressecção é evidentemente a mais importante e pode determinar uma ressecção adequada, perfuração, sangramento ou indicação cirúrgica desnecessária (Figs. 43-17 e 43-18).[23]
- Após a ressecção de lesões maiores, o seguimento em 2 a 6 meses é mandatório. Em alguns casos, é interessante realizar a tatuagem para reconhecimento da área após a cicatrização ou em casos em que a opção de tratamento possa ser cirúrgica.
- Lesões com invasão da submucosa apresentam um risco de 6 a 12% de metástases ganglionares, e a ressecção cirúrgica deve ser considerada.
- Lesões ulceradas ou que não se elevam após a injeção submucosa devem ser encaminhadas para cirurgia.[9]

TRATAMENTO ENDOSCÓPICO

- Todos os carcinomas IM ou com discreta invasão sm.
- Lesões com menos que 2 cm de qualquer tipo macroscópico.[69]
- Lesões deprimidas apresentam risco maior de metástases ganglionares, e as ressecções endoscópicas só apresentam índices maiores de cura para lesões com menos que 1 cm de diâmetro.[28]

Após a ressecção, todas as peças devem ser esticadas e fixadas em formalina a 10%, pela equipe de endoscopia, e posteriormente examinadas pelo patologista com cortes a cada 2 mm. Devem ser avaliados o tipo histológico da lesão e a profundidade da invasão vertical e a extensão lateral. As ressecções são consideradas livres de tumor, quando as margens vertical e lateral são negativas para células neoplásicas, independente do tipo histológico (Fig. 43-19).[42]

Tratamento após Ressecção Endoscópica de Lesão Invadindo até a sm

1. Considerando-se a margem de ressecção vertical negativa
   - Se a lesão for do tipo papilar ou tubular, com invasão da sm menor que 1.000 μm, sem invasão linfática ou venosa, e com *budding* g1, recomenda-se seguimento.
   - Considerar indicação cirúrgica com esvaziamento ganglionar:
     - Se a lesão for do tipo pouco diferenciada ou mucinosa ou em anel de sinete.
     - Se a lesão invadir a submucosa além de 1.000 μm.
     - Se houver invasão vascular (linfática ou venosa).
     - Se o brotamento for do grupo g2/3.
2. Considerando-se a margem de ressecção vertical positiva indicar:
   - Ressecção cirúrgica com esvaziamento ganglionar.[69]

Em 17 estudos, que envolveram 3.621 pacientes, o fator de risco mais importante para a invasão ganglionar foi a invasão linfática (RR 5,2, RR 4-6,8), a seguir a invasão da submucosa maior que 1 mm (RR 5,2, IC 95% 1,8-15,4), brotamentos (RR 5,1, IC 95% 3,6-7,3) e por fim a pouca diferenciação histológica (RR 4,8, IC 95% 3,3-6,9) (Figs. 43-20 a 43-23).[3]

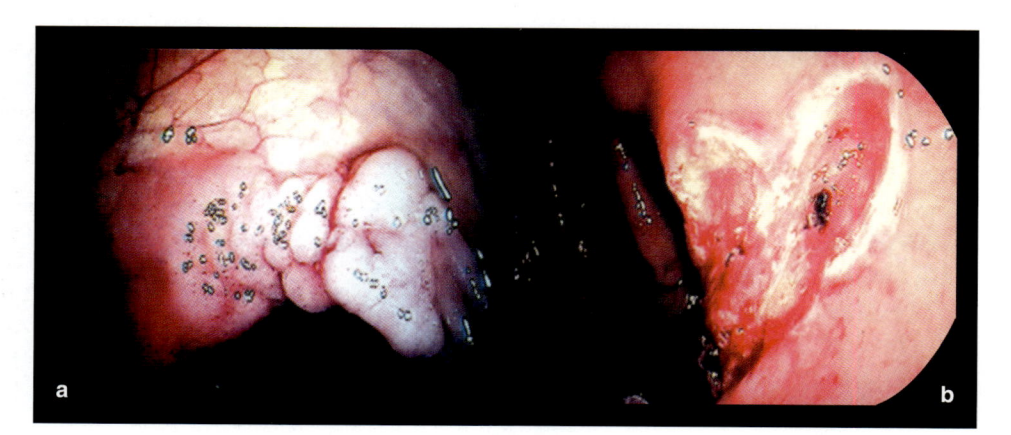

Fig. 43-17. (a e b) Mucosectomia.

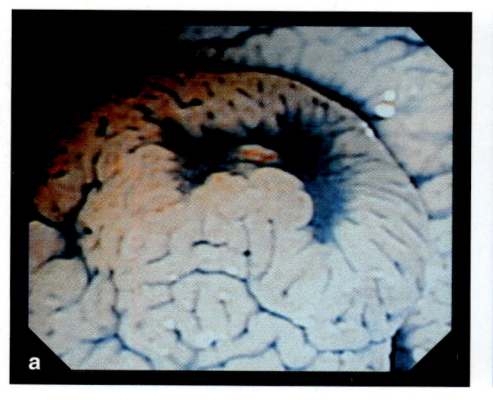

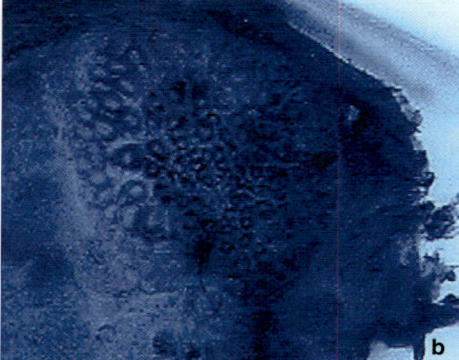

Fig. 43-18. Padrão de criptas IIIs. (a e b) Endoscopia e peça de mucosectomia.

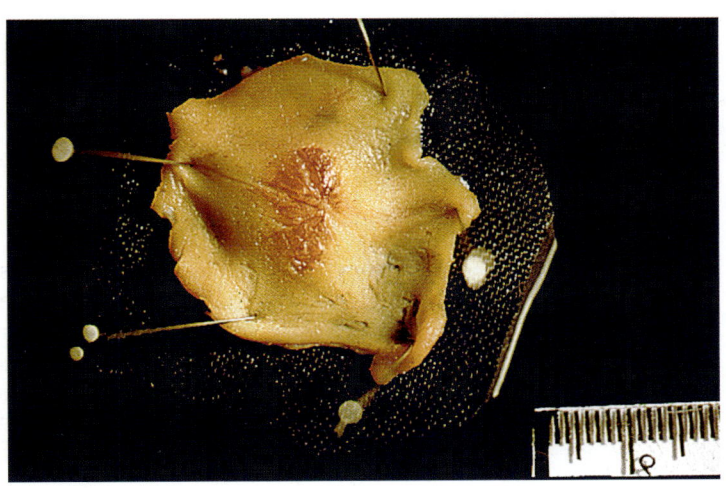

Fig. 43-19. Peça de mucosectomia.

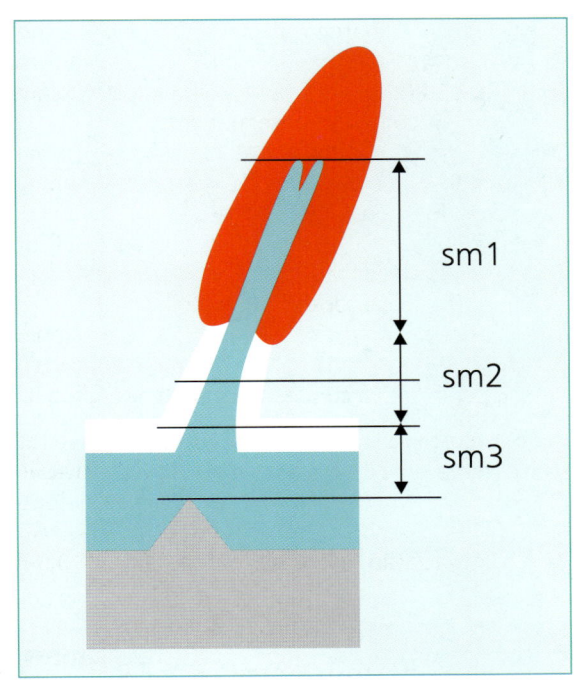

Fig. 43-20. Lesões pediculadas. Níveis de invasão da sm.

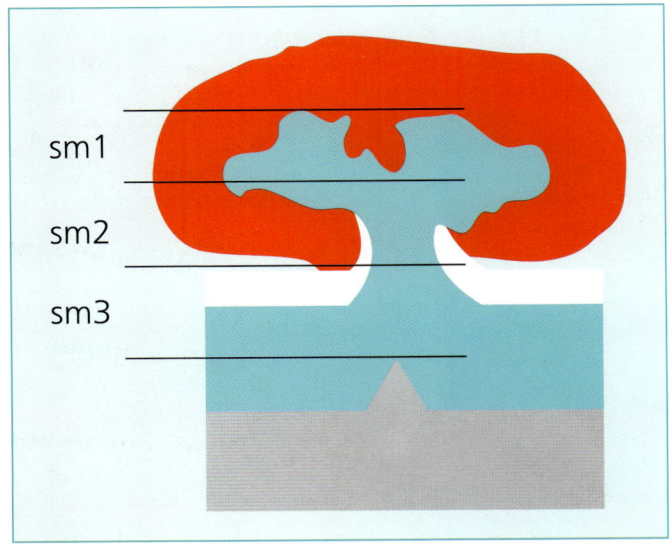

Fig. 43-21. Formas polipoides – 0-Isp e 0-Is. Níveis de invasão da submucosa.

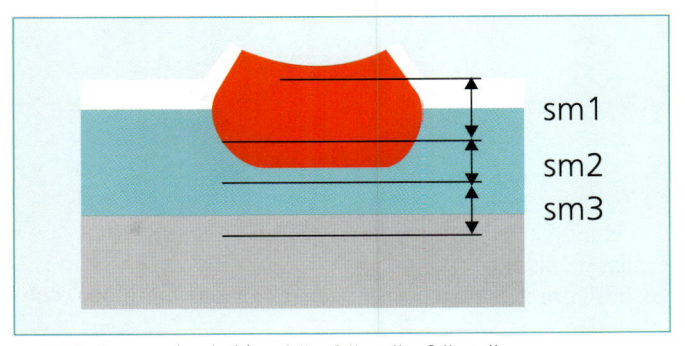

Fig. 43-22. Formas deprimidas: 0-IIc; 0-IIc + IIa; 0-IIa + IIc.

EXPANSÃO DOS CRITÉRIOS PARA O TRATAMENTO ENDOSCÓPICO
Sem fatores de risco não ocorrem metástases linfonodais em lesões com invasão submucosa de até 1.500 μm a 1.800 μm.[27,62]

SEGUIMENTO[16]
- Até 15% das recorrências são detectadas 5 anos depois da ressecção endoscópica.
- Fazer o seguimento por, pelo menos, 5 anos.

MUCOSECTOMIAS × DISSECÇÕES ENDOSCÓPICAS DA SUBMUCOSA
As mucosectomias permitem a ressecção de um grande número de lesões colorretais e com grande segurança.

Em análise de 742 mucosectomias de cólon e reto, 131 (17,7%) eram neoplasias intraepiteliais de alto grau, e 28 apresentavam invasões da submucosa (3,8%). Destes, quatro pacientes foram submetidos a ressecções cirúrgicas por infiltrações profundas da submucosa (25% dos que apresentaram invasões da submucosa). Houve 2,7% de complicações, com quatro (0,5%) perfurações e 16 (2,2%) sangramentos (oito cessaram espontaneamente e oito após injeção de solução de glicose com etanolamina). No seguimento de 131 pacientes, em média de 2 anos, a recidiva local ocorreu em seis casos (5%).[47]

Em outra casuística, de 172 mucosectomias, com tamanho médio das lesões de 11,5 mm, com ressecções em bloco das lesões com até 20 mm e pela técnica de *piecemeal* (aos fragmentos), para as maiores foram ressecadas 167 (97,1%) lesões neoplásicas, sendo 24 carcinomas intramucosos. Complicações ocorreram em 2,9%, sendo mais comuns nas lesões maiores que 20 mm ressecadas por *piecemeal* (14,3 vs. 1,9%, p = 0,05). Recorrência foi observada em somente 4,1% dos casos, com uma associação significativa a lesões maiores que 20 mm (todos LST) removidos por *piecemeal* (30,8 vs. 0,9%, p < 0,01).[54]

Em casuística japonesa, no entanto, no seguimento a longo prazo, foi de 14,5% (33/228) após mucosectomias e de 2,1% (3/145) após dissecções endoscópicas da submucosa.[52]

DISSECÇÃO ENDOSCÓPICA DA SUBMUCOSA (ESD)
Trata-se de uma técnica de ressecção endoscópica desenvolvida há alguns anos, com o aprimoramento da mucosectomia, com o objetivo de remover tumores gastrointestinais maiores que 2 cm de diâmetro.

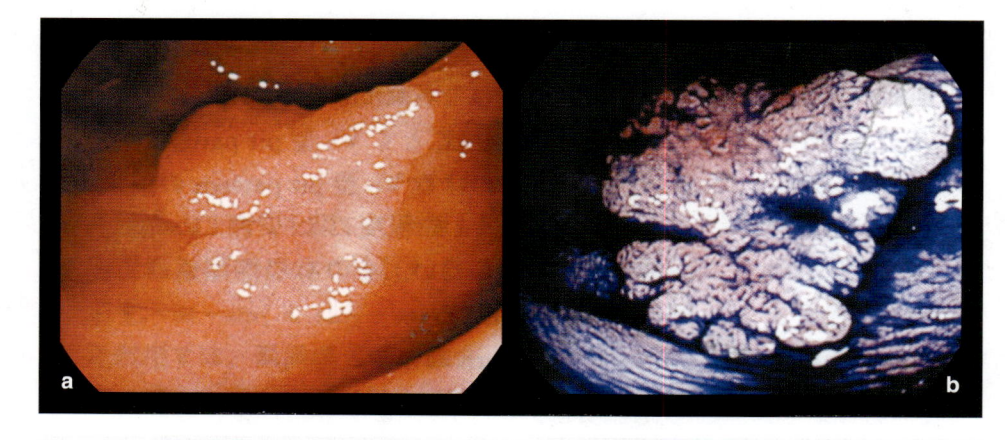

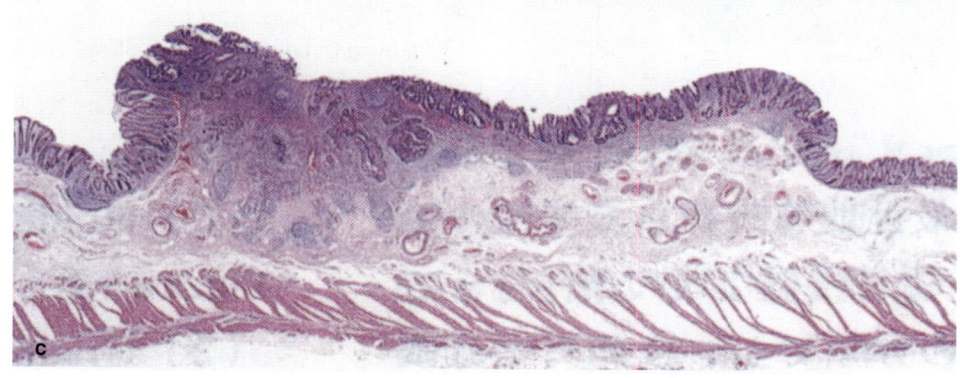

Fig. 43-23. (a-c) Tipo 0-IIa – sm3.

Tem sido utilizada para o tratamento de câncer colorretal precoce.

Suas principais indicações são: retirada em bloco de lesões maiores que 2 cm, reduzindo o risco de recorrência; lesões que se apresentam com padrão de criptas Vi ou Va à magnificação com cromoscopia; grandes lesões protrusas suspeitas de serem carcinomas; lesões com fibrose decorrente de biópsias prévias e carcinomas residuais pós-mucosectomias.[63]

Estudo multicêntrico do Japão, que reuniu centros de referência em ESD, apresentou os seguintes resultados: 95,4% de ressecção em bloco; 89,1% de ressecção curativa; 87,2% de ressecção R0; 2,9% de perfuração; 2,5% de sangramento tardio e 0,2% de cirurgia de emergência.[53]

Estudo comparativo entre ESD e mucosectomia em lesões com 2 cm ou mais concluiu que a ESD apresentou um tempo de procedimento bem maior ($p < 0,0001$), mas com índices favoráveis quanto à ressecção em bloco ($p < 0,0001$), tamanho maior do espécime ressecado ($p = 0,0006$) e menor recorrência ($p < 0,0001$).

A ESD é um método que apresenta maiores dificuldades técnicas, tempo longo de procedimento, curva lenta de aprendizado e com um índice de perfuração significativamente maior que o da mucosectomia, na maioria das séries.[52]

BONS RESULTADOS

- Boa colonoscopia.
- Adequada caracterização macroscópica da lesão.
- Cromoscopia.
- Magnificação de imagem – avaliação das criptas e da microvascularização.
- Boa técnica de ressecção e preparo da peça.
- Bom exame histopatológico.
- Critérios adequados para decisão correta.
- Cura com ressecções endoscópicas ou cirúrgicas.

REFERÊNCIAS BIBLIOGRÁFICAS

1. Baxter NN, Sutradhar R, Forbes SS et al. Analysis of administrative data finds endoscopist quality measures associate with postcolonoscopy colorectal cancer. *Gastroenterology* 2011;140:65-72.
2. Bettington M, Walker N, Clouston A et al. The serrated pathway to colorectal carcinoma: current concepts and challenges. *Histopathology* 2013;62:367-86.
3. Bosch SL, Teerenstra S, de Wilt JH et al. Predicting lymph node metastasis in pT1 colorectal cancer: a systematic review of risk factors providing rationale for therapy decisions. *Endoscopy* 2013 Oct.;45(10):827-41.
4. Brenner H, Chang-Claude J, Seiler CM et al. Protection from colorectal cancer after colonoscopy. *Ann Intern Med* 2011;154:22-30.
5. Brown SR, Baraza W. Chromoscopy versus conventional endoscopy for the detection of polyps in the colon and rectum. *Cochrane Database Syst Rev* 2010;10:CD006439.
6. Cranley JP, Petras RE, Carey WD et al. When is endoscopic polypectomy adequate therapy for colonic polyps containing invasive carcinoma? *Gastroenterology* 1986 Aug.;91(2):419-27.
7. Dixon MF. Gastrointestinal epithelial neoplasia: Vienna revisited. *Gut* 2002;51:130-31.
8. Edge SB, Compton CC. The American Joint Committee on Cancer: the 7th edition of the AJCC cancer staging manual and the future of TNM. *Ann Surg Oncol* 2010;17:1471-74
9. Fisher DA, Shergill AK, Early DS et al. ASGE Guidelines. Gastrointestinal Endoscopy. 2013;78(1):8-12.10. Frucht H, Lucas AL. Molecular genetics of colorectal cancer. *UpToDate* 2015.
11. Haggitt R, Glotzbach R et al. Prognostic factors in coloretal carcinomas arising in adenomas: implications for lesions removed by endoscopic polypectomy. *Gastroenterology* 1985;89:328-36.
12. Hart AR, Kudo S, Mackay EH et al. Flat adenomas exist in asymptomatic people: important implications for colorectal cancer screening programmes. *Gut* 1998 Aug.;43(2):229-31.
13. Hassan C, Zullo A, Risio M et al. Histologic risk factors and clinical outcome in colorectal malignant polyp: a pooled-data analysis. *Dis Colon Rectum* 2005 Aug;48(8):1588-96.
14. Hicson IJ, Fennerty MB, Sampliner RE et al. Prospective study of the frequency and size distribution of polyps missed by colonoscopy. *J Natl Cancer Int* 1990;82:1769-72.
15. Hurlstone DP, Cross SS, Adam I et al. A prospective clinicopathological and endoscopic evaluation of flat and depressed

colorectal lesions in the United Kingdom. *Am J Gastroenterol* 2003 Nov.;98(11):2543-49.

16. Ikematsu H, Yoda Y, Matsuda T et al. Long-term outcomes after resection for submucosal invasive colorectal cancers. *Gastroenterology* 2013;144:551-59.
17. Inoue T et al. Comparative study of conventional colonoscopy and pan-colonic narrow-band imaging system in the detection of neoplastic colonic polyps: a randomized controlled Trial. *J Gastroenterol* 2008;43:45-50.
18. Japanese Society for Cancer of the Colon and Rectum. *JSCCR Guidelines 2005 for the Treatment of Colorectal Cancer.* Tokyo: Kanehara, 2005.
19. Jaramillo E, Watanabe M, Rubio C et al. Small colorectal serrated adenomas: endoscopic findings. *Endoscopy* 1997;29(1):1-3.
20. Kantsevoy SV, Adler DG, Conway JD et al. Endoscopic mucosal resection and endoscopic submucosal dissection. *Gastrointest Endosc* 2008;68:11-18.
21. Katagiri A, Fu KI, Sano Y et al. Narrow band imaging with magnifying colonoscopy as a diagnostic tool for predicting the histology of early colorectal neoplasia. *Aliment Pharmacol Ther* 2008;27:1269-74.
22. Kato H, Sakamoto T, Yamada R et al. Endoscopic Mucosal Resection (EMR) for Colorectal lesions and lesion-lifted condition as an indicator of the tumor invasion. *Ann Cancer Res Therap* 2008;16:25-30.
23. Khashab M, Eid E, Rusche M et al. Incidence and predictors of "late" recurrences after endoscopic piecemeal resection of large sessile adenomas. *Gastrointest Endosc* 2009;70:344-49.
24. Kimura T, Yamamoto E, Yamano HO et al. A novel pit pattern identifies the precursor of colorectal cancer derived from sessile serrated adenoma. *Am J Gastroenterol* 2012;107:460-69.
25. Kitajima K, Fujimori T, Fujii S et al. Correlations between lymph node metastasis and depth of submucosal invasion in submucosal invasive colorectal carcinoma: a Japanese collaborative study. *J Gastroenterol* 2004;39:534-43.
26. Kobayashi N, Saito Y, Sano Y et al. Determining the treatment strategy for colorectal neoplastic lesions: endoscopic assessment or the non-lifting sign for diagnosing invasion depth. *Endoscopy* 2007 Aug.;39(8):701-5.
27. Koichi Nakadoi, Shinji Tanaka et al. Management of T1 colorectal carcinoma with special reference to criteria for curative endoscopic resection. *J Gastroenterol Hepatol* 2012;27(6):1057-62.
28. Kudo S, Kashida H, Tamura T et al. Colonoscopic diagnosis and management of nonpolypoid early colorectal cancer. *World J Surg* 2000;24:1081-90.
29. Kudo S, Lambert R, Allen JI et al. Nonpolypoid neoplasstic lesions of the colorectal mucosa. *Gastrointest Endosc* 2008;68(Suppl 4)3-47.
30. Kudo S, Tamura S, Nakajima K et al. Diagnosis of colorectal tumorous lesions by magnifying endoscopy. *Gastrointest Endosc* 1996;44:8-14.
31. Kudo S. *Early colorectal câncer.* Tokyo. Igaku-shoin, 1996.
32. Kudo S. Pit pattern view of colorectal neoplasia: Endoscopic magnifying view. *Endoscopy* 2001;33(4).
33. Kuramoto S, Oohara T. How do colorectal cancer develop? *Cancer* 1995;75:1534.
34. Leaper M, Johnston MJ, Barclay M et al. Reasons for failure to diagnose colorectal carcinoma at colonoscopy. *Endoscopy* 2004;36:499-503.
35. Leung WK, Tang V, Lui PCW. Detection rates of proximal or large serrated polyps in Chinese patients undergoing screening colonoscopy. *J Dig Dis* 2012;13:466-71.
36. Lieberman DA, Rex DK, Winawer SJ et al. Guidelines for colonoscopy surveillance after screening and polypectomy: a consensus Update by the US Multi-Society Task Force on Colorectal Cancer. *Gastroenterology* 2012;143:844-57.
37. Lima DCA, Rosa RM, Tanaka S. Classificação macroscópica do cancer colo-retal e correlação com metástases. *Endoscopia Gastrointestinal Terapêutica.* SOBED. São Paulo: Tecmedd, 2006. p. 749-59.
38. Longacre TA, Fenoglio-Preiser CM. Mixed hyperplastic adenomatous polyps/serrated adenomas. A distinct form of colorectal neoplasia. *Am J Surg Pathol* 1990;14:524-37.
39. Matsuda T, Fujii T, Saito Y et al. Efficacy of the invasive/noninvasive pattern by magnifying chromoendoscopy to estimate the depth of invasion of early colorectal neoplasms. *Am J Gastroenterol* 2008;103:2700-6.
40. Messick CA, Church J, Bennett A et al. Serrated polyps: new classifications highlight clinical importance. *Colorectal Disease* 2012;14:1328-37.
41. Nagasako K. *Colonoscopic interpretation.* Tokyo: Igaku-Shoin, 1998.
42. Nakajima T, Saito Y, Tanaka S et al. Current status of endoscopic resection strategy for large, earlycolorectal neoplasia in Japan. *Surg Endosc* 2013;27:3262-70.
43. Nakamura K. *Estructura del cancer colorrectal.* Tokyo: HCA, 1988. p. 1-43.
44. Nascimbeni R, Burgart LJ, Nivatvongs S et al. Risk of lymph node metastasis in T1 carcinoma of the colon and rectum. *Dis Colon Rectum* 2002;45:200-6.
45. Nivatvongs S, Rojanasakul A et al. The risk of lymph node metastases in colorectal polyps with invasive adenocarcinoma. *Dis Colon Rectum* 1991;34:323-28.
46. Parada AA, Venco FE, Ibrahim RE et al. Adenocarcinomas precoces do colon e reto. *Endoscopia gastrointestinal terapêutica.* SOBED. São Paulo: Tecmedd. 2006. p. 743-48.
47. Parada AA. *Câncer precoce do colon e reto. Diagnóstico e tratamento endoscópico.* São Paulo: CLR Balieiro, 2002.
48. Pohl H, Robertson DJ. Colorectal cancers detected after colonoscopy frequently result from missed lesions. *Clin Gastroenterol Hepatol* 2010;8:858-64.
49. Regula J, Wronska E, Polkowski M et al. Argon plasma coagulation after piecemeal polypectomy of sessile colorectal adenomas: long-term follow-up study. *Endoscopy* 2003;35:212-18.
50. Rex DK, Cutler CS, Lemmel GT et al. Colonoscopy miss rate of adenomas determined by back-toback colonoscopies. *Gastroenterology* 1997;112:24-28.
51. Robertson DJ, Lieberman DA, Winawer SJ et al. Interval cancer after total colonoscopy: results from a pooled analysis of eight studies. *Gastroenterology* 2008;134:A-111-A-112.
52. Saito Y, Fukuzawa M, Matsuda T et al. Clinical outcome of endoscopic submucosal dissection versus endoscopic mucosal resection of large colorectal tumors as determined by curativeresection. *Surg Endosc* 2010;24:343-52.
53. Saito Y, Kawano H, Takeuchi Y et al. Current status of colorectal endoscopic submucosal dissection in Japan and other Asian countries: progressing towards technical standardization. *Dig Endosc* 2012;24(Suppl 1):67-72.
54. Santos CE, Malaman D, Pereira-Lima JC. Endoscopic mucosal resection in colorectal lesion: a safe and effective procedure even in lesions larger than 2 cm and in carcinomas. *Arq Gastroenterol* 2011;48:242-47.
55. Schlemper RJ, Riddell RH, Kato Y et al. The Vienna classification of gastrointestinal epithelial neoplasia. *Gut* 2000;47:251-55.
56. Seitz U, Bohnacker S, Seewald S et al. Is endoscopic polypectomy an adequate therapy for malignant colorectal adenomas? Presentation of 114 patients and review of the literature. *Dis Colon Rectum* 2004 Nov.;47(11):1789-96.
57. Shimoda T, Masahiro I, Fujisaki J et al. Early colorectal carcinoma with special reference to its development de novo. *Cancer* 1989;64:1138.
58. Singh H, Nugent Z, Demers AA et al. Rate and predictors of early/missed colorectal cancers after colonoscopy in Manitoba: a population-based study. *Am J Gastroenterol* 2010;105:2588-96.
59. Song SY, Kim YH, Yu MK et al. Comparison of malignant potential between serrated adenomas and traditional adenomas. *J Gastroenterol Hepatol* 2007;22:1786-90.
60. Su MY, Hsu CM, Ho YP et al. Comparative study of conventional colonoscopy, chromoendoscopy and narrow-band imaging systems in differential diagnosis of neoplastic and nonneoplastic colonic polyps. *Am J Gastroenterol* 2006 Dec.;101(12):3711-16.
61. Subramanian V, Mannath J, Ragunath K et al. Meta-analysis: the diagnostic yield of chromoendoscopy for detecting dysplasia in patients with colonic inflammatory bowel disease. *Aliment Pharmacol Ther* 2011;33:304-312.
62. Tanaka S, Haruma K, Oh-EH et al. Conditions of curability after endoscopic resection for colorectal carcinoma with submucosally massive invasion. *Oncol Rep* 2000;7:783-88.
63. Tanaka S, Oka S, Chayama K. Colorectal endoscopic submucosal dissection: present status and future perspective, including its differentiation from endoscopic mucosal resection. *J Gastroenterol* 2008;43:641-51.

64. The Japanese Research Society For Cancer of Colon and Rectum. *General rules for clinical and pathological studies on cancer of colon, rectum and anus*. 2nd ed. Tokyo: Kanehara, 1983.
65. The Paris endoscopic classification of superficial neoplastic lesions: esophagus, stomach and colon. *Gastrointest Endosc* 2003;58 (Suppl 6)43-53.
66. Ueno H, Hashiguchi Y *et al*. Proposed Objective Criteria for "Grade 3" in early invasive colorectal cancer. *Am J Clin Pathol* 2010;134:312-22.
67. Ueno H, Mochizuki H *et al*. Risk factors for an adverse outcome in early invasive colorectal carcinoma. *Gastroenterology* 2004;127:285-94.
68. Walsh SV, Carey FA. Malignant epithelial neoplasms of the large bowel, in Morson and Dawson's gastrointestinal pathology. 5th ed. In: Shepherd NA, Warren BF, Williams GT *et al*. (Eds.). *Lauwers and Novelli MR*. Oxford, UK: Wiley-Blackwell, 2013.
69. Watanabe T, Itabashi M, Shimada Y *et al*. Japanese Society for Cancer of the Colon and Rectum (JSCCR) guidelines 2010 for the treatment of colorectal cancer. *Int J Clin Oncol* 2012;17:1-29.

44 Câncer Colorretal Avançado

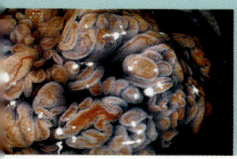

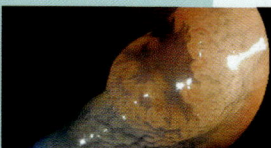

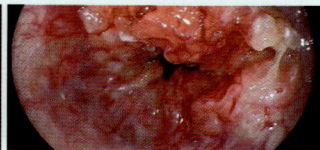

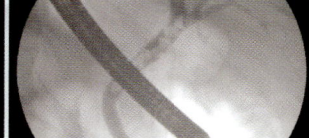

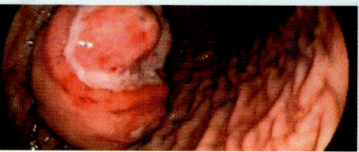

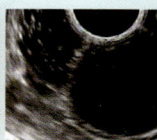

Lysandro Alsina Nader ■ Elza Cristina Miranda da Cunha ■ Gustavo Gonzales Real

INTRODUÇÃO (DEFINIÇÃO)

O câncer colorretal (CCR) avançado é definido como a lesão maligna em que ocorre invasão da camada muscular própria pelas células neoplásicas. Quando a lesão maligna está limitada à mucosa ou à submucosa é denominada precoce, independentemente do comprometimento linfonodal.[19] O CCR em estágio avançado faz parte do dia a dia do médico endoscopista, e ter conhecimento sobre os aspectos de prevenção, *screening*, diagnóstico endoscópico, terapia endoscópica e seguimento são fundamentais para a boa prática profissional. Nesse capítulo, serão abordados os aspectos do CCR avançado de interesse para o endoscopista.

EPIDEMIOLOGIA E FATORES DE RISCO

O CCR é a terceira neoplasia maligna mais prevalente e a quarta causa de morte por câncer no mundo. Estima-se uma incidência de 1,2 milhão de novos casos por ano e cerca de 600.000 de mortes/ano associados a esta neoplasia.[3] No Brasil, o câncer de cólon e reto configura-se como o terceiro tipo de câncer mais comum entre os homens e o segundo nas mulheres. Estima-se uma incidência anual de 15.070 casos novos de câncer de cólon e reto em homens e 17.530 em mulheres. Esses valores correspondem a um risco estimado de 15,44 casos novos a cada 100.000 homens e 17,24 a cada 100.000 mulheres.[4]

Recentemente, uma incidência relativamente maior de neoplasias no cólon proximal tem sido observada em todo o mundo. Essa mudança tem sido atribuída, em parte, a avanços no diagnóstico e tratamento, aumento da realização de *screening* com colonoscopia e remoção de adenomas no cólon descendente, mas também parece ocorrer um verdadeiro aumento das neoplasias de cólon ascendente e ceco.[21] Além disso, a colonoscopia convencional tem-se mostrado menos eficaz na prevenção das lesões no cólon direito. Isto ocorre em parte por aspectos relacionados com a qualidade do exame (preparo colônico ruim, colonoscopia incompleta ou condições anatômicas que dificultam a visualização) e também por causa de diferenças na morfologia, biologia e patogênese das lesões no cólon direito. Os adenomas serrilhados, por exemplo, que tendem a ser lesões planas e de mais difícil visualização endoscópica, são mais comuns nessa topografia. O aprimoramento das técnicas de cromoscopia digital tem otimizado a detecção de lesões precoces no cólon direito.[9] A incidência das neoplasias colorretais segundo o segmento colônico acometido primariamente está ilustrada na Figura 44-1.

Os fatores de risco e proteção para o CCR podem ser divididos em fatores ambientais, doenças associadas e fatores hereditários e estão pormenorizados no Quadro 44-1.[12]

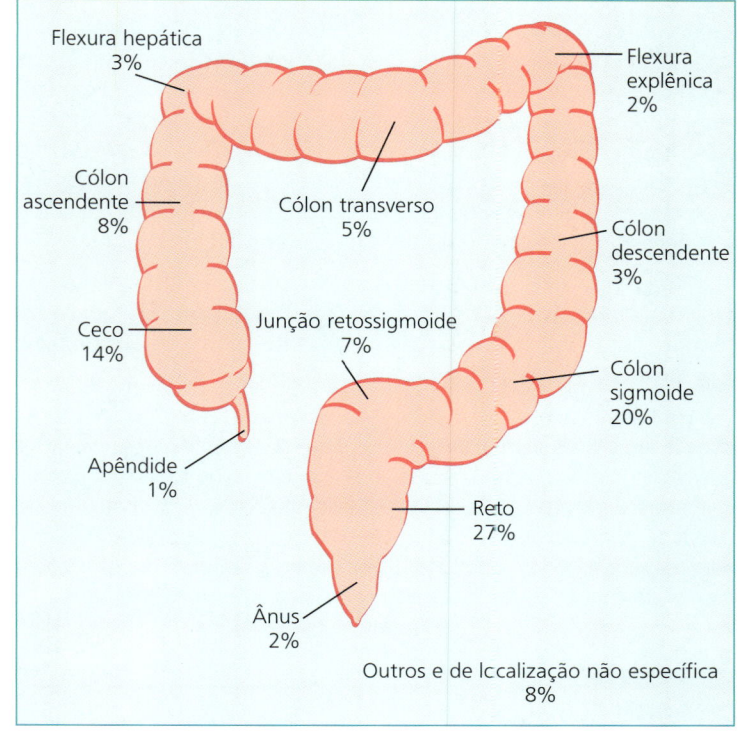

Fig. 44-1. Incidência de câncer colorretal, conforme segmento acometido.

- Flexura hepática 3%
- Flexura esplênica 2%
- Cólon ascendente 8%
- Cólon transverso 5%
- Cólon descendente 3%
- Ceco 14%
- Junção retossigmoide 7%
- Cólon sigmoide 20%
- Apêndice 1%
- Reto 27%
- Ânus 2%
- Outros e de localização não específica 8%

Quadro 44-1 Fatores de risco e proteção para câncer colorretal

Fatores de risco	Fatores protetores
Fatores sociodemográficos	
■ Idade > 50 anos e história familiar ■ Sexo masculino	
Condições e doenças associadas	
■ Síndromes de polipose familiar ■ Câncer colorretal hereditário não polipose (Síndrome de Lynch) ■ Consumo de álcool ■ Acromegalia ■ Obesidade ■ Tabagismo ■ Diabetes melito ■ Doença inflamatória intestinal	■ Prática de atividade física ■ Uso de aspirina e anti-inflamatórios não esteroides ■ Terapia de reposição hormonal ■ *Screening* com colonoscopia
Fatores dietéticos	
■ Dieta rica em calorias, gorduras e carboidratos refinados	■ Consumo de frutas e vegetais ■ Consumo de carne de peixe

PATOGÊNESE

A patogênese do CCR é heterogênea. Os mecanismos moleculares envolvidos no desenvolvimento desta neoplasia são importantes, pois estão relacionados com prognóstico e resposta ao tratamento.[3]

A sequência adenoma-carcinoma é a forma mais comum de lesão pré-maligna precursora do CCR. O desenvolvimento da neoplasia se dá em um período maior que 10 anos, tendo origem em um adenoma displásico. Mutações no gene APC são o evento inicial no desenvolvimento do adenocarcinoma e estão presentes em mais de 70% dos adenomas. A sequência adenoma-carcinoma também pode ser desencadeada por mutações no oncogene KRAS e inativação no gene de supressão tumoral P53.[6]

Entretanto, cerca de 15% dos CCR esporádicos se desenvolvem por eventos moleculares diferentes. Essas neoplasias derivam de adenomas serrilhados que tipicamente são lesões pré-malignas associadas a neoplasias do cólon direito e são geralmente caracterizadas pelo fenótipo metilador de ilhas CpG e mutações que ativam o oncogene BRAF. A identificação dessas lesões precursoras na colonoscopia é um desafio, pois costumam ser lesões planas e localizadas no cólon proximal. A maioria dos cânceres derivados de adenomas serrilhados apresenta alto nível de instabilidade microssatélite (MSI- H) como consequência da metilação do gene promotor MLH1.[2,22]

Ainda há a teoria do câncer de novo, na qual o CCR não advém de um adenoma prévio. Costumam ser lesões deprimidas, que apresentam uma biologia molecular diferente, com potencial mais agressivo.

As formas hereditárias são responsáveis por 3 a 5% dos CCR. As duas formas mais comuns são a síndrome de Lynch e a polipose adenomatosa familiar. Ambas síndromes são autossômicas dominantes e seguem a patogênese molecular típica dos CCRs. Na síndrome de Lynch há deficiências no reparo de DNA e consequente instabilidade microssatélite. Já na polipose adenomatosa familiar, o desenvolvimento de câncer segue a clássica sequência adenoma-carcinoma.[11]

QUADRO CLÍNICO

Apesar da existência de métodos eficazes no rastreio do CCR, na maioria dos casos, essas neoplasias ainda são diagnosticadas em estágio avançado, por meio da investigação de pacientes sintomáticos.

Os sinais e sintomas típicos associados ao CCR são hematoquezia, melena, dor abdominal, anemia por deficiência de ferro não explicada ou alteração no hábito intestinal. Menos comumente, pode ocorrer distensão abdominal, náuseas e vômitos, estando associado a quadros de obstrução. A maior prática de *screening* tem aumentado as chances de diagnóstico em pacientes assintomáticos. Em uma estatística norte-americana, de 2011, mais de 30% dos casos de CCRs foram diagnosticados dessa forma.[16]

Entre os pacientes sintomáticos, as manifestações clínicas tendem a variar, conforme a localização do tumor. O conteúdo fecal líquido e seu lúmen maior tornam o cólon proximal menos propenso a desenvolvimento de sintomas obstrutivos. Porém, a anemia por deficiência de ferro e a presença de sangue oculto nas fezes são formas comuns de manifestação clínicas de tumores do ceco e cólon ascendente. Suboclusão intestinal, abdome agudo obstrutivo, alterações no hábito intestinal e hematoquezia são mais frequentemente encontrados em neoplasias do retossigmoide, em razão da luz intestinal menos ampla e conteúdo fecal sólido. Os tumores de reto também podem causar tenesmo, dor retal e diminuição do calibre das fezes. O exame clínico deve compreender uma avaliação global do paciente e de seu *performance status*. Cerca de 10% de todas as malignidades colorretais podem ser detectadas pelo toque retal.[15,18]

DIAGNÓSTICO

A colonoscopia é o exame com maior acurácia e versatilidade para o diagnóstico do CCR, pois pode localizar a lesão e realizar biópsias, detectar lesões sincrônicas e remover pólipos. CCR sincrônico pode ser definido como dois ou mais tumores primários distintos diagnosticados dentro de 6 meses do primeiro CCR, separados por segmento de intestino normal. A prevalência de tumor sincrônico é de 3 a 5%, sendo bastante prevalentes na síndrome de Lynch.[13]

Uma vez detectada lesão visível endoscopicamente, deve-se coletar amostra do tecido neoplásico por biópsias, escovado ou polipectomia. Para lesões que não podem ser completamente removidas por polipectomia, mucosectomia ou ressecção de submucosa, a tatuagem é importante para posterior localização da lesão e tratamento posterior. A utilização da técnica de tatuagem, utilizando tinta nanquim, é de grande importância, especialmente para a posterior abordagem laparoscópica de lesões colônicas. Ela deve ser realizada adjacente ou alguns centímetros distais à lesão.[8]

Se uma lesão obstrutiva impedir a avaliação completa do cólon no pré-operatório, uma avaliação completa do cólon residual deve ser realizada após a cirurgia, assim que possível. Na ausência de obstrução intestinal, quando houver impossibilidade de avaliação completa do cólon por colonoscopia, tem-se a opção da cápsula endoscópica de cólon (Pill Cam cólon 2), embora seu uso em pacientes sintomáticos seja controverso.

A sigmoidoscopia flexível tem perdido espaço como exame diagnóstico do câncer colorretal decorrente do gradual aumento do número de CCR de cólon proximal que tem sido observado no mundo nos últimos 50 anos. Além disso, a sigmoidoscopia flexível não permite o diagnóstico de lesões sincrônicas.

O enema baritado, com ou sem retossigmoidoscopia flexível, apesar de ser um método bastante disponível no nosso meio, apresenta acurácia diagnóstica bastante inferior à colonoscopia e à colonoscopia virtual, sendo utilizado apenas quando outros métodos não são disponíveis.

A colonoscopia virtual ou colonotomografia é uma modalidade diagnóstica que permite avaliação do cólon por imagens bi e tridimensionais reconstruídas a partir de cortes tomográficos finos, que pode ser utilizada com finalidade diagnóstica e de rastreamento com acurácia comparável à da colonoscopia. O método torna-se bastante interessante em situações em que a colonoscopia é incompleta por impedimento técnico ou impossibilidade de transposição de lesões subestenosantes. Além disso, permite a aquisição de imagens que são utilizadas na complementação do estadiamento.[7]

A dosagem do antígeno carcinoembrionário (CEA) pode estar elevada no CCR. Este marcador não é específico, podendo estar elevado em pacientes com doenças inflamatórias intestinais, doenças ovarianas, tabagismo e alcoolismo. Deve-se conhecer o valor pré-operatório, pois a sua dosagem é útil no seguimento dos pacientes após o tratamento, entretanto, não apresenta valor diagnóstico. Outros marcadores tumorais não apresentam valor no diagnóstico e seguimento dos pacientes com CCR.

ASPECTOS ENDOSCÓPICOS DA LESÃO

O CCR avançado pode-se apresentar de diversas formas, podendo variar de lesões vegetantes, ulceradas, ulceroinfiltrativas, lesões que ocupam quase totalmente a luz do órgão, impedindo muitas vezes o prosseguimento da colonoscopia, e até mesmo lesões planas de tamanhos variados associados ou não às depressões.[14] Atualmente, com a tecnologia da cromoendoscopia, a avaliação das lesões, em relação ao padrão de criptas, obteve um importante avanço, podendo então já relacionar a histopatologia no momento do exame. O padrão de cripta Vn associa-se à neoplasia colorretal avançada em quase totalidade dos casos, indicando irressecabilidade endoscópica. O padrão do tipo Vi também tem forte associação à invasão maciça de submucosa.[10,17]

A injeção submucosa de solução salina com o objetivo de elevação da lesão pode ser útil na avaliação da profundidade da lesão e da possibilidade de tratamento endoscópico. Lesões que infiltram profundamente a submucosa ou a muscular própria não elevam com a injeção submucosa *(non-lifting sign)* (Figs. 44-2 a 44-8).[20]

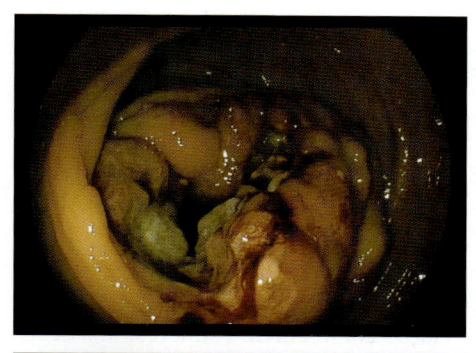

Fig. 44-2. Lesão estenosante e ulcerada.

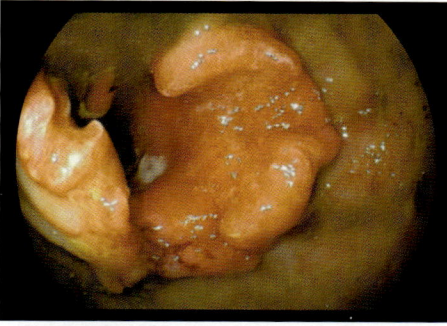

Fig. 44-3. Lesão infiltrativa circunferencial.

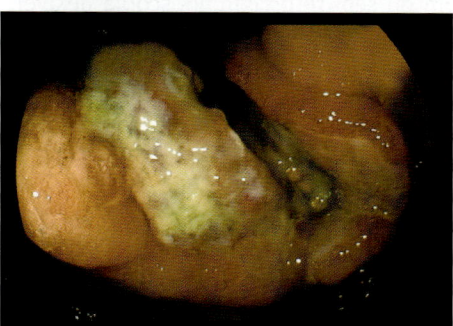

Fig. 44-4. Lesão ulcerada com bordos elevados.

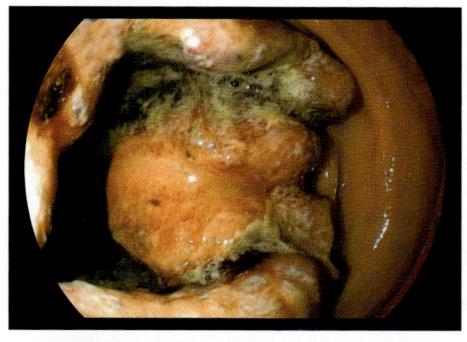

Fig. 44-5. Lesão infiltrativa circunferencial.

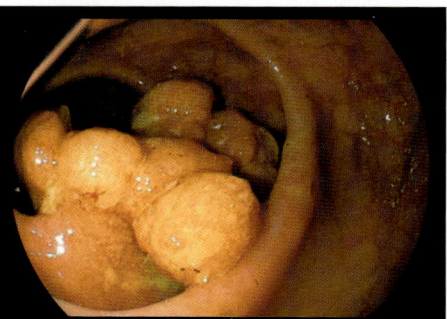

Fig. 44-6. Lesão elevada com depressão central.

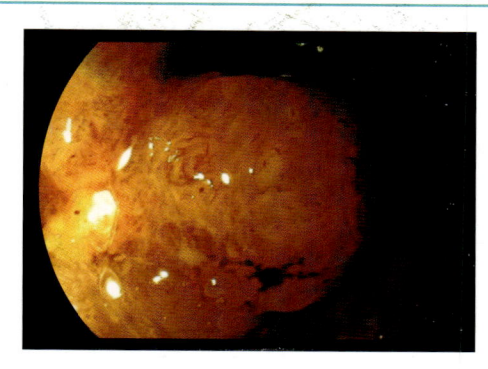

Fig. 44-7. Lesão colorretal com padrão de vasos capilares tipo V, segundo a classificação de Teixeira CR *et al.*, 2009: importante pleomorfismo dos capilares, com distribuição e disposição irregular, numerosos vasos heterogêneos de diversos calibres e com disposição caótica.[20]

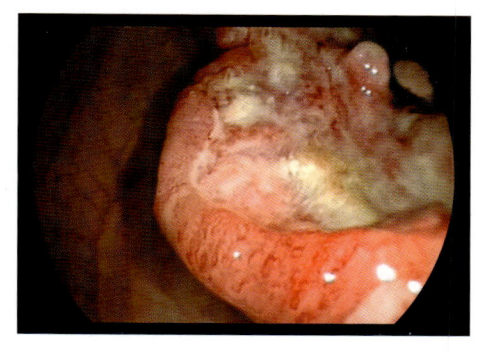

Fig. 44-8. Lesão ulcerada apresentando bordos elevados.

PAPEL DA COLONOSCOPIA NO SEGUIMENTO DO CCR

A) Avaliar a anastomose.
B) Avaliar o cólon antes do fechamento da colostomia.
C) Avaliar o grau de colite actínica antes do fechamento à colostomia.
D) Procurar por adenomas e câncer sincrônico.
E) Avaliação do cólon na elevação do CEA.

CLASSIFICAÇÃO

Uma das classificações mais utilizadas macroscopicamente é a de Borrmann, que pode ser dividida em quatro tipos, conforme a Figura 44-9.

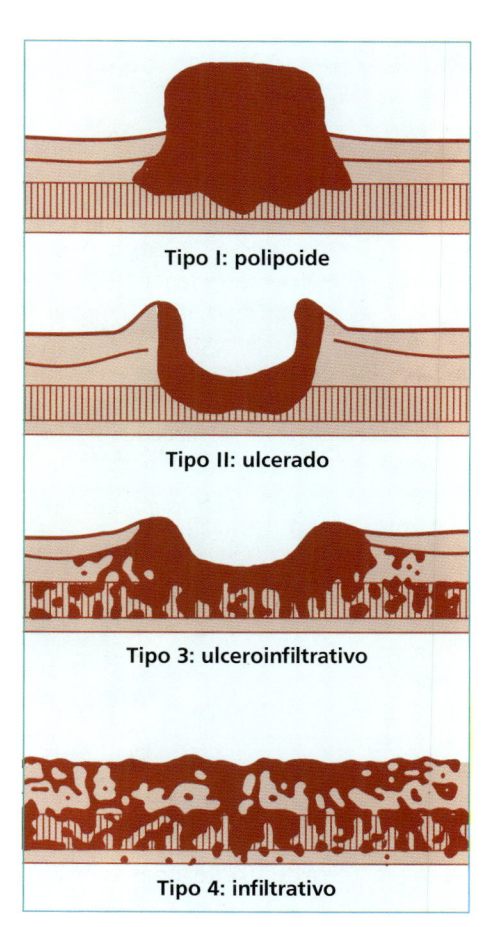

Tipo I: polipoide
Tipo II: ulcerado
Tipo 3: ulceroinfiltrativo
Tipo 4: infiltrativo

Fig. 44-9. Classificação de Borrmann.

ESTADIAMENTO

Atualmente são recomendados, colonoscopia completa, raios X de tórax, tomografia computadorizada de abdome e pelve, exames laboratoriais para avaliação de função hepática, desidrogenase láctica e antígeno carcinoembrionario (CEA). Em lesões no reto, há indicação do uso de ecoendoscopia e RM de pelve para estadiamento locorregional. A classificação mais empregada é a TNM descrita no Quadro 44-2, e a seguir os estágios (Quadro 44-3).

Também é utilizado o esquema de estadiamento R, descrito no Quadro 44-4.

Quadro 44-2 Estadiamento CCR pelo TNM

\multicolumn{2}{c}{Tumor primário (T)}	
TX	O tumor primário não pode ser avaliado
T0	Não há evidência de tumor primário
Tis	Carcinoma *in situ*: intraepitelial ou invasão da lâmina própria
T1	Tumor invade submucosa
T2	Tumor invade muscular própria
T3	Tumor invade através da muscular própria em subserosa ou tecidos pericólicos ou perirretais
T4a	Tumor perfura peritônio visceral
T4b	Tumor invade diretamente outros órgãos ou estruturas
Linfonodos regionais (N)	
NX	Os linfonodos regionais não podem ser avaliados
N0	Sem metástase em linfáticos regionais
N1a	Metástase em 1 linfonodo regional
N1b	Metástase em 2-3 linfonodos regionais
N1c	Tumor na subserosa, mesentério ou tecidos perirretais sem metástases nodais regionais
N2	Metástase em 4 ou mais linfonodos regionais
N2a	Metástases em 4-6 linfonodos regionais
N2b	Metástases em 7 ou mais linfonodos regionais.
Metástases a distância (M)	
MX	Metástase a distância não pode ser avaliada
M0	Sem metástase a distância
M1	Metástase a distância (M1a – 1 metástase / M1b – múltiplas metástases)

Quadro 44-3 Estágios do câncer colorretal

0	Tis	N0M0
I	T1-T2	N0M0
IIA	T3	N0M0
IIB	T4	N0M0
IIIA	T1-T2	N1M0
IIIB	T3-T4	N1M0
IIIC	Qualquer T	N2M0
IV	Qualquer T	Qualquer N-M1

Quadro 44-4 Esquema de estadiamento R

R	Indicação
R0	Ressecção cirúrgica completa sem evidência microscópica do tumor
R1	Ressecção cirúrgica completa com evidência microscópica do tumor na margem
R2	Ressecção cirúrgica incompleta com margens macroscopicamente comprometidas

ACOMPANHAMENTO

Nos primeiros dois anos, há indicação de realização de CEA e exames laboratoriais a cada 3 meses, tomografia de tórax ou raios X de tórax e tomografia de abdome e pelve a cada 6 meses e colonoscopia anual. Até o 5º ano de doença, realização de CEA e exames laboratoriais de 6 em 6 meses, radiografia ou tomografia de tórax e tomografia de abdome e pelve anual e colonoscopia a cada 3 anos.[5,14]

PROGNÓSTICO

O prognóstico dos pacientes com CCR tem melhorado lentamente nas últimas décadas. A sobrevida em 5 anos alcança quase 65% em países desenvolvidos, como Estados Unidos, Austrália, Canada e países da Europa. Em países em desenvolvimento, a sobrevida em 5 anos tem-se mantido abaixo de 50%. A sobrevida diminui com a idade e parece ser discretamente maior no sexo feminino. O estagio clínico da doença é o principal fator prognóstico.[1]

AGRADECIMENTOS

Os autores agradecem ao Dr. Carlos Eduardo Oliveira dos Santos pelo fornecimento das imagens.

REFERÊNCIAS BIBLIOGRÁFICAS

1. Averbach M, Borges JLM. Diagnóstico de câncer colorretal. In: Rossi BM, Nakagawa WT, Ferreira FO et al. (Eds.) *Câncer de cólon, reto e ânus*. São Paulo: Lemar & Tecmedd, 2005. p. 63-76.
2. Bettington M, Walker N, Clouston A et al. The serrated pathway to colorectal carcinoma: current concepts and challenges. *Histopathology* 2013;62(3):367-86.
3. Brenner H, Kloor M, Pox CP. Colorectal cancer. *Lancet* 2014;383(9927):1490-502.
4. *Câncer de cólon e reto*. Acesso em: 14 Abril 2015. Disponível em: <www.inca.gov.br>
5. Cutsem VE, Cervantes A, Nordlinger B et al. Metastatic colorcetal cancer: ESMO clinical practice guidelines for diagnosis, treatment and follow-up. *Ann Oncol* 2014;25(Suppl 3): iii1-iii9.
6. Fearon ER. Molecular genetics of colorectal cancer. *Annu Rev Pathol* 2011;6:479-507.
7. Halligan S, Wooldrage K, Dadswell E et al. Computed tomographic colonography versus barium enema for diagnosis of colorectal cancer or large polyps in symptomatic patients (SIGGAR): a multicentre randomised trial. *Lancet* 2013;381(9873):1185-93.
8. Hilliard G, Ramming K, Thompson Jr J et al. The elusive colonic malignancy. A need for definitive preoperative localization. *Am Surg* 1990;56(12):742-44.
9. Hiraoka S, Kato J, Fujiki S et al. The presence of large serrated polyps increases risk for colorectal cancer. *Gastroenterology* 2010;139(5):1503-10, 10 e1-3.
10. Hurlstone DP, Cross SS, Adam I et al. Endoscopic morphological anticipation of submucosal invasion in flat and depressed colorectal

lesions: clinical implications and subtype analysis of the kudo type V pit pattern using high-magnification-chromoscopic colonoscopy. *Colorectal Dis* 2004;6(5):369-75.
11. Jasperson KW, Tuohy TM, Neklason DW *et al.* Hereditary and familial colon cancer. *Gastroenterology* 2010;138(6):2044-58.
12. Johnson CM, Wei C, Ensor JE *et al.* Meta-analyses of colorectal cancer risk factors. *Cancer Causes Control* 2013;24(6):1207-22.
13. Langevin JM, Nivatvongs S. The true incidence of synchronous cancer of the large bowel. A prospective study. *Am J Surg* 1984;147(3):330-33.
14. Locker GY, Hamilton S, Harris J *et al.* ASCO 2006 update of recommendations for the use of tumor markers in gastrointestinal cancer. *J Clin Oncol* 2006;24(33):5313-27.
15. Majumdar SR, Fletcher RH, Evans AT. How does colorectal cancer present? Symptoms, duration, and clues to location. *Am J Gastroenterol* 1999;94(10):3039-45.
16. Moiel D, Thompson J. Early detection of colon cancer-the kaiser permanente northwest 30-year history: how do we measure success? Is it the test, the number of tests, the stage, or the percentage of screen-detected patients? *Perm J* 2011;15(4):30-38.
17. Popoutchi P, Cavalcante DBL, Quilici FA *et al. Câncer colorretal avançado. Atlas de endoscopia da SOBED*. Rio de Janeiro. Revinter, 2011. p. 370-77.
18. Quilici FA, Cordeiro F, Quilici LC. *Neoplasias do intestino grosso benignas e malignas*. Tratado das enfermidades gastrointestinais e pancreáticas. São Paulo: Roca, 2008. p. 1000-16.
19. Schlemper RJ, Riddell RH, Kato Y *et al.* The Vienna classification of gastrointestinal epithelial neoplasia. *Gut* 2000;47(2):251-55.
20. Teixeira CR, Torresini RS, Canali C *et al.* Endoscopic classification of the capillary-vessel pattern of colorectal lesions by spectral estimation technology and magnifying zoom imaging. *Gastrointest Endosc* 2009;69(3 Pt 2):750-56.
21. Vukasin AP, Ballantyne GH, Flannery JT *et al.* Increasing incidence of cecal and sigmoid carcinoma. Data from the Connecticut Tumor Registry. *Cancer* 1990;66(11):2442-49.
22. Yamane L, Scapulatempo-Neto C, Reis RM *et al.* Serrated pathway in colorectal carcinogenesis. *World J Gastroenterol* 2014;20(10):2634-40.

45 Cromoendoscopia no Cólon

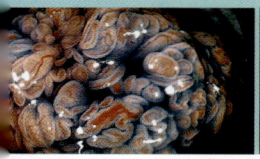

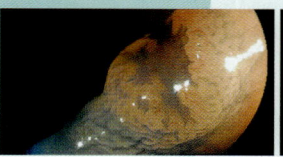

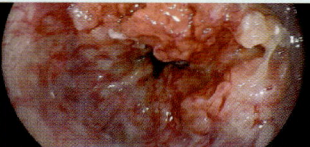

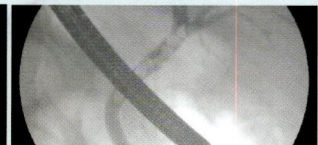

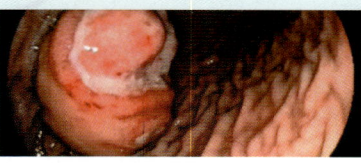

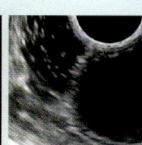

Carlos Eduardo Oliveira dos Santos ■ Daniele Malaman

INTRODUÇÃO

A cromoendoscopia (CE) trata-se de uma técnica endoscópica que tem por objetivo principal uma melhor caracterização das lesões do trato gastrointestinal. Até o início dos anos 2000, utilizavam-se no cólon somente corantes de contraste ou vitais, que eram aplicados por cateteres colocados nos canais de biópsias dos endoscópios ou diretamente em canais apropriados para este uso.

No cólon, os corantes mais utilizados são:

- *Índigo-carmim:* considerado corante de contraste, pois realça o relevo da superfície mucosa. Utilizado em solução de 0,2 a 0,8%, é o principal corante utilizado no cólon.
- *Azul de metileno:* tradicionalmente é um corante vital (absorvível), uma vez que seja absorvido pelo epitélio, sendo usado na concentração de 0,5 a 1%. Pouco utilizado no intestino grosso. Poderá ser usado como corante de contraste se houver uma maior diluição (0,01 a 0,1%).
- *Cresyl violeta:* também é considerado um corante vital, em solução de 0,2 a 0,4% é muito utilizado no Japão para análise dos padrões de criptas, especialmente no padrão de criptas tipo V de Kudo.
- *Ácido acético:* não é considerado corante, no entanto, por permitir análise da superfície mucosa, foi inicialmente usado na concentração de 1,5 a 3% para o estudo das criptas do esôfago de Barrett, tem sido útil também na avaliação das lesões colorretais.

Busca-se uma alta acurácia na diferenciação de lesões neoplásicas e não neoplásicas, na avaliação da invasão dos carcinomas e no diagnóstico de lesão residual após ressecção endoscópica, aumentando, assim, a eficiência do procedimento endoscópico. Isto pode ser conseguido com a cromoendoscopia e o estudo das criptas, especialmente quando associada à magnificação de imagem, além de permitir uma adequada demarcação e definição da morfologia destas lesões (Figs. 45-1 e 45-2).[9,18,21,25]

Há alguns anos, foi desenvolvida a CE digital, que permite com apenas um toque no botão do colonoscópio, sem a necessidade do

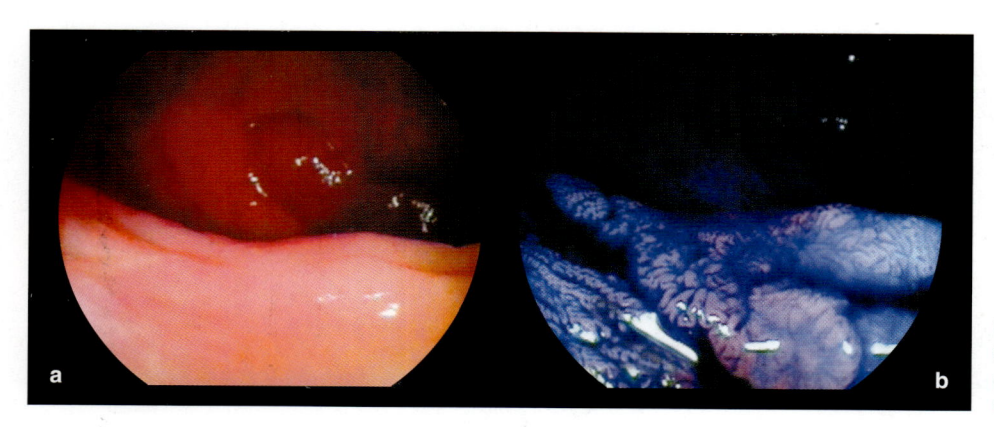

Fig. 45-1. (a) Lesão superficialmente elevada > 10 mm (LST); (b) após a cromoscopia: LST não granular, plano-elevado, criptas IIIL. AP: Adenoma tubular com displasia de baixo grau.

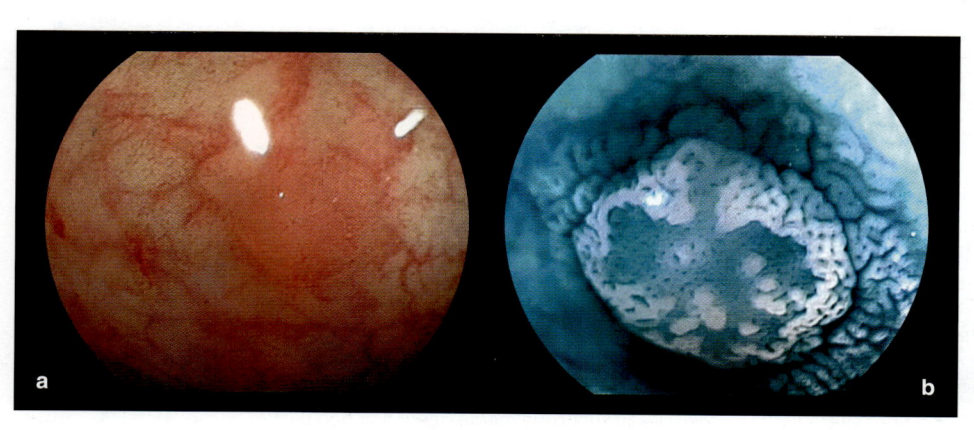

Fig. 45-2. (a) Lesão superficialmente elevada tipo 0-IIa; (b) à cromoscopia: lesão tipo 0-IIc, criptas IIIs. AP: Adenoma tubular com displasia de baixo grau.

uso de corantes, realizar análises da superfície *(pit-like pattern)* ou da microvasculatura capilar, apresentando resultados semelhantes à CE.[6,26] Estas tecnologias estão representadas pelo FICE (*Flexible Spectral Intelligent Color Enhancement,* Fujifilm), i-Scan (Pentax) e NBI (*Narrow Band Imaging*, Olympus) (Figs. 45-3 e 45-4).[5]

Recentemente, foi desenvolvido o BLI (*Blue Laser Imaging*, Fujifilm), sistema que utiliza dois tipos de *lasers*, com diferentes comprimentos de onda e que também permite uma análise dos padrões de superfície e de vasos.

CROMOSCOPIA E PADRÃO DE CRIPTAS

Os corantes, quando aplicados à superfície das lesões colorretais, permitem que seus padrões de criptas (abertura das glândulas) sejam observados e, de acordo com estas características, torna-se possível um diagnóstico histológico preditivo, tanto no diagnóstico diferencial entre lesões neoplásicas e não neoplásicas como na avaliação da profundidade de invasão do carcinoma colorretal precoce.

A classificação de Kudo é a referência para o estudo das criptas, especialmente utilizando-se a magnificação. Os tipos I e II são considerados padrões sugestivos de lesões não neoplásicas, enquanto os tipos III, IV e V são compatíveis com as lesões neoplásicas (Fig. 45-5).[15]

- *Tipo I:* padrão da mucosa normal, com criptas arredondas e uniformes.
- *Tipo II:* característico dos pólipos hiperplásicos, com criptas um pouco maiores, formato estrelado ou asteroide, e distribuição regular. Quando se apresenta heterogêneo e com criptas maiores, pode tratar-se de um adenoma serrilhado.
- *Tipo IIIL:* apresenta-se com padrão tubular grande, sendo as criptas alongadas e maiores que as normais. Padrão típico das lesões polipoides, mas pode ser encontrado também em lesões não polipoides.
- *Tipo IIIs:* típico das lesões deprimidas, apresentando-se como tubular pequeno, em que as criptas são arredondadas ou ovaladas, e menores que as normais.
- *Tipo IV:* criptas tortuosas, *gyrus-like*, cerebroides. Encontrado principalmente em grandes lesões polipoides e também em LSTs granulares, subtipo nodular misto; frequentemente associado ao padrão de criptas IIIL.
- *Tipo V:* padrão básico do câncer. Dividido em tipo Vi, que apresenta as criptas irregulares e assimétricas, sendo subdividido em pouco ou muito irregular, e o tipo Vn, que evidencia um dismorfismo e perda do padrão estrutural.

Enquanto uma série que utilizou colonoscopia de alta resolução e CE com índigo-carmim, na diferenciação de lesões neoplásicas das lesões não neoplásicas, apresentou uma sensibilidade de 88,8%, especificidade de 55% e acurácia de 79,7%, observamos resultados superiores com a associação da magnificação: 97,6, 93,9 e 96,8%, respectivamente, além de valor preditivo de 98,4% e valor preditivo negativo de 91,2%.[1,22] Outros resultados podem ser observados no Quadro 45-1.[8,12,14,25,35]

Ainda usando o padrão de criptas para a predição da histologia, foi observada uma concordância inter e intraobservador de 0,78 e 0,86, boa e excelente, respectivamente.[7]

Quadro 45-1 Resultados da magnificação na diferenciação de lesões neoplásicas das lesões não neoplásicas

	Konishi 2003[14]	Su 2004[25]	Hurlstone 2004[8,9]	Kato 2006[12]	Zanoni 2007[36]
Sensibilidade (%)	93	95,1	98	92,3	91,4
Especificidade (%)	85	86,8	92	99,8	67,2
Acurácia (%)	92	91,9	95	99,1	84

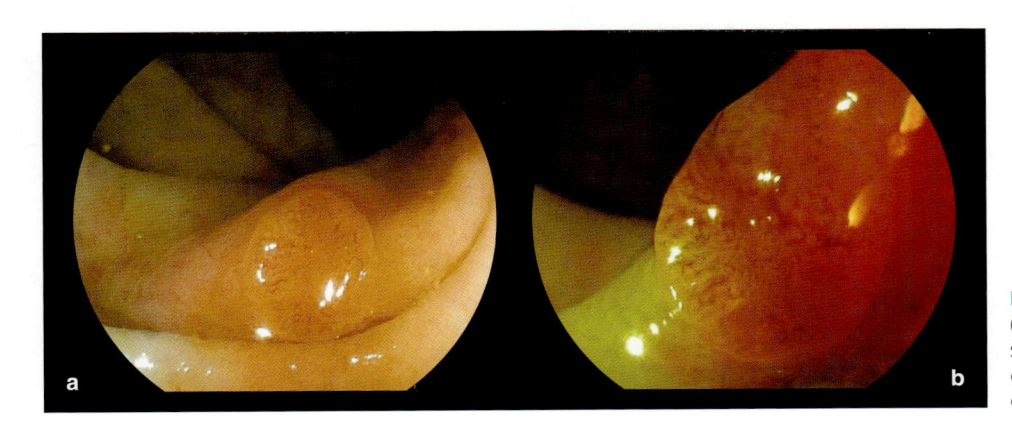

Fig. 45-3. (a) Lesão superficialmente elevada tipo 0-IIa; (b) após cromoscopia digital e magnificação: lesão superficialmente deprimida (tipo 0-IIc), padrão de capilares III de Teixeira. AP: Adenoma tubular com displasia de baixo grau.

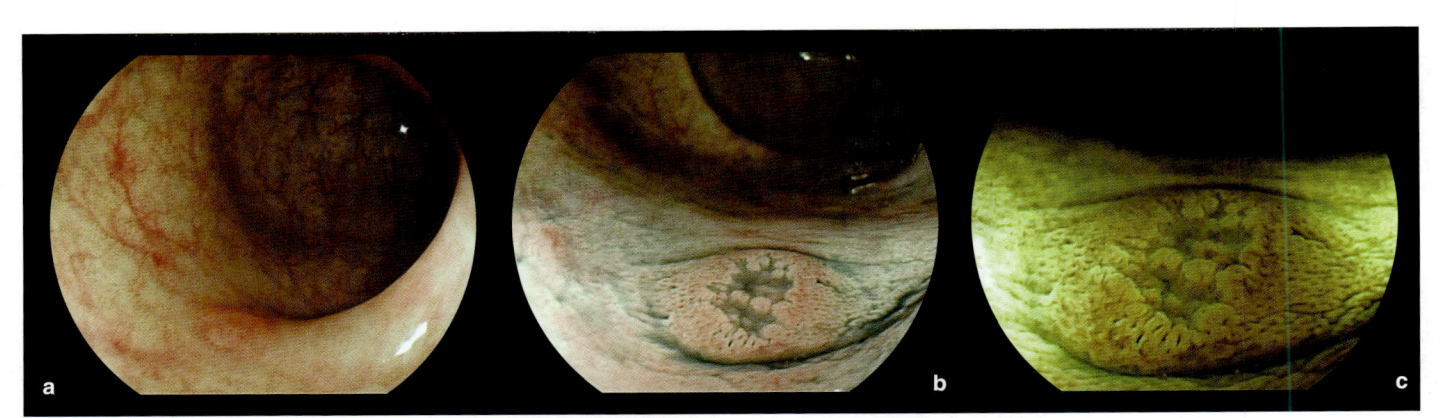

Fig. 45-4. (a) Lesão hiperêmica, superficialmente elevada tipo 0-IIa, à luz branca; (b) lesão superficialmente deprimida tipo 0-IIc após uso de índigo-carmim e baixa magnificação; (c) lesão tipo 0-IIc vista com alta magnificação e após índigo-carmim e CE digital. AP: Adenoma tubular com displasia de alto grau.

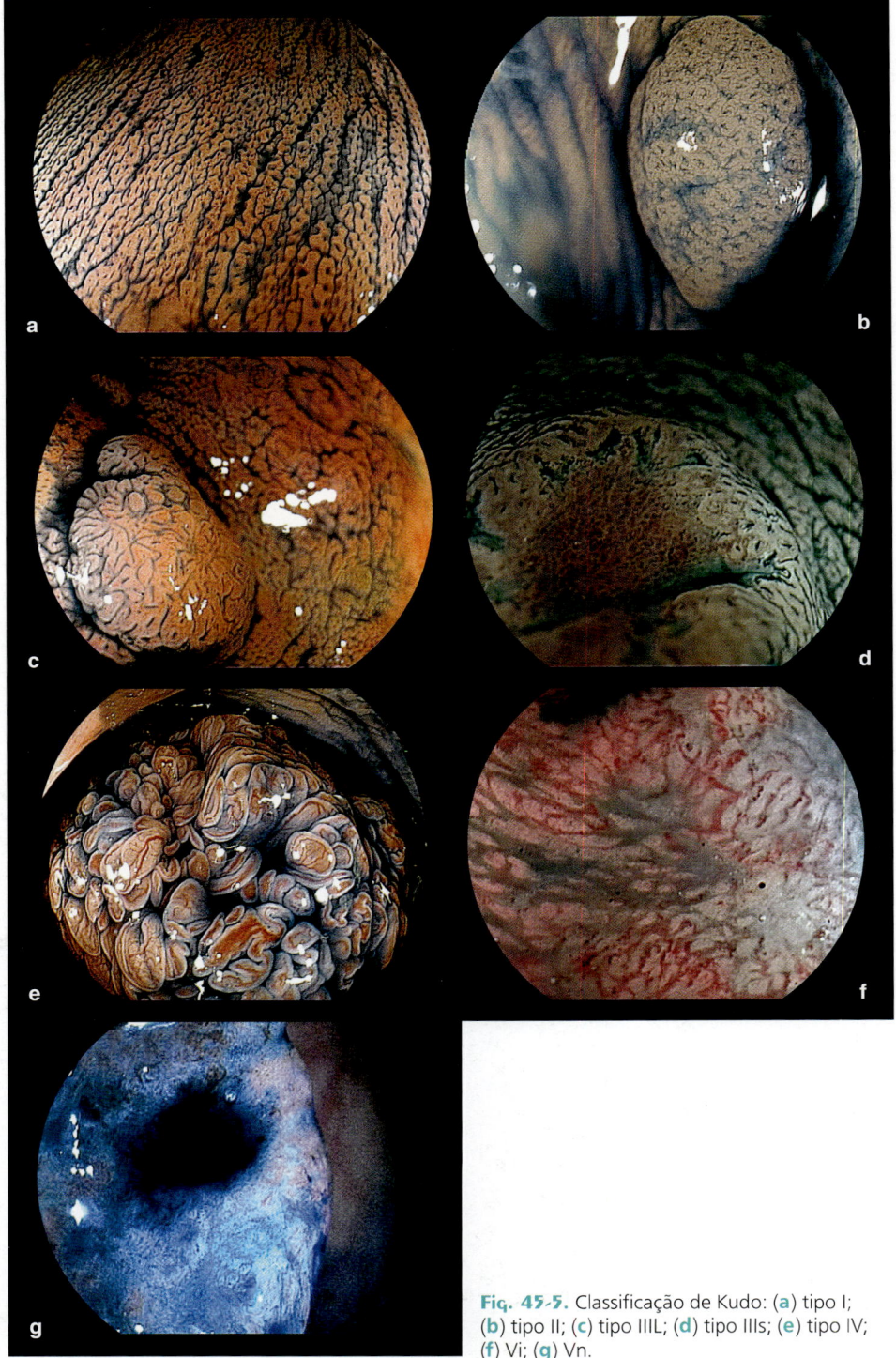

Fig. 45-5. Classificação de Kudo: (a) tipo I; (b) tipo II; (c) tipo IIIL; (d) tipo IIIs; (e) tipo IV; (f) Vi; (g) Vn.

Muitas lesões, anteriormente classificadas como pólipos hiperplásicos e, portanto, consideradas inofensivas, estão sendo reclassificadas, como *sessile serrated adenomas*, estabelecendo o seu lugar na via serrilhada e salientando seu potencial maligno. Recentemente, foi identificado um subtipo para o padrão de criptas tipo II, apresentando criptas com morfologia mais aberta, chamado de padrão de criptas tipo II-O (O = *open*), altamente preditivo do *sessile serrated adenoma* (especificidade = 97,3%) (Fig. 45-6).[13]

Costuma ser uma lesão não polipoide, localizada no cólon direito, > 10 mm e recoberta por mucina. Já os tradicionais adenomas serrilhados frequentemente estão no cólon esquerdo, são polipoides, apresentam arquitetura vilosa e com padrão de criptas tipo IV.[10] A recomendação atual é que todas as lesões serrilhadas proximais ao cólon sigmoide e todas as lesões serrilhadas no retossigmoide > 5 mm de diâmetro sejam completamente retiradas.[19]

Vários estudos têm sugerido que há pequeno risco de metástase linfonodal no câncer colorretal precoce que atinge < 1.000 µm da submucosa. Este dado é tão relevante, que a *Japanese Society for Cancer of the Colon and Rectum* propôs como critério histológico de cura, após a ressecção endoscópica do carcinoma com comprometimento da submucosa: carcinoma bem ou moderadamente diferenciado; ausência de envolvimento vascular; invasão < 1.000 µm.[32] Dessa forma, torna-se importante a diferenciação entre os tipos Vi e Vn, a fim de estimar a profundidade de invasão do câncer precoce, influenciando diretamente na decisão terapêutica.[29] Kanao *et al.* mostraram invasão ≥ 1.000 µm em 30,7 e 95,7% para ambos padrões, respectivamente.[11]

Quando subdividiram o tipo Vi, em pouco e muito irregular, esta invasão foi de 6,7% para o primeiro, e de 56,1% para o último. A especificidade do padrão de criptas Vn para o comprometimento maciço da submucosa (≥ 1.000 µm) atingiu 97,9%.

Matsuda *et al.* demonstraram sensibilidade, especificidade e acurácia do padrão de criptas invasivo para diferenciar lesões que acometem < 1.000 µm daquelas que atingem ≥ 1.000 µm, de 85,6, 99,4 e 98,8%, respectivamente.[18]

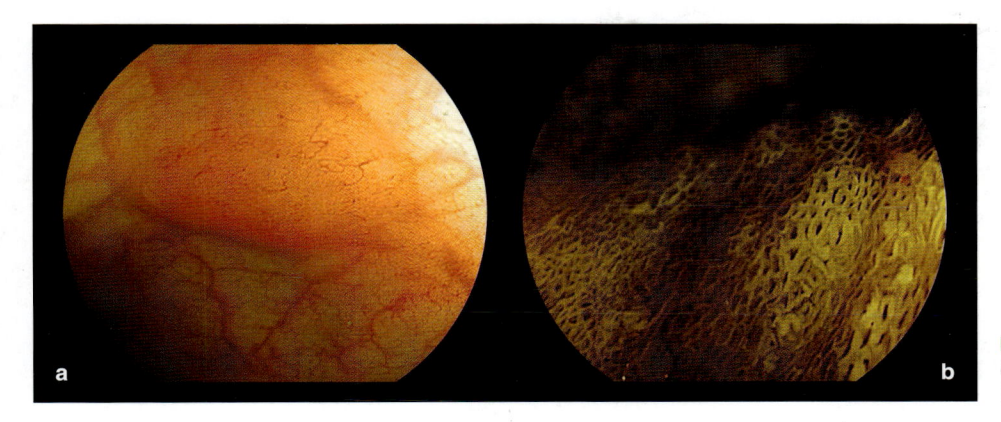

Fig. 45-6. (a) Lesão superficialmente elevada tipo 0-IIa; (b) após ácido acético e CE digital: padrão de criptas II-O. AP: *Sessile serrated adenoma*.

O estudo de Sakamoto *et al.* evidenciou que bons resultados na análise do padrão de criptas tipo V somente foram reproduzidos por *experts*, mas a concordância interobservador foi apenas moderada entre os mesmos.[23]

A maioria dos autores utilizou-se do índigo-carmim para o estudo das criptas.

No entanto, o ácido acético proporcionou uma acurácia de 95% na diferenciação de lesões neoplásicas e não neoplásicas, como também resultados comparáveis ao *cresyl violeta*.[24,31]

Apesar dos excelentes resultados demonstrados, a CE é reconhecida como uma técnica que consome tempo, relativamente trabalhosa e com curva de aprendizado considerada lenta, não sendo utilizada pela maioria dos endoscopistas por atrapalhar a rotina dos exames.

CROMOSCOPIA E PADRÃO DE CAPILARES

A avaliação dos padrões das capilares é realizada com a CE digital. No entanto, diferentemente do padrão de criptas, o estudo da arquitetura microvascular ainda não apresenta uma classificação de referência. Algumas já foram propostas, como as classificações de Sano, de Hiroshima e de Teixeira, todas criadas para análise de pequenos vasos e capilares subepiteliais.[11,20,28]

Embora a classificação de Kudo, para o estudo das criptas, não tenha sido designada para o uso de CE digital, resultados semelhantes aos alcançados com índigo-carmim têm sido publicados, assim como demonstramos em nosso estudo prospectivo e randomizado (Quadro 45-2).[2]

A CE digital (NBI, i-scan, FICE) foi desenvolvida há poucos anos, permitindo a avaliação detalhada da superfície mucosa e da malha capilar das lesões colorretais.[2-4,6] É seguro, rápido, fácil e mais simples. Com um simples toque no botão do endoscópio, podemos avaliar a microvasculatura e o padrão de superfície, conseguindo resultados semelhantes à CE com índigo-carmim.[6,17,26]

Quadro 45-2 CE digital *vs.* CE convencional

	FICE (Capilares)	FICE (Criptas)	Índigo-carmim
Acurácia (%)	92,8	90,1	94,9
Sensibilidade (%)	97,8	92,7	97
Especificidade (%)	79,3	82,8	88,9
VPP (%)	93	93,8	96,1
VPN (%)	92	80	91,4

VPP: Valor preditivo positivo; VPN: valor preditivo negativo

Classificação de Hiroshima

- *Tipo A:* capilares não são observados ou apresentam-se extremamente opacos; 80% são hiperplásicos, e 20% adenomas tubulares.
- *Tipo B:* finos capilares são observados ao redor das criptas; cerca de 20% correspondem a pólipos hiperplásicos, e 80% adenomas tubulares.
- *Tipo C:* divide-se em três subtipos: C1 – padrão vascular irregular, com diâmetro e distribuição homogêneos; 46,7% são adenomas tubulares, 42,2% carcinomas invadindo < 1.000 μm, e 11,1% carcinomas atingindo ≥ 1.000 μm; C2 – microvasculatura irregular, com diâmetro e distribuição heterogêneos; 45,5% carcinomas acometendo < 1.000 μm, e 54,5% carcinomas invadindo ≥ 1.000 μm; C3 – capilares irregulares e mais calibrosos, ou distribuição capilar heterogênea e com áreas avasculares; 100% carcinomas alcançando ≥ 1.000 μm (Fig. 45-7).

Classificação de Sano

- *Tipo I:* capilares invisíveis ou finos e discretamente visíveis, sugestivos de lesões não neoplásicas.

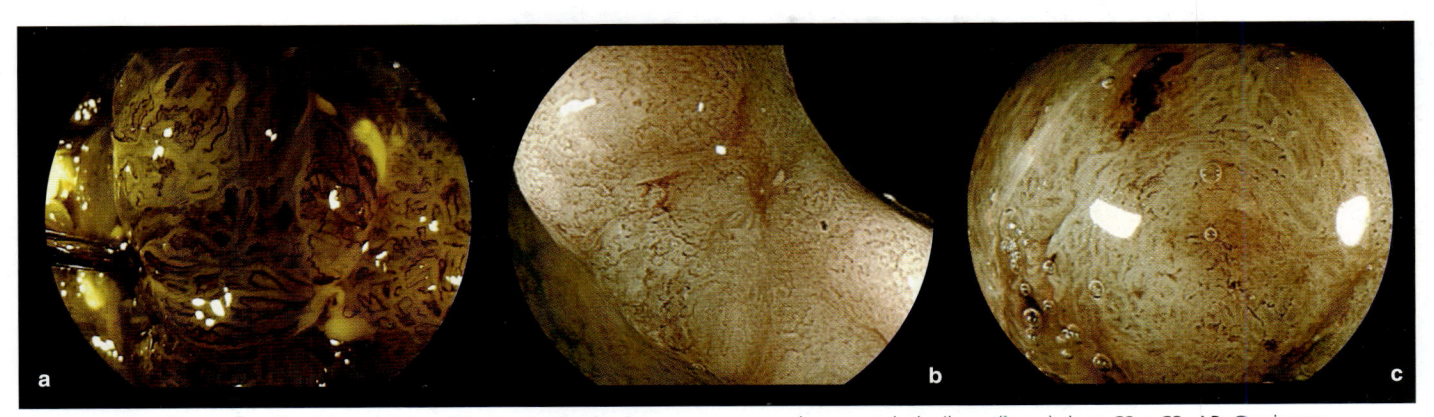

Fig. 45-7. Classificação de Hiroshima: (a) tipo C1. AP: Carcinoma intramucoso em adenoma tubuloviloso; (b e c) tipos C2 e C3. AP: Carcinoma invadindo maciçamente a submucosa.

- *Tipo II:* capilares claramente visíveis, sugestivos de lesões neoplásicas adenomatosas com displasia de baixo grau.
- *Tipo III:* malha capilar mais irregular, por vezes com arquitetura desorganizada, compatível à presença de displasia de alto grau ou carcinomas invasivos.

Classificação de Teixeira (Fig. 45-8)

- *Tipo I:* padrão da mucosa normal, apresentando capilares finos com morfologias linear e regular.
- *Tipo II:* padrão hipovascularizado ou com capilares marginais mais calibrosos, curvos ou retos, mas uniformes, sem dilatações. Sugestivo de pólipo hiperplásico.
- *Tipo III:* numerosos capilares finos, irregulares e tortuosos, com frequentes pontos de dilatações, compatíveis com adenoma tubular.
- *Tipo IV:* capilares alongados, espiralados ou retos com maior diâmetro, dilatações esparsas e circundando as glândulas vilosas. Típico padrão do componente viloso.
- *Tipo V:* pleomorfismo dos capilares, com distribuição anormal e com vasos mais grossos e heterogêneos, sugerindo adenocarcinoma.

Em nossos estudos prévios, usamos uma classificação mais simplificada, com dois subtipos de padrão capilar: malha capilar negativa (padrão de lesões não neoplásicas), com a presença de vasos finos e discretamente visíveis, ou até mesmo invisíveis; e malha capilar positiva (padrão das lesões neoplásicas), com vasos mais evidentes, mais calibrosos, alongados, tortuosos ou irregulares e com arquitetura vascular desorganizada).[2,22] Nossa acurácia variou entre 92,8 e 93,6%, resultados semelhantes a de outros autores que usaram a mesma classificação.[20,30]

Um estudo prospectivo duplo-cego, utilizando a classificação de Teixeira, apresentou uma acurácia de 95% para ambos examinadores, e a concordância interobservador para análise capilar apresentou kappa 0,80 (substancial) e para predição histológica (neoplasia vs. pólipo hiperplásico) kappa 0,89 (excelente), inclusive para as pequenas lesões. A concordância intraobservador para o padrão de capilares foi de 0,88 e 0,73, enquanto para o diagnóstico histológico preditivo entre neoplasia vs. pólipo hiperplásico, o índice kappa foi de 0,95 e 0,70, para os dois examinadores.[4]

Uma série randomizada, utilizando essa mesma classificação, comparou colonoscopia de alta definição e colonoscopia convencional na caracterização de pequenos pólipos de cólon e demonstrou significativo aumento da sensibilidade (p = 0,048) quando usou CE digital, bem como um impacto na correta predição dos intervalos de seguimento, usando os *guidelines* das *British Society of Gastroenterology* (p = 0,028) e *American Society for Gastrointestinal Endoscopy* (p = 0,05).[16]

Yoshida *et al.*, utilizando BLI, e adotando como referência a classificação de Hiroshima, apresentaram uma acurácia de 99,3% na diferenciação entre lesões neoplásicas e não neoplásicas, e também excelente resultado no diagnóstico de câncer com invasão maciça da submucosa.[34]

Em recente análise de 281 lesões sob a cromoscopia BLI, observamos acurácia de 96,4%, sensibilidade de 96,4%, especificidade de 96,6% e valores preditivos positivo e negativo de 98,4 e 92,4%, respectivamente. Também foram estudadas lesões ≤ 5 mm de diâmetro e os resultados foram semelhantes (Quadro 45-3).

Há também classificação para o padrão de superfície, com resultados animadores.[27] A CE digital sem magnificação, analisando o padrão de superfície de 151 pólipos, mostrou uma acurácia de 89,4% para lesões < 10 mm e de 82,7% para lesões < 5 mm. A concordância interobservador foi substancial, e sua variabilidade ficou entre kappa 0,71 e 0,78. Já a concordância intraobservador foi considerada de boa a excelente, variando de 0,70 a 0,81.[33]

Quadro 45-3 Critérios diagnósticos sob análise do Blue Laser Imaging (BLI)

Indicador	Todas lesões (N = 281)	Lesões ≤ 5 mm (N = 210)
Acurácia	96,4	96,2
Kappa	0,92 (0,87 a 0,97)	0,91 (0,85 a 0,97)
Sensibilidade (%)	96,4 (92,7 a 98,5)	96,6 (92,1 a 98,9)
Especificidade (%)	96,6 (90,4 a 99,3)	95,4 (87,1 a 99,0)
VPP (%)	98,4 (95,4 a 99,7)	97,9 (94,0 a 99,6)
VPN (%)	92,4 (84,9 a 96,9)	92,5 (83,4 a 97,5)

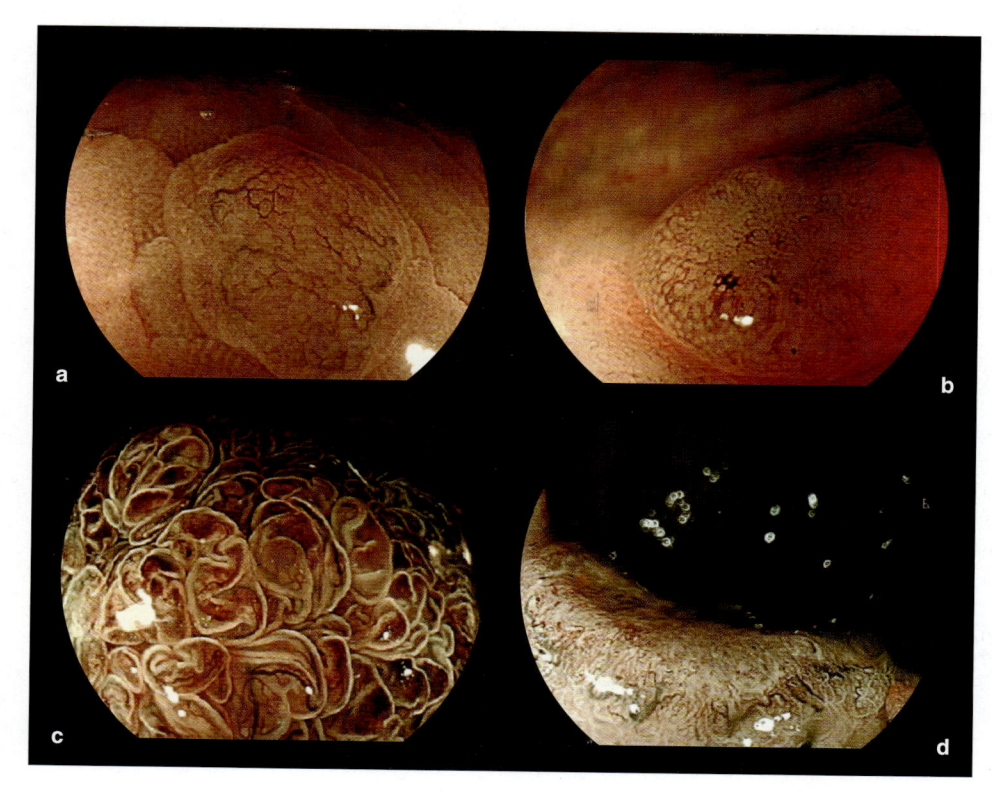

Fig. 45-8. Padrão de capilares, segundo a Classificação de Teixeira: (a) tipo II. AP: Pólipo hiperplásico; (b) tipo III. AP: Adenoma tubular com displasia de alto grau; (c) tipo IV. AP: Adenoma viloso com displasia de alto grau; (d) tipo V. AP: Carcinoma invadindo maciçamente a submucosa.

CONCLUSÕES

A colonoscopia com a remoção das lesões precursoras tem mostrado uma redução significativa na incidência do câncer colorretal.[36] É aceita como método *gold standard* para o diagnóstico das lesões colorretais, e a CE pode auxiliar na caracterização da morfologia das lesões, cuja correta interpretação é determinante na escolha da técnica adequada de ressecção. A detecção e o tratamento endoscópico destas neoplasias são a estratégia mais custo-efetiva para a redução da incidência e da mortalidade do câncer colorretal. Para um diagnóstico preciso, é necessário que as discretas alterações estruturais e de coloração sejam reconhecidas.

A CE, seja convencional ou digital, combinada com a magnificação de alta resolução, na análise dos padrões de criptas ou de capilares, trata-se de um método eficaz no diagnóstico histológico preditivo em tempo real de lesões de cólon e reto.

REFERÊNCIAS BIBLIOGRÁFICAS

1. Averbach M, Zanoni EC, Corrêa PA et al. High resolution chromoendoscopy in the differential diagnosis of neoplastic and non-neoplastic polyps. *Arq Gastroenterol* 2003;40:99-103.
2. dos Santos CE, Lima JC, Lopes CV et al. Computerized virtual chromoendoscopy versus indigo carmine chromoendoscopy combined with magnification for diagnosis of small colorectal lesions: a randomized and prospective study. *Eur J Gastroenterol Hepatol* 2010;22:1364-71.
3. dos Santos CE, Malaman D, Lopes CV et al. Digital chromoendoscopy for diagnosis of diminutive colorectal lesions. *Diagn Ther Endosc* 2012;2012:279521.
4. Santos CE, Perez HJ, Mönkemüller K et al. Observer agreement for diagnosis of colorectal lesions with analysis of the vascular pattern by image-enhanced endoscopy. *Endosc Int Open* 2015;3(3):E240-45.
5. Hirata M, Tanaka S, Oka S et al. Magnifying endoscopy with narrow band imaging for diagnosis of colorectal tumors. *Gastrointest Endosc* 2007;65:988-95.
6. Hoffman A, Kagel C, Goetz M et al. Recognition and characterization of small colonic neoplasia with high-definition colonoscopy using i-Scan is as precise as chromoendoscopy. *Dig Liver Dis* 2010;42:45-50.
7. Huang Q, Fukami N, Kashida H et al. Interobserver and intra-observer consistency in the endoscopic assessment of colonic pit patterns. *Gastrointest Endosc* 2004;60:520-26.
8. Hurlstone DP, Cross SS, Adam I et al. Efficacy of high magnification chromoscopic colonoscopy for the diagnosis of neoplasia in flat and depressed lesions of the colorectum: a prospective analysis. *Gut* 2004;53:284-90.
9. Hurlstone DP, Cross SS, Brown S et al. A prospective evaluation of high-magnification chromoscopic colonoscopy in predicting completeness of EMR. *Gastrointest Endosc* 2004;59:642-50.
10. Ishigooka S, Nomoto M, Obinata N et al. Evaluation of magnifying colonoscopy in the diagnosis of serrated polyps. *World J Gastroenterol* 2012;18:4308-16.
11. Kanao H, Tanaka S, Oka S et al. Narrow-band imaging magnification predicts the histology and invasion depth of colorectal tumors. *Gastrointest Endosc* 2009;69:631-39.
12. Kato S, Fu KI, Sano Y et al. Magnifying colonoscopy as a non-biopsy technique for differential diagnosis of non-neoplastic and neoplastic lesions. *World J Gastroenterol* 2006;12:1416-20.
13. Kimura T, Yamamoto E, Yamano HO et al. A novel pit pattern identifies the precursor of colorectal cancer derived from sessile serrated adenoma. *Am J Gastroenterol* 2012;107:460-69.
14. Konishi K, Kaneko K, Kurahashi T et al. A comparison of magnifying and nonmagnifying colonoscopy for diagnosis of colorectal polyps: a prospective study. *Gastrointest Endosc* 2003;57:48-53.
15. Kudo S, Hirota S, Nakajima T et al. Colorectal tumours and pit pattern. *J Clin Pathol* 1994;47:880-85.
16. Longcroft-Wheaton G, Brown J, Cowlishaw D et al. High-definition vs. standard-definition colonoscopy in the characterization of small colonic polyps: results from a randomized trial. *Endoscopy* 2012;44:905-10.
17. Longcroft-Wheaton GR, Higgins B, Bhandari P. Flexible spectral imaging color enhancement and indigo carmine in neoplasia diagnosis during colonoscopy: a large prospective UK series. *Eur J Gastroenterol Hepatol* 2011;23:903-11.
18. Matsuda T, Fujii T, Saito Y et al. Efficacy of the invasive/non-invasive pattern by magnifying chromoendoscopy to estimate the depth of invasion of early colorectal neoplasms. *Am J Gastroenterol* 2008;103:2700-6.
19. Rex DK, Ahnen DJ, Baron JA et al. Serrated lesions of the colorectum: review and recommendations from an expert panel. *Am J Gastroenterol* 2012;107:1315-29.
20. Sano Y, Horimatsu T, Fu KI et al. Magnifying observation of microvascular architecture of colorectal lesions using a narrow-band imaging system. *Dig Endosc* 2006;18:S44-S51.
21. Santos CE, Malaman D, Pereira-Lima JC. Endoscopic mucosal resection in colorectal lesion: a safe and effective procedure even in lesions larger than 2 cm and in carcinomas. *Arq Gastroenterol* 2011;48:242-47.
22. Santos CE, Pereira-Lima JC, Lopes CV et al. Comparative study between MBI (FICE®) and magnification chromoendoscopy with indigo carmine in the differential diagnosis of neoplastic and non-neoplastic colorectal lesions. *Arq Gastroenterol* 2009;46:111-15.
23. Sakamoto T, Matsuda T, Nakajima T et al. Impact of clinical experience on type V pit pattern analysis using magnifying chromoendoscopy in early colorectal cancer: a cross-sectional interpretation test. *BMC Gastroenterol* 2014;14:100.
24. Shibagaki K, Amano Y, Ishimura N et al. Magnification endoscopy with acetic acid enhancement and a narrow-band imaging system for pit pattern diagnosis of colorectal neoplasms. *J Clin Gastroenterol* 2015;49:306-12.
25. Su MY, Ho YP, Chen PC et al. Magnifying endoscopy with indigo carmine contrast for differential diagnosis of neoplastic and nonneoplastic colonic polyps. *Dig Dis Sci* 2004;49:1123-27.
26. Su MY, Hsu CM, Ho YP et al. Comparative study of conventional colonoscopy, chromoendoscopy, and narrow band imaging systems in differential diagnosis of neoplastic and non-neoplastic colonic polyps. *Am J Gastroenterol* 2006;101:2711-16.
27. Tanaka S, Sano Y. Aim to unify the narrow band imaging (NBI) magnifying classification for colorectal tumors: current status in Japan from a summary of the consensus symposium in the 79th Annual Meeting of the Japan Gastroenterological Endoscopy Society. *Dig Endosc* 2011;23(Suppl 1):131-39.
28. Teixeira CR, Torresini RS, Canali C et al. Endoscopic classification of the capillary-vessel pattern of colorectal lesions by spectral estimation technology and magnifying imaging. *Gastrointest Endosc* 2009;69:750-56.
29. The Paris endoscopic classification of superficial neoplastic lesions. *Gastrointest Endosc* 2003;58:S3-S43.
30. Tischendorf JJ, Wasmuth HE, Koch A et al. Value of magnifying chromoendoscopy and narrow band imaging (NBI) in classifying colorectal polyps: a prospective controlled study. *Endoscopy* 2007;39:1092-96.
31. Togashi K, Hewett DG, Whitaker DA et al. The use of acetic acid in magnification chromocolonoscopy for pit pattern analysis of small polyps. *Endoscopy* 2006;38:613-16.
32. Watanabe T, Itabashi M, Shimada Y et al. Japanese society for cancer of the colon and rectum. *Int J Clin Oncol* 2015;20:207-39.
33. Yoshida N, Naito Y, Inada Y et al. The detection of surface patterns by flexible spectral imaging color enhancement without magnification for diagnosis of colorectal polyps. *Int J Colorectal Dis* 2012;27:605-11.
34. Yoshida N, Yagi N, Inada Y et al. Ability of a novel blue laser imaging system for the diagnosis of colorectal polyps. *Dig Endosc* 2014;26:250-58.
35. Zanoni EC, Cutait R, Averbach M et al. Magnifying colonoscopy: interobserver agreement in the assessment of colonic pit patterns and its correlation with histopathological findings. *Int J Colorectal Dis* 2007;22:1383-88.
36. Zauber AG, Winawer SJ, O'Brien MJ et al. Colonoscopic polypectomy and long-term prevention of colorectal-cancer deaths. *N Engl J Med* 2012;366:687-96.

46 Doença Diverticular do Cólon

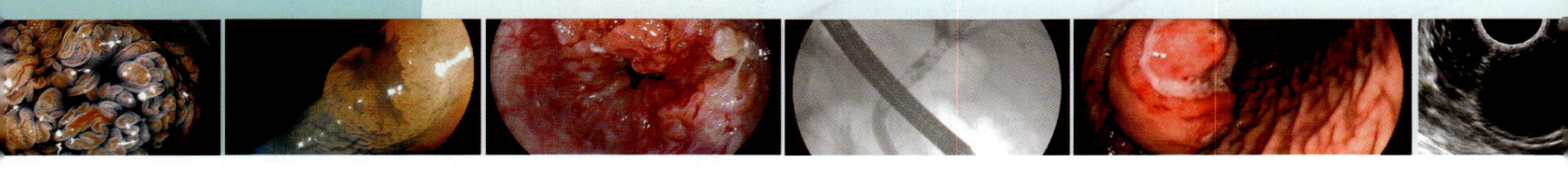

Flavio Machado Lima

INTRODUÇÃO E EPIDEMIOLOGIA

A primeira referência sobre doença diverticular foi relatada no editorial do Lancet por Sir Erasmus Wilson, em 1840, e a primeira descrição de anatomopatológico se atribui a Cruveilhier, em 1849. Pode afetar todas as idades, sendo mais prevalente com o avanço da idade, e considerada um falso divertículo, por não ser composta por todas as camadas.[38] São herniações adquiridas, em forma de bolsa na parede do cólon, compostas de mucosa e submucosa, que protruem através da camada muscular, em zonas de fraqueza, geralmente nos locais de penetração dos vasos (Fig. 46-1).[20]

É a doença mais comum achada à colonoscopia, sendo identificada em torno de 40% dos exames e em mais de 70% dos pacientes com mais de 80 anos.[10,25] Ocorre mais frequentemente na população ocidental e tem provável relação com hábitos alimentares, notando-se um aumento da incidência na Europa, EUA, em outros países desenvolvidos e industrializados.[11,16] Países orientais são menos acometidos e têm no cólon direito maior incidência, diferente do que ocorre no ocidente. Sabe-se também que os divertículos são menos comuns na população vegetariana.[22]

Divertículos acometem mais o cólon sigmoide (80-95% das vezes envolvido, 35% mais proximais e 7% em todo cólon (Fig. 46-2).[40]

ETIOLOGIA E PATOGENIA

A relação com a baixa ingesta de fibras, sugerida por Painter e Burkit, continua sendo aceita, porém os recentes estudos talvez alterem estes apontamentos.[17-20] A patogênese é multifatorial:[17]

1. **Fibras:** vários estudos demonstraram que a deficiência de fibra levaria à constipação e consequente maior pressão no cólon, aumentando a chance do surgimento de divertículos.[21] As hipóteses baseavam-se em casos selecionados, tendo como potencial causa uma pressão intracolônica aumentada e sem análises estatísticas. Estudos de motilidade não confirmaram tal elevação da pressão em todos os casos de pacientes com diverticulose.[37-39] Burkitt *et al.* mostraram que indivíduos ocidentais teriam maior tempo de trânsito intestinal e menor quantidade de fezes, quando comparados à população africana.[5] Algumas séries evidenciaram que havia mais chances de os pacientes serem acometidos por divertículos, quando tinham intestino com funcionamento regular, em vez de trânsito intestinal mais lento.[18] Embora haja controvérsia, algumas séries

Fig. 46-1. Divertículo e parede do cólon.

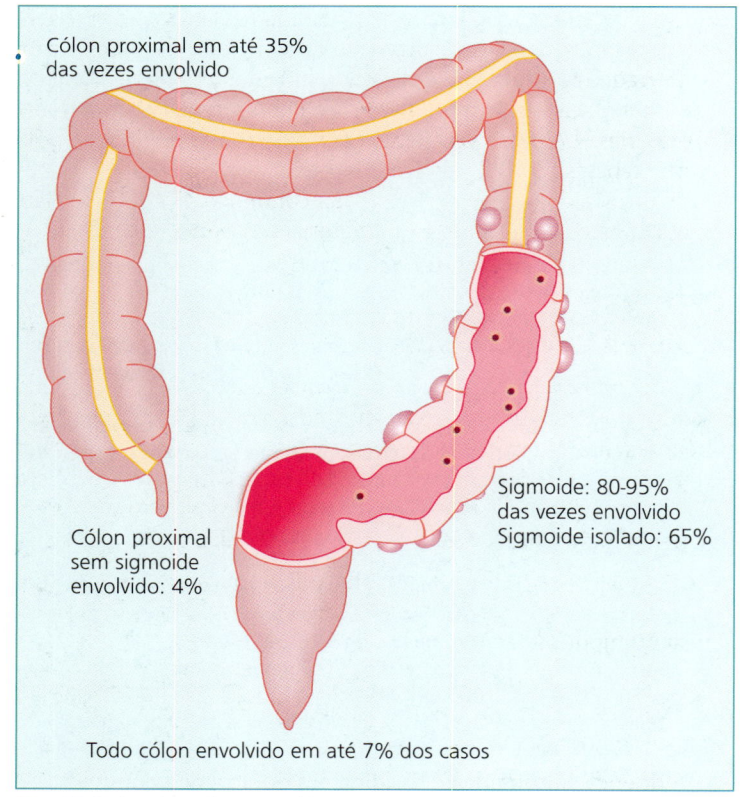

Fig. 46-2. Locais mais acometidos.

mostram que uma grande ingesta de fibras pode ser fator de proteção contra a doença diverticular. Para Crowne *et al.*, a ingesta de mais fibras reduziria o risco de hospitalização ou morte por doença diverticular, com diminuição das complicações em 41%.[7] Seu estudo com mulheres mostra significativa redução no risco de doença diverticular associada à grande ingesta de fibras, cereais e frutas, em dados coletados de internações hospitalares. Sabe-se também que há inúmeras vantagens em se ingerir dieta rica em fibras, com relação à melhora na constipação, doenças cardíacas e até na prevenção de neoplasias. Strate *et al.* mostraram que a ingesta de sementes, milho ou nozes não está associada a risco aumentado de diverticulite ou complicações.[29]

2. **Constipação:** os resultados de Peery *et al.* evidenciaram que os pacientes com mais movimentos intestinais semanais e fezes endurecidas apresentaram mais divertículos do que aqueles com menor funcionamento intestinal, e não observaram associação de dieta a fibras e doença diverticular.[19] Há dados suficientes que mostram que fibras previnem constipação e ainda beneficiam na qualidade de vida, porém em relação à orientação na ingesta para prevenção de divertículos, os dados estão sendo questionados.

3. **Genética:** estudo com gêmeos mostrou risco aumentado de quase 3 vezes (OR 2,92) de doença diverticular, quando comparado à população em geral, sendo estimado que risco hereditário possa contribuir em 53% na prevalência da doença diverticular.[30] Há doenças genéticas do tecido conectivo que poderiam aumentar a incidência de divertículos, como síndrome de Marfan, Ehler Danlos, Fibrose Cística, Rins Policísticos.[6] No entanto, mais estudos são necessários para afirmar o fator genético como uma das causas da doença diverticular.

4. **Inflamação:** casos de doença diverticular sintomática sem complicações mostram 70-80% de evidência de inflamação microscópica aguda ou crônica.[32] Esta atividade inflamatória poderia favorecer as complicações e causar alteração na resposta imune.

5. **Flora intestinal:** sua participação estaria relacionada com o lento trânsito colônico e estagnação do material fecal, sendo considerado um gatilho para disbiose, inflamação intestinal por piora da função da barreira mucosa e liberação de citocinas inflamatórias.[34] A carne vermelha, hábito de tomar bebidas alcoólicas, tabagismo e obesidade aparecem como prováveis fatores de risco, assim como fatores socioeconômicos e atividades físicas, mostrando o aspecto multifatorial da doença diverticular.

CLÍNICA E DIAGNÓSTICO

A maioria dos pacientes é assintomática. O diagnóstico poderá ser incidental, após investigação de sintomas inespecíficos. O exame físico apresenta pouca valia, exceto nos casos complicados ou com espessamento de cólon. Na maioria dos casos, o diagnóstico é feito por colonoscopia ou tomografia, e menos frequentemente hoje em dia, pelo enema opaco com duplo contraste (Fig. 46-3).

Em até 15% dos casos poderá haver complicações graves, tipo abscesso, fístula ou até perfuração. A doença classifica-se em hipertônica ou hipotônica.

A primeira ocorre geralmente em jovens e tem como complicação principal a diverticulite, e a última é mais comum em idosos, tendo a hemorragia digestiva baixa como principal complicação.

A doença sintomática é dividida em doença não complicada e complicada, ocorrendo em 15-20% dos casos, sendo que 75% dos pacientes têm doença diverticular dolorosa sem inflamação, 1-2% necessitam de hospitalização e 0,5% de cirurgia (Quadro 46-1).[39]

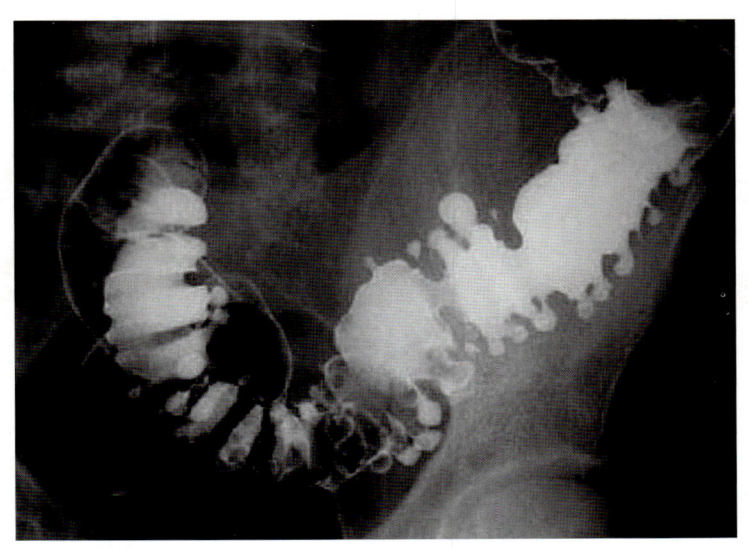

Fig. 46-3. Enema opaco.

Doença Sintomática não Complicada

As principais manifestações são: dor no quadrante inferior esquerdo do abdome, flatulência, distensão abdominal, eliminação de muco e até mesmo alteração do hábito intestinal.[26]

Doença Sintomática Complicada

Complicações ocorrem em 15% dos casos, sendo as mais frequentes a diverticulite e o sangramento.

A diverticulite relaciona-se com o aumento da pressão intraluminal, alteração da microbiota, produção excessiva de muco, erosão da parede do divertículo e até micro/macroperfuração, bloqueada ou não, que na maioria das vezes se resolve com tratamento clínico a base de antibioticoterapia adequada e analgesia.[4,33] Segundo novos estudos, a incidência de doença diverticular que progride para diverticulite gira em torno de 4,3% no total. A maioria destes casos (até 80%) é leve, não complicado por abscesso, fístula ou perfuração, podendo o paciente apresentar tênues alterações no exame físico, leucocitose, alterações no VHS e proteína C reativa, febre e dor na fossa ilíaca esquerda.[33] A recorrência é relatada entre 22 e 30% dos casos.[40] Poderá haver importante comprometimento sistêmico, dependendo da gravidade e das complicações. Nos casos de suspeita de diverticulite, não deveria ser indicada a colonoscopia, e sim exames de imagem, como a tomografia de abdome com contraste, que apresenta alta sensibilidade e especificidade para este diagnóstico (Quadro 46-2).[15] Em torno de 10% dos casos, um extenso processo inflamatório à tomografia poderá confundir-se com tumor, estando indicada a colonoscopia em torno de 6-8 semanas, após a resolução do quadro. Havendo uma evolução para a formação de abscessos (15-20% dos casos de diverticulite),

Quadro 46-1 Estágios da doença diverticular[39]

Estágio 0	Desenvolvimento de doença diverticular
Estágio I	Doença assintomática
Estágio II	Doença sintomática A) Episódio único B) Recorrente C) Crônica (dor, diarreia, colite segmentar com divertículos)
Estágio III	Complicada Abscesso, flegmão Obstrução Fístulas Sangramento Sepse Estreitamento

Quadro 46-2 Classificação de Hyncheye, sua modificação mais atualizada relacionada com achados na tomografia de abdome. Hynchey modificado por Kaiser et al. 2005[15]

E0	Diverticulite leve
E1a	Inflamação pericólica ou flegmão localizado
E1b	Abscesso pericólico localizado
E2a	Abscesso abdominal distante do local de origem, drenagem percutânea
E2b	Abscesso complexo com ou sem fístula
E3	Peritonite generalizada
E4	Peritonite fecal generalizada, fístula ou obstrução

sendo estes > 5 cm ou que apresente refratariedade clínica, a drenagem percutânea guiada por tomografia passa a ser uma alternativa, pois há relatos de ótimos resultados.[13] A mortalidade varia entre 6 e 35% nos casos em que há peritonite purulenta ou fecal, e cerca de 22% dos casos de diverticulite poderão ser submetidos à cirurgia urgente ou eletiva.[4,16,31,32]

Obstrução intestinal ocorre em cerca de 10% dos casos, sendo mais frequentes quadros suboclusivos por processos inflamatórios de repetição ou por espasticidade e endurecimento do cólon, reduzindo o calibre do cólon.

Fístulas são incomuns, ocorrendo em cerca de 2% dos casos, sendo a colovesical a mais comum (em torno de 65%).

A perfuração pode ser a primeira manifestação de diverticulite complicada em torno de 50 a 70% dos casos.[3]

O sangramento diverticular é responsável por cerca de 50% dos casos de hemorragia digestiva baixa.[41] São considerados fatores de risco para sangramento diverticular: anti-inflamatório, obesidade, hipertensão arterial, anticoagulante, diabetes melito e doença arterial coronariana.[28,41]

A maioria cessa espontaneamente em 24-48 horas (até 80%)[2,4] e acredita-se que cerca de 50 a 90% dos casos de sangramento ocorram no cólon direito.[32] A colonoscopia está indicada nestes casos e deverá ser realizada idealmente nas primeiras 24 horas. Busca-se a identificação do ponto de sangramento e, através da hemostasia endoscópica, conseguir a resolução do quadro hemorrágico, seja por terapia térmica, clipes ou por injeção na submucosa de substâncias hemostático-vasoconstritoras. Cintilografia e arteriografia podem ser usadas de acordo com grau de sangramento, porém não são métodos facilmente disponíveis, podendo auxiliar não somente na localização, como também na terapêutica, através das intervenções percutâneas com arteriografia. É importante realizar o diagnóstico diferencial nos casos de sangramento, uma vez que em até 45% dos casos, a enterorragia não se deve à doença diverticular. Naqueles casos em que não se consegue o tratamento endoscópico, poderá haver a necessidade de terapêutica cirúrgica, que apresenta uma mortalidade em torno de 10 a 20% ou até maior, dependendo das comorbidades.[1,12]

TRATAMENTO CLÍNICO

Para a doença diverticular sintomática não complicada, a recomendação de dieta com fibras parece ser bastante razoável, podendo inclusive reduzir a evolução para sua forma complicada.

Damião et al. avaliaram que o uso da mesalazina, isolada ou associada a probióticos, de forma cíclica ou contínua, em pacientes com doença diverticular não complicada/leve e com colite segmentar, apresentou redução na frequência e intensidade dos sintomas, assim como nos episódios de diverticulite.[9] Sua dose variou entre 800 mg e 3 g/dia, no período de 7 a 10 dias. Tursi et al. nos mostraram que associação de mesalazina + probiótico poderia reduzir recorrência de diverticulite próximo a 0%.[35] Sua atuação na prevenção da recorrência ainda é tema controverso.[24,27]

Uma revisão sistemática recomenda que diverticulite aguda deva ser tratada com antibióticos por 7 a 10 dias nos casos leves a moderados, em que os esquemas mais utilizados são metronidazol + ciprofloxacino ou levofloxacino ou sulfametoxazol-trimetoprim (Quadro 46-3).[14] A antibioticoterapia também encontra-se indicada para os abscessos localizados e menores que 5 cm de diâmetro.

CIRURGIA

Encontra-se indicada aos pacientes que são refratários ao tratamento clínico e/ou nos casos de complicações, como abscessos ou perfurações.[8]

Anteriormente, indicava-se cirurgia profilática após recorrência de diverticulite, no entanto, o *guidelines* da *American Society of Colon and Rectum Surgeons* recomenda que a cirurgia eletiva, após recuperação de diverticulite aguda, deverá ser individualizada.[23] Para Van de Wall et al., uma ressecção colônica eletiva, em pacientes com diverticulites recorrentes ou queixas persistentes, poderá apresentar melhora na qualidade de vida.[36] Outras séries mostram que os sintomas crônicos podem persistir mesmo após ressecções. A intervenção cirúrgica de urgência ocorre em 22 a 25% dos pacientes hospitalizados por diverticulite.

O procedimento de escolha seria a cirurgia de Hartmann ou ressecção com anastomose primária, com ou sem ostomia de proteção. A cirurgia videolaparoscópica vem ganhando força em alguns centros, dependendo da *expertise* do cirurgião e das condições clínicas do paciente.[15]

Quadro 46-3 Tabela de antibiótico endovenoso

Antibiótico empírico para patógenos Gram-negativo e anaeróbico
Opções
Monoterapia com inibidor da beta-lactamase
1. Ampicilina-Sulbactam 3 g 6/6 horas*
2. Piperacilina-Tazobactam 3,375 g 6/6 horas
3. Ticarcilina-Clavulanato de 3,1 g 4/4 horas
4. Cefalosporina de 3ª geração, como Ceftriaxona 1-2 g mais Metronidazol 500 mg 8/8 horas
Regime alternativo
1. Fluorquilona-Ciprofloxacino 400 mg 12/12 horas ou Levofloxacino 500 mg + Metronidazol 500 mg 8/8 horas
Monoterapia com Carbapenem**
1. Imipenem 500 mg 6/6 horas
2. Meropenem 1 g 8/8 horas
3. Ertapenem 1 g dia

Obs.: Uso endovenoso dos antibióticos acima.
*Dose pode ser de 4,5 g 8/8 horas. Não recomendado para cobertura de *Pseudomonas*.
**Carbapenem não deve ser usado em pacientes com sensibilidade aos beta-lactâmicos. Fonte: Uptodate, 2014.

ASPECTOS ENDOSCÓPICOS E OUTRAS IMAGENS
(FIGS. 46-4 A 46-15)

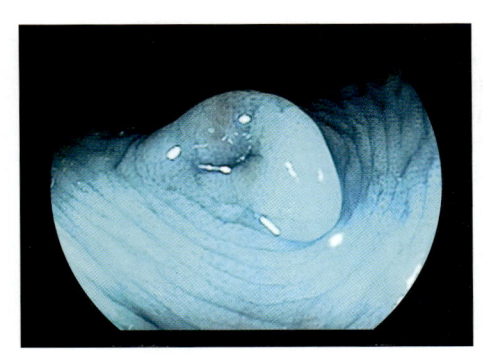

Fig. 46-4. Divertículo evertido.

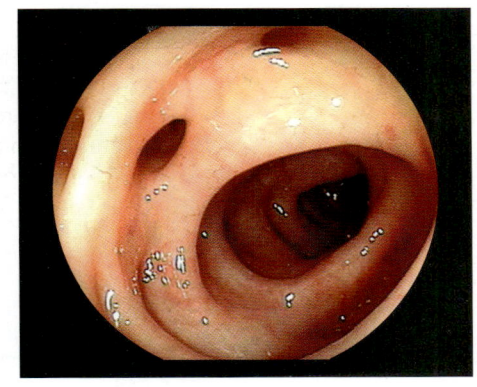

Fig. 46-5. Divertículos hipertônicos.

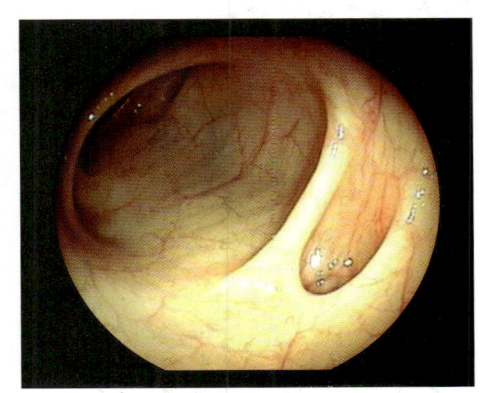

Fig. 46-6. Divertículo hipotônico.

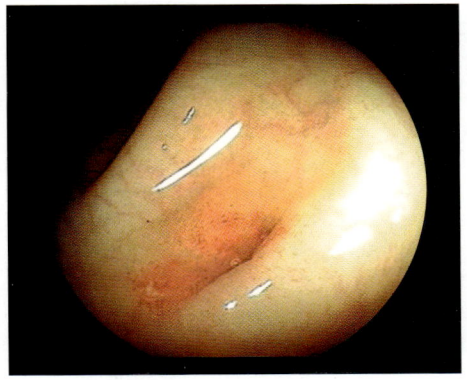

Fig. 46-7. Alterações inflamatórias mínimas.

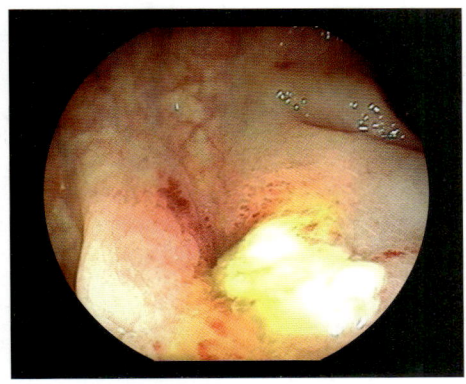

Fig. 46-8. Diverticulite com exsudato mucopurulento.

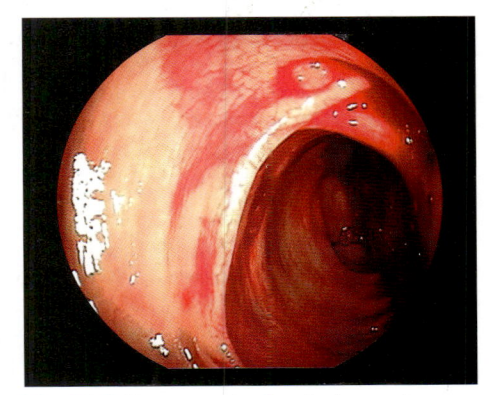

Fig. 46-9. Sangramento diverticular maciço.

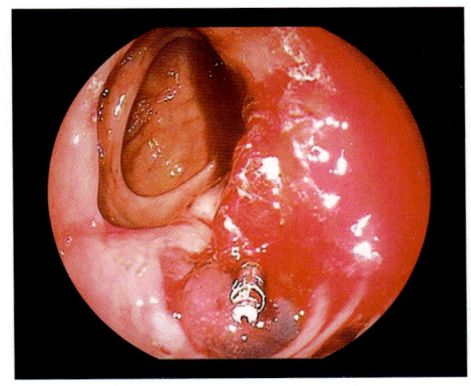

Fig. 46-10. Hemoclip no divertículo sangrante.

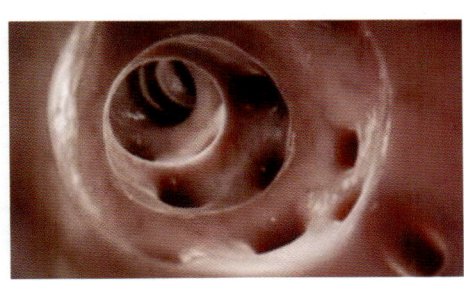

Fig. 46-11. Colonografia por tomografia.

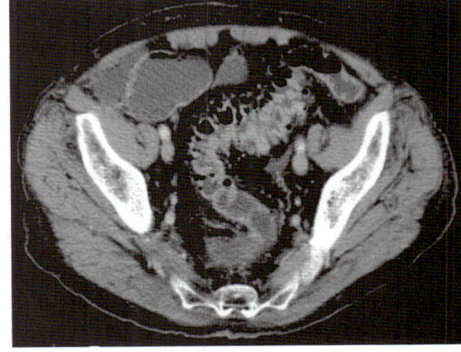

Fig. 46-12. TC de abdome com vários divertículos.

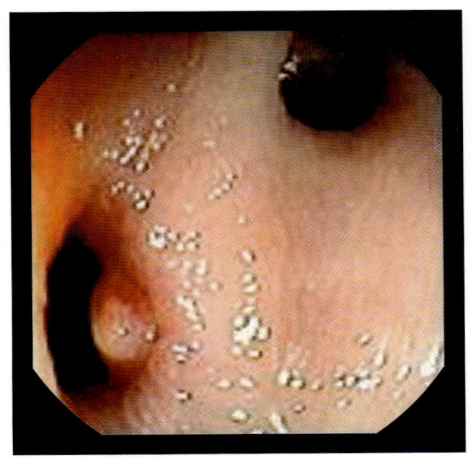

Fig. 46-13. Divertículo com vaso visível.

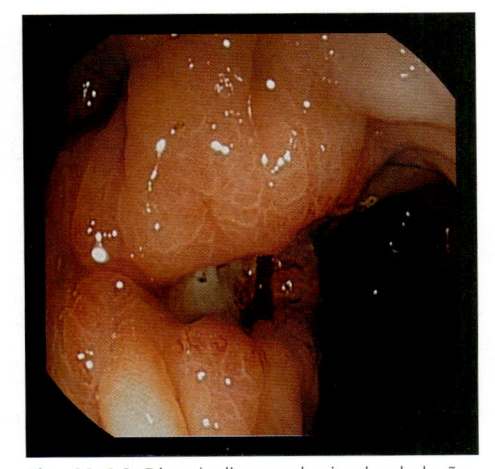

Fig. 46-14. Diverticulite aguda simulando lesão tumoral ulcerada, com bordas elevadas (tipo Bormann II mais comum nestes casos).

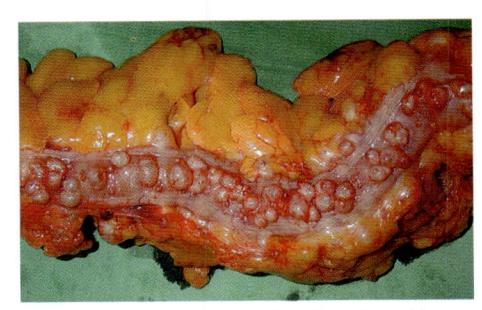

Fig. 46-15. Pós-ressecção de cólon sigmoide por diverticulite complicada.

REFERÊNCIAS BIBLIOGRÁFICAS

1. Anaya DA, Flum DR. Risk of emergency colectomy and colostomy in patients with diverticular disease. *Arch Surg* 2005;140:681-85.
2. Association of Coloproctology of Great Britain and Ireland, Comissioning Guide 2013.
3. Berry AR, Turner WH et al. Emergency surgery for complicated diverticular disease: a five year experience. *Dis Colon Rectum* 1989;32:849-54.
4. Bogardus Jr ST. What do we know about diverticular disease? A brief overview. *J Clin Gastroenterol* 2006;40(Suppl 3):S108-11.
5. Burkitt DP, Walker AR, Painter NS. Effect of dietary fibre on stools and the transit-times, and its role in the causation of disease. *Lancet* 1972;2:1408-12.
6. Commane DM, Arasaradnam RP, Mills S et al. Diet, ageing and genetic factors in the pathogenesis of diverticular disease. *World J Gastroenterology* 2009;15:2479-88.
7. Crowe FL, Balkwill A, Cairns BJ et al. Source of dietary fibre and diverticular disease incidence: a prospective study of UK women. *Gut* 2014;63:1450-56.
8. Humes DJ, Spiller RC. The phatogenesis and managemant of acute colonic diverticulitis. *Aliment Pharmacol Ther* 2014;39(4):359-70.
9. Damião A, Feitosa F, Carlos AS et al. Diverticulose, Doença Diverticular e Diverticulite. *Rev Bras Med* 2010;67:123-34.
10. Everhart JE, Ruhl CE. Burdenof gastrointestinal in tha United States. Part II. Lower gastrointestinal disease. *Gastroenterology* 2009;136:741-54.
11. Faucheron JL, Roblin X, Bichard P et al. The prevalence of right-sided colonic diverticulosis and diverticular haemorrhage. *Colorectal Dis* 2013;15:e266-70.
12. Floch MH, White JA. Management of diverticular disease is changing. *World J Gastroenterol* 2006;12:3225-28.
13. Beckham H, Ambrosetti B, Charles W. The medical and nonoperative treatment of diverticulitis. *Clin Colon Rectal Surg* 2009;22:156-60.
14. Jacobs DO. Clinical practice. Diverticulitis. *N Engl J Med* 2007;357:2057-66.
15. Kaiser AM, Jiang JK, Lake JP et al. The management of complicated diverticulitis and the role of computed tomography. *Am J Gastroenterol* 2005;100:910-17.
16. Masoomi H, Buchberg BS, Magno C et al. Trends in diverticulitis management in the United States from 2002 to 2007. *Arch Surg* 2011;146:400-6.
17. Mosadeghi S, Bhuket T, Stollman N. Diverticular disease: evolving concepts in classification, presentation and management. *Curr Opin Gastroenterol* 2015;31:50-55.
18. Peery AF, Barrett PR, Park D et al. A high-fiber diet does not protect against asymptomatic diverticulosis. *Gastroenterology* 2012;142:266-272.
19. Peery AF, Sandler RS, Ahnen DJ et al. Constipation and a low-fiber diet are not associated with diverticulosis. *Clin Gastroenterol Hepatol* 2013;11:1622-27.
20. Painter NS, Burkitt DP. Diverticular disease of the colon: a deficiency disease of Western civilization. *Br Med J* 1971;2:450-54.
21. Painter NS, Truelove SC, Ardran GM et al. Segmentation and the localization of intraluminal pressures in the human colon, with special reference to the pathogenesis of colonic diverticula. *Gastroenterology* 1965;49:169-77.
22. Petruzziello L, Iacopini F, Bulajic M et al. Review article: uncomplicated diverticular disease of the colon. *Aliment Pharmacol Ther* 2006;23:1379-91.
23. Rafferty J, Shellito P, Hyman NH et al. Standards Committee of American Society of Colon and Rectal Surgeons. Practice parameters for sigmoid diverticulitis. *Dis Colon Rectum* 2006;49:939-44.
24. Raskin JB, Kamm MA, Jamal MM et al. Mesalamine does not prevent recurrent diverticulitis in phase 3 controlled trials. *Gastroenterology* 2014;147:793-802.
25. Shahenn N, Hansen R, Morgan D et al. The burden of gastrointestinal and liver disease. *Am J Gastroenterol* 2006;101:326-33.
26. Sheth A, Longo W, Floch M. Diverticular disease and diverticulitis. *Am J Gastroenterol* 2008;103:1550-56.
27. Stollman N, Magowan S, Shanahan F et al. A randomized controlled study of mesalamine after acute diverticulitis: results of the DIVA trial. *J Clin Gastroenterol* 2013;47:621-29.
28. Strate LL, Liu YL, Aldoori WH et al. Obesity increases the risks of diverticulitis and diverticular bleeding. *Gastroenterology* 2009;136:115-22.
29. Strate LL, Liu YL, Syngal S et al. Nut, corn, and popcorn consumption and the incidence of diverticular disease. *JAMA* 2008;300:907-14.
30. Strate LL, Erichsen R, Baron JA et al. Heritability and familial aggregation of diverticular disease: a population-based study of twins and siblings. *Gastroenterology* 2013;144:736-42.
31. Touzios JG, Dozois EJ. Diverticulosis and acute diverticulitis. *Gastroenterol Clin N Am* 2009;38:513-25.
32. Travis AC, Blumberg RS. Diverticular disease of the colon. In: Greenberg NJ. (Ed.). *Current diagnosis and treatment gastroenterology, hepatology and endoscopy*. New York: McGraw Hill Medical, 2009. p. 243-55.
33. Tursi A. Diverticular disease: what is the best long-term treatment? *Nat Rev Gastroenterol Hepatol* 2010;7:77-78.
34. Tursi A. New physiopathological and therapeutic approaches to diverticular disease of the colon. *Expert Opin Pharmacother* 2007;8:299-307.
35. Tursi A, Brandimarte G, Elisei W et al. Randomised clinical trial: mesalazine and/or probiotics in maintaining remission of symptomatic uncomplicated diverticular disease – A double-blind, randomised, placebo-controlled study. *Aliment Pharmacol Ther* 2013;38:741-51.
36. Van de Wall BJ, Draaisma WA, van Iersel JJ et al. Elective resection for ongoing diverticular disease significantly improves quality of life. *Dig Surg* 2013;30:190-97.
37. Viebig RG, Pontes JF, Michelsohn NH. Electromanometry of the rectosigmoid in colonic diverticulosis. *Arq Gastroenterol* 1994;31:135-44.
38. Weinreich J, Moller SH, Andersen D. Colonic haustral pattern in relation to pressure activity and presence of diverticula. *Scand J Gastroenterol* 1977;12:857-64.
39. Boynton W, Floch M. Insights for the clinician. New strategies for the management of diverticular disease. *Ther Adv Gastroenterol* 2013;6:205-13.
40. WHO. Practice Guidelines, Diverticular Disease, 2007.
41. Zuccaro Jr G. Management of the adult patient with acute lower gastrointestinal bleeding. American College of Gastroenterology. Practice Parameters Committee. *Am J Gastroenterol* 1998;93:1202-8.

47 Retocolite Ulcerativa

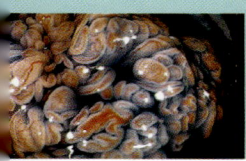

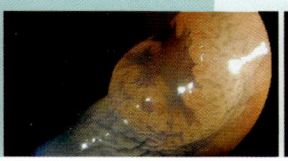

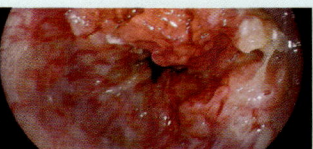

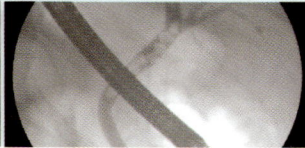

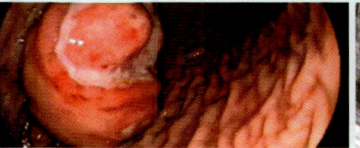

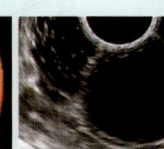

CRISTINA FLORES

INTRODUÇÃO

A retocolite ulcerativa (RCU) é uma das principais formas de doença inflamatória intestinal (DII). Envolve a mucosa do cólon, iniciando no reto (margem anal), por extensões variáveis. O diagnóstico é feito pela combinação de características clínicas, aspectos laboratoriais, endoscópicos e histológicos. A ileocolonoscopia com biópsias representa o método mais acurado para definição diagnóstica, avaliação da gravidade e extensão da doença. O reconhecimento das lesões, a descrição detalhada e a coleta de biópsias são fundamentais para uma avaliação adequada.[2,22]

INDICAÇÕES DE COLONOSCOPIA NA RCU[2,27,36]

- Avaliação para definição diagnóstica.
- Avaliação da gravidade e extensão da doença.
- Avaliação da resposta ao tratamento.
- Reavaliação na reativação ou refratariedade da doença.
- Vigilância da displasia.

CONTRAINDICAÇÃO RELATIVA

Colite grave, quando a colonoscopia pode ser substituída pela retossigmoidoscopia flexível sem preparo anterógrado.

Não existe consenso sobre a afirmativa de que os pacientes com doença inflamatória intestinal estão sobre maior risco de complicações na colonoscopia. Quando o paciente está em crise grave de RCU parece prudente realizar retossigmoidoscopia flexível. Os estudos presentes na literatura são controversos.[2,25,36]

DIAGNÓSTICO

Para o diagnóstico da DII é necessária a coleta de, no mínimo, duas biópsias em cinco segmentos (íleo, cólon direito, transverso, cólon esquerdo e reto). As biópsias devem ser realizadas tanto nos segmentos alterados quanto nos segmentos normais. É de suma importância que o endoscopista forneça todas as informações clínicas e endoscópicas para que o patologista possa fazer um diagnóstico mais preciso.

A primeira ileocolonoscopia é de extrema importância, pois, após o início da terapia, muitas características estarão modificadas e alteradas.

Podem ser necessárias, repetição da ileocolonoscopia, a realização de endoscopia digestiva alta, cápsula endoscópica ou enteroscopia, quando o diagnóstico permanecer duvidoso.

ALERTA: áreas de estenose ou lesões específicas devem ser biopsiadas e colocadas em frascos separados.

CARACTERÍSTICAS ENDOSCÓPICAS CLÁSSICAS DA RCU (FIGS. 47-1 A 47-12)

- Borramento ou perda do padrão vascular = edema de mucosa.
- Distorção dos vasos da submucosa.
- Enantema na mucosa.
- Friabilidade.
- Nítida demarcação na transição da mucosa inflamada para a mucosa normal.
- Mucosa com aspecto granular.
- Exsudação mucopurulenta.
- Erosões puntiformes.
- Ulcerações de pequenas a grandes nas colites mais graves.
- Pseudopólipos.
- Perda das haustrações.
- Encurtamento do cólon.

ALERTA: as características endoscópicas mais úteis para o diagnóstico da RCU são: inflamação que inicia no reto de forma contínua e homogênea ao longo da mucosa colônica, com clara demarcação entre as mucosas inflamada e normal.

A RCU não envolve o canal anal.

Estenoses na RCU são raríssimas e devem obrigatoriamente levantar a suspeita de neoplasia.

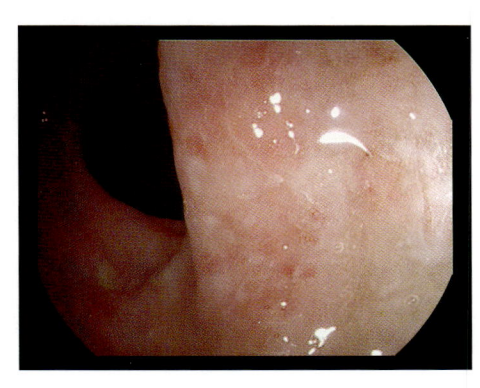

Fig. 47-1. Edema e enantema.

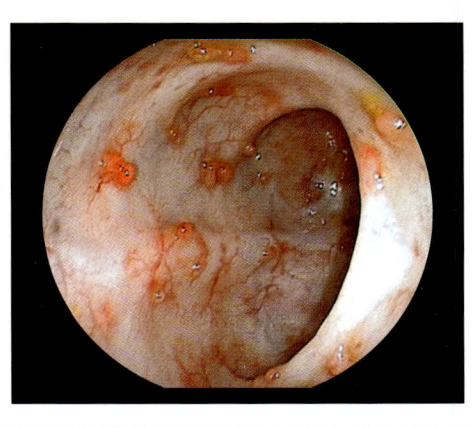

Fig. 47-2. Distorção de vasos e pseudopólipos.

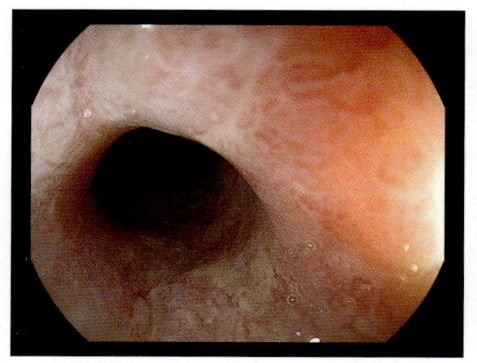

Fig. 47-3. Edema, exsudação, úlceras e perda de haustrações.

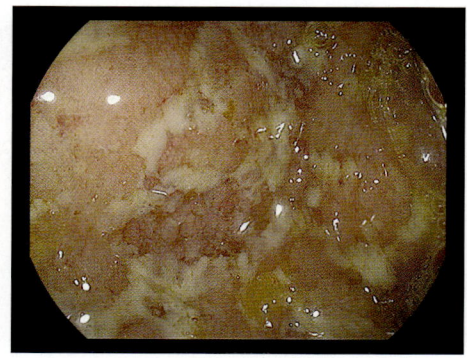

Fig. 47-4. Exsudação e úlceras.

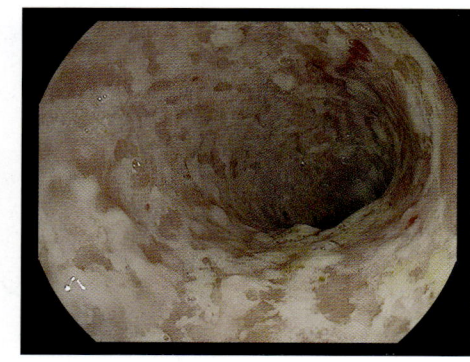

Fig. 47-5. Exsudação.

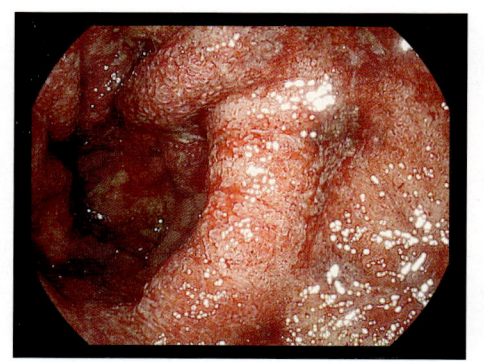

Fig. 47-6. Friabilidade.

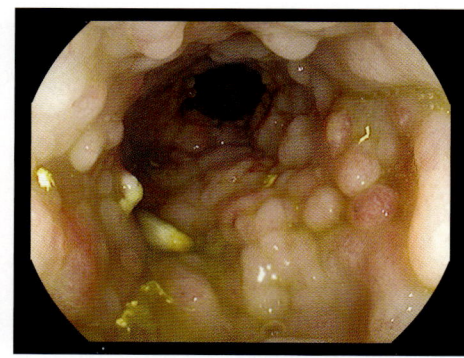

Fig. 47-7. Diversos pseudopólipos.

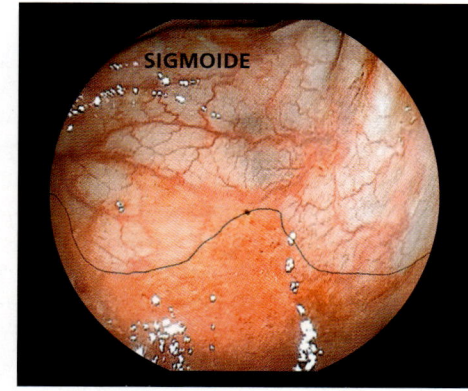

Fig. 47-8. Transição da mucosa inflamada para mucosa normal.

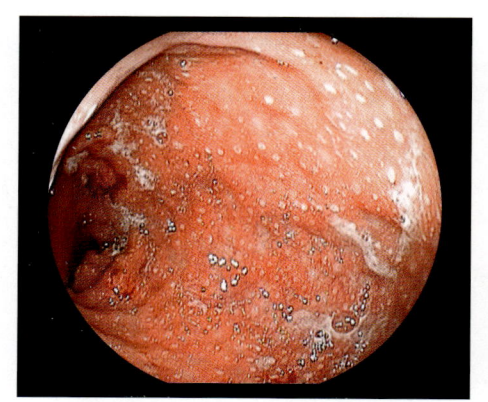

Fig. 47-9. Úlceras rasas e puntiformes.

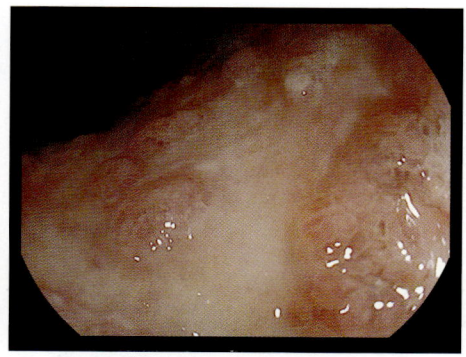

Fig. 47-10. Úlceras extensas e profundas.

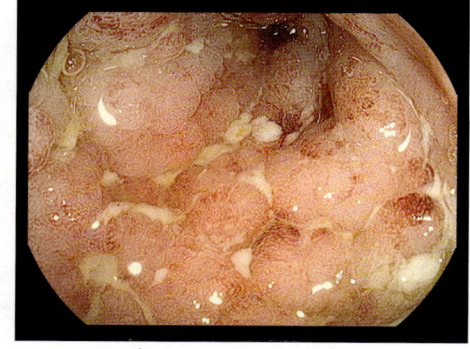

Fig. 47-11. Úlceras profundas.

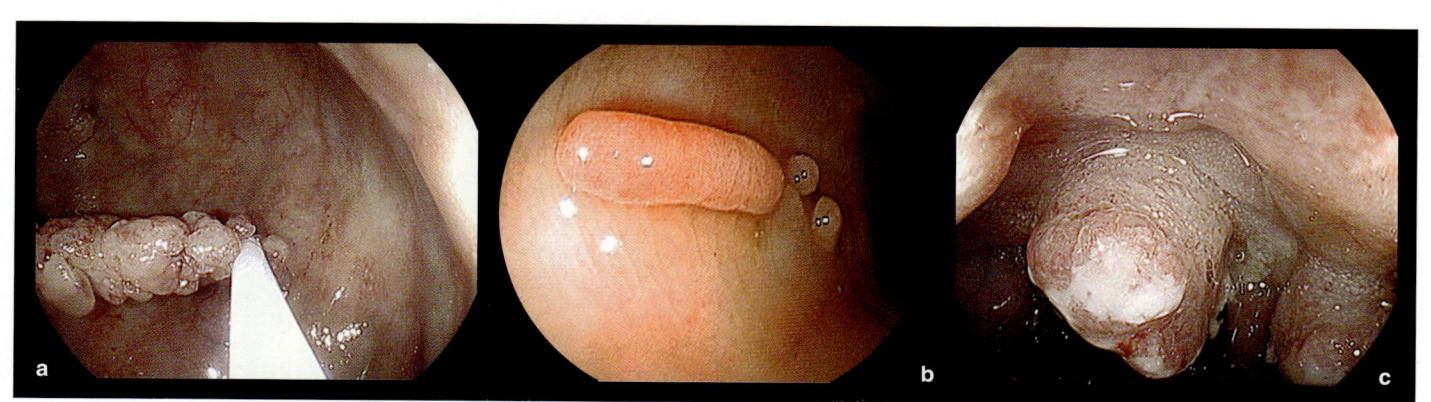

Fig. 47-12. (a-c) Pseudopólipos.

CARACTERÍSTICAS ESPECIAIS[2]

- Inflamação focal pode ocorrer na RCU em duas situações:
  - Inflamação focal no ceco e periapendiceal na colite esquerda (Fig. 47-13).
  - Inflamação focal na RCU parcialmente tratada.
- Reto poupado:
  - Terapia tópica com aminossalicilato.
  - Pacientes com CEP.
  - Crianças.

Sabemos que a RCU não envolve o íleo, no entanto, em 20% dos pacientes com pancolite pode haver ileíte de refluxo que se caracteriza por um padrão de inflamação leve com enantema e edema de vilos sem quebra de mucosa (sem erosões ou ulcerações), nos centímetros distais do íleo (Fig. 47-14).

AVALIAÇÃO DE ATIVIDADE

Os únicos índices de avaliação endoscópica de intensidade e gravidade endoscópica na RCU que foram formalmente validados são o índice de gravidade endoscópica da colite ulcerativa (UCEIS) e o índice colonoscópico de gravidade da colite ulcerativa (UCCIS) (Quadros 47-1 a 47-3).[24,39,40] No entanto, na prática clínica e nos ensaios clínicos, o subescore endoscópico da clínica Mayo tem sido amplamente utilizado, embora não tenha sido propriamente validado.[35]

ESCORE PARCIAL DE MAYO[35]

O grau de inflamação retal foi com base em uma escala de 4 pontos (0-3) de acordo com os achados de (1) eritema, diminuição do padrão vascular e leve friabilidade, (2) marcado eritema, ausência de

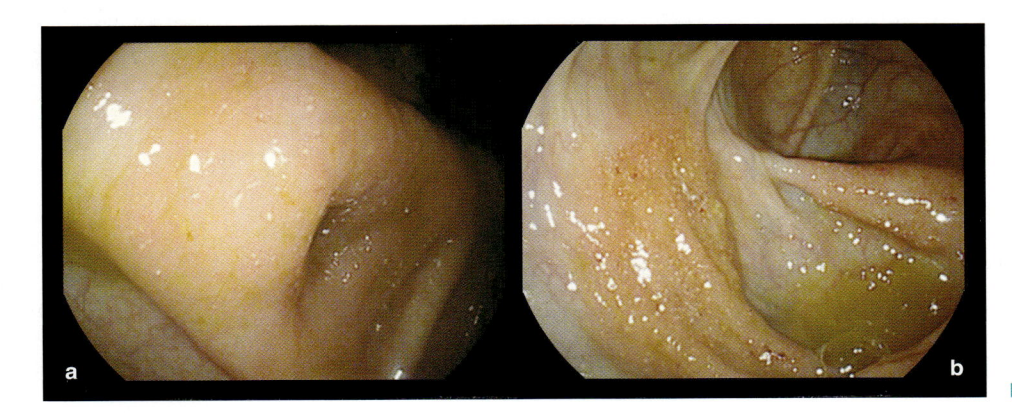

Fig. 47-13. (a e b) Lesão focal no ceco.

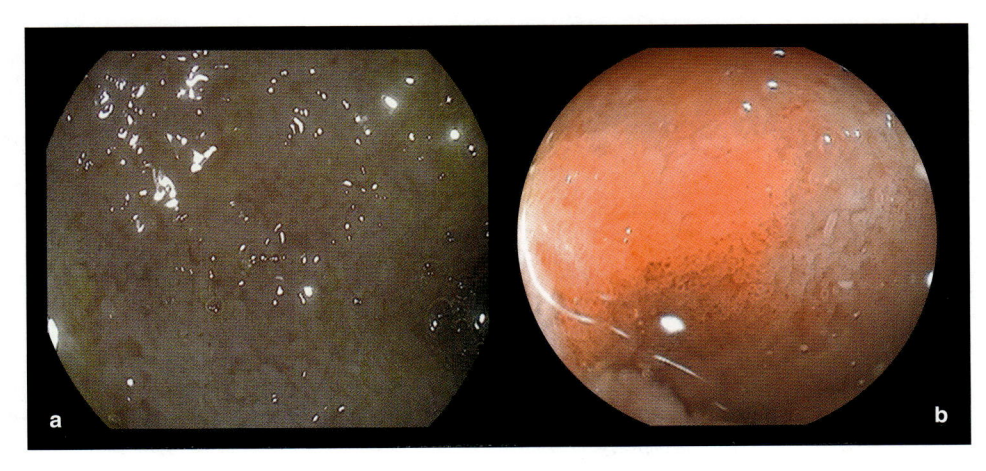

Fig. 47-14. (a e b) Ileíte de refluxo 2.

Quadro 47-1 Escore de avaliação endoscópica na RCU

Escore	Variáveis endoscópicas	Pontos fortes	Pontos fracos	Proposta de definição de remissão
Subescore endoscópico de Mayo	Eritema = enantema Padrão vascular Friabilidade Erosões Úlceras Sangramento	Fácil de calcular Amplamente usado nos ensaios clínicos	Baixa acurácia para discriminar Friabilidade leve de moderada	0-1
UCEIS	Padrão vascular Sangramento Erosões/ulcerações	Acurado na avaliação da gravidade O desenvolvimento seguiu metodologia rigorosa Validado	Baixa concordância sobre aparência normal da mucosa	Não definido
UCCIS	Padrão vascular Granularidade Ulceração Sangramento/friabilidade	Acurado Leva em consideração todos os segmentos do cólon Validado	Desenvolvido em um único centro altamente especializado	Não definido

Quadro 47-2 Índice de gravidade endoscópica da colite ulcerativa (UCEIS)[40]

Descritor	Pontuação	Definição
Padrão vascular	Normal (0)	Visualização clara dos vasos da submucosa
	Parcialmente obliterado (1)	Obliteração focal da visualização
	Obliterado (2)	Obliteração completa da visualização
Sangramento	Nenhum (0)	Sem sangue visível
	Mucosa (1)	Alguns pontos ou coágulos aderidos na superfície da mucosa que podem ser deslocados com a lavagem
	Leve na luz (2)	Algum líquido tingido de sangue na luz
	Moderado a grave na luz (Jess T)	Franco sangramento na luz ou porejamento da mucosa hemorrágica
Erosões e úlceras	Nenhuma (0)	Sem erosões ou ulcerações visíveis
	Erosões (1)	Pequenas quebras de mucosa (≤ 5 mm) de coloração branca ou amarelada com bordas planas
	Úlceras superficiais (2)	Grandes quebras de mucosa (> 5 mm) recobertas com fibrina, mas que permanecem superficiais
	Úlceras profundas (Jess T)	Grandes quebras de mucosa escavadas com bordas levemente elevadas

Quadro 47-3 Índice colonoscópico de gravidade da colite ulcerativa (UCCIS)[34,39]

Lesão	Pontuação	Definição
Padrão vascular	0	Normal
	1	Visibilidade parcial dos vasos da submucosa
	2	Perda completa da visibilidade dos vasos
Granularidade	0	Normal ou levemente brilhante
	1	Fina
	2	Grosseira
Ulceração	0	Ausência de erosões ou ulcerações
	1	Erosões ou ulcerações puntiformes
	2	Numerosas úlceras rasas com exsudato mucopurulento
	3	Úlceras profundas escavadas
	4	Mucosa difusamente ulcerada com envolvimento > 30%
Sangramento-friabilidade	0	Nenhum
	1	Friabilidade ao toque do aparelho
	2	Sangramento espontâneo
Avaliação segmentar da gravidade endoscópica	0	Normal/remissão: visibilidade normal dos vasos da submucosa, sem sangramento, erosões, úlceras ou friabilidade
	1	Leve: enantema, diminuição ou perda do padrão vascular, fina granularidade, mas sem friabilidade ou sangramento espontâneo
	2	Moderada: friabilidade ao toque do aparelho, granularidade grosseira, erosões ou ulcerações puntiformes
	3	Grave: sangramento espontâneo ou úlceras grosseiras
Equação do escore UCCIS	5 segmentos – reto, sigmoide, descendente, transverso e ceco/ascendente	[3,1 × soma (padrão vascular nos 5 segmentos) + 3,6 × soma (granularidade nos 5 segmentos) + 3,5 × soma (ulcerações nos 5 segmentos) + 2,5 × soma (sangramento/friabilidade nos 5 segmentos)]
Avaliação global da gravidade (escala visual de 10 cm)		|-----|-----|-----|-----|-----|-----|-----|-----|-----| Normal————————————————————Extremamente grave

padrão vascular, friabilidade e erosões, ulcerações e sangramento espontâneo (Fig. 47-15).

A reavaliação endoscópica deve ser considerada para:[2,20]

1. Estimar o resultado do tratamento e verificar a necessidade de otimização.
2. Reavaliar os casos de refratariedade e descartar infecções oportunistas.
3. Avaliar o surgimento de novos sintomas.

ALERTA: a colonoscopia de rotina nos pacientes em remissão é desnecessária, a menos que possa levar a uma mudança de manejo.

VIGILÂNCIA DE DISPLASIA

Risco aumentado de CCR em pacientes com RCU e extensão maior do que 30 cm a contar da margem anal. Este risco aumenta significativamente após 10 anos de doença ou em qualquer tempo com o diagnóstico de colangite esclerosante primária (CEP). O risco absoluto dos pacientes com RCU de desenvolver CCR varia de 2 a 6 vezes, dependendo se o estudo foi populacional ou em centros de referência.[4,8,10,15-17,21,32]

Metanálise de oito estudos populacionais encontrou uma incidência de 2,4%. No entanto, quando o paciente inicia sua doença

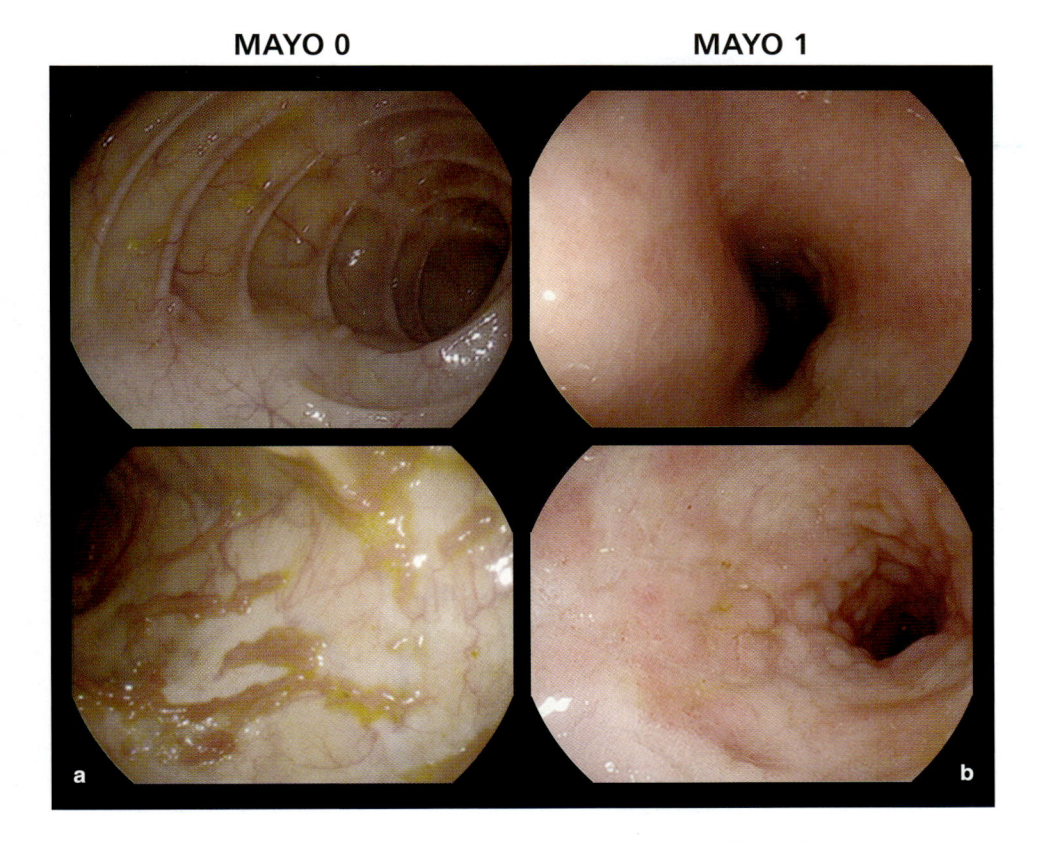

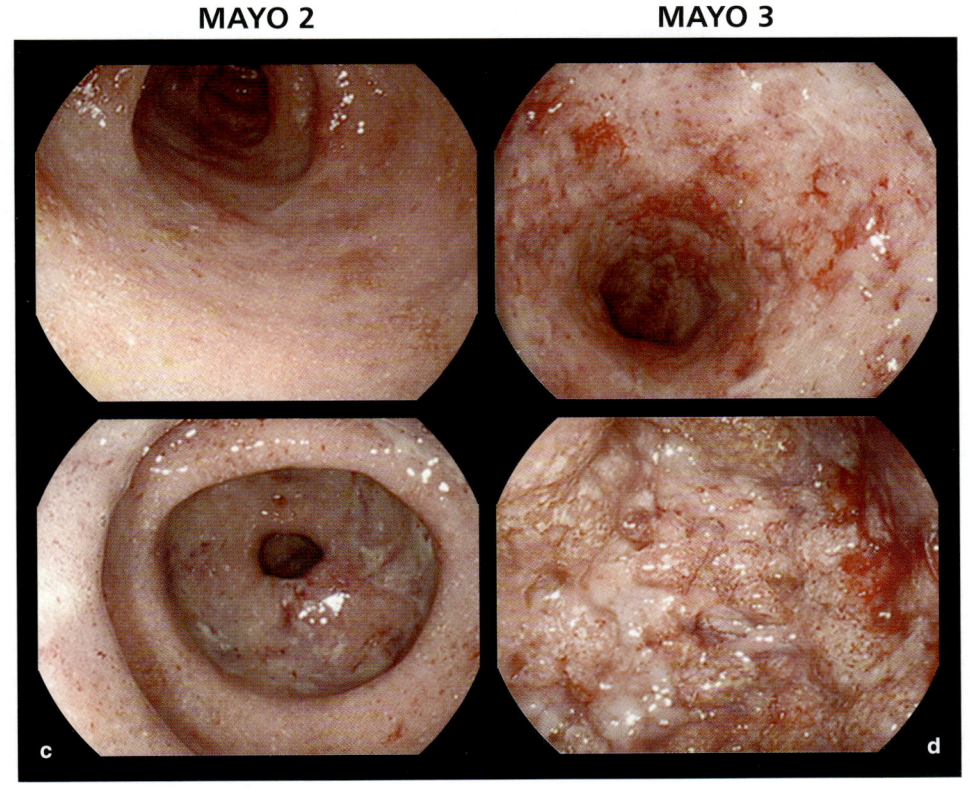

Fig. 47-15. (a) Mayo 0: mucosa com aspecto normal ou inativo cicatricial; (b) Mayo 1: doença leve – enantema, perda do padrão vascular e discreta friabilidade; (c) Mayo 2: doença moderada – enantema evidente, perda do padrão vascular, exsudação, friabilidade e erosões; (d) Mayo 3: doença grave – friabilidade espontânea e ulcerações.

em idade mais jovem, possui colite de longa data (> 10 anos) e tem diagnóstico de colangite esclerosante primária (CEP), a taxa de incidência foi de 8,6%.[16]

Rutter *et al.* fizeram um levantamento do programa de vigilância durante 30 anos em um centro terciário e encontraram uma incidência cumulativa de CCR de 7,6%.[32]

A duração da doença é a característica que confere maior risco para o desenvolvimento de CCR nos pacientes com DII. A proposta é que se inicie o programa de vigilância de displasia no momento em que o risco começa a subir, ou seja, entre 8 a 10 anos do início da doença. Não existem evidências definitivas para estabelecer o melhor intervalo entre as colonoscopias de vigilância. Parece mais adequado que o intervalo seja estabelecido, conforme a presença de fatores de risco de cada paciente, como esquematizado na Figura 47-16.

As colonoscopias de vigilância devem ser realizadas durante os períodos de remissão endoscópica da doença, no entanto, elas não devem ser postergadas naqueles pacientes que estão constantemente em atividade.[2,6,36]

Estratificação do risco:

- História familiar de CCR.[3]
- Colangite esclerosante primária (CEP).[22,32]
- Extensão de acometimento.[31]

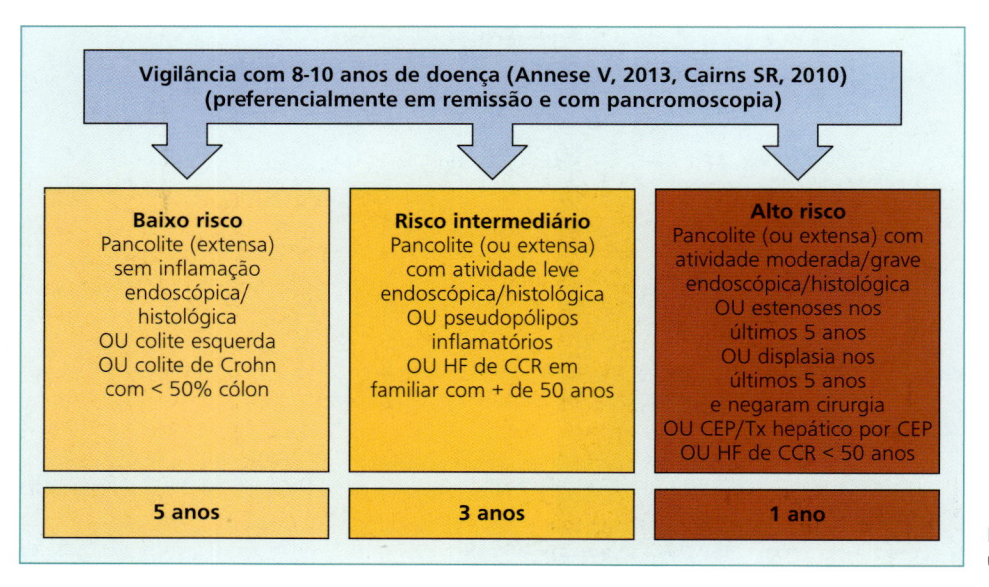

Fig. 47-16. Vigilância de displasia na retocolite ulcerativa, conforme estratificação de risco.

Vigilância com 8-10 anos de doença (Annese V, 2013, Cairns SR, 2010)
(preferencialmente em remissão e com pancromoscopia)

Baixo risco
Pancolite (extensa) sem inflamação endoscópica/histológica
OU colite esquerda
OU colite de Crohn com < 50% cólon

5 anos

Risco intermediário
Pancolite (ou extensa) com atividade leve endoscópica/histológica
OU pseudopólipos inflamatórios
OU HF de CCR em familiar com + de 50 anos

3 anos

Alto risco
Pancolite (ou extensa) com atividade moderada/grave endoscópica/histológica
OU estenoses nos últimos 5 anos
OU displasia nos últimos 5 anos e negaram cirurgia
OU CEP/Tx hepático por CEP
OU HF de CCR < 50 anos

1 ano

- Tempo de doença.[16]
- Inflamação ativa persistente.[12,28,32]

Antigas verdades atualmente questionadas:

- O conceito de que existiam muitas áreas de displasia que não são visíveis à endoscopia era uma verdade com os equipamentos de fibra óptica e de baixa definição de imagem. Este conceito tem mudado na era da imagem de alta resolução.[29] O alto índice de focos de displasia e carcinoma sincrônicos não detectados ao exame endoscópico e vistos apenas ao exame das peças cirúrgicas sempre foi o principal argumento para a indicação de colectomia total na presença de uma lesão displásica. A maioria das lesões displásicas é identificada com os equipamentos e técnicas utilizadas atualmente.[1,29,31,37,38]

Ficar atento:

- Lesões polipoides.
- Granulares.
- Superfície aveludada.
- Mudança de coloração.

A displasia pode apresentar-se de diversos formatos e aspectos (Figs. 47-17 a 47-20):

- Lesões planas ou em placas.
- Massas.
- Estenoses.
- Lesões polipoides sésseis.
- Pólipos pediculados.

O primeiro passo para a realização de uma vigilância adequada é um bom preparo de cólon aliado à paciência do examinador. A utilização de cromoscopia com azul de metileno 0,1% ou índigo-carmim 0,5% proporciona uma maior taxa de detecção das lesões, além de facilitar sua caracterização morfológica. A pancromoscopia realça as mudanças de superfície topográfica do epitélio e aumenta a sensibilidade com uma taxa de detecção 2 a 5× maior das lesões displásicas

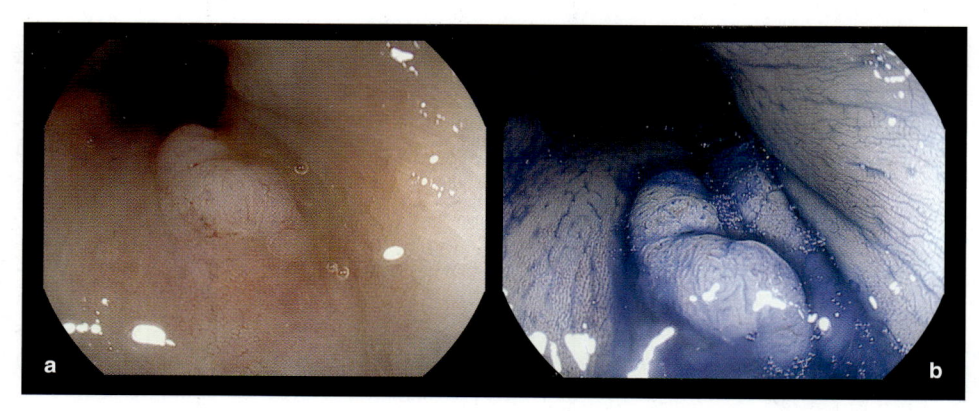

Fig. 47-17. Lesão displásica: (**a**) sem azul de metileno; (**b**) com azul de metileno.

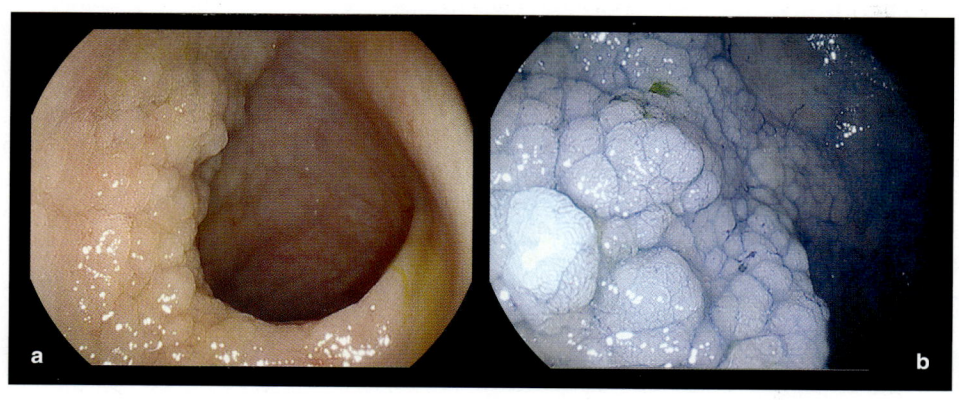

Fig. 47-18. Lesão displásica 3: (**a**) sem corante; (**b**) com corante.

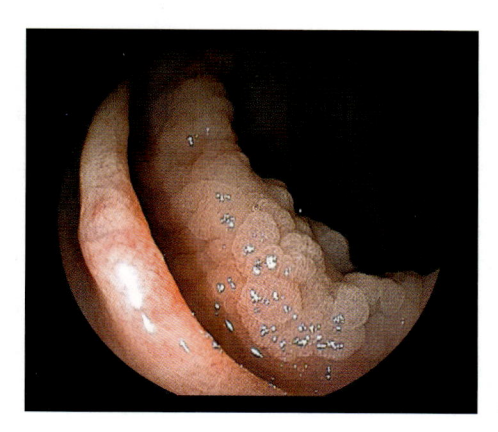

Fig. 47-19. Lesão displásica.

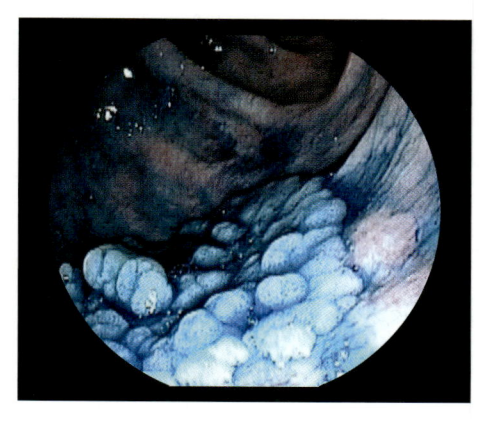

Fig. 47-20. Lesão displásica com índigo-carmim.

do que a colonoscopia convencional com biópsias aleatórias (mínimo de 33 biópsias), na vigilância dos pacientes com RCU.[10,14,18,20,23,26,31]

Uma metanálise foi realizada para verificar a acurácia da cromoscopia para a detecção de displasia na RCU, quando comparada à colonoscopia convencional. A sensibilidade e especificidade geral detectada foi de 0,83 (IC 95%, 0,36-1.00) e 0,91 (IC 95%, 0,44-1,00). Nos estudos realizados em um único centro e com um único endoscopista experiente, a sensibilidade foi de 0,930, e a especificidade de 0,910. A realização de pancromoscopia com biópsias direcionadas prolonga o tempo de procedimento em 10-12 minutos.[42]

O termo DALM (displasia associada à lesão ou massa) foi descrito pela primeira vez por Blackstone *et al.,* em 1981. Os autores observaram um coorte de 112 pacientes com RCU de longa data. Encontraram 12 pacientes que tinham lesões polipoides únicas, múltiplas ou em placas. Observaram que todos os pacientes já tinham ou desenvolveram carcinoma. As múltiplas biópsias realizadas não tinham identificado carcinoma invasivo nos cinco pacientes com lesões polipoides em massa. E que displasia de alto grau só havia sido identificada em dois de sete pacientes. Com base nestes dados, os autores recomendavam que a presença de lesões polipoides em massa deveriam indicar fortemente a realização de colectomia.[5]

Desde então, uma série de denominações das lesões displásicas tem sido adotada, causando uma série de confusões. Os termos "DALM" e "ALM" têm sido substituídos por: lesões polipoides, não polipoides, planas ou displasia não visível.

Os termos displasia associada à lesão ou massa (DALM), lesão displásica semelhante a adenoma e não semelhante a adenoma devem ser abandonados.[20]

Ao identificar uma lesão displásica, é fundamental que se determine se a lesão é isolada, ou seja, sem displasia na mucosa adjacente ou em outros locais do cólon; e se a lesão é confinada ao epitélio.

A correlação entre o padrão de abertura das glândulas (*pitt pattern*) e as anormalidades histológicas já foi validada em um estudo prospectivo, porém não na população com doença inflamatória intestinal.[19] Apesar disso, tem sido utilizada no contexto da colite. Em um estudo de pacientes com RCU, utilizando *narrow-band imaging* (sistema de cromoscopia virtual da marca Olympus), concluiu-se que a classificação de Kudo teve uma sensibilidade de 75% e uma especificidade de 81% para classificar as lesões displásicas na RCU.[41]

As lesões displásicas isoladas podem ser passíveis de ressecção endoscópica. Rubin *et al.* estudaram e acompanharam (4 anos) pacientes com RCU submetidos à colonoscopia para vigilância de displasia em que foram encontradas lesões displásicas sem a coexistência de displasia na mucosa plana. Foram submetidos à ressecção endoscópica. Foram realizadas biópsias da mucosa ao redor da lesão, nas estenoses e biópsias aleatórias a cada 10 cm. Estes pacientes foram acompanhados com colonoscopia em 6 meses após a polipectomia e, então, anualmente. Quarenta e oito pacientes tiveram 70 pólipos ressecados, 60 na área de colite e 10 em mucosa fora da área de colite. A histopatologia confirmou adenoma tubular e todos os pólipos retirados fora da área de colite. As lesões retiradas na área de colite foram: displasia de baixo grau em 57, alto grau em dois, e carcinoma em um. No seguimento, foram detectadas novas lesões em 48% dos pacientes, porém nenhum carcinoma. A ressecção cirúrgica de seis pacientes confirmou os achados endoscópicos nos seis pacientes. Lesões displásicas ou câncer não foram encontrados na cirurgia e nem nas colonoscopias subsequentes. Os autores concluíram que a ressecção endoscópica de lesões polipoides, sem displasia na mucosa adjacente, pode ser realizada de formas segura e eficaz.[30] Lesões displásicas planas talvez possam ser retiradas por técnicas endoscópicas. No entanto, estas lesões são mais difíceis de delimitar e de excluir invasão profunda. Estas lesões podem necessitar de dissecção submucosa para serem retiradas em bloco e definir as margens verticais e horizontais. A segurança e eficácia da ressecção endoscópica destas lesões ainda não estão bem definidas.[13]

As lesões com displasia de baixo grau que forem retiradas na sua totalidade e sem evidência de displasia na mucosa circunjacente devem ser seguidas cuidadosamente. As lesões elevadas com displasia de alto grau, passíveis de ressecção endoscópica completa, devem ser acompanhadas cuidadosamente, e o sítio de ressecção tatuado para facilitar o seguimento. Lesões planas com displasia de alto grau podem ser removidas desde que tenham critérios de elegibilidade, como identificações adequadas de suas margens, não estarem aderidas à submucosa e possam ser ressecadas em bloco, no entanto, estas lesões possuem um grande risco de câncer invasivo, e diante de qualquer dúvida, deve ser feita a ressecção cirúrgica. A detecção de displasia em mais de um local ou na mucosa ao redor da lesão deve ser manejada diretamente com cirurgia.[1]

Os pólipos inflamatórios, também chamados de pseudopólipos, são formados por mucosa previamente inflamada e hiperplásica após a cicatrização do processo inflamatório e não demonstram nenhum grau de displasia. Apresentam-se com diversos formatos: filiformes, lesões elevadas sésseis pequenas, vermiformes ou grandes lesões polipoides. Podem variar desde uma lesão isolada até apresentar-se atapetando extensas superfícies do cólon. Geralmente, são facilmente distinguíveis endoscopicamente de outras lesões, pois possuem aparência de uma mucosa lisa e brilhante e, às vezes, com uma cobertura de fibrina e friabilidade. Embora sejam consideradas lesões benignas, quando presentes em grande número, podem dificultar a vigilância endoscópica e serem indicativos de uma colite mais grave e, consequentemente, com maior risco de neoplasia.

Ainda não existem evidências de que a cromoscopia virtual possa substituir a cromoscopia convencional com azul de metileno ou índigo-carmim.[3,9]

Para caracterizar uma lesão endoscopicamente ressecável é necessário:

1. Identificar as margens da lesão.
2. Definir se a lesão é passível de ressecção completa.
3. Confirmar no exame histológico da peça retirada se é consistente com ressecção completa.
4. Confirmar que as biópsias retiradas da mucosa imediatamente adjacente à lesão estão livres de displasia.[16,20]

REFERÊNCIAS BIBLIOGRÁFICAS

1. Allen PB, Kann MA, De Cruz P *et al.* Dysplastic lesions in ulcerative colitis: changing paradigms. *Inflamm Bowel Dis* 2010;16:1978-83.
2. Annese V, Daperno M, Rutter MD *et al.* European Crohn's and colitis organisation. European evidence based consensus for endoscopy in inflammatory bowel disease. *J Crohns Colitis* 2013;7:982-1018.
3. Bergeron V, Vienne A, Sokol H *et al.* Risk factors for neoplasia in inflammatory bowel disease patients with pancolitis. *Am J Gastroenterol* 2010;105:2405-11.
4. Bernstein CN, Kliewer E, Wajda A *et al.* Cancer risk in patients with inflammatory bowel disease: a population-based study. *Cancer* 2001;91:854-62.
5. Blackstone MO, Rogers BH *et al.* Dysplasia-associated lesion or mass (DALM) detected by colonoscopy in long-standing ulcerative colitis: an indication for colectomy. *Gastroenterol* 1981;80:366-74.
6. Cairns SR, Steele RJ, Dunlop MG *et al.* Guidelines for colorectal cancer screening and surveillance in moderate and high risk groups (update from 2002). British Society of Gastroenterology; Association of Coloproctology for Great Britain and Ireland. *Gut* 2010;59:666-89.
7. Dekker E, Reitsma JB *et al.* Narrowband imaging compared with conventional colonoscopy for the detection of dysplasia in patients with longstanding ulcerative colitis. *Endoscopy* 2007;39:216-21.
8. Eaden JA, Mayberry JF *et al.* The risk of colorectal cancer in ulcerative colitis: a meta-analysis. *Gut* 2001;48:526-35.
9. Efthymiou M, Taylor AC, Desmond PV *et al.* Chromoendoscopy versus narrow band imaging for colonic surveillance in inflammatory bowel disease. *Inflamm Bowel Dis* 2013;19:2132-38.
10. Efthymiou M, Kamm MA *et al.* Cancer surveillance strategies in ulcerative colitis: the need for modernization. *Inflamm Bowel Dis* 2011;17:1800-13.
11. Ekbom A, Zack M, Adami HO *et al.* Increased risk of large-bowel cancer in Crohn's disease with colonic involvement. *Lancet* 1990;336:357-59.
12. Gupta RB, Itzkowitz S, Hossain S *et al.* Histologic inflammation is a risk factor for progression to colorectal neoplasia in ulcerative colitis: a cohort study. *Gastroenterol* 2007;133:1099-105.
13. Hurlstone DP, Atkinson R *et al.* Endoscopic mucosal resection for flat neoplasia in chronic ulcerative colitis: can we change the endoscopic management paradigm?. *Gut* 2007;56:838-46.
14. Hurlstone DP, Lobo AJ *et al.* Indigo carmine-assisted high-magnification chromoscopic colonoscopy for the detection and characterisation of intraepithelial neoplasia in ulcerative colitis: a prospective evaluation. *Endoscopy* 2005;37:1186-92.
15. Jess T, Velayos FS, Harmsen WS *et al.* Risk of intestinal cancer in inflammatory bowel disease: a population-based study from olmsted county, Minnesota. *Gastroenterol* 2006;130:1039-46.
16. Jess T, Peyrin-Biroulet L *et al.* Risk of colorectal cancer in patients with ulcerative colitis: a meta-analysis of population-based cohort studies. *Clin Gastroenterol Hepatol* 2012;10:639-45.
17. Katsanos KH, Pedersen N, Shuhaibar M *et al.* Cancer in inflammatory bowel disease 15 years after diagnosis in a population-based European Collaborative follow-up study. *J Crohns Colitis* 2011;5:430-42.
18. Kiesslich R, Holtmann M *et al.* Methylene blue-aided chromoendoscopy for the detection of intraepithelial neoplasia and colon cancer in ulcerative colitis.. *Gastroenterol* 2003;124:880-88.
19. Kudo S, Teixeira CR *et al.* Pit pattern in colorectal neoplasia: endoscopic magnifying view. *Endoscopy* 2001;33:367-73.
20. Laine L, Barkun A, McQuaid KR *et al.* SCENIC international consensus statement on surveillance and management of dysplasia in inflammatory bowel disease. SCENIC Guideline Development Panel. *Gastroenterol* 2015;148:639-51.
21. Lakatos L, Erdelyi Z, David G *et al.* Risk factors for ulcerative colitis-associated colorectal cancer in a Hungarian cohort of patients with ulcerative colitis: results of a population-based study. *Inflamm Bowel Dis* 2006;12:205-11.
22. Lindberg J, Palmqvist R, Rutegård J *et al.* Early onset of ulcerative colitis: long-term follow-up with special reference to colorectal cancer and primary sclerosing cholangitis. *J Pediatr Gastroenterol Nutr* 2008;46:534-38.
23. Marion JF, Present DH *et al.* Chromoendoscopy-targeted biopsies are superior to standard colonoscopic surveillance for detecting dysplasia in inflammatory bowel disease patients: a prospective endoscopic trial. *Am J Gastroenterol* 2008;103:2342-49.
24. Marteau P, Seksik P, Laharie D *et al.* Ineffectiveness of Lactobacillus johnsonii LA1 for prophylaxis of postoperative recurrence in Crohn's disease: a randomised, double blind, placebo controlled GETAID trial. *Gut* 2006;55:842-47.
25. Navaneethan U, Venkatesh PG, Trikudanathan G *et al.* Prevalence and risk factors for colonic perforation during colonoscopy in hospitalized inflammatory bowel disease patients. *J Crohns Colitis* 2011;5:189-95.
26. Picco MF, Leighton JA, Bruining D *et al.* Procedure time and the determination of polypoid abnormalities with experience: implementation of a chromoendoscopy program for surveillance colonoscopy for ulcerative colitis. *Inflamm Bowel Dis* 2013;19:1913-20.
27. Rameshshanker R *et al.* Endoscopy in inflammatory bowel disease when and why. *World J Gastrointest Endosc* 2012;4:201-11.
28. Rubin DT, Kinnucan JA, Sedrak MS *et al.* Inflammation is an independent risk factor for colonic neoplasia in patients with ulcerative colitis: a case-control study. *Clin Gastroenterol Hepatol* 2013;11:1601-8.
29. Rubin DT, Hetzel JT, Cohen RD *et al.* Are dysplasia and colorectal cancer endoscopically visible in patients with ulcerative colitis? *Gastrointest Endosc* 2007;65:998-1004.
30. Rubin PH, Harpaz N *et al.* Colonoscopic polypectomy in chronic colitis: conservative management after endoscopic resection of dysplastic polyps. *Gastroenterol* 1999;117:1295-300.
31. Rutter M, Wilkinson K, Rumbles S *et al.* Severity of inflammation is a risk factor for colorectal neoplasia in ulcerative colitis. *Gastroenterol* 2004;126:451-59.
32. Rutter MD, Wilkinson KH *et al.* Thirty-year analysis of a colonoscopic surveillance program for neoplasia in ulcerative colitis. *Gastroenterol* 2006;130:1030-38.
33. Rutter MD, Wilkinson KH, Rumbles S *et al.* Cancer surveillance in longstanding ulcerative colitis: endoscopic appearances help predict cancer risk. *Gut* 2004;53:1813-16.
34. Samuel S, Loftus Jr EV, Thia KT *et al.* Validation of the ulcerative colitis colonoscopic index of severity and its correlation with disease activity measures. *Clin Gastroenterol Hepatol* 2013;11:49-54.
35. Schroeder KW, Ilstrup DM *et al.* Coated oral 5-aminosalicylic acid therapy for mildly to moderately active ulcerative colitis. A randomized study. *N Engl J Med* 1987;317:1625-29.
36. Shergill AK, Bruining DH, Acosta RD *et al.* The role of endoscopy in inflammatory bowel disease. ASGE Standards of Practice Committee. *Gastrointest Endosc* 2015;81:1101-21.
37. Soetikno RM, Heidenreich PA, Young HS *et al.* Increased risk of colorectal neoplasia in patients with primary sclerosing cholangitis and ulcerative colitis: a meta-analysis. *Gastrointest Endosc* 2002;56:48-54.
38. Subramanian V, Telakis E *et al.* Comparison of high definition with standard white light endoscopy for detection of dysplastic lesions during surveillance colonoscopy in patients with colonic inflammatory bowel disease. *Inflamm Bowel Dis* 2013;19:350-55.
39. Thia KT, Pardi DS, Kane SV *et al.* Measurement of disease activity in ulcerative colitis: interobserver agreement and predictors of severity. *Inflamm Bowel Dis* 2011;17:1257-64.
40. Travis SP, Krzeski P, Abreu MT *et al.* Developing an instrument to assess the endoscopic severity of ulcerative colitis: the Ulcerative Colitis Endoscopic Index of Severity (UCEIS). *Gut* 2012;61:535-42.
41. Van Den Broek FJ, Van Eeden S *et al.* Endoscopic trimodal imaging for surveillance in ulcerative colitis: randomised comparison of high-resolution endoscopy and autofluorescence imaging for neoplasia detection; and evaluation of narrow-band imaging for classification of lesions.. *Gut* 2008;57:1083-89.
42. Wu L, Wu J, Cao Y *et al.* The diagnostic accuracy of chromoendoscopy for dysplasia in ulcerative colitis: meta-analysis of six randomized controlled trials. *Colorectal Dis* 2012;14:416-20.

48 Aspectos Endoscópicos da Doença de Crohn

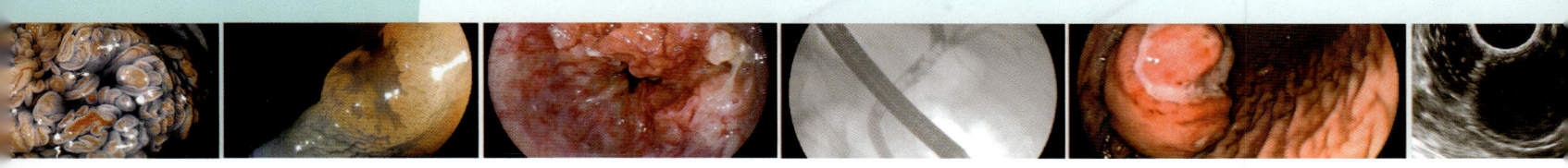

Marta Brenner Machado

INTRODUÇÃO

A endoscopia ocupa um capítulo de grande importância neste singular assunto da gastroenterologia, que são as Doenças Inflamatórias Intestinais (DII). Seu papel, fundamental, envolve: diagnóstico, diagnóstico diferencial, coleta de material para estudo histopatológico, planejamento e manejo terapêuticos da patologia e suas complicações, prognóstico, controle pós-operatório e acompanhamento tanto no rastreamento do câncer como na cicatrização da mucosa.[1]

Em relação às DIIs, é muito importante ressaltar que nem sempre é possível firmar um diagnóstico definitivo com base exclusivamente nos aspectos endoscópicos, uma vez que, tanto na retocolite ulcerativa inespecífica (RCUI) como na Doença de Crohn (DC), ainda haja grande dificuldade no diagnóstico diferencial com outras patologias que causam inflamação no cólon, como é o caso das colites parasitárias, infecciosas, isquêmicas, actínicas e secundárias ao uso de drogas.

O exame endoscópico ideal compreende as etapas que percorrem o atendimento do paciente, desde o início, e que justificam a indicação, exata e precisa, alinhada à anamnese. **Naturalmente, este processo deverá promover a harmonia entre o raciocínio visual do endoscopista e a hipótese diagnóstica.** Os cuidados com o jejum e preparo à adequada sedação durante o procedimento, descrição minuciosa no laudo, tanto da área normal como também das alterações identificadas, são pontos cruciais do estudo endoscópico. No caso da colonoscopia, é imprescindível a inclusão do exame do íleo terminal. A coleta de material para histopatologia, de áreas com e sem alterações macroscópicas da mucosa, em frascos individualizados, é operador-dependente e está diretamente ligada à experiência do endoscopista com a hipótese diagnóstica. E com a finalidade de acrescentar informações à documentação enviada ao patologista, o contato com este profissional é recomendável sempre que possível, e deve ser incentivado necessariamente nos casos mais complexos.

Os equipamentos endoscópicos acompanham o crescimento tecnológico, demonstrando gradativamente uma melhor precisão diagnóstica e terapêutica: as dilatações de estenoses, as polipectomias, os métodos hemostáticos e tantos outros procedimentos fazem parte das possibilidades criadas pelo surgimento destes modernos aparelhos. À disposição de alguns centros, o arsenal endoscópico compreende a cromoendoscopia, a confocal endomicroscopia, a cápsula endoscópica, a enteroscopia, fundamentais para o correto estudo do delgado. A magnificação de imagem é outro processo com resultados impressionantes pela intervenção microscópica que confere ao tratamento da imagem.

Classicamente, a doença de Crohn pode ocorrer em qualquer segmento do Trato Gastrointestinal (TGI). As alterações têm características macroscópicas distintas, conforme sua localização, extensão e gravidade, sendo normalmente intercaladas com mucosa de aspecto normal.

O envolvimento alto do TGI ocorre em até 13% dos pacientes acometidos por DC.[2] Os achados endoscópicos mais comuns são edema, erosões e espessamento de pregas em "forma de bambu" e úlceras serpiginosas. O acometimento duodenal, embora não seja muito frequente em adultos, é um sinal de melhores oportunidades diagnósticas, pois quando feitas biópsias neste sítio específico, as chances de evidências de granulomas chegam em até 68% dos casos.[3]

Cabe também ressaltar a importância da disponibilidade do método de enteroscopia e cápsula endoscópica, nem sempre presentes em todos os centros. Estes exames são usados tanto para o estadiamento da doença quanto para o diagnóstico inicial e/ou diferencial de quadros de difícil elucidação diagnóstica.

As lesões inflamatórias clássicas na DC são divididas em:

- *Lesões não ulcerativas:* apresentam edema e focos de hiperemia.
- *Lesões ulcerativas:* apresentam-se como úlceras aftoides, superficiais com halo de hiperemia ou profundas, recobertas por fibrina e frequentemente com mucosa normal adjacente a estas lesões. As úlceras chamadas "serpiginosas", frequentemente encontradas na DC, são assim denominadas por serem lineares, longas e dispostas, ou paralelamente ao eixo da parede intestinal, ou transversais a este eixo.

  Com a evolução e gravidade do processo ulcerativo, estas úlceras fundem-se e atingem camadas da submucosa, formando ilhotas irregulares e nodulares. Este aspecto é denominado, por sua morfologia típica, como "aspecto em calçamento de paralelepípedo", assumindo ser um sinal clássico radiológico da DC.[4]

- *Lesões cicatriciais:* apresentam-se como pseudopólipos, pontes de mucosa e/ou cicatrizes nacaradas. Os pseudopólipos correspondem a "ilhas" de mucosa normal que restaram no curso inflamatório prévio e, durante o processo regenerativo, adquirem um aspecto polipoide.[2]

  As pontes de mucosa são perfurações de um processo ulcerativo da mucosa para própria mucosa e submucosa adjacentes, formando um cólon com imagem de duplo lúmen.[1]

CLASSIFICAÇÕES ENDOSCÓPICAS

A classificação endoscópica ideal para as DIIs seria aquela que fosse de fácil uso e praticidade universais, porém ela ainda não existe. Ainda assim, utilizam-se os escores validados e as classificações disponíveis, com o intuito de formar uma base confiável para pareamento e análise de dados, sobremaneira utilizados em ensaios clínicos. Dessa forma, mostra-se indispensável o cuidado com a descrição macroscópica das lesões e o uso de terminologia adequada para documentar perdas de padrão vascular, edema, eritema, granulosidade, friabilidade, sangramento, erosão, úlcera aftoide, úlcera rasa ou profunda, estenose, pólipos planos ou elevados e cicatrizes.[5]

Quanto à atividade inflamatória luminal na DC, o escore utilizado é o *Crohn's Disease Endoscopic Index of Severity* (CDEIS) (Quadro 48-1).[5]

Quadro 48-1 CDEIS – Índice endoscópico de gravidade da doença de Crohn

	Reto	Cólon E e sigm.	Cólon transv.	Cólon D	Íleo	Total
Ulcerações profundas (0 se ausente e 12 se presente no segmento)	___+	___+	___+	___+	___+	Total 1+
Ulcerações superficiais (0 se ausente e 6 se presente no segmento)	___+	___+	___+	___+	___+	Total 2+
Área envolvida pela doença (cm)	___+	___+	___+	___+	___+	Total 3+
Área envolvida por ulcerações (cm)	___+	___+	___+	___+	___+	Total 4+
						Total A
		Número de segmentos total ou parcialmente examinados (1 a 5)				n
		Total A/n =				Total B
		Se estenose ulcerada estiver presente (+3) =				C
		Se estenose não ulcerada estiver presente (+3) =				D
		TOTAL B + C + D = CDEIS				

O Quadro 48-2 mostra o *Simple Endoscopic Escore* (SES-CD).[5]
Na avaliação da recorrência pós-operatória na DC, o escore utilizado é o Escore de Rutgeerts, que sugere um adequado manejo farmacológico nestas situações (Quadro 48-3).[5]

Quadro 48-2 SES-CD (Escore endoscópico simplificado para doença de Crohn)

Variáveis	Escore			
	0	1	2	3
Tamanho das úlceras (cm)	Nenhuma	Úlc. aftosas (0,1-0,5)	Úlc. grandes (0,5-2)	Úlc. maiores (> 2)
Superf. ulcerada (%)	Nenhuma	< 10	10-30	30
Superf. afetada (%)	Não afetado	< 50	50-75	75
Presença de estenoses	Nenhuma	Única e permeável	Múltiplas, permeáveis	Não permeáveis

Quadro 48-3 Pontuação de Rutgeerts para recorrência endoscópica pós-ressecção na doença de Crohn

i 0	Nenhuma lesão
i 1	≤ 5 lesões
i 2	> 5 lesões (restritas à anastomose)
i 3	Ileíte aftosa difusa
i 4	Inflamação difusa, com úlceras grandes e/ou estenoses

ASPECTOS ENDOSCÓPICOS NA DOENÇA DE CROHN (FIGS. 48-1 A 48-42)

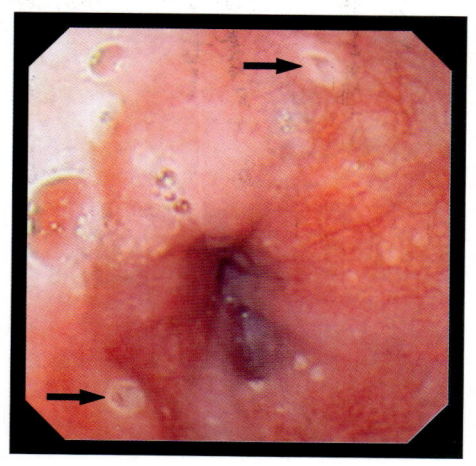

Fig. 48-1. Úlceras aftoides em terços médio e distal esofágicos.

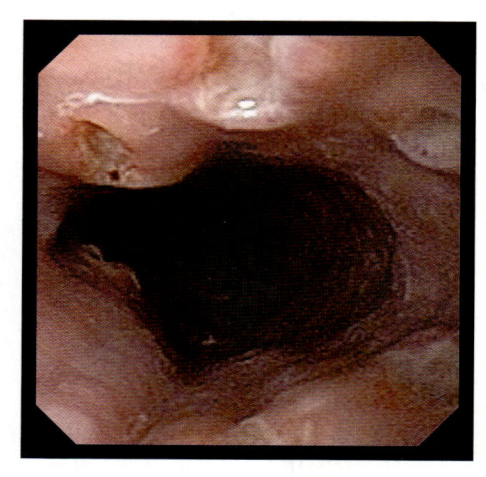

Fig. 48-2. Úlceras profundas em terço superior esofágico.

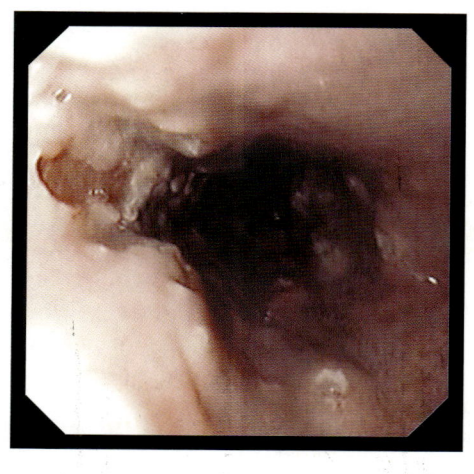

Fig. 48-3. Úlcera serpiginosa esofágica.

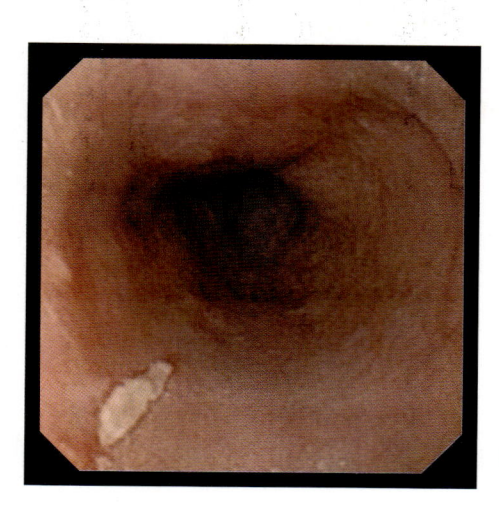

Fig. 48-4. Úlcera plana longitudinal esofágica.

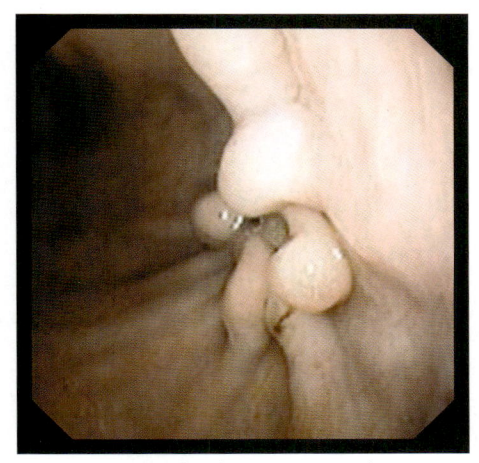

Capítulo 48 ■ Aspectos Endoscópicos da Doença de Crohn

Fig. 48-5. Lesão fistulizante em grande curvatura gástrica.

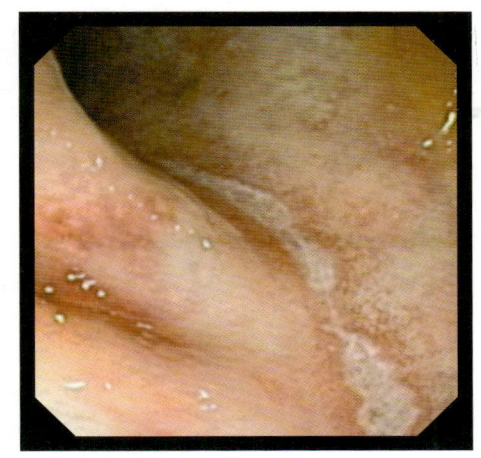

Fig. 48-6. Longa erosão longitudinal em segunda porção duodenal.

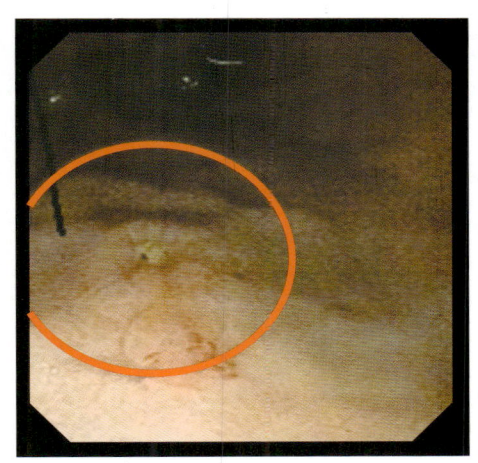

Fig. 48-7. Úlcera gástrica de bordos elevados.

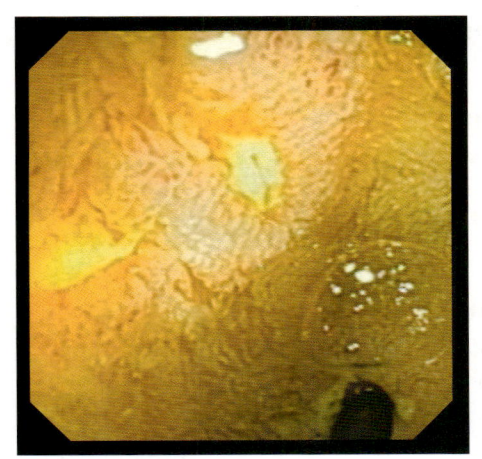

Fig. 48-8. Úlceras ileais com mucosa adjacente normal.

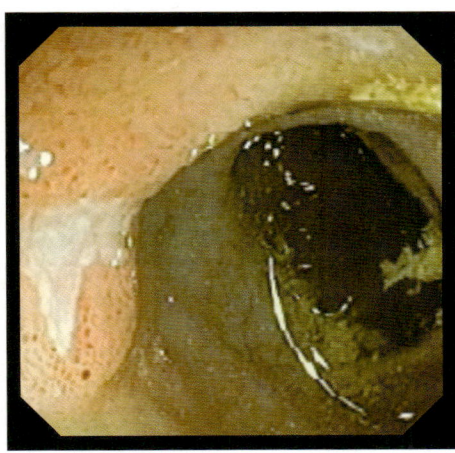

Fig. 48-9. Úlcera Ileal estrelada, com edema de mucosa adjacente.

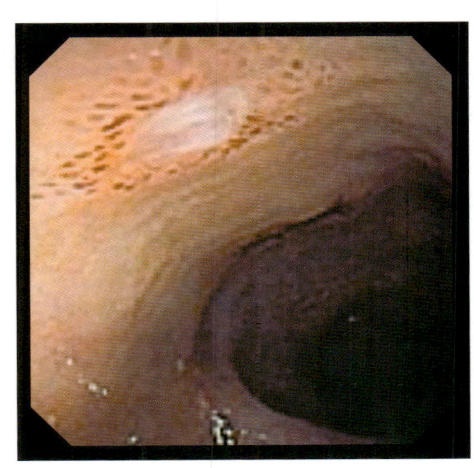

Fig. 48-10. Erosão plana ileal.

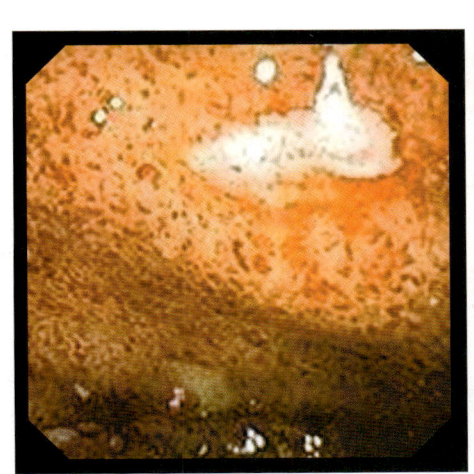

Fig. 48-11. Sufusões hemorrágicas e úlcera ileal.

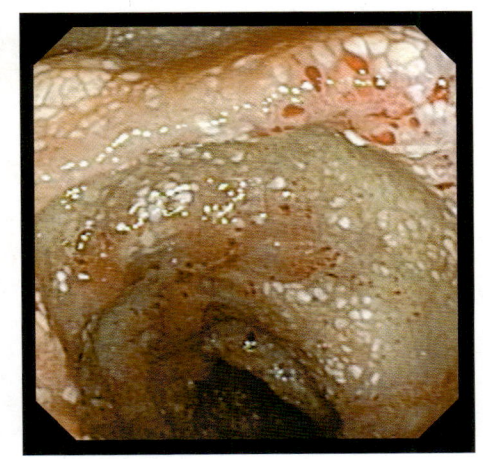

Fig. 48-12. Úlceras aftoides em íleo.

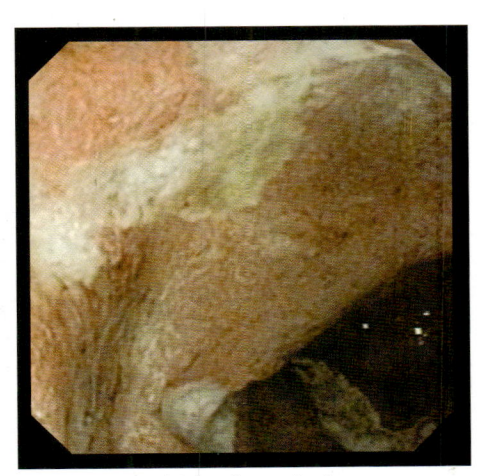

Fig. 48-13. Múltiplas úlceras ileais.

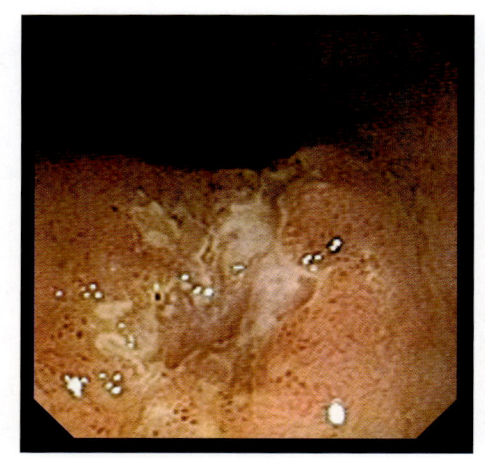

Fig. 48-14. Úlcera profunda ileal.

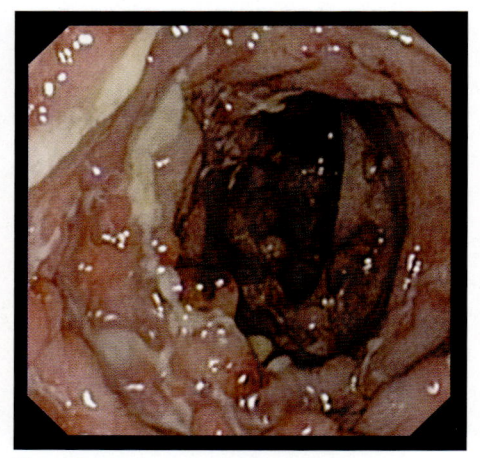

Fig. 48-15. Aspecto de calçamento em paralelepípedo em íleo.

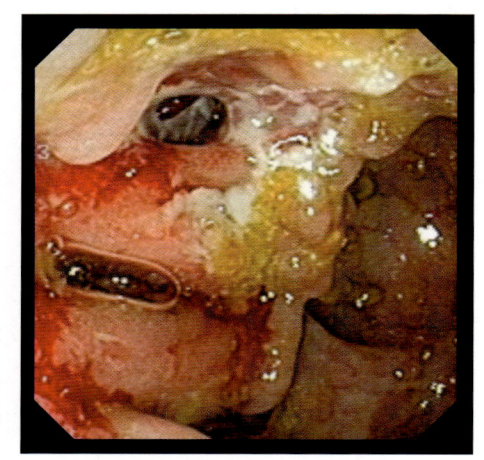

Fig. 48-16. Lesão inflamatória com fístula em válvula ileocecal.

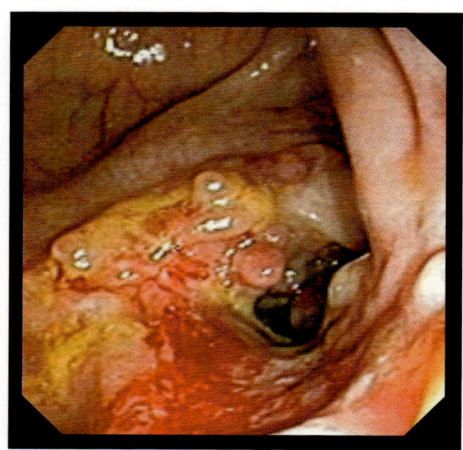

Fig. 48-17. Lesão inflamatória estenosante em válvula ileocecal.

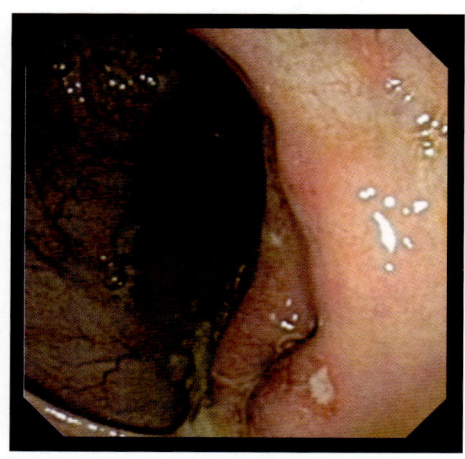

Fig. 48-18. Válvula ileocecal.

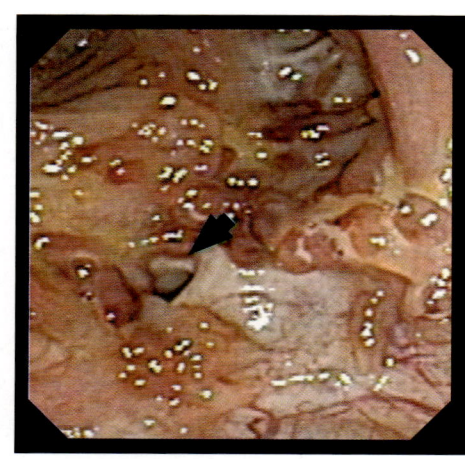

Fig. 48-19. Fístula em ceco.

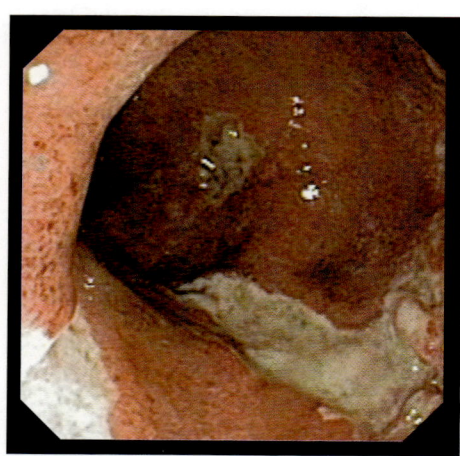

Fig. 48-20. Úlcera longitudinal em cólon ascendente.

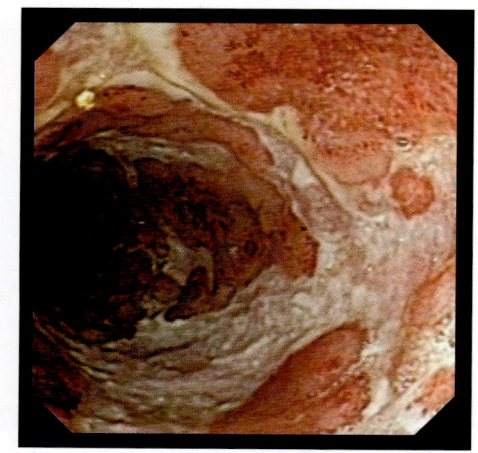

Fig. 48-21. Úlceras longitudinais e transversais com ilhotas e pseudopólipos.

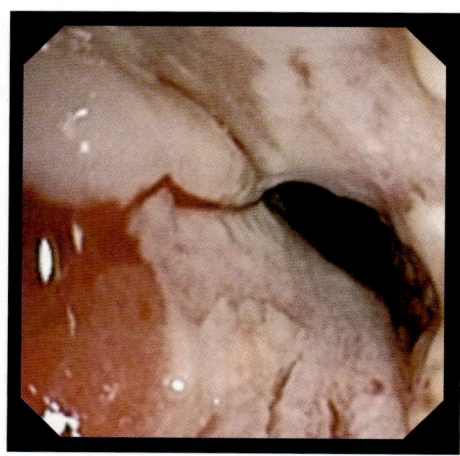

Fig. 48-22. Estenose inflamatória de cólon transverso.

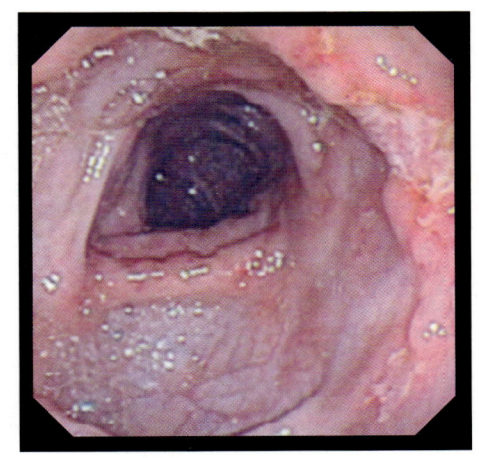

Capítulo 48 ■ Aspectos Endoscópicos da Doença de Crohn 257

Fig. 48-23. Úlceras intercaladas com mucosa normal em cólon transverso.

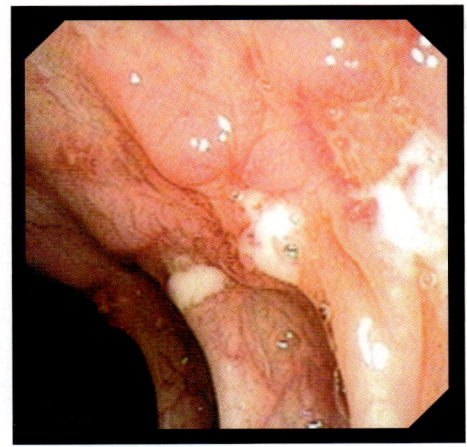

Fig. 48-24. Úlcera longitudinal em cólon descendente.

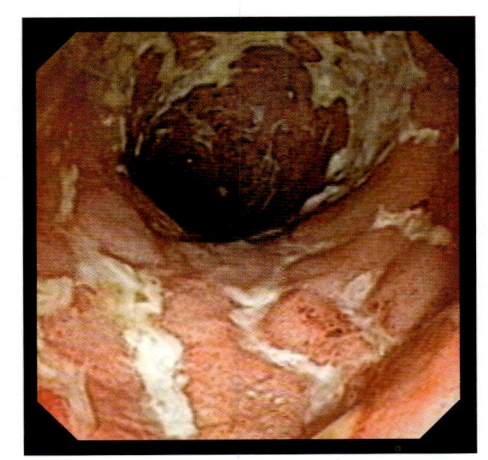

Fig. 48-25. Úlceras longitudinais em cólon descendente.

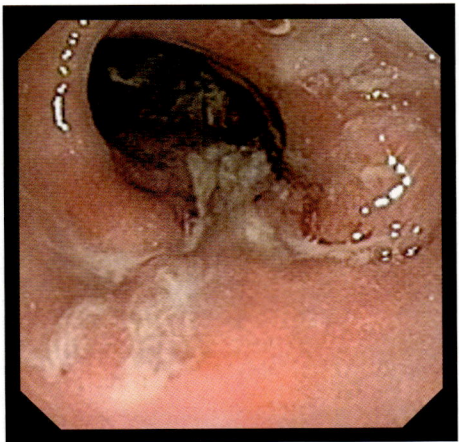

Fig. 48-26. Úlceras em sigmoide.

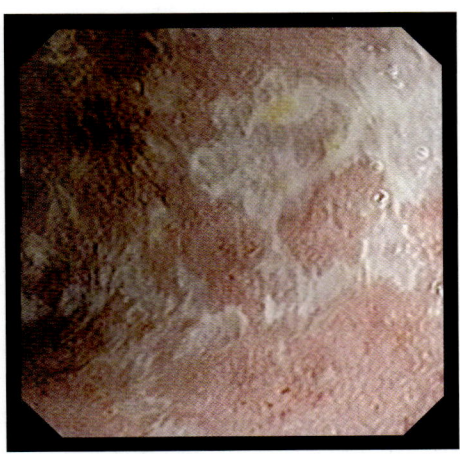

Fig. 48-27. Úlceras planas em sigmoide.

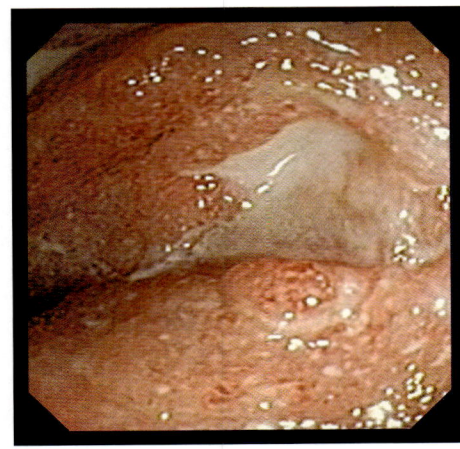

Fig. 48-28. Úlcera profunda em reto.

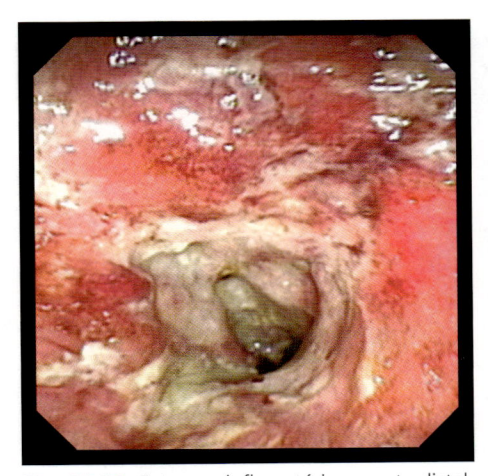

Fig. 48-29. Estenose inflamatória em reto distal.

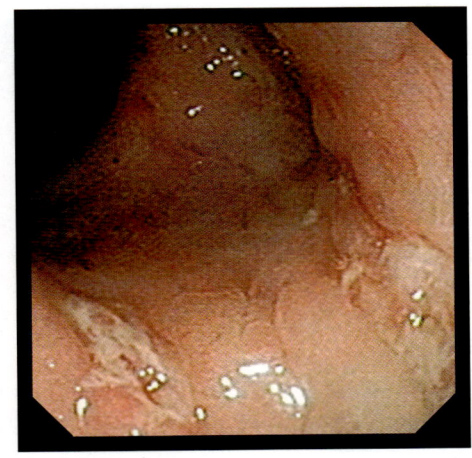

Fig. 48-30. Úlceras longitudinais em canal anal.

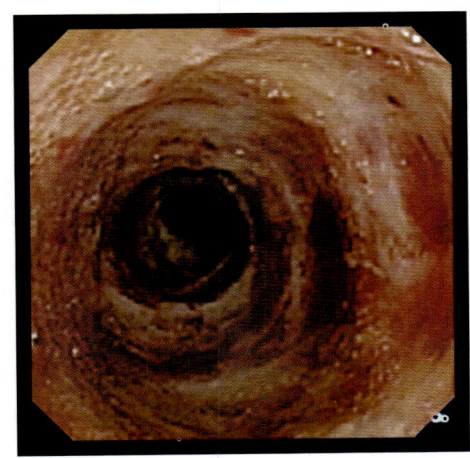

Fig. 48-31. Inflamação em bolsa ileal.

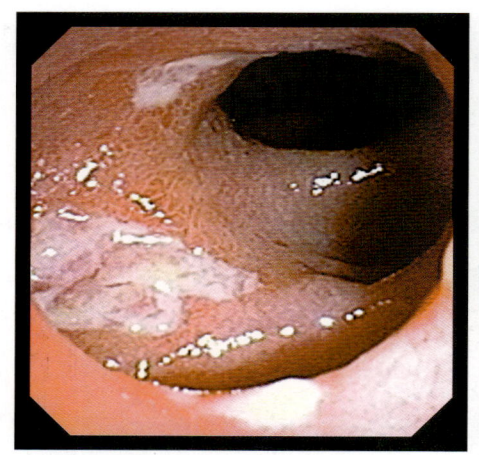

Fig. 48-32. Recidiva em anastomose pós-operatória.

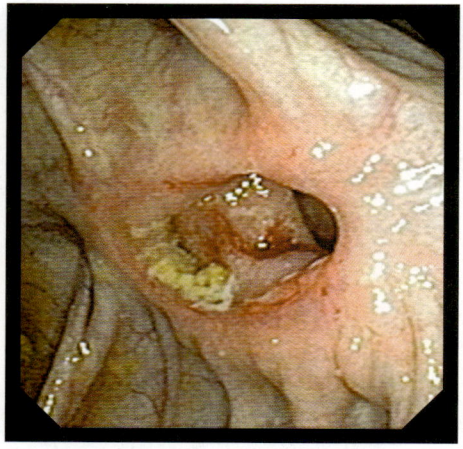

Fig. 48-33. Recidiva e estenose com úlceras em área de anastomose íleo-transverso.

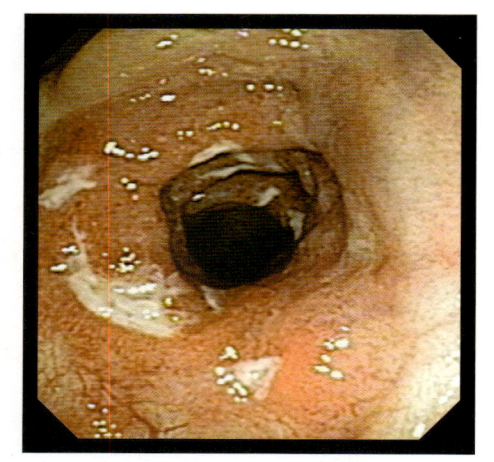

Fig. 48-34. Recidiva com estenose inflamatória, pós-operatória.

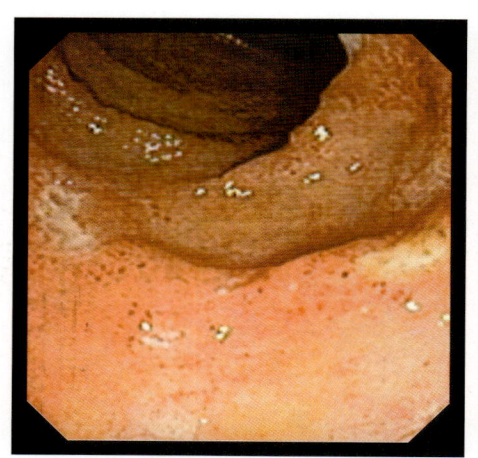

Fig. 48-35. Ileíte difusa pós-operatória.

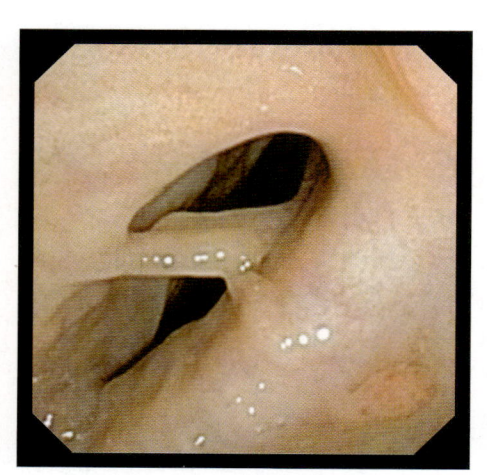

Fig. 48-36. Ponte de fibrose cicatricial.

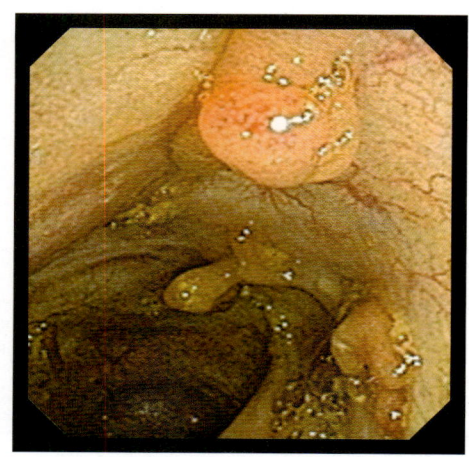

Fig. 48-37. Pólipos cicatriciais em cólon direito.

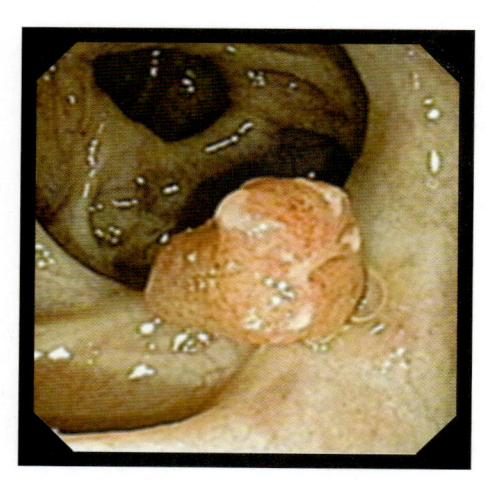

Fig. 48-38. Cicatriz e pólipo séssil residual.

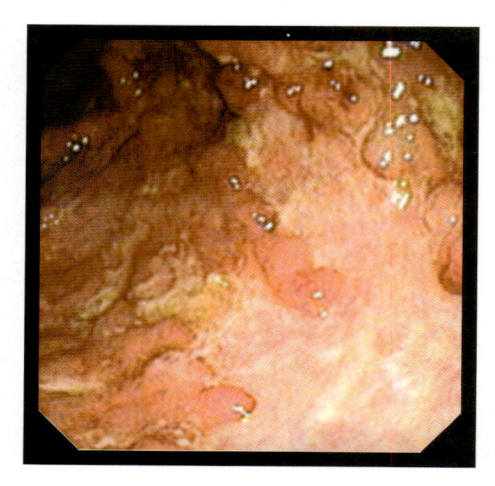

Fig. 48-39. Cicatriz nacarada com fibrose e edema adjacente.

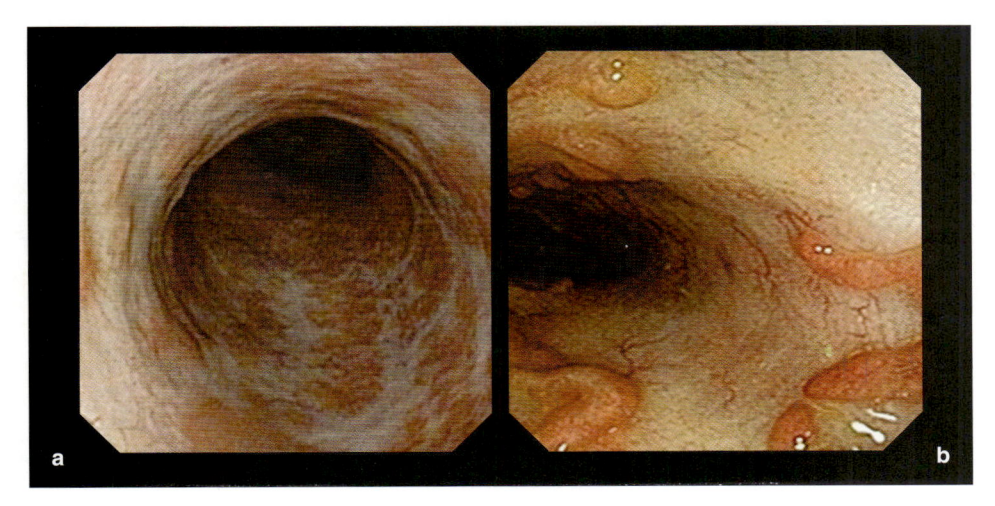

Fig. 48-40. (a) Cicatrizes colônicas e pólipos cicatriciais (b).

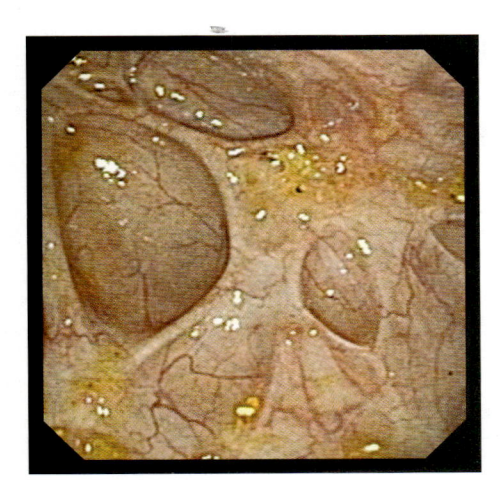

Fig. 48-41. Cicatrizes colônicas com aspecto de pseudodivertículos.

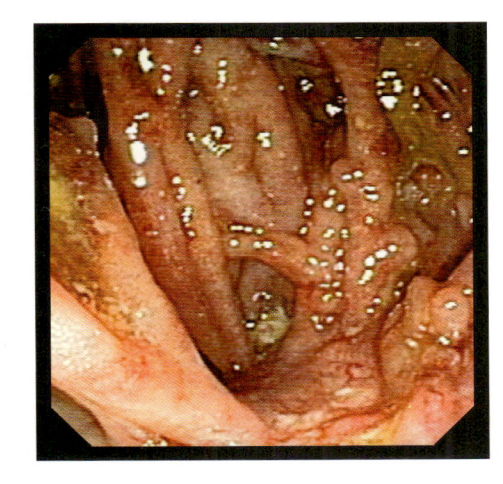

Fig. 48-42. Pontes fibrosas transversais.

REFERÊNCIAS BIBLIOGRÁFICAS

1. Bernstein CN, Fried M et al. World gastroenterology organization practice guidelines for the diagnosis and management of ibd in 2010. *Inflamm Bowel Dis* 2010;16:112-24.
2. Nikolaus S, Schreiber S. Diagnostics of inflammatory bowel disease. *Gastroenterol* 2007;133:1670-89.
3. Nikolaus S, Schreiber S. Diagnostics of inflammatory bowel disease. *Gastroenterol* 2007;133:1670-89.
4. Rubesin SE, Ginsberg GC et al. Radiologic and endoscopic diagnosis of Crohn's disease. *Surg Clin North Am* 2001;81:39-70.
5. Annese V, Daperno M, Rutter MD et al. European evidence based consensus for endoscopy in inflammatory bowel disease. *J Crohn's Colitis* 2013;(7):982-1018.

49 Colites Específicas

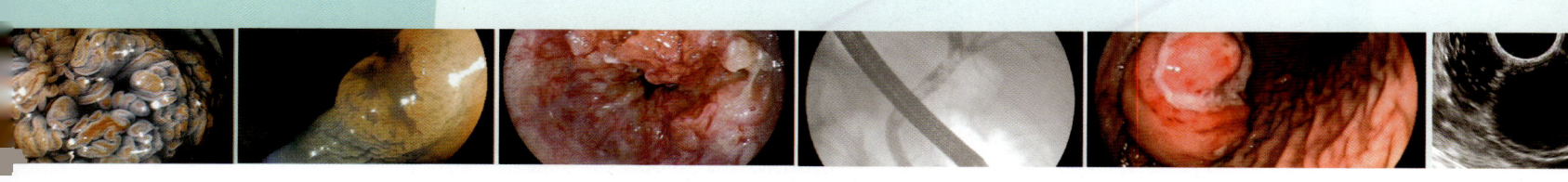

Mauro Jose Wagner Moreira Maia ■ Carlos Renato Frasca Rodrigues

Diferentemente das doenças inflamatórias inespecíficas, como a Doença de Crohn e a retocolite ulcerativa, que não possuem causas ainda bem definidas, este capítulo abordará as colites específicas, ou seja, aquelas causadas por agentes ou processos conhecidos. O principal sintoma é a diarreia aguda ou crônica, acompanhada ou não por dor e enterorragia, por vezes simulando as doenças inflamatórias. Diversas doenças infectoparasitárias podem cursar como colites. Incluiremos neste capítulo a colite isquêmica com seu quadro clínico semelhante. A colonoscopia, quando indicada, é de extrema importância, sendo a biópsia fundamental para a conclusão diagnóstica. Muitas vezes as colites são subdiagnosticadas, por causa do curso clínico por vezes autolimitado e por tratamentos instituídos empiricamente para os pacientes. Assim são achados mais raros no dia a dia do endoscopista, porém, é essencial o conhecimento de tais patologias para o diagnóstico diferencial.[1-3]

Neste capítulo, abordaremos de forma objetiva as principais causas das colites específicas por intermédio dos Quadros 49-1 a 49-4 e das Figuras 49-1 a 49-4.[3-7]

Quadro 49-1 Tipos de colites específicas

Bacterianas	Virais	Fungos	Protozoários	Parasitas	Outras
Pseudomembranosa (Clostridium difficile)	Citomegalovírus (CMV)	Histoplasmose	Criptosporiose	Amebíase	Actínica
Salmonella, Shigella, E. coli, Campilobacter jejuni, Yersinia enterocolítica	Herpes (HSV)	Candidíase	Isospora belli	Esquistossomose	Isquêmica
Tuberculose			Microsporidia		Pós-ileostomia ou colostomia de proteção
Outras: gonorreia, linfogranuloma venéreo					Reação enxerto × hospedeiro

Quadro 49-2 Colites por agentes bacterianos

	Agentes bacterianos	Colite pseudomembranosa	Tuberculose
Agente etiológico	Salmonella, Shigella, E. coli, Campilobacter jejuni, Yersinia enterocolítica	Clostridium difficile	Mycobacterium tuberculosis
Achado endoscópico	Alterações inflamatórias difusas, contínuas. As vezes com microulcerações recobertas por fibrina	Pequenas membranas de fibrina branco-amareladas em toda extensão do cólon	Fase aguda: lesões aftoides no íleo ou ceco. Fase crônica: aspecto calcetado e/ou ulcerações maiores
Diagnóstico	Coprocultura	Pesquisa das toxinas A e B nas fezes, ou aspecto endoscópico	Achado do bacilo nas bx de cólon, PPD positivo ou TB pulmonar ativa
Bx cólon	Pouca ajuda	Presença de fibrina	Ajuda no diagnóstico

Capítulo 49 ■ Colites Específicas

Quadro 49-3 Colites por vírus e fungos

	Citomegalovírus CMV *Citomegalovírus*	Herpes-vírus *Herpes simplex*	Histoplasmose *Histoplasma capsulatum*	Candidíase *Candida albicans*
Achado endoscópico	Fase aguda: inespecífico. Fase crônica ou subaguda: lesões ulceradas em mucosa normal, que variam de aftoides a grandes ulcerações. 80% no íleo distal e cólon direito	Úlceras planas principalmente nos segmentos distais do cólon. Causam dor anal, tenesmo e mucorreia	Úlceras de bordas elevadas e avermelhadas em mucosa normal	Aspecto parecido com colite psedomembranosa sem ocorrer sangramento, quando se destacam as membranas
Diagnóstico	Geralmente, em pacientes imunodeprimidos, transplantados ou com HIV	Doença perianal mais frequentemente em portadores HIV	Micose visceral, endêmica	Acomete pacientes com uso de diversos antibióticos
Biópsias	Achado de inclusões virais intracelulares específicas à coloração HE, principalmente nas bordas das úlceras, mas também na mucosa normal. PCR	Achado de inclusões virais intracelulares ou PCR	Bx das bordas das úlceras revela presença do agente etiológico, pela coloração específica para este fungo	Exames das membranas revelam micélios e hifas do fungo

Quadro 49-4 Colites por protozoários e parasitas

	Criptosporíase	Amebíase	Esquistossomose
Agente etiológico	*Cryptosporidium sp*	*Entamoeba hystolitica*	*Schistosoma mansoni*
Achado endoscópico	Áreas de discreto enantema, às vezes, áreas de aspecto endoscópico normal	Lesões ulceradas, geralmente, de pequeno diâmetro, de bordas elevadas em mucosa normal, localizadas em cólon direito	A infestação maciça aguda da submucosa causa reação local com congestão, edema de mucosa, com formação de pequenas úlceras, principalmente sigmoide e reto. Quando crônica, formam-se pólipos inflamatórios e granulomas. Varizes retais podem estar presentes
Diagnóstico	Causa mais frequente de diarreia em imunodeprimido. É feito demonstração de oocistos nas fezes ou por biópsias	Diagnóstico diferencial com doença de Crohn	Simula quadro de RCUI. Pesquisa de ovos nas fezes ou nas biópsias
Bx de cólon	Reconhecimento dos parasitas em espécimes de biópsias, pela coloração HE	Presença de trofozoítos amebianos. Importante a confirmação por exame parasitológico de fezes	Presença de ovos nas biópsias

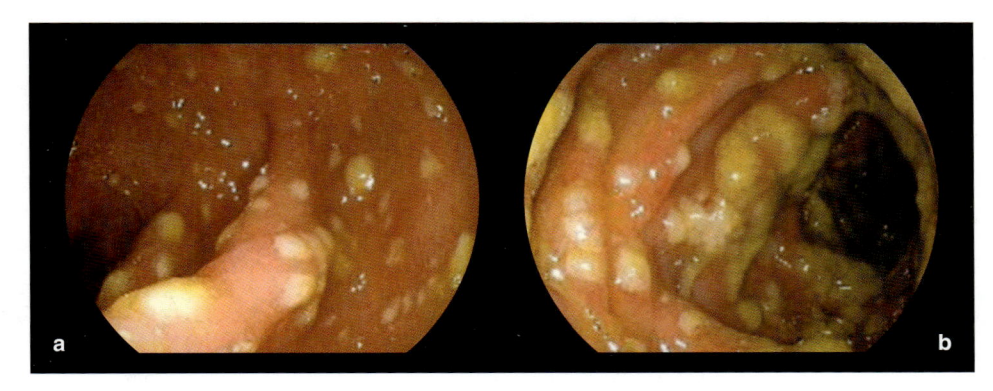

Fig. 49-1. (a e b) Paciente com quadro de diarreia prolongada após uso de amoxacilina. Membranas branco-amareladas em todo o cólon. Aspecto compatível com Colite pseudomembranosa. Imagens do sigmoide e transverso.

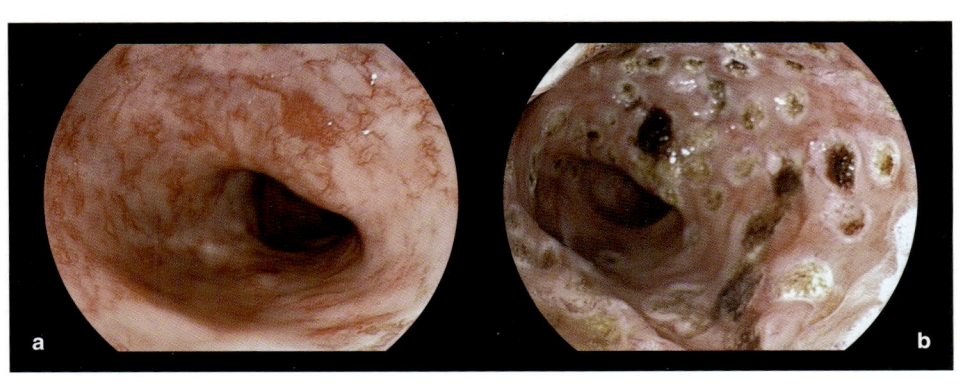

Fig. 49-2. (a e b) Lesões telangiectásicas no reto em paciente submetido a sessões de radioterapia para tratamento de câncer de próstata há 2 anos. Aspecto compatível com retite actínica e após terapêutica com argônio.

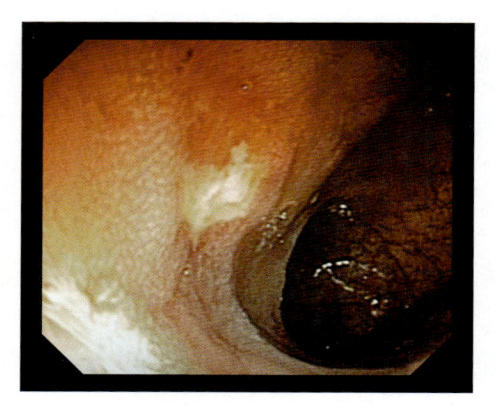

Fig. 49-3. *Shigella*. Mucosa edemaciada, com ulceração.

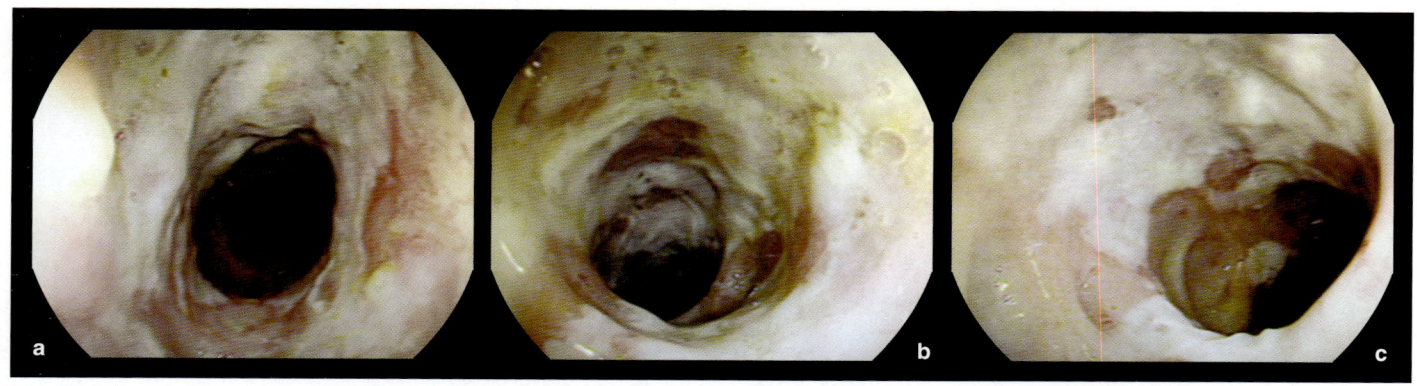

Fig. 49-4. (a-c) Aspecto da mucosa na colite isquêmica. Nota-se a transição de mucosa normal e áreas com exsudato comprometidas pela isquemia.

REFERÊNCIAS BIBLIOGRÁFICAS

1. Averbach M, Cutait R, Correa P. Colorectal diseases in AIDS patients and endoscopic findings. *Arq Gastroenterol* 1998;35:104-9.
2. Averbach M, Safatle-Ribeiro AV, Ferrari Jr AP *et al*. *Atlas de endoscopia Digestiva da SOBED*. Rio de Janeiro: Revinter, 2011.
3. Hay DW. *Blue Book – Manual Prático indispensável: doenças gastrointestinais*. Rio de Janeiro: Revinter, 2007.
4. Gupta TP, Ehrinpreis MN. Candida-associated diarrhea in hospitalized patients. *Gastroenterology* 1990;98(3):780-85.
5. Kearney DJ, Steuerwald M, Koch J. A prospective study of endoscopy in HIV-associated diarrhea. *Am J Gastroenterol* 1999;94(3):596-602.
6. Manzione CR, Nadal SR, Calore EE. Achados colonoscópicos e histológicos em pacientes HIV-positivo com diarréia crônica. *Rev Bras Coloproc* 2003;23:256-61.
7. Park SJ, Han JK, Kim JS. Tuberculosis colitis. Radiology-colonoscopic correlation. *Am J Gastroenterol* 2000;175(1):121-28.

50 Lesões Vasculares do Cólon e Reto

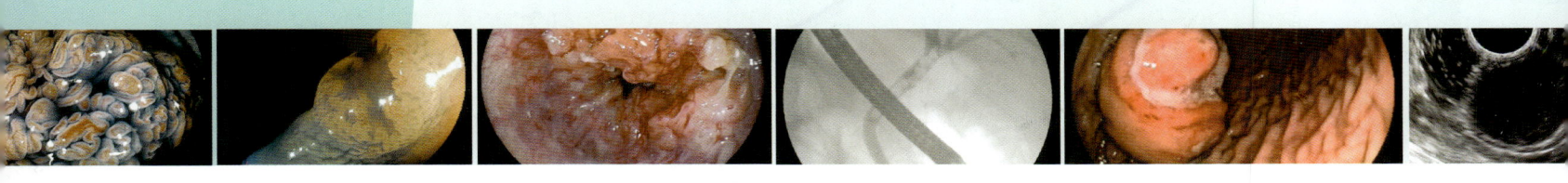

Luciana Filchtner Figueiredo

INTRODUÇÃO

A hemorragia digestiva baixa (HDB) é causa comum de hospitalização, e sua afluência vem crescendo com o paulatino envelhecimento da população. A colonoscopia é a modalidade primária no diagnóstico, estratificação de risco e tratamento dessa entidade. Calcula-se que a HDB apresenta uma incidência anual de cerca de 21-36 casos/100.000 pessoas, com mortalidade variando entre 2 a 4%.[16,21] As lesões vasculares do trato gastrointestinal são alterações da arquitetura vascular normal, podendo atingir os sistemas arterial, venoso e linfático. As lesões vasculares do cólon constituem causa importante de HDB, concorrendo em frequência com outras etiologias clássicas, como doença diverticular, colite isquêmica, pólipos e neoplasias e doença anorretal. Arruda-Alves, liderando um consenso da Sociedade Brasileira de Endoscopia Digestiva (SOBED), posicionou as ectasias vasculares em segundo lugar dentre as causas de HDB.[2] Averbach, em capítulo recente que compilou dez estudos de causas de sangramento digestivo baixo, descreve uma assiduidade que varia de 3 a 37%, com média de 10%, colocando as malformações vasculares como a quarta causa de HDB.[4]

A aplicação da colonoscopia na propedêutica diagnóstica, em conjunto com os estudos de angiografia seletiva da vascularização mesentérica, proporcionaram revelar que as malformações vasculares exercem papel significativo na etiologia da HDB, especialmente nos pacientes idosos.[3] Em 1960, Margulis relatou um caso de HDB maciça relacionada com a malformação vascular no ceco, diferenciada por uma angiografia transoperatória da artéria mesentérica superior, introduzindo o conceito de que as lesões vasculares atuariam de forma definitiva nas causas de HDB.[25] Além dos dois métodos citados, outros exames podem ser de valia na identificação da origem do sangramento, como a cintilografia com hemácias marcadas, a angiotomografia e a ressonância magnética.

Dentre as lesões vasculares do cólon, as mais prevalentes são as angiodisplasias, os hemangiomas, as varizes colônicas, a colopatia hipertensiva portal e a lesão de Dieulafoy do cólon. A colopatia actínica também faz parte das patologias mais relevantes, mas será abordada em capítulo específico dessa publicação (Fig. 50-1).

ANGIODISPLASIAS

São lesões vasculares colônicas mais prevalentes, especialmente no paciente acima de 50 anos, pois decorrem de um processo degenerativo na vascularização submucosa do intestino. Apresentam igual distribuição entre os sexos, com localização preferencial no ceco e cólon direito, podendo ser únicas ou múltiplas, com incidência relatada, variando entre 0,2 até 6,2%.[30,34]

O principal sintoma apresentado é a hematoquezia, que ocorre em 40-50% dos casos. As angiodisplasias são responsáveis por 3 a

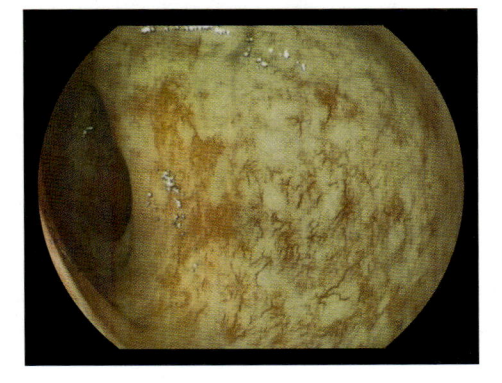

Fig. 50-1. Proctite actínica em paciente com neoplasia avançada de colo de útero tratada por radioterapia.

15% dos casos de HDB (Pasha), sendo sua apresentação clínica variável, podendo manifestar-se de formas aguda e volumosa, com repercussão hemodinâmica, mas corriqueiramente de formas crônica e insidiosa, pela anemia ferropriva ou pela positividade da pesquisa de sangue oculto fecal.[30] Quando demonstrada de forma abrupta, a malformação pode não ser identificada durante a colonoscopia de urgência, pois frequentemente apresentam-se como lesões pequenas e que cessam espontaneamente de sangrar em 85-90% dos episódios. Entretanto, a recorrência do evento hemorrágico é costumeira. Apesar de a sensibilidade diagnóstica da colonoscopia ser de 80%, em alguns casos as angiodisplasias podem desaparecer com a hipovolemia, uso de narcóticos para sedação e nos baixos níveis pressóricos, comuns nas hemorragias abundantes.[31,33] A reversão do efeito dos opiáceos com naloxona após ser atingido o ceco é defendida por alguns estudos por aumentar a detecção de lesões.[7]

Do ponto de vista fisiopatogênico, Boley, em 1977, a partir de estudo de peças cirúrgicas, sugeriu que a distensão e a contração da musculatura colônica levariam a obstruções crônicas e intermitentes nas veias da submucosa intestinal, ocasionando dilatação e tortuosidade destes vasos, depois transmitida para as vênulas e capilares da mucosa, com perda da competência dos esfíncteres pré-capilares, finalmente formando fístulas arteriovenosas aberrantes. Além disso, a hipóxia da microcirculação, relacionada com doenças crônicas cardíacas, pulmonares e vasculares poderia ter um papel auxiliar no surgimento dessas angiodisplasias.[6]

Com efeito, as ectasias vasculares estão correlacionadas com um conjunto de patologias, dentre elas a estenose aórtica, em uma vinculação descrita, em 1958, por Heyde, que adquiriu o epônimo de síndrome de Heyde.[19] Além dessa, também são descritas associações à insuficiência renal crônica, pneumopatias, doença de von Willebrand, esclerodermia, síndrome de Turner e hepatopatia crônica.[14]

As angiodisplasias caracterizam-se na endoscopia por lesões planas ou levemente elevadas, de coloração vermelho-rutilante, com tamanho variando desde puntiformes até cerca de poucos centímetros. Quando examinadas em detalhe, são formadas por pequenos

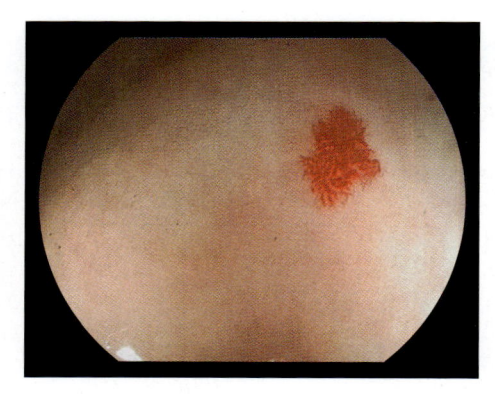

Fig. 50-2. Angiodisplasia isolada do ceco.

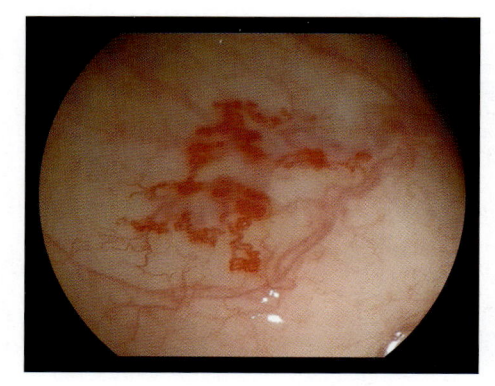

Fig. 50-3. Angiodisplasia de cólon ascendente.

vasos dilatados, organizados de forma radial, podendo ter um halo de mucosa pálida ao redor (Figs. 50-2 e 50-3).

O tratamento endoscópico está indicado nas lesões sangrantes agudas ou intermitentes e nos casos de anemia crônica ou sangue oculto fecal positivo em que não se tenha outra etiologia para o achado. Vários métodos de hemostasia podem ser empregados, sendo os mais significativos a coagulação com plasma de argônio, o *heater probe* e a coagulação bi ou monopolar, além dos métodos de terapia injetora com adrenalina, glicose hipertônica ou esclerosantes, como a etanolamina e o álcool absoluto. O *guideline* da Associação Americana de Endoscopia Gastrointestinal (ASGE), com base na publicação de Kwan, indica o tratamento com plasma de argônio como técnica preferencial, utilizando-se potências de 30-45 W e fluxo de 1 L/min, observando evitar lesões profundas da parede intestinal.[22] Olmos, em um estudo prospectivo com 100 pacientes tratados com plasma de argônio, obteve resolução do sangramento e estabilização da hemoglobina em 85% dos casos em um seguimento médio de 20 meses.[29]

HEMANGIOMAS

Muitas malformações vasculares são erroneamente chamadas de hemangiomas. Conforme classificação descrita por Mulliken e Glowacki, com base na histologia, e aprovada pela Sociedade Internacional para Estudo das Anomalias Vasculares (www.issva.org), hemangiomas são tumores vasculares benignos, que surgem e crescem nos primeiros 2 anos de vida, regredindo espontaneamente nos anos subsequentes.[27] São formados pela proliferação de células endoteliais, sendo bastante raros no trato gastrointestinal. As malformações vasculares, erroneamente chamadas de hemangiomas em diversas fontes da literatura, são lesões que persistem ao longo da vida, compostas por vasos displásticos, sem fase proliferativa. É a segunda lesão vascular mais comum descrita no cólon. Elas afetam ambos os sexos em igual proporção e são subdivididas nas formas capilar, pequena e mais infrequente, e na forma cavernosa, mais volumosa e extensa, que é ainda classificada em localizada (polipoide ou não polipoide) e difusa infiltrativa. Outrossim, são descritos os tipos misto e a chamada hemangiomatose intestinal difusa, caracterizada por múltiplas lesões de apresentação pancolônica, envolvendo adicionalmente o estômago e intestino delgado.[24,37] Os tumores vasculares malignos são neoplasias extremamente raras. As lesões descritas em relatos de casos são o angiossarcoma, sarcoma de Kaposi, o hemangioendotelioma epitelioide e o hemangiopericitoma.

A localização preferencial das malformações vasculares é no cólon sigmoide e no reto, onde 80% delas são do tipo cavernoso. A forma capilar é mais comum na região perianal, no apêndice cecal e no intestino delgado. O momento do seu diagnóstico pode variar desde poucos meses até as idades avançadas, sendo comum o primeiro episódio de sangramento ocorrer na infância. Quando pequenas e agrupadas em grande número em um segmento intestinal, recebem a denominação de flebectasia múltipla (Fig. 50-4).[13,37]

O achado endoscópico caracteriza-se por uma lesão nodular submucosa, levemente protrusa, na parede intestinal, de coloração avermelhada, vinhosa ou violácea (Fig. 50-5). Pode haver processo inflamatório associado a edema, nodularidade e congestão vascular. Apresentações menos frequentes são os tipos infiltrativo e extenso, descritos como "em folha de samambaia" ou a forma cavernosa polipoide, com potencial de ocasionar obstrução e intussuscepção. A metrorragia, a hematúria e os sangramentos intraperitoneal ou retroperitoneal são manifestações raras das lesões infiltrativas que se estendem para órgãos adjacentes e tecidos extracolônicos.

Algumas síndromes estão associadas às malformações venosas intestinais, como: 1. síndrome de Rendu-Osler-Weber ou síndrome telangiectásica hemorrágica hereditária: autossômica dominante, apresenta telangiectasias mucocutâneas, especialmente nasal e oral, com epistaxe recorrente na infância e lesões vasculares no estômago, intestino delgado e reto, em geral manifestas somente na 5ª e 6ª décadas de vida; 2. síndrome de Klippel-Trenaunay-Weber: esporádica, apresenta malformações vasculares cutâneas e intestinais múltiplas, varizes e hipertrofia óssea e de partes moles nos membros inferiores; 3. síndrome do nevo em bolha de borracha azul: geralmente esporádica, caracteriza-se por lesões venosas, cavernosas da pele, trato gastrointestinal e vísceras, com anemia ferropriva e hemorragia digestiva.[37]

Nas lesões assintomáticas, o tratamento costuma ser conservador e observacional. Naquelas sintomáticas, a terapêutica é ajustada ao local, tamanho e número das malformações. Os hemangiomas in-

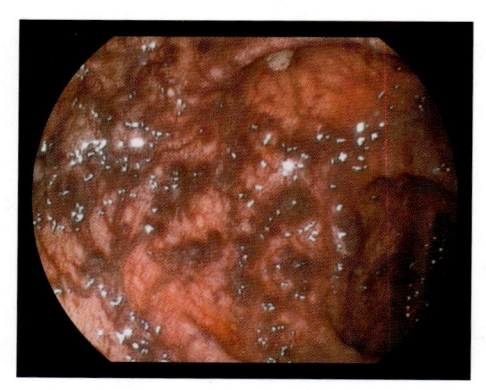

Fig. 50-4. Flebectasia múltipla em cólon sigmoide.

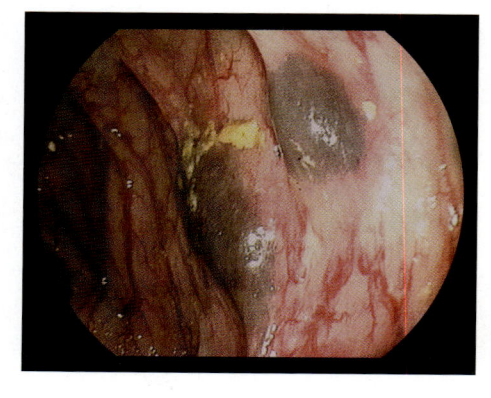

Fig. 50-5. Malformações venosas nodulares em cólon ascendente.

testinais verdadeiros que não tenham regredido são tratados por cirurgia ou tratamento medicamentoso com o uso de corticoides ou interferon. Malformações vasculares extensas têm na ressecção cirúrgica o tratamento de escolha. Nas lesões pequenas e em menor número, o tratamento endoscópico pode ser aplicado, pela injeção de substâncias esclerosantes, como álcool e etanolamina, uso de cianoacrilato, coagulação com plasma de argônio ou *laser*.

VARIZES COLÔNICAS

As varizes colônicas apresentam uma prevalência que varia de 34 a 46% em pacientes cirróticos, sendo causa infrequente de HDB. Podem ser idiopáticas, mas, na maioria dos casos, estão relacionadas com a hipertensão portal ou com a trombose da veia porta e seus ramos formadores (mesentérico e esplênico), seja por invasão tumoral, pancreatite aguda ou crônica, compressão extrínseca, estados de hipercoagulabilidade, seja por malformação vascular congênita.[15] A incidência relatada na literatura é de 0,07%, isto é, dois casos em 2.912 colonoscopias de *screening*.[12] Bresci, em estudo com 50 cirróticos, encontrou varizes de reto e sigmoide em 34% dos casos, contra somente 2% dos controles. Estes pacientes também apresentavam mais hemorroidas internas e malformações vasculares.[8] Comumente as varizes colônicas são de caráter segmentar, sendo seu diagnóstico feito pela colonoscopia ou por angiografia seletiva dos vasos mesentéricos com observação das varizes na fase venosa do estudo. Os locais mais acometidos são o cólon sigmoide, o reto e o ceco, também podendo suceder em orifícios de ostomias. Nos casos idiopáticos, cerca de 50% dos indivíduos apresentam acometimento pancolônico, e a tendência familiar é identificada em 30% destes pacientes.[18]

As varizes retais, caracterizadas como aquelas que se estendem mais de 4 cm acima da borda anal, têm origem na comunicação da veia hemorroidária superior, tributária do sistema porta, com as veias hemorroidárias média e inferior, que drenam para o sistema cava através das veias ilíacas. A diferenciação diagnóstica com a doença hemorroidária é fundamental, evitando um manejo inadequado e suas consequentes complicações.[1]

O termo variz é aplicado para descrever um vaso dilatado e tortuoso, de coloração azulada, que se salienta na luz intestinal. À semelhança das varizes esofágicas, pode apresentar pontos vermelhos na sua superfície (Fig. 50-6). A apresentação clínica mais frequente é o sangramento retal massivo e recorrente. Na colonoscopia, muitas vezes as varizes podem colapsar e passarem despercebidas por insuflação excessiva de ar. O uso adjunto da ecoendoscopia e exames de imagem, como a angiotomografia, a angiorressonância ou a angiografia seletiva de vasos mesentéricos, podem auxiliar no diagnóstico.[10,17]

O tratamento conservador pode ser empregado na maioria dos pacientes com varizes idiopáticas, mas em casos de sangramento persistente ou intratável, é indicada a ressecção cirúrgica segmentar. Nas varizes do reto está descrita a aplicação de ligadura elástica ou escleroterapia, embora o tratamento endoscópico das varizes colônicas ainda não esteja totalmente estabelecido.[32] Outras opções terapêuticas pertinentes são o uso de substâncias vasoativas, como betabloqueadores, terlipressina e octreotida e o *shunt* portossistêmico intra-hepático percutâneo (TIPS).

COLOPATIA HIPERTENSIVA PORTAL

A colopatia hipertensiva portal (CHP) constitui-se em um conjunto de modificações da mucosa intestinal identificadas em pacientes com hipertensão portal, sendo capaz de ocasionar HDB. Ela resulta de alterações da microcirculação intestinal secundárias à hipertensão portal, com dilatação de vasos, edema e isquemia da mucosa e desenvolvimento de malformações vasculares.[20] Pode estar associada à gastropatia hipertensiva (RR 5,64), varizes esofágicas de grosso calibre (RR 4,76) e classificação de Child-Pugh C (RR 2,64).[1]

Sua gama de apresentação endoscópica varia desde alterações sutis, como eritema, edema e friabilidade da mucosa, até achados bem característicos similares à gastropatia hipertensiva, com mucosa em padrão de mosaico, presença de pontilhados vermelho-cerejas *(cherry red spots)* e desenvolvimento de telangiectasias e angiodisplasias. Não existe uma classificação que confira uniformidade a estes achados na literatura, havendo, portanto, bastante discrepância quanto à frequência de CHP nas diversas casuísticas publicadas. Dina, em um trabalho com 437 pacientes com cirrose submetidos à colonoscopia, encontrou pelo menos uma alteração relacionada com a hipertensão portal em 57% dos pacientes, sendo que a CHP estava presente em 38% dos casos.[12] Diaz-Sanches, em uma série de 88 pacientes em avaliação para transplante hepático, identificou CHP em 23,9% dos indivíduos.[11] Ito, em outra série de 47 cirróticos, teve prevalência de CHP de 66%, sendo esta significativamente maior nos pacientes classificados como Child B e C em comparação aos Child A.[20] Este achado não foi encontrado em outras séries da literatura.[35]

O tratamento da CHP é controverso. Alguns estudos sugerem que o uso de betabloqueadores e nitroglicerina poderia melhorar as lesões relacionadas com a CHP, mas esta ainda não é uma conduta definitiva.[12] A terapia endoscópica pode ser empregada em casos selecionados, mas a recorrência das lesões é frequente, uma vez que a doença de base não seja abordada.

LESÃO DE DIEULAFOY DO CÓLON

A lesão de Dieulafoy foi reportada por Gallard, em 1884, e mais bem descrita por Dieulafoy, em 1898. Caracteriza-se por uma artéria calibrosa que se projeta de forma anormal da submucosa em direção à mucosa superficial, sem úlcera ou processo inflamatório associado. Esse vaso dilatado apresenta um diâmetro entre 1 e 3 mm, o que corresponde a cerca de 10 vezes o calibre usual das artérias encontradas nessa mesma topografia tecidual. Uma pequena ruptura da mucosa, com 2 a 5 mm, possibilita a exposição e provável traumatismo desse vaso, ocasionando sangramento volumoso. É descrita como uma lesão congênita, embora predomine na literatura em homens acima de 50 anos.[26] O aspecto endoscópico característico é de um vaso protuberante circundado por uma mucosa normal, sem úlceras ou erosões adjacentes (Fig. 50-7). A localização mais prevalente é no estômago proximal, mas pode aparecer em qualquer porção do trato gastrointestinal.[9,36] A lesão de Dieulafoy do cólon (LDC) está entre as causas raras de HDB. Norton, em uma série com 89 pacientes, descreveu uma afluência de LDC em 10% dos pacientes, e Lee, em um estudo de revisão compilando séries de casos, totalizando 249 pacientes, encontrou uma prevalência de 5%, com predomínio maior no cólon proximal e no reto.[23,28]

A apresentação clínica típica é de enterorragia ou hematoquezia, sem dor abdominal agregada. Pode ser observado sangramento abundante, com instabilidade hemodinâmica e necessidade de transfusão. O diagnóstico da LDC pode ser dificultado pela grande quantidade de sangue e coágulos na luz intestinal, pelo tamanho

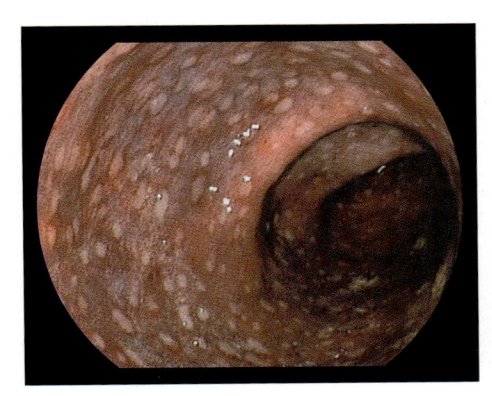

Fig. 50-6. Varizes de reto em paciente com hipercoagulabilidade por síndrome antifosfolípide e trombose de veia mesentérica inferior.

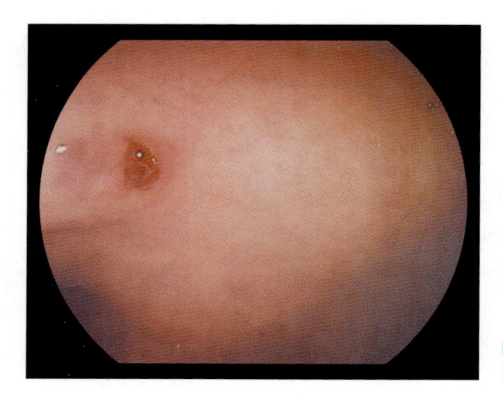

Fig. 50-7. Lesão de Dieulafoy em ceco.

diminuto da lesão e, por vezes, a hemorragia ter caráter intermitente. Nestes casos, a repetição do exame endoscópico e o uso de exames adicionais, como a angiografia e a cintilografia, podem ser de grande serventia.

O tratamento da LDC é primariamente endoscópico, com resolubilidade acima de 90%. Diversas opções técnicas foram citadas na literatura, incluindo injeção de esclerosantes ou cianoacrilato, métodos térmicos, como *heater probe* ou bipolar, coagulação com plasma de argônio e métodos mecânicos, como hemoclipes e ligadura elástica. A terapia combinada parece oferecer uma hemostasia mais segura. Na série citada de Norton, a preferência foi pelo uso do *heater probe* ou bipolar, algumas vezes associado à injeção de solução de adrenalina.[28] Diversos trabalhos relatam bons resultados com os métodos mecânicos, associados ou não à injeção prévia de vasoconstritor.[23] Em caso de novo sangramento, a repetição da abordagem endoscópica deve ser tentada. O uso de tatuagem no primeiro exame pode ser empregado para facilitar a localização da LDC em caso de recorrência do sangramento ou na necessidade de cirurgia. Quando não se consegue identificar adequadamente a fonte de hemorragia ou na falha da terapêutica endoscópica, a embolização por angiografia e a cirurgia são os métodos indicados.

CONCLUSÃO

O conhecimento das diversas patologias relacionadas com as lesões vasculares do cólon é fundamental para proporcionar um correto diagnóstico e definir o melhor plano terapêutico. Apresenta importância nas colonoscopias eletivas, por meio da descrição precisa e minuciosa dos achados endoscópicos. Entretanto, é nas colonoscopias de urgência que este aprendizado torna-se crucial, pois proporciona a identificação de lesões que poderiam passar omissas ao examinador menos informado.

REFERÊNCIAS BIBLIOGRÁFICAS

1. Almadi MA, Almessabi A, Wong P et al. Ectopic varices. *Gastrointest Endosc* 2011;74(2):380-88.
2. Arruda-Alves PR, Quilici F, Varella HL et al. Consenso brasileiro em endoscopia digestiva da Sociedade Brasileira de Endoscopia Digestiva (SOBED) – Hemorragia digestiva baixa e doença inflamatória intestinal. *GED* 2002;21(1):33-42.
3. Athanasoulis CA, Galdabini JJ, Waltman AC et al. Angiodysplasia of the colon: a cause of rectal bleeding. *Cardiovasc Radiol* 1978;1:3-13.
4. Averbach M, Correa PAFP. Hemorragia digestiva baixa. In: Ferrari Jr AP. *Atlas de endoscopia digestiva*. 2. ed. Rio de Janeiro: Rubio, 2009.
5. Bini EJ, Lascarides CE, Micale PL et al. Mucosal abnormalities of the colon in patients with portal hypertension: an endoscopic study. *Gastrointest Endosc* 2000;52(4):511-16.
6. Boley SJ, Sammartano R, Adams A et al. On the nature and etiology of vascular ectasias of the colon. Degenerative lesions of aging. *Gastroenterology* 1977;72(4 Pt 1):650-60.
7. Brandt LJ, Spinnell MK. Ability of naloxone to enhance the colonoscopic appearance of normal colon vasculature and colon vascular ectasias. *Gastrointest Endosc* 1999;49(1):79-83.
8. Bresci G, Gambardella L, Parisi G et al. Colonic disease in cirrhotic patients with portal hypertension: an endoscopic and clinical evaluation. *J Clin Gastroenterol* 1998;26(3):222-27.
9. Chung IK, Kim EJ, Lee MS et al. Bleeding Dieulafoy's lesions and the choice of endoscopic method: comparing the hemostatic efficacy of mechanical and injection methods. *Gastrointest Endosc* 2000;52(6):721-24.
10. Dhiman RK, Saraswat VA, Choudhuri G et al. Endosonographic, endoscopic and histologic evaluation of alterations in the rectal venous system in patients with portal hypertension. *Gastrointest Endosc* 1999;49(2):218-27.
11. Diaz-Sanches A, Nuñez-Martinez O, Gonzales-Asanza C et al. Portal hypertensive colopathy is associated with portal hypertension severity in cirrhotic patients. *World J Gastroenterol* 2009;15(38):4781-87.
12. Dina I, Braticevici CF. Idiopathic colonic varices: case report and review of literature. *Hep Mon* 2014;14(7):e18916.
13. Fernandez-Pineda I. Vascular tumors and malformations of the colon. *World J Gastroenterol* 2009;15(41):5242-43.
14. Foutch PG. Angiodysplasia of the gastrointestinal tract. *Am J Gastroenterol* 1993;88(6):807-18.
15. Francois F, Tadros C, Diehl D. Pan-colonic varices and idiopathic portal hypertension. *J Gastrointestin Liver Dis* 2007;16(3):325-28.
16. Ghassemi KA, Jensen DM. Lower GI bleeding: epidemiology and management. *Curr Gastroenterol Rep* 2013;15(7):333.
17. Haddad JD, Lacey BW. Isolated non-hemorrhagic cecal varices. *Gastroenterol Rep* 2014;2:316-19.
18. Han JH, Jeon WJ, Chae HB et al. A case of idiopathic colonic varices: a rare cause of hematochezia misconceived as tumor. *World J Gastroenterol* 2006;12(16):2629-32.
19. Heyde EC. Gastrointestinal bleeding in aortic stenosis. *N Engl J Med* 1958;259(4):196.
20. Ito K, Shiraki K, Sakai T et al. Portal hypertensive colopathy in patients with liver cirrhosis. *World J Gastroenterol* 2005;11(20):3127-30.
21. Jang BI. Lower gastrointestinal bleeding: is urgent colonoscopy necessary for all hematochezia? *Clin Endosc* 2013;46:476-79.
22. Kwan V, Bourke MJ, Williams SJ et al. Argon plasma coagulation in the management of symptomatic gastrointestinal vascular lesions: experience in 100 consecutive patients with long-term follow-up. *Am J Gastroenterol* 2006;101(1):58-63.
23. Lee YT, Walmsley RS, Leong RW et al. Dieulafoy's lesion. *Gastrointest Endosc* 2003;58(2):236-43.
24. Mallucci P. Vascular anomalies must be properly classified. *BMJ* 1999;319(7214):919.
25. Margulis AR, Heinbecker P, Bernard HR. Operative mesenteric arteriography in the search for the site of bleeding in unexplained gastrointestinal hemorrhage: a preliminar report. *Surgery* 1960;48:534-39.
26. Meister TE, Varilek GW, Marsano LS. Endoscopic management of rectal Dieulafoy-like lesions: a case series and review of literature. *Gastrointest Endosc* 1998;48(3):302-5.
27. Mulliken JB, Glowacki J. Hemangiomas and vascular malformations in infants and children: a classification based on endothelial characteristics. *Plast Reconstr Surg* 1982;69(3):412-22.
28. Norton ID, Petersen BT, Sorbi D et al. Management and long-term prognosis of Dieulafoy lesion. *Gastrointest Endosc* 1999;50(6):762-67.
29. Olmos JA, Marcolongo M, Pogorelsky V. Long-term outcome of argon plasma ablation therapy for bleeding in 100 consecutive patients with colonic angiodysplasia. *Dis Colon Rectum* 2006;49(10):1507-16.
30. Pasha SF, Shergill A, Acosta RD et al. ASGE guideline: a role of endoscopy in the patient with lower GI bleeding. *Gastrointest Endosc* 2014;79(6):875-85.
31. Regula J, Wronska E, Pachlewski J. Vascular lesions of the gastrointestinal tract. *Best Pract Res Clin Gastroenterol* 2008;22(2):313-28.
32. Sato T, Akaike J, Toyota T et al. Clinicopathological features and treatment of ectopic varices with portal hypertension. *Int J Hepatol* 2011;2011:960720.
33. Segal R, Yogev R, Witz E et al. Angiodysplasia of the colon. *J R Soc Med* 1987;80(4):249-51.
34. Sharma R, Gorbein MJ. Angiodysplasia and lower gastrointestinal bleeding in elderly patients. *Arch Intern Med* 1995;155(8):807-12.
35. Tam TN, Ng WW, Lee SD. Colonic mucosal changes in patients with liver cirrhosis. *Gastrointest Endosc* 1995;42(5):408-12.
36. Yeoh KG, Kang JY. Dieulafoy's lesion in the rectum. *Gastrointest Endosc* 1996;43(6):614-16.
37. Yoo S. GI-associated hemangiomas and vascular malformations. *Clin Colon Rectal Surg* 2011;24:193-20.

51 Retopatia Actínica Hemorrágica – Diagnóstico e Tratamento Endoscópicos

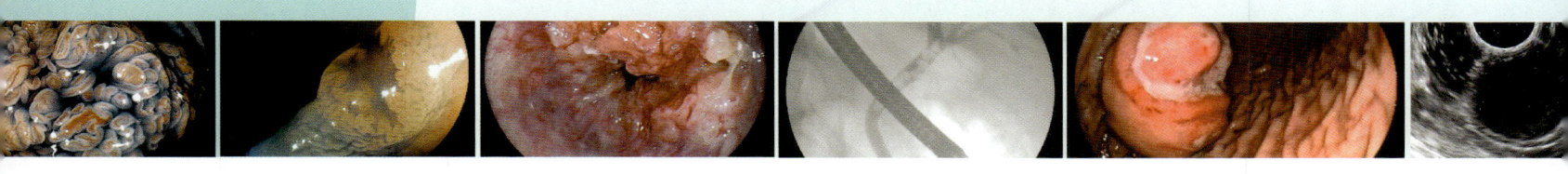

Gilberto Reynaldo Mansur

INTRODUÇÃO

Uma das mais importantes complicações tardias da radioterapia (RXT) dos tumores pélvicos é a retopatia actínica hemorrágica (RAH), caracterizada pela formação de lesões vasculares ectásicas, no reto previamente sadio, ocorrendo em cerca de 10 a 20% dos pacientes submetidos à irradiação. O sangramento retal aparece, em média, entre 12 e 18 meses após a RXT.[23,32]

Tais lesões decorrem provavelmente do estímulo à angiogênese e possivelmente do desarranjo da camada muscular retal, ocasionado pelo processo de reparação tecidual cicatricial, com formação de comunicações arteriovenosas.[3,4,9,27]

Os fatores de risco para o desenvolvimento de RAH são: idade avançada, obesidade, hipertensão arterial sistêmica, diabetes melito, cirurgia abdominal prévia, uso de antiandrogênicos, quimioterapia concomitante à radioterapia e doença inflamatória intestinal.[30]

A intensidade dos sangramentos é variável, desde episódios esporádicos sem repercussão sistêmica até hemorragias incapacitantes, com frequência diuturna e evolução para anemia ferropriva grave e necessidade de repetidas hemotransfusões.

A consequência é uma acentuada queda na qualidade de vida, eventualmente com incontinência anorretal e necessidade de proteção para as roupas. É frequente o impedimento ou grande dificuldade para a execução de tarefas domésticas básicas. Existe prejuízo aos adequados relacionamentos familiar e conjugal. A saída do ambiente doméstico, para o trabalho, lazer, exercícios físicos e viagens é motivo de grande insegurança ou mesmo de impossibilidade.

A apresentação clínica da RAH é monótona, com sangramento retal exteriorizado, como hematoquezia ou enterorragia, em graus variáveis, frequentemente associados aos esforços evacuatórios ou emissão de fezes endurecidas, secas e calibrosas e anemia de diferentes intensidades, com sintomas próprios, como taquicardia, palidez cutânea e astenia. Algumas vezes tais sangramentos não são inicialmente percebidos pelos pacientes, ocorrendo durante exercícios físicos, relações sexuais ou mesmo durante o sono.[3]

DIAGNÓSTICO

O diagnóstico desta afecção baseia-se na história clínica, nos sintomas e sinais clínicos e nos achados endoscópicos, que, no cenário típico, são praticamente patognomônicos, não ensejando diagnóstico diferencial (Fig. 51-1).

O termo "retite actínica", comumente utilizado para designar esta afecção, deve ser abandonado em favor do termo retopatia actínica hemorrágica, já que não há processo inflamatório e sim doença vascular retal.[10]

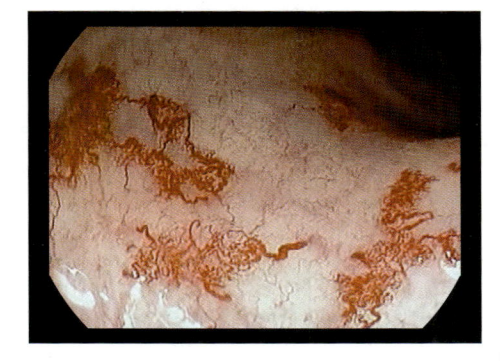

Fig. 51-1. Aspecto endoscópico típico da RAH

TRATAMENTO MEDICAMENTOSO

Várias modalidades de tratamento foram testadas e utilizadas ao longo do tempo. São divididas, basicamente, em tratamentos medicamentosos sistêmicos ou tópicos e tratamentos endoscópicos.[23]

Dentre os tratamentos medicamentosos, são descritos na literatura corticoides por via oral ou tópica retal, hormônios femininos por via oral, talidomida por via oral, anti-inflamatórios intestinais por via oral ou tópica retal, ácidos graxos de cadeia curta tópicos, sucralfato tópico líquido e em pasta, além de oxigenação hiperbárica. As publicações são, em sua maioria, fundamentadas em estudos retrospectivos e não controlados, com resultados controversos e frequentemente insatisfatórios.[2,7,15,17,18,20,25,28,29,33]

TRATAMENTO ENDOSCÓPICO

A aplicação de formalina tópica, trabalhosa para o médico e frequentemente dolorosa para o paciente, com eventuais queimaduras indesejadas à pele perianal, apresenta de médios a bons resultados, à custa de várias sessões de tratamento.[17,18,24,31]

Há 18 anos foi apresentada a primeira série de casos tratados pela eletrocoagulação argônio-assistida.[6] Seguiram-se a esta publicação numerosas outras séries, muito provavelmente pelo entusiasmo com o sucesso obtido e relatado.

Esta modalidade de tratamento, por sua eficácia, ganhou aceitação e popularidade ao longo do tempo, a ponto de atualmente ser considerada a técnica de eleição, porém sem comprovação em estudos controlados.

Há 17 anos, foi publicado o primeiro trabalho comparativo, prospectivo e randomizado, com o uso da eletrocoagulação bipolar e do *heater probe* (instrumento de terapia térmica de contato sem aplicação de corrente elétrica no alvo da coagulação) em 22 pacientes, divididos em dois grupos de 11 pacientes, com resultados semelhantes em relação à eficácia a curto e longo prazos e aos indicadores hematológicos e de qualidade de vida.[11]

Uma técnica já utilizada em outras regiões do tubo digestório começou a ser utilizada a partir de 2009, para o tratamento da RAH pelo uso de ablação por radiofrequência, com resultados promissores. Esta técnica aguarda validação por estudos prospectivos e randomizados, de preferência comparativos.[8,19,22,34]

CUIDADOS PRÉ- E PÓS-TRATAMENTO ENDOSCÓPICO

Após preparo intestinal completo e realização de colonoscopia total (para exclusão de outras patologias hemorrágicas de cólon e íleo terminal), é feita a mensuração da doença vascular (distância linear do acometimento retal a partir da linha pectínea, em sentidos cranial e percentual de envolvimento circunferencial do reto) (Figs. 51-2 e 51-3).[16] Em seguida, no mesmo ato endoscópico, é iniciado o tratamento de eletrocoagulação.

Ao término do tratamento, o paciente é orientado a retornar em um tempo médio de 3 semanas, para avaliação clínica, endoscópica e da eficácia terapêutica em promover a hemostasia completa.

Ressalte-se que, nos tratamentos subsequentes, em que só é necessária a realização de retossigmoidoscopia, é importante realizar um preparo intestinal adequado, sem restos fecais, para evitar acidentes de ignição gasosa e eventual explosão do cólon.

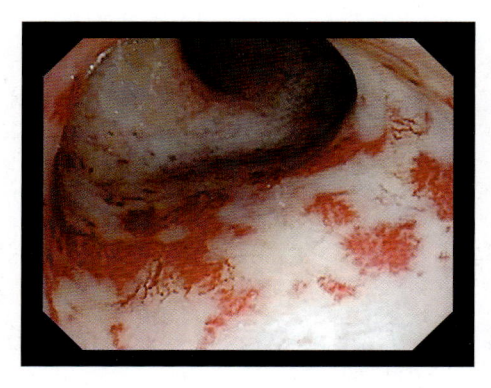

Fig. 51-2. Lesões até 5 cm da linha pectínea e em 50% da circunferência.

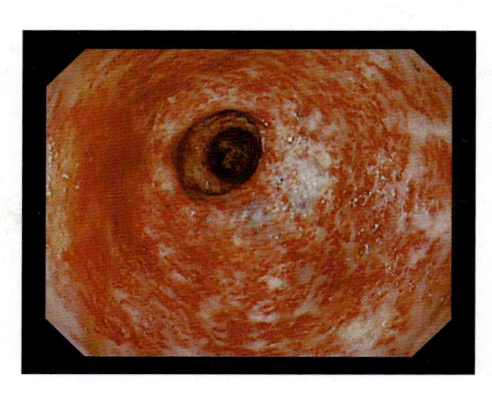

Fig. 51-3. Lesões acima de 5 cm da linha pectínea e em 100% da circunferência.

ELETROCOAGULAÇÃO BIPOLAR (EB)

Utiliza-se cateter bipolar (os modelos mais usados são o *Gold Probe*, marca Boston *Scientific* e *Quick Silver*, marca Cook), com diâmetro de 7 French, aplicando-se corrente de radiofrequência gerada por unidade eletrocirúrgica com disponibilidade de conexão bipolar, na potência de 10 Watts durante 1 a 2 segundos, visando ao tratamento individual de cada lesão vascular visível, circunferencialmente e em toda a extensão craniocaudal, tendo como base estratégica técnica e tática a obtenção de branqueamento no local da lesão e formação de leve depressão na mucosa eletrocoagulada (Figs. 51-4 e 51-5).[13,14,26]

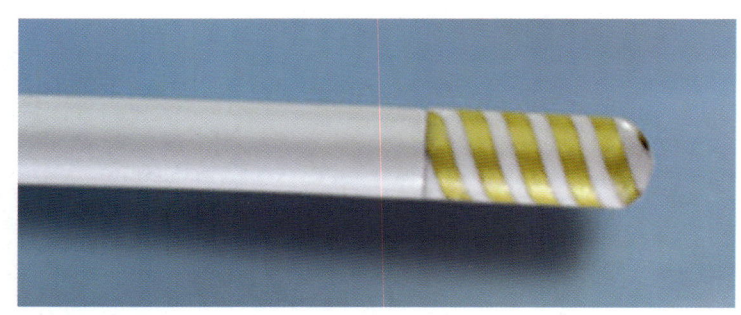

Fig. 51-4. Cateter de eletrocoagulação bipolar. Observar ponta com espiral metálico condutor dos polos positivo e negativo de corrente de radiofrequência.

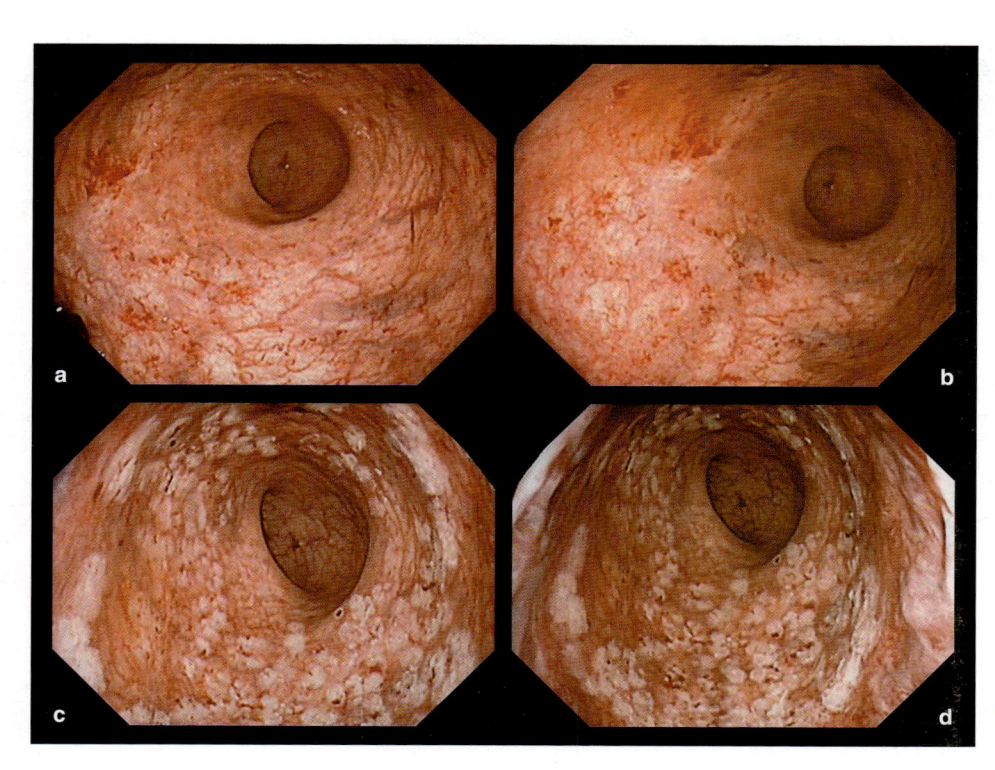

Fig. 51-5. Aspecto habitual após EB: (a e b) pré-tratamento; (c e d) pós-tratamento.

ELETROCOAGULAÇÃO MONOPOLAR ARGÔNIO-ASSISTIDA (EA)

Utiliza-se cateter monopolar (os modelos mais usados são os da marca ERBE e da marca WEM), com diâmetro de 7 French, aplicando-se corrente de radiofrequência, gerada por unidade eletrocirúrgica dedicada e transmitida pela insuflação e ignição de plasma de gás argônio, em um volume variável de 1,5 a 2 litros por minuto e em uma potência média de 30 W, durante 1 a 2 segundos, visando o tratamento individual de cada lesão vascular visível, circunferencialmente e em toda a extensão craniocaudal, tendo como base estratégica técnica e tática a obtenção de branqueamento, ou leve carbonização, no local da lesão (Figs. 51-6 e 51-7).[1,12,21]

Para ambos os tipos de tratamento, é sugerido um espaçamento de 3 a 4 semanas entre as sessões, para permitir a regressão do processo inflamatório decorrente da eletrocoagulação e melhor visualização de lesões vasculares residuais.

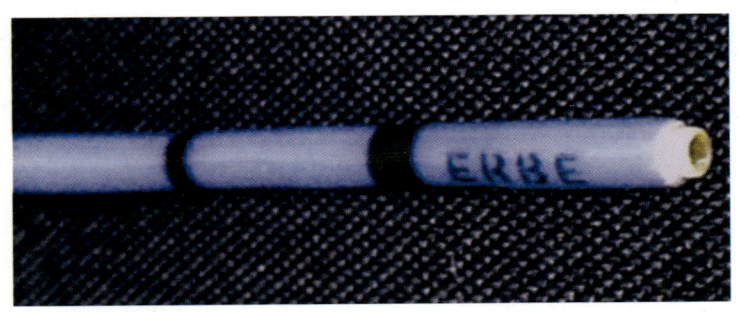

Fig. 51-6. Cateter de eletrocoagulação argônio-assistida. Observar ponta de cerâmica não condutora de eletricidade.

RESULTADOS, EFEITOS ADVERSOS E COMPLICAÇÕES

A introdução, na prática clínica, dos métodos de tratamento endoscópico térmico (EB e EA) foi decisiva como fator determinante de sucesso, em prazos curtos e sem maiores intercorrências, na obtenção de hemostasia na RAH. Inúmeras publicações atestam a eficácia da EA, em estudos não controlados.

Apenas dois estudos comparam a EB à EA (um publicado na literatura, sem diferenças significativas e outro em fase de publicação, sendo o assunto de tese de doutorado deste autor, mostrando expressiva redução de tempo total de tratamento [30% menor] e de custos [3,5 vezes menor] a favor da EB).

A ocorrência de efeitos adversos restringe-se ao relato de dor retal, formação de úlceras retais ou ambos. Na prática, a dor é habitualmente de fácil manejo, e as úlceras, motivo de observação e conduta expectante, já que sua cicatrização, posto que eventualmente demorada, é a regra (Figs. 51-8 e 51-9).[5,23,26]

O desenvolvimento de tecido de granulação, por vezes friável, na borda de úlceras em evolução, pode ser causa de persistência de sangramento e ocasionalmente demandar eletrocoagulação, apesar de não ser causado pela lesão vascular típica da RAH.

A ocorrência de reais complicações (estenose, perfuração e explosão de cólon) é assunto de relatos esporádicos na literatura e está relacionada principalmente com a realização de tratamentos muito vigorosos ou frequentes, sem espaçamento adequado entre as sessões de eletrocoagulação ou a inadequação de preparo do cólon prévio ao tratamento.

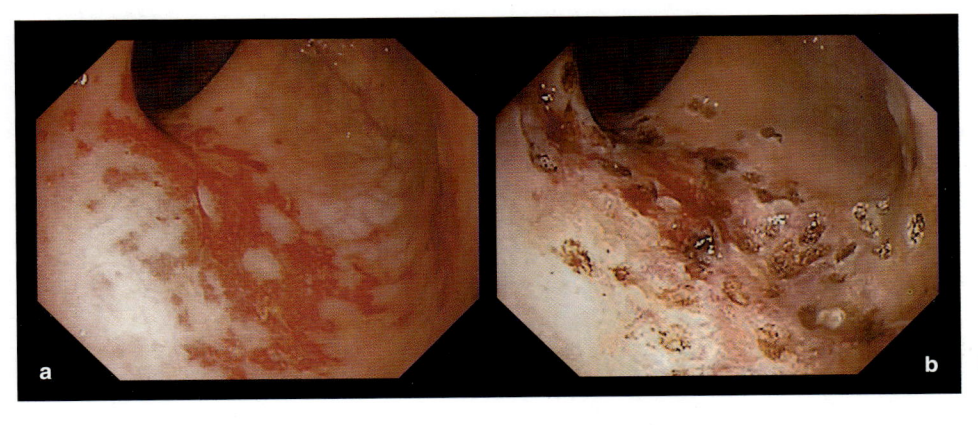

Fig. 51-7. Aspecto habitual (levemente carbonizado) após EA: (a) pré-tratamento; (b) pós-tratamento.

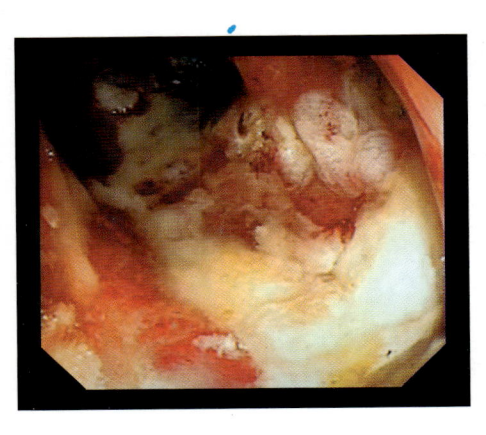

Fig. 51-8. Úlcera de grande dimensão (assintomática) atingindo linha pectínea, em paciente submetido à EB.

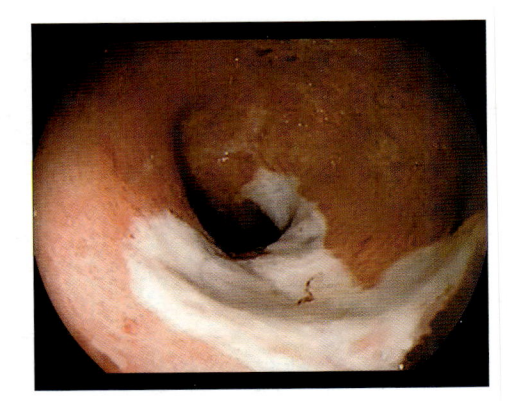

Fig. 51-9. Úlcera residual assintomática após hemostasia definitiva, em paciente submetido à EA.

REFERÊNCIAS BIBLIOGRÁFICAS

1. Ahuja A, Smith J. Endoscopic management of radiation-induced rectal telangiectasias. *Techn Gastroint Endosc* 2004;6:23.
2. Alvaro-Villegas JC et al. Argon plasma coagulation and hyperbaric oxygen therapy in chronic radiation proctopathy, effectiveness and impact on tissue toxicity. *Rev Esp Enferm Dig* 2011 Nov.;103(11):576-81.
3. Babb RR. Radiation proctitis: a review. *Am J Gastroenterol* 1996;91:1309.
4. Beard CJ et al. Complications after treatment with external-beam irradiation in early- stage prostate cancer patients: a prospective multiinstitutional outcomes study. *J Clin Oncol* 1997;15:223.
5. Canard JM et al. Long term results of treatment of hemorrhagic radiation proctitis by argon plasma coagulation. *Gastroenterol Clin Biol* 2003 May;27(5):455-59.
6. Cohen M et al. Argon plasma coagulation: A new effective technique of non-contact thermal coagulation. Experience in 44 cases of GI angiomata. *Gastroint Endosc* 1996;43:AB 293.
7. Craanen ME, Van Triest B, Mulder CJJ. Thalidomide in refractory haemorrhagic radiation induced proctitis. *Gut* 2006 Sept.;55(9):1371-72.
8. Eddi R, Depasquale J. Radiofrequency ablation for the treatment of radiation proctitis: a case report and review of literature. *Therap Adv Gastroenterol* 2013 Jan.;6(1):69-76.
9. Gilinsky NH et al. The natural history of radiation-induced proctosigmoiditis: An analysis of 88 patients. *Q J Med* 1983;52:40.
10. Haboubi NY, Schofield PF, Rowland PL. The light and electron microscopic features of early and late phase radiation-induced proctitis. *Am J Gastro* 1988 Oct.;83(10):1140-44.
11. Jensen DM et al. A randomized prospective study of endoscopic bipolar electrocoagulation and heater probe treatment of chronic rectal bleeding from radiation telangiectasia. *Gastrointest Endosc* 1997;45:20.
12. Machicado G, Jensen D. Bleeding colonic angiomas and radiation telangiectasias: endoscopic diagnosis and treatment. *Techn Gastroint Endosc* 2001;3:185.
13. Mansur GR. Lesões vasculares do cólon. In: Averbach M, Corrêa F. *Colonoscopia*. São Paulo: Santos, 2010. p. 255-65, vol.1.
14. Mansur GR. *Uso da eletro-coagulação bipolar no tratamento da retite actínica hemorrágica*. Anais da VI Semana Brasileira do Aparelho Digestivo. Recife, Pernambuco, 2004.
15. Mcelvanna K, Wilson A, Irwin T. Sucralfate paste enema: a new method of topical treatment for haemorrhagic radiation proctitis. *Colorectal Dis* 2014 Apr.;16(4):281-84.
16. Min M et al. Is "pelvic radiation disease" always the cause of bowel symptoms following prostate cancer intensity-modulated radiotherapy? *Radiother Oncol* 2014 Feb.;110(2):278-83.
17. Nelamangala VP et al. Formalin dab, the effective way of treating haemorrhagic radiation proctitis: a randomized trial from a tertiary care hospital in South India. *Colorectal Dis* 2012 July;14(7):876-82.
18. Parades V et al. Formalin application in the treatment of chronic radiation-induced hemorrhagic proctitis-an effective but not risk-free procedure: a prospective study of 33 patients. *Dis Colon Rectum* 2005;48:1535.
19. Pigò F et al. Radiofrequency ablation for chronic radiation proctitis: our initial experience with four cases. *Tech Coloproctol* 2014 June 11.
20. Pinto A et al. Short chain fatty acids are effective in short-term treatment of chronic radiation proctitis: randomized, double-blind, controlled trial. *Dis Colon Rectum* 1999;42:788.
21. Ramage J, Gostout C. Endoscopic treatment of chronic radiation proctopathy. *Techn Gastroint Endosc* 2003;5:155.
22. Rustagi T, Corbett FS, Mashimo H. Treatment of chronic radiation proctopathy with radiofrequency ablation. *Gastrointest Endosc* 2014 June 24.
23. Rustagi T, Mashimo H. Endoscopic management of chronic radiation proctitis. *World J Gastroenterol* 2011 Nov. 7;17(41):4554-62.
24. Samalavicius NE et al. Treatment of hemorrhagic radiation-induced proctopathy with a 4% formalin application under perianal anesthetic infiltration. *World J Gastroenterol* 2013 Aug. 14;19(30):4944-49.
25. Sasai T et al. Treatment of chronic post-radiation proctitis with oral administration of sucralfate. *Am J Gastroenterol* 1998 Sept.;93(9):1593-95.
26. Sato Y et al. Argon plasma coagulation treatment of hemorrhagic radiation proctopathy: the optimal settings for application and long-term outcome. *Gastrointest Endosc* 2011 Mar.;73(3):543-49.
27. Schultheiss TE et al. Late GI and GU complications in the treatment of prostate cancer. *Int J Radiat Oncol Biol Phys* 1997;37:33.
28. Stacey R, Green JT. Nonendoscopic therapies for the management of radiation-induced rectal bleeding. *Curr Opin Support Palliat Care* 2013 June;7(2):175-82.
29. Stockdale AD, Biswas A. Long-term control of radiation proctitis following treatment with sucralfate enemas. *Br J Surg* 1997;84:379.
30. Theis VS et al. Chronic radiation enteritis. *Clin Oncol* 2010 Feb.;22(1):70-83.
31. Tsujinaka S et al. Formalin instillation for hemorrhagic radiation proctitis. *Surg Innov* 2005 June;12(2):123-28.
32. Wachter S et al. Endoscopic scoring of late rectal mucosal damage after conformal radiotherapy for prostatic carcinoma. *Radiother Oncol* 2000 Jan.;54(1):11-19.
33. Wurzer H, Schafhalter-Zoppoth I, Brandstatter G. Hormonal therapy in chronic radiation colitis. *Am J Gastroenterol* 1998;93:2536.
34. Zhou C, Adler D, Mashimo H. Effective treatment of chronic radiation proctitis using radiofrequency ablation. *Therap Adv Gastroenterol* 2009 May;2(3):149-5.

52 Lesões de Canal Anal

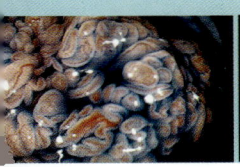

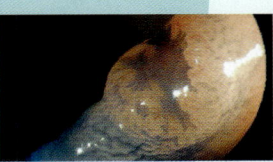

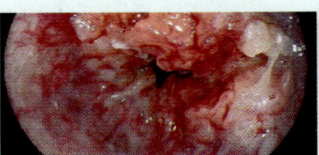

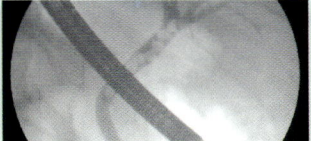

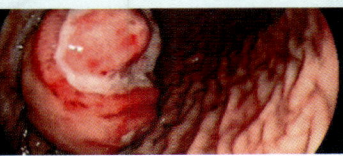

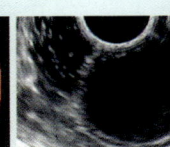

Flávio Antonio Quilici ■ Lisandra Carolina M. Quilici

INTRODUÇÃO

As doenças anorretais estão presentes em toda a história escrita da humanidade, aparecendo seus primeiros relatos na Babilônia e no antigo Egito, há 3.000 a.C.

Os hábitos de vida no mundo moderno, porém, parecem ter contribuído para que elas adquirissem uma importância sempre crescente através dos séculos.

Não há dados epidemiológicos concretos sobre sua real incidência no Brasil, mas calcula-se que, aproximadamente, 30% da população brasileira, em algum momento da vida, poderá apresentar qualquer uma delas, realizando os mais diferentes tratamentos.

Outro dado importante é que esses tratamentos, na maioria das vezes, não atuam diretamente nas verdadeiras causas destas enfermidades, não as eliminam, proporcionando, apenas, um breve alívio dos seus sintomas.

Como várias destas doenças têm quadro clínico e diagnóstico muito semelhante, além, de poderem acarretar intenso sofrimento e outras serem extremamente graves, como o carcinoma, é fundamental que todos os médicos, e não somente os especialistas, saibam diagnosticá-las e tratá-las corretamente.

ANAMNESE

A anamnese detalhada é fundamental para o diagnóstico das afecções anorretais. Após as perguntas gerais habituais, a anamnese deverá ser pormenorizada para as características próprias das doenças proctológicas.

Os principais sintomas e sinais a serem pesquisados nas regiões anal e perianal são: sangramento, exsudação, prurido, prolapso, ardor, tumor e/ou presença de dor. Avaliar, também, evacuação, continência fecal, presença ou ausência de tenesmo e sensação de corpo estranho no reto.[1,9,10,13,17,18,21,23,24]

Quanto ao sangramento anorretal (enterorragia), avaliar suas características quanto à cor, se rutilante (provável origem arterial), escuro (provável origem venosa) ou na forma de melena (sangue digerido); sua frequência, quantidade e relação com o ato defecatório. Todos esses aspectos são importantes, pois contribuem para localizar sua origem e para orientar os exames complementares.

A dor anorretal tanto pode surgir, espontaneamente, sem relação à evacuação, durante o ato defecatório, ou após a evacuação. Pode ser discreta ou intensa, contínua ou intermitente, latejante ou cortante e/ou associada à febre.

Com relação à evacuação, devem-se pesquisar mudanças do hábito intestinal quanto à sua forma e frequência; presença de constipação, diarreia ou descarga intestinal; e o aparecimento de muco e/ou pus junto ou separados às fezes.

Havendo incontinência evacuatória, avaliar se está relacionada com a perda de fezes sólidas, líquidas ou somente com gases e sua associação a partos, cirurgias ginecológicas, proctológicas ou urológicas.

Pesquisar, também, a presença ou não de anorexia, perda de peso, histórico pessoal e/ou familiar a respeito de pólipos adenomatosos colorretais, doenças malignas, enfermidades inflamatórias intestinais, em especial a retocolite ulcerativa e doença de Crohn, e atitudes erradas adquiridas em relação à evacuação.

EXAME PROCTOLÓGICO

O exame físico criterioso do paciente, sobretudo, do abdome e das regiões inguinais, deverá preceder o proctológico. É importante evidenciar que a inspeção e a palpação do ânus, além do toque retal, fazem parte do exame físico de rotina.[1,9,10,13,16-18,20,21,24]

O exame proctológico completo deverá ser realizado sempre que o paciente referir qualquer queixa relacionada com doenças coloproctológicas e nos assintomáticos, porém pertencentes a grupos de risco para doenças malignas (Quadro 52-1).

A sala de exame deverá ter uma mesa para se posicionar o paciente, e outra para o equipamento necessário: luvas descartáveis, pomada lubrificante, porta gaze, recipiente para expurgo do material, anuscópio, retossigmoidoscópio, pinças para biópsias e para limpeza retal, frasco com formol a 10% para colocarem-se fragmentos de biópsias.

O primeiro objetivo do examinador será o de minimizar as preocupações do paciente com relação a este exame, em especial, nos acometidos de afecções anorretais dolorosas, por causa do temor de que esse exame poderá provocar piora da dor.

Nas enfermidades agudas, causadoras frequentes de sofrimento, como a trombose hemorroidária, a fissura ou o abscesso anal, ele deverá limitar-se, em um primeiro momento, ao necessário para confirmar o diagnóstico, sendo completado somente após analgesia da área afetada.

O exame proctológico deverá obedecer à seguinte sequência.

Posição do Paciente

Ela é essencial para sua realização. As mais utilizadas são a genupeitoral e a de decúbito lateral esquerdo.

Quadro 52-1 Grupos de risco para o câncer colorretal

- **Risco básico:** pacientes com idade acima de 40 anos
- **Risco médio:** pacientes com história familiar de câncer, de adenomas ou de síndromes polipoides adenomatosas
- **Risco alto:** pacientes com história pregressa de adenomas e/ou câncer, e os portadores de doença inflamatória intestinal crônica

A posição genupeitoral é desconfortável para o paciente, porém, permite ótima condição para se realizar a retossigmoidoscopia, pois provoca a queda do cólon sigmoide de encontro à parede anterior do abdome, retificando sua angulação e facilitando a passagem do aparelho rígido pelo ângulo retossigmoidiano.

A de decúbito lateral esquerdo (posição de Sims) é a mais utilizada por ser mais confortável ao paciente, sobretudo, nos idosos, nas gestantes e pacientes artríticos. O paciente deita-se em decúbito lateral esquerdo, com as nádegas projetadas para a margem lateral da mesa de exame, do mesmo lado que se encontra o médico examinador. As coxas devem fletir-se sobre o abdome com as pernas formando um ângulo de 90 graus. Nessa posição, o paciente sente-se menos constrangido, e todos os procedimentos anorretais podem ser efetuados em boas condições.

Inspeção

Para sua realização é necessária uma boa iluminação. Inicia-se pela inspeção estática seguida pela dinâmica, após colocarem-se as luvas de proteção.

■ Inspeção Estática

A simples inspeção, das regiões anal e perianal permite diagnosticar com frequência e com alguma facilidade: hemorroidas externas, trombosadas e/ou prolabadas, hematomas, fissuras, abscessos, orifícios fistulosos, dermatites, condilomas etc.

Nessa inspeção avaliam-se o aspecto da pele perianal e a presença de secreção, cicatrizes ou retrações. Nos pacientes que referem incontinência fecal, observar a presença de resíduos fecais e o fechamento completo ou não do ânus. Afastando-se a pele perianal com ambas as mãos, examina-se melhor o ânus propriamente dito e assim pode-se observar a presença de fissura anal.

■ Inspeção Dinâmica

É realizada, solicitando-se ao paciente que faça força para evacuar, podendo-se observar: prolapso de mamilos hemorroidários internos, procidência retal, exteriorização de papilas hipertróficas, eliminação involuntária de fezes etc. Essa inspeção torna-se mais eficiente quando feita após esforço evacuatório, com o paciente sentado no vaso sanitário e, em seguida, retornando à mesa de exame.

Palpação

O examinador deverá realizar a palpação cuidadosa de toda região perianal, visando identificar regiões onde a palpação provoque dor e/ou que se perceba a presença de áreas amolecidas ou endurecidas, relacionadas com abscessos ou com tumorações.

Toque Retal

Após a palpação perianal, o examinador deverá introduzir cuidadosamente o dedo indicador, após sua lubrificação, no orifício anal, aguardando o relaxamento esfincteriano. Em seguida, deverá palpar as seguintes estruturas:

- *Espaço interesfincteriano:* assemelha-se a um sulco localizado entre os dois esfíncteres anais e o anel anorretal, com a identificação do músculo puborretal na parede posterior do reto. Pedindo-se ao paciente para que contraia esses músculos, em esforço para não evacuar, avaliam-se as alterações da tonicidade muscular.
- *Ampola retal:* deslizando o dedo, lentamente, pelas suas paredes, podem-se identificar pontos dolorosos, sentir irregularidades ou endurecimentos, e definir sua localização e extensão (quando existentes). Na ampola, podem-se encontrar fezes, em maior ou menor quantidade, de consistência variável, que devem ser diferenciadas dos achados patológicos.
- *Estruturas extrarretais:* por meio desse toque avalia-se, também, a próstata, no homem, e o colo uterino, na mulher, além da possível presença de tumores ou abscessos.

Terminado o toque retal, o examinador deverá observar sua luva na busca de materiais aderidos, como secreções purulentas, sangue e tipo de fezes existentes.

Anuscopia

Não há necessidade de qualquer preparo para realizá-la. O anuscópio, depois de lubrificado, será seguro firmemente pela mão direita do examinador que, com sua mão esquerda, tracionará a nádega direita do paciente, com o intuito de expor o ânus.

Deve-se introduzir o anuscópio, suavemente, sabendo-se que haverá, inicialmente, um impedimento, por causa da contração dos esfíncteres anais, mas que, mantendo-se a pressão para sua introdução, haverá seu relaxamento, possibilitando sua progressão.

O anuscópio alcança, facilmente, o limite superior do canal anal, porém, seu eixo de introdução deverá ser mudado, da direção anterior para a posterior, no intuito de evitar o traumatismo da parede anterior do reto. Após sua introdução, será retirado seu mandril, e por meio de adequada iluminação, observa-se a mucosa retal, de coloração rósea, lisa, brilhante e a vascularização da submucosa.

Sua retirada deverá ser, sempre, lenta e cuidadosa. No limite inferior do canal anal, existindo a presença de doença hemorroidária, essas se projetam para o interior da luz do aparelho e necessitando-se torná-las mais evidentes, deve-se proceder à manobra de Valsalva, por meio do esforço evacuatório. Ao chegar à linha pectínea, podem-se ver papilas hipertróficas, lesões fissurárias, orifícios fistulosos ou criptas inflamadas.

Quando for necessária a reintrodução do anuscópio, essa deverá ser realizada com o mandril recolocado, para não traumatizar o canal anal.

Retossigmoidoscopia

Poderá ser realizada após a limpeza do reto, por meio da evacuação estimulada por um enema ou mesmo sem qualquer tipo de preparo intestinal, durante a consulta de rotina. Semelhante ao anuscópio, o retossigmoidoscópio será introduzido com o mandril, inicialmente em direção anterior (à cicatriz umbilical) e em seguida alterando-se no sentido posterior, em direção ao osso sacral.

Nesse momento, retira-se o mandril, e sua progressão será feita sob visão direta, sem insuflação exagerada de ar e com muito cuidado, para não aumentar o desconforto do paciente.

A passagem pelo ângulo retossigmoidiano, dá-se com certa dificuldade, com os aparelhos rígidos, porém, após vencê-lo, torna-se fácil sua introdução no cólon sigmoide.

Não se deve continuar o exame existindo qualquer tipo de resistência à sua introdução ou qualquer dificuldade de visibilização de seu lúmem. Sua visão é melhor quando feita durante sua retirada, devendo-se observar:

- O conteúdo do retossigmoide, se está vazio ou com fezes (observando suas características).
- A presença de sangue, muco e/ou pus.
- Se o lúmem intestinal apresenta-se espástico ou estenosado.
- As características da mucosa – de coloração rósea, superfície lisa e brilhante, permitindo a visibilização do padrão vascular da submucosa ou se apresenta inflamada, entumescida pelo edema e sangrando fácil ao toque do aparelho.
- A presença de ulcerações, lesões polipoides ou vegetantes da mucosa retal.

Identificada qualquer afecção anorretal, deve-se medir sua distância em relação à linha pectínea, que é facilitada pela marcação, em centímetros, existente no retossigmoidoscópio e biopsiá-la, com a retirada de vários fragmentos, por meio de pinças adequadas, para confirmação histopatológica do diagnóstico. Os fragmentos retirados deverão ser colocados em recipiente com solução de formol a 10% e encaminhado para exame.

As complicações deste exame (hemorragia ou perfuração) são raras.

Há indicação de prosseguir-se a propedêutica, em especial, com a colonoscopia, para avaliação de todo cólon, nos pacientes que apresentam:

- Perda de sangue pelo ânus ou nas fezes.
- Teste de sangue oculto nas fezes positivo.
- Presença de pólipos ou alterações inflamatórias da mucosa retossigmoidiana.
- Dor abdominal, diarreia e/ou constipação.
- Com antecedentes pessoais e/ou familiares de doenças neoplásicas.
- Paciente pertencentes a grupo de risco para o câncer colorretal (Quadro 52-1).

DOENÇA HEMORROIDÁRIA

A doença hemorroidária é uma das enfermidades mais antigas que se tem registro na história da humanidade. Nos escritos da Coluna de Isis (2.750 anos a.C.), no antigo Egito, no Código de Hammurabi (1.793 a.C.), na Babilônia, bem como no papiro de Edwin Smith (1.700 a.C.), já havia descrições de seu tratamento. Na Grécia antiga, sua importância foi resaltada por Hipócrates (460 a.C.), que descreveu várias técnicas operatórias para seu tratamento.[1-5,9,10,13,16-18,20-24,26]

É afecção das mais frequentes sendo, porém, impossível precisar sua real prevalência. Incide em ambos os sexos, em todas as raças e idades, com maior incidência na 4ª década de vida, ocorrendo raramente na infância e adolescência.

A doença hemorroidária ocorre quando há congestão, dilatação e aumento dos corpos cavernosos do canal anal, formando grandes emaranhados vasculares, submucosos ou subcutâneos, flexíveis, que se enchem de sangue, constituindo os mamilos hemorroidários.

Anatomia

A vascularização da região anorretal é constituída por uma rica rede de arteríolas e vênulas que se comunicam diretamente, formando os corpos cavernosos do canal anal, chamados de plexos hemorroidários, um interno ou superior e outro externo ou inferior.

■ Plexo Hemorroidário Interno

Localiza-se no espaço submucoso do canal anal, acima da linha pectínea (sentido proximal), sendo formado por uma rede de vasos sanguíneos calibrosos. É vascularizado pelos três ramos terminais da artéria retal superior, dois à direita (um anterior e outro posterior) e um lateral esquerdo. Drena para o sistema portal pela veia retal superior, tributária da veia mesentérica inferior.

Em 1963, Stelzner criou o termo "corpos cavernosos" para descrever essa estrutura angiocavernosa que constitui o plexo hemorroidário interno do canal anal.[19,20] Esses corpos cavernosos são sustentados, segundo Thomson, pelas fibras do músculo liso, localizado na submucosa do canal anal (descrito por Treitz, em 1853) e que auxilia, também, a fixá-los nesta localização.[3,19,20] Eles permanecem continuamente preenchidos com sangue e murcham apenas no ato evacuatório, para facilitar a passagem das fezes e, como consequência, também contribuem para a continência anorretal, em especial, para gases e fezes líquidas.

■ Plexo Hemorroidário Externo

Situa-se no espaço subcutâneo do canal anal, abaixo da linha pectínea (sentido distal), sendo vascularizado pelos ramos terminais das artérias retais inferiores e drena para a circulação sistêmica (veia cava inferior), pelas veias retais inferiores, tributárias das veias pudendas e ilíacas internas.

Ambos os plexos se comunicam por apresentarem anastomoses arteriovenosas entre si.

Etiopatogenia

A natureza da doença hemorroidária não é, ainda, completamente conhecida. Vários fatores são importantes na sua etiopatogenia:[1,9,10,13,17-21,23,24]

- *Veia varicosa:* dificuldade do esvaziamento sanguíneo do canal anal no ato defecatório, com congestão e dilatação dos corpos cavernosos.
- *Degenerativa:* prolapso anormal do plexo hemorroidário, durante a evacuação, por deficiência de sua fixação pela musculatura longitudinal da submucosa (músculo de Treitz).
- *Mecânica:* caracterizada pelo excessivo esforço defecatório e/ou pela dieta pobre em resíduos (fibras) e pouca ingestão de líquidos, que pode acarretar o endurecimento das fezes e aumentar ainda mais o esforço evacuatório.
- *Hiperplasia vascular:* a presença de hiperplasia dos corpos cavernosos do canal anal que poderá ocasionar sua dilatação e aumento.
- *Hemodinâmica:* pela presença das comunicações arteriovenosas, muito calibrosas, na submucosa do canal anal, facilitando o aumento e dilatação dos corpos cavernosos.
- *Disfunção do esfíncter anal interno:* hiperatividade do esfíncter anal interno do ânus com hipertonia, ocasionando distensão dos corpos cavernosos.

Na etiopatogenia da doença hemorroidária, é importante considerarem-se, também, seus fatores desencadeantes e agravantes.

Os agravantes estão relacionados com hábitos defecatórios errôneos, como a insistência em evacuar todos os dias, esforçar-se para defecar em um determinado horário por conveniência ou forçar o esvaziamento total do conteúdo retal de uma só vez.

Seus fatores desencadeantes são: a constipação intestinal, o abuso de laxativos (em especial, os catárticos), a diarreia crônica, a gravidez (pelo aumento da pressão intra-abdominal) e ao fato da posição bípede do ser humano.

Uma vez manifestada a doença hemorroidária é rara sua remissão, e sem tratamento, sua evolução é progressiva.

Classificação

A classificação mais utilizada está relacionada com a localização do mamilo hemorroidário no canal anal e com a presença ou não de seu prolapso.[1,9,10,13,17-21,23,24]

Eles podem ser: internos, externos ou mistos.

Apresentam consistência amolecida e forma abaulada, situados no canal anal. Em razão da ramificação arterial da retal superior, pode haver três mamilos internos, de localização anterior direita, posterior direita e lateral esquerda, denominados principais, e os demais, quando existentes, são ditos secundários.

■ Mamilo Hemorroidário Interno

O mamilo hemorroidário situado acima da linha pectínea, na parte interna ou proximal do canal anal, é chamado de interno. Esse mamilo interno é subclassificado, de acordo com a presença ou ausência de seu prolapso pelo canal anal em:

- *1º grau:* é o mamilo hemorroidário interno que não prolaba pelo canal anal quando da evacuação ou aos esforços (Fig. 52-1).

Fig. 52-1. Visão à anuscopia, acima ou proximal à linha pectínea, de mamilo hemorroidário interno.

- *2º grau:* quando ele prolaba através do canal anal durante o esforço evacuatório, exteriorizando-se pelo ânus, porém, retraindo espontaneamente, cessado esse esforço.
- *3º grau:* o mamilo prolaba à evacuação e/ou aos esforços e não retorna espontaneamente, necessitando ser recolocado digitalmente para o interior do canal anal.
- *4º grau:* é aquele mamilo interno permanentemente prolabado pelo canal anal (lado externo do canal anal), sem possibilidade de ser recolocado para o interior do canal anal. Alguns autores limitam-se a classificar os mamilos internos em 3 graus, unificando o 3º e o 4º graus.

Mamilo Hemorroidário Externo

O mamilo localizado abaixo da linha pectínea, no anoderma (porção externa ou distal do canal anal), é denominado de externo. Caracterizam-se por dilatações dos vasos subcutâneos do anoderma, formando um abaulamento de consistências mole, indolor e, às vezes, de coloração vinhosa.

Mamilo Hemorroidário Misto

Na existência, concomitante, de mamilos internos e externos, a doença hemorroidária é chamada de mista (Fig. 52-2).

A importância desta classificação é por orientar a escolha dos vários tratamentos existentes para a doença hemorroidária, objetivando sua melhor eficácia.

Quadro Clínico

A enfermidade hemorroidária pode ser assintomática e só diagnosticada ao exame físico. Porém, a maioria dos pacientes apresenta diferentes sintomas e sinais, com vários graus de intensidade. São eles:

- *Sangramento:* é o principal sinal, além de ser o mais frequente, e, às vezes, o primeiro a manifestar-se. O sangue pode ser observado somente no papel higiênico durante a higiene anal e/ou gotejando ou ocorrendo em jato no vaso sanitário durante e/ou imediatamente após a evacuação. Caracteriza-se pela sua cor vermelho rutilante.

  Está associado à passagem de fezes endurecidas pelo canal anal que podem traumatizar o mamilo hemorroidário ou pelo tipo de higiene anal utilizado pelo paciente, por exemplo, o uso de papel higiênico.

  Esse sangramento, também chamado de enterorragia, é intermitente, com frequência, e é a principal causa da consulta médica. Ele é, em geral, esporádico, acontecendo em crises curtas de dias, pouco volumoso e relacionado com a evacuação. Essa perda sanguínea, discreta e contínua, quando frequente, pode acarretar anemia ferropriva. A enterorragia volumosa é rara na doença hemorroidária.

  É fundamental diferenciar esse sangramento originado da doença hemorroidária daquele ocasionado pelos tumores colorretais, pelas doenças inflamatórias intestinais, pela fissura anal etc. por serem bastante similares.

- *Prolapso:* caracteriza-se pela exteriorização do mamilo hemorroidário interno, para fora do canal anal, durante o ato evacuatório ou durante as atividades físicas.

  Ele deve ser diferenciado da papila anal hipertrófica prolapsada, do pólipo retal baixo que se exteriorizam pelo canal anal e da procidência retal que se caracteriza pela protrusão de todas as camadas do reto para o exterior do ânus (no prolapso há apenas a exteriorização da mucosa retal).

- *Exsudação perianal:* corresponde à umidade da pele perianal causada pela presença de muco nessa região, decorrente, sobretudo, da irritação da mucosa dos mamilos hemorroidários internos prolabados. Acompanha-se, em geral, pela dermatite e pelo prurido anal.

- *Desconforto anal:* durante ou após a evacuação pode haver uma pressão anal, definida pelo paciente como um desconforto, porém, sem dor anal, porque a simples presença de doença hemorroidária não dói.

  A presença de dor no canal anal concomitante à doença hemorroidária, ou é causada pelas suas complicações, como a trombose vascular (endoflebite), o hematoma ou pela presença concomitante de outras enfermidades dolorosas dessa região, como a fissura anal, a infecção perianal (criptite, papilite ou abscesso), as lesões inflamatórias ou tumorais.[27]

Diagnóstico

É realizado por meio de anamnese pormenorizada dos sintomas e sinais anteriormente mencionados, além da avaliação dos hábitos evacuatórios e alimentares dos pacientes, o uso de laxativos, a existência de doenças anteriores ou de cirurgias no trato digestório. Deve-se questionar, também, a existência de doenças gastrointestinais nos familiares.

Nas enfermidades agudas e dolorosas, como a trombose hemorroidária, o exame proctológico deverá limitar-se ao mínimo necessário para confirmar o diagnóstico, sem agravar o sofrimento do paciente.

O exame proctológico deverá seguir a sequência indicada anteriormente.

Diagnóstico Diferencial

Visto que para os leigos, sob a designição de "hemorroidas", é incluída, com frequência e erroneamente, uma grande variedade de doenças anorretais, é importante proceder-se, com especial cuidado e atenção, ao diagnóstico diferencial da doença hemorroidária com as seguintes enfermidades: procidência retal, papila anal hipertrófica, hemangiomas perianais, condiloma, plicomas, fissura anal, processos infecciosos (criptites, papilites ou abscessos), doenças inflamatórias, tumores benignos ou malignos do canal anal e tumores retais prolabados benignos.

Tratamento

O tratamento da doença hemorroidária dependerá de ela apresentar sintoma e do tipo e da gravidade desse sintoma.

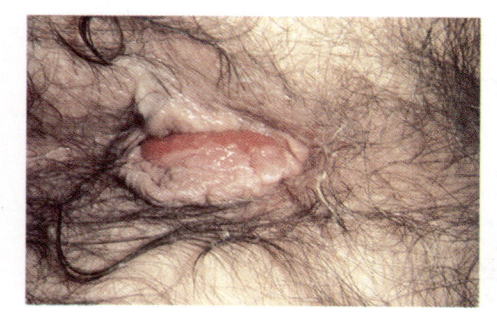

Fig. 52-2. Presença de mamilos hemorroidários, internos e externos, chamados de mistos.

A doença hemorroidária que não ocasiona sintomas ao paciente não necessita de tratamento específico, mas de cuidados higiênico-dietéticos.

Para o sucesso do tratamento da doença hemorroidária, é fundamental que o médico tenha conhecimento adequado da sua fisiopatologia, de suas várias formas de apresentação clínica, grande familiaridade com a anatomia do canal anal, habilidade técnica e, sobretudo, experiência e competência com as várias técnicas de abordagem conservadora.[1,6,9,10,13,17-21,23-25,29,30]

■ Tratamento Clínico

O tratamento clínico poderá ser indicado, quando a doença hemorroidária acarreta sintomas discretos e esporádicos ao paciente, com longos períodos de acalmia. Está indicado, também, nas gestantes com doença hemorroidária não complicada, em especial, no terceiro trimestre. Em pacientes terminais, cirróticos, cardiopatas graves ou com importante comprometimento do estado geral.

Ele compreende os seguintes cuidados:

- *Medidas higieno-dietéticas:* orientar os hábitos evacuatórios do paciente, como o fato de evacuar sempre que sentir o desejo. Provocar o amolecimento das fezes e diminuição do tempo de trânsito intestinal, evitando o trauma local e o esforço evacuatório. É importante a proibição do uso de laxativos, em especial, os catárticos. Orientar a utilização de uma dieta rica em fibras (farelos, germe de trigo etc.) na dose diária de 20 a 30 g, também incluindo verduras cruas e cozidas, legumes, frutas (mamão, laranja com bagaço etc.). Indicar a ingestão abundante de líquidos (aproximadamente dois litros/dia) e a supressão de bebidas alcoólicas, pimentas e condimentos pelas suas ações irritantes nas mucosas.

  Nos pacientes com constipação intestinal, devem-se acrescentar auxiliares da evacuação, como mucilagem, metilcelulose, sene e semente de plantago.
- *Cuidados locais:* deve-se proibir a utilização de papel higiênico para limpeza anal, substituindo-o por banhos de assento com água morna.
- *Medicação tópica:* é indicada para aliviar o desconforto local, fazendo-se uso de pomadas e/ou supositórios à base de anestésicos e anti-inflamatórios.
- *Drogas vasoativas:* a administração oral de drogas vasoativas na doença hemorroidária está indicada para complementar o tratamento clínico e, muitas vezes, também, nas crises de agudização.

■ Tratamento Cirúrgico

O tratamento curativo da doença hemorroidária sintomática é cirúrgico.

No entanto, para a obtenção de bons resultados é necessária a combinação de uma indicação cirúrgica criteriosa, de técnica operatória apurada e de cuidados pós-operatórios adequados.

Vários métodos terapêuticos podem ser utilizados, desde os mais conservadores aos mais radicais.[19,20]

Tem como objetivo: 1. realizar um procedimento que seja de execução simples, que acarrete nenhuma ou mínima dor, que permita uma evacuação fisiológica, tenha baixa morbidade e mínima mortalidade; e 2. apresentar rápida recuperação, possibilitando o precoce retorno do paciente às atividades diárias, apresente baixo custo e, de preferência, sem necessitar de hospitalização.

Pacientes portadores de outras doenças anorretais concomitantes e com indicação cirúrgica, como fístula, fissura, papila hipertrófica etc., podem ser operados na mesma abordagem.

Tratamento de Hemorroidas Internas

São procedimentos que não necessitam de anestesia, permitindo o tratamento de vários mamilos hemorroidários internos em uma mesma sessão, podendo-se, inclusive, associar esses vários métodos em um mesmo paciente.

Entre os métodos terapêuticos mais utilizados, para o tratamento ambulatorial das hemorroidas internas, estão:

- Escleroterapia.
- Crioterapia.
- Fotocoagulação.
- Ligadura elástica.

A incidência de complicações com esses métodos ambulatoriais para tratamento das hemorroidas internas é pequena.

Nossa preferência na conduta do tratamento de pacientes portadores de doença hemorroidária interna é:

- *1º grau:* crioterapia ou fotocoagulação.
- *2º grau:* fotocoagulação ou ligadura elástica.
- *3º grau:* ligadura elástica.
- *4º grau:* ligadura elástica ou hemorroidectomia ambulatorial.

Tratamento de Hemorroidas Mistas

Os pacientes que apresentam mamilos hemorroidários externos ou mistos, a melhor opção curativa é a hemorroidectomia. Este procedimento pode ser realizado em ambulatório ou com o paciente hospitalizado.

Em nosso serviço somente indicamos a hospitalização para a cirurgia na doença hemorroidária mista de grandes proporções que para sua realização seja necessária a anestesia por bloqueio ou em situações especiais do paciente.

Durante a dissecção dos mamilos hemorroidários, é importante a correta delimitação do plano anatômico entre eles e o esfíncter anal interno, pois sua lesão poderá acarretar graus variáveis de incontinência fecal.

O uso rotineiro da esfincterotomia é preconizado por alguns autores, por julgarem que haverá menor dor pós-operatória pela diminuição do espasmo muscular. Esta não é a nossa experiência e por isso só a executamos nos casos em que há hipertonia esfincteriana pela concomitância de fissura anal.

As complicações pós-operatórias, mais importantes, são:

- Dor.
- Sangramento.
- Fecaloma.
- Retenção urinária.
- Estenose anal.
- Fissura anal.
- Infecção da ferida operatória.

Trombose Hemorroidária

Alguns pacientes podem apresentar estase sanguínea, aguda e volumosa, nos plexos hemorroidários, tanto externos quanto internos, que, com frequência, evoluem para um processo inflamatório endoflebítico, desencadeando uma trombose hemorroidária (Fig. 52-3).[1,9,10,13,17-21,23,24]

Quando a trombose hemorroidária é extensa, também pode ser chamada de pseudoestrangulamento hemorroidário. Caracteri-

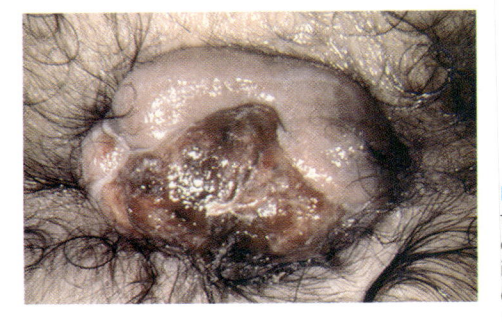

Fig. 52-3. Presença de trombose hemorroidária com extenso processo inflamatório endoflebítico e intenso edema local.

za-se por apresentar, além do processo inflamatório endoflebítico, intenso edema e necrose. Sem tratamento correto, pode evoluir para ulceração e dor intensa da região afetada.

■ Quadro Clínico
Seu aparecimento é rápido e abrupto. Causa, frequentemente, dor local intensa, contínua e latejante, que impede as atividades normais dos pacientes. Há também, importante edema local e sensação de tenesmo retal. Poderá haver secreção perianal com mau cheiro associado, ou não, ao sangramento do mamilo trombosado. Poderá provocar dificuldade evacuatória e, até mesmo, retenção urinária.

■ Diagnóstico
É simples, fácil e realizado pela inspeção do ânus, no qual se observa a presença de processo inflamatório agudo nos plexos hemorroidários, caracterizado por uma tromboflebite com intenso edema, necrose e/ou ulceração.

Nos casos de cirurgia de urgência, em que o exame retossigmoidoscópico pré-operatório é dificultado, o cirurgião deverá completar a propedêutica proctológica no intraoperatório, após a anestesia, pelo risco de doença concomitante grave, como a presença de tumores retocólicos, doença inflamatória etc.

■ Tratamento
O edema intenso que a trombose hemorroidária acarreta é irredutível, e qualquer manobra para reduzi-lo, mesmo sob analgesia, pode agravar o processo inflamatório.

Seu tratamento é, sobretudo, cirúrgico, pois o tratamento conservador é demorado, permanecendo o paciente muito incomodado com os sintomas e, com frequência, impossibilitado para suas tarefas diárias. O tratamento clínico é feito por meio de banhos de assento mornos, bolsa quente perianal, uso de analgésicos e anti-inflamatórios tópicos, na forma de pomadas, e parenterais, auxiliares da defecação, como mucilagens e fibras e repouso físico.

O receio de complicações pós-operatórias, sobretudo, da estenose anal ou da sepse perianal tem levado alguns cirurgiões a adotar o tratamento conservador.

Optado pelo tratamento cirúrgico, a técnica operatória a ser empregada deverá ser aquela em que o médico tenha maior experiência. Esta hemorroidectomia na fase aguda da trombose hemorroidária tem apresentado resultados muito bons, desde que respeitadas as bases técnicas para as cirurgias proctológicas.

A cirurgia nesta fase é segura e curativa, tendo como vantagens: rápido alívio dos sintomas; cura dos mamilos hemorroidários; diminuição do tempo de recuperação do paciente e menor período de inatividade do paciente.

Os cuidados e as complicações pós-operatórias são as mesmas da cirurgia da doença hemorroidária não trombosada.

Hematoma Perianal
O hematoma perianal é uma coleção sanguínea subcutânea (extravasal) decorrente da ruptura de um ou mais vasos da pele perianal, associado ao trauma local, constipação intestinal, crise de diarreia e esforço evacuatório.[1,9,10,13,17-21,23,24]

Os hematomas ficam confinados ao anoderma, não ultrapassando a linha pectínea em direção à mucosa do canal anal.

É uma das doenças anorretais mais comuns, apresentando alta incidência em todas as faixas etárias e sem preferência quanto ao sexo. Têm aparecimento abrupto, caracterizados pela presença no anoderma do canal anal de um ou mais nódulos dolorosos de tamanhos variados e, que na sua maioria, têm a coloração azulada.

A etiologia dos hematomas perianais está associada a várias causas, como constipação intestinal; diarreia; esforço evacuatório; exercícios físicos exagerados e maus hábitos higiênicos, como a limpeza anal com papel.

■ Quadro Clínico
A dor local é o principal sintoma, de aparecimento abrupto, com intensidade variável, frequentemente contínua e que raramente se altera com a evacuação. Essa dor costuma permanecer por 2 a 3 dias consecutivos, quando, então, tende a diminuir, concomitante à dissolução do hematoma, que acaba por desaparecer após 7 a 10 dias.

Os hematomas perianais, em especial, os com nódulos maiores que 2 cm, permanecem, em geral, por um período maior e, após dissolverem-se, podem resultar em um excesso de pele perianal, denominado de plicoma residual.

Às vezes, pode ocorrer ulceração da pele que recobre o hematoma, e essa ruptura provoca a eliminação espontânea dos coágulos extravasais, aliviando de imediato seus sintomas. Este sangramento perianal, no entanto, pode preocupar o paciente, fazendo-o procurar orientação médica.

■ Diagnóstico
A anamnese é bem característica, com o paciente referindo a presença de um ou mais nódulos dolorosos na região perianal, de aparecimento abrupto.

À inspeção estática observa-se um ou mais nódulos, dolorosos ao toque, de tamanhos variados, em geral, de cor azulada.

O exame proctológico deverá ser completo, embora, em alguns pacientes, a dor o impeça. Nesses casos, ele deverá ser completado após sua melhora dos sintomas.

■ Tratamento
Pela tendência de os hematomas perianais dissolverem-se ou romperem-se, espontaneamente, seu tratamento é conservador, objetivando a diminuição da dor local, a eliminação do nódulo (hematoma) e evitando sua recidiva.

Para tratamento clínico prescrevem-se banhos de assento mornos, analgésicos e anti-inflamatórios tópicos e orais, correção da higiene anal e auxiliares da evacuação.

Os nódulos maiores, com dor anal intensa e que não diminuem em 48 horas de abordagem clínica, devem ter tratamento cirúrgico. A excisão do hematoma perianal poderá ser feita em regime ambulatorial, sob anestesia local.

As complicações pós-operatórias são raras, os cuidados da ferida cirúrgica são simples (limpeza local e uso de pomada analgésica tópica), e a recuperação do paciente é rápida.

FISSURA ANAL
Serão abordadas as fissuras anais inespecíficas associadas a traumas do anoderma e hipertonia do esfíncter anal interna reflexa (estímulo simpático). Caracteriza-se por uma úlcera linear situada no canal anal que se estende da linha pectínea à margem anal.

Sua incidência é comum, universal, benigna, que acomete ambos os sexos e todas as faixas etárias.

Das enfermidades proctológicas, porém, poucas causam tanta dor e sofrimento, a despeito do seu pequeno tamanho. Mesmo na fase aguda, quando não passa de mera escoriação no epitélio do anoderma, ela pode causar dor intensa e espasmo anal com dificuldade evacuatória.[1,7-11,13,17-21,23,24,28]

Anatomopatologia
Caracteriza-se por uma lesão ulcerada situada no anoderma do canal anal, que raramente ultrapassa a linha pectínea e a anocutânea. Sua localização predominante é na região posterior do canal anal, correspondendo a 85,5% em nossa casuística. A fissura anterior

ocorre, em cerca de 10,5% dos pacientes e a simultaneidade de ambas, anterior e posterior, em 3% deles, sendo sua localização lateral rara (1% dos pacientes).

Essas localizações estão relacionadas com fatores anatômicos do canal anal, como a elasticidade reduzida em algumas de suas regiões, sobretudo, na comissura posterior, fato que impede sua adequada dilatação à evacuação, e a vascularização menos intensa, também na região posterior, que pode ocasionar a isquemia ou dificuldade de cicatrização nesta região do canal anal.

A fissura anal pode acarretar um processo inflamatório local, em cerca de 30% dos pacientes, e este fato pode provocar alterações secundárias, como edema e/ou infecção discreta, que levam à formação de um plicoma sentinela na borda da pele e de uma papila anal hipertrófica na linha pectínea. Quando simultâneas, os pacientes são portadores da "tríade fissurária" (Fig. 52-4).

Com o tempo, a lesão fissurária vai-se aprofundando no anoderma, até alcançar o músculo esfíncter anal interno, que passa a ser seu assoalho. Isto agrava a dor local, acarretando o espasmo esfincteriano reflexo contínuo, responsável pela dificuldade evacuatória.

A infecção pode ocorrer em qualquer momento e estender-se para os tecidos adjacentes, formando um abscesso interesfincteriano ou perianal. Quando esse abscesso drena espontaneamente, produz uma fístula baixa.

Etiopatogenia

A etiologia da doença fissurária, embora controversa, apresenta vários fatores que são causais, desencadeantes e agravantes.

- *Fator traumático*: é considerado o mais importante. O esforço evacuatório, a constipação intestinal crônica, a passagem de fezes endurecidas ou diarreicas, o uso de papel para higiene local, podem produzir uma ruptura do epitélio de revestimento do ânus – a lesão fissurária. A fissura provoca a estimulação das terminações sensitivas do anoderma do canal anal, levando à contínua excitação reflexa do esfíncter anal interno, acarretando espasmo e, em consequência, sua hipertonia. A hipertonia do esfíncter anal interno foi bem caracterizada nos estudos com a eletromanometria anorretal.

    A passagem das fezes pelo canal anal, durante o ato defecatório, produz a distensão das fibras musculares lisas desse esfíncter, além de estimular a sensibilidade dolorosa local. A conscientização da evacuação dolorosa inicia um mecanismo reflexo, tanto voluntário quanto involuntário, de inibição da evacuação, provocando o ressecamento das fezes, que, quando expelidas endurecidas, podem traumatizar ainda mais o anoderma. Este fato agrava ainda mais a lesão fissurária, dificultando sua cicatrização.
- *Fator anatômico*: no quadrante posterior do canal anal há um ponto de fraqueza, chamado "espaço de Brick", formado pela confluência das fibras do músculo esfíncter anal interno e das fibras transversas do músculo esfíncter anal externo, local onde pode haver a ruptura do anoderma durante o ato evacuatório. Quando o ânus se abre para a passagem das fezes, nesse ponto é onde há a menor distensibilidade, tornando-o mais vulnerável às agressões. É esse fato que justifica a maior incidência da lesão fissurária na região posterior do canal anal.
- *Fator vascular*: a comissura posterior é menos vascularizada, quando comparada às outras regiões do ânus, como demonstraram diversos autores, como Klosterhalfen et al., por meio de dissecções anatômicas em 85% dos casos; Schouten et al., pela avaliação do fluxo sanguíneo da sua circulação com o uso de "ecodoppler a laser" e Klug et al., por meio da medida da pressão parcial de oxigênio do canal anal.[19,20] Essa redução do fluxo sanguíneo pode levar à isquemia da região posterior, contribuindo para o aparecimento da fissura anal, em seu quadrante posterior com maior frequência. Deve-se salientar que a hipertonia esfincteriana nos pacientes com fissura anal, também, reduz o fluxo sanguíneo na linha posterior do anoderma, e a sua esfincterotomia, reduzindo a pressão anal, melhora a vascularização na região posterior, influindo na cura da fissura.

Quadro Clínico

O quadro clínico da fissura anal caracteriza-se por:

- *Dor anal*: o principal sintoma é a dor anal intensa, penetrante e aguda, do tipo latejante ou queimação, durante e após as evacuações. Ela produz a sensação de estar rasgando ou cortando o ânus de forma aguda durante a passagem das fezes. Muitas vezes, essa dor se estende de forma espasmódica até a região genital, às costas ou aos membros inferiores, podendo manter-se por horas após a evacuação. A dor apresenta intensidade máxima durante ou imediatamente após a evacuação ou a distensão do canal anal, pela grande sensibilidade do anoderma a estímulos dolorosos, em vista de suas inúmeras terminações nervosas e frequente exposição das fibras do músculo esfíncter anal interno pela lesão.
- *Obstipação intestinal*: o receio da defecação dolorosa por causa da "dor antecipada", o paciente passa a não evacuar, adiando a defecação sempre que possível e, com isso, induzindo a obstipação e, em consequência, ao uso abusivo de laxativos, ambos agravando seu quadro doloroso.
- *Sangramento*: a lesão fissurária produz um sinal comum, porém, de importância secundária – o sangramento anal – de cor vermelha rutilante, sempre relacionado com a evacuação, podendo ocorrer por meio do seu gotejamento no vaso sanitário, visível no papel higiênico ou depositado nas fezes. É mais frequente na fissura aguda, diminuindo a intensidade com a fissura crônica. Esse sangramento associado à dor no ânus costuma preocupar o paciente e induzi-lo a procurar auxílio médico.
- *Irritação perianal*: poderá haver, também, irritação perianal associada ou não ao prurido local, resultantes da presença de secreção advinda da eliminação de muco pela lesão fissurária inflamada.
- *Infecção local*: na fissura anal, às vezes, surge uma complicação – a infecção do leito fissurário – resultante de um processo inflamatório contaminado pela passagem das fezes. Essa infecção do leito fissurário poderá atingir as criptas anais e, como consequência, contaminar as glândulas mucossecretoras anais (glândulas de Chiari), originando um abscesso perianal. Segundo Lockhart-Mummery, o fato de as criptas anais estarem localizadas, em maior número, na região posterior do canal anal, explicaria a maior incidência de abscessos na região posterior do ânus. Esses abscessos quando drenados, espontaneamente ou não, permitem a formação de uma fístula perianal. Realmente, no exame proctológico de muitas fístulas anais, pode-se identificar o processo inflamatório como tendo iniciado em uma fissura anal cicatrizada.

Classificação

A doença fissurária é classificada, de acordo com a duração de seu quadro clínico, em aguda ou crônica.

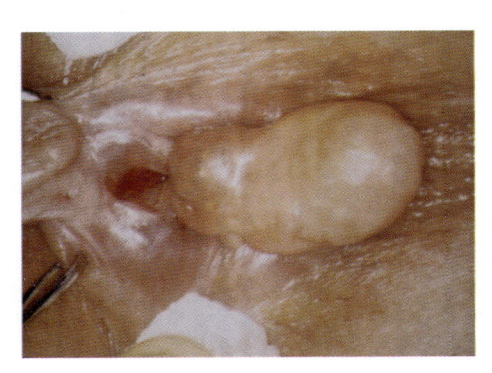

Fig. 52-4. Lesão ulcerada posterior acompanhada por plicoma sentinela e papila hipertrófica (interna), caracterizando a tríade fissurária.

- *Fissura anal aguda:* caracteriza-se por uma lesão em forma de fenda, estreita e superficial, sem elevação das bordas e com curto período de sintomas.
- *Fissura anal crônica:* à medida que a fissura anal apresenta sintomas por períodos prolongados ou recidivantes, a lesão torna-se mais profunda, com bordos bem definidos e salientes, caracterizando sua fase crônica. Nesta, há perpetuação da hipertonia do esfíncter anal interno e, algumas vezes, pode-se até observar suas fibras transversais no fundo da ulceração de coloração branca.

O exame histopatológico da fissura anal nesta fase mostra infiltrado inflamatório crônico, inespecífico, com áreas necróticas, além de tecido fibrótico na sua base.

Diagnóstico

O diagnóstico da fissura anal é, em geral, fácil e simples. Na anamnese, a queixa de dores anais intensas, durante e/ou imediatamente após a defecação, do tipo latejante e/ou em queimação, já permite essa suspeição.

Mediante o afastamento das nádegas e da exposição cuidadosa do canal anal para inspeção, observa-se lesão ulcerada no anoderma, de forma elíptica, medindo, em geral, de 1 a 2 cm de extensão, em seu maior eixo longitudinal. Pode haver associação ou não, do plicoma sentinela. A fissura anal, em geral, é única. Nos casos que são múltiplas ou localizadas fora da linha média, deve-se procurar e/ou afastar sua relação com afecções sistêmicas de manifestação no canal anal.

O exame digital do ânus é, também, muito doloroso, e o toque retal, com frequência, só é possível após analgesia local. Ao realizá-lo, deve-se observar a presença ou não de papila hipertrófica e verificar a intensidade do espasmo esfincteriano.

É importante lembrar que o exame proctológico completo deve sempre ser realizado à procura de enfermidades anorretais associadas, especialmente, nos pacientes idosos, porém somente, após analgesia local ou posteriormente, quando da melhora do quadro doloroso.

Diagnóstico Diferencial

Algumas enfermidades anorretais podem assemelhar-se, morfologicamente, à fissura anal, sendo importante realizar seu diagnóstico diferencial. As principais são:

- *Carcinomas do canal anal:* o diagnóstico diferencial, como os carcinomas do canal anal, de incidência rara, pórem com importante morbimortalidade, é muito importante.
- *Doenças sexualmente transmissíveis (DST):* o mesmo acontece com as lesões provocadas pelas doenças sexualmente transmissíveis, como as ulcerações da sífilis primária e as herpéticas.
- *Doenças inflamatórias intestinais:* doenças inflamatórias inespecíficas, também, são importantes nesta diferenciação, como a doença de Crohn, e as específicas, como a tuberculose de canal anal.
- *Prurido anal:* as lesões causadas pelo prurido anal, também, podem confundir-se com a fissura anal. Essas lesões diferem da fissura anal por apresentar, com frequência, ulcerações mal delimitadas, com as bordas pouco definidas ou grosseiras, não respeitando o canal anal, sem localização preferencial e sem hipertonia esfincteriana, porém, com a ausência de dor local, e sim, intensa exsudação (purulenta ou fétida) e incômodo anal.

Todas essas características, em especial, a ausência de hipertonia esfincteriana e a presença de fissura de localização lateral são, particularmente, importantes, exigindo observação e diagnóstico cuidadosos. Nos casos duvidosos, os exames histopatológicos e/ou sorológicos são necessários, pois eles fazem o diagnóstico diferencial.

Nos casos em que a fissura anal não responde ao tratamento, a biópsia também deve ser realizada.

Tratamento

Na antiguidade, Hipócrates (460 a.C.), para diminuir a dor da fissura anal, recomendava o tratamento local com banhos quentes e proibição de pimenta na dieta. Não obtendo melhora, indicava sua cauterização com ferro em brasa.

A cauterização local com solução de nitrato de prata, ou por meio de injeções esclerosantes, foi utilizada até recentemente, assim como as dilatações digitais forçadas, todas com resultados discretos.[1,9,10,13,14,17-21,23,24]

Tratamento Clínico

Atualmente, na presença de fissura anal aguda, quando a hipertonia do músculo esfíncter anal interno não é muito intensa, tem-se proposto o tratamento conservador. Para tal, atua-se sobre as causas da dor da fissura, obtendo-se, em consequência, o relaxamento anal e a cicatrização da lesão.

Introdução de dieta rica em fibras e água em quantidades adequadas para manter as fezes macias e bem formadas. Utilizam-se auxiliares da defecação, como as folhas de sene, sementes do plantágo e mucilagens.

Proíbe-se: uso de papel higiênico na limpeza local, condimentos, bebidas alcoólicas e a utilização de laxativos catárticos.

Na fase aguda, os banhos de assento em água morna produzem o relaxamento do esfíncter anal interno, melhorando significativamente a dor e o espasmo reflexo e alívio imediato.

Emprega-se a aplicação de pomadas tópicas, que são superiores ao uso de supositórios, para combater a dor, o prurido e a infecção. Pode-se associar o uso de anestésicos endoanais, na forma de enemas. Evita-se o emprego de pomadas contendo corticoides, por possuírem propriedades inibidoras da proliferação celular, que alteram a cicatrização e epitelização.

Ainda com o objetivo de evitar seu tratamento cirúrgico, que, apesar de simples, não é isento de complicações, novas terapêuticas têm possibilitado a cicatrização de até 60% das fissuras anais agudas, segundo nossa experiência e semelhante aos dados da literatura.

É a denominada "esfincterotomia química", que visa ao relaxamento anal temporário, apenas para permitir a cura da fissura, sem ruptura permanente da função esfincteriana normal.

Os conhecimentos da fisiologia do canal anal e dos mecanismos de controle da contração muscular lisa permitiram a manipulação farmacológica do tônus esfincteriano. O relaxamento da musculatura lisa anal é inibido por estimulação dos plexos entéricos não colinérgicos e não adrenérgicos, de receptores muscarínicos parassimpáticos, de beta-adrenoceptores simpáticos e pela inibição da entrada de cálcio na célula. O bloqueio da liberação dos receptores da acetilcolina ocasiona inibição da contração do músculo esfíncter interno do ânus, inibindo seu espasmo e consequente hipertonia.

As substâncias precursoras do óxido nítrico, como a isossorbida e a nitroglicerina, as substâncias bloqueadoras dos canais de cálcio (como a nifedipina), os antagonistas da alfa-adrenoceptor simpático (como a indoramina) e a desnervação pela toxina botulínica apresentam esse efeito.

Óxido Nítrico

Foi estudado por O'Kelly *et al.*, em 1994, demonstrando ser ele o neurotransmissor que medeia o reflexo inibitório retoanal.[8]

Com este efeito, tem-se empregado seu uso para a esfincterotomia química, em especial, nas fissuras agudas. Utiliza-se a pomada tópica de gliceril trinitrato (GTN) a 0,2%, 2 vezes ao dia, durante o mínimo de 4 semanas ou a aplicação local – 3 vezes ao dia, também, durante 4 semanas, de solução cremosa com dinitrato de isossorbida a 1 ou 2%, diluída em vaselina.

O óbice desse tratamento é a cefaleia, de moderada à intensa, que incide em, aproximadamente, 30% dos pacientes, e a hipotensão ortostática, que pode ocorrer em até 5% dos casos. Ambas melhoram, somente com a suspensão do uso da droga. Este fato tem desencorajado seu uso rotineiro.

Nifedipina

A administração da nifedipina oral, um bloqueador dos canais de cálcio, também diminui a pressão anal, podendo levar à cura da fissura anal. É utilizada na dose de 20 mg, 2 vezes ao dia, por 8 semanas.

Toxina Botulínica

Esta toxina provoca uma desnervação química do esfíncter anal interno, impedindo sua contração efetiva e permitindo a cura da fissura. É administrada por meio de injeções com 20 U de toxina botulínica (volume total de 0,4 mL) dentro do esfíncter interno, em uma única sessão. Essa técnica não requer hospitalização, e é bem tolerada. Suas vantagens são: a ausência dos riscos inerentes aos procedimentos cirúrgicos e a incidência reduzida de incontinência, que, quando ocorre, é transitória, desaparecendo ao redor de 6 meses.[19]

Indoramina

A ação do esfíncter anal interno é estimulada pela inervação simpática dos alfa-adrenoceptores. Sua inibição pelo uso de seu antagonista, a indoramina, em dose única de 20 mg, poderá provocar o relaxamento esfincteriano pela diminuição da pressão do canal anal e a cura da fissura. Estudos neste sentido foram realizados por Pitt et al.[13]

■ Tratamento Cirúrgico

Como há recorrência dos fatores desencadeantes da fissura anal, como alterações das fezes, hipertonia local e tensão emocional, a lesão torna a abrir-se com frequência e com dificuldade de cicatrização progressiva.[1,9,10,13,17-21,23,24]

Por isso, na fissura anal crônica, cujo componente fisiopatológico principal é a hipertonia intensa do músculo esfíncter anal interno, a melhor conduta é a cirúrgica. Ela tem como objetivo a eliminação dessa hipertonia, por meio de uma esfincterotomia anal interna parcial, com cura definitiva da fissura.

Seus resultados pós-operatórios constituem-se em uma das operações mais gratificantes aos pacientes e cirurgiões, com desaparecimento rápido dos sintomas. Apresenta alta porcentagem de cura, em cerca de 98% dos casos, baixa morbimortalidade e com incidência de complicações menor que 5%.

PROCESSOS INFLAMATÓRIOS E INFECCIOSOS

Os processos inflamatórios e/ou infecciosos acometem, com frequência, a região anorretal, independentemente da idade ou do sexo do paciente. Têm como fatores predisponentes seu estado geral, a presença de doenças associadas, como o "diabetes melito", ou enfermidades que alteram seu sistema imunológico, como a AIDS, os linfomas, a leucemia, ou mesmo, os pacientes transplantados ou submetidos à quimioterapia e à radioterapia.[1,9,10,13,17-21,23,24]

Etiopatogenia

Suas causas mais frequentes são:[19,20]

- *Doenças intestinais:* processos inflamatórios e/ou infecciosos podem ocorrer na região anorretal decorrentes de enfermidades sistêmicas que acometem os intestinos, como a doença de Crohn, da retocolite ulcerativa, da tuberculose intestinal e da actinomicose.
- *Traumas:* lesões anorretais provocadas por empalamentos, corpos estranhos (osso de galinha, espinha de peixe etc.), quedas a cavaleiro sobre o canal anal, agressões sexuais etc., podem ocasionar processos infecciosos desta região, por vezes com alta morbidade.
- *Complicações pós-operatórias de cirurgias anorretais:* a falta de cuidados pós-operatórios com as feridas cirúrgicas realizadas no canal anal, em especial, com a limpeza local, também pode causar quadros infecciosos, às vezes, graves desta região.
- *Doenças malignas:* tumores, como o carcinoma, o linfoma etc., podem manifestar-se, como lesões infecciosas anorretais.
- *Radioterapia:* as lesões actínicas provocadas pela irradiação pélvica e/ou perineal também podem ocasionar processos infecciosos anorretais.
- *Criptoglandular:* a inflamação da região criptoglandular do canal anal é a causa mais comum dos processos infecciosos anorretais. Por ser a mais importante e frequente, responsável por cerca de 80% de todas as infecções anorretais, será o que abordaremos com mais detalhes. No entanto, a maioria dos conceitos aqui relatados será válida para as demais causas de infecção anorretal.

As infecções anorretais de origem criptoglandular têm como seu fator desencadeante o traumatismo local, como a passagem de fezes endurecidas pelo canal anal, por quadro diarreico intenso ou pelo uso de papel higiênico para limpeza local. Esse trauma poderá acarretar uma lesão com solução de continuidade desta região, propiciando um processo inflamatório e a consequente invasão de microrganismos da flora colônica, originando um processo infeccioso agudo local.

Quando a inflamação/infecção acometer as papilas anais, originam-se as papilites, e quando acometem as criptas anais, causam as criptites.

Se, durante a criptite, esse processo alcançar também o ducto de uma das glândulas anais, poderá desencadear sua contaminação, com formação de um abscesso perianal. Havendo ruptura desse abscesso, espontaneamente ou por drenagem cirúrgica, poderá ocasionar a fístula perianal.

A criptite e o abscesso perianal, portanto, são as fases agudas, e a fístula, a fase crônica de um mesmo processo infeccioso anorretal (Quadro 52-2).

Papilites

Na fase aguda de um processo inflamatório da papila anal, poderá haver o aumento de seu volume, com alargamento de sua base, em decorrência do edema e da congestão. De acordo com a duração desse processo, ela poderá cronificar-se, originando a papilite crônica, em geral, com aumento do seu tamanho e, por isso, denominada de papila hipertrófica.

■ Quadro Clínico

Seus sintomas são geralmente vagos e relatados pelo paciente como um incômodo anal; por vezes, pode haver discreto ardor ou dor na região anal, que piora com a defecação. Quando o tamanho da papila for maior que 1 cm, poderá acontecer seu prolapso à evacuação e, frequentemente, confundindo-a com a doença hemorroidária.

■ Diagnóstico

Na fase aguda da papilite, seu diagnóstico é realizado pelo toque retal, pelo qual se poderá palpar na região da linha pectínea, a presen-

Quadro 52-2 Afecções criptoglandulares: etiopatogenia

1. Criptite	Trauma na cripta anal
2. Abscesso anorretal	Contaminação da glândula anal
3. Fístula anorretal	Drenagem do abscesso

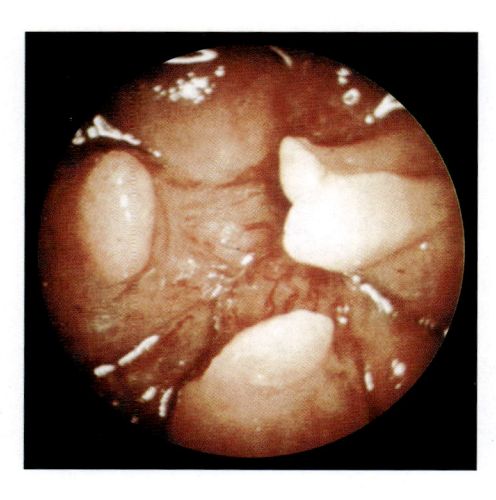

Fig. 52-5. Visão à anuscopia de papila anal edemaciada, congesta e aumentada de tamanho.

ça de formações mamelonadas, únicas ou múltiplas, sensíveis a esse toque. A anuscopia deverá confirmar a presença das papilas edemaciadas e congestas, em geral, com volume aumentado (Fig. 52-5).

As papilas hipertróficas, pelo tamanho que, às vezes, atingem, poderão exteriorizar-se pelo ânus, à evacuação, facilitando seu diagnóstico. Entretanto, o diagnóstico diferencial das papilites, especialmente a hipertrófica (crônica), deverá ser feito com a doença hemorroidária, e os pólipos retais, prolabados. A diferenciação se faz pelo aspecto característico das papilas, e sua localização no canal anal, junto às bordas das criptas anais e nas bases das colunas de Morgagni.

▪ Tratamento

Na fase aguda da papilite, seu tratamento é clínico, por meio de anti-inflamatórios orais, de pomadas ou supositórios analgésicos e anti-inflamatórios, calor local por bolsa quente e/ou banhos de assento em água morna. Nestes casos, deve-se auxiliar a evacuação, sobretudo, nos pacientes idosos, que são frequentemente constipados, por meio de dieta rica em fibras e/ou com uso de mucilagens, folhas de sene, semente do plantago e proibir a higiene anal com papel.

O tratamento cirúrgico é indicado, somente, para a papilite hipertrófica (crônica) que causa sintomas importantes. Consiste na sua ressecção que poderá ser efetuada, sob anestesia local, em regime ambulatorial ou em ambiente hospitalar.

Criptites

A cripta anal predispõe-se aos traumatismos no canal anal por causa de sua forma anatômica e da fragilidade de suas paredes, e, por isso, facilita os processos infecciosos.

▪ Quadro Clínico

Caracteriza-se por desencadear desde discreto ardor até a dor na região anal. Essa dor, quando intensa, é do tipo pulsante e contínua, piorando à evacuação, sendo, às vezes, acompanhada da eliminação de secreção perianal de muco ou purulenta, nas formas mais graves. Poderá ocorrer, também, a sensação de peso no canal anal e de evacuação incompleta.

▪ Diagnóstico

Poderá ser realizado se, à inspeção anal, houver a presença de secreção de muco ou de pus. O toque retal contribui pouco para o diagnóstico, pois a dor que acarreta provoca contratura esfincteriana reflexa, que dificulta todo o exame proctológico.

A anuscopia, quando possível, ou seja, quando a dor durante sua realização for suportável pelo paciente, poderá mostrar congestão, enantema e edema na região da linha pectínea. A passagem do anuscópio pelo canal anal poderá, também, provocar a eliminação de pus pela cripta infectada, o que poderá ser observado durante esse exame. A retossigmoidoscopia deverá, sempre que possível, completar o exame proctológico, permitindo diagnosticar enfermidades concomitantes.

Seu diagnóstico diferencial deverá ser efetuado com as outras infecções do canal anal.

▪ Tratamento

As criptites agudas, com frequência, têm regressão espontânea. Entretanto, as mais intensas levam o paciente a procurar atendimento médico. Seu tratamento é clínico, na maioria dos pacientes, mediante antibioticoterapia oral, pomadas ou supositórios analgésicos e anti-inflamatórios, calor local com bolsa quente e banhos de assento em água morna. Deve-se, também, auxiliar a evacuação com dieta rica em fibras e/ou com folhas de sene, semente de plantago, mucilagens, além da proibição da higiene anal com papel.

É importante acompanhar a evolução do paciente, pois não havendo melhora do quadro clínico, após 7 dias de tratamento clínico, poder-se-á indicar o tratamento cirúrgico. Nestes casos, poderá realizar-se a exploração das criptas anais com estilete cirúrgico, sob anestesia local ou bloqueio medular. As criptas que estiverem pérvias à introdução do estilete, deverão ser cauterizadas ou ressecadas.

Havendo a presença concomitante de plicomas perianais, papilas hipertróficas ou mamilos hemorroidários, eles poderão ser ressecados no mesmo ato cirúrgico.

Abscessos Perianais

Os abscessos são processos infecciosos agudos, supurativos, caracterizados por coleções purulentas na região anorretal. Sua etiologia principal é a criptoglandular, pela infecção de uma cripta anal.

As glândulas anais, também chamadas de glândulas de Chiari, localizam-se ao redor do canal anal, na região da linha pectínea, no espaço existente entre o esfíncter anal interno e o esfíncter externo. São em número de 8 a 12, e seus ductos desembocam nas bases das criptas anais. É pelos seus ductos que ocorre a contaminação glandular, originária de uma criptite preexistente. Essa infecção glandular pode espalhar-se, do espaço interesfincteriano do canal anal, às mais variadas direções adjacentes.

A classificação dos abscessos é feita conforme sua localização anatômica no canal anal e nas regiões perianal ou pélvica. São denominados de acordo com esta classificação em perianais, isquiorretais, submucosos, interesfincterianos e pelvirretais.

Suas principais características são:

- *Abscessos perianais:* são os de diagnóstico, em geral, mais fácil, os mais frequentes, menos agressivos e de tratamento cirúrgico mais simples.
- *Abscessos isquiorretais:* propagam-se ao lado oposto pelo espaço retroesfincteriano, com frequência e quando drenados, originam as fístulas denominadas "em ferradura", tornando seu tratamento cirúrgico mais complexo. Nestes casos, deve-se sempre diferenciá-los dos processos inflamatórios inespecíficos, como os da doença de Crohn anorretal.
- *Abscessos submucosos:* são processos infecciosos, em geral, pouco agressivos. Provocam, com frequência, um abaulamento na mucosa da ampola retal e, por isso, podem ser diagnosticados ao toque retal. Seu tratamento é cirúrgico e, em geral, realizado pela via transanal.
- *Abscessos interesfincterianos:* seu diagnóstico e tratamento cirúrgico são, com frequência, mais complexos porque eles dissecam o plano intermuscular da região anorretal.
- *Abscessos pelvirretais:* pela sua localização, acima dos músculos elevadores do ânus e abaixo da reflexão peritoneal, são os mais difíceis de diagnóstico e de tratamento cirúrgico. Felizmente, são os abscessos de menor frequentes da região anorretal.

Os abscessos anorretais podem também ser classificados de acordo com a sua profundidade no canal anal em superficiais, como os perianais e isquiorretais; e em profundos, como os submucosos, os interesfincterianos e os pelvirretais.

■ Quadro Clínico

A dor é o sintoma mais importante e característico, sendo, em geral, contínua e latejante, de intensidade variável de acordo com o volume da coleção purulenta, piorando à deambulação, ao sentar-se e até mesmo à evacuação. Sintomas, como febre, calafrios, tenesmos retal e urinário e tumoração perianal associam-se, frequentemente, ao quadro clínico.

■ Diagnóstico

É realizado pela inspeção que, nos abscessos superficiais, pode revelar os sinais flogísticos de tumoração, hiperemia, dor e calor local e pela palpação, que nos abscessos profundos, pode-se notar sua flutuação e os limites da coleção purulenta, tanto perianal ou intrarretal (Fig. 52-6).

Nos abscessos profundos, a inspeção e a palpação podem nada revelar. Ao toque retal, pode-se palpar abaulamentos bastante dolorosos. A anuscopia costuma nada revelar, no entanto, em alguns pacientes, poderá haver a presença de secreção purulenta no reto e ser vista ao exame. A retossigmoidoscopia deve sempre ser realizada para avaliação de doenças concomitantes.

Nos pacientes com dor intensa, o exame proctológico deverá ser realizado sob analgesia, de preferência em centro cirúrgico. No paciente com exame proctológico duvidoso, deve-se efetuar a ultrassonografia endorretal ou a ressonância magnética pélvica, pois esses exames podem demonstrar a presença de abscessos profundos, pequenos ou não. A tomografia computadorizada e a cintilografia são de indicação menos comum, pois não apresentam a mesma especificiade diagnóstica.

O diagnóstico diferencial dos abscessos criptoglandulares deve ser feito com os originários de outros processos infecciosos originados por doenças, como o carcinoma epidermoide do canal anal, o Crohn anorretal e a tuberculose perianal.

■ Tratamento

O tratamento dos abscessos anorretais é essencialmente cirúrgico. Os abscessos, depois de diagnosticados, deverão sempre ser drenados.

- *Drenagem simples:* uma de suas opções operatórias é a drenagem simples da coleção purulenta, por meio da incisão do local do abscesso, para permitir sua ampla drenagem, impedindo o fechamento prematuro da ferida e com isso a sua recidiva.

  Nos processos superficiais e pequenos, essa drenagem pode ser realizada, sob anestesia local, ambulatorialmente. Já nos abscessos profundos e amplos, deverá ser efetuado, sob bloqueio medular, em centro cirúrgico. A ferida cirúrgica na pele deverá permanecer aberta até a total limpeza pós-operatória da cavidade do abscesso.

  Ocorrendo a cicatrização total do abscesso, o paciente será considerado curado.

  Entretanto, com frequência (90% dos casos) depois da drenagem simples do abscesso, haverá a persistência de um trajeto (fistuloso) entre a cripta infectada (orifício interno) e o local da drenagem perianal do abscesso (orifício externo), caracterizando uma fístula perianal. Pelo orifíco externo poderá haver eliminação, contínua ou não, de secreção purulenta o que exigirá nova cirurgia para a correção desta fístula anorretal.

- *Drenagem e fistulotomia:* outra tática operatória para o tratamento cirúrgico dos abscessos anorretais consiste em realizar-se, em um mesmo ato operatório, a drenagem do abscesso e a pesquisa da cripta infectada ou do seu orifício interno, origem do abscesso criptoglandular. Sendo identificada essa cripta ou seu orifício interno, deve-se efetuar uma ampla abertura de todo o trajeto fistuloso, desde a cavidade do abscesso até a cripta infectada no canal anal, com a curetagem desse leito operatório, deixando-se a ferida operatória aberta até sua completa cicatrização. Com esta tática, pretende-se evitar a recidiva do abscesso ou a necessidade de nova cirurgia para a correção da provável fístula residual.

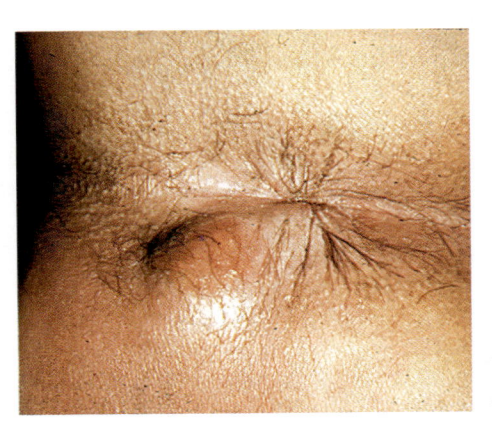

Fístulas Perianais

São caracterizadas por um ou mais trajetos que comunicam o canal anal e/ou o reto ao períneo (cutâneo). No canal anal é onde se localiza o orifício interno do trajeto da fístula e no períneo o orifício externo (Fig. 52-7).

A etiologia da fístula anorretal é criptoglandular em 80% dos pacientes e, em geral, decorrentes da drenagem (ruptura) espontânea de um abscesso.[1,9,10,13,19,20,24]

Nas fístulas perianais pode existir um ou vários orifícios (externos e/ou internos) em várias localizações no canal anal ou, até mesmo, vários trajetos fistulosos relacionados com uma ou com múltiplas criptas anais infectadas.

■ Classificação das Fístulas Anorretais

A classificação das fístulas perianais é feita de várias maneiras. Ela é dita completa, quando é possível reconhecer seu orifício externo (cutâneo), o trajeto fistuloso e o orifício interno, geralmente na cripta anal comprometida. Não sendo indentificado um dos orifícios, a fístula é chamada de incompleta. Quanto à profundidade do trajeto fistuloso em superficial ou profunda. São denominadas de simples ou complexas de acordo com o tipo de seu trajeto fistuloso, com o número de orifícios (internos ou externos) e com a musculatura esfincteriana envolvida.

São também classificadas, conforme a sua localização no canal anal, em interesfincterianas, transesfincterianas, extraesfincterianas e supraesfincterinas.

■ Quadro Clínico

Os pacientes referem, frequentemente, dor anorretal latejante, com a presença ou não de um abscesso anorretal que precedentes ao trajeto fistuloso. O sinal mais comum do quadro clínico da fístula é a

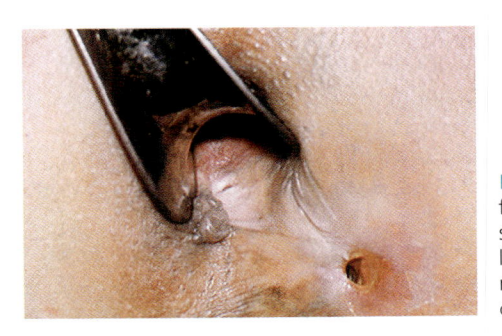

Fig. 52-6. Abscesso anorretal caracterizado pela presença de tumoração perianal.

Fig. 52-7. Visão de uma fístula perianal, vendo-se seu orifício interno junto à linha pectínea e o externo na região cutânea do canal anal.

eliminação de secreção purulenta perianal, relativamente indolor. A dor ou a febre poderão estar presentes nos casos de fístulas com recidiva do processo infeccioso supurativo.

À inspeção perianal, pode-se constatar a presença de um ou mais orifícios externos, com bordas endurecidas que, em geral, localizam-se próximos ao canal anal. Os situados a mais de 5 cm da linha pectínea são raros.

Nas fístulas superficiais, pode-se palpar o trajeto fistuloso subcutâneo, entre seu orifício externo e o canal anal. Ao toque retal, bidigital, pode-se identificar o tecido fibroso na região anorretal. Essa compressão palpatória, com frequência, permite a saída de secreção pelo orifício da fístula e pode causar algum desconforto ao paciente.

Em alguns pacientes, é possível reconhecer o orifício interno da fístula pela anuscopia, inclusive, com a saída de secreção purulenta. A exploração instrumental do trajeto fistuloso, com estilete, deverá ser extremamente cuidadosa para não provocar dor ou falso trajeto, induzindo o erro quanto à localização da cripta comprometida, inicialmente, pela infecção.

■ Diagnóstico

É estabelecido, com certa facilidade, pela história e pelo exame físico do paciente. O estudo por imagens, raramente, é necessário. A fistulografia (de menor especificidade), a ultrassonografia endorretal e a ressonância magnética (de maior especificidade) podem auxiliar o diagnóstico das fístulas complexas, em especial, a identificação de seu trajeto pela ressonância magnética.

Diagnóstico Diferencial

Deverá ser realizado com todas as enfermidades específicas ou não que ocasionam fístulas anorretais e com os tumores desta região.

■ Tratamento

Muito embora a preferência do tratamento das fístulas anorretais seja cirúrgica, em algumas fístulas complexas, sua correção pode acarretar o risco de sequelas, como as alterações da continência fecal e dificuldade cicatricial, como as estenoses anais. Este fato é relevante, especialmente, para as fístulas da doença de Crohn.

Nestes casos, podemos utilizar tratamentos conservadores, como a abordagem com cola de fibrina (selantes) injetada em seu trajeto para sua cicatrização.[1,23] Suas vantagens são não provocar danos à musculatura esfincteriana e, como consequência, nenhum risco de acarretar incontinência fecal. Ela apresenta ainda rápida cicatrização, sem o desconforto do pós-operatório tradicional. O mecanismo de ação destes selantes, biológicos ou sintéticos, é formar um coágulo no trajeto fistuloso, servindo de suporte para a neoformação vascular, possibilitando a proliferação fibroblástica e formação de colágeno, elementos fundamentais para a cicatrização das feridas fistulosas. O material biológico combina um concentrado de fibrinogênio e a trombina, misturados somente no momento da sua aplicação. Por serem autólogos, não oferecem o risco de contaminação viral. Os melhores resultados com o selante são obtidos nas fístulas interesfincterianas e transesfincterianas de origem criptoglandular de trajeto longo (maior que 3,5 cm).

Tratamento Cirúrgico

Há duas opções táticas para as cirurgias das fístulas: a técnica da fistulotomia, na qual se procede sua abertura sem exceção do trajeto; e a da fistulectomia, na qual se realiza a ressecção de todo o trajeto da fístula, incluindo os orifícios externo e interno com a cripta infectada correspondente.[1,9,10,13,17,21,23,24]

O trajeto fistuloso na técnica da fistulectomia é curetado, excisado, e a ferida deixada aberta até a sua cicatrização total, por segunda intenção.

Em ambas, a identificação cuidadosa desse trajeto é fundamental, podendo ser realizada com estilete ou mais raro, com injeção em seu orifício externo de água oxigenada ou de corante como o azul de metileno.

Gangrena Necrosante

É uma das complicações mais temidas dos processos infecciosos anorretais. Caracteriza-se pela alta morbimortalidade, podendo ocorrer, em especial, em pacientes debilitados, inumocomprometidos, diabéticos e nos submetidos à drenagem insuficiente de abscessos ou consequente à falta de cuidados locais no pós-operatório de cirurgias anorretais.[19,20]

A gangrena necrosante ocorre quando os processos infecciosos anorretais se espalham para fora de seus limites anatômicos e invadem o períneo, atingindo a gordura, as fáscias e os músculos adjacentes, e não raro, alastram-se para as nádegas, coxas, região inguinal, parede abdominal e espaço retroperitoneal.

Esses processos têm especial predileção, entretanto, para se estender à região anterior o períneo, alcançando, com frequência, a genitália do paciente. Quando o escroto é atingido pela infecção, denomina-se o quadro de síndrome de Fournier.

Esse processo supurativo é causado pela associação de vários microrganismos da flora colônica, em especial, os bacilos anaeróbios e as bactérias Gram-negativas, responsáveis pela sua alta morbimortalidade. Quando sua origem é, primariamente, causada pelo *Clostridium perfringens*, seu quadro é ainda mais fulminante e grave.

■ Quadro Clínico

Seu início é caracterizado pelo aparecimento de uma celulite perineal de rápida evolução, com crepitação, manchas escuras (pela necrose) e invasão para as regiões vizinhas. O paciente apresenta sintomas retais vagos e súbita e intensa deterioração do estado geral, com sinais de toxemia grave.

■ Diagnóstico

A identificação da gangrena necrosante do períneo, em geral, não é difícil pelas suas características locais e pela rapidez evolutiva do quadro clínico. Este fato é fundamental para iniciar-se as medidas terapêuticas emergenciais necessárias, para tentar diminuir sua alta morbimortalidade.

■ Tratamento

Seu tratamento deverá sempre ser emergencial, utilizando-se antibioticoterapia de amplo espectro, reequilíbrio hidreletrolítico e várias operações subsequentes para desbridamentos, radicais e agressivos, de toda a área gangrenada ou necrótica.

Há necessidade de repetirem-se os desbridamentos da ferida gangrenada por vários dias, e, às vezes, mais de 1 vez ao dia. Em casos mais graves, associa-se à derivação fecal por meio de uma sigmoidostomia, que impede o trânsito intestinal pelo canal anal, facilitando a limpeza local da ferida perineal. Alguns cirurgiões costumam associar o uso de câmara hiperbárica de oxigênio nas áreas com a gangrena necrosante causada por infeccção anaeróbica.

TUMORES DO CANAL ANAL

O canal anal é embriologicamente complexo e sede de tumores diversos. Esta região tem, aproximadamente, 4 cm de extensão, e é delimitada pela linha anorretal ao nível cranial e pela linha anocutânea ao nível caudal.[14-17,19-22] São menos frequentes do que os tumores do cólon e reto, com incidência entre 1 a 2% entre os tumores do trato digestório. Têm grande importância para médicos e pacientes por causa da sua morbimortalidade e da sua relação com a continência fecal, pela localização anatômica próxima aos esfíncteres anorretais.

Tumores Pré-Malignos do Canal Anal

■ Leucoplasia

É uma lesão pré-maligna caracterizada por ulceração superficial de diversas formas e tamanhos, podendo ocorrer na mucosa de transição da boca (gengiva) e do ânus. É mais comum no sexo masculino e ocasionalmente associada a retardo na cicatrização de feridas perianais pós-operatórias, como hemorroidectomia, fissurectomia e ressecção de condilomas. Embora sua simples presença não represente uma condição maligna, há sempre a possibilidade de haver displasia com o risco de desenvolvimento de carcinoma epidermoide.

Quadro Clínico

Os sintomas mais frequentes são: sangramento, geralmente, rutilante (vivo), prurido e secreção perianal.

Diagnóstico

É realizado pela presença de ulcerações superficiais no canal anal, de tamanho e formato variados, em geral, de difícil cicatrização, que, quando biopsiadas, apresentam, ao exame histopatológico, áreas de metaplasia com hiperceratose, com ou sem displasia.

Tratamento

Excisão local da ulceração e acompanhamento pós-operatório até sua completa cicatrização.

■ Condiloma Acuminado

É enfermidade causada pelo vírus do papiloma humano (HPV), grupo Papova, com prevalência de transmissão por contato sexual, de alta incidência e com localização nas regiões genital, perineal e retal. Considerada afecção pré-maligna, pois pode degenerar, embora raramente, para o carcinoma epidermoide perianal. O condiloma acuminado associado ao carcinoma epidermoide foi também denominado de tumor de Buschke-Löewenstein, em 1925.[15,17]

Quadro Clínico

Geralmente, há queixa de crescimento de um tumor verrucoso, com áreas endurecidas, desconforto, umidade na região e odor característico, ocorrendo, raramente, ulceração e sangramento.

Diagnóstico

É feito pela presença perianal de lesão verrucosa, geralmente, de grande extensão (gigante), com área ou áreas de transformação maligna, estrutura típica do carcinoma epidermoide. O exame histológico (biópsia) confirma o diagnóstico.

Tratamento

Deverá ser o mesmo dos tumores epidermoides do canal anal, relatados a seguir, neste capítulo.

Tumores Malignos do Canal Anal

A incidência de lesão maligna no ânus é baixa, correspondendo de 1 a 2% dos tumores do trato digestório, que apresentam, na maioria, bom prognóstico. Segundo a classificação histológica proposta pela Organização Mundial da Saúde, cerca de 80% dessas neoplasias são do tipo epidermoide, subdivididos em tumores espinocelulares ou de células escamosas, basaloides (cloacogênicos) e mucoepidermoides.

Os demais 20% incluem: adenocarcinomas originários da mucosa do tipo retal que pode invadir o canal anal, das glândulas anais ou das fístulas anorretais preexistentes; linfomas; melanoma; sarcoma de Kaposi; doença de Bowen e doença de Paget (Quadro 52-3).

Sua concomitância com doenças benignas do canal anal é muito comum, além de poder ocasionar lesões, facilmente confundidas com essas afecções. Por isso, deve-se proceder a cuidadoso exame proctológico, pois esses tumores podem ser diagnosticados precocemente, ainda com dimensões reduzidas pela facilidade de acesso da região aos exames, permitindo melhor prognóstico.

Quadro 52-3 Tumores malignos do canal anal

1. Epidermoides	■ Espinocelulares (escamosos) ■ Basaloides (cloacogênicos) ■ Mucoepidermoides
2. Adenocarcinomas	■ Glândulas anais ■ Fístulas anorretais ■ Mucosa retal
3. Melanomas	
4. Sarcoma de Kaposi	
5. Doença de Bowen	
6. Doença de Paget	

■ Carcinoma Epidermoide do Canal Anal

Os tumores espinocelulares ou escamosos são os mais frequentes entre os carcinomas epidermoides do ânus, representando entre 80 a 85% deles. Originam-se no epitélio pluriestratificado ceratinizado do canal anal. Sua maior incidência está entre a quinta e a sétima décadas de vida, com predomínio no sexo masculino.[15,17]

Os basaloides ou cloacogênicos ocupam o segundo lugar em incidência (15 a 20%) e são originários do epitélio de transição existente no canal anal, sendo, por isso, pouco diferenciados. Têm maior incidência após a quarta década, sem predominância de sexo.

Os tumores epidermoides do canal anal se propagam, com frequência, por continuidade e por metástases linfáticas, e menor, pela via hematogênica. Sua progressão direta aos músculos esfincterianos, à parede retal e à pele perianal é precoce em mais da metade dos pacientes. A invasão da mucosa vaginal é mais comum que a da loja prostática.

Nos tumores avançados, pode haver invasão do sacro, cóccix e paredes laterais da pelve. Metástases inguinais estão presentes em 20% dos pacientes, e metástases a distância ocorrem em cerca de 10%, principalmente para fígado e pulmões, por ocasião do diagnóstico.

Algumas enfermidades inflamatórias crônicas predispõem seu aparecimento, como a doença de Crohn, retocolite ulcerativa e fístulas anorretais.

Quadro Clínico

Suas manifestações clínicas são incaracterísticas e, não raro, atribuídas à doença hemorroidária, retardando, na maioria das vezes, seu diagnóstico. Os sintomas mais frequentes são: sangramento, dor, prurido e presença de nódulo anal de forma e tamanho variados ou de ulcerações de margens irregulares e endurecidas.

O sangramento, geralmente, vermelho rutilante (vivo), em pequena quantidade, ocorre durante a evacuação, ocasionado pela ulceração.

A dor relaciona-se com a infiltração tumoral; inicialmente, associa-se às evacuações e, com o crescimento do tumor, torna-se persistente e, às vezes, insuportável. Com frequência, o exame proctológico só é possível sob analgesia. Os sintomas podem evoluir para incontinência anal e secreção com odor fétido.

Com certa frequência, a linfoadenopatia inguinal é seu primeiro sinal. Os nódulos são endurecidos, indolores, tendendo à coalescência. O paciente pode confundir a invasão inguinal com hérnias. Edema dos membros inferiores, muitas vezes unilateral, decorre do bloqueio venoso ao nível dos vasos femorais, causado pelo tumor.

Diagnóstico

Nas fases precoces, esses tumores podem apresentar-se como lesões papulosas, com tamanhos variados e endurecidos, fixas ou não aos planos musculares. A falta de um componente vascular, sua localização abaixo da linha pectínea e a frequente fixação do nódulo aos planos mais profundos permitem distingui-lo facilmente de um mamilo hemorroidário.

O aspecto mais comum, à inspeção, porém, é o de lesão ulcerada de bordas elevadas, irregular, granulosa, que ao toque se mostra sangrante, dolorosa e endurecida (Fig. 52-8).

O diagnóstico diferencial com fissura anal crônica pode ser realizado não só pela inexistência da dor após a evacuação (típica da fissura), como pela localização atípica da ulceração, pois em aproximadamente 80% dos casos de fissura anal a lesão é posterior, enquanto no câncer pode ocorrer em qualquer posição. O plicoma sentinela é raro no câncer do canal anal.

Nos casos mais avançados, as lesões são ulcerovegetantes extensas, avançam para o períneo, com secreção malcheirosa e intensa dor, não só para evacuar como para urinar e andar (Fig. 52-9).

Nas lesões infiltrantes, o comprometimento esfinctérico do canal anal leva à estenose progressiva. Quando o tumor invade a pele perianal, há um aspecto característico denominado de "pele-de-laranja": a pele torna-se brilhante, endurecida e finamente granular.

O estudo histopatológico, por meio de biópsias da lesão (sob analgesia), confirma o diagnóstico e sua origem epitelial.

Tratamento

Para o tratamento é fundamental estabelecer sua:

- Posição em relação à linha pectínea.
- Sua extensão circunferencial.
- O grau de infiltração aos planos profundos.
- O comprometimento linfático locorregional e dos linfonodos inguinais.

A cadeia linfática inguinal interna é a primeira a ser invadida (15 a 30%). A disseminação venosa é menos frequente e ocorre comumente nos tumores avançados.

Sua abordagem deverá ser multidisciplinar, sempre que possível, envolvendo: cirurgião, clínico, oncologista (rádio e quimioterapêuta) etc.

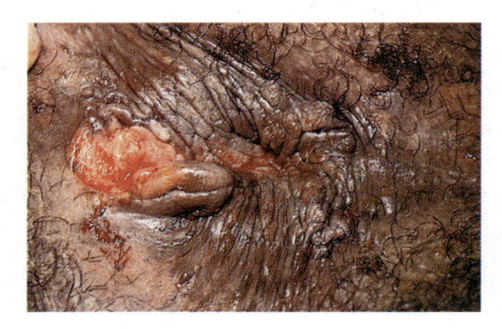

Fig. 52-8. Lesão ulcerada do canal anal, ampla, irregular com bordas elevadas (carcinoma epidermoide).

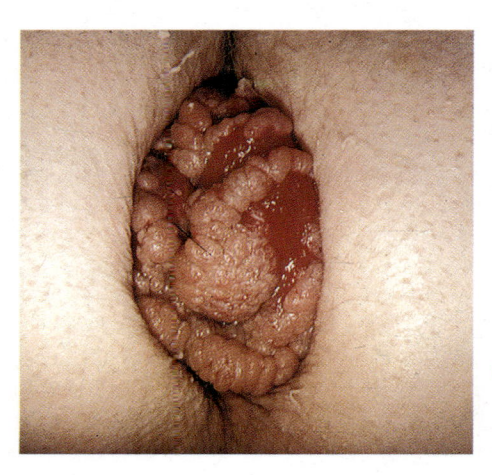

Fig. 52-9. Extenso tumor do canal anal invadindo a pele perianal (carcinoma epidermoide).

Seu tratamento padrão é com radioterapia pélvica associada à quimioterapia (esquema de Nigro, 1972, modificado), antecedendo a ressecção da lesão residual com margens seguras de radicalidade. As cirurgias alargadas, como as amputações abdominoperineais, estão limitadas aos casos de falha na rádio e na quimioterapia e/ou aos tumores muito avançados.[15,17]

■ Adenocarcinoma do Canal Anal

O adenocarcinoma é um tumor raro no canal anal e se origina: quando a mucosa retal invade o ânus; nas glândulas anais (Chiari); nas glândulas apócrinas ou em fístulas anorretais crônicas, preexistentes.[15,17]

Em vista da ausência de barreira epitelial, os adenocarcinomas do ânus podem provocar metástases precocemente e, por isso, seu prognóstico é pior que o dos adenocarcinomas colorretais.

Quadro Clínico

É semelhante ao dos tumores epidermoides do canal anal, tendo como principais sintomas: o sangramento vermelho rutilante, geralmente associado à defecação, à dor e ao prurido.

Diagnóstico

Semelhante aos tumores epidermoides, os adenocarcinomas do canal anal são, com frequência, confundidos com afecções benignas, principalmente com a doença hemorroidária. Seu aspecto mais comum, à inspeção, é a ulceração de bordas elevadas, irregular e granulosa.

Ao toque, apresenta-se sangrante, dolorosa, endurecida e fixa aos planos profundos.

Tratamento

É cirúrgico, pela amputação abdominoperineal do canal anal e do reto associada à ressecção ampla dos tecidos perirretais.

■ Linfoma

É doença maligna relacionada com a proliferação neoplásica de células do sistema linfoide-reticular e rara no canal anal. O linfoma fungoide é a forma que afeta primariamente a pele. Atinge, preferencialmente, adultos masculinos, acima dos 40 anos, com sobrevida média de 5 anos, quando não tratada.

Quadro Clínico

O prurido crônico generalizado constitui manifestação inicial inespecífica, com intensidade variável, às vezes, intenso, podendo preceder em meses os sinais específicos do tumor, como o sangramento e a dor local.

Diagnóstico

Sua lesão característica é o nódulo ou placa nódulo-infiltrativa, eritematosa ou eritematopigmentada com fundo em geleia. Pode ser lesão isolada ou múltipla. Progride para o aparecimento de tumores de cor vermelho-castanha, com dimensões variáveis e que ulceram com frequência.

O diagnóstico deverá ser pelo exame histológico obtido pela biópsia da lesão.

Tratamento

A radioterapia associada à quimioterapia constitui o tratamento de escolha para o linfoma fungoide (cutâneo). Nas lesões residuais à radioterapia, faz-se sua ressecção cirúrgica.

■ Melanoma

O melanoma ou melanoblastoma é tumor maligno de origem ectodérmica que acomete, frequentemente, a pele e a retina, e raramente, o canal anal, embora seja sua terceira localização mais comum. Incidem na faixa etária da 5ª e 6ª décadas de vida e têm a mesma distribuição por sexo. São geralmente de mau prognóstico pela alta malignidade e rapidez com que metastatizam para linfonodos.

Quadro Clínico
Manifestam-se comumente com sangramento, dor e nódulo perianal identificado pelo paciente.

Diagnóstico
O exame físico oferece poucos sinais e sintomas que contribuem para o seu diagnóstico, devendo-se, porém, sempre pesquisar adenopatia inguinal e hepatomegalia. O tumor polipoide é o mais frequente, porém, pode ser plano ou ulcerado. Caracteriza-se pela pigmentação escura da lesão, que ocorre em até 60% dos casos (em razão da presença intracitoplasmática de melanina). Quando não apresentam sua pigmentação característica, podem retardar o diagnóstico, sendo os sintomas imputados a doenças benignas do canal anal. O estudo histológico por meio de biópsias permite a comprovação diagnóstica.

Tratamento
É cirúrgico, mediante amputação abdominoperineal do canal anal e do reto, quando se objetiva a cura. Como a maioria dos pacientes, porém, já apresenta, no momento do diagnóstico, metástases a distância para fígado, pulmões e/ou gânglios, a amputação só deverá ser indicada com intuito curativo e após rigoroso estadiamento da neoplasia. No aspecto multidisciplinar da terapêutica, pode-se associar quimioterapia e imunoterapia.

■ Sarcoma de Kaposi
Foi originalmente descrito como um sarcoma da pele de crescimento lento, originário das células endoteliais. Atualmente, é diagnosticado, com frequência, em pacientes com AIDS, podendo ocorrer em qualquer local do trato gastrointestinal, aí incluído o canal anal e a pele perianal.

Quadro Clínico
As lesões do sarcoma de Kaposi são, com frequência, assintomáticas.

Diagnóstico
As suas características são: várias lesões pequenas e separadas, de 5 a 20 mm de diâmetro, de cor púrpura ou negra, raramente sintomáticas. A biópsia deve ser realizada para confirmar o diagnóstico.

Tratamento
Por causa do imunocomprometimento dos pacientes com AIDS, a terapia daqueles com o sarcoma de Kaposi é mais paliativa que curativa, podendo, na maioria das vezes, prescindir de qualquer tratamento. No entanto, como essas lesões são muito sensíveis à rádio e à quimioterapia, em casos selecionados, essas terapias poderão ser empregadas.

■ Doença de Bowen
O carcinoma intraepitelial de células escamosas foi descrito, em 1912, por John Templeton Bowen (1857-1940) e é raro. Suas áreas de predileção são: a face, o tronco e as mãos. A de localização perianal é rara, sendo comum sua associação a outros tumores. Incide principalmente na sexta década, sem predominância entre os sexos. Vários autores classificam a doença de Bowen como um carcinoma epidermoide intraepitelial, com tendência de infiltração intraepidérmica e de crescimento muito lento; a longo prazo, 1/3 dos pacientes pode desenvolver um carcinoma invasivo com metastatização locorregional e a distância. Alguns autores sugerem que essa doença pode representar a manifestação cutânea de uma predisposição ao desenvolvimento de um carcinoma.[15,17]

Quadro Clínico
Os principais são: o prurido, a umidade da região perianal e a queixa de desconforto anal. O sangramento é raro.

Diagnóstico
São lesões eczematosas descamativas de limites nítidos, com polimorfismo, eritematosas e raramente ulceradas ou com pseudofissuras (Fig. 52-10). Ao exame histológico (biópsia), observam-se células com hiper e paraceratose, e as células de Bowen, de núcleo grande, hipercromático, com um halo não corado que as diferencia da célula de Paget. A biópsia deve ser múltipla para confirmar o diagnóstico e excluir a presença do carcinoma epidermoide invasivo ou psoríase ou, ainda, doença de Paget.

Tratamento
É cirúrgico, com ressecção ampla da lesão, com margens seguras para sua radicalidade e acompanhamento rigoroso dos pacientes pela possibilidade de associação de outros carcinomas. Nos casos avançados, deverá realizar-se o mesmo tratamento multidisciplinar do carcinoma epidermoide.

■ Doença de Paget
É um adenocarcinoma intraepitelial de localização perianal rara. James Paget descreveu a doença, em 1884, como da aréola mamária que poderia preceder o carcinoma da mama. Sua manifestação extramamária é pouco comum e pode ocorrer em regiões, como bolsa escrotal, pênis, vulva, axila, pelve, boca, coxas e nádegas. Segundo vários autores, a maioria dos pacientes com essa afecção pode apresentar um carcinoma associado, resultante de respostas diferentes ao mesmo estímulo carcinogênico. Quando a lesão dérmica degenera é definida como um carcinoma *in situ*, ou seja, intraepitelial, podendo, a longo prazo, evoluir para o câncer invasivo, comumente envolvendo as glândulas apócrinas, com metástases para linfonodos e outros órgãos. Na forma anal, afeta adultos dos 30 aos 70 anos, particularmente na sexta década, com predomínio do sexo feminino.[15,17]

Quadro Clínico
Seus sintomas são: prurido anal; exsudação serossanguinolenta perianal, provocando sensação de umidade, dor ou desconforto perianal. O sangramento é menos frequente.

Diagnóstico
Seu diagnóstico clínico é difícil, pois as lesões são frequentemente confundidas com dermatite eczematosa. A doença de Paget perianal caracteriza-se por lesão eczematosa plana, margens nítidas, com polimorfismo, úmida, eritematosa, às vezes, esbranquiçada, endu-

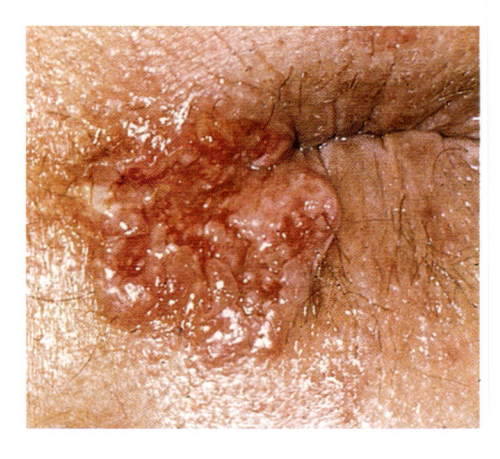

Fig. 52-10. Lesão ulcerada e eczematosa descamativa, de limites nítidos, polimorfas e eritematosa de canal anal (Bowen).

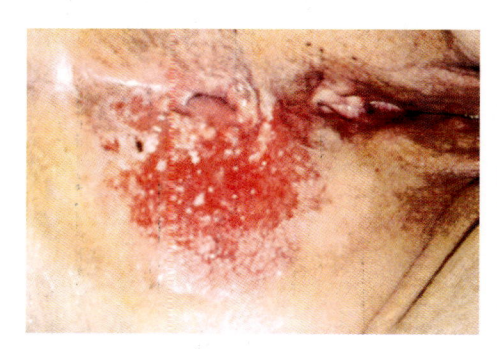

Fig. 52-11. Lesão eczematosa, plana, de margens nítidas, com polimorfismo, úmida, eritematosa e com ulcerações rasas no canal anal (Paget).

recida, com tamanho variável de 0,5 a 15 cm de extensão; sua ulceração é rara (Fig. 52-11).

Ao exame histológico (biópsia), encontram-se as células de Paget, em anel de sinete, contendo uma mucoproteína, a sialomucina, associada à hiperceratose e acantose. Dada a frequência da sua associação ao carcinoma retal ou perianal, é importante um rigoroso exame proctológico.

Tratamento

A doença de Paget pode permanecer sem sinais de malignização por anos, e não existe terapia específica. A melhor opção, quando há a malignização, é cirúrgica com ressecção local de toda a lesão perianal. Quando há recidivas frequentes, indica-se a amputação do canal anal e do reto, seguindo os critérios de radicalidade oncológica e a abordagem multidisciplinar.

DOENÇAS SEXUALMENTE TRANSMISSÍVEIS ANORRETAIS

Nas relações sexuais anais (sodomia), homo ou heterossexual, uma flora intestinal mista e abundante é colocada em contato com a mucosa uretral, ocasionando uretroprostatite. Tornam-se frequentes o condiloma acuminado, a sífilis, o cancro mole, o herpes simples genital e a gonorreia, todas de localização anal. O contato oroanal (anolinguismo), hétero ou homossexual, cria condições da transmissão da amebíase, salmonelose, shigelose, hepatite B etc.

Nos países ocidentais, a relação sexual anal é o vetor mais comum de transmissão das DSTs anorretais, que são classificadas de acordo com a sua localização em:

- *Perianais:* as lesões infecciosas ou inflamatórias, específicas ou não, entre a região sacra, o sulco interglúteo, o períneo anterior até a fúrcula vaginal e a margem anal.
- *Anites:* as afecções do canal anal.
- *Proctites:* as do reto.

Condiloma Acuminado

O condiloma acuminado tem etiologia em um ADN vírus, pertencente ao grupo Papova, o *Papillomavirus humano* (HPV), autoinoculável, tem como transmissão mais comum o contato sexual direto, havendo, porém, outras possibilidades de contaminação não venéreas. Em alguns casos, a infecção condilomatosa, cuja incidência vem aumentando nos últimos anos, pode apresentar displasia e transformação maligna. Seu período de incubação varia de 2 semanas a 8 meses, com média em torno de 3 meses. No entanto, a existência de lesões subclínicas permite aos portadores um estado de latência por muitos anos.[12,15,16]

Atinge, nas mulheres, a vagina, os grandes lábios e o períneo, incluindo o canal anal; e no homem, o pênis, a região perianal e o ânus. Seu aparecimento no reto está relacionado com o sodomismo e, na cavidade oral, à prática sexual oropenianoanal. É mais comum entre os homossexuais masculinos. Ocorre, também, em indivíduos imunocomprometidos, mesmo sem história de relação anal, como naqueles submetidos a transplantes de órgãos.

■ Quadro Clínico

O condiloma acuminado da região perianal e do canal anal caracteriza-se uma ou múltiplas lesões de aspecto verrucoso, que podem desaparecer espontaneamente ou evoluir, fundindo-se nas bases, até formar grandes massas vegetantes, semelhantes à couve-flor, avermelhadas ou esbranquiçadas. A autoinoculação pode ocorrer, observando-se as chamadas lesões em espelho, que aparecem em ambos os lados da região perianal. Pode haver um desconforto perianal, proporcional ao tamanho e ao número das lesões, associado ou não à secreção, prurido e, mais raramente, com sangramento.

■ Diagnóstico

É clínico, pela simples inspeção da presença de lesões verrucosas típicas no períneo, canal anal e/ou reto. A anuscopia é necessária para localizar lesões no canal anal e a retoscopia, para as no reto. A histopatologia confirma o diagnóstico nos casos duvidosos. Recentes técnicas de detecção do vírus HPV confirmaram a existência de infecções microscópicas do condiloma acuminado, o que explicaria a dificuldade da sua erradicação.

Quando o condiloma é de grandes proporções, denominado gigante, é importante avaliar a presença, associada à lesão, de um carcinoma epidermoide: o tumor de Buschke-Löewenstein, como descrito no item dos tumores anorretais neste capítulo.

Seu diagnóstico diferencial é com o condiloma plano da sífilis secundária e algumas neoplasias benignas e malignas anorretais.

■ Tratamento

Para as lesões pequenas, aplicação local diária de agentes citotóxicos, como a podofilina a 20% em solução alcoólica ou 5-fluorouracil a 5%, em creme, até seu desaparecimento, e nova observação após 4 semanas. Por serem substâncias potencialmente tóxicas, suas aplicações devem ser efetuadas sob controle médico.

Nas lesões extensas, o uso local de métodos destrutivos, como crioterapia, laserterapia e eletrofulguração, sob anestesia local, em ambulatório, apresentam bons resultados. Nos condilomas gigantes, pode haver necessidade de excisão cirúrgica sob anestesia peridural. É importante lembrar que as eletrofulgurações em áreas extensas ou repetitivas podem ocasionar estenose anal. O tratamento imunológico à base de autovacinas ainda não demonstrou resultados satisfatórios. É importante ressaltar que o tratamento é, por vezes, longo, cansativo e frustrante, para médicos e pacientes, com recidivas frequentes. Essas dificuldades devem ser explicadas ao paciente logo no início do tratamento, para não haver desgaste na relação médico-paciente. Devem-se proibir as relações sexuais até a cura da afecção e requerer a avaliação clínica do(s) parceiro(s).

Gonorreia

Também chamada blenorragia, seu agente etiológico é a bactéria *Neisseria gonorrhoeae*, um diplococo intracelular Gram-negativo aeróbio (gonococo) descrito por Albert Neisser, em 1879. De transmissão essencialmente por contato sexual, apresenta alta incidência epidemiológica e período de incubação entre 2 a 10 dias.[12,15,16]

A gonorreia anorretal é comum em mulheres e homossexuais masculinos.

■ Quadro Clínico

A gonorreia anorretal é frequentemente assintomática. Quando presentes, os sintomas e sinais são de uma proctite inespecífica e, isoladamente, insuficientes ao diagnóstico. No entanto, em alguns pacientes pode produzir uma criptite aguda purulenta associada a uma proctite intensa, geralmente restrita ao reto baixo, com ulcerações rasas da mucosa e abundante secreção mucopurulenta, às vezes, acompanhada de sangue e com tenesmo.

Há casos extremos de sepse gonocócica (entre 0,5 a 3%), em vista de sua disseminação hematogênica, caracterizada por artrite, pericardite, endocardite, infecção da orofaringe, epididimite, estado febril, mal-estar generalizado e lesões cutâneas em forma de pústulas, mais acentuadas nos membros, podendo, mais raramente, evoluir com meningite, denominada de síndrome de Waterhouse-Friderichsen.

■ Diagnóstico

A inspeção da região perianal, apesar de básica nos pacientes com história de sodomia, pode nada revelar. O toque retal é, com frequência, doloroso, com a presença de pus ou sangue na luva. A anuscopia e a retossigmoidoscopia podem mostrar intenso enantema da mucosa do canal anal e do reto, com graus variáveis de friabilidade e de secreção purulenta ou, raramente, sanguinolenta e, nos casos mais graves, a presença de ulcerações.

Não é raro encontrar pacientes com normalidade endoscópica, em que o diagnóstico se faz por meio do quadro clínico e achado laboratorial que é realizado mediante a bacterioscopia direta pelo método de Gram e da cultura em meio de Thayer-Martin do material obtido da secreção anorretal.

Seu diagnóstico diferencial deverá ser efetuado com as infecções inespecíficas ou com as provocadas por *Salmonella*, *Yersinia* ou *Shigella*.

■ Tratamento

Utiliza-se a penicilina benzatina, na dose de 2.400.000 UI, por via intramuscular, semanalmente, durante 2 semanas. Nos pacientes alérgicos à penicilina, faz-se a substituição pela eritromicina ou tetraciclina, por via oral, na dose de 500 mg, de 6 em 6 horas, durante 15 dias. Para confirmação da cura, todos os pacientes devem ser reexaminados após 7 dias do término do tratamento.

O risco de transmissão é alto, e a contaminação do parceiro sexual ocorre em mais de 90% dos casos, devendo ser proibidas as relações sexuais.

Sífilis

Seu agente etiológico é o *Treponema pallidum*, espiroqueta aeróbia, com período de incubação de 2 a 6 semanas após o contato sexual. Essencialmente venérea e endêmica nos centros metropolitanos, com incidência crescente, sobretudo, em homossexuais masculinos, a sífilis acomete principalmente o sistema vascular, com edema e proliferação endotelial e infiltração perivascular, após a inoculação do treponema.[12,15,16]

■ Quadro Clínico

Desde o início, a sífilis é infecção sistêmica. Após a penetração do treponema, que se multiplica já no local da inoculação, a disseminação ocorre em horas, pelas circulações sanguínea e linfática.

Caracteriza-se por três estádios clínicos sequenciais:

1. **Sífilis primária (aguda):** é a fase em que há os sinais e sintomas localizados da doença. Quando a lesão inicial é anorretal, acomete, principalmente, a região perianal através da pele e, raramente, o canal anal ou a mucosa retal, atingindo os linfonodos regionais após 10 dias. À inpecção, no local da inoculação, observa-se uma pápula eritematosa, geralmente única, indolor, base dura, chamada de cancro duro, que sofre necrose isquêmica e origina uma ulceração vermelha forte, fundo liso e com acantose na epiderme das suas margens, que não são proeminentes.

    Seu sintoma é um discreto incômodo na região perianal, com certo grau de umidade pelo exsudato da ulceração sifilítica. Essa lesão desaparece espontaneamente, após 1 ou 2 meses, sem deixar cicatriz, podendo ficar em seu lugar um eritema e um endurecimento. Decorridos 10 dias da contaminação, pode associar-se à adenopatia inguinal bilateral, dura, indolor e não inflamatória.

2. **Sífilis secundária (subaguda):** é a fase clínica sistêmica, que se dá entre 1 e 2 meses após a localizada, quando não tratada corretamente. O treponema entra na circulação e multiplica-se, disseminando-se por todo o corpo, ocasionando um exantema epidérmico generalizado com lesões denominadas de roséolas, mais acentuadas nas regiões plantares e palmares. Surgem como pequenos pontos maculares de cor cúprea, opacos, sem prurido, sendo facilmente confundidos com reação alérgica. Essas lesões também aparecem nas mucosas, disseminadamente e, por não possuírem camada córnea, são mais infectantes que as cutâneas.

    Nessa fase, pode ocorrer o condiloma plano sifilítico na região perianal, com secreção de odor fétido, extremamente contagiosa, associado ao enantema e à friabilidade da mucosa retal.

3. **Sífilis terciária (crônica):** é sua fase tardia, de 2 a 5 anos após a sistêmica, sendo, contudo, rara, dado o tratamento prévio ou a autoimunidade (30% dos casos), levando à cura espontânea. Pode manifestar-se como:
    - Forma tegumentar, com lesões nodulares na derme (gomas sifilíticas).
    - Forma cardiovascular com estreitamento do óstio das coronárias, insuficiência da válvula aórtica e aneurisma da aorta torácica.
    - Forma neurológica, tanto meníngea, parenquimatosa quanto congênita, com paralisia e ataxia locomotora.
    - Como lesões ósseas e viscerais.

■ Diagnóstico

Para o diagnóstico, é importante evidenciar que a sífilis apresenta mais sinais que sintomas, e o paciente pouco se queixa, tendo que ser rigorosamente examinado, incluindo o exame proctológico completo.

O diagnóstico é confirmado, na fase primária, mediante o exame direto da secreção perianal em campo escuro, com impregnação pela prata, coloração pelo Giemsa ou pela tinta da China, todos possibilitando a identificação das espiroquetas, ou mesmo por meio de biópsias das lesões para exame histopatológico.

A sorologia pela floculação (VDRL) ou da reação de complemento (Wasserman) positivam-se na fase secundária; por não serem específicas, dá-se preferência à prova FTA, com antígenos treponêmicos (IgM) de alta sensibilidade e especificidade.

A diferenciação diagnóstica é feita com a fissura anal, o condiloma acuminado e o carcinoma anorretal.

■ Tratamento

Penicilina benzatínica, na dose semanal de 2.400.000 unidades por via intramuscular, durante 4 semanas. Como segunda opção, a eritromicina ou a tetraciclina – dose de 500 mg, por via oral, de 6 em 6 horas, durante 15 dias.

Os pacientes e seus companheiros sexuais devem ser acompanhados e orientados, necessitando-se abstenção sexual durante o tratamento. Os pacientes assim tratados devem tornar-se soronegativos em semanas, caso não haja reinfecção.

Donovanose

É infecção bacteriana crônica, pouco contagiosa e de evolução progressiva, com destruição da área genital, classificada, em geral, como venérea. Seu agente causal foi descoberto por Charles Donovan, em 1905, e denominada de *Donovania granulomatis*. Com os conhecimentos atuais, esse agente foi definido como uma bactéria Gram-negativa do gênero *Klebsiella* e denominada de *Calymmatobacterium granulomatis*. Seu período de incubação varia entre 8 e 80 dias. A doença é conhecida, também, como granuloma venéreo ou tropical.[12,15,16]

■ Quadro Clínico

A enfermidade começa com nódulos subcutâneos múltiplos ou isolados, que ulceram através da pele, inclusive perianal, produzindo lesões indolores, que sangram com facilidade, aumentam gradativamente e são, quase sempre, associadas a infecções secundárias, com tecido necrótico na base das úlceras, intensa secreção purulenta e odor fétido, formando pústulas. Associa-se à adenopatia inguinal, igualmente com secreção fétida.

■ Diagnóstico

É feito mediante as características clínicas da lesão, que se inicia como um nódulo subcutâneo que ulcera e ocasiona uma lesão granulomatosa exuberante, vegetante e que, progressivamente, alastra-se por coalescência e autoinoculação, preservando o aspecto ulcerovegetante.

A extensão do processo inflamatório ocasiona fibrose dos tecidos, que, quando acomete o canal anal, pode levar à estenose (diagnosticada ao toque retal), semelhante à encontrada no linfogranuloma venéreo.

As biópsias permitem o diagnóstico histológico, caracterizado por extensa acantose e denso infiltrado dérmico, com plasmócitos e histiócitos. Os corpúsculos de Donovan, patognomônicos da enfermidade, são encontrados no interior dos macrófagos.

■ Tratamento

As tetraciclinas, o cloranfenicol e as gentamicinas são os antibióticos mais eficazes. A tetraciclina é a primeira escolha na dose de 500 mg por via oral, de 6 em 6 horas durante, no mínimo, 10 dias. O cloranfenicol deverá ser empregado em doses de 500 mg, via oral, de 8 em 8 horas. A gentamicina deverá ser usada na dose de 80 mg (1 mg/kg de peso corporal) por via intramuscular, de 12 em 12 horas, pelo mesmo período.

O paciente deverá ser acompanhado, semanalmente, até a cicatrização das lesões, com cura prevista ao redor de 3 semanas.

Em casos de lesões muito extensas, deve-se extirpá-las cirurgicamente.

Cancroide

Também denominada de cancro mole, é causada por pequenas bactérias aeróbias (cocobacilos) Gram-negativas, denominadas de *Haemophilus ducreyi*, descritas por Ducrey, em 1889. Seu período de incubação é curto (entre entre 2 e 7 dias); é contagiosa e autoinoculável, sendo considerada como doença essencialmente venérea.[12,15,16]

■ Quadro Clínico

A lesão anal inicial é representada por mácula, vesícula ou pústula, que rapidamente se rompe, evoluindo em 2 a 3 dias para ulceração dolorosa, rasa, com bordas bem delimitadas, escavadas, fundo purulento, base mole, geralmente múltipla e localizada na genitália externa, podendo, também, ser encontrada no ânus.

Por vezes, apresenta adenopatia inguinal, denominada "bubão", geralmente unilateral, de aspecto supurativo (amolecido e tumefato). As lesões cancroides não desaparecem espontaneamente, como as da sífilis.

■ Diagnóstico

O quadro clínico do cancroide perianal é fundamental para o diagnóstico, pois os exames complementares para confirmar a presença do agente etiológico apresentam alta incidência de falso-negativos. O exame bacterioscópico e a cultura da secreção são muito utilizados. O teste imunológico de intradermorreação, conhecido como teste de Ito-Reenstierna, apresenta positividade somente após 12 dias do início da enfermidade.

Seu diagnóstico diferencial deverá ser feito com a sífilis, o linfogranuloma venéreo e a donovanose.

■ Tratamento

Tetraciclinas na dose de 500 mg por via oral, de 6 em 6 horas, durante 10 dias, ou o cloranfenicol, 500 mg por via oral, de 8 em 8 horas, pelo mesmo período. O cuidado local faz-se com limpeza das lesões, 2 a 4 vezes ao dia, com solução antisséptica, como o permanganato de potássio, na diluição de 1:40.000.

Não se deve incisar e drenar a adenite, pois, dessa forma, prolonga-se seu tempo de evolução. Pode-se esvaziá-la por punção com agulha e aproveitar o material para exame.

Linfogranuloma

Doença sistêmica, de transmissão essencialmente venérea, causada pelo *Chlamydia tracomatis,* bactéria intracelular com predileção pelos linfonodos. É Gram-negativa, com período de incubação de 7 a 10 dias, também denominada de doença de Nicolas-Favre-Durand.[12,15,16]

■ Quadro Clínico

A lesão inicial é uma infecção granulomatosa no local da inoculação, que quase sempre passa despercebida. É observada com o aspecto de vesícula, erosão, exulceração ou pápula. Sua propagação é linfática, estendendo-se aos linfonodos regionais e causando adenites (abscessos). Essa adenopatia abscedada drena espontaneamente, formando vários orifícios fistulosos, com secreção de pus espesso e fétido, caracterizando o estádio avançado da enfermidade.

A lesão inicial pode ocorrer no canal anal ou no reto, quando inoculada diretamente na mucosa retal por relação sexual anal. Pode ocasionar grave comprometimento regional, em especial no reto, com adenopatia perirretal, da cadeia ilíaca profunda e hipogástrica. Pode haver, também, comprometimento dos gânglios inguinais superficiais.

Há dor anal, por vezes, intensa e febre. O comprometimento dos linfonodos regionais evolui com a formação de fístulas, estenoses e abscessos perianais. A proctite apresenta-se com inflamação aguda da mucosa, ulcerações e secreção mucossanguinolenta ou mucopurulenta fétida, acompanhada de tenesmo. Evolui para estenose de extensão variável, com obstipação e fezes finas, podendo até ocorrer completa oclusão. São frequentes as fístulas retovaginais. A adenopatia inguinal é bilateral e supurativa.

■ Diagnóstico

O quadro clínico de lesão ulcerada perianal, com adenopatias satélites, comprometimento sistêmico com lesões granulosas nos linfonodos que evoluem para abscessos perianais, fístulas e estenoses anorretais, associados à história de relação sexual anal, é fortemente indicativo do linfogranuloma venéreo. Devem-se realizar o exame bacteriológico direto, o teste intradérmico de Frei (inoculação de cultura da secreção purulenta das lesões) e o teste imunológico de fixação de complemento. Quando positivos, confirmam a doença, sendo necessário de 12 a 40 dias para sua positividade após o aparecimento da lesão inicial. É importante saber que esses testes podem falhar em mais de 30% dos pacientes.

O diagnóstico diferencial do linfogranuloma venéreo anorretal deverá ser feito com o cancroide, a sífilis, a doença de Crohn, a tuberculose, o carcinoma e o abscesso críptico.

■ Tratamento

Tetraciclinas na dose de 500 mg por via oral, a cada 6 horas, no mínimo, por 20 dias. Esse tratamento deve ser iniciado imediatamente após a suspeita do diagnóstico. Outra opção é cloranfenicol, 500 mg (oral), de 8 em 8 horas, durante o mesmo período. As adenopatias e os abscessos devem ser drenados, porém, os procedimentos cirúrgicos devem ser bem avaliados e restritos. Nas fístulas perianais e retovaginais, fazem-se ressecções econômicas e cuidadosas, tendo, geralmente, que associar, posteriormente, a plásticas reconstrutivas. As estenoses anorretais poderão ser tratadas com dilatações e, em casos extremos, com derivação do trânsito intestinal por meio de colostomias ou, até mesmo, amputação do reto e canal anal.

Herpes Simples Genital

O herpes simples genital pertence ao grupo das doenças venéreas frequentemente transmitidas pelo contágio sexual. Pela liberação sexual de hoje em dia, vem apresentando um crescente aumento. Por ser praticamente incurável e sujeita a recidivas, tem grande importância.[12,15,16]

Foi descrita por Richard Morton, em 1694, e reconhecida como virose, em 1941, sendo causada por vírus ADN pertencentes à família *Herpes viridae*, subfamília *Alphaherpesvirinae*, em que se incluem os *Herpes vírus hominis* (HVH). Estes apresentam dois tipos antigênicos: o HVH 1, encontrado principalmente em lesões dos lábios, faces e regiões expostas à luz solar; e o HVH 2, observado nas regiões genitais e considerado como doença sexualmente transmissível. Estímulos variados, como febre, traumas mecânicos, tensão emocional, baixa imunidade e infecções diversas, provocam sua recorrência.

■ Quadro Clínico

Cerca de 24 horas após o contágio sexual anal, surgem as primeiras manifestações, com lesões eritematosas acompanhadas de ardor, prurido e dor. Sobre essa lesão eritematosa aparecem vesículas agrupadas, umas em torno das outras, por 4 a 5 dias; após isso, ulceram na região perianal ou no canal anal e formam crostas, havendo reparação entre 2 a 3 semanas.

Às vezes, acompanha-se de febre, cefaleia, mal-estar e mialgias. Em 75% dos casos, observam-se adenopatias inguinais ou femorais e em 15% há inoculação extragenital, como em nádegas, dedos e olhos.

A existência de infecções subclínicas permite aos portadores um estado de latência por muitos anos e explica o porquê de o paciente, há muito convivendo com parceiro(a) único(a) sem herpes, possa manifestar a enfermidade após anos de relacionamento. A recorrência tem a mesma história natural da infecção inicial e manifesta-se, quase sempre, no mesmo lugar, com os mesmos sintomas e sinais.

O herpes simples genital, embora seja doença benigna, pode ser grave e até fatal em pacientes imunocomprometidos.

■ Diagnóstico

Seu diagnóstico é clínico e precedido de rigorosa anamnese. A presença perianal das lesões vesiculares agrupadas umas em torno das outras, as ulcerações ou as crostas, fazem o diagnóstico. Impõem-se a pesquisa de doenças sexualmente transmissíveis associadas, como a sífilis e o cancroide. O diagnóstico sorológico, mediante a fixação do complemento do HVH 2, deixa a desejar. Nos centros mais avançados, os métodos diagnósticos utilizados são o imunológico (IgM) ou a cultura viral em células embrionárias humanas, ambos de alta sensibilidade e especificidade.

■ Tratamento

Visa minimizar os efeitos, o tempo de duração e o espaço entre as crises, pois é ineficaz para a cura. Consiste no uso do agente antiviral acyclovir (inibidor da polimerase do ADN viral), por via oral na dose de 200 mg, 4 a 6 vezes ao dia, e tópico (diretamente sobre as lesões herpéticas) com pomada a 5%, também com 4 a 6 aplicações ao dia, no período de 5 a 10 dias (até a remissão dos sintomas). Quando falha a resposta terapêutica oral, pode utilizar-se o acyclovir intravenoso.

Candidíase

É uma infecção causada por um fungo oportunista, *Candida albicnas*, que vive como comensal na mucosa do sistema digestivo, e sua incidência, nos últimos anos, vem aumentando. Apresenta fatores predisponentes, como a gravidez, o diabetes, a imunodepressão e o uso prolongado de corticoides e de antibióticos de amplo espectro. Atualmente, aceita-se como doença frequentemente transmitida pelo contágio sexual e que, com baixa frequência, acomete a região perianal, o canal anal e o reto.[12,15,16]

■ Quadro Clínico

Na pele da região perianal, pode produzir lesões intertriginosas, com eritema, maceração e exsudação com intenso prurido. No canal anal e reto, caracteriza-se pela presença de proctite purulenta com placas brancas sobre mucosa enantematosa e edemaciada, com secreção do tipo "leite coalhado". Sua disseminação ocorre por via hemática, podendo ocasionar, em pacientes portadores de enfermidades graves, em geral imunocomprometidos, endocardites, meningites e/ou septicemias, comumente fatais.

■ Diagnóstico

As manifestações clínicas, com prurido intenso e secreção esbranquiçada e espessa, na região perianal e no canal anal, são típicas e sugerem o diagnóstico. O exame citológico da secreção pode confirmar a presença do fungo. Se o exame a fresco for negativo, sob suspeita clínica, deve-se realizar a cultura da secreção.

■ Tratamento

Para uso local (perianal), a violeta-de-genciana em solução aquosa a 2% apresenta grande eficácia e baixo custo, podendo ser aplicada pelo próprio paciente ou, quando necessário, no consultório médico. Associa-se à nistatina, por via oral, na dose de 500.000 UI, 3 vezes ao dia, por 10 dias. No acometimento do canal anal e do reto, emprega-se, também, a nistatina tópica, na forma de creme.

A Anfotericina B é utilizada nas formas disseminadas, por via parenteral.

Molusco Contagioso

É uma infecção da pele, sobretudo, de localização genital, considerada, eventualmente, como de transmissão sexual, autoinoculável, causada por um poxvírus (Juliusberg, 1905), que apresenta um período de incubação de 1 semana a 6 meses. Sua ocorrência é mundial, com maior incidência na infância e no adulto sexualmente ativo.[12,15,16]

■ Quadro Clínico

Caracteriza-se pelo aparecimento na pele, inclusive perianal, de erupções vesiculares endurecidas típicas, de superfície lisa, translúcida e com umbilicação central. Tem crescimento rápido, podendo atingir até 10 mm. Em geral, é assintomática ou pode produzir discreto prurido. Apresenta involução natural em até 2 meses, sem deixar cicatriz.

■ Diagnóstico

Seu diagnóstico é pelas suas características clínicas, que tornam fácil sua indentificação. O exame histopatológico de uma vesícula biopsiada confirma o diagnóstico.

Tratamento

É realizado pela curetagem das vesículas, devendo-se alertar o paciente para a possibilidade do aparecimento de novas lesões pelo curso natural da infecção, durante vários meses. Como o molusco contagioso involui espontaneamente, não se justifica qualquer tratamento que possa causar cicatrizes.

Síndrome da Imunodeficiência Adquirida (AIDS)

A AIDS é, na atualidade, o maior problema de saúde pública mundial, em vista de seu contágio fácil, rápida expansão e disseminação descontrolada, além de ser considerada uma DST de transmissão frequente pelo contato sexual, sobretudo, pelo coito anal.[2,12,15,16]

É uma doença infecciosa grave, provocada pelo vírus da imunodeficiência humana (HIV), pertencente à família dos **retrovírus**, subfamília dos Lentivírus, tendo sido isolados, até o momento, dois tipos de vírus ARN: o HIV 1 e o HIV 2, com período de incubação variando de alguns meses a vários anos. Apresenta grande variação genética, grande capacidade de replicação e ação citolítica para as células que infectam com cepas de diferentes virulências. Podem ser encontrados no organismo humano, tanto no meio extra, como no intracelular. Após penetrar na célula, o HIV perde o envoltório, e o seu ARN é liberado no citoplasma celular. A transcriptase reversa transcreve o ARN em ADN, e este genoma viral integrado, denominado pró-vírus, pode permanecer latente durante prolongado período. Fatores ainda mal conhecidos ativam o pró-vírus e dão início à síntese dos componentes virais (protease) que produzirão novos HIVs. O ciclo completa-se com a lise da célula hospedeira e a liberação dos vírus capazes de infectar outras células. No sistema hematopoético, o tropismo mais acentuado dos HIVs é para os linfócitos T indutores (TH), que representam 60 a 80% das células T circulantes. Nessas células, estão presentes receptores específicos, denominados CD4, que participam no reconhecimento dos antígenos e são essenciais à manutenção da competência imunológica humana. Os macrófagos são capazes de fagocitar o HIV, mas são refratários ao seu efeito citopatogênico, permitindo que o vírus sobreviva e possa ser transportado pela corrente circulatória a diversos órgãos, como os pulmões, o cérebro e o trato digestório.

As principais alterações imunológicas encontradas na AIDS são causadas pela penetração dos vírus HIV nos linfócitos TH, com sua destruição, impossibilitando a manutenção da competência imunológica, além de bloquear os receptores CD4, impedindo o reconhecimento dos antígenos para as outras infecções. Dessa maneira, os indivíduos, depois de contaminados pelo vírus da AIDS, têm o reconhecimento dos outros antígenos prejudicados, e se tornam incapazes de combater células neoplásicas, fungos, protozoários e outros vírus.

A epidemiologia da AIDS é cosmopolita, disseminada por todo o planeta e se transmite pelo esperma, nos contatos sexuais, pelo sangue e hemoderivados, nas transfusões, ou pelo uso compartilhado de agulhas de injeção de tóxicos venosos, além da via transplacentária. Outras maneiras de contaminação, os humores corpóreos, são acidentais.

Desde sua primeira descrição, em 1979, por Weisman e Gottlieb, tem-se mantido mais restrita aos denominados "grupos de risco": homens homo e bissexuais, heterossexuais promíscuos, usuários de drogas injetáveis, pacientes transfundidos com sangue e hemoderivados, filhos gerados de mães com HIV ou viciadas em drogas injetáveis e parceiros sexuais de pacientes portadores de HIV.

Quadro Clínico

É complexo, pois inclui as manifestações causadas pelo HIV e pelas infecções associadas. A OMS classifica as várias formas clínicas da AIDS, como assintomática, infecção aguda, linfoadenopatia persistente, manifestações sistêmicas, neurológicas e neoplásicas e infecções relacionadas com a AIDS. Nem todas as formas clínicas estão presentes em todos os pacientes e podem não ocorrer consecutivamente. O Sarcoma de Kaposi, relacionado com a AIDS, tornou-se epidêmico, sendo a lesão inicial em 30% dos pacientes. Atinge a pele em qualquer lugar do corpo e a mucosa de todo o trato digestório. Pode formar nódulos cutâneos isolados ou múltiplos, anginomatosos, planos, indolores, palpáveis, ou manchas hiperpigmentadas de cor púrpura ou negra que não desaparecem à pressão. Nas mucosas, apresenta-se como nódulos violáceos e assintomáticos que, ocasionalmente, podem crescer em forma de pólipo. As manifestações são disfagia, hemorragia digestiva, obstipação, vômitos, anorexia e náuseas.

Diagnóstico

O diagnóstico laboratorial inclui a pesquisa do HIV ou dos anticorpos anti-HIV, sendo os mais utilizados, em nosso meio, o ELISA, com especificidade de 99,8%, e para confirmação de resultados duvidosos, o teste de Western-blot e a imunofluorescência (IF). Confirmado o diagnóstico, efetuar uma avaliação da quantidade de HIV presente no plasma (carga viral) e do sistema imunológico do paciente, por contagem das células TH (CD4), além da identificação das possíveis infecções ou neoplasias associadas.

O diagnóstico diferencial deverá ser feito com: imunodeficiências congênitas ou adquiridas; terapias com imunossupressores; neoplasias malignas e quadros infecciosos graves.

Tratamento

A terapia anti-HIV baseia-se na contagem das células TH (CD4), na quantidade de vírus presente no plasma (carga viral) e/ou na situação clínica do paciente. Assim, todos os pacientes com AIDS e com a doença manifesta (sintomáticos), ou os assintomáticos, porém com contagem de TH (CD4) menor que 500 céls./mm^3, devem ser tratados. Aqueles com contagem de TH (CD4) acima de 500 céls./mm^3 devem ser tratados somente se tiverem carga viral acima de 30.000 cópias de ARN/mL. As drogas disponíveis para o tratamento são as inibidoras da transcriptase reversa, as inibidoras da protease e inibidora da protease. A monoterapia está proscrita. A terapia combinada tem como objetivo controlar melhor a replicação viral, diminuindo a sua carga e reduzindo a seleção de drogas resistentes ao HIV.

REFERÊNCIAS BIBLIOGRÁFICAS

1. Cintron JR, Park JJ, Orsay CP et al. Repair of fistulas-in-ano using fibrin adhesive: long-term follow-up. *Dis Colon Rectum* 2000;43:944-50.
2. Cooney TG, Ward TT. *AIDS and medical problems*. Philadelphia: WB Saunders, 1997.
3. Cruz GMG. *Coloproctologia, propedêutica geral (I), propedêutica nosológica (II) e terapêutica (III)*. Rio de Janeiro: Revinter, 1999-2000.
4. Goligher JC. *Surgery of the anus, rectum and colon. 5th ed.* London: Ballieri-Tindall, 1984.
5. Gordon PH, Nivatvongs S. *Principles and practice of surgery for the colon, rectum and anus*. 2nd ed. St Louis: QMP, 1999.
6. Habr-Gama A, Alves PRA, Corsi A et al. Plástica da estenose pós-hemorroidectomia. *Rev Ass Med Bras* 1980;26:100-2.
7. Mazier WP, Levien DH, Luchtefeld MA et al. *Surgery of the colon, rectum and anus*. Philadelphia: WB Saunders, 1995.
8. Miranda SML. Fissura anal: esfinctetomia química ou cirúrgica? In: Catro LP, Savassi-Rocha PR, Lacero Filho A et al. *Tópicos em gastroenterologia – Avanços em coloproctologia*. Rio de Janeiro: Medsi, 2001. p. 453-66.
9. Nahas SC, Nahas P. Traumatismos do cólon e do reto. In: Pinotti HW. *Tratado de clínica cirúrgica do aparelho digestivo*. São Paulo: Atheneu, 1994.
10. Notaras MJ. Lateral subcutaneus sphincterotomy for anal fissure: a new technique. *Proc R Soc Med* 1969;62:713-18.
11. Parks AG. Anal fissure. *Proc R Soc Med* 1975;68:681-85.
12. Passos MRL, Almeida. *DST & Diagnóstico Difierencial*. Rio de Janeiro: Revinter, 2002.

13. Pitt J, Craggs MM, Henry MM et al. Alpha-1 adrenoceptor blockade: potecial new treatment for anal fissures. *Dis Colon Rectum* 2000;43(3):800-3.
14. Quilici FA, Reis Neto JA, Cordeiro F et al. Afecções proctológicas. In: Petroianu A, Pimenta LG. *Clínica e cirurgia geriátrica*. Rio de Janeiro: Guanabara Koogan, 1999. p. 383-401.
15. Quilici FA, Reis Neto JA. *Atlas de proctologia*. São Paulo: Lemos, 2000.
16. Quilici FA. Doenças anorretais. São Paulo: Lemos, 2002.
17. Quilici FA. Doenças proctológicas. In: Copelman H. *Gastroproct*. São Paulo: Lemos, 2003.
18. Quilici FA. Ferimentos do reto: tratamento e complicações. In: Margarido NF, Saad Jr R, Cecconello I et al. *Complicações em cirurgia*. São Paulo: Robe, 1993.
19. Quilici FA. Tratamento atual da doença hemorroidária. In: Coelho JCV, Malafaia O, Ribeiro JM. *Cirurgia do aparelho digestivo*. São Paulo: Lemos, 2000.
20. Quilici FA. Tratamento atual das hemorroidas. In: Dani R. *A gastroenterologia hoje e amanhã*. Rio de Janeiro: FAPEGE, 1996.
21. Quilici FA. *Tratamento cirúrgico da estenose anal. Análise dos resultados*. Tese de mestrado, Unicamp, 1986.
22. Quilici FA. Trauma colorretal. In: Moreira H. *Coloproctologia – Atualidades*. São Paulo: Fundo Byk, 1996.
23. Ramos JR, Mesquita RM. Uso de cola de fibrina no tratamento da fístula anal: há evidências de sua real eficácia? In: Catro LP, Savassi-Rocha PR, Lacero Filho A et al. *Tópicos em gastroenterologia – Avanços em coloproctologia*. Rio de Janeiro: Medsi, 2001. p. 447-52.
24. Reis Neto JA, Quilici FA, Cordeiro F et al. Open versus semi-open haemorrhoidectomy: a randomised trial. *Int Surg* 1992;77(2):84-90.
25. Reis Neto JA. Incontinência anal. In: Souza VCT. *Coloproctologia*. 4th ed. Rio de Janeiro: Medsi, 1999.
26. Reis Neto JA. *New trends in coloproctology*. Rio de Janeiro, Revinter, 2.000.
27. Reis Neto JA. Variações técnicas das hemorroidectomias. In: Colégio Brasileiro de Cirurgiões. *Cirurgia de aparelho digestivo*. Rio de Janeiro: Robe, 1991.
28. Ribeiro MC. Importância do esfíncter anal interno do ânus. Técnica original para a esfincterotomia no tratamento da fissura anal (398 casos). *Trib Méd* 1967;9:64-74.
29. Sarner JB. Plastic relief of anal stenosis. *Dis Col Rectum* 1969;12:277-80.
30. Sobrado Jr CW. Doença hemorroidária: ligar, grampear ou cortar? In: Catro LP, Savassi-Rocha PR, Lacero Filho A et al. *Tópicos em gastroenterologia – Avanços em coloproctologia*. Rio de Janeiro: Medsi, 2001. p. 415-4.

53 Complicações em Colonoscopia

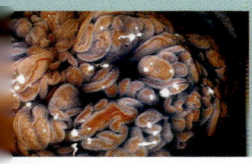

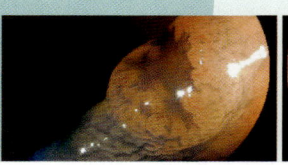

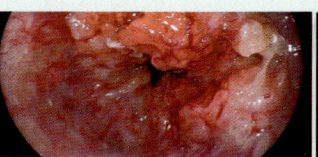

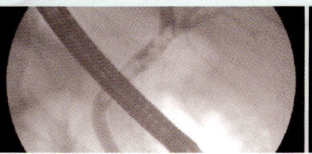

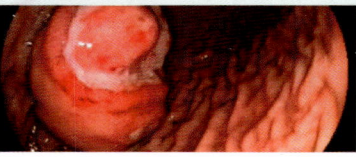

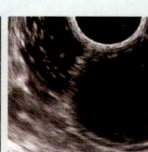

Paulo A. F. P. Corrêa ■ Jarbas Faraco

INTRODUÇÃO

Pode-se definir complicação em colonoscopia como um evento adverso indesejado que acarrete implicações prognósticas previsíveis ou não, e que não possa ser completamente evitado, mesmo decorrente da aplicação correta da técnica (diagnóstica ou terapêutica) e realizada por profissional qualificado.[1]

Para que seja ressaltada a importância deste capítulo, uma análise retrospectiva americana revelou que a colonoscopia foi responsável por 55% dos exames endoscópicos realizados naquele país entre 1999 e 2003.[2]

Com relação às complicações, estas estiveram presentes em 0,31% dos pacientes desta série.[3]

Em contrapartida, existem outros relatos na literatura com até 15% de complicações imediatas relacionadas com o exame de colonoscopia.

As complicações em colonoscopia podem ocorrer em quatro situações:

1. Durante o preparo do cólon.
2. Durante a sedação e analgesia.
3. Durante o exame diagnóstico.
4. Durante um procedimento terapêutico.

DURANTE O PREPARO DO CÓLON

O preparo do cólon visa remover o conteúdo luminal para propiciar uma boa visualização da superfície mucosa.

No entanto, alguns gases potencialmente explosivos, contidos no interior do cólon, como o metano e o hidrogênio, podem permanecer. Principalmente nos indivíduos em que o preparo é difícil de ser realizado ou mais demorado, ou ainda quando se faz uso do preparo retrógrado.[4]

Outro fator que pode acarretar a presença destes gases no cólon é a metabolização de alguns agentes utilizados no preparo anterógrado, como o sorbitol e o fosfato de sódio.[5-7]

Para que se minimize a possibilidade de uma explosão por combustão destes gases durante o procedimento, sugere-se a troca gasosa durante a colonoscopia por manobras de aspiração e insuflação. Com isso, o ar contido no interior do cólon será composto pelos mesmos gases presentes no ar atmosférico.[8]

Quanto pior estiver a qualidade do preparo, mais prolongado será o tempo da colonoscopia, causando maior distensão cólica e menor taxa de detecção de lesões.

Em recente publicação, demonstrou-se que em pacientes que apresentaram o preparo de cólon classificados como "excelente", a detecção de lesões serrilhadas nos segmentos cólicos proximais foi significativamente maior do que em pacientes que tiveram o preparo classificados, como "bom".[9] Em razão disto, a colonoscopia necessitará ser repetida precocemente, todavia, mesmo com novo preparo, aproximadamente 20% dos pacientes não atingirão o objetivo final, ou seja, a limpeza adequada do cólon.[10,11]

Algumas drogas e agentes usados para o preparo de cólon também podem acarretar complicações, como: sabe-se que o uso de Bisacodil pode estar relacionado com o surgimento de colite isquêmica.[1,12]

Artigo recentemente publicado demonstrou o desenvolvimento de esofagite corrosiva pela não diluição correta em água do Picossulfato de Sódio em pó.[13]

O polietilenoglicol (PEG), que deve ser ingerido em maior volume, pode causar náuseas e vômitos. Existem relatos de broncoaspiração, desenvolvimento da síndrome de Mallory-Weiss e até choque anafilático relacionado com o uso deste agente.[1,14,15]

Agentes hiperosmolares (Manitol e Fosfato de Sódio) podem induzir distúrbios hidreletrolíticos.[16] A hidratação oral e/ou endovenosa é fortemente recomendada durante e após o preparo do cólon, com a intenção de se evitarem estes distúrbios e hipovolemia.[1]

A utilização do Fosfato de Sódio está relacionada com o surgimento de ulcerações ileocólicas, que podem mimetizar algumas doenças inflamatórias. O desenvolvimento de nefrocalcinose também já foi relatado.[1]

Existem relatos de óbitos com o uso deste agente, decorrentes de hiperfosfatemia, hipocalcemia e contração do volume intravascular. Por isso, ele deve ser utilizado exclusivamente em pacientes jovens e saudáveis.

Apesar da valiosa utilidade clínica da colonoscopia, o preparo de cólon é um fator importante no desenvolvimento de insuficiência renal e distúrbios eletrolíticos, particularmente em certas populações de pacientes: idosos, cardiopatas e nefropatas.

Tendo-se em conta que estes efeitos adversos podem ser permanentes e às vezes com risco de morte para o paciente, julga-se prudente tomar precauções simples em pacientes de maior risco ou até mesmo se evitar este procedimento, caso o risco de surgimento de eventos adversos graves seja maior do que o seu benefício.[17]

Preparo inadequado, complicações mais severas e colonoscopia incompleta ocorrem mais em pacientes com idade avançada.[18]

DURANTE A SEDAÇÃO E ANALGESIA

Frequentemente realizada pelo próprio colonoscopista, a sedação tem como intuito promover diminuição da ansiedade e maior conforto ao paciente durante o procedimento.

As drogas mais utilizadas são os opioides (Meperidina ou Fentanil), benzodiazepínicos (Diazepam ou Midazolam) e o Propofol.

A depressão respiratória é uma complicação relacionada com sedação e que requer medidas imediatas para que seja revertida. Está presente em 0,06% das colonoscopias e está intimamente relacionada com a idade do paciente, ou seja, quanto mais idoso, maior a possibilidade de depressão cardiorrespiratória.[9]

Artigo publicado, em 2014, mostrou índice de complicações cardiorrespiratórias de até 29% em pacientes com mais de 80 anos.[19]

Já a indicação que motivou o exame não influencia no aumento de complicações cardiorrespiratórias, como variável única.[9]

É conveniente em pacientes de maior risco que o exame tenha a presença de um médico anestesiologista e, se possível, este seja realizado em ambiente hospitalar.

Para se tentar minimizar estes riscos, alguns cuidados devem ser tomados:

1. Ofertar suplemento extra de oxigênio através de cateter nasal aos pacientes mesmo antes de iniciarmos a analgesia e sedação.
2. Monitorar os pacientes com cardioscópio e oxímetro de pulso não invasivos.
3. Diluir as drogas em seringas distintas e previamente identificadas.
4. Iniciar com a analgesia, usando-se um opioide (é nossa preferência o Fentanil).
5. Respeitar o tempo de ação da droga e aguardar de 2 a 3 minutos para se administrar o sedativo.
6. Manter a sedação consciente. Se houver necessidade de se aprofundar a sedação, chamar um anestesiologista.
7. Ter em sala os antagonistas (opioide = naloxona, benzodiazepínico = flumazenil) para pronta reversão em caso de depressão.
8. Ter todo o equipamento de ressuscitação ao alcance (e que este seja diariamente checado).

DURANTE O EXAME DIAGNÓSTICO

As complicações da colonoscopia diagnóstica são:[20]

1. Perfuração da parede cólica por força mecânica ou distensão gasosa (barotrauma).
2. Sangramento intraluminal por laceração da camada mucosa.
3. Sangramento intracavitário por laceração de órgãos (baço ou fígado) ou ruptura dos vasos sanguíneos do mesocólon.
4. Não detecção de lesões cólicas (tumores, pólipos etc.).

Com o aprimoramento da técnica colonoscópica, o índice de perfuração cólica durante colonoscopia diagnóstica apresentou diminuição.

Artigos publicados, em 1976 e 1983, mostravam, respectivamente, taxa de perfuração de 0,2 e 0,12%.[21,22] Todavia, estudo mais recente publicado, no ano de 2014, relatou um índice de 0,01%.[23]

Os locais mais comuns de perfuração são o cólon sigmoide, seguido pelo ceco.

Esses sítios se tornam mais suscetíveis a esta complicação por causa da presença de divertículos e maior força mecânica aplicada no sigmoide (além da fixação do cólon descendente, o que favorece a perfuração da sua transição com o cólon sigmoide com a ponta do aparelho) e no ceco por apresentar a espessura da parede mais fina.[24]

O sangramento intraluminal, como complicação do procedimento diagnóstico, tem sido cada vez menos relatado, sendo este atribuído à complicação de intervenções terapêuticas, como polipectomias, mucosectomias e, até mesmo, biópsias.

Em artigo recentemente publicado, há um relato da formação de grande hematoma intraluminal durante uma colonoscopia diagnóstica em um paciente idoso, com o cólon sigmoide redundante e em uso de ácido acetilsalicílico (AAS).[25]

Em adição, os casos de sangramento intracavitários estão relacionados com traumas de órgãos adjacentes, como o baço. Nesta situação pode acorrer o trauma direto ou a tração excessiva do ligamento espleno-cólico, com avulsão de sua cápsula.

O primeiro caso de ruptura esplênica foi descrito, em 1974, por Wherry e Zehner.

Atualmente, a literatura mostra maior incidência desta complicação em pacientes do sexo feminino e com idade média de 63 anos.

Habitualmente, os sintomas (sinais de irritação abdominal, anemia, hipotensão e até choque) surgem nas primeiras 24 horas após o procedimento, no entanto, podem aparecer alguns dias depois.[26]

Quanto à laceração do mesocólon, poucos casos estão descritos na literatura, no entanto, todos os casos relatados estão intimamente relacionados com colonoscopias tecnicamente difíceis, com a presença de cólon redundante e/ou aderências.[27,28]

Shaw et al. descreveram um caso de apendicite após colonoscopia.[29] O mecanismo para tal fato ainda é desconhecido, mas o barotrauma e a impactação de fecálito no óstio apendicular são os mais prováveis.

Deve-se ressaltar a possibilidade de mera coincidência no surgimento da apendicite, ou então solicitação inadequada da colonoscopia para pesquisa de dor abdominal, já estando instalada esta condição.

Oito casos de colecistite aguda após colonoscopia foram descritos na literatura até 2013. As hipóteses diagnósticas estão relacionadas com a desidratação do paciente decorrente do preparo de cólon, que pode deixá-lo mais suscetível a desenvolver esta enfermidade. O trauma local também pode estar relacionado com sua etiologia.[30]

Por fim, em relação à não detecção de lesões do cólon durante o procedimento diagnóstico, estudo recente mostrou que 20% dos adenomas de cólon não foram diagnosticados durante o exame.

Desses 27% mediam menos de 5 mm de diâmetro, e 11% já eram adenomas avançados.[31]

Para se tentar evitar tais complicações deve-se executar o exame com cuidado, desfazendo-se as "alças" formadas pelo aparelho antes de se progredir, insuflando-se pouco ar na introdução e valorizar qualquer desconforto do paciente.

Não é demérito algum abortar um exame quando se percebe que haverá dano iminente à saúde do paciente.

DURANTE PROCEDIMENTO TERAPÊUTICO

As complicações mais frequentes em relação à terapêutica aplicada durante a colonoscopia são:

1. Sangramento.
2. Perfuração.
3. Síndrome pós-polipectomia.

O sangramento após a polipectomia é a complicação mais frequente e geralmente apresenta relação com tamanho do pólipo removido.

Para pólipos pequenos, o índice de sangramento imediato mostra-se entre 0,5 e 2,2%, e para sangramentos tardios (em até 1 semana) entre 0,3 e 0,6%.

Por outro lado, pólipos de grandes dimensões (3 cm ou mais) apresentam possibilidade de sangramento entre 1 e 10%.

Alguns autores observaram que não somente o tamanho da lesão é fator para maior chance de sangramento, mas também a sua localização no cólon ascendente e o uso concomitante de AAS (sangramento tardio).[32]

Em contrapartida, outros relatam somente o tamanho da lesão como fator preditivo para o sangramento, excluindo a localização e o uso de antiplaquetários.

Ainda outros recomendam que, em lesões maiores, o emprego de profilaxia para o sangramento deve ser ponderado.[33]

O sangramento imediato após a polipectomia deve ser controlado durante o mesmo procedimento, utilizando-se métodos de injeção (adrenalina ou oleato de etanolamina), cauterização mono ou bipolar, ou mecânico (clipe ou ligadura).

Para sangramentos difusos e segmentares, os métodos de injeção e o térmico são mais eficazes (Fig. 53-1).

Já para sangramentos pontuais, em que se consegue identificar o vaso sangrante, o clipe é mais eficiente e duradouro (Figs. 53-2 e 53-3).

A maioria dos pacientes com sangramento tardio pós-polipectomia apresenta resolução espontânea do sangramento, porém, 1/3 deles necessitará novo procedimento endoscópico para hemostasia.[1]

A perfuração da parede do cólon pós-polipectomia está presente entre 0,03 e 1% dos casos e, sem dúvida, é a complicação mais grave e temida pelos colonoscopistas.

Em recente estudo, com mais de 200.000 colonoscopias analisadas, a taxa de perfuração pós-polipectomias foi de 0,03% (69 casos).

Dois fatores foram identificados por propiciar maior risco de perfuração pós-polipectomia: tamanho do pólipo (maior do que 3 cm) e formato da lesão (lesões planas).

Neste mesmo artigo, o local mais comum de perfuração pós-polipectomia foi o cólon sigmoide (1,15%), seguido pelo ceco (1,13%). Na flexura hepática ocorreram apenas 0,25% das perfurações.[34]

A utilização de alça diatérmica para polipectomia no ceco, também, foi um fator que aumentou a possibilidade de perfuração.

O tratamento da perfuração pode ser efetivo pela oclusão imediata do orifício com clipes metálicos associando-se a antibioticoterapia sistêmica e jejum oral.

O acompanhamento clínico e radiológico (de preferência com tomografia) do paciente é de fundamental importância.

A literatura recomenda que se deva abordar, por via endoscópica, somente perfurações de até 1 cm de extensão. No entanto, existem alguns relatos de reparos de orifícios maiores (até 5 cm).

Quando se propõe a realizar tal procedimento, recomenda-se iniciar a colocação dos clipes pelas bordas (inferior e superior) do ferimento, aproximando-as com menor tensão, até se fechar toda a ferida (Fig. 53-4).

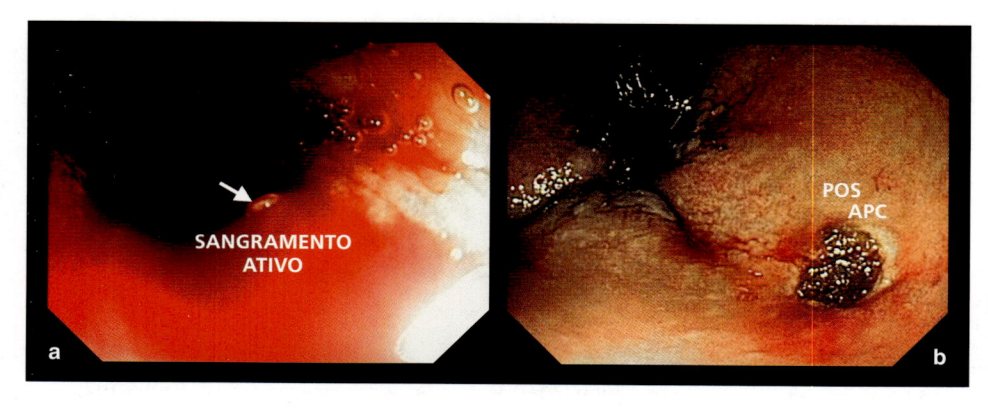

Fig. 53-1. (a) Sangramento ativo e difuso pós-múltiplas biópsias de próstata. (b) Aplicação de plasma de argônio sobre os ferimentos próximos entre si, com controle da hemorragia.

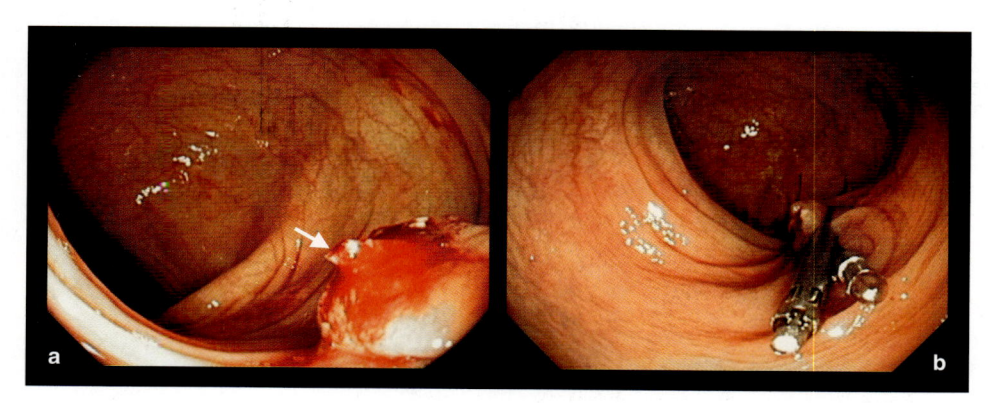

Fig. 53-2. (a) Coto arterial pós-polipectomia de pólipo pediculado. (b) A aplicação de dois clipes em "V" garantirá boa e duradoura hemostasia.

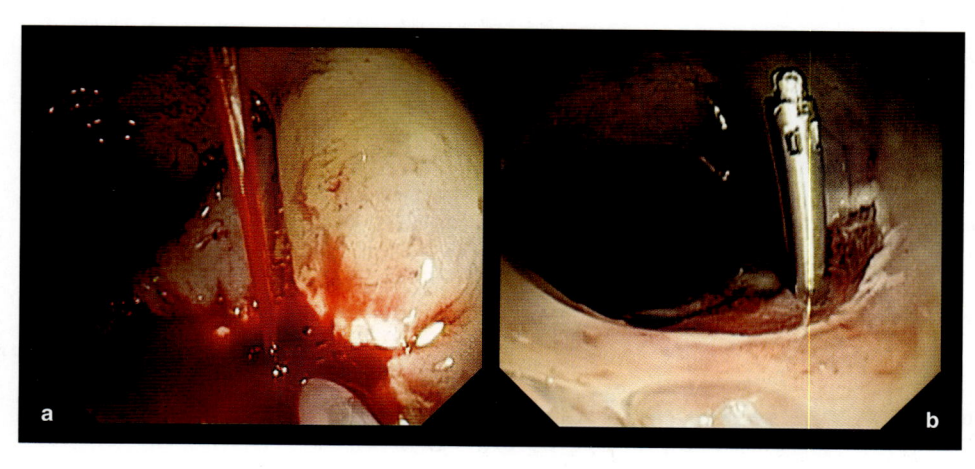

Fig. 53-3. (a) Sangramento arterial tipo Forrest Ia pós-mucosectomia. (b) Injeção de adrenalina 1:10.000 para diminuir o fluxo do sangramento, viabilizando a aplicação, logo em seguida, de clipe metálico.

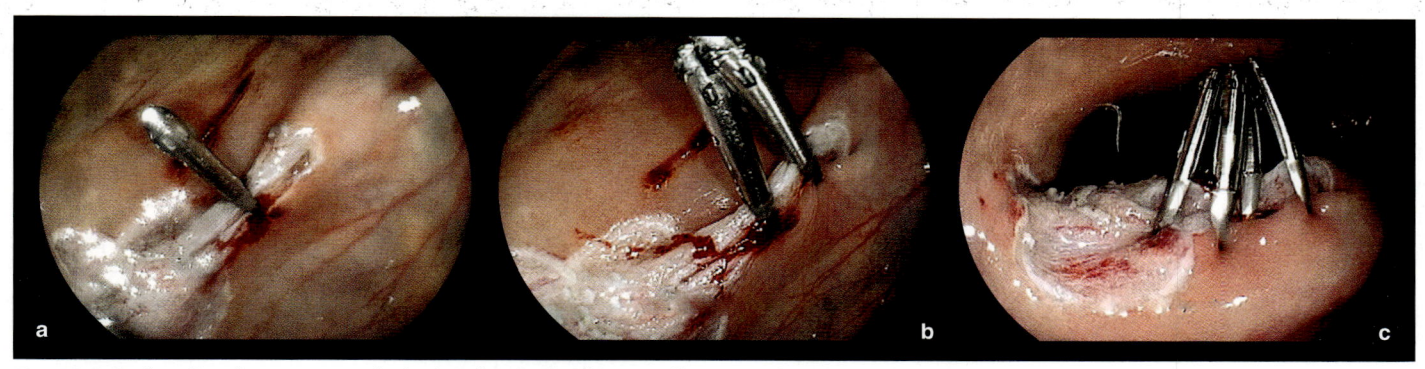

Fig. 53-4. Perfuração pós-mucosectomia. (a-c) Aplicação de clipes metálicos sucessivos, iniciando-se pela borda cranial da perfuração (que era linear).

No entanto, no caso de insucesso do tratamento conservador ou na impossibilidade de oclusão do orifício com tal acessório, ou ainda se houver má evolução clínica do paciente, a intervenção cirúrgica far-se-á necessária.

No mesmo estudo citado anteriormente, que relatou 69 casos de perfuração pós-polipectomia, 19 deles foram tratados clinicamente, com jejum oral, antibiótico e suporte básico, tendo resultado satisfatório.[35]

Associado ao sucesso do tratamento conservador está o diagnóstico precoce da perfuração.

Caso este diagnóstico seja feito após 24 horas do ocorrido, a maioria dos pacientes acabará sendo submetida à colectomia ou derivação.

Por isso, o diagnóstico precoce da perfuração é um fator muito importante em relação aos índices de morbimortalidade desta complicação.[36]

A síndrome pós-polipectomia é uma complicação que ocorre entre 1 a 3% dos casos, e é decorrente da queimadura transmural em razão do uso de corrente elétrica de coagulação.

Nessa síndrome, não há perfuração.

A potência da corrente elétrica utilizada, o tempo de passagem desta corrente e o tamanho da lesão a ser removida são fatores predisponentes a este tipo de complicação.[1,37]

Clinicamente, o paciente mostra-se com dor abdominal localizada podendo ou não apresentar febre.

Ao exame físico, há aumento da "defesa" durante a palpação do abdome (geralmente no ponto correspondente ao sítio da polipectomia) e descompressão brusca dolorosa.

Os exames de imagem não evidenciam a presença de pneumoperitônio, mas podem revelar diminutas bolhas de ar adjacentes ao local do procedimento.

Nestes casos, opta-se pelo tratamento conservador, ou seja, jejum oral, hidratação, antibioticoterapia e analgesia venosas e monitorização clínico-laboratorial.

Geralmente, a evolução é favorável, raramente evoluindo para perfuração ou necessitando tratamento cirúrgico.[1]

REFERÊNCIAS BIBLIOGRÁFICAS

1. Pinho PRA. Complicações em colonoscopia. In: Averbach M, Corrêa P. *Colonoscopia.* 2. ed. Rio de Janeiro: Revinter, 2014. p. 361-72.
2. Sonnenberg A, Amorosi SL, Lacey MJ et al. Patterns of endoscopy in the United States: analysis of data from the Center for Medicare and Medicaid Services and the National Endoscopic Database. *Gastrointest Endosc* 2008;67(3):489-96.
3. Crispin A, Birkner B, Munte A et al. Mansmann. Process quality and incidence of acute complications in a series of more than 230000 outpatient colonoscopies. *Endoscopy* 2009;41:1018-25.
4. Ben Soussan E, Mathieu N, Roque I et al. Bowel explosion with colonic perforation during argon plasma coagulation for hemorrhagic radiation-induced proctitis. *Gastrointest Endosc* 2003;57(3);412-13.
5. Josemanders DF, Spillenaar Bilgen EJ, van Sorge AA et al. Colonic explosion during colonoscopic polypectomy: avoidable complication or bad luck? *Endoscopy* 2006;38(9):943-44.
6. La Brooy SJ, Avgerinos A, Fendick CL et al. Potentially explosive colonic concentrations of hydrogen after bowel preparation with mannitol. *Lancet* 1981;1(8221);634-36.
7. Monahan DW, Peluso FE, Goldner F. Combustible colonic gás levels during flexible sigmoidoscopy and colonoscopy. *Gastrointest Endosc* 1992;38(1):40-43.
8. Strocchi A, Bond JH Ellis C et al. Colonic concentrations of hydrogen and methane following colonoscopic preparation with an oral lavage solution. *Gastrointest Endosc* 1990;36(6):580-82.
9. Tholey DM, Shelton CE, Francis G et al. Adenoma detection in excellent versus good bowel preparation for colonoscopy. *J Clin Gastroenterol* 2015 Apr.;49(4):313-19.
10. Bressler B, Paszat LF, Chen Z et al. Rates of new or missed colorectalcancers after colonoscopy and their risk factors: a population-based analysis. *Gastroenterology* 2007;132(1):96-102.
11. Ben-Horin S, Bar-Meir S, Avidan B. The outcome of a second preparation for colonoscopy after preparation failure in the first procedure. *Gastrointest Endosc* 2009;69(3 Suppl):626-30.
12. Lopez Morra HA, Fine SN, Dickstein G. Colonic ischemia with laxative use in Young adults. *Am J Gastroenterol* 2005;100(9):2134-36.
13. Seo JY, Kang KJ, Kang HS et al. Corrosive esophagitis caused by ingestion of picosulfate.*Clin Endosc* 2015 Jan. 48(1):66-69.
14. De Graaf P, Slagt C, de Graaf JL et al. Fatal aspiration oh polyethylene glycol solution. *Neth Med* 2006;64(6):196-98.
15. Lee SH, Cha JM, Lee JI et al. Anaphylactic shock caused by ingestion of polyethylene glycol. *Intest Res* 2015 Jan.;13(1):90-94.
16. Nagler J, Poppers D, Turetz M. Severe hyponatremia and seizure following a polyethylene Glycol-based bowel preparation for colonoscopy. *J Clin Gastroenterol* 2006;40(6):558-59.
17. Florentin M, Liamis G, Elisaf MS. Colonoscopy preparation-induced disorders in renal function and electrolytes. *World J Gastrointest Pharmacol Ther* 2014 May 6;5(2):50-54.
18. Cha JM. Would you recommend screening colonoscopy for the very elderly? *Intest Res* 2014;12(4):275-80.
19. Lin OS. Performing colonoscopy in elderly and very elderly patients: risks, costs and benefits. *World J Gastrointest Endosc* 2014 June 16;6(6):220-26.
20. Annie OO Chan, Louis NW, Angus CW Chan et al. Predictive factors for colonoscopy complications. *Hong Kong Med J* 2015;21(1):23-29.
21. Macrae FA, Tan KG, Williams CB. Towards safer colonoscopy: a report on the complication of 5000 diagnostic and therapeutic colonoscopies. *Gut* 1983;24(5):376-83.
22. Kang HY, Kang HW, Kim SG et al. Incidence and management of colonoscopic perforation in Korea. *Digestion* 2008;78(4):218-23.
23. Xiao shui Shi, Yong qi Shan, Enda Yu et al. Lower rate of colonoscopic perforations: 110785 patients of colonoscopy performed by colorectal surgeons in a large teacheing hospital in China. *Surg Endosc* 2014;28:2309-16.
24. Dehal A, Tessier DJ. Intraperitoneal and extraperitoneal colonic perforations following diagnostic colonoscopy. *JSLS* 2014;18:136-41.

25. Katshubara Masaki *et al.* Acute colonic intramural hematoma: a rare complication of colonoscopy. *Endoscopy* 2014;46:E180-81.
26. Abunnaja S, Panait L, Palesty JA *et al.* Laparoscopic splenectomy for traumatic splenic injury after screening colonoscopy. *Gastroenterol* 2012;6:624-28.
27. Hernandez EJ, Ellington RT, Harford WV. Isolated transverse mesocolon laceration during routine colonoscopy. *J Clin Gastroenteral* 1999;28:46-48.
28. Yong-Jun Choi, Jin-Seok Park, Gyung Eun Kim *et al.* Mesocolon laceration following colonoscopy. *Korean J Gastroenterol* 2014;63(5):313-15.
29. Shaw D, Gallardo G, Basson MD. Post-colonoscopy appendicitis: a case report and systematic review. *Word J Gastrointest Surg* 2013 Oct. 27;5(10):259-63.
30. Park T, Lee SY, Lee JH *et al.* Acute cholecystitis after a colonoscopy. *Ann Coloproct* 2013;29(5):213-15.
31. Heresbach D, Barrioz T, Lapalus MG *et al.* Miss rate for colorectal neoplastic polyps: a prospective multicenter study of back-to-back vídeo colonoscopies. *Endoscopy* 2008;40(4):284-90.
32. Anderloni A, Jovani M, Hassan C *et al.* Advences, problems and complications of polypectomy. *Clin Experimental Gastroenterol* 2014;7:285-96.
33. Hee Seok Moon, Sun Wook Park, Dong Hwan Kim *et al.* Only the size of resected polyps is an independent risk factor for delayed postpolypectomy hemorrhage: a 10-year single-center case-control study. *Ann Coloproctol* 2014;30(4):182-85.
34. Rutter MD, Nickerson C, Rees CJ *et al.* Risk factor for adverse events related to polypectomy in the English Bowel Câncer Screening Programme. *Endoscopy* 2014;46:90-97.
35. Crispin A, Birkner B, Munte A *et al.* Process quality and incidence of acute complications in a series of more than 230000 outpatient colonoscopies. *Endoscopy* 2009;41:1018-25.
36. Hyun-Ho Kim, Bong-Hyeon Kye, Hyung-Jin Kim *et al.* Prompt management is most important for colonic perforation after colonoscopy. *Ann Coloproct* 2014;30(5):228-31.
37. Waye JD. The postpolypectomy coagulation syndrome. *Gastrointest Endosc* 1981;27(3):184.

54 Técnicas de Colonoscopia – O Exame

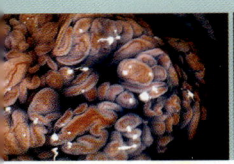

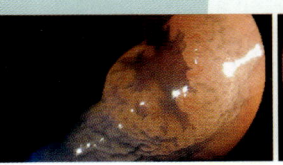

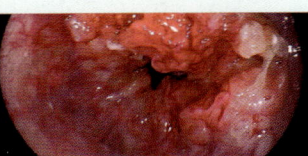

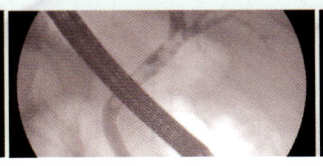

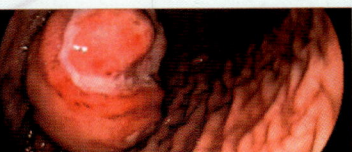

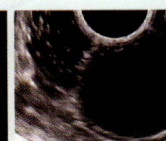

Giovani A. Bemvenuti

INTRODUÇÃO

A colonoscopia é um procedimento que tem por objetivo o diagnóstico de afecções que acometem o intestino grosso em toda a sua extensão, podendo estender-se ao íleo distal. Além do diagnóstico, a colonoscopia possibilita alguns recursos terapêuticos.

Os atributos fundamentais da colonoscopia são segurança e qualidade e, seja qual for a indicação do procedimento, ambos são inseparáveis. No caso da prevenção do câncer do intestino grosso, dentre numerosos indicadores da qualidade dos procedimentos, alguns são mensuráveis, pois traduzem numericamente a redução da sua mortalidade (Quadro 54-1).

A colonoscopia não é um procedimento isolado e, como em outras intervenções complementares, faz parte de um contexto cujo objetivo final é estabelecer um raciocínio diagnóstico e adotar medidas terapêuticas. Assim sendo, inicia-se por uma abordagem propedêutica tradicional, pesquisando-se, sobretudo, a existência de comorbidades e o uso de medicamentos. As informações clínicas, aliadas aos achados endoscópicos, permitem estabelecer as correlações fisiopatológicas, fazer o diagnóstico da doença, indicar a conduta e inferir o prognóstico.

"A colonoscopia, quase sempre, é um procedimento de fácil realização, porém eventualmente tem grande complexidade, mesmo para endoscopistas experientes". (Christopher Williams, 1997).

As dificuldades podem ser previstas já na avaliação clínica preliminar, pois não raro apontam a existência de aderências cirúrgicas ou consequentes a peritonites, afora a ocorrência de anomalias de posicionamento das alças intestinais.

Para realizar-se um procedimento colonoscópico seguro e eficiente, deve-se atentar às regras básicas e seguir uma rotina de passo a passo (Quadro 54-2).

PROCEDIMENTO COLONOSCÓPICO

Visando a uma colonoscopia segura e eficiente, o procedimento endoscópico deve ser realizado mediante uma rotina, uma sistemática passo a passo (Quadro 54-3). Os cuidados pós-procedimento e o relato dos resultados complementam a realização de uma assistência médica do melhor padrão de qualidade.

Quadro 54-1 Indicadores de qualidade da colonoscopia na prevenção do câncer colorretal

- Limpeza dos intestinos
- Chegar ao ceco e examiná-lo
- Tempo de retirada do endoscópio, mínimo de 6 a 10 minutos
- Índice de detecção de pólipos ou de adenomas
- Neoplasia avançada pós-colonoscopia

Quadro 54-2 Regras básicas para realizar colonoscopia com eficiência e segurança

1. Conhecer a anatomia do intestino grosso e suas correlações
2. Estar familiarizado com os equipamentos e acessórios disponíveis
3. Realizar o procedimento segundo indicações justificadas e conferir os riscos
4. Ter em mãos o consentimento informado, assinado pelo paciente
5. Conhecer e ter habilidade nas manobras de inserção do endoscópio
6. Identificar os marcadores de posicionamento do endoscópio
7. Identificar as lesões e as evidências que indicam a sua natureza
8. Praticar colheita de espécimes (biópsias) e procedimentos terapêuticos sem acrescer riscos ao paciente
9. Fazer o registro descritivo (laudo) e de imagens
10. Tomar conhecimento do resultado do exame anatomopatológico e estabelecer as correlações clinicopatológicas
11. Informar ao médico responsável do paciente o diagnóstico e suas implicações e aconselhar sobre as alternativas de tratamento, o prognóstico e o seguimento clínico-endoscópico

Quadro 54-3 Passo a passo de medidas essencialmente práticas para conduzir o procedimento colonoscópico propriamente dito

1. Limpeza dos intestinos
2. Seleção do método de sedação
3. Inserção do endoscópio
4. Inspeção endoscópica
5. Terapêuticas endoscópicas, quando for o caso

Limpeza dos Intestinos

A limpeza adequada dos intestinos é um dos indicadores de qualidade da colonoscopia, sendo fundamental para o êxito da inspeção endoscópica. Uma forma prática de definir a qualidade do preparo é estratificá-la em três níveis de acordo com o resultado e a confiabilidade para realizar o procedimento (Quadro 54-4). O nível é considerado adequado na ausência de resíduos ou quando apenas uma pequena quantidade de líquido claro necessita ser removida por aspiração, o que lhe vai conferir segurança e confiabilidade. No nível satisfatório, o procedimento também poderá ser confiável mesmo

Quadro 54-4 Níveis de qualidade da limpeza dos intestinos na colonoscopia

Níveis	Achados	Resultado
Adequado	Ausência de resíduos	Procedimento confiável
Satisfatório	Resíduos removíveis	Confiável após remoção dos resíduos
Inadequado	Resíduos irremovíveis	Procedimento não confiável

297

que seja encontrado algum resíduo, assim como uma quantidade pequena de material fecal liquefeito, muco ou sangue que possa ser completamente removida, permitindo uma apreciação completa e minuciosa da mucosa. Finalmente, se encontrados resíduos que não possam ser removidos, o preparo é inaceitável, porquanto não garante segurança para a inspeção endoscópica.

Dentre os métodos disponíveis para a limpeza dos intestinos, a escolha deve recair naquele em que se obtenha o melhor resultado sem provocar danos ao paciente, incluindo os efeitos colaterais por intolerância a medicamentos e comorbidades, como diabetes, hipertensão arterial, insuficiência renal ou cardíaca e outras condições, especialmente nos casos de pacientes idosos e debilitados. É importante que o paciente seja informado do que vai ser feito e o porquê, pois isto vai assegurar a sua mais efetiva adesão às recomendações e aos cuidados que deve observar. Os métodos mais eficazes propõem uma dieta com líquidos claros sem resíduos por 1 a 3 dias. O uso de laxantes é indicado e, de acordo com a experiência prévia do paciente, dá-se preferência a agentes mais suaves, efetivos para que o intestino se mantenha funcionante, sem maior desconforto. No dia do procedimento, de 4 a 6 horas antes, emprega-se como estímulo a ingestão de compostos, como o manitol ou outras soluções eletrolíticas de efeito osmótico que provocam evacuações líquidas claras e a eliminação dos resíduos. Mais recentemente apontam-se vantagens na divisão dessas soluções em duas partes, processo denominado *split-dose,* pois além de favorecer o êxito, ameniza efeitos colaterais, como a desidratação e a náusea. O uso de enemas sucessivos de limpeza está abandonado como método de primeira escolha, podendo ser empregado como complemento, no caso de os métodos atuais não mostrarem o resultado desejado ou no preparo de pacientes com colostomia para a limpeza da porção distal do intestino. Detritos liquefeitos remanescentes ou muco, sangue e pequenos fragmentos de fezes devem ser mobilizados por irrigação com jatos de água e removidos por aspiração. Atenção especial para alguma área com muco aderido que pode esconder pequenas lesões de potencial neoplásico, sendo vital a sua remoção.

Sedação e Monitorização

A realização da colonoscopia sem sedação é uma possibilidade, porém não deixa de ser um procedimento penoso, e a maioria dos pacientes e médicos preferem fazê-la em um estado de inconsciência. O método mais usado é a sedação assistida sob monitorização dos sinais vitais e cuidados ventilatórios. Após o procedimento, o paciente deve permanecer em ambiente de recuperação sob vigilância monitorizada.

Inserção do Endoscópio

Inicia-se, posicionando o paciente em decúbito lateral esquerdo e procedendo a inspeção da região perianal e exame digital. Segue-se a introdução do tubo colonoscópico, sendo essencial a manutenção do canal anal bem lubrificado. Procede-se a uma insuflação dosada de ar que tem a finalidade de criar um espaço na luz intestinal e assim proporcionar melhor visibilidade. Durante o procedimento, por vezes, é conveniente reduzir a distensão das alças colônicas, o que facilita as manobras de inserção do colonoscópio.

Para que o tubo endoscópico progrida pelo trajeto colônico, emprega-se uma força propulsiva comedida, mantendo sempre a noção direcional do caminho a seguir. O transcurso de uma angulação pode representar um obstáculo a ser superado e, algumas vezes, deve ser feito às cegas, entretanto, deve-se conferir que esteja ocorrendo a passagem contínua da imagem. As manobras de retificação das curvas e das redundâncias das alças colônicas são fundamentais e para tanto se utiliza o torque, girando-se o endoscópio em torno de seu eixo. Com frequência, a estratégia para prevenir ou corrigir a formação de redundâncias é realizar um recuo retificador. Durante a inserção, o emprego de anticolinérgico pode ser contraproducente, pois deixa o intestino mais flácido e propicia a formação de amplas alças redundantes pela perda de tonicidade da muscular própria, o que dificulta a progressão do endoscópio.

O reto inspeciona-se por visão direta e quando indicado, por retrovisão. Em seguida, depara-se com o sigmoide, que é o segmento colônico mais complexo por sua extensão, mobilidade e natural tendência à redundância. Visando prevenir esta, emprega-se a Manobra *Right-turn Straightening Technique* como denominada por seu criador. Ela preconiza girar gradativamente o tubo endoscópico para a direita, isto é, no sentido horário dos ponteiros do relógio e, ao mesmo tempo, executar suaves pulsões de vaivém (Fig. 54-1). O colonoscópio progride como um saca-rolhas, resultando em retificar a alça sigmoide e amenizar a angulação com o cólon descendente, o que facilita o acesso aos segmentos colônicos mais proximais.

Na evidência da impossibilidade de retificar a redundância do cólon sigmoide, o contraponto é uma alternativa de raro uso, a Manobra em Alfa, que muda a estratégia da inserção do endoscópio, pois no primeiro momento vai contar com a redundância da alça sigmoidiana. O paciente passa ao decúbito supino, e a extremidade do endoscópio é posicionada na porção proximal do sigmoide (Fig. 54-2a). Progressivamente, faz-se um movimento de torção do tubo endoscópico para a esquerda, isto é, no sentido anti-horário até que se presuma ter girado 180° (Fig. 54-2b). Com esta manobra, mesmo havendo uma redundância do sigmoide, atenua-se o ângulo com o descendente, o que facilita a progressão até o ângulo esplênico (Fig. 54-2c). O movimento seguinte consiste em distorcer o endoscópio no sentido contrário e, simultaneamente, recuar até que se assegure a retificação da alça redundante (Fig. 54-2d e e).

Chega-se assim ao ângulo esplênico que se identifica por uma coloração mais escura, vinhosa ou azulada pela vizinhança com o diafragma e o baço. A progressão em geral não apresenta maior dificuldade, girando-se o tubo do endoscópio para a esquerda. Neste ponto, notam-se os batimentos cardíacos e, em seguida, alcança-se a porção média do cólon transverso que revela a sua característica forma geométrica triangular (Fig. 54-3). Se ocorrer uma angulação aguda, procede-se à curiosa Manobra Paradoxal, que consiste em recuar o tubo endoscópico e, ao mesmo tempo, aspirar o ar insuflado (Fig. 54-4a). Observa-se que ocorre o avanço real até o ângulo hepático, identificável também por uma coloração vinhosa ou azulada pelo contato com o fígado (Fig. 54-4b).

A progressão pelo ângulo hepático até o cólon ascendente pode determinar nova dificuldade decorrente do caráter tridimensional desta angulação, o que impõe a retificação das alças colônicas e, então, realiza-se uma flexão para baixo, simultânea com um giro progressivo para a direita. Nesta passagem, é importante conservar a orientação da continuidade da luz intestinal, assim como manter o intestino pouco distendido, repetir as manobras de vai-

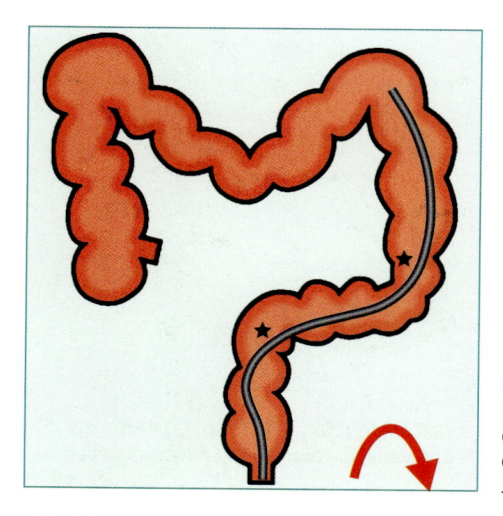

Fig. 54-1. Manobra preventiva de retificação do cólon sigmoide denominada *Right-turn Straightening Techique.*

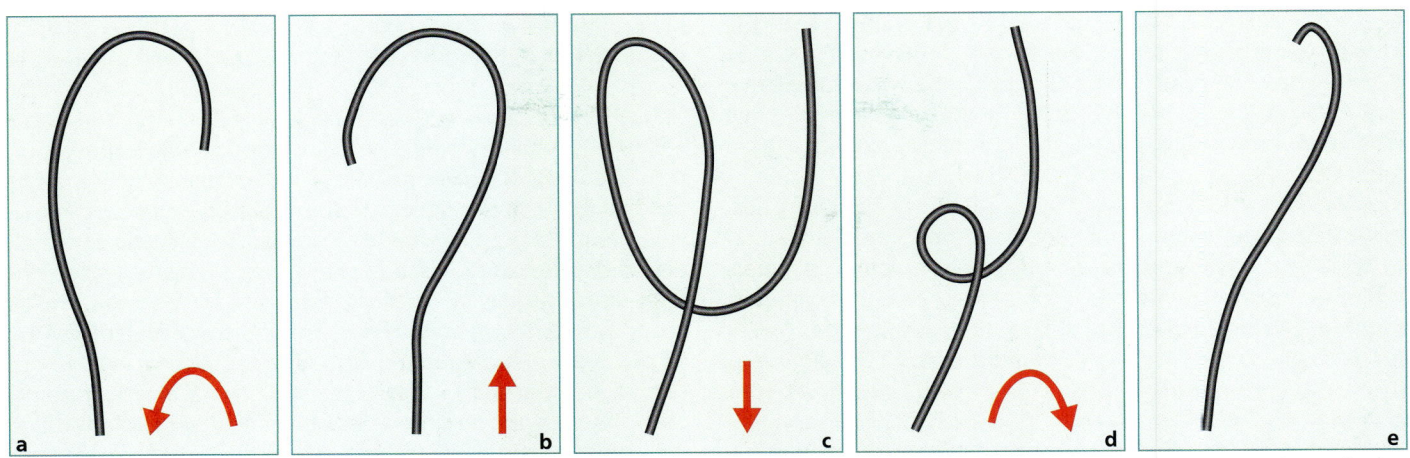

Fig. 54-2. Manobra corretiva da redundância do cólon sigmoide denominada Manobra Alfa; (a) posição inicial do endoscópio no segmento proximal do cólon sigmoide; (b) posição do endoscópio após um giro de 180 graus; (c) progressão do endoscópio pela alça sigmoide redundante até o cólon descendente; (d) distorção do endoscópio para reduzir a redundância da alça sigmoide; (e) retificação do sigmoide pelo recuo do endoscópio e alcança até o ângulo esplênico.

vém e renovar a retificação. Em alguns casos, afigurando-se impossível o avanço, é válido recorrer-se a manobras extraordinárias, entre elas está a pressão manual por um auxiliar. Esta pressão manual externa da parede abdominal é uma técnica subsidiária de exceção, e o seu emprego deve observar os critérios e as indicações convencionais. Sua utilidade serve para acessar exclusivamente o cólon direito e jamais para progressão no cólon sigmoide. Confere-se o estado de retificação e se mantém a distensão reduzida das alças, enquanto a mão do auxiliar passa a apoiar abaixo da cicatriz umbilical, quase no hipogástrio (Fig. 54-5). A manipulação do auxiliar deve ser feita somente sob o comando do examinador, porquanto pressão manual aleatória, extemporânea, descontínua e em local errado se torna ineficaz. Se ainda assim for notada a falta de progresso da extremidade do endoscópio, pode-se apelar para uma manobra complementar, que consiste na mudança de decúbito do paciente para lateral direita que, em regra, faz o endoscópio migrar quase espontaneamente para o ceco.

A chegada ao ceco, constatada pelos marcadores estruturais, como a válvula ileocecal, a convergência das tênias e o óstio apendicular, é a grande meta da inserção do endoscópio (Fig. 54-6). Em caso de dúvida, a transiluminação da parede abdominal na fossa ilíaca direita ou o movimento causado por palpação confirmam o êxito das manobras. Ingressar no íleo distal frequentemente é possível, de uma forma direta ou por retrovisão.

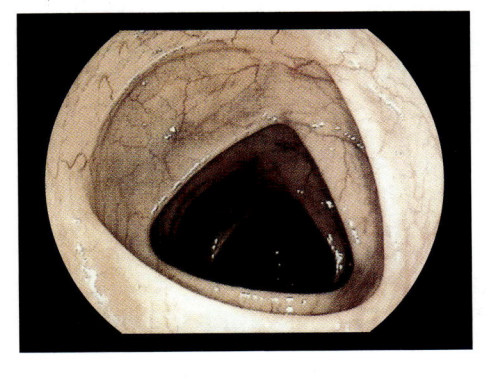

Fig. 54-3. Cólon transverso e sua imagem triangular.

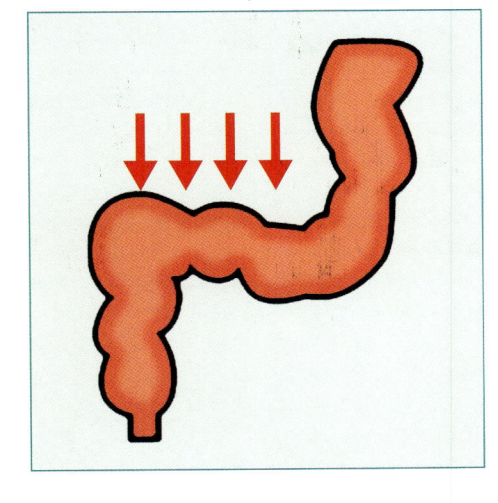

Fig. 54-5. Manobra auxiliar – local da pressão manual para impedir a redundância do cólon sigmoide.

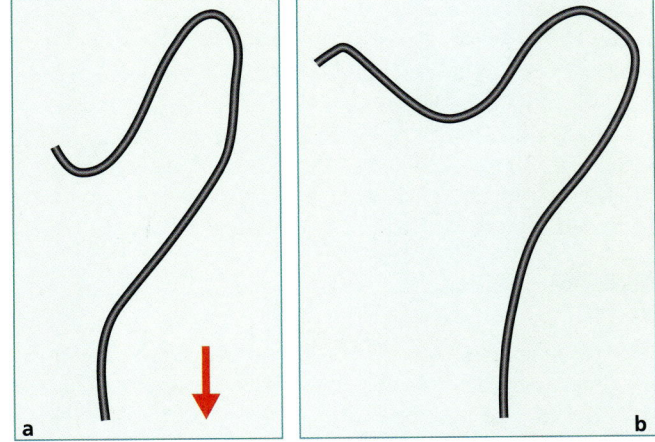

Fig. 54-4. Manobra Alfa de retificação do cólon transverso. (a) Recuo do endoscópio com a extremidade angulada; (b) avanço do endoscópio até o ângulo hepático.

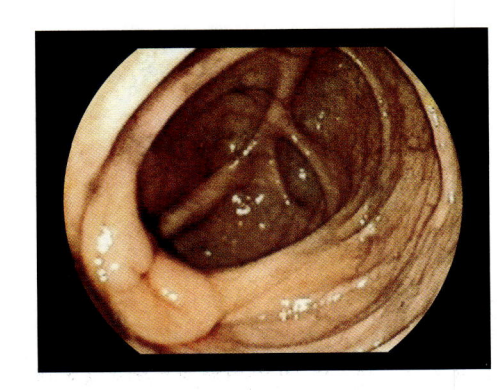

Fig. 54-6. O ceco e seus marcadores estruturais.

Alcançar o ceco é também um dos indicadores da qualidade da colonoscopia, e o índice mínimo aceitável é de 90% dos casos. Na eventualidade de insucesso deve-se privilegiar a segurança, e a melhor conduta é a interrupção do procedimento, tomando-se providências cabíveis e levando o fato ao conhecimento do paciente.

Inspeção Endoscópica

A inspeção endoscópica pode ser estendida ao íleo distal até por vários centímetros. Quanto ao ceco, vale lembrar que não é simplesmente alcançá-lo, mas examiná-lo. Na realidade, a minuciosa inspeção do ceco ao reto é o objetivo primordial do procedimento. A inspeção endoscópica sempre deve ser realizada com vagar, escrutinando-se a superfície da mucosa de todos os segmentos do intestino grosso, dando-se especial atenção às áreas supostamente cegas, como as faces proximais e distais das haustrações e as zonas proximais das angulações dos cólons. No cólon ascendente, por exemplo, onde as haustrações frequentemente são mais salientes, o recurso adicional da retrovisão permite examinar pontos críticos, como as suas faces proximais, onde se encontram pequenas lesões de difícil diagnóstico (Fig. 54-7). A retrovisão no intestino grosso é de fácil execução e, em regra, sem complicações, mesmo quando realizada em regime excepcional em outros segmentos colônicos. Limitações ocorrem em casos de alterações estruturais, como hipertonia da camada muscular da parede intestinal, subestenoses, estados cicatriciais e doenças inflamatórias em atividade. No reto, a retrovisão permite inspecionar a porção interna do canal anal.

Apesar de a inspeção detida e minuciosa consumar-se tradicionalmente durante a retirada do colonoscópio, um exame preliminar no transcurso da introdução também é recomendável, particularmente no cólon sigmoide. É uma contribuição geralmente limitada, mas pode ser muito útil, seja tanto pela condição estrutural própria da alça sigmoide como por hipertonia ou doença diverticular. Pequenas lesões que forem detectadas na introdução do instrumento, talvez não o sejam na sua retirada. Por isso, considera-se prática justificada até mesmo sua remoção tão logo sejam percebidas ou a marcação do local com algum corante.

Contudo, a etapa mais impressiva da inspeção endoscópica tem lugar na retirada do endoscópio. O tempo de duração desta fase é crucial, tanto que é um dos indicadores de qualidade da colonoscopia, devendo ser no mínimo de 6 a 10 minutos, estendendo-se, se houver algum achado significativo, ou caso sejam necessárias medidas terapêuticas.

As lesões colorretais podem-se expressar mediante alterações por vezes sutis, como uma singela mudança da textura, ou uma área focal com opacidade, ou ainda uma placa irregular que tão só é notada ligeiramente no curso de um movimento peristáltico. De modo que, considerando-se que todos os recursos tecnológicos disponíveis e a argúcia do examinador, eventualmente não sejam suficientes, uma medida simplória, aparentemente irrelevante como a remoção, através de irrigação tipo lava-jato, de detritos e de muco sobrepostos a eventuais achados, pode ser uma solução. Ao longo da retirada do endoscópio, o uso de anticolinégico parenteral pode ser de grande auxílio, porquanto a ausência das contrações peristálticas facilita a detecção de lesões, sobretudo, se incipientes.

Técnicas Acessórias

A colheita de espécimes mediante biópsias e escovados citológicos por meio da colonoscopia foi utilizada desde o início. Os exames anatomopatológico, citológico e microbiológico transformaram-se em rotina na identificação da natureza, do grau de atividade e do estágio evolutivo das afecções intestinais, a par de revelarem a presença de agentes microbianos. Tornaram-se assim instrumentos indispensáveis para o entendimento das doenças colorretais e de suas correlações fisiopatológicas. O registro de imagens por fotografia e outras técnicas foi de grande valia para a documentação dos achados endoscópicos e para a revisão do diagnóstico pelo próprio examinador e por outros profissionais, estudiosos e interessados. Tornou-se também um atrativo pela ilustração dos achados para os pacientes, assim como um importante instrumento no ensino da endoscopia.

As técnicas acessórias na endoscopia digestiva têm o objetivo de ampliar a capacitação diagnóstica na identificação das lesões e de sua natureza, bem como e, principalmente, reduzir a margem de erro diagnóstico. Recursos simples, como a fixação de uma *cap-hood*, uma ponteira de silicone transparente, na extremidade do endoscópio realça detalhes das imagens. Outra técnica singular, conquanto pouco utilizada, é a endoscopia por imersão pela injeção de água em segmentos da luz intestinal. Ela tem apresentado uma melhor definição de estruturas da mucosa intestinal, porém, necessita confirmar a sua utilidade clínica pela publicação de bons resultados.

Na atualidade, a magnificação e a cromoscopia por corantes ou por técnicas eletrônicas tornam possível suspeitar das características histológicas das lesões no ato da inspeção endoscópica. Para o futuro, está sendo projetada a endomicroscopia com a finalidade de fornecer um diagnóstico histológico em tempo real, o que pode auxiliar na imediata decisão quanto à conduta terapêutica ainda no transcurso da endoscopia.

A terapêutica por colonoscopia teve início com a polipectomia, realizada idealmente por alça fria ou diatérmica. Alternativamente, a pinça de biópsias excisava as lesões pequenas, enquanto as estruturas maiores de conformação plana passaram a ser removidas por fatiamento mediante alça diatérmica e complementadas por fulguração ou pela pinça de biópsias. A remoção fragmentária de lesões colônicas tem sido objeto de restrições, pois tem sido demonstrada a remoção incompleta das mesmas. Nas lesões planas de crescimento lateral e as sésseis com maiores dimensões, as ressecções apresentam maior complexidade, necessitando o emprego de técnicas mais avançadas, como a mucosectomia e a dissecção endoscópica da submucosa. São procedimentos cirúrgicos considerados minimamente invasivos, porém sujeitos a complicações, das quais a perfuração e hemorragia pós-polipectomia possuem maior gravidade. Nestes casos, existem recursos, como a clipagem, que se notabilizou pela versatilidade pelo uso tanto para obliterar a perfuração como hemostático. Hemorragias de distintas origens podem ser tratadas endoscopicamente, mediante injeções esclerosantes ou por eletrocoagulação e endotermia que inclui o plasma de argônio. A colonoscopia igualmente tem recursos para o tratamento de subestenoses e de outras afecções colônicas.

EPÍLOGO

Ao longo de sua breve história, a colonoscopia consolidou-se como o procedimento padrão ouro no diagnóstico das doenças do intestino grosso, a que se agregaram técnicas terapêuticas. O procedimento endoscópico passou a demonstrar resultados expressivos e culminou em transformar-se no recurso mais efetivo na prevenção do câncer colorretal.

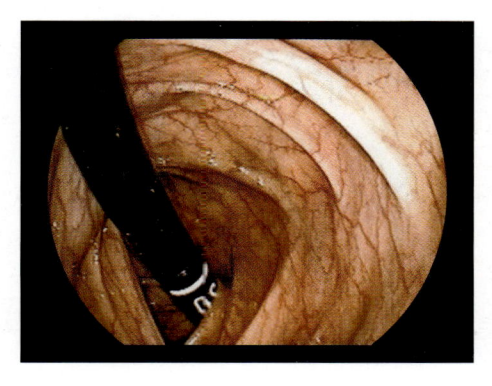

Fig. 54-7. Manobra de retrovisão no cólon ascendente.

A divulgação dos avanços tecnológicos no diagnóstico, tratamento e na prevenção da neoplasia intestinal fez com que a colonoscopia adquirisse popularidade. Com o tempo, emergiram as suas limitações, dando lugar a dúvidas e aos questionamentos. Foi um alerta, e os endoscopistas passaram a mobilizar-se no sentido de aperfeiçoar as técnicas tanto do diagnóstico como da terapêutica endoscópica. Além disso, tornou-se imperioso aprimorar a capacitação dos especialistas em busca de um padrão de qualidade em um nível mais elevado. No caso do câncer colorretal, as regras das indicações da prevenção e do seguimento pós-polipectomias foram definidas com maior racionalidade, dando ênfase na qualidade e em evitar o desperdício de recursos em procedimentos extemporâneos. Os indicadores dos resultados definitivos foram a redução da incidência e da mortalidade por carcinoma intestinal e, dessa forma, a colonoscopia conquistou maior credibilidade. Justifica-se, assim, que todo o empenho deva ser direcionado para a mais avançada qualidade no procedimento colonoscópico.

AGRADECIMENTOS

Agradecimentos especiais aos colaboradores Dra. Luciana F. Figueiredo, Sergio Faraco e Bruno B. Bins Ely pela contribuição inspiradora na elaboração desta obra.

LEITURA SUGERIDA

Cotton PB, Williams CB. *Practical gastrointestinal endoscopy: the fundamentals.* 5th ed. Blackwell: Williams, 2003.

Marmo R1, Rotondano G, Riccio G et al. Effective bowel cleansing before colonoscopy: a randomized study of split-dosage versus non-split dosage regimens of high-volume versus low-volume polyethylene glycol solutions. *Gastrointest Endosc* 2010 Aug.;72(2):313-20.

Shinya H, Wolff WI. Colonoscopy. *Surg Annu* 1976;8:257-95.

Wayne JD, Rex DK, Williams CB. *Colonoscopy: principles and practice.* 2nd ed. Wiley-Blackwell, 2009 July.

V

Colangiopancreatografia Retrógrada Endoscópica

Pâncreas "Divisum"

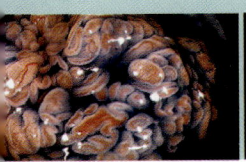

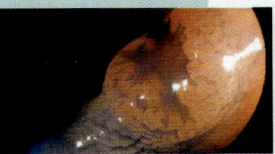

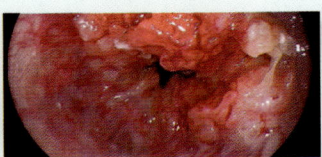

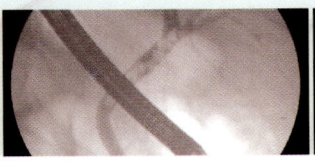

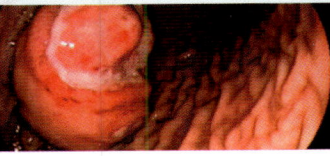

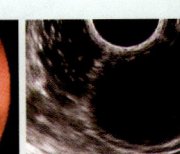

Eduardo Michels Oppitz ■ Fábio Segal ■ Carlos Kiyoshi Furuya Júnior

INTRODUÇÃO

Anomalias congênitas do pâncreas (ACP) estão presentes em aproximadamente 10% da população, sendo o pâncreas *divisum* (PD) a alteração mais comum.[4,10,13] Estudos de autópsia e achados de colangiopancreatografia retrógrada endoscópica (CPRE) evidenciam PD em prevalência de 5 a 10%, variando até 22% em algumas séries da literatura.[2,34,35,40]

A relação entre pancreatite e PD ainda é questionada, pois somente uma pequena parcela destes pacientes desenvolverá sintomas ao longo da vida.[2]

EMBRIOLOGIA

Durante o desenvolvimento do sistema digestório e a formação da glândula pancreática, ocorre rotação do pâncreas ventral em direção à porção dorsal, posteriormente ao duodeno (Fig. 55-1).

A região ventral se desenvolve junto ao ducto biliar e forma parte da cabeça periampular. Por sua vez, a massa dorsal é maior e inclui cauda, corpo, segmento da cabeça e processo uncinado.[15,37]

Na embriogênese normal, os ductos ventral (Wirsung) e dorsal (Santorini) se unem, formando o ducto pancreático principal, com drenagem através da papila maior.

PD caracteriza-se pela incorreta fusão destes ductos e consequente excreção exócrina glandular via papila menor.

CLASSIFICAÇÃO

Basicamente, há duas variantes anatômicas na apresentação do PD:

- *Completa:* descrição clássica determinada pela ausência de comunicação ductal entre o pâncreas dorsal e ventral ou mesmo quando o ducto ventral está ausente e toda drenagem da glândula ocorre através da papila menor (Fig. 55-2).

- *Incompleta:* existe uma estreita comunicação entre os ductos, porém frequentemente não funcional (Fig. 55-3).

Trabalhos evidenciam que a maioria dos casos são classificados como PD completo.[6] A variante incompleta é responsável por cerca de 15% das apresentações, sem diferir clinicamente ou nas possibilidades de tratamento.[3,23,24]

DIAGNÓSTICO

Pancreatografia é o padrão ouro para o diagnóstico do PD.[10] CPRE e colangiopancreatografia por ressonância magnética (CPRM) apresentam concordância na identificação de malformações pancreatobiliares em até 70%.[32]

A CPRE possibilita ótimo estudo dos canais pancreáticos, mas não sem risco de complicações inerentes ao método e exposição à radiação. Um ductograma dorsal alterado (dilatação e/ou anormalidades compatíveis com pancreatite crônica), em combinação com ducto ventral normal, sugere estreitamento patológico da papila menor.

CPRM é um exame não invasivo com boa sensibilidade, e seu rendimento pode ser aumentado quando associado a estudo dinâmico através da injeção de secretina, o que estimula a secreção exócrina do pâncreas e permite melhor definição ductal.[7,12,21,25]

Ultrassom endoscópico, quando realizado por mãos experientes, é uma boa ferramenta na investigação do PD, com alta especificidade e acurácia.[26,28,29]

A tomografia computadorizada (TC) é frequentemente inespecífica e tem baixa sensibilidade.[10]

CLÍNICA

PD está associado a outras alterações pancreatobiliares, como pâncreas anular (PA), agenesia dorsal do pâncreas (ADP) ou mesmo elevação da pressão basal do esfíncter de Oddi.[16,17,20]

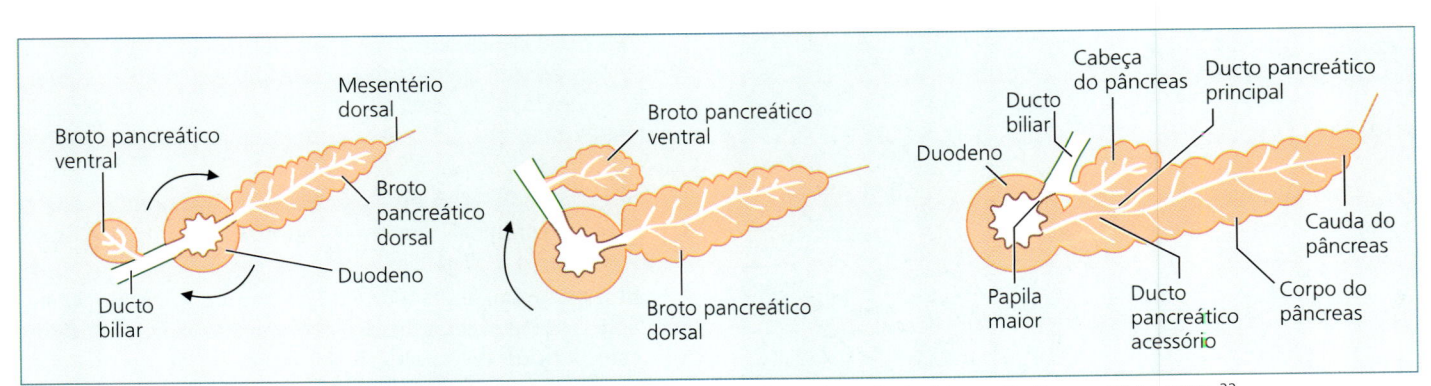

Fig. 55-1. Desenvolvimento embriológico do pâncreas e sistema ductal pancreático. Adaptada de: Moore KL, Persaud TVN. 2003.[22]

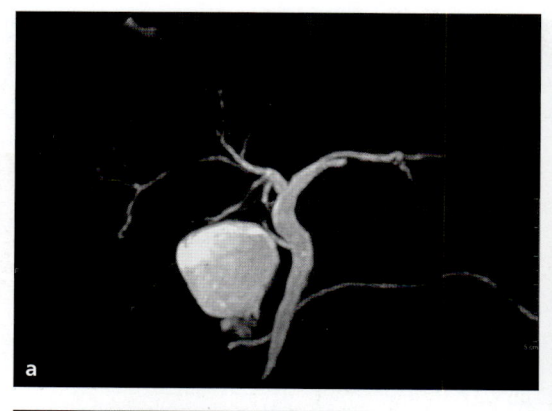

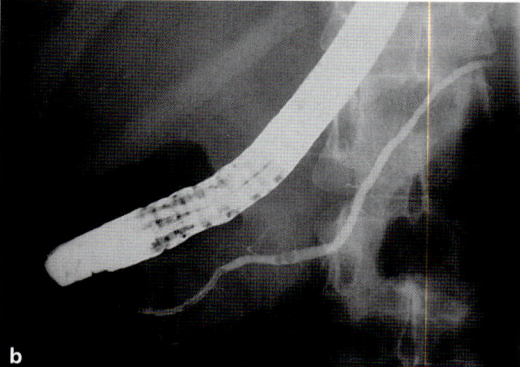

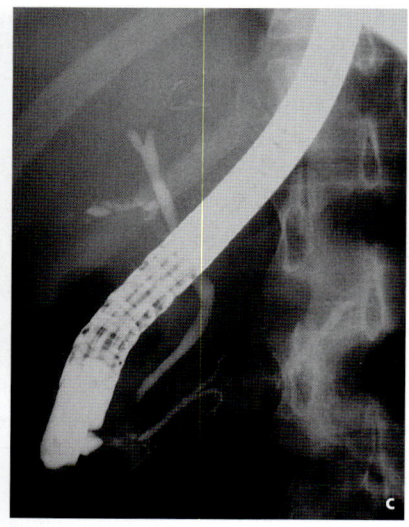

Fig. 55-2. (a-c) PD completo. Pancreatografia: (b) do ducto dorsal após cateterização da papila menor; (c) do ducto ventral após cateterização da papila maior. Cortesia do Dr. Ismael Maguilnik, Chefe da Unidade de Endoscopia Digestiva do HCPA.

Sabe-se que estas anomalias congênitas são uma das principais causas de pancreatite aguda recorrente, mas, como já enfatizado, a relação entre PD e sintomatologia ainda é controversa, mesmo porque a maioria destes pacientes permanece assintomática.[2,36,37]

Como apenas uma pequena parcela de pessoas com PD desenvolve doença pancreática, sugere-se que o achado desta variante anatômica, em pacientes com pancreatite, é mais incidental do que realmente a causa.

Existe uma tendência atual em demonstrar que o PD não é o único motivo para desenvolvimento de sintomas. Outros fatores seriam importantes na fisiopatologia, como componentes genéticos subjacentes.[2,11,27,37]

De modo controverso, alguns autores hipotetizam que a presença de queixas digestivas, em pacientes com PD, estaria relacionada com uma obstrução relativa ao fluxo ductal através da papila menor. Nestes, o orifício papilar diminuto provocaria aumento da pressão intraductal dorsal por resistência à secreção ativa glandular, resultando em uma drenagem inadequada, distensão do ducto, dor e, eventualmente, pancreatite aguda ou crônica.[2,5,8,37]

TRATAMENTO

Em razão dos riscos aumentados de complicação pós-manipulação da papila menor e incerteza no real benefício do manejo intervencionista nos pacientes sintomáticos com PD, torna-se imprescindível adequada seleção antes da indicação de terapia.[13,37]

Neste sentido, desenvolveram-se formas que ajudam a identificar os pacientes que melhor resultado exibirão a uma intervenção endoscópica ou cirúrgica: exames de imagem (ultrassom ou CPRE) com estímulo da secretina ou injeção de toxina botulínica na papila menor buscam selecionar os prováveis bons respondedores ao tratamento.[37-39]

Indivíduos assintomáticos não devem ser tratados. Quando apenas leve dor abdominal crônica ou episódio único de pancreatite aguda sem gravidade estão presentes, manejo conservador é a primeira opção, instituindo-se dieta pobre em gordura, analgésico, antiespasmódico e, eventualmente, enzimas pancreáticas.

Após exclusão de outros possíveis fatores etiológicos desencadeantes de sintomatologia pancreatobiliar, a prática clínica demonstra benefício da endoterapia especialmente nos pacientes que apresentam crises de pancreatite aguda recorrente, atingindo média de resposta de 76% (43 a 100%).[10,13,18,31,37]

Por outro lado, pacientes com PD e dor abdominal recorrente ou pancreatite crônica são menos responsivos, com taxas de sucesso não maiores que 30%.[37]

Entre as modalidades terapêuticas endoscópicas da papila menor, esfincterotomia e/ou inserção de prótese plástica geralmente por curto período de tempo, precedidas ou não de dilatação do ducto pancreático, ainda permanecem como conduta padrão.[1,19] Apesar de recente trabalho evidenciar bons resultados e baixo índice de complicação, dilatação balonada não é amplamente utilizada decorrente do risco aumentado de pancreatite grave.[41]

Fig. 55-3. PD incompleto. Pancreatografia dos ductos ventral e dorsal após cateterização da papila maior, evidenciando estreita comunicação entre ambos. Cortesia do Dr. Ismael Maguilnik, Chefe da Unidade de Endoscopia Digestiva do HCPA.

PÂNCREAS ANULAR

Esta alteração congênita rara, originada da rotação anormal da porção ventral pancreática, entre a 5ª e 8ª semanas do desenvolvimento fetal, é marcada pela presença de uma constrição do duodeno descendente decorrente do envolvimento anelar (parcial ou total) do pâncreas (Fig. 55-4).[14]

A apresentação clínica mais comum é a obstrução intestinal alta, e o início dos sintomas depende da severidade da compressão duodenal, mas a maioria das pessoas com PA permanece assintomática ao longo da vida.[9]

Outras anormalidades congênitas podem estar presentes, e neoplasias periampulares têm sido descritas em alguns indivíduos com PA, apesar desta relação ainda não ser completamente comprovada.[33]

Quando obstrução ao esvaziamento gástrico estiver presente, a maior parte dos pacientes desenvolverá sintomas nas primeiras semanas de vida, incluindo intolerância alimentar, vômitos biliosos e distensão abdominal.[33] Nesta fase, o RX simples de abdome tem importância ao identificar o sinal da "dupla bolha", na qual a presença de distensão gasosa no estômago e bulbo duodenal favorece o diagnóstico.

No adulto, PA pode manifestar-se por dor abdominal, plenitude e náusea pós-prandial, pancreatite aguda ou crônica e, menos frequentemente, obstrução biliar. O diagnóstico é sugerido por exames de imagem, como estudos contrastados com bário, TC ou ecoendoscopia (Fig. 55-5). Nos casos que ainda persiste dúvida diagnóstica, CPRE pode ser útil ao demonstrar a anatomia do ducto acessório pancreático e seu envolvimento circunferencial em torno da alça intestinal.

A cirurgia ainda é o tratamento ideal. A realização de *bypass* quando há obstrução ao trânsito intestinal ou duodenopancreatectomia na presença de litíase ou lesões periampulares são as técnicas cirúrgicas mais indicadas. É importante salientar que a ressecção isolada do segmento anular pancreático não deve ser praticada em razão do elevado índice de complicação e inaceitável morbidade.

AGENESIA DORSAL DO PÂNCREAS

Malformação rara muitas vezes associada a outras anomalias embriogênicas.

Também conhecida como agenesia parcial ou hipoplasia pancreática, distingue-se por existir apenas um sistema canicular e inexistência ou hipoagenesia do corpo e/ou cauda do pâncreas.

Os pacientes com ADP podem apresentar dor abdominal, pancreatite, sinais de insuficiência exócrina e diabetes melito.

O diagnóstico é confirmado por exames de imagem (TC, CPRM ou CPRE).

Tratamento invasivo está reservado para os pacientes com pancreatite e alterações ductais, lembrando que a cirurgia relativamente apresenta melhor resultado e menor incidência de reestenose papilar, quando comparada ao manejo endoscópico.[4]

CISTOS CONGÊNITOS

São raros e podem ser diagnosticados em qualquer idade. Apresentam-se solitários ou múltiplos, e a manifestação clínica varia desde um achado incidental em exame de imagem até a presença de tumoração abdominal, vômitos, obstrução biliar ou pancreatite aguda.

Mais frequentemente estão localizados no corpo e na cauda do pâncreas, existindo associação a outras patologias congênitas.

Quando sintomáticos, o tratamento consiste na possível excisão de todos os cistos cirurgicamente ou drenagem daqueles localizados na cabeça pancreática.[2]

JUNÇÃO PANCREATOBILIAR ANÔMALA

Esta malformação é definida pela drenagem do conteúdo biliopancreático através de canal comum longo, sem a presença de um septo que os separe, permitindo refluxo da secreção exócrina do pâncreas para dentro da via biliar.

Está associada à incidência maior de pancreatite e cistos de colédoco, sendo considerado fator de risco para desenvolvimento de neoplasias no sistema biliar.

Embora exista controvérsia a respeito da adequada conduta nos pacientes com esta anomalia, as indicações de colecistectomia profilática e, no caso de cisto coledociano, ressecção do ducto biliar seguida de hepaticojejunostomia parece ser aconselhada decorrente da chance aumentada de câncer.[2,37]

CONCLUSÃO

A possibilidade da existência de malformações pancreáticas deve estar sempre presente no raciocínio diagnóstico em pacientes com história de pancreatite aguda ou crônica sem causa evidente.

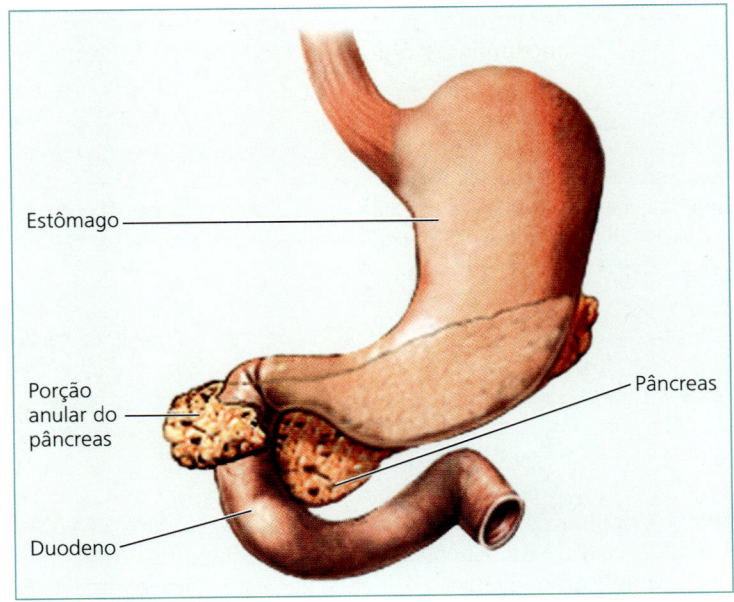

Fig. 55-4. Pâncreas anular.

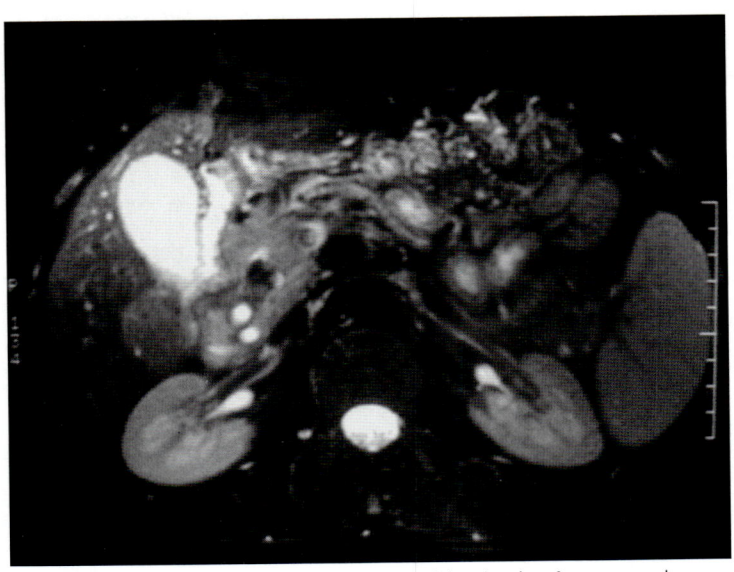

Fig. 55-5. Imagem axial de RM de abdome evidenciando pâncreas anular. Cortesia do Dr. Marcelo S. de Lima, médico endoscopista do Instituto do Câncer do Estado de São Paulo.

Apesar de a associação entre as anomalias congênitas do pâncreas e pancreatite ser baixa (0,1%), é importante reconhecer as patologias e suas variantes anatômicas, pois se diferenciam no manejo e prognóstico.[30]

Pacientes com PD candidatos à terapia endoscópica devem ser orientados sobre os resultados variáveis, eventos adversos e possibilidade de recorrência da sintomatologia, enfatizando-se que o índice de sucesso dificilmente ultrapassa 80%.

REFERÊNCIAS BIBLIOGRÁFICAS

1. Bakman Y, Freeman ML. Update on biliary and pancreatic sphincterotomy. *Curr Opin Gastroenterol* 2012;28(5):420-26.
2. Barth BA, Burdick JS. Anatomy, histology, embriology and developmental anomalies of the pancreas. In: Feldman M, Friedman LS, Brandt LJ. (Eds.). *Sleisenger & Fordtran's gastrointestinal and liver disease: pathophysiology, diagnosis, management*. Philadelphia: Saunders, 2010. p. 915-19.
3. Benage D, McHenry R, Hawes RH et al. Minor papilla cannulation and dorsal ductography in pancreas divisum. *Gastrointest Endosc* 1990;36:553.
4. Bento A, Baptista H, Oliveira F. Malformações congênitas do pâncreas: um caso clínico. *Rev Assoc Med Bras* 2013;59(1):35-39.
5. Bernard JP, Sahel J, Giovannini M et al. Pancreas divisum is a probable cause of acute pancreatitis: a report of 137 cases. *Pancreas* 1990;5:248.
6. Brenner P, Duncombe V, Ham JM. Pancreatitis and pancreas divisum: aetiological and surgical considerations. *Aust N Z J Surg* 1990;60(11):899-903.
7. Bret PM, Reinhold C, Taourel P et al. Pancreas divisum: evaluation with MR cholangiopancreatography. *Radiology* 1996;199:99.
8. Cotton PB. Congenital anomaly of pancreas divisum as cause of obstructive pain and pancreatitis. *Gut* 1980;21:105-14.
9. Cunha JE, de Lima MS, Jukemura J et al. Unusual clinical presentation of annular pancreas in the adult. *Pancreatology* 2005;5(1):81-85.
10. Cunningham J, Perini R, Moura EGH et al. Pâncreas divisum. In: Sakai P. (Ed.). *Tratado de endoscopia digestiva diagnóstica e terapêutica: vias biliares e pâncreas*. São Paulo: Atheneu, 2005. p. 217-26.
11. Gelrud A, Sheth S, Banerjee S et al. Analysis of cystic fibrosis gener product (CFTR) function in patients with pancreas divisum and recurrent acute pancreatitis. *Am J Gastroenterol* 2004;99:1557.
12. Kamisawa K, Tu Y, Tsuruta K et al. MRCP of congenital pancreaticobiliary malformation. *Abdom Imaging* 2007;32:129-33.
13. Kanth R, Samji NS, Inaganti A et al. Endotherapy in symptomatic pancreas divisum: a systematic review. *Pancreatology* 2014;14(4):244-50.
14. Kiernan PD, ReMine SG, Kiernan PC et al. Annular pancreas: May Clinic experience from 1957 to 1976 with review of the literature. *Arch Surg* 1980;115:46.
15. Kozu T, Suda K, Toki F. Pancreatic development and anatomical variation. *Gastrointest Endosc Clin N Am* 1995;5:1.
16. Lehman GA, Kopecky KK, Rogge JD. Partial pancreatic agenesis combined with pancreas divisum and duodenum reflexum. *Gastrointest Endosc* 1987;33:445.
17. Lehman GA, O'Connor KW. Coexistence of annular pancreas and pancreas divisum – ERCP diagnosis. *Gastrointest Endosc* 1985;31:25.
18. Lehman GA, Sherman S, Nisi R et al. Pancreas divisum: results of minor papilla sphincterotomy. *Gastrointest Endosc* 1993;39(1):1-8.
19. Lutzak GD, Gluck M, Ross AS et al. Endoscopic minor papilla sphincterotomy in patients with santoriniceles reduces pain and improves quality of life. *Dig Dis Sci* 2013;58(7):2075-81.
20. Madura JA. Pancreas divisum: stenosis of the dorsally dominant pancreatic duct. A surgically correctable lesion. *Am J Surg* 1986;151:742.
21. Matos C, Metens T, Devière J et al. Pancreas divisum: evaluation with secretin-enhanced magnetic resonance cholangiopancreatography. *Gastrointest Endosc* 2001;53:728-33.
22. Moore KL, Persaud TVN. *The developing human: clinically oriented embryology*. 7th ed. Philadelphia: Saunders, 2003.
23. Moreira VF, Meroño E, Ledo L et al. Incomplete pancreas divisum. *Gastrointest Endosc* 1991;37:104.
24. Ng JW, Wong MK, Huang J et al. Incomplete pancreas divisum associated with abnormal junction of pancreaticobiliary duct system. *Gastrointest Endosc* 1992;38:105.
25. Nicaise N, Pellet O, Metens T et al. Magnetic resonance cholangiopancreatography: interest of IV secretin administration in the evaluation of pancreatic ducts. *Eur Radiol* 1998;8:16-22.
26. Ortega AR, Gómez-Rodriguez R, Romero M et al. Propective comparison of endoscopic ultrasonography and magnetic resonance cholangiopancreatography in the etiological diagnosis of "idiopathic" acute pancreatitis. *Pancreas* 2011;40(2):289-94.
27. Pezzilli R. Pancreas divisum and acute or chronic pancreatitis. *J Pancreas* 2012;13(1):118-19.
28. Rana SS, Bhasin DK, Rao C et al. Role of endoscopic ultrasound in idiopathic acute pancreatitis with negative ultrasound, computed tomography and magnetic resonance cholangiopancreatography. *Ann Gastroenterol* 2012;25(2):133-37.
29. Rana SS, Bhasin DK, Sharma V et al. Role of endoscopic ultrasound in the diagnosis of pancreas divisum. *Endosc Ultrasound* 2013;2(1):7-10.
30. Rastogi R, Kumar R, Bhargava S et al. Isolated pancreatic hypoplasia: a rare but significant radiological finding. *Saudi J Gastroenterol* 2009;15:289-90.
31. Rustagi T, Golioto M. Diagnosis and therapy of pancreas divisum by ERCP: a single center experience. *J Dig Dis* 2013;14(2):93-99.
32. Schnedl WJ, Piswanger C, Soelkner C et al. Agenesis of the dorsal pancreas and associated diseases. *Dig Dis Sci* 2009;54:481-87.
33. Shan YS, Sy ED, Lin PW. Annular pancreas with obstructive jaundice: beware of underlying neoplasm. *Pancreas* 2002;25:314.
34. Smanio T. Proposed nomenclature and classification of the human pancreatic ducts and duodenal papillae. Study based on 200 post mortems. *Int Surg* 1969;52:125.
35. Stimec B, Bujalic M, Korneti V et al. Ductal morphometry of ventral pancreas in pancreas divisum. Comparison between clinical and anatomical results. *Ital J Gastroenterol* 1996;28:76.
36. Takuma K, Kamisawa T, Hara S et al. Etiology of recurrent acute pancreatitis with emphasis on pancreaticobiliary malformation. *Adv Med Sci* 2012;57(2):244-50.
37. Topazian M. Pancreas divisum, biliary cysts and other congenital anomalies. In: Baron TH, Kozarek RA, Carr-Locke DL. (Eds.). *ERCP*. Philadelphia: Elsevier, 2013. p. 308-12.
38. Tulassay Z, Jakab Z, Vadàsz A et al. Secretin provocation ultrasonography in the diagnosis of papillary obstruction in pancreas divisum. *Gastroenterol J* 1991;51:47.
39. Warshaw AL, Simeone JF, Schapiro RH et al. Evaluation and treatment of the dominant dorsal duct syndrome (pancreas divisum redefined). *Am J Surg* 1990;159(1):59-64.
40. White JJ, Roberts ZN, Gest TR et al. Pancreas divisum: a common developmental variant that deserves attention in preclinical medical education. *Clin Anat* 2014;27(7):1038-45.
41. Yamamoto N, Isayama H, Sasahira N et al. Endoscopic minor papilla balloon dilation for the treatment of symptomatic pancreas divisum. *Pancreas* 2014;43(6):927-3.

56 Diagnóstico e Tratamento Endoscópicos da Coledocolitíase

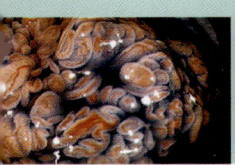

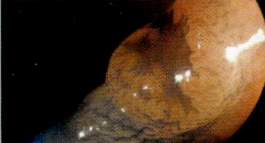

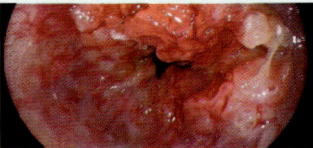

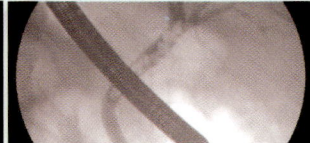

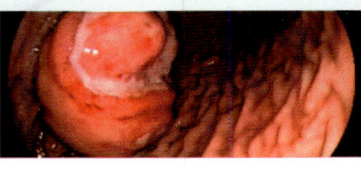

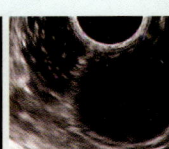

Júlio Carlos Pereira Lima ■ Fernanda de Quadros Onófrio

INTRODUÇÃO

Embora a colangiopancreatografia endoscópica retrógrada (CPER) inicialmente tenha sido desenvolvida como método diagnóstico, atualmente a CPER com papilotomia endoscópica é um método bem estabelecido no tratamento da coledocolitíase em qualquer situação, não importando o tamanho ou a quantidade de cálculos, nem a presença ou ausência de vesícula biliar. Mais ainda, o tratamento endoscópico (papilotomia com ou sem dilatação balonada da papila) é o procedimento de escolha para a remoção de cálculos de colédoco em pacientes já colecistectomizados, idosos com vesícula biliar *in situ*, pacientes com colangite aguda e naqueles com diagnóstico inequívoco de coledocolitíase, apesar do surgimento de novas técnicas, como as laparoscópicas.

DIAGNÓSTICO DA COLEDOCOLITÍASE

Como apenas 4 a 20% dos pacientes com litíase vesicular apresentam coledocolitíase, critérios clínicos, laboratoriais e ecográficos foram desenvolvidos para determinar quais pacientes devem ser submetidos a uma CPER previamente a uma colecistectomia laparoscópica. Tham *et al.*, avaliando 1.847 pacientes submetidos à colecistectomia laparoscópica, descrevem como pacientes de alto risco para albergar cálculos de colédoco aqueles que apresentassem bilirrubinemia ≥ 2 mg/dL, fosfatase alcalina > 3× o valor normal, pancreatite atual ou recente, dilatação da via biliar principal (VBP) ou visualização de cálculo na VBP à ecografia. Caso o paciente apresentasse um desses critérios, teria 32% de chance de apresentar coledocolitíase e com dois critérios, este índice subiria para 56%.

Analisando duas séries de casos de pacientes com coledocolitíase tratados endoscopicamente, uma na Alemanha, outra em nosso meio, chegamos a resultados similares, com aproximadamente 5% dos pacientes com litíase da VBP apresentando todas provas de função hepática normais, sendo a Gama-GT a prova laboratorial mais sensível. Todos os pacientes com enzimas hepáticas normais apresentavam VBP bastante dilatada, o que torna altíssima a sensibilidade diagnóstica do dueto ecografia-provas laboratoriais hepáticas. No nosso modo de entender, a CPER deve ser indicada no pré-operatório de uma colecistectomia laparoscópica quando houver forte suspeita de litíase da VBP. Caso a suspeita seja baixa (leve alteração de exames laboratoriais, ecografia com VBP normal), deve ser realizada colangiografia intraoperatória. Caso esta mostre cálculo de colédoco, deve ser tentada a remoção laparoscópica ou a realização de CPER no pós-operatório. Esta última alternativa é segura e eficaz nas mãos de um endoscopista com proficiência em endoscopia biliar.

Para o diagnóstico da coledocolitíase, a ultrassonografia e a tomografia computadorizada (TC) de abdome demonstram resultados modestos na detecção do(s) cálculo(s), com sensibilidade inferior a 50%, e especificidade oscilando entre 68 e 91%. A CPER constitui o padrão ouro para a avaliação das afecções da árvore biliar, com sensibilidade superior a 90% e especificidade de até 98% na detecção da coledocolitíase. Contudo, o método não é isento de complicações e, além disso, 27 a 67% dos exames realizados pela suspeita clínica de coledocolitíase demonstram achados negativos para litíase biliar, e achados falso-negativos podem ocorrer pela presença de microcálculos.

Dessa forma, idealmente, um método diagnóstico acurado e não invasivo deveria inicialmente confirmar a presença do(s) cálculo(s) para, posteriormente, submeter o paciente ao procedimento terapêutico. Neste contexto, a ecoendoscopia (USE) demonstra sensibilidade de 95% para a detecção da coledocolitíase, com os cálculos sendo visualizados como focos hiperecogênicos com sombra acústica posterior. Quando a suspeita clínica de calculose da via biliar for baixa, o método poderia abortar a necessidade da CPER de caráter diagnóstico, entretanto, esta abordagem leva a uma demanda maior de tempo, custo e, além disso, a USE é de pouco acesso e também é invasiva. Também a colangiografia por ressonância magnética (MRCP) é outra opção na avaliação da coledocolitíase.

A CPER com papilotomia e varredura da via biliar segue sendo o padrão ouro para o diagnóstico de coledocolitíase, apesar da aplicação da USE (pequena do ponto de vista prático) e, em especial, da MRCP. Para cálculos menores que 5 mm ou em pacientes com papila alterada cirurgicamente, a CPER é consideravelmente superior à MRCP. A sensibilidade/especificidade da MRCP para diagnóstico de coledocolitíase em cálculos maiores que 5 mm é superior a 90%, porém, esta cai para menos de 60% em cálculos menores que 5 mm e em pacientes com papila manipulada.

A MRCP e a colangiografia por TC (não a TC), como mencionado previamente, apresentam sensibilidade e especificidade entre 90-95% para o diagnóstico de cálculo de colédoco. A grande utilidade destas técnicas é na avaliação de pacientes sem dilatação da via biliar e que apresentam uma probabilidade clínica baixa à moderada de apresentar cálculos de colédoco, como no pré-operatório de colecistectomia ou no diagnóstico diferencial de icterícia colestática em pacientes sem dilatação de colédoco. No geral, o uso rotineiro da MRCP ou mesmo sua indicação em pacientes com evidência clínica de cálculo no pré-operatório de uma colecistectomia não é custo-efetivo, nem indicado.

Do ponto de vista colangiográfico, embora os cálculos sejam descritos classicamente como defeitos de enchimento, alguns artefatos – bolhas de ar, ductos com pouco ou muito contraste, posição do paciente – ou situação, como cálculos empactados ou tumores, dificultam esse diagnóstico diferencial que, na maioria das vezes, é fácil. Os artefatos mais comuns são bolhas de ar que são injetadas inadvertidamente junto ao contraste, sobreposição de ar de alças intestinais (especialmente próximas ao hilo hepático), ou existência prévia de aerobilia por papilotomia/cirurgia prévia. As bolhas de ar, em geral, são perfeitamente redondas, e os cálculos são facetados.

As bolhas de ar se dividem com o toque do cateter ou podem ser aspiradas, ao contrário dos cálculos. Mais trabalhoso, porém, também usado, é colocar o paciente em posição de Trendelenburg (cabeça mais baixa que o corpo) e, assim, a bolha de ar flutuará em direção à papila.

Entre os defeitos de enchimento móveis há que se fazer o raro diagnóstico diferencial (possível somente após a papilotomia e extração do defeito de enchimento) com coágulos ou vermes, como a *Fascíola hepática*. Defeitos de enchimento estáticos não são bolhas de ar e geralmente não são cálculos impactados. Podem ser pólipos benignos ou malignos (tumores papilares), colangiocarcinomas, doença metastática ou, raramente, carcinomas hepatocelulares.

O diagnóstico diferencial nessa situação é difícil de ser feito à radiologia. A falta de mobilidade da massa à injeção de contraste e o fato de não se conseguir movê-la com o balão ou cateter sugerem que a etiologia da massa não seja calculosa. Mais ainda, cálculos empactados adaptam-se à conformação do ducto, enquanto os tumores deslocam o ducto e apresentam superfície granulosa (como um adenoma viloso no enema opaco).

TRATAMENTO ENDOSCÓPICO DA COLEDOCOLITÍASE

O sucesso da papilotomia endoscópica na retirada de cálculos de colédoco varia nas séries publicadas de 80 a 99%, estando essa variação na dependência da população de pacientes analisada, na disponibilidade de métodos acessórios de litotripsia e na proficiência no método adquirida pelo endoscopista.

Em série de 386 pacientes consecutivos publicada há 15 anos obtivemos 89,1% de limpeza da via biliar em análise de intenção de tratamento. Em análise de nossa experiência entre janeiro de 1996 a dezembro de 2010, avaliando 5.226 pacientes submetidos à CPER, dos quais 2.137 por coledocolitíase, obtivemos sucesso em 2.028 (94,9%) com 8% de complicações. Houve associação positiva entre o ano de realização da CPER e o sucesso da mesma. Nesta série consecutiva e com dados coletados prospectivamente, 82% dos procedimentos foram realizados ambulatorialmente.

Em metanálise de 11 estudos, incluindo 2.483 pacientes submetidos à CPER ambulatorial, menos de 1% dos casos necessitaram retornar ao hospital por complicações relacionadas com o procedimento após a liberação dos mesmos 4 a 6 horas finda a CPER.

Os chamados cálculos difíceis (cálculos gigantes, ≥ 1,5-2 cm, cálculos empactados, cálculos intra-hepáticos e proximais a estenoses, casos com dificuldade de acesso à papila, cálculos múltiplos ou com via biliar distal fina) são o maior desafio que o endoscopista se depara no tratamento da litíase biliar, ocorrendo em 2 a 18% das séries. Vários métodos de litotripsia são hoje disponíveis, no intuito de fragmentar os cálculos e permitir sua retirada pelo orifício decorrente da papilotomia. O mais antigo, e ainda mais utilizado, desses métodos é a litotripsia mecânica (LM), executada pela primeira vez por Riemann (Figs. 56-1 a 56-4).

Em estudo multicêntrico italiano, Cipolleta *et al.* relatam uso de LM em 9,4% de 1.722 casos, com sucesso em 84% das vezes.

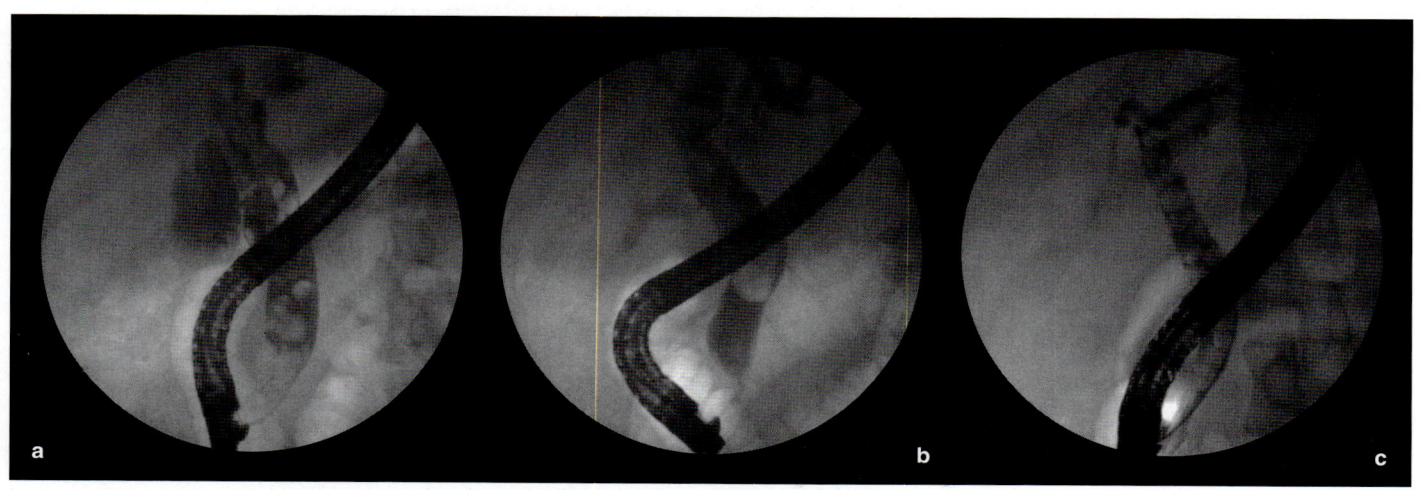

Fig. 56-1. (a-c) Os três casos conceitualmente representam situação de cálculo difícil, pois são múltiplos, compactados ou gigantes. Entretanto, a remoção dos mesmos não é difícil após papilotomia pela dilatação da via biliar.

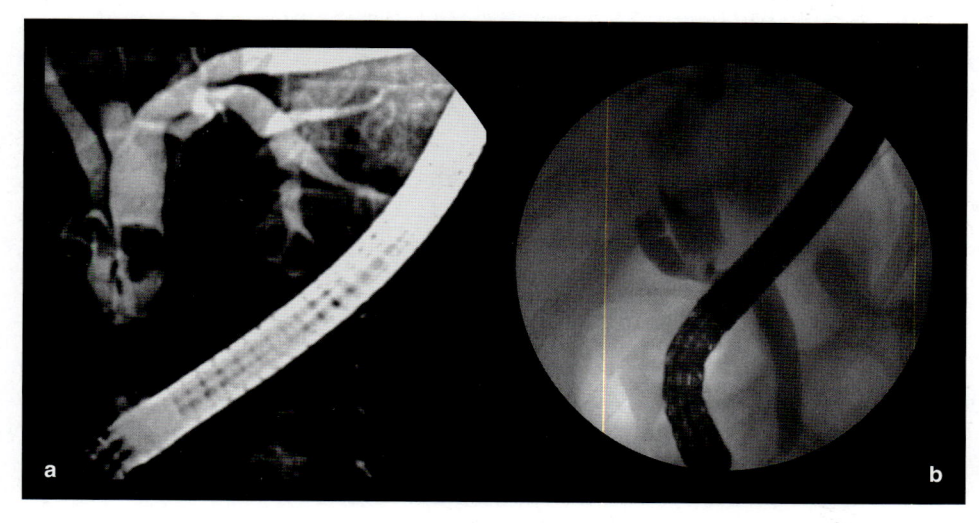

Fig. 56-2. (a e b) A presença de cálculo proximalmente a uma estenose é também considerada situação de cálculo difícil. A remoção do mesmo só é possível após a dilatação da estenose com balão.

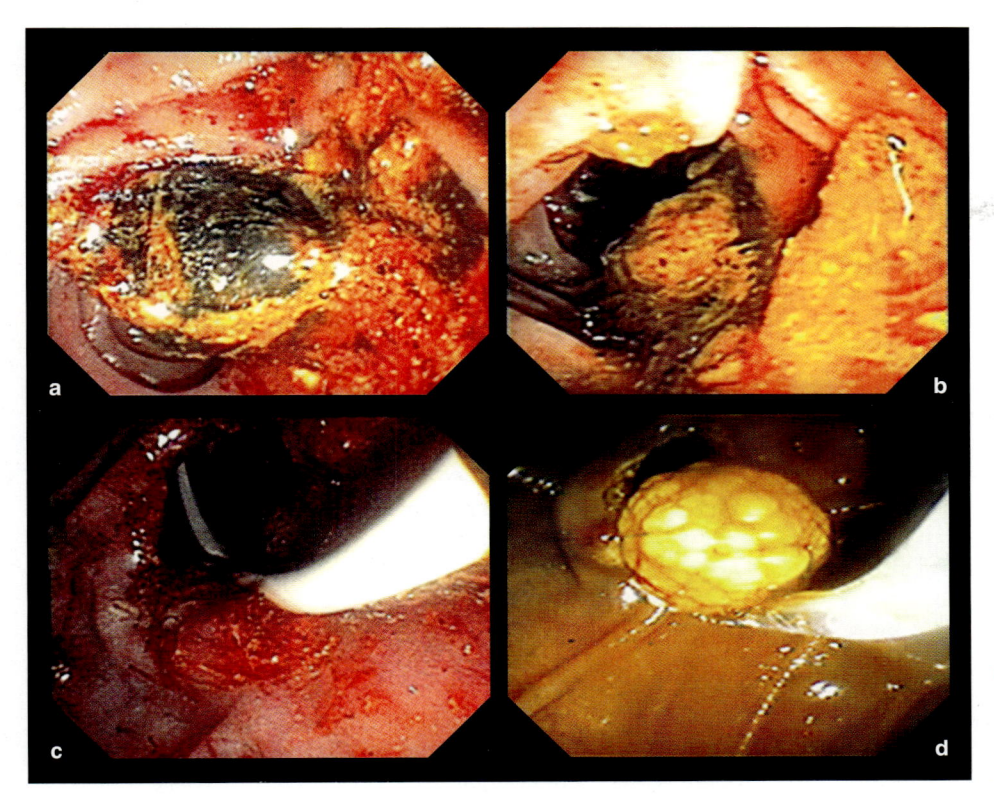

Fig. 56-3. (a e b) Cálculos primários de colédoco, já no duodeno após a remoção dos mesmos por endoscopia; (c) ampla papilotomia, somente possível em pacientes com via biliar distal bastante dilatada; (d) cálculo secundário de colédoco (de colesterol).

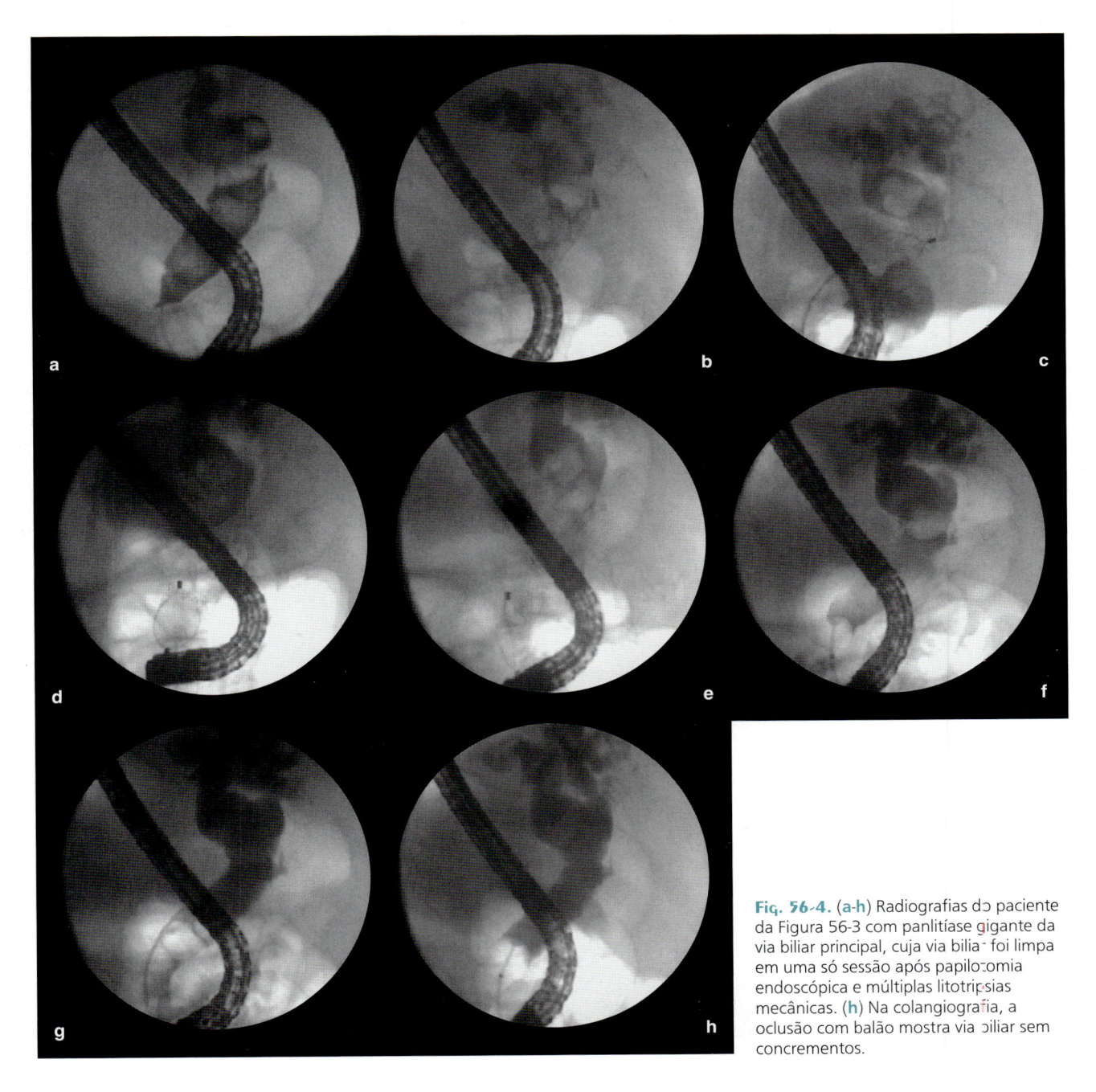

Fig. 56-4. (a-h) Radiografias do paciente da Figura 56-3 com panlitíase gigante da via biliar principal, cuja via biliar foi limpa em uma só sessão após papilotomia endoscópica e múltiplas litotripsias mecânicas. (h) Na colangiografia, a oclusão com balão mostra via biliar sem concrementos.

Chang *et al.*, avaliando 304 casos com cálculos ≥ 1,5 cm, relatam sucesso em 272 (90%). Destes 272, 61 pacientes necessitaram de 2 a 5 CPERs para limpeza da via biliar. Em outro estudo chinês, Wan *et al.* compararam 72 pacientes necessitando de LM com 144 controles com cálculos ≤ 1 cm. Estes autores relataram sucesso (definido como limpeza da VBP) na primeira CPER em 58% dos pacientes necessitando de LM contra 78% dos controles e sucesso geral em 83% e 92% dos casos, respectivamente.

Os fatores limitantes da LM são o tamanho do cálculo (o mesmo tem de ser menor que a cesta de litotripsia para poder ser capturado), a impactação do mesmo na via biliar intra-hepática ou no próprio colédoco (que pode impedir a abertura da cesta para englobá-lo) e, finalmente, a consistência do cálculo, que pode ser mais firme que a força proporcionada pelo litotriptor e quebrar a cesta. Outros métodos de litotripsia são disponíveis para os casos de falha da LM na fragmentação de cálculos da via biliar principal, como a litotripsia extracorpórea por ondas de choque (ESWL), a litotripsia eletro-hidráulica (EHL) e a litotripsia a *laser* (LL). Na realidade, esses três últimos métodos necessitariam ser empregados em 2 a 3% do total de pacientes com coledocolitíase (Figs. 56-5 e 56-6).

A principal alternativa em nosso meio para cálculos impactados ou múltiplos (quando a compactação dos cálculos impede o englobamento dos mesmos) é a colocação de próteses temporárias na via biliar. Estas próteses deslocam os cálculos e, pelo atrito ou pelo uso concomitante de drogas, como o ursacol, provocam fragmentação dos mesmos, facilitando assim a retirada dos concrementos 2 a 3 meses após. A colocação de endopróteses biliares definitivas não é indicada no tratamento de doenças benignas pelo risco de colangite superior a 40% em menos de 1 ano (Fig. 56-7).

Embora a CPER com papilotomia endoscópica seja o método mais seguro e efetivo de tratar cálculos de colédoco, o método pode apresentar complicações que algumas vezes são fatais. A complicação mais frequente é a pancreatite aguda que ocorre, na maioria das séries, em 2 a 8% dos casos, seguida de sangramento, perfuração, colangite e colecistite aguda. Em geral, a morbidade da papilotomia com extração de cálculos é de 5 a 13%. As complicações ocorridas em nossa experiência encontram-se no Quadro 56-1.

Uma papilotomia curta seguida de dilatação papilar por balão apresenta resultados similares à papilotomia endoscópica no tratamento da coledocolitíase.

O uso da dilatação papilar por balão deve ser a primeira escolha em pacientes com distúrbios de coagulação e naqueles que apresentem via biliar distal fina, com cálculo a montante. Em geral, esta situação ocorre em pacientes com variação anatômica e que apresentem a porção distal do colédoco em situação intrapancreática. Por outro lado, em termos de recidiva de sintomas biliares a longo prazo, a dilatação papilar por balão parece apresentar resultados piores que a papilotomia endoscópica (Fig. 56-8).

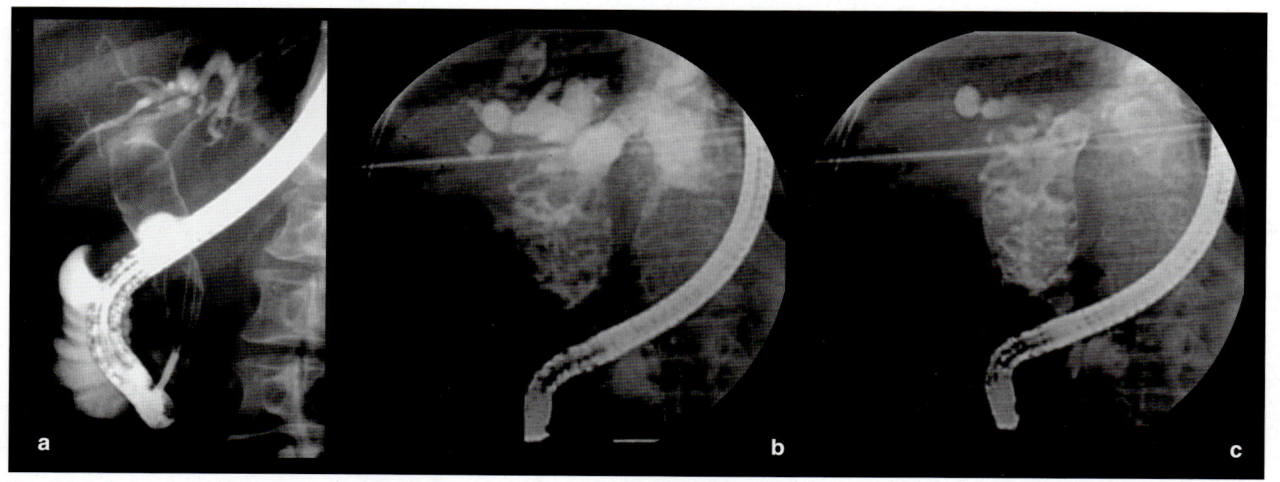

Fig. 56-5. Exemplos de insucesso da terapêutica endoscópica: (a) um imenso cálculo ocupa integralmente o colédoco, não sendo possível sua apreensão com a cesta litotriptora; (b e c) há cisto de colédoco repleto de cálculos, além de cistos intra-hepáticos com cálculos (doença de Caroli, cisto de colédoco IVa).

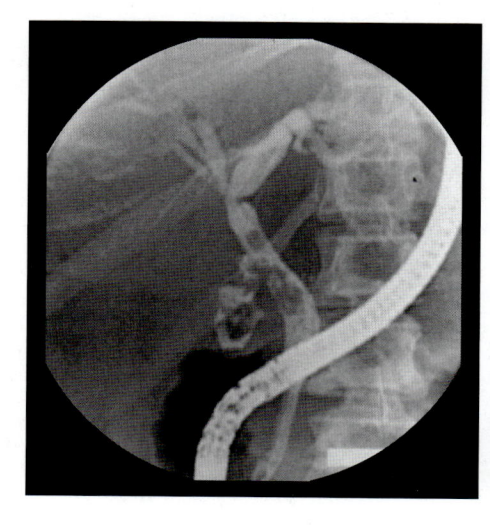

Fig. 56-6. Outro exemplo de falha na terapêutica endoscópica. Os cálculos de colédoco são facilmente removíveis após papilotomia. Entretanto, a neoformação de cálculos no remanescente do ducto cístico impossibilita a remoção endoscópica.

Fig. 56-7. (a-c) Nos casos de cálculos empactados, é necessária a colocação de endoprótese para em nova CPER tentar a remoção dos concrementos.

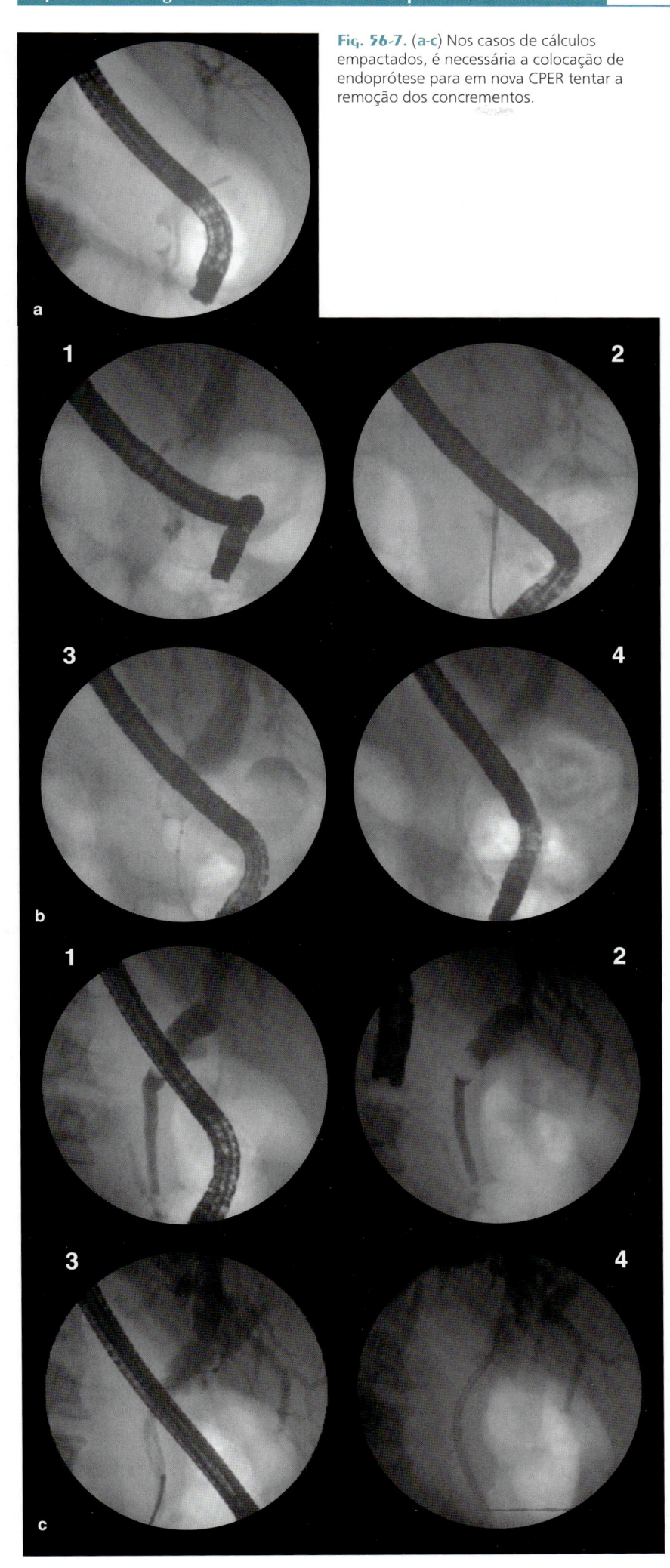

Quadro 56-1 Complicações ocorridas em 2.137 pacientes à papilotomia endoscópica para tratamento da coledocolitíase*

Complicação	Frequências	%
Pancreatite aguda	87	4,1
Sangramento	48	2,2
Colangite	21	1
Perfuração	7	0,3
Outras	8	0,4
Total	171	8

*Mortalidade global em 30 dias = 0,6%.

Em suma, a papilotomia com ou sem dilatação balonada é o método de eleição no tratamento da coledocolitíase em pacientes já colecistectomizados e idosos com vesícula *in situ*, não importando o tamanho, a quantidade ou a localização dos cálculos.

Em pacientes mais jovens com vesícula *in situ*, os resultados das abordagens laparoscópica e endoscópica aparentemente se equivalem, entretanto, os resultados dessas técnicas não dependem somente da seleção de pacientes, mas da seleção de seus executores.

Dessa maneira, o tratamento minimamente invasivo da colecistocoledocolitíase deve se basear na proficiência disponível no meio de ambos os métodos. A disponibilidade de endoscopistas e cirurgiões laparoscópicos treinados em ambas as técnicas favorece o tratamento laparoscópico, e caso esse falhe, a CPER deve ser executada no pós-operatório.

A ausência de médicos treinados em qualquer uma das técnicas favorece a CPER no pré-operatório.

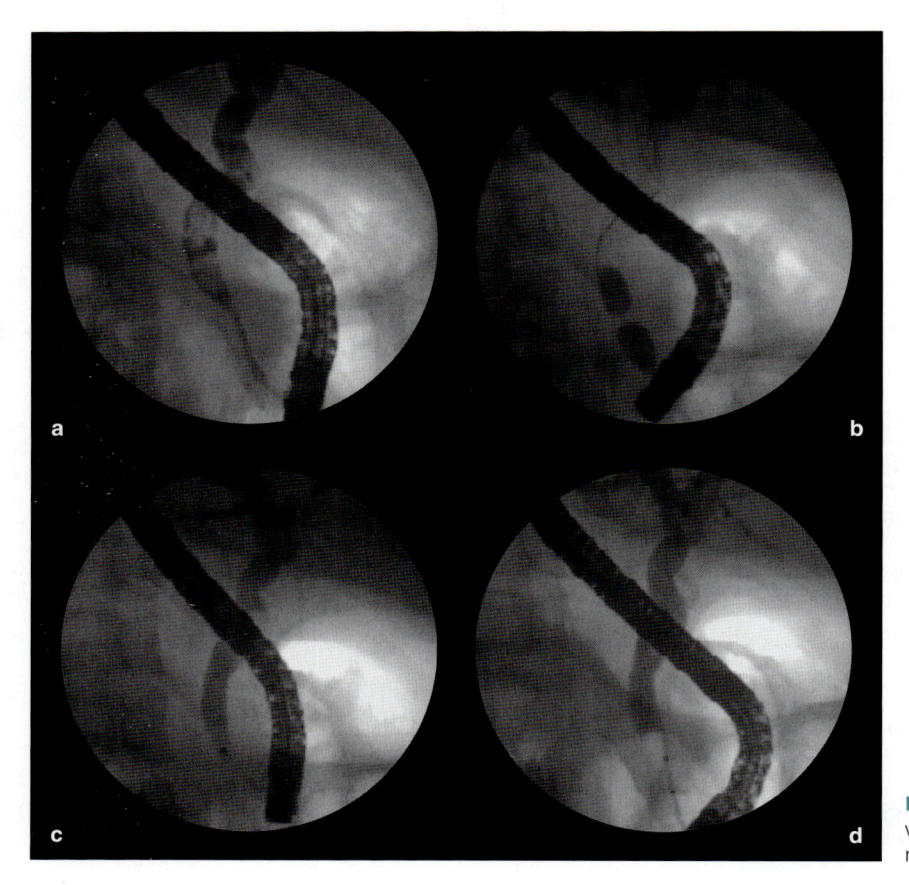

Fig. 56-8. (a-d) Paciente com coledocolitíase secundária e com via biliar distal fina. Para retirada endoscópica dos cálculos, é necessária a dilatação da via biliar distal com balão.

BIBLIOGRAFIA

Al-Kawas FH. Long-term outcomes after endoscopic management of bile duct stones: to cut or to dilate? Pay me now or pay me later! *Gastrointest Endosc* 2010;72(6):1192-94.

Andriulli A, Loperfido S, Napolitano G et al. Incidence rates of post-ERCP complications: a systematic survey of prospective studies. *Am J Gastroenterol* 2007;102(8):1781-88.

Binmoeller KF, Boaventura S, Rampsperger K et al. Endoscopic snare excision of benign adenomas of the papilla of Vater. *Gastrointest Endosc* 1993;39:127-31.

Campbell-Lloyd AJ, Martin DJ, Martin IJ. Long-term outcomes after laparoscopic bile duct exploration: a 5-year follow up of 150 consecutive patients. *ANZ J Surg* 2008;78(6):492-94.

Chang WH, Chu CH, Wang TE et al. Outcome of simple use of mechanical lithotripsy of difficult common bile duct stones. *World J Gastroenterol* 2005;11(4):593-96.

Choudhary A, Bechtold ML, Arif M et al. Pancreatic stents for prophylaxis against post-ERCP pancreatitis: a meta-analysis and systematic review. *Gastrointest Endosc* 2011;73(2):275-82.

Cipolletta L, Costamagna G, Bianco MA et al. Endoscopic mechanical lithotripsy of difficult common bile duct stones. *Br J Surg* 1997;84:1407-9.

Costamagna G, Tringali A, Shak SK et al. Long-term follow-up of patients after endoscopic sphincterotomy for choledocholithiasis, and risk factors for recurrence. *Endoscopy* 2002;34:273-79.

Cotton PB, Garrow DA, Gallagher J et al. Risk factors for complications after ERCP: a multivariate analysis of 11,497 procedures over 12 years. *Gastrointest Endosc* 2009;70(1):80-88.

Disario JA, Freeman ML, Bjorkman DJ et al. Endoscopic balloon dilation compared with sphincterotomy for extraction of bile duct stones. *Gastroenterology* 2004;127(5):1291-99.

Drouard F, Passone-Szerzyna N, Berthon JC. Laparoscopic treatment of common bile duct stones. *Hepato-Gastroenterology* 1997;44:16-21.

Dumonceau JM, Andriulli A, Deviere J et al. European Society of Gastrointestinal Endoscopy. European Society of Gastrointestinal Endoscopy (ESGE) Guideline: prophylaxis of post-ERCP pancreatitis. *Endoscopy* 2010;42(6):503-15.

Freeman ML, Nelson DB, Scherman S et al. Complications of endoscopic biliary sphincterotomy. *N Engl J Med* 1996;335:909-18.

Garrow D, Miller S, Sinha D et al. Endoscopic ultrasound: a meta-analysis of test performance in suspected biliary obstruction. *Clin Gastroenterol Hepatol* 2007;5:616-23.

Gurusamy K, Sahay SJ, Burroughs AK et al. Systematic review and meta-analysis of intraoperative versus preoperative endoscopic sphincterotomy in patients with gallbladder and suspected common bile duct stones. *Br J Surg* 2011;98(7):908-16.

Han J, Moon JH, Koo HC et al. Effect of biliary stenting combined with ursodeoxycholic acid and terpene treatment on retained common bile duct stones in elderly patients: a multicenter study. *Am J Gastroenterol* 2009;104(10):2418-21.

Hintze RE, Adlera A, Veltzke W. Outcome of mechanical lithotripsy of bile duct stones in an unselected series of 704 patients. *Hepato-Gastroenterology* 1996;43:473-76.

Jakobs R, Pereira-Lima JC, Maier M et al. Litotripsia endoscópica à laser em cálculos difíceis não responsivos à litotripsia extracorpórea por ondas de choque. *Arq Gastroenterol* 1997;33:145-50.

Jeurnink SM, Poley JW, Steyerberg EW et al. ERCP as an outpatient treatment: a review. *Gastrointest Endosc* 2008;68(1):118-23.

Kapral C, Duller C, Wewalka F et al. Case volume and outcome of endoscopic retrograde cholangiopancreatography: results of a nationwide Austrian benchmarking project. *Endoscopy* 2008;40(8):625-30.

Katsinelos P, Kountouras J, Paroutoglou G et al. Combination of endoprostheses and oral ursodeoxycholic acid or placebo in the treatment of difficult to extract common bile duct stones. *Dig Liver Dis* 2008;40(6):453-59.

Meine GC, Baron TH. Endoscopic papillary large-balloon dilation combined with endoscopic biliary sphincterotomy for the removal of bile duct stones (with video). *Gastrointest Endosc* 2011;74(5):1119-26.

O'Toole D, Palazzo L. Choledocholithiasis – a practical approach from the endosonographer. *Endoscopy* 2006;38(S1):S23-S29.

Paganini AM, Guerrieri M, Sarnari J et al. Long-term results after laparoscopic transverse choledochotomy for common bile duct stones. *Surg Endosc* 2005;19(5):705-9.

Paganini AM, Guerrieri M, Sarnari J et al. Thirteen years' experience with laparoscopic transcystic common bile duct exploration for stones. Effectiveness and long-term results. *Surg Endosc* 2007 Jan.;21(1):34-40.

Pereira-Lima JC, Jakobs R, Busnello JV et al. The role of serum liver enzymes in the diagnosis of choledocholithiasis. *Hepato-Gastroenterology* 1999;47:1552-25.

Pereira-Lima JC, Jakobs R, Winter UH et al. Long-term results (7 to 10 years) of endoscopic papillotomy for choledocholithiasis. Multivariate analysis of prognostic factors for the recurrence of biliary symptoms. *Gastrointest Endosc* 1998;48(5):457-64.

Pereira-Lima JC, Lopes CV, Garcia AC. Cálculos Biliares. In: Averbach et al. *Atlas de endoscopia digestiva da SOBED*. Rio de Janeiro: Revinter, 2011. p. 389-93.

Pereira-Lima JC, Lopes CV, Garcia AC. Endoscopia na investigação das doenças hepatobiliares. In: Mattos AA, Dantas-Corrêa EB. *Tratado de hepatologia da SBH*. Rio de Janeiro: Rubio, 2010. p. 137-46.

Pereira-Lima JC, Lopes, CV, Reolon JFN et al. Risk factors for success and complications in the endoscopic treatment of choledocholithiasis: analysis of a 15-year experience series. *Gastrointest Endosc* 2012;75:386.

Pereira-Lima JC, Rynkowski CB, Rhoden EL. Endoscopic treatment of choledocholithiasis in the era of laparoscopic cholecystectomy: prospective analysis of 386 patients. *Hepato-Gastroenterology* 2001;48:1271-74.

Rábago L, Guerra I, Moran M et al. Is outpatient ERCP suitable, feasible, and safe? The experience of a Spanish community hospital. *Surg Endosc* 2010;24(7):1701-6.

Rhodes M, Sussman L, Cohen L et al. Randomised trial of laparoscopic exploration of common bile duct versus post-operative endoscopic retrograde cholangiography for common bile duct stones. *Lancet* 1998;351:159-61.

Riemann JF, Seuberth K, Demling L. Clinical application of new mechanical lithotripter for smashing common bile duct stones. *Endoscopy* 1982;14:411-14.

Rouquette O, Bommelaer G, Abergel A et al. Large balloon dilation post endoscopic sphincterotomy in removal of difficult common bile duct stones: a literature review. *World J Gastroenterol* 2014 June 28;20(24):7760-66.

Shaw MJ, Mackie RD, Moore JP et al. Results of a multicenter trial using a mechanical lithotripter for the treatment of large bile duct stones. *Am J Gastroenterol* 1993;88:730-33.

Tham TCK, Lichtenstein DR, Vandervoort J et al. Role of endoscopic retrograde cholangiopancreatography for suspected choledocholithiasis in patients undergoing laparoscopic cholecystectomy. *Gastrointest Endosc* 1998;47:50-56.

Tse F, Barkun JS, Barkun AN. The elective evaluation of patients with suspected choledocholithiasis undergoing laparoscopic cholecystectomy. *Gastrointest Endosc* 2004;60:437-48.

Tse F, Liu L, Barkun AN et al. EUS: a meta-analysis of test performance in suspected choledocholithiasis. *Gastrointest Endosc* 2008;67:235-44.

Tsuchida K, Iwasaki M, Tsubouchi M et al. Comparison of the usefulness of endoscopic papillary large-balloon dilation with endoscopicsphincterotomy for large and multiple common bile duct stones. *BMC Gastroenterol* 2015 May 16;15:59.

Vázquez-Sequeiros E, González-Panizo Tamargo F, Boixeda-Miquel D et al. Diagnostic accuracy and therapeutic impact of endoscopic ultrasonography in patients with intermediate suspicion of choledocholithiasis and absence of findings in magnetic resonance cholangiography. *Rev Esp Enferm Dig* 2011;103:464-71.

Verma D, Kapadia A, Eisen GM et al. EUS *vs* MRCP for detection of choledocholithiasis. *Gastrointest Endosc* 2006;64:248-54.

Wan XJ, Xu ZJ, Zhu F et al. Success rate and complications of endoscopic extraction of common bile duct stones over 2 cm in diameter. *Hepatobiliary Pancreat Dis Int* 2011;10(4):403-7.

Wang DQH, Afdhal Nh. Gallstone disease. In: Feldman FLS, Brandt LJ. *Sleisenger and Fordtran´s gastrointestinal liver disease*. Philadelphia: Saunders- Elsevier, 2010. p. 1089-120.

Wang P, Li ZS, Liu F et al. Risk factors for ERCP-related complications: a prospective multicenter study. *Am J Gastroenterol* 2009;104(1):31-40.

Williams EJ, Taylor S, Fairclough P et al. Risk factors for complication following ERCP; results of a large-scale, prospective multicenter study. *Endoscopy* 2007;39(9):793-801.

Yasuda I, Fujita N, Maguchi H et al. Long-term outcomes after endoscopic sphincterotomy versus endoscopic papillary balloon dilation for bile duct stones. *Gastrointest Endosc* 2010;72(6):1185-91.

57 COLANGITE

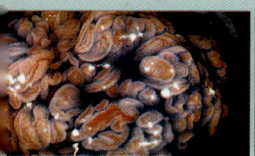

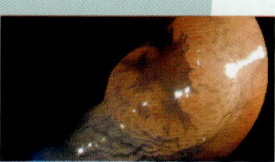

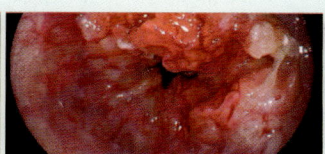

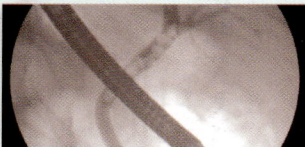

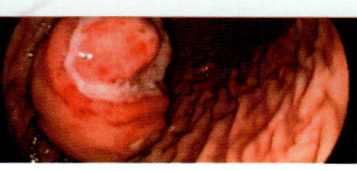

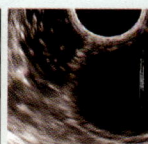

Raul Ritter dos Santos ■ Fernando Sehbe Fichtner

INTRODUÇÃO

A estase biliar, provocada pela obstrução da via biliar intra ou extra-hepática, na presença de bactérias leva à sua proliferação na bile, provocando a colangite.

A colangite aguda é uma doença infecciosa sistêmica, caracterizada pela inflamação aguda e infecção dos ductos biliares. O conhecimento de sua patogenia e o diagnóstico precoce são fundamentais para a correta abordagem terapêutica, suporte clinico, antibioticoterapia e drenagem da via biliar.

ETIOLOGIA

A obstrução da via biliar com bactérias presentes na bile leva à estase biliar e à proliferação bacteriana, causando colangite.

A causa mais frequente de obstrução biliar é por coledocolitiase, sendo a etiologia da colangite em cerca de 85% dos casos.[17]

Outras causas são estenoses benignas da via biliar, parasitoses (em nosso meio a ascaridíase), obstruções por neoplasias, fígado transplantado, manipulação da via biliar prévia, doenças congênitas da via biliar e colangite esclerosante.

Nas obstruções neoplásicas, a colangite é menos frequente, ocorrendo em cerca de 15% dos pacientes. Acredita-se que, por ser total, a obstrução impeça a passagem de bactérias. Porém, no caso de obstrução intermitente, como a coledocolitíase, a infecção biliar é mais frequente.[17]

PATOGENIA

A bile normalmente é estéril. Fatores que a mantêm livre de bactérias incluem o esfíncter coledociano, o fluxo biliar e as propriedades bacteriostáticas da bile. Na litíase biliar, frequentemente há presença de bactérias na bile: colônias de 10 bactérias foram encontradas em 3% dos pacientes com litíase biliar, em 36% dos pacientes com coledocolitíase e em 84% dos pacientes com colangite.[5]

O número de colônias bacterianas por mililitro de bile correlaciona-se diretamente com a severidade da colangite.[5]

Além das bactérias eventualmente presentes na bile de pacientes com litíase biliar, acredita-se que possa ocorrer entrada de bactérias por via transpapilar e pela circulação portal.

As bactérias que infectam a bile são as mesmas da flora bacteriana intestinal (Quadro 57-1).

As propriedades bacteriostáticas da bile contribuem para impedir a proliferação bacteriana, sendo os sais biliares e IgA secretora os principais responsáveis por esse mecanismo de defesa.

Os sais biliares, secretados com a bile, estão presentes no intestino delgado e têm papel em inibir a translocação bacteriana.

Quadro 57-1 Microrganismos mais frequentemente isolados na cultura da bile em pacientes com infecção biliar aguda

Microrganismos	Organismos isolados na cultura da bile (%)	Organismos isolados na cultura do sangue[a] (%)	Organismos isolados na cultura do sangue[b] (%)
Gram-negativos			
Escherichia coli	31-44	35-62	23
Klebsiella sp.	9-20	12-28	16
Pseudomonas sp.	0,5-19	4-14	17
Enterobacter sp.	5-9	2-7	7
Acinetobacter sp.	–	3	7
Citrobacter sp.	–	2-6	5
Gram-positivos			
Enterococcus sp.	3-34	10-23	20
Streptococcus sp.	2-10	6-9	5
Staphylococcus sp.	–	2	4
Anaeróbios	4-20	1	2

[a]Adquiridos na comunidade.
[b]Adquiridos em instituições de cuidados.
Adaptado de Takada T et al.[25]

Estudos experimentais, em animais, com a ligadura do colédoco mostraram aumento da translocação bacteriana e de infecção sistêmica.[21]

A IgA secretora presente na bile tem importante papel protetor, aglutinando bactérias, inibindo sua motilidade e prevenindo sua aderência à mucosa.[10]

Cerca de 50% da IgA secretória presente na via biliar é produzida pela via biliar, e 50% é seletivamente transportada na bile pelo sistema hepatobiliar. Estudos mostram a relação entre a baixa concentração da IgA biliar e infecção da via biliar. Em pacientes com colelitíase, nos com infecção biliar, a IgA secretora estava significativamente diminuída, sendo os seus valores normais os que não tinham infecção.[23] Publicações mostram a diminuição da IgA secretora na bile de pacientes com icterícia obstrutiva secundária a cálculo ou neoplasia, com normalização de seus níveis após a drenagem da via biliar.[24,26]

O fator mais relevante e crucial na patogenia da colangite é o aumento na pressão na árvore biliar infectada, provocando refluxo biliovenoso e bacteriemia, relacionado com a obstrução (Fig. 57-1).

Estudo experimental em cães, em que o colédoco foi ligado e infectado, demonstrou a relação direta entre o aumento da pressão na via biliar e a ocorrência de bacteriemia.[9]

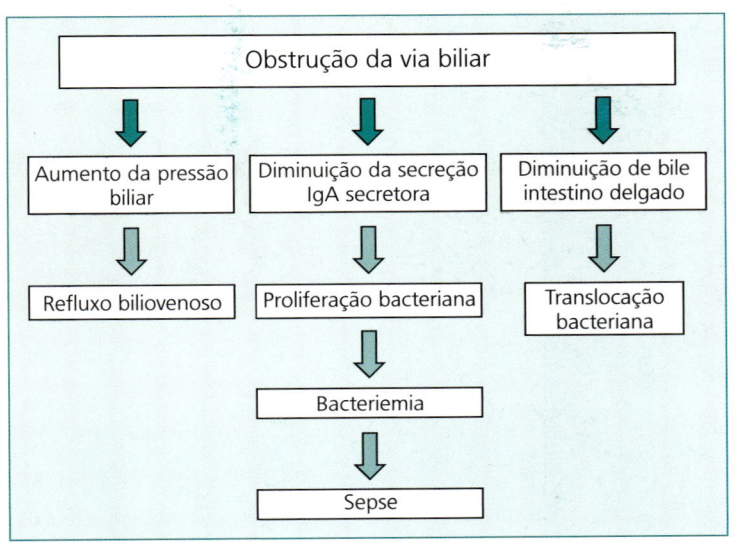

Fig. 57-1. Patogenia.

Normalmente, a pressão biliar encontra-se entre 80 e 160 mm de H_2O. Na via biliar obstruída, a pressão aumenta gradativamente. Refluxo biliolinfático ocorre com níveis de pressão acima de 200 mmH_2O e, acima de 250, ocorre refluxo biliovenoso. A rota do refluxo biliovenoso foi elegantemente demonstrada por trabalho de microscopia eletrônica. O aumento da pressão nos ductos promove o refluxo biliovenoso através dos espaços de Mall e Disse nos sinusoides hepáticos, por oferecerem menor resistência que o processo juncional, canalículo biliar ou hepatócitos.[16]

DIAGNÓSTICO

Dor intermitente no quadrante superior direito, febre e icterícia caracterizam a tríade de Charcot, que ocorre em 70% dos casos de colangite.[17] Quando esta tríade acompanha-se de hipotensão e obnubilação – pêntade de Reynold –, indica que colangite é grave, de alta mortalidade.

Além dos critérios clínicos, diagnóstico radiológico ou endoscópico, revelando pus na via biliar e/ou obstrução, confirmam o diagnóstico.

O *guideline* de Tokyo recomenda uma abordagem mais sistêmica combinando dados clínicos, laboratoriais e de imagem (Quadro 57-2).[25]

APRESENTAÇÃO CLÍNICA

Febre e dor abdominal têm sido relatados como os sintomas mais frequentes, com uma incidência de 80% ou mais na maioria das publicações. Icterícia é menos frequente, em torno de 60 a 70%, e as formas graves com choque e alteração do estado mental são menos frequentes, em torno de 3,5 a 7,7% das publicações.

A tríade de Charcot não está sempre presente, necessitando de testes diagnósticos adicionais.

No idoso, os achados clínicos podem estar dissimulados, retardando o diagnóstico e tratamento.[3]

EXAMES LABORATORIAIS

O hemograma geralmente apresenta leucocitose, exceto em idosos ou imunodeprimidos, nos quais mesmo em infecção grave o hemograma pode estar normal.

Enzimas hepáticas, como transaminases, fosfatase alcalina e gamaglutamiltransferase, geralmente estão alteradas, com aumento de seus valores.

Trombocitopenia e aumento da creatinina traduzem maior gravidade.

EXAMES POR IMAGEM

Como a causa mais frequente da colangite é a litíase biliar, os métodos de imagem complementam a impressão clínica e os achados laboratoriais, demonstrando cálculos na via biliar.

Entre os métodos não invasivos, a ultrassonografia abdominal é de baixa sensibilidade para cálculos do colédoco, mas a dilatação da árvore biliar intra ou extra-hepática ou a simples presença de colelitíase nos auxilia no diagnóstico.

Em pacientes obesos e com distensão abdominal, a tomografia computadorizada mostra-se mais sensível, exceto para cálculos de colesterol.

A endossonografia tem apresentado excelentes resultados no diagnóstico das obstruções hepáticas, determinando a causa e o nível de obstrução em 97% dos casos, comparado a 76% pela tomografia e 49% pelo ultrassom.[1]

A colangiografia por ressonância magnética é um método não invasivo, sem necessidade de uso de contraste, com sensibilidade para o diagnóstico de obstrução da via biliar que varia de 80 a 100%.[2,15,22]

Entre os métodos invasivos, a colangiografia percutânea é de alta acurácia no diagnóstico de obstrução, porém associada frequentemente a complicações, como dor, hemorragia, colangite, hemobilia e pneumotórax.

A colangiografia endoscópica representa o padrão ouro no manejo da colangite, por estabelecer o diagnóstico etiológico e permitir a drenagem terapêutica. A visão de uma papila com cálculo impactado ou visualização de drenagem de pus espontânea ou após cateterismo confirma o diagnóstico de colangite (Figs. 57-2 e 57-3).

Quadro 57-2 Critérios diagnósticos para colangite aguda

A) Contexto e manifestações clínicas	1. História de doença biliar 2. Febre/calafrios 3. Icterícia 4. Dor abdominal
B) Exames laboratoriais	5. Evidência de resposta inflamatória (leucocitose, PCR aumentada) 6. Alteração das provas de função hepática
C) Achados de imagem	7. Dilatação da via biliar ou evidência de etiologia
Diagnóstico suspeito	Dois ou mais itens A
Diagnóstico definitivo	Tríade de Charcot (2 + 3 + 4) ou dois ou mais itens A + dois itens B ou C

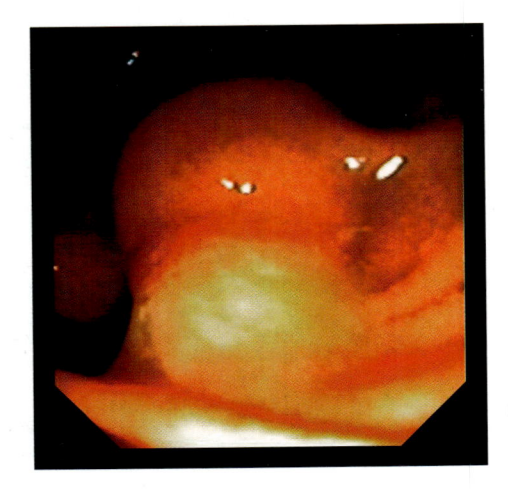

Fig. 57-2. Papila duodenal de aspecto abaulado.

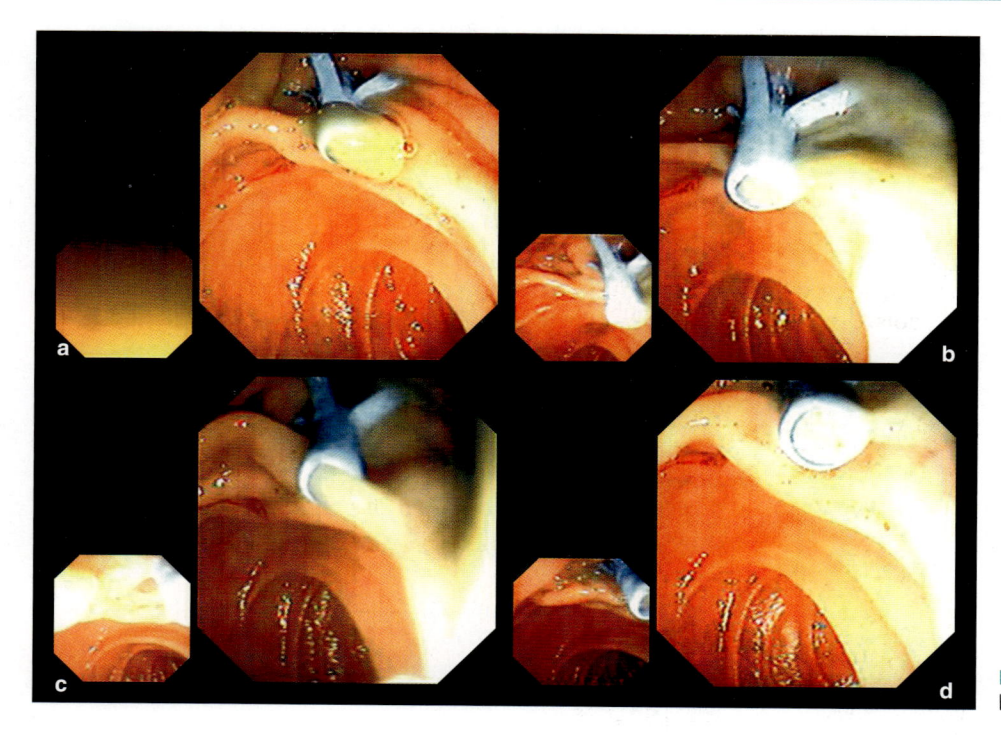

Fig. 57-3. (a-d) Saída de pus após drenagem da via biliar com *stent* plástico.

TRATAMENTO

O tratamento da colangite baseia-se no suporte clínico do paciente, antibioticoterapia e drenagem da via biliar.

Suporte Clínico

Como em todo paciente com infecção e febre, os cuidados com a hidratação e oxigenação são fundamentais, assim como os cuidados com eventuais intercorrências e doenças prévias coexistentes.

Antibioticoterapia

Cerca de 80% dos pacientes com colangite respondem à antibioticoterapia.

A concentração biliar do antibiótico e a sensibilidade das bactérias na bile infectada vão determinar a escolha do antibiótico.

Estudos de Leung, em 579 pacientes com cálculos ductais e bile infectada, mostraram que 21% desses tinham bacteriemia associada. Análise da bile e dos cálculos evidenciou que *Escherichia coli*, *Klebsiella*, *Enterobacter*, *Enterococcus* e *Streptococcus* foram as bactérias mais encontradas. Em 2/3 dos pacientes com bacteriemia, as bactérias encontradas na bile e no sangue eram as mesmas. *Enterococcus* e *Streptococcus* não foram encontrados no sangue, nesse estudo. No mesmo trabalho foi estudada a concentração biliar dos antibióticos frequentemente mais empregados no tratamento dessas bactérias. Em pacientes sem obstrução da via biliar, cefoperazona, ceftazidima, imipenem, netilmicina e ciprofloxacina foram detectadas na bile, sendo que a ciprofloxacina foi a única a ser encontrada em pacientes com obstrução da via biliar. Uma vez estabelecido o fluxo biliar, todos esses medicamentos foram encontrados na bile.[13]

Com base nestas observações, Leung propõe como esquema terapêutico: imipenem ou ciprofloxacina na colangite moderada; ciprofloxacina, ampicilina e metronidazol na colangite supurativa.

Outros esquemas propostos são: ciprofloxacina e ampicilina-sulbactam; ampicilina, gentamicina e metronidazol; cefoxetina; ampicilina e metronidazol.[7,19]

Em publicações recentes, os autores recomendam a análise microbiológica da bile coletada de pacientes com colangite, muitas vezes levando à troca do antibiótico.[18] No tratamento inicial da colangite, os autores recomendam ampicilina-sulbactam associada à aminoglicosideo, cefalosporina e fluoroquinolonas associados ou não a metronidazol, ou piperacicilina-tazobactam nas infecções severas ou nosocomiais.[7]

Drenagem da Via Biliar

O procedimento terapêutico mais importante nas colangites graves é a drenagem.

Seu objetivo maior é a diminuição da pressão biliar, para que cesse o refluxo biliovenoso, responsável pela bacteriemia.

A drenagem pode ser realizada por endoscopia, transcutânea ou cirúrgica.

A drenagem endoscópica é a de primeira escolha, decorrente de suas menores morbidade e mortalidade em comparação à transcutânea ou cirúrgica (Quadro 57-3).[6,11,12,14]

Pode ser realizada por introdução de endoprótese, por sonda nasobiliar ou esfincterotomia. Nos casos graves, apenas a descompressão é realizada, usando-se a sonda nasobiliar ou endoprótese, evitando-se a injeção de contraste na via biliar. Distúrbios da coagulação são frequentes nos casos graves, não permitindo a esfincterotomia. A colocação de endoprótese de 5 ou 7 *Fr* tem a vantagem de ser mais confortável para o paciente, permitir a drenagem da bile para o intestino e ser de custo mais baixo. A nasobiliar é mais desconfortável, frequentemente podendo ser retirada por paciente pouco cooperativo, e tem custo maior, mas apresenta a van-

Quadro 57-3 Comparação da mortalidade em 30 dias em pacientes com colangite submetidos à drenagem da via biliar

Cirurgia		Radiológica		Endoscópica	
Welch	40%	Gould	29%	Vallon	7%
Saharia	14%	Kadir	17%	Carr-Locke	5%
Lygidakis	20%	Pessa	5%	Leung	5%
Thompson	9%	Kinoshita	14%	Gogel	8%
Lai*	33%			Siegel	7%
					10%

*Estudo comparativo, prospectivo e randomizado.
Adaptado de Siegel JH et al. 1994.[20]

tagem de permitir o controle da efetividade da drenagem e a possibilidade de a qualquer momento realizar o estudo radiológico da via biliar. Os resultados da drenagem nesses pacientes muitas vezes acompanham-se de melhora significativa. Resolvida a fase aguda e, com a melhora do estado clínico, complementa-se a terapêutica com esfincterotomia, retirada de cálculos ou indicações de procedimento cirúrgico eletivamente.

Na impossibilidade de drenagem endoscópica, a segunda escolha ficaria para a drenagem transcutânea, reservando-se a cirurgia para o caso de impossibilidade de serem usados os dois primeiros métodos.

Ao revisarmos os aspectos clínicos, patogênicos e terapêuticos da colangite, não poderíamos concluir sem antes advertir aqueles que se iniciam na colangiografia endoscópica diagnóstica e terapêutica: é crucial que aquele que se aventura a injetar contraste na via biliar esteja habilitado a realizar procedimentos de drenagem e, em caso de insucesso, conscientizar-se da necessidade de recorrer a outras alternativas de drenagem.

REFERÊNCIAS BIBLIOGRÁFICAS

1. Amouyal P, Amouyal G, Livy P et al. Diagnosis of choledocholithiasis by endoscopic ultrasonography. *Gastroenterology* 1994;106:1062-67.
2. Becker CD, Grossholz M, Becker M et al. Choledocholithiasis and bile duct stenosis: diagnostic accuracy of MR cholangiopancreatography. *SO Radiology* 1997;205(2):523.
3. Coben I, Venables CW, Lendrum R et al. Gallstones presenting as mental and physical debility in the eldery. *Lancet* 1984;1:1062.
4. Csendes A, Diaz JC, Burdiles P et al. Risk factor and classification of acute supurative cholangitis. *Br J Surg* 1992;79:655.
5. Csendes A, Mitru N, Maluenda F et al. Counts of bacteria and pyocites of choledochal bile in controls and in patients with gallstones or common bile duct stones with or without cholangitis. *Hepatogastroenterology* 1996 July-Aug.;43(10):800-6.
6. Gogrl HK, Runyon BA, Volpicelli NA et al. Acute suppurative obstructive cholangitis due to stones: treatment by urgent endoscopist sphincterectomy. *Gastrointest Endosc* 1987;33:210-13.
7. Gomi H, Solomkin JS, Takada T et al. TG13 antimicrobial therapy for acute cholangitis and cholecystitis. *J Hepatobiliary Sci* 2013;20:60-70.
8. Henry MJ. Antibiotic therapy of cholangitis. *Gastrointest Endosc* 1995;42:276.
9. Huang T, Bass JA, William RD. The significance of biliary pressure in cholangitis. *Arch Surg* 1969;98:629-32.
10. La Brooy JT, Shearman DJT. Antibody in the defences of the gut. In: Truelove SC, Willoughby CP (eds.) *Topics in gastroenterology.* Oxford: Blackwell, 1979. p. 181-87, vol. 7.
11. Lai ECS, Mok FPT, Tan ESY et al. Endoscopic biliary drainage for severe acute cholangitis. *N Engl J Med* 1992;326:1582-86.
12. Leung JWC, Chung SCS, Sung JJY. Urgent endoscopic drainage for acute suppurative cholangitis. *Lancet* 1989;i:307-9.
13. Leung JWC, Ling TKW, Chan SM et al. Antibiotics, biliary sepsis, and bile duct stones. *Gastrointest Endosc* 1994;40:716-21.
14. Leung JWC, Venezuela RR. Cholangio sepsis: endoscopic drainage and antibiotic therapy. *Endoscopy* 1991;23:220-23.
15. Lomanto D, Pavone P, Laghi A et al. Magnetic resonance-cholangiopancreatography in the diagnosis of biliopancreatic diseases. *SO Am J Surg* 1997;174(1):33.
16. Lygidakis NJ, Brummelkamp WH. The significance of intrabiliary pressure in acute cholangitis. *Surg Gynecol Obstet* 1985;161:465-69.
17. Pitt HA, Cameron JL. Acute cholangitis. In: Way LW, Pellegrini CA. (Eds.). *Surgery of gallbladder bile ducts.* Philadelphia: WB Saunders, 1987. p. 295.
18. Sahmed A, Schott A, Vonberg RP. Routine bile collection for microbiological analysis during cholangiography and its impact on the management of cholangitis. *Gastrointest Endosc* 2010;72(2):284-91.
19. Sanford JP, Gilbert DN, Moellering RC et al. (Eds.). *The Sanford Guide to Antimicrobial Therapy* 1997:11. 27th ed., Vienna, VA: Antimicrobial Therapy, 1997.
20. Siegel JH, Rodriguez R, Cohen SA et al. Endiscioic management of cholangitis: Critical review of na alternative technique and report of large series. *Am J Gastroenterol* 1994;89:1142-46.
21. Slocom MM, Sittig KM, Specian RD et al. Absence of intestinal bile promotes bacterial translocation. *Am Surg* 1992;58:305-10.
22. Soto JA, Barish MA, Yucel EL et al. Magnetic resonance cholangiography: Comparison with endoscopic retrograde cholangiopancreatography. *Gastroenterology* 1996;110:589-97.
23. Sterwart L, Pellegrini CA, Laurence WW. Cholangiovenous reflux pathways as defined by corrosion casting and scanning eletrectron microscopy. *Am J Surg* 1988;155:23-27.
24. Sung JY, Leung JWC. Biliary IgA secretion in obstructive jaundice: the effects of endoscopic drainage. *Gastrointest Endosc* 1995;42:439-44.
25. Takada T, Kiriyama S, Strasberg MS et al. TG13 guidelines for diagnosis and severity grading of acue cholangitis. *Journal Hepatobiliary Sci* 2013;20:24-34.
26. Yio Yian Yang, Beirven Jin, Fengzhi Yin et al. Bile Secretory immunoglobulin A in biliary infection and cholelithiasis. *Gastroenterology* 1992;102:1000-8.

58 Estenose Biliar Benigna

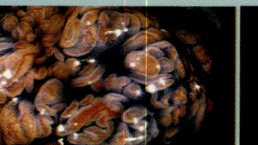

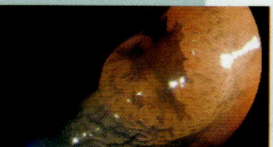

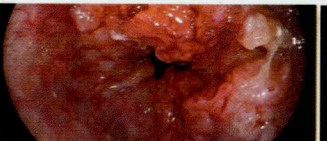

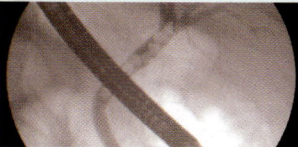

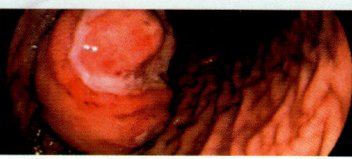

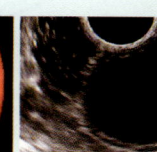

Everson Luiz de Almeida Artifon ■ Joel Fernandez de Oliveira

INTRODUÇÃO

O diagnóstico das estenoses biliares tem sido um desafio, necessitando de uma avaliação multimodal. Apesar de as principais causas de estenosem serem malignas, 30% desses casos têm etiologia benigna, causando importante prejuízo nessa população.[1] Os recursos diagnósticos não invasivos disponíveis, como ultrassonografia, tomografia computadorizada e colangiorressonância, são usados para diferenciar entre estenoses malignas e benignas na tentativa de avaliar a presença ou ausência de uma massa tumoral, metástase e invasão ganglionar. No entanto, esses exames muitas vezes avaliam apenas o nível de obstrução biliar, sem revelar a etiologia da estenose, tornando-se insuficiente para certeza diagnóstica e decisão terapêutica.[2] Nesse contexto, a endoscopia, principalmente por intermédio da colangiopancreatografia endoscópica retrógrada (CPRE), tornou-se uma importante ferramenta tanto no diagnóstico como na terapêutica das estenoses biliares benignas.

As principais causas de estenoses benignas são decorrentes de procedimentos cirúrgicos, que ocorrem em um aumento importante após o advento da videolaparoscopia e da colangite esclerosante primária. No entanto, o transplante hepático e a pancreatite crônica também são importantes causas dessa patologia (Quadro 58-1).[3-7]

Quadro 58-1 Causas de estenoses benignas[7]

Pós-operatório, incluindo transplante hepático
Colangite esclerosante
■ Primário ■ Secundário
Doenças pancreáticas
■ Pancreatite aguda ■ Pancreatite crônica ■ Pseudocisto
Infecção/infestação
■ Colangite recorrente ■ AIDS (SIDA) ■ Parasitas
Congênitas
Outros: trauma abdominal, hemangioma, radioterapia, sarcoidose, doença hepática policística

TÉCNICAS ENDOSCÓPICAS

CPRE

A colangiografia endoscópica retrógrada é atualmente a técnica mais utilizada para avaliação das estenoses biliares. Além de diagnosticá-la, também avalia sua localização e extensão, além de fornecer material citológico e possibilidade terapêutica.[8]

O aspecto colangiográfico muitas vezes não é definitivo para definição da etiologia, no entanto, as lesões benignas tendem a ter uma zona de transição mais longa e um estreitamento concêntrico suave.[9]

Assim, a melhor maneira de descartar uma lesão biliar maligna por CPRE é pela obtenção de amostra tecidual. As técnicas mais utilizadas são a escova citológica e o fórceps endobiliar. Em um trabalho sobre técnicas de obtenção de tecido durante CPRE, publicado em 2002, revelou que a sensibilidade, a especificidade, o valor preditivo positivo e o valor predito negativo da escova citológica para o diagnóstico de estenose do ducto biliar maligna foram de 30 a 57%, 90 a 100%, 94 a 100% e 8 a 62%, respectivamente.[10] É importante salientar que a colangite esclerosante primária pode acarretar ainda maior confusão no diagnóstico histológico, pois suas células inflamatórias podem mimetizar um processo inflamatório, diminuindo ainda mais a sensibilidade do método.[11-13]

Ultrassom Endoscópico (UE)

O ultrassom endoscópico está cada vez mais sendo utilizado no diagnóstico e na avaliação de pacientes com obstrução biliar. É o exame de imagem de escolha em pacientes com obstrução biliar distal, com alta sensibilidade e precisão para confirmar etiologia maligna.

A utilização de biópsia aspirativa por agulha fina guiado por UE para o diagnóstico de estenoses biliares foi proposta pela primeira vez, em 2000, em um estudo com 10 pacientes com estenose biliar e escovado citológico negativo.[14] Vários estudos relataram uma sensibilidade que varia de 40-90%, com a maior parte destes mostrando uma sensibilidade superior a 70%.[15-21] É importante notar que a maioria destes estudos incluiu pacientes com citologia biliar não conclusiva obtida pela CPRE.[22]

UE pode também identificar com segurança etiologias menos comuns de estenose biliar, como linfonodomegalias ou lesões metastáticas para o pâncreas. Ocasionalmente, cálculos impactados na via biliar e cálculos impactados no cístico (síndrome de Mirizzi) são diagnosticados pela UE em pacientes com estenose biliar sem uma etiologia identificada em outros exames de imagem, incluindo CPRE.[23]

Ultrassom Intraductal (UI)

O ultrassom intraductal consiste na inserção de um *probe* de alta frequência orientado por um fio-guia na via biliar. Ele fornece imagens de alta resolução da parede ductal e dos tecidos próximos.[24] Em termos de diferenciação de estenoses malignas de benignas, uma combinação de CPER e UI aumentou a acurácia comparado à CPRE ou colangiorressonância sozinhos de 88 vs. 76% e 58%, respectivamente.[25]

Colangioscopia

Apesar de a colangioscopia ter sido desenvolvida na década de 1970, por causa do tempo de procedimento, dificuldade técnica e necessidade de dois operadores, foi deixada de lado. No entanto, com o desenvolvimento, em 2006, da plataforma SpyGlass™ (*Boston Scientific*, Natick, MA, EUA), um dispositivo acoplado ao duodenoscópio que permite, ao mesmo operador, avaliar a via biliar por meio da colangioscopia e intervir pelo seu canal de trabalho, esta técnica ganhou novo impulso.[26-28]

Em um estudo multicêntrico, envolvendo 15 centros nos EUA e na Europa, a colangioscopia foi realizada em 297 pacientes, com uma taxa de sucesso global de 89%, e uma taxa de complicação de 7,5%. A sensibilidade e especificidade global do exame para diferenciar anormalidades ductais malignas e benignas foram de 78 e 82%, respectivamente, superiores às taxas isoladas da CPRE de 51 e 54%, respectivamente.[28]

Endomicroscopia Confocal

Esta técnica consiste na injeção de um contraste intravenoso (fluoresceína), que permite através de um *probe* a avaliação dos tecidos ao nível microscópico em tempo real. Este *probe* pode ser passado pelo canal de trabalho do endoscópio ou até através de uma agulha fina de aspiração, possibilitando a avaliação minuciosa da parede da via biliar.[23]

ETIOLOGIAS E TRATAMENTO

Estenose Biliar Pós-Operatória

A lesão iatrogênica da via biliar é a causa mais comum de estenoses benignas. Ocorre geralmente após colecistectomias, nas laparotomias têm incidência de 0,1-0,5% e nas laparoscópicas de 0,25-1%. Além do trauma direto, outras possíveis causas são as lesões isquêmicas microvasculares, decorrentes da dissecção cirúrgica e inflamação adjacente ou uso de bisturi elétrico.[7]

O quadro clínico pode cursar com icterícia, epigastralgia e febre. A apresentação clínica depende do tipo de lesão, sendo dividida em dois grupos. Nos pacientes com fístula biliar sem dreno abdominal, a bile acumula-se no espaço sub-hepático, formando coleção (bilioma) ou abscesso, podendo evoluir com sepse. Geralmente, icterícia não é observada nesses pacientes, porque a colestase não está presente. Nos pacientes com estenose biliar, a icterícia é o sinal clínico dominante.[7]

As lesões iatrogênicas são reconhecidas precocemente em 25% dos casos, mas podem ser descobertas até 20 anos após o procedimento inicial.[29] A radiofrequência utilizada em cirurgias hepáticas é estimada como causadora de 1% das lesões detectáveis.

As estenoses pós-operatórias são classificadas por Bismuth-Strasberg: o tipo A corresponde ao extravasamento de bile do ducto menor em continuidade ao ducto hepático comum; tipo B, divisão e clipagem do segmento do ducto hepático direito; tipo C, extravasamento de bile do segmento do ducto hepático direito, sem comunicação com ducto hepático comum; tipo D, lesão lateral do ducto hepático comum; tipo E1, lesão circunferencial do ducto comum mais de 2 cm da bifurcação; tipo E2, lesão circunferencial do ducto hepático comum menos de 2 cm da bifurcação; tipo E3, lesão circunferencial no ducto hepático comum na bifurcação; tipo E4, estenose do sistema ductal hepático direito ou esquerdo; tipo E5, lesão combinada do ducto principal na bifurcação e segmento do ducto hepático direito (Fig. 58-1).

Outra classificação é a de Bismuth-Blumgart, em que a lesão distante da confluência dos hepáticos caracteriza o tipo I; a lesão da confluência, preservando a junção angular superior, o tipo II; lesão completa da confluência, o tipo III; e lesão da confluência e dos ductos hepáticos, tipo IV, e a associação das lesões tipos I, II ou III + estenose do ducto hepático direito, Tipo V (Fig. 58-2).[30]

As estenoses pós-operatórias mais frequentes estão localizadas abaixo do hilo. O tratamento cirúrgico obtém sucesso entre 73 e 90%

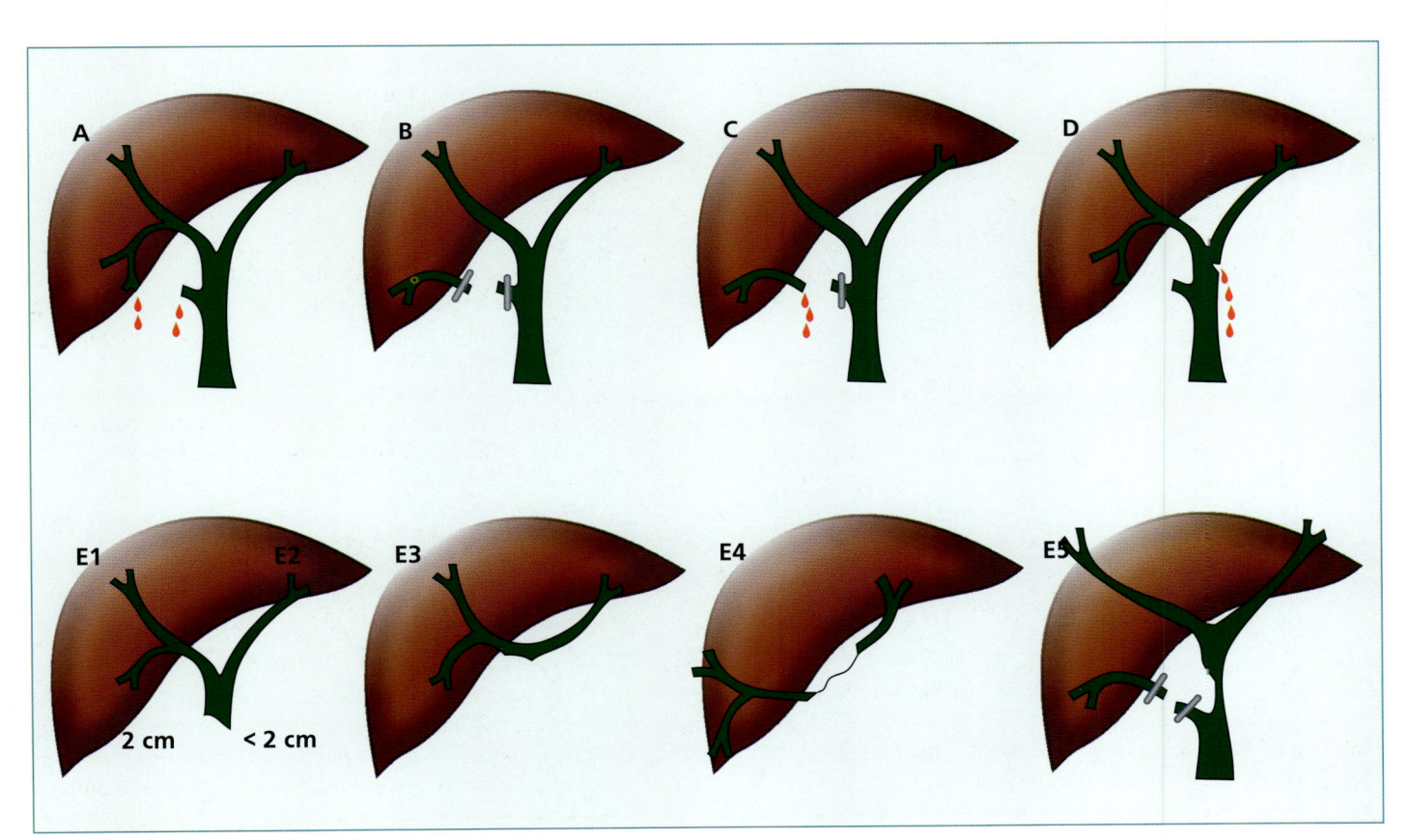

Fig. 58-1. Classificação de Bismuth-Strasberg.

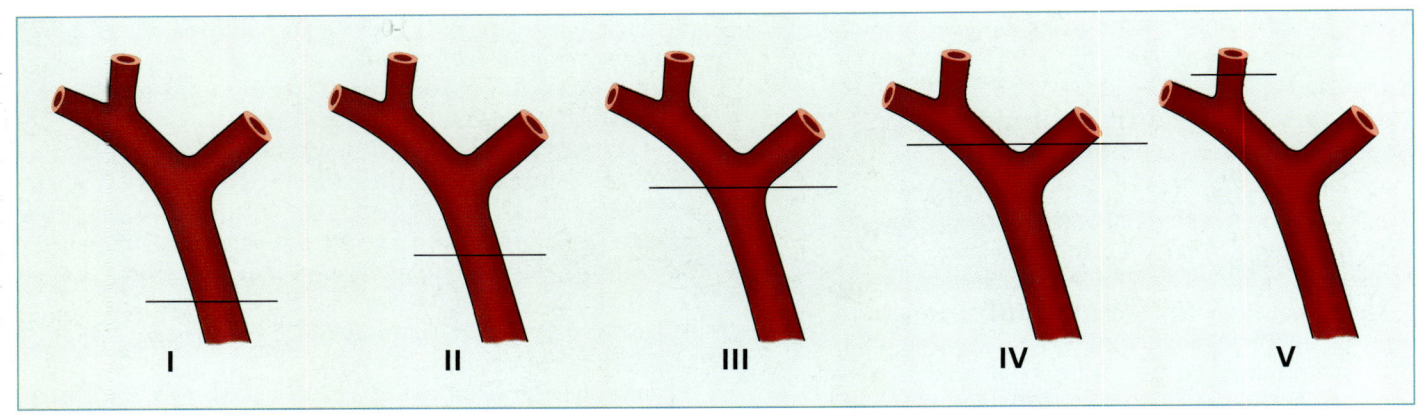

Fig. 58-2. Classificação de Bismuth-Blumgart.

dos casos. A morbidade varia de 7 a 26%, e a mortalidade de 0 a 13%; de modo que as maiores taxas de mortalidade ocorrem em pacientes com hipertensão portal. As estenoses recorrentes variam de 10 a 35% e estão associados a fatores, como tratamento cirúrgico prévio, cirrose, hipertensão portal, fístula biliar e idade avançada.[2]

A terapia endoscópica pode ser realizada pela dilatação radial com cateteres balonados, colocação de próteses e trocas seriadas, permanecendo por pelo menos 3 meses, quando ocorrerá cicatrização estável, obtendo assim uma menor probabilidade de reestenoses. A programação é a colocação de múltiplas próteses plásticas (2 a 4), com manutenção de 6 a 12 meses (Fig. 58-3). O controle deverá ser feito com 6 meses a 1 ano pela colangiorressonância ou colangiografia endoscópica. Trata-se de um procedimento menos invasivo em relação ao procedimento cirúrgico.[31] O índice de sucesso está em torno de 70-80%, similar ao tratamento cirúrgico. Entretanto, é necessário um acompanhamento a longo prazo em razão da ocorrência de complicações tardias e a possibilidade de lesão irreversível, quando o tratamento não for realizado em tempo hábil.

Cerca de 80 a 90% das estenoses biliares podem ser inicialmente tratadas endoscopicamente. As características preditivas de falha são apresentação pós-cirúrgica tardia (> 3 meses), estenoses acima do hilo, estenoses longas, variações anatômicas do trato gastrointestinal alto ou das vias biliares e más condições clínicas.[31]

Por muitos anos, a prótese metálica autoexpansível era indicada apenas para tratamento definitivo (paliação de tumores irressecáveis na junção biliopancreática), mas, recentemente, esse paradigma tem sido reavaliado para doenças benignas, com uso de próteses parcial ou totalmente recobertas, que são potencialmente removíveis (Fig. 58-4).[32]

Artifon *et al.* publicaram, em 2009, estudo comparativo do uso de prótese metálica autoexpansível recoberta por material siliconizado *vs.* passagem de múltiplas próteses plásticas em pacientes com lesão biliar pós-cirúrgica classificadas em Bismuth-Blumgart I (lesão

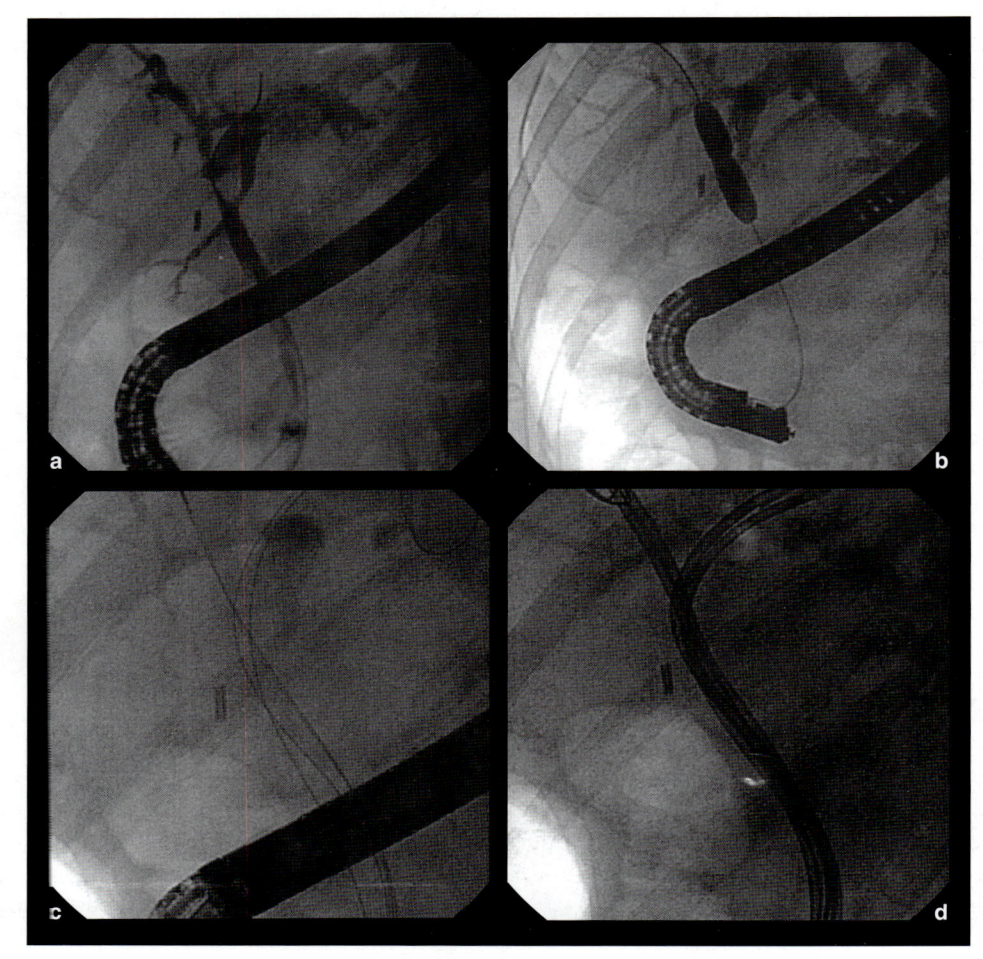

Fig. 58-3. (a-d) Passagem de prótese plástica.

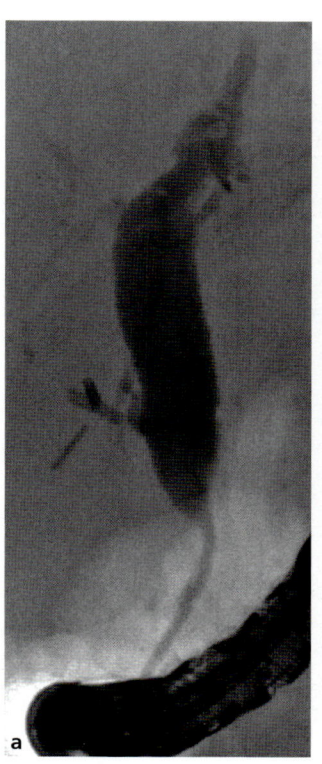

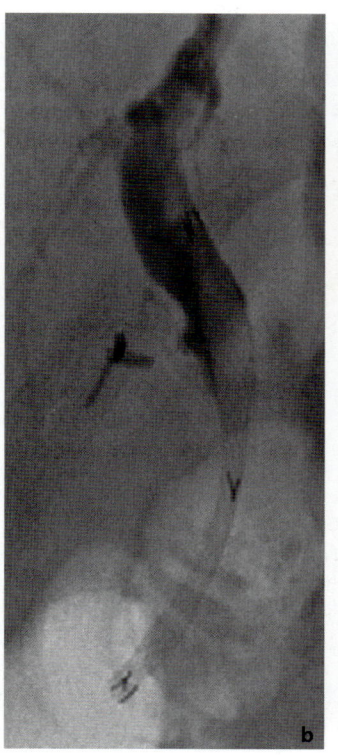

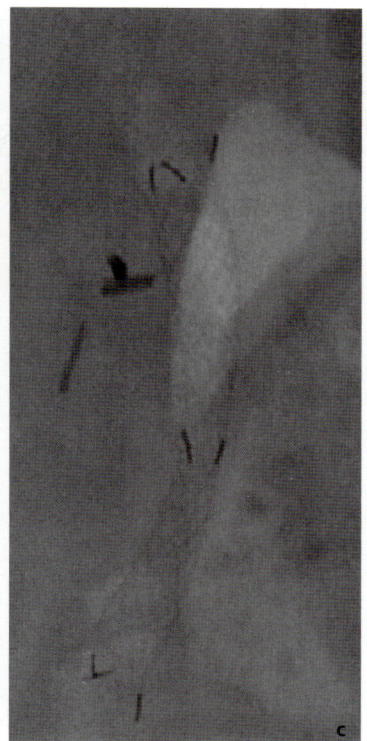

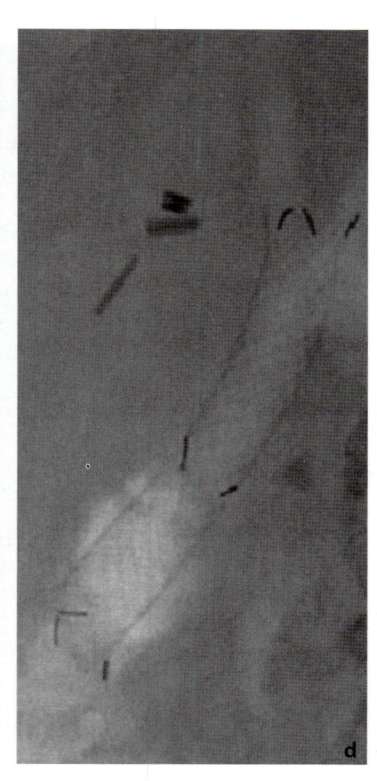

Fig. 58-4. (a-d) Passagem de prótese metálica.

além de 2 cm da confluência dos ductos hepáticos). Verificou-se que a capacidade de recanalização biliar sustentada, a taxa de migração e os custos foram significativamente favoráveis ao grupo de prótese metálica.[33]

Estenose Biliar Pós-Transplante Hepático

A incidência de estenose após o transplante hepático varia de 7 a 34%. As principais complicações são fístula biliar, estenoses de anastomoses, estenoses difusas, coledocolitíase e colangite.[34]

A estenose da anastomose é geralmente secundária à técnica cirúrgica, ao passo que estenoses difusas da árvore biliar extra-hepática são decorrentes da isquemia. A estenose intra e extra-hepática pode também ser secundária à isquemia arterial, associada à trombose da artéria hepática. Outros fatores incluem prolongado tempo de isquemia fria, incompatibilidade do grupo ABO, infecção pelo CMV e rejeição.[34]

Rerknimitr et al. estudaram retrospectivamente 367 pacientes submetidos a transplante hepático ortotópico com anastomose colédoco-coledociana e observaram 24,5% de complicações biliares. As principais foram: estenose (45,5%), coledocolitíase (30,5%) e fístula biliar (18,1%). A terapêutica endoscópica obteve sucesso em todos pacientes com litíase e fístula biliar. Nos casos com estenose, a maioria encontrava-se no local da anastomose (78,2%), e o restante no ducto do doador. A dilatação com balão ou cateter dilatador, seguida de próteses com trocas em média de 3 a 5 meses, foi realizada com sucesso em 91% dos pacientes. As complicações da CPRE ocorreram em 8 pacientes e compreenderam: hemorragia, perfuração causada pelo fio-guia ao nível da estenose, pancreatite e migração da prótese plástica. Este estudo demonstra que a CPRE identifica as anormalidades da árvore biliar, além de proporcionar diversas opções terapêuticas.[35]

Colangite Esclerosante Primária (CEP)

A CPRE é o exame de escolha para o diagnóstico de CEP.[36] No entanto, é importante avaliar o risco/benefício da colonização bacteriana após injeção de contraste na árvore biliar parcialmente obstruída.

Desse modo, é mandatória a profilaxia antibiótica em todos os casos, a fim de se evitar colangite, no entanto, é mais importante ainda o sucesso na drenagem biliar.

Em pacientes com CEP deve-se ter o cuidado de avaliar com detalhe as áreas de estreitamento e irregularidades, pois estas regiões são passíveis de serem confundidas com colangiocarcinoma. A realização de escovados e/ou biópsias de qualquer estenose é importante para avaliar a presença de colangiocarcinoma.

O objetivo da CPRE no tratamento das patologias biliares da CEP inclui a drenagem por meio de próteses plásticas, bem como a coleta de material pelo escovado citológico e biópsias com fórceps. A indicação de papilotomia deverá ser criteriosa em vista da ocorrência do refluxo do duodeno-biliar e suas consequências a longo prazo, como colangite repetitiva, colangioesclerose e colangiocarcinoma.[37]

Pancreatite Crônica (PC)

A estenose do ducto biliar comum está presente em 45% dos pacientes com PC, muitas vezes assintomáticos. O maior temor da PC é a fibrose da cabeça do pâncreas, que pode levar à estenose da porção intrapancreática do colédoco. A manifestação inicial é caracterizada por icterícia e dor abdominal, nestas condições já significando tradução clínica de estenose acentuada.[38]

O tratamento de escolha é a cirurgia bilioentérica, no entanto, em razão do fato de esses pacientes muitas vezes cursarem com importante hepatopatia associada, existe um temor quanto a condutas cirúrgicas mais agressivas. Assim, o papel do endoscopista torna-se cada vez mais importante e intervindo, na maioria das vezes, com a drenagem biliar com passagem de prótese plástica calibrosa pela estenose, porém em mais de 50% dos casos ocorre recidiva da mesma.[39]

Catalano et al. compararam um grupo de pacientes com pancreatite crônica e estenose biliar tratado com prótese plástica biliar, e outro grupo com várias próteses (quatro a cinco próteses), sendo o último grupo superior por apresentar melhora mais rápida dos valores laboratoriais, aumento do diâmetro da estenose e maior benefício a longo prazo.[40]

CONCLUSÃO

Frente a uma estenose biliar, é importante a avaliação multidisciplinar especializada em afecções biliopancreáticas, além da disponibilidade de recursos de imagem para a melhor definição diagnóstica e terapêutica.

Confirmando a estenose biliar benigna, quando indicada, a colocação de múltiplos *stents* plásticos temporários na via biliar apresenta excelentes resultados, sendo altamente recomendada, segundo a ASGE.[41] Desse modo, é de suma importância que esses pacientes submetidos à passagem de próteses sejam continuamente acompanhados para que essa terapia não traga prejuízo a estes com a obstrução desses *stents* e evolução para sepse.

REFERÊNCIAS BIBLIOGRÁFICAS

1. Tummala P, Munigala S, Eloubeidi MA et al. Patients with obstructive jaundice and biliary stricture mass lesion on imaging: prevalence of malignancy and potential role of EUSFNA. *J Clin Gastroenterol* 2013;47:532-37.
2. Hall JG, Pappas TN. Current management of biliary strictures. *J Gastrointest Surg* 2004;8:1098-110.
3. Archer SB, Brown DW, Smith CD et al. Bile duct injury during laparoscopic cholecystectomy: results of a national survey. *Ann Surg* 2001;234 549-58.
4. Nuzzo G, Giuliante F, Giovannini I et al. Bile duct injury during laparoscopic cholecystectomy: results of an Italian national survey on 56 591 cholecystectomies. *Arch Surg* 2005;140:986-92.
5. Deziel DJ, Millikan KW, Economou SG, Doolas A, Ko ST, Airan MC. Complications of laparoscopic cholecystectomy: a national survey of 4,292 hospitals and an analysis of 77,604 cases. *Am J Surg* 1993;165:9-14.
6. Gibbons JC, Williams SJ. Progress in the endoscopic management of benign biliary strictures. *J Gastroenterol Hepatol* 1998;13:116-24.
7. Yeo CJ, Lillemoe KD, Ahrendt SA. Operative management of strictures and benign obstructive disorders of the bile duct. In: Zuidema GD, Yeo CJ, Orringer MB. (Eds.). *Shackelford's surgery of the alimentary tract*. 5th ed. Philadelphia: WB Saunders, 2002. p. 247-61.
8. Petersen BT. Indeterminate biliary stricture. In: Baron TH, Kozarek R, CarrLocke DL. (Eds). *ERCP*. Philadelphia: Elsevier Saunders, 2008. p. 313-25.
9. Park MS, Kim TK, Kim KW et al. Differentiation of extrahepatic bile duct cholangiocarcinoma from benign stricture: findings at MRCP versus ERCP. *Radiology* 2004;233:234-40.
10. de Bellis M, Sherman S, Fogel EL et al. Tissue sampling at ERCP in suspected malignant biliary strictures (part 2). *Gastrointest Endosc* 2002;56:720-30.
11. Ryan ME, Baldauf MC. Comparison of flow cytometry for DNA content and brush cytology for detection of malignancy in pancreaticobiliary strictures. *Gastrointest Endosc* 1994;40:133-39.
12. Ponsioen CY, Vrouenraets SM, van Milligen de Wit AW et al. Value of brush cytology for dominant strictures in primary sclerosing cholangitis. *Endoscopy* 1999;31:305-9.
13. Harewood GC, Baron TH, Stadheim LM et al. Prospective, blinded assessment of factors influencing the accuracy of biliary cytology interpretation. *Am J Gastroenterol* 2004;99:1464-69.
14. Fritscher-Ravens A, Broering DC, Sriram PVJ et al. EUS-guided fine-needle aspiration cytodiagnosis of hilar cholangiocarcinoma: a case series. *Gastrointest Endosc* 2000;52:534-40.
15. Fritscher-Ravens A, Broering DC, Knoefel WT et al. EUSguided fine-needle aspiration of suspected hilar cholangiocarcinoma in potentially operable patients with negative brush cytology. *Am J Gastroenterol* 2004;99:45-51.
16. Eloubeidi MA, Chen VK, Jhala NC et al. Endoscopic ultrasound-guided fine needle aspiration biopsy of suspected cholangiocarcinoma. *Clin Gastroenterol Hepatol* 2004;2:209-13.
17. Lee JH, Salem R, Aslanian H et al. Endoscopic Ultrasound and Fine-Needle Aspiration of Unexplained Bile Duct Strictures. *Am J Gastroenterol* 2004;99:1069-73.
18. Rösch T, Hofrichter K, Frimberger E et al. ERCP or EUS for tissue diagnosis of biliary strictures? A prospective comparative study. *Gastrointest Endosc* 2004;60:390-96.
19. Meara RS, Jhala D, Eloubeidi MA et al. Endoscopic ultrasoundguided FNA biopsy of bile duct and gallbladder: analysis of 53 cases. *Cytopathology* 2006;17:42-49.
20. Dewitt J, Misra VL, LeBlanc JK et al. EUS-guided FNA of proximal biliary strictures after negative ERCP brush cytology results. *Gastrointest Endosc* 2006;64:325-33.
21. Mohamadnejad M, DeWitt JM, Sherman S et al. Role of EUS for preoperative evaluation of cholangiocarcinoma: a large single-center experience. *Gastrointest Endosc* 2011;73:71-78.
22. Khashab MA, Fockens P, Al-Haddad MA. Utility of EUS in patients with indeterminate biliary strictures and suspected extrahepatic cholangiocarcinoma (with videos). *Gastrointest Endosc* 2012;76:1024-33.
23. Singh A, Gelrud A, Agarwal B. Biliary strictures: diagnostic considerations and approach. *Gastroenterol Rep* (Oxf) 2015 Feb.;3(1):22-31.
24. Levy MJ, Vazquez-Sequeiros E, Wiersema MJ. Evaluation of the pancreaticobiliary ductal systems by intraductal US. *Gastrointest Endosc* 2002;55:397-408.
25. Domagk D, Wessling J, Reimer P et al. Endoscopic retrograde cholangiopancreatography, intraductal ultrasonography, and magnetic resonance cholangiopancreatography in bile duct strictures: a prospective comparison of imaging diagnostics with histopathological correlation. *Am J Gastroenterol* 2004;99:1684-89.
26. Rösch W, Koch H. Peroral cholangioscopy in choledochoduodenostomy-patients using the pediatric fiberscope. *Endoscopy* 1978;10:195-98.
27. Fukuda Y, Tsuyuguchi T, Sakai Y et al. Diagnostic utility of peroral cholangioscopy for various bile-duct lesions. *Gastrointest Endosc* 2005;62:374-82.
28. Chen YK, Parsi MA, Binmoeller KF et al. Single-operator cholangioscopy in patients requiring evaluation of bile duct disease or therapy of biliary stones (with videos). *Gastrointest Endosc* 2011;74:805-14.
29. Gouma DJ, Obertop H. Management of bile duct injuries: treatment and long-term results. *Dig Surg* 2002;19:117-22.
30. Bismuth H, Majno PE. Biliary strictures: classification based on the principles of surgical treatment. *World J Surg* 2001;25:1241-44.
31. Vitale GC, Tran TC, Davis BR et al. Endoscopic management of postcholecystectomy bile duct strictures. *J Am Coll Surg* 2008;206:918-25.
32. Familiari P, Bulajic M, Mutignani M et al. Endoscopic removal of malfunctioning biliary selfexpandable metallic stents. *Gastrointest Endosc* 2005;62:903-10.
33. Artifon ELA, Furuya CK, Kumar A et al. A prospective randomized trial and a cost-effectiveness analysis of plastic versus covered self-expandable metal stent in patients with benign biliary stricture. *Gastrointest Endosc* 2009;69(5):136.
34. Artifon EL, Couto Jr DS, Sakai P. Endoscopic treatment of the biliary injuries. *Rev Col Bras Cir* 2010 Apr.;37(2):143-52. Review.
35. Rerknimitr R, Sherman S, Forgel EL et al. Biliary tract complications after orthotopic liver transplantation with choledochocholedochostomy anastomosis: endoscopic findings and results of therapy. *Gastrointest Endosc* 2002;55:224-31.
36. Mendes FD, Lindor KD. Primary sclerosing cholangitis. *Clin Liver Dis* 2004;8:195-211.
37. Rudolph G, Gotthardt D, Klöters-Plachky P et al. Influence of dominant bile duct stenoses and biliary infections on outcome in primary sclerosing cholangitis. *J Hepatol* 2009;51(1):149-55.
38. Farnbacher MJ, Rabenstein T, Ell C et al. Is endoscopic drainage of the common bile duct stenoses in chronic pancreatitis up-to-date? *Am J Gastroenterol* 2000;95:1466-71.
39. Cahen DL, van Berkel AM, Oskam D et al. Long-term results of endoscopic drainage of common bile duct strictures in chronic pancreatitis. *Eur J Gastroenterol Hepatol* 2005;17:103-8.
40. Catalano M, Linder J, George S et al. Treatment of symptomatic distal common bile duct stenosis secondary to chronic pancreatitis: comparison of single vs. multiple simultaneous stents. *Gastrointest Endosc* 2004;60:945-52.
41. Dumonceau JM, Tringali A, Blero D et al. Biliary stenting: indications, choice of stents and results: European Society of Gastrointestinal Endoscopy (ESGE) clinical guideline. *Endoscopy* 2012;44:277-98.

59 Estenoses Malignas da Via Biliar

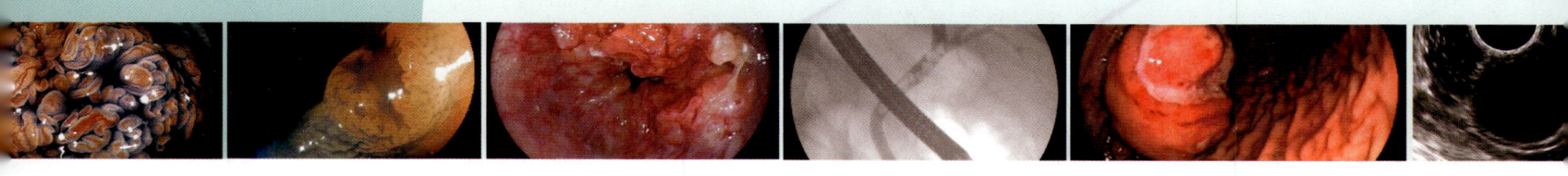

Júlio Carlos Pereira Lima ■ Fernanda de Quadros Onófrio

INTRODUÇÃO

Nas últimas 3 décadas, a colangiopancreatografia endoscópica retrógrada (CPER) ocasionou um profundo impacto no tratamento das patologias biliopancreáticas, tendo-se tornado não só o tratamento curativo de eleição para os cálculos de via biliar principal, como também o tratamento paliativo de escolha para os tumores biliopancreáticos tanto primários quanto metastáticos.[22]

Uma vez que menos de 20% dos cânceres de pâncreas sejam ressecáveis no momento do diagnóstico, menos da metade dos colangiocarcinomas e 0% dos tumores metastáticos são passíveis de ressecção, quando da apresentação clínica. A inserção de próteses biliares apresenta-se como o melhor tratamento paliativo por causa de sua baixa morbimortalidade, efetividade, baixo custo e ainda pode ser executado ambulatorialmente (Fig. 59-1).[13]

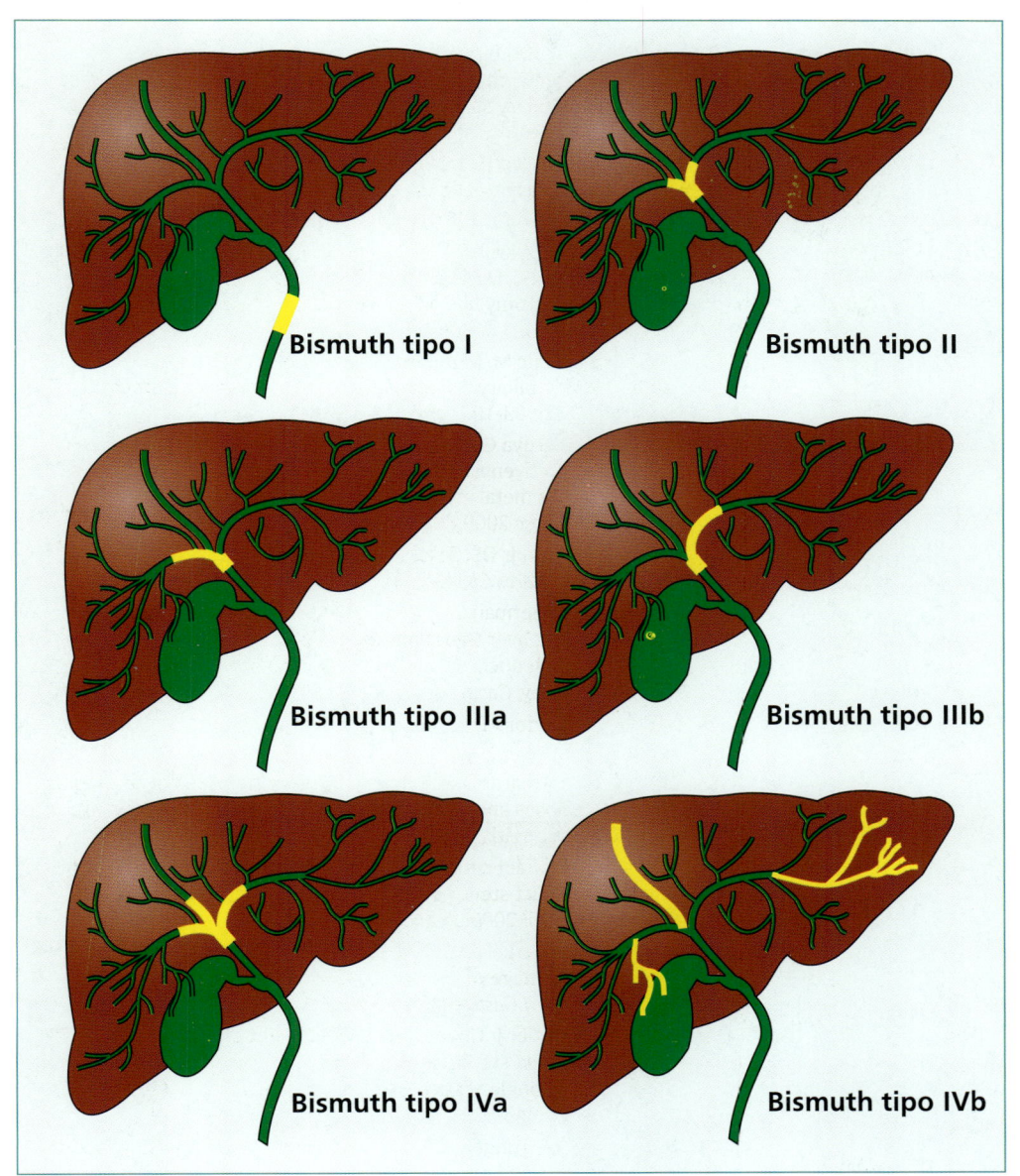

Fig. 59-1. Classificação de Bismuth para os tumores hilares.

AVALIAÇÃO DA ICTERÍCIA OBSTRUTIVA DISTAL E PROXIMAL

Em pacientes ictéricos com dilatação difusa da via biliar e com sintomas clínicos de tumor (perda de peso, metástases, massa pancreática, dor contínua etc.), a angiotomografia, angiorressonância e/ou ecoendoscopia com punção são métodos fundamentais na avaliação diagnóstica e de ressecabilidade. A CPER é indicada nos pacientes com diagnóstico de cálculo ou de tumor irressecável (ou seja, a vasta maioria), enquanto o tratamento cirúrgico é indicado naqueles com tumor ressecável ou com pancreatite crônica.[2,22,35]

Em casos de tumores de papila ou colédoco distal, caso seja possível a ressecção endoscópica, esta deve ser feita; a paliação endoscópica é reservada para pacientes idosos ou sem condições clínicas de serem submetidos à gastroduodenopancreatectomia.

No entanto, em pacientes com obstrução proximal (ecografia com dilatação da via biliar intra-hepática, exclusivamente), a colangiorressonância e a angiorressonância são os exames de escolha para avaliar ressecabilidade. Biópsias endoscópicas também podem ser executadas, embora pacientes com lesões hilares ressecáveis possam prescindir do diagnóstico histológico. Os pacientes com lesões hilares Bismuth I e II com condições cirúrgicas devem ser operados de acordo com o grau de icterícia (BT < 15 mg%) antes de drenagem paliativa. A maioria dos tumores hilares Bismuth III-IV tem, a princípio, indicação de paliação endoscópica, caso haja disponibilidade de um endoscopista biliar de primeira linha. Caso contrário, a via radiológica deve ser a primeira escolha (Figs. 59-2 a 59-5).[5,12,22]

TRATAMENTO ENDOSCÓPICO PALIATIVO DO CÂNCER DE PÂNCREAS

Uma vez que a irressecabilidade tenha sido comprovada e o diagnóstico histológico assegurado (10% das massas pancreáticas não são adenocarcinoma de pâncreas, podendo ser pancreatite autoimune, linfoma, tumores endócrinos ou nódulos inflamatórios), o passo seguinte deve ser a colocação de próteses metálicas autoexpansíveis.

O tratamento com estas próteses é comprovadamente superior ao cirúrgico e ao com próteses plásticas em estudos unicêntricos e em metanálises, ao ponto de a literatura cirúrgica considerar que a melhor paliação em pacientes, em que a ressecção cirúrgica não é possível, é a endoscópica.[3,14,17,27,30]

As próteses metálicas parcialmente cobertas devem ser colocadas em pacientes já colecistectomizados ou com inserção alta do cístico, uma vez que a obstrução do cístico possa provocar colecistite aguda em 10-20% dos casos.[5]

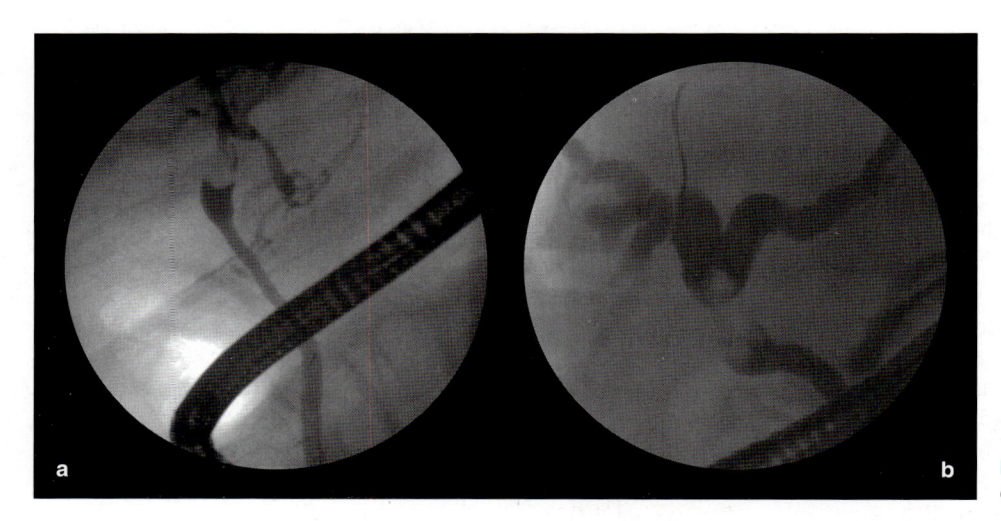

Fig. 59-2. (a e b) Colangiocarcinomas papilíferos obstrutivos com dilatação a montante.

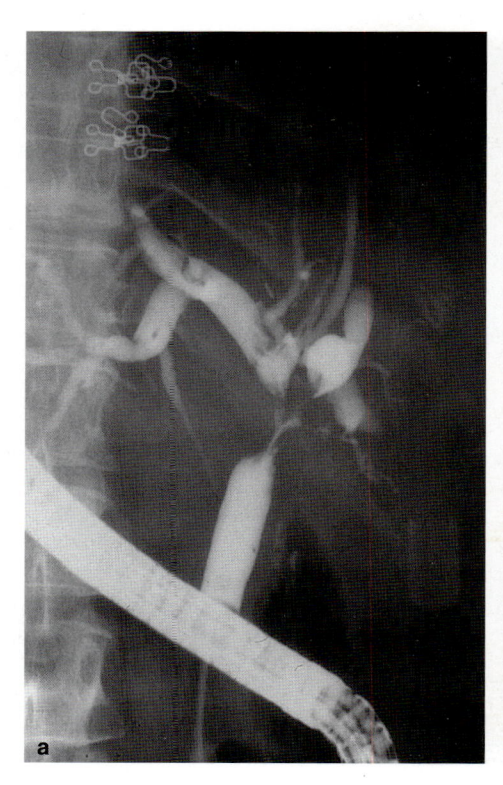

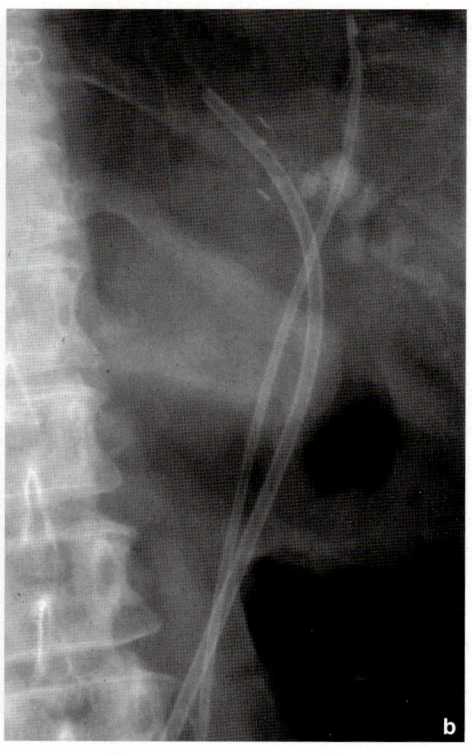

Fig. 59-3 (a e b) Tumor hilar Bismuth IV tratado com inserção de duas próteses plásticas.

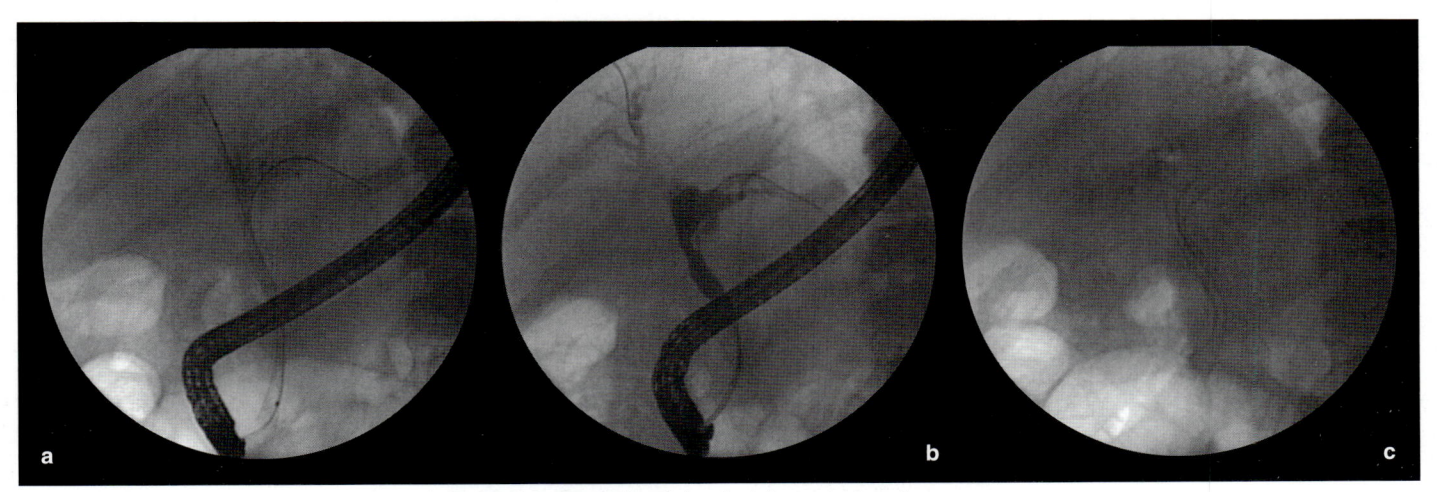

Fig. 59-4. (a-c) Tumor hilar Bismuth III tratado com colocação endoscópica de dois *stents* descobertos.

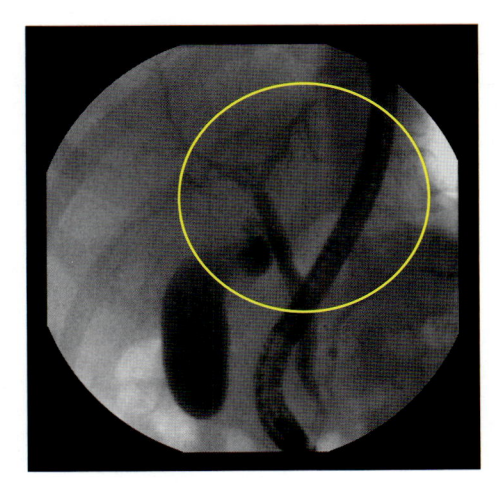

Fig. 59-5. Zona em que um *stent* coberto não pode ser inserido: via biliar intra-hepática e inserção do ducto cístico.

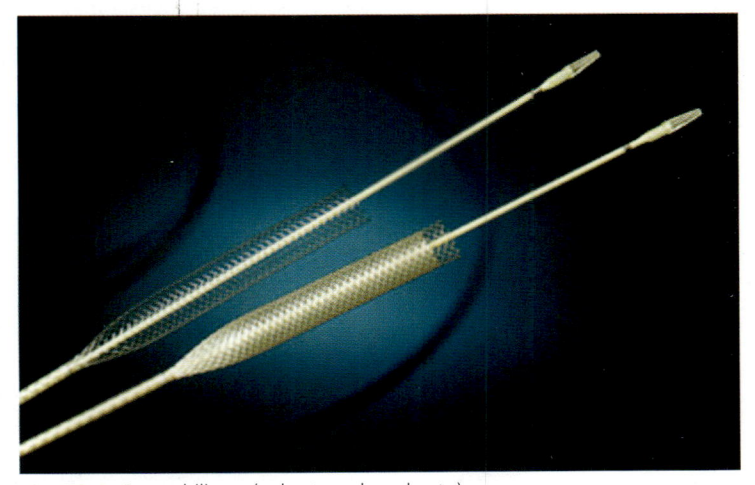

Fig. 59-6. *Stents* biliares (coberto e descoberto).

As próteses metálicas são superiores às plásticas por apresentarem diâmetro interno maior (30 F *vs.* 10 F), acarretando maior tempo de permeabilidade, entretanto, podem ser ocluidas por crescimento tumoral através da malha metálica ou por obstrução por causa da hiperplasia tecidual benigna na extremidade proximal do *stent*.

As próteses parcialmente cobertas ou cobertas eliminam a chance de crescimento tumoral em meio ao *stent*, entretanto, podem migrar ou provocar colecistite como já mencionado.

Em série de 103 casos de câncer de pâncreas por nós analisada, a permeabilidade das próteses de 10 F e 11,5 F (3,5 meses) foi similar, e o único fator associado à sobrevida foi a presença de metástases de fígado (9 *vs.* 2,5 meses de sobrevida após a intervenção).[23]

A grande controvérsia no tratamento da icterícia obstrutiva maligna distal é a paliação endoscópica pré-operatória. Em estudo avaliando pacientes sem colangite e com hiperbilirrubinemia inferior a 6 mg%, van der Gaag *et al.* relataram sobrevida igual nos pacientes submetidos à drenagem pré-operatória, porém, observaram mais complicações.[31] Os autores relatam complicações em 46% dos pacientes submetidos à CPER. Em duas metanálises, não há diferença de sobrevida pós-operatória com a drenagem biliar pré-operatória.[18,26] Entretanto, a inserção de *stents* pré-operatórios proporciona ao paciente ser estadiado sem icterícia, serve como terapia definitiva em pacientes com lesões irressecáveis, pode aliviar a dor, e melhorar a nutrição e reduzir o risco de colangite antes da cirurgia, além de permitir o emprego de quimioterapia pré-operatória.[4] A quimioterapia após a colocação de *stent* é mandatória, pois 1/3 dos pacientes considerados irressecáveis passa a apresentar doença ressecável, tendo sobrevida similar àqueles primariamente ressecados.[11] Sendo assim, a drenagem pré-operatória passa indiretamente a ser um tratamento padrão na terapêutica oncológica destes pacientes, que apresentam o pior prognóstico entre todos tumores do sistema digestório (Figs. 59-6 a 59-9).

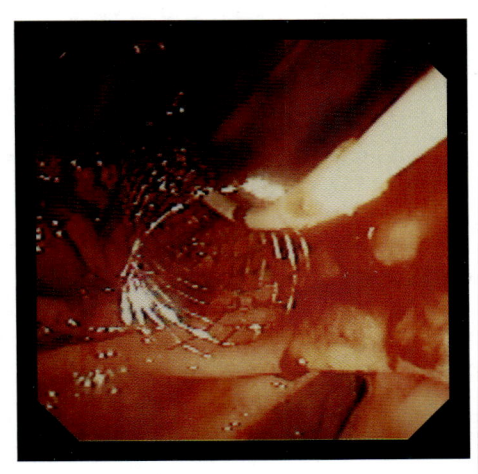

Fig. 59-7. Imagem endoscópica de *stent* biliar inserido na papila.

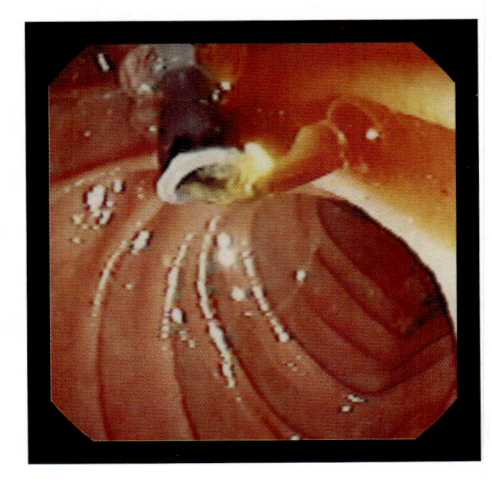

Fig. 59-8. Prótese plástica permeável inserida na papila.

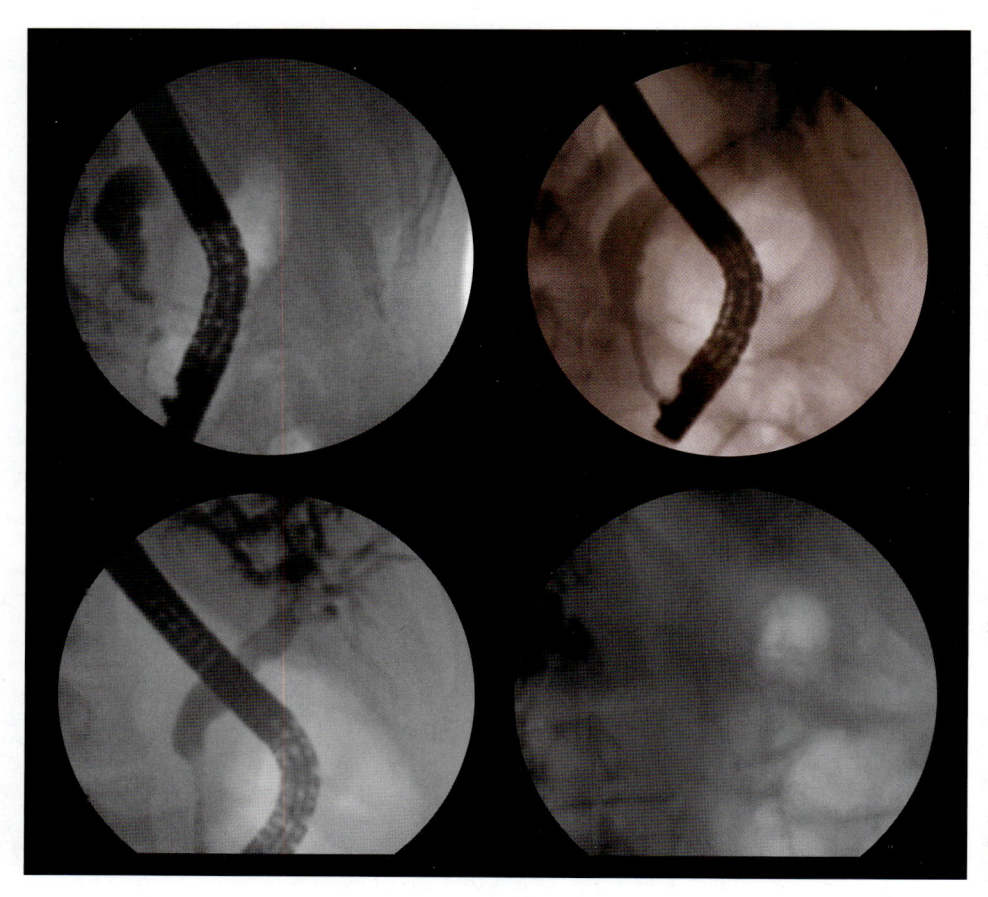

Fig. 59-9. Sequência com colocação de *stent* metálico em câncer de pâncreas.

PALIAÇÃO DA ICTERÍCIA OBSTRUTIVA MALIGNA PROXIMAL

Dois terços dos colangiocarcinomas se apresentam na região hilar, 20% no hepático comum ou no colédoco e menos de 10% são intra-hepáticos. Em sua maioria, são tumores esquirrosos que tendem a crescer ao longo da via biliar. O tipo papilífero é bem menos frequente.

Após estadiamento e diagnóstico adequados por meio de colangiorressonância, angiorressonância, avaliação clínica de ressecabilidade (idade e comorbidades) e eventualmente de biópsias por endoscopia ou laparoscopia para estadiamento, os pacientes sem possibilidade de ressecção cirúrgica (aproximadamente 50% dos casos) deverão ser submetidos à colocação de próteses por endoscopia ou por via percutânea.[16] Deve ser enfatizado que a ecoendoscopia, decorrente da distância do duodeno ao hilo hepático, não possui valor diagnóstico ou de estadiamento nesses casos.[1,12]

Em estudo prospectivo, Sangchan *et al.* demonstraram que a colocação de próteses metálicas descobertas é superior à colocação de próteses plásticas em tumores hilares em termos de qualidade de vida e sobrevida.[28] Estudos retrospectivos já haviam demonstrado essa superioridade das próteses metálicas sobre as plásticas.[21]

Deve-se frisar que próteses metálicas cobertas não podem ser colocadas nesses tumores, pois as mesmas obstruirão alguns ductos intra-hepáticos.

Outro ponto a ser destacado é a necessidade de drenagem em todos os segmentos, em que foi injetado contraste, para evitar o surgimento de colangite. Isso foi muito bem demonstrado por Chang *et al.* que, avaliando retrospectivamente 141 pacientes com obstrução biliar, verificaram, significativamente, maior sobrevida naqueles pacientes que tiveram um ducto intra-hepático (D ou E) contrastado e este ducto drenado, ou dois contrastados e os dois drenados do que aqueles que tiveram ambos os ductos contrastados e apenas um drenado.[6]

Em estudo prospectivo, utilizando próteses plásticas, De Palma *et al.* não observaram maior sobrevida naqueles pacientes que receberam duas próteses em relação àqueles que receberam uma prótese. Mais ainda, houve significativamente maior morbidade no grupo que recebeu duas próteses, pois nem sempre a tentativa de inserção de um segundo *stent* é bem-sucedida, o que pode levar a maior índice de colangite pós-CPER. Cabe ressaltar que este estudo apresenta falhas metodológicas. Dos 157 casos randomizados, apenas 90 apresentavam colangiocarcinoma (os demais eram tumores de vesícula ou metastáticos), e 49 lesões eram Bismuth I, em que não há sentido em colocar duas próteses, pois não há envolvimento bilateral do fígado.[7]

A drenagem unilateral provavelmente é a melhor opção para a maioria dos casos, pois 25% de drenagem biliar é suficiente para normalizar a função hepática. Uma vez que o lobo esquerdo drene, 1/3 do volume e o direito quase 2/3, seria indiferente em qual segmento colocar a prótese. Mais ainda, como a divisão da via biliar direita ocorre a 1 cm do hilo e a da via biliar intra-hepática esquerda a 3 cm do hilo, os tumores tendem a obstruir ramos colaterais mais precocemente à direita do que à esquerda.[25] Isso justifica porque a melhor opção de colocação de prótese é "a do ducto mais fácil", ou seja, aquele ducto em que o fio-guia cruzou a lesão.[8]

Outros autores defendem que a drenagem de mais de 50% do volume hepático é associada à maior sobrevida.[33]

Outras técnicas adjuvantes à inserção de próteses endoscópicas indisponíveis em nosso meio até o momento são a braquiterapia intraluminal, a terapia fotodinâmica e a radiofrequência intraductal.[9,29,34] Destas, a única que mostrou aumento de sobrevida em estudo clínico comparativo foi a terapia fotodinâmica.[19]

A colocação de próteses endoscópicas em pacientes com tumores metastáticos no hilo (tumores de cólon, linfomas etc.) também é a paliação de escolha nesses casos.[23,24,32]

Em suma, o principal objetivo da paliação dos tumores de pâncreas e dos tumores primários ou secundários da via biliar deve ser a anicterização do paciente. Uma drenagem inicial bem-sucedida é o principal fator de prognóstico para uma maior sobrevida.[10]

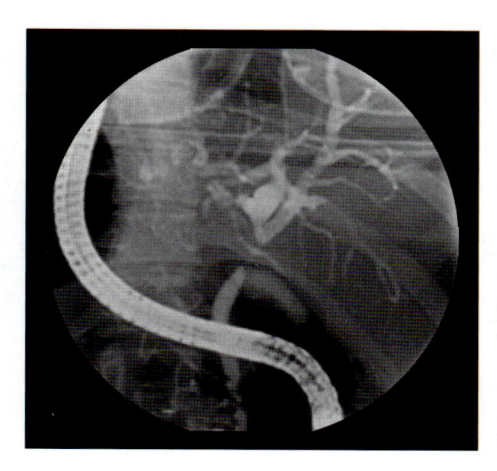

Fig. 59-10. Obstrução biliar maligna proximal tipo estenosante.

Em pacientes com câncer de pâncreas, a colocação de próteses metálicas cobertas, quando possível, isto é, pacientes colecistectomizados, com inserção alta do cístico ou já com obstrução do mesmo pelo tumor, é a melhor opção tanto no pré-operatório quanto como tratamento definitivo. Nos demais casos, próteses metálicas descobertas devem ser inseridas.

Em pacientes com tumores hilares tipo Bismuth I-III sem indicação cirúrgica, a colocação de uma prótese metálica descoberta é a opção preferencial.[15] Nos Bismuth IV, o tratamento radiológico é o de preferência, quando disponível.[20]

Em tumores metastáticos, também a colocação de próteses metálicas é a opção a ser seguida.

Em caso de indisponibilidade de acesso à papila com o duodenoscópio (tumores obstrutivos do duodeno, gastrectomizados à BII), a drenagem percutânea ou ecoguiada deve ser a opção preferencial (Fig. 59-10).

REFERÊNCIAS BIBLIOGRÁFICAS

1. Aljiffry M, Walsh MJ, Molinari M. Advances in diagnosis, treatment and palliation of cholangiocarcinoma: 1990-2009. *World J Gastroenterol* 2009;15:4240-62.
2. Artifon EL, Sakai P, Cunha JE et al. Surgery or endoscopy for palliation of biliary obstruction due to metastatic pancreatic cancer. *Am J Gastroenterol* 2006;101(9):2031-37.
3. ASGE Standards of Practice Committee. Anderson MA, Appalaneni V, Ben-Menachem T et al. The role of endoscopy in the evaluation and treatment of patients with biliary neoplasia. *Gastrointest Endosc* 2013;77:168-74.
4. Baron TH, Schueler BA. Pregnancy and radiation exposure during therapeutic ERCP: time to put the baby to bed? *Gastrointest Endosc* 2009;69(4):832-34.
5. Boulay BR, Parepally M. Managing malignant biliary obstruction in pancreas cancer: Choosing the appropriate strategy. *World J Gastroenterol* 2014;20(28):9345-53.
6. Chang WH, Kortan P, Haber GB. Outcome in patients with bifurcation tumors who undergo unilateral versus bilateral hepatic duct drainage. *Gastrointest Endosc* 1998;47:354-62.
7. De Palma GD, Galloro G, Siciliano S et al. Unilateral versus bilateral endoscopic hepatic duct drainage in patients with malignant hilar biliary obstruction: results of a prospective, randomized, and controlled study. *Gastrointest Endosc* 2001;53:547-53.
8. De Palma GD, Lombardi G, Rega M et al. Contrast-free endoscopic stent insertion in malignant biliary obstruction. *World J Gastroenterol* 2007;13(29):3973-76.
9. Dolak W, Schreiber F, Schwaighofer H et al. Austrian Biliary RFA Study Group. Endoscopic radiofrequency ablation for malignant biliary obstruction: a nationwide retrospective study of 84 consecutive applications. *Surg Endosc* 2014;28(3):854-60.
10. Geller A. Klatskin tumor—palliative therapy: the jury is still out or may be not yet in. *Gastrointest Endosc* 2009;69(1):63-65.
11. Gillen S, Schuster T, Meyer Zum Büschenfelde C et al. Preoperative/neoadjuvant therapy in pancreatic cancer: a systematic review and meta-analysis of response and resection percentages. *PLoS Med* 2010;7(4).
12. Goenka MK, Goenka U. Palliation: Hilar cholangiocarcinoma. *World J Hepatol* 2014;6(8):559-69.
13. Hidalgo M. Pancreatic cancer. *N Engl J Med* 2010;362(17):1605-17.
14. Kruse EJ. Palliation in pancreatic cancer. *Surg Clin North Am* 2010;90:355-64.
15. Liberato MJ, Canena JM. Endoscopic stenting for hilar cholangiocarcinoma: efficacy of unilateral and bilateral placement of plastic and metal stents in a retrospective review of 480 patients. *BMC Gastroenterol* 2012 Aug. 9;12:103.
16. Mihalache F, Tantau M, Diaconu B et al. Survival and quality of life of cholangiocarcinoma patients: a prospective study over a 4 year period. *J Gastrointestin Liver Dis* 2010;19(3):285-90.
17. Moss AC, Morris E, Mac Mathuna P. Palliative biliary stents for obstructing pancreatic carcinoma. *Cochrane Database Syst Rev* 2006;19;(2):CD004200.
18. Mumtaz K, Hamid S, Jafri W. Endoscopic retrograde cholangiopancreaticography with or without stenting in patients with pancreaticobiliary malignancy, prior to surgery. *Cochrane Database Syst Rev* 2007 July 18;(3):CD006001.
19. Ortner ME, Caca K, Berr F et al. Successful photodynamic therapy for nonresectable cholangiocarcinoma: a randomized prospective study. *Gastroenterology* 2003;125(5):1355-63.
20. Paik WH, Park YS, Hwang JH et al. Palliative treatment with self-expandable metallic stents in patients with advanced type III or IV hilar cholangiocarcinoma: a percutaneous versus endoscopic approach. *Gastrointest Endosc* 2009;69:55-62.
21. Perdue DG, Freeman ML, DiSario JA et al. Plastic versus self-expanding metallic stents for malignant hilar biliary obstruction: a prospective multicenter observational cohort study. *J Clin Gastroenterol* 2008;42:1040-46.
22. Pereira-Lima JC, Jakobs R, Maier M et al. Endoscopic biliary stenting for the palliation of pancreatic cancer: results, survival predictive factors, and comparison of 10-French with 11.5-French gauge stents. *Am J Gastroenterol* 1996;91(10):2179-84.
23. Pereira-Lima JC, Jakobs R, Maier M et al. Endoscopic stenting in obstructive jaundice due to liver metastases: does it have a benefit for the patient? *Hepatogastroenterology* 1996;43(10):944-48.
24. Pereira-Lima JC, Lopes CV. Stents for benign and malignant biliary tract diseases In: Mönkemüller K, Wilkox CM, Muñoz-Navas M. Interventional and Therapeutic Gastrointestinal Endoscopy. *Front Gastrointest Res* 2010;17:375-83.
25. Polydorou AA, Cairns SR, Dowsett JF et al. Palliation of proximal malignant biliary obstruction by endoscopic endoprosthesis insertion. *Gut* 1991;32:685-89.
26. Qiu YD, Bai JL, Xu FG et al. Effect of preoperative biliary drainage on malignant obstructive jaundice: a meta-analysis. *World J Gastroenterol* 2011;17(3):391-96.
27. Raikar GV, Melin MM, Ress A et al. Cost-effective analysis of surgical palliation versus endoscopic stenting in the management of unresectable pancreatic cancer. *Ann Surg Oncol* 1996;3(5):470-75.
28. Sangchan A, Kongkasame W, Pugkhem A et al. Efficacy of metal and plastic stents in unresectable complex hilar cholangiocarcinoma: a randomized controlled trial. *Gastrointest Endosc* 2012;76(1):93-99.
29. Singh V, Kapoor R, Solanki KK et al. Endoscopic intraluminal brachytherapy and metal stent in malignant hilar biliary obstruction: a pilot study. *Liver Int* 2007;27(3):347-52.
30. Smith AC, Dowsett JF, Russell RC et al. Randomised trial of endoscopic stenting versus surgical bypass in malignant low bile duct obstruction. *Lancet* 1994;344(8938):1655-60.
31. van der Gaag NA, Rauws EA, van Eijck CH et al. Preoperative biliary drainage for cancer of the head of the pancreas. *N Engl J Med* 2010;362(2):129-37.
32. Van Laethem JL, De Broux S, Eisendrath P et al. Clinical impact of biliary drainage and jaundice resolution in patients with obstructive metastases at the hilum. *Am J Gastroenterol* 2003;98(6):1271-77.
33. Vienne A, Hobeika E, Gouya H et al. Prediction of drainage effectiveness during endoscopic stenting of malignant hilar strictures: the role of liver volume assessment. *Gastrointest Endosc* 2010;72:728-35.
34. Weber A, Schmid RM, Prinz C. Diagnostic approaches for cholangiocarcinoma. *World J Gastroenterol* 2008;14(26):4131-36.
35. Zoepf T, Jakobs R, Arnold JC et al. Palliation of nonresectable bile duct cancer: improved survival after photodynamic therapy. *Am J Gastroenterol* 2005;100:2426-3.

Endoscopia na Pancreatite Aguda

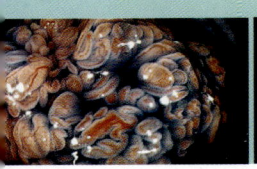

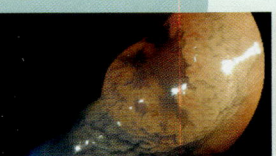

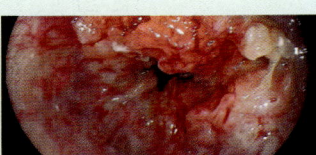

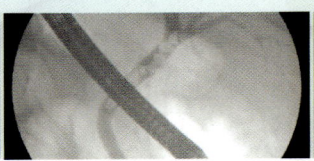

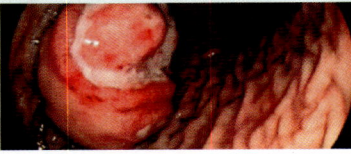

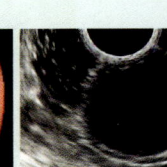

Ismael Maguilnik ■ Helenice Pankowski Breyer

INTRODUÇÃO

A patogênese da pancreatite aguda biliar (PAB) é atribuída à obstrução transitória das vias biliar e pancreática, o que ocasiona refluxo de conteúdos biliar e duodenal no ducto pancreático com aumento da pressão hidrostática do mesmo. A gravidade da pancreatite é determinada pela extensão das respostas inflamatórias local e sistêmica, que dependem da interação de múltiplos fatores. Tem sido sugerido por modelos animais e estudos em humanos que a duração da obstrução do ducto biliar seria um fator crítico que contribuiria para a gravidade da pancreatite.

Tentativas cirúrgicas iniciais para descomprimir o ducto biliar logo após o diagnóstico da PAB evidenciaram aumento da mortalidade. A colangiopancreatografia endoscópica retrógrada (CPER) é um método menos invasivo para clareamento do ducto biliar, podendo, assim, teoricamente, minimizar a gravidade da PAB, se utilizada adequadamente. Há vários estudos clínicos tentando responder à questão: A CPER precoce (dentro de 24-72 horas da admissão) na PAB reduz o risco de progressão da pancreatite aguda para doença grave com falência orgânica e/ou necrose?

Essa questão vem sendo há muitos anos motivo de discussão, especialmente no cenário de PAB sem evidência de obstrução biliar persistente.

Ainda dentro do tratamento endoscópico da PAB, a drenagem endoscópica de complicações, como pseudocisto e necrose pancreática, já tem papel bem definido e também será abordada.

CONCLUSÕES DE ESTUDOS PROSPECTIVOS

Nos últimos 25 anos vários estudos prospectivos foram publicados, e revisados por metanálises, tentando esclarecer o papel da CPER no contexto de PAB.

O primeiro estudo randomizado foi de Neptolemos et al. que estudaram pacientes com pancreatite aguda, provavelmente biliar, estratificados quanto à gravidade, utilizando os critérios de Glasgow modificados. Foi evidenciado que pacientes com pancreatite grave apresentaram menos complicações, quando submetidos à CPER dentro de 72 horas (24 vs. 61%, p < 0,01). Mesmo após a exclusão de pacientes com colangite aguda esta diferença permaneceu (15 vs. 60%, p = 0,003). Parece razoável excluir estes pacientes da população estudada, uma vez que a coexistência da pancreatite aguda e colangite seja acompanhada por maior taxa de complicações, e certamente a CPER tem amplo benefício neste subgrupo de pacientes. Por outro lado, não houve benefício da CPER em pacientes com pancreatite aguda leve. Assim como não houve diferença significativa na mortalidade de ambos os grupos.[19]

Alguns anos mais tarde, Fan et al. publicaram um estudo similar em uma população mista, em que apenas 66% dos pacientes apresentavam PAB, sendo a CPER realizada nas primeiras 24 horas após admissão. No subgrupo com cálculos biliares e pancreatite grave, submetidos à CPER precoce, houve diminuição significativa na incidência de sepse biliar (12 vs. 0%). Pacientes com colangite não foram excluídos neste estudo. Contudo, não houve diferença entre os grupos com relação a complicações locais e sistêmicas da pancreatite aguda.[9] Interessantemente, a incidência de complicações foi menor na série de Fan comparada à de Neptolemos. Isto sugere que a intervenção mais precoce, dentro de 24 horas, parece ser mais benéfica.

Nowak et al. (trabalho apresentado apenas como resumo) demonstraram redução significativa na morbidade e mortalidade em ambos os grupos de pacientes com pancreatites agudas leve e grave, especialmente quando a esfincterotomia foi realizada nas primeiras 24 horas.[20]

O papel da CPER em pacientes com pancreatite aguda grave também foi estudada por Folsch et al. Neste estudo, pacientes com inequívoca obstrução biliar (bilirrubinas > 5 mg/dL) foram excluídos. Diferentemente dos estudos anteriores, com a exclusão dos pacientes ictéricos, a CPER não foi mais efetiva que o tratamento clínico em pacientes com pancreatite aguda.[10]

A Cochrane, metanálise destes três primeiros estudos citados, concluiu que a CPER precoce diminui significativamente a taxa de complicações em pacientes com pancreatite grave, mas não reduz a mortalidade.[2]

Outro estudo de Oria et al. randomizou pacientes com sinais de obstrução biliar (diâmetro do colédoco ≥ 8 mm e bilirrubina total ≥ 1,20 mg/dL) mas sem colangite para CPER urgente dentro de 72 horas ou manejo conservador. A incidência de complicações foi similar entre os grupos.[21]

Uma metanálise mais recente de Petrov et al. incluindo os estudos de Neptolemos, Folsh e Oria e excluindo o estudo de Fan, pois este não havia separado dados de colangite aguda, não evidenciou um benefício substancial da CPER em pacientes com preditivo de pancreatite aguda grave.[23] Os autores comentam que mesmo que o estudo de Fan tivesse sido incluído, os resultados não seriam modificados.

Um pequeno estudo de Zhou et al. avaliou o papel da CPER em pacientes com PAB 24 horas após a admissão. Pacientes foram randomizados para CPER ou manejo conservador e depois de subdivididos em pancreatite aguda leve ou grave. Somente houve uma diminuição estatisticamente significativa nas complicações e no tempo de hospitalização no grupo da CPER com pancreatite grave.[36]

Van Santvoort et al. conduziram um estudo multicêntrico prospectivo observacional que avaliou pacientes com PAB grave, mas sem evidência de colangite. A decisão de realizar CPER com ou sem esfincterotomia era feita pelo médico assistente. Pacientes submetidos à CPER nas primeiras 72 horas do início dos sintomas foram classificados como o grupo da CPER precoce, e pacientes sem CPER ou CPER após 72 horas foram classificados como grupo de manejo conservador. Nos pacientes com PAB grave e colestase, a CPER precoce foi significativamente associada a menos complicações, incluindo necrose pancreática.[31]

Chen et al. avaliaram a eficácia da intervenção endoscópica precoce sem fluoroscopia para PAB grave em pacientes em unidades de tratamento intensivo. A maioria dos pacientes randomizados para a intervenção a fez nas primeiras 48 horas. Pacientes no grupo da intervenção endoscópica apresentaram diminuição significativa do escore de gravidade no 10º dia, melhora clínica mais precoce e não houve mortalidade.[7]

A mais recente metanálise de Tse e Yuan avaliou estes sete estudos descritos anteriormente que compararam CPER precoce a tratamento conservador na PAB. A definição geral de precoce nesta metanálise foi 72 horas da admissão. Globalmente, não houve significativa diminuição da mortalidade nem de complicações locais e sistêmicas da pancreatite no grupo da CPER precoce, quando comparada ao grupo conservador. Porém, os resultados suportam o benefício da CPER precoce em pacientes com colangite.[30]

Então, o grande benefício da CPER precoce na PAB parece ser em pacientes com colangite ou obstrução biliar (Figs. 60-1 a 60-3).

Contudo, cada estudo previamente citado deve ser interpretado no contexto de várias limitações. Os critérios para definição de PAB grave foram variados, o momento da intervenção nem sempre foi padronizado (alguns consideraram 72 horas do início dos sintomas e outros da admissão), pacientes submetidos à CPER necessariamente não sofreram esfincterotomia, o que é fundamental para aumentar a drenagem ductal. Na maioria dos estudos, a esfincterotomia só foi realizada se evidências de cálculos biliares ou ampulares. Além disso, os estudos controlados não fornecem dados para comparar a evolução daqueles que foram submetidos à esfincterotomia ou não. E por último não consideraram a experiência do endoscopista, uma vez que CPER em vigência de PAB grave seja tecnicamente mais difícil.

O Quadro 60-1 sumariza os parâmetros dos estudos prospectivos citados.

GUIDELINES

O *guideline* do Reino Unido, publicado, em 2005, para manejo da pancreatite aguda, recomenda CPER terapêutica urgente em todo o paciente com suspeita de etiologia biliar e preditivos de pancreatite grave ou na presença de colangite, icterícia ou dilatação do ducto biliar.[15] Contudo, estas recomendações foram com base nos primeiros estudos randomizados, pois estudos subsequentes mostraram benefício apenas em pacientes com coexistência de colangite. Em 2007, a Associação Americana de Gastroenterologia (AGA) afirmou que o papel da CPER na PAB grave permanecia controverso. CPER urgente, nas primeiras 24 horas da admissão, foi recomendada em pacientes com colangite e CPER precoce, nas primeiras 72 horas da admissão, em pacientes com suspeita de persistência de cálculos na via biliar.[11] E o mais recente *guideline* publicado, em 2013, pelo Colégio Americano de Gastroenterologia (ACG) sugere CPER urgente em pacientes com pancreatite biliar e colangite concomitante, não sendo necessária na maioria dos pacientes sem evidência de obstrução biliar persistente.[28]

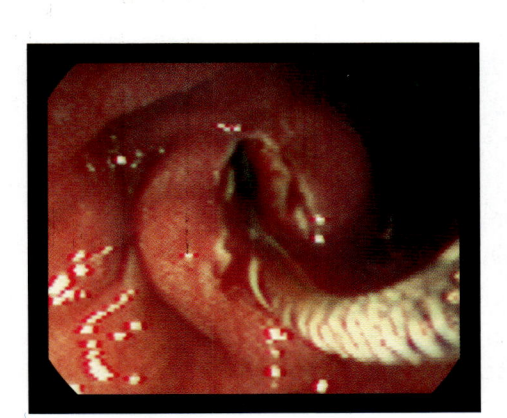

Fig. 60-1. Papilotomia.

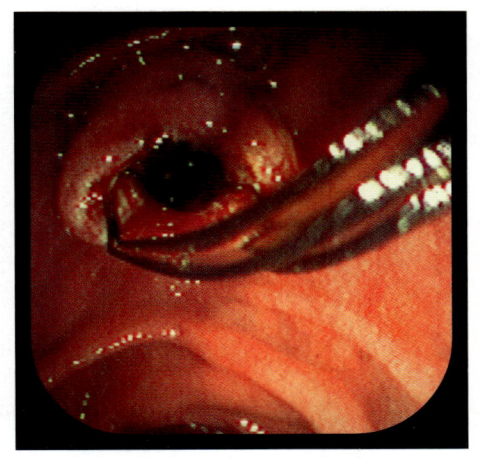

Fig. 60-2. Cálculo sendo exteriorizado.

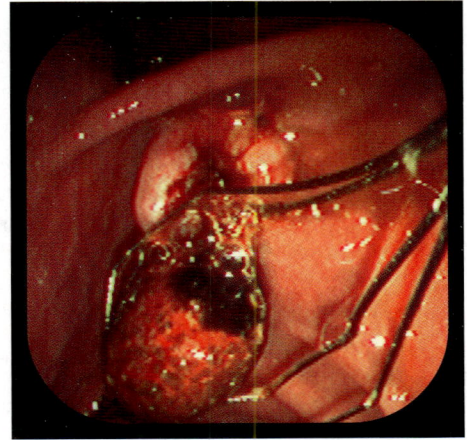

Fig. 60-3. Cálculo removido com o basket.

Quadro 60-1 Resumo dos estudos prospectivos de CPRE e pancreatite aguda biliar

Estudo	Tipo de estudo	Grupo CPRE	Tempo até CPRE	Esfincterotomia (%)	CPREs no grupo conservador
Neoptolemos et al., 1988[19]	ECR	59 (34 leves, 25 graves)	≤ 72 horas da admissão	19/59 (32)	14/62 (23)
Fan et al., 1993[9]	ECR	97 (56 leves, 41 graves)	≤ 24 horas da admissão	37/97 (38)	27/98 (28)
Folsch et al., 1997[10]	ECR	126 (84 leves, 26 graves, 16 não definido)	≤ 72 horas da admissão	58/126 (46)	22/112 (20)
Zhou et al., 2002[36]	ECR	20 (13 leves, 7 graves)	≤ 24 horas da admissão	12/20 (60)	0/25 (0)
Oría et al., 2007[21]	ECR	51 (34 leves, 17 graves)	≤ 24-48 horas dos sintomas (46) 48-72 horas dos sintomas (5)	38/51 (75) —	2/52 (4) —
Van Santvoort et al., 2009[31]	Prospectivo, observacional	81 (todos graves)	< 24 horas dos sintomas (17) 24-48 horas dos sintomas (53) 48-72 horas dos sintomas (11)	69/81 (85) — —	7/72 (10) — —
Chen et al., 2010[7]	ECR	21 (todos graves)	< 24 horas dos sintomas (5) 24-48 horas dos sintomas (10) 48-72 horas dos sintomas (6)	17/21 (81) — —	0/32 (0) — —

ECR: Ensaio clínico randomizado.

COMPLICAÇÕES LOCAIS DA PANCREATITE AGUDA

A pancreatite aguda pode apresentar uma variedade de complicações locais. A pancreatite intersticial envolve coleções de fluido agudo peripancreático e formação de pseudocisto. Pancreatite necrosante envolve coleção necrótica aguda e *walled-off necrosis*. Coleções de fluido agudo peripancreático desenvolvem-se durante a fase inicial da pancreatite aguda intersticial e têm aparência homogênea, sem uma parede bem definida, geralmente permanece estéril e frequentemente se resolvem espontaneamente. Se esta coleção não resolver espontaneamente, pode-se transformar em pseudocisto com uma parede inflamatória bem definida e que contém fluido, com muito pouco ou quase nenhum material sólido. Coleções necróticas agudas referem-se à presença de tecido necrótico envolvendo o parênquima pancreático e/ou tecido peripancreático. Podem ser estéreis ou infectadas. Após 4 semanas ou mais uma coleção necrótica aguda pode-se tornar menor, mas raramente desaparece completamente e geralmente evolui para *walled-off necrosis* que se caracteriza por uma parede inflamatória bem definida que contém uma variedade de muco e *debris* necróticos (Quadro 60-2).[14,35]

TRATAMENTO ENDOSCÓPICO DO PSEUDOCISTO

As indicações aceitas para drenagem de pseudocisto são persistência de sintomas abdominais (dor abdominal ou saciedade precoce), obstrução de víscera adjacente, eventos adversos relacionados com o cisto (obstrução biliar, sangramento ou infecção) e rápido aumento do cisto. O ideal é aguardar até que a coleção fluida desenvolva uma parede ou cápsula fibrosa.[27]

Atualmente, a drenagem endoscópica é o tratamento de primeira escolha para pseudocistos acessíveis, uma vez que estudos mostram excelentes resultados, com eficácia comparável à cirurgia, com menores custos e tempo de internação hospitalar.[32]

Vários fatores influenciam a decisão de realizar uma drenagem endoscópica, incluindo fatores anatômicos, como a localização do pseudocisto, a anatomia do ducto pancreático e a comunicação entre ambos. A anatomia ductal e sua comunicação com o pseudocisto podem ser avaliadas por colangiorressonância magnética ou CPER, sendo importante definir estenoses ou fístulas antes da opção pelo tratamento.[27]

Drenagem Transpapilar

É possível desde que o pseudocisto se comunique com o sistema ductal pancreático, o que não é comum na pancreatite aguda. As vantagens são possibilidades de drenar cistos situados à distância da parede gastroduodenal, tratar fístulas pancreáticas ativas com coleção peripancreática antes de 6-8 semanas necessárias para a maturação da parede do pseudocisto e a ausência de risco de sangramento ou de perfuração (desde que não haja incisão na parede gastroduodenal).[1]

Do ponto de vista técnico, um fio-guia é introduzido na via pancreática, de preferência na cavidade cística, e uma prótese plástica é introduzida sobre o fio-guia, e sua extremidade proximal deve ser colocada na cavidade cística. Caso não seja possível, decorrente das razões anatômicas, a extremidade proximal deve ser colocada o mais próximo possível da cavidade cística. O diâmetro da prótese (5 a 10 Fr) deve ser adaptado ao diâmetro do ducto pancreático, e seu comprimento conforme a necessidade para assegurar a adequada drenagem do pseudocisto. Nos casos de estenose da via pancreática proximal ao pseudocisto é sugerido que após o desaparecimento do mesmo seja deixada uma prótese pancreática por 3 meses. Um dreno nasocístico de 7 a 9 pode ser colocado no lugar da prótese, se o pseudocisto contém *debris* ou se está infectado. Esse procedimento permitirá a irrigação e lavagem da cavidade cística.[1,27]

Drenagem Transmural

Para realizar esta drenagem, é necessário contato íntimo entre a parede do pseudocisto e o lúmen gastroduodenal, que devem estar separados por uma distância inferior a 10 mm. Se existir dúvida, a ecoendoscopia (EUS) permite a avaliação adequada desta distância, além de avaliar a vascularização parietal e o conteúdo do pseudocisto. Por isso, a maioria dos centros utiliza a drenagem guiada por EUS como técnica padrão. Esta drenagem apresenta um sucesso técnico de mais de 90% e uma eficácia de 75 a 90%, dependendo das características do pseudocisto.[6] Dois estudos randomizados que compararam drenagem guiada pela EUS à drenagem endoscópica padrão mostraram que a primeira apresenta melhores resultados com menos complicações.[22,33]

Quando o apropriado sítio de punção é identificado, a mesma é realizada, podendo-se usar *needle-knife*, cistótomo ou se, guiada por EUS, utilizar agulha de 19 gauge (FNA *needle*). É importante aspirar o conteúdo da cavidade ou injetar contraste por controle fluoroscópico para confirmar o acesso da cavidade. Uma vez que a coleção tenha sido acessada, um fio-guia é avançado sobre controle fluoroscópico. Então, um trajeto fistuloso é criado e dilatado, utilizando-se balão hidrostático. Para a manutenção do pertuito são utilizados drenos *pigtail*, nasobiliar, próteses plástica e, mais recentemente, próteses metálicas autoexpansíveis que permitem a manutenção da drenagem.[6]

INTERVENÇÕES ENDOSCÓPICAS NA PANCREATITE NECROSANTE

Nos últimos anos tem havido uma mudança no tratamento da necrose pancreática, sendo a necrosectomia cirúrgica aberta substituída por técnicas minimamente invasivas, como a drenagem transmural endoscópica, que cada vez mais vem ganhando espaço. Estudos multicêntricos, randomizados e *guidelines* têm endossado a eficácia e segurança dos métodos de drenagem endoscópicos.[29]

Assim como no pseudocisto, o manejo da pancreatite necrosante tem evoluído substancialmente com o desenvolvimento e refinamento de uma variedade de procedimentos minimamente invasivos. Drenagem endoscópica transmural combinada com lavagem nos casos de *walled-off necroses* foi primeiramente descrita em 1996; e necrosectomia transmural endoscópica, em 2000, e atualmente é aceita como tratamento de primeira linha para WON, quando a intervenção é indicada.[4,5,9,25]

Indicações e Momento da Intervenção na Pancreatite Necrosante

As indicações de intervenção em coleções necróticas são: a) necrose infectada, que tipicamente ocorre mais tarde no curso clínico; b) na ausência de necrose infectada documentada, mas com persistência de falência orgânica na presença de WON; c) na presença de necrose

Quadro 60-2 Classificação revisada de Atlanta para coleções líquidas na pancreatite aguda

Entidade	Tipo de pancreatite	Tempo após início do quadro (semanas)	*Debris* sólidos	Parede encapsulada
Coleção líquida aguda	Intersticial	< 4	Não	Não
Coleção necrótica aguda	Necrosante	< 4	Sim	Não
Pseudocisto	Intersticial	> 4	Não	Sim
Walled-off necrosis	Necrosante	> 4	Sim	Sim

estéril, após 4-8 semanas de evolução, se evidência de obstrução gástrica, duodenal ou biliar persistentes; d) na presença de necrose estéril, com sintomas persistentes de anorexia, sintomas sistêmicos e dor intratável; e e) na presença da síndrome do ducto pancreático desconectado. WON assintomática não requer intervenção independente do tamanho e da extensão da coleção e, provavelmente, resolverá espontaneamente com o tempo.[29]

As melhores evidências sugerem que a intervenção na pancreatite necrosante deve ser retardada, até que as coleções se organizem em WON, tipicamente após pelo menos 4 semanas de evolução, mesmo que infectadas.[12,17] Tanto a drenagem endoscópica quanto a percutânea guiada por imagem são tratamentos de primeira linha recomendados para a necrose infectada. A drenagem endoscópica requer proximidade do lúmen gastroduodenal (máximo de 20 mm, idealmente 10 mm) com relação à coleção, enquanto a drenagem percutânea permite acesso a coleções distantes e menos delimitadas.[12,17]

Tanto a drenagem transmural endoscópica como a necrosectomia endoscópica desenvolveram-se a partir da drenagem endoscópica do pseudocisto. Contudo, apenas drenagem da WON se mostrou inadequada, uma vez que haja necessidade de remoção da necrose e desbridamento mecânico. A simples drenagem da WON geralmente resulta na conversão de uma necrose estéril para infectada e suas complicações com falha na resolução.[26,29]

Embora a técnica de necrosectomia endoscópica esteja padronizada, há algumas variações nas etapas do procedimento. No pré-procedimento, o uso de antibiótico de amplo espectro é recomendado. Se possível, usar insuflação com CO_2 para diminuir o risco teórico de embolia. A necrosectomia endoscópica requer uma coleção a poucos centímetros do lúmen gastroduodenal o que é adequadamente avaliado pela EUS. Outras vantagens da EUS, além da habilidade de localizar a coleção, incluem a determinação da ótima trajetória da punção e visualização de vasos adjacentes à lesão. Dois estudos randomizados com drenagem endoscópica com e sem EUS mostraram maior sucesso técnico e menores complicações com o uso da EUS.[22,33] O consenso é de que a visualização com EUS é preferível à técnica endoscópica convencional na maioria das vezes, com a possível exceção para os casos com nítido abaulamento, representando uma compressão extrínseca, visualizado pela endoscopia. Quando o apropriado sítio de punção é identificado, a mesma é realizada, podendo-se usar *needle-knife*, cistótomo ou se, guiada por EUS, utilizar agulha de 19 *gauge (FNA needle)*. É importante aspirar o conteúdo da cavidade ou injetar contraste por controle fluoroscópico para confirmar o acesso à cavidade. Uma vez que a coleção tenha sido acessada, um fio-guia é avançado sobre controle fluoroscópico. Então, um trajeto fistuloso é criado e dilatado pelo menos até 10 mm de diâmetro, utilizando-se balões hidrostáticos sequenciais. Se não houver complicações, como sangramento, ruptura do trajeto ou instabilidade do paciente, o objetivo é dilatar até 20 mm já na primeira endoscopia. Na sequência, um endoscópio de visão frontal é introduzido na cavidade, o líquido é aspirado, e o tecido necrótico desvitalizado é removido com uma combinação de diversos acessórios, incluindo alças, *baskets*, pinças e injeções de água. Para a manutenção do pertuito são utilizados drenos *pigtail*, próteses plásticas e, mais recentemente, próteses metálicas autoexpansíveis que permitem a manutenção da drenagem.[12,29] Recentemente, um sistema chamado NAVIX *(single-step)* foi aprovado pela FDA para drenagem de coleções pancreáticas que consiste de um trocarte de 19 *gauge* com uma lâmina lateral que permite expandir o óstio a 3,5 mm de diâmetro, passagem do fio-guia e balão dilatador de 10 mm, evitando, assim, múltiplas trocas de material.[8] Mais recentemente tem sido sugerida a técnica de criação de múltiplos tratos transmurais (2 ou 3), com colocação de dreno nasocístico para irrigação em um trato e várias próteses em um segundo trato para ampla drenagem.[34]

Geralmente, são necessárias de 3-6 sessões para completar o desbridamento da cavidade necrótica.[12]

Dois estudos multicêntricos com série de casos de necrosectomia endoscópica, um da Alemanha envolvendo 93 pacientes, e outro dos Estados Unidos com 104 pacientes, avaliaram a eficácia e as complicações. O sucesso primário foi atingido em 80 e 91% dos pacientes após uma média de 3 a 6 necrosectomias. Eventos adversos ocorreram em 15 a 26% dos pacientes, incluindo perfuração, peritonite, sangramento e embolia gasosa. Houve duas mortes relacionadas com o procedimento (uma embolia gasosa e um sangramento).[13,24]

Em uma revisão sistemática com 10 séries de necrosectomia endoscópica a morbidade total foi de 27%, e mortalidade de 5%, o que parece ser menor que muitas séries cirúrgicas.[16]

Um recente estudo randomizado, controlado, multicêntrico, conduzido pelo grupo germânico de pancreatite, comparou necrosectomia endoscópica com necrosectomia cirúrgica. Um total de 20 pacientes completou a randomização com 10 pacientes em cada grupo. O estudo mostrou superioridade da necrosectomia endoscópica sobre a cirúrgica com respeito a marcadores inflamatórios e complicações maiores. Nova falência orgânica ocorreu significativamente menos frequentemente com necrosectomia endoscópica (0 *vs.* 50%, p = 0,03), assim como fístula pancreática (10 *vs.* 70%, p = 0,02). Também houve uma tendência não significativa de menor mortalidade com a necrosectomia endoscópica comparado à cirúrgica (10 *vs.* 40%).[3] Este marcante estudo sugere a superioridade da necrosectomia endoscópica sobre a cirúrgica para necrose infectada. Estão sendo aguardados outros estudos.

É importante salientar que necrosectomia endoscópica é um procedimento complexo, com potenciais riscos, necessitando de endoscopista experiente tanto em CPER, como em EUS, com um time multidisciplinar para suporte.

REFERÊNCIAS BIBLIOGRÁFICAS

1. Andersson B, Nilsson E, Willner J et al. Treatment and outcome in pancreatic pseudocysts. *Scand J Gastroenterol* 2006;41(6):751-56.
2. Ayub K, Imada R, Slavin J. Endoscopic retrograde cholangiopancreatography in gallstone-associated acute pancreatitis. *Cochrane Database Syst Rev* 2004(4).
3. Bakker OJ, van Santvoort HC, van Brunschot S et al. Endoscopic transgastric vs surgical necrosectomy for infected necrotizing pancreatitis: a randomized trial. *JAMA* 2012;307(10):1053-61.
4. Banks PA, Bollen TL, Dervenis C et al. Classification of acute pancreatitis—2012: revision of the Atlanta classification and definitions by international consensus. *Gut* 2013;62(1):102-11.
5. Baron TH, Thaggard WG, Morgan DE et al. Endoscopic therapy for organized pancreatic necrosis. *Gastroenterology* 1996;111(3):755-64.
6. Braden B, Dietrich CF. Endoscopic ultrasonography-guided endoscopic treatment of pancreatic pseudocysts and walled-off necrosis: new technical developments. *World J Gastroenterol* 2014;20(43):16191-96.
7. Chen P, Hu B, Wang C et al. Pilot study of urgent endoscopic intervention without fluoroscopy on patients with severe acute biliary pancreatitis in the intensive care unit. *Pancreas* 2010;39(3):398-402.
8. Desilets DJ, Banerjee S, Barth BA et al. New devices and techniques for management of pancreatic fluid collections. *Gastrointest Endosc* 2013;77(6):835-38.
9. Fan ST, Lai EC, Mok FP et al. Early treatment of acute biliary pancreatitis by endoscopic papillotomy. *N Engl J Med* 1993;328(4):228-32.
10. Folsch UR, Nitsche R, Ludtke R et al. Early ERCP and papillotomy compared with conservative treatment for acute biliary pancreatitis. The German Study Group on Acute Biliary Pancreatitis. *N Engl J Med* 1997;336(4):237-42.
11. Forsmark CE, Baillie J. AGA Institute technical review on acute pancreatitis. *Gastroenterology* 2007;132(5):2022-44.
12. Freeman ML, Werner J, van Santvoort HC et al. Interventions for necrotizing pancreatitis: summary of a multidisciplinary consensus conference. *Pancreas* 2012;41(8):1176-94.
13. Gardner TB, Coelho-Prabhu N, Gordon SR et al. Direct endoscopic necrosectomy for the treatment of walled-off pancreatic necrosis:

results from a multicenter U.S. series. *Gastrointest Endosc* 2011;73(4):718-26.
14. Gardner TB. Endoscopic management of necrotizing pancreatitis. *Gastrointest Endosc* 2012;76(6):1214-23.
15. Gastroenterology WPotBSo. UK guidelines for the management of acute pancreatitis. *Gut* 2005;54(Suppl 3):iii1-iii9.
16. Haghshenasskashani A, Laurence JM, Kwan V et al. Endoscopic necrosectomy of pancreatic necrosis: a systematic review. *Surg Endosc* 2011;25(12):3724-30.
17. IAP/APA WG. IAP/APA evidence-based guidelines for the management of acute pancreatitis. *Pancreatology* 2013;13(4 Suppl 2):e1-e15.
18. Kuo VC, Tarnasky PR. Endoscopic management of acute biliary pancreatitis. *Gastrointest Endosc Clin N Am* 2013;23(4):749-68.
19. Neoptolemos JP, Carr-Locke DL, London NJ et al. Controlled trial of urgent endoscopic retrograde cholangiopancreatography and endoscopic sphincterotomy versus conservative treatment for acute pancreatitis due to gallstones. *Lancet* 1988;2(8618):979-83.
20. Nowak A, Marek TA, Nowakowska-Dulawa E et al. Biliary pancreatitis needs endoscopic retrograde cholangiopancreatography with endoscopic sphincterotomy for cure. *Endoscopy* 1998;30(9):256-59.
21. Oria A, Cimmino D, Ocampo C et al. Early endoscopic intervention versus early conservative management in patients with acute gallstone pancreatitis and biliopancreatic obstruction: a randomized clinical trial. *Ann Surg* 2007;245(1):10-17.
22. Park DH, Lee SS, Moon SH et al. Endoscopic ultrasound-guided versus conventional transmural drainage for pancreatic pseudocysts: a prospective randomized trial. *Endoscopy* 2009;41(10):842-48.
23. Petrov MS, van Santvoort HC, Besselink MGH et al. Early endoscopic retrograde cholangiopancreatography versus conservative management in acute biliary pancreatitis without cholangitis: a meta-analysis of randomized trials. *Ann Surg* 2008;247(2):250-57.
24. Seifert H, Biermer M, Schmitt W et al. Transluminal endoscopic necrosectomy after acute pancreatitis: a multicentre study with long-term follow-up (the GEPARD Study). *Gut* 2009;58(9):1260-66.
25. Seifert H, Wehrmann T, Schmitt T et al. Retroperitoneal endoscopic debridement for infected peripancreatic necrosis. *Lancet* 2000;356(9230):653-55.
26. Siddiqui AA, Dewitt JM, Strongin A et al. Outcomes of EUS-guided drainage of debris-containing pancreatic pseudocysts by using combined endoprosthesis and a nasocystic drain. *Gastrointest Endosc* 2013;78(4):589-95.
27. Song TJ, Lee SS. Endoscopic drainage of pseudocysts. *Clin Endosc* 2014;47(3):222-26.
28. Tenner S, Baillie J, DeWitt J et al. American College of Gastroenterology guideline: management of acute pancreatitis. *Am J Gastroenterol* 2013;108(9):1400-15.
29. Trikudanathan G, Attam R, Arain MA et al. Endoscopic interventions for necrotizing pancreatitis. *Am J Gastroenterol* 2014;109(7):969-81.
30. Tse F, Yuan Y. Early routine endoscopic retrograde cholangiopancreatography strategy versus early conservative management strategy in acute gallstone pancreatitis. *Cochrane Database Syst Rev* 2012;5.
31. van Santvoort HC, Besselink MG, de Vries AC et al. Early endoscopic retrograde cholangiopancreatography in predicted severe acute biliary pancreatitis: a prospective multicenter study. *Ann Surg* 2009;250(1):68-75.
32. Varadarajulu S, Bang JY, Sutton BS et al. Equal efficacy of endoscopic and surgical cystogastrostomy for pancreatic pseudocyst drainage in a randomized trial. *Gastroenterology* 2013;145(3):583-90.
33. Varadarajulu S, Christein JD, Tamhane A et al. Prospective randomized trial comparing EUS and EGD for transmural drainage of pancreatic pseudocysts (with videos). *Gastrointest Endosc* 2008;68(6):1102-11.
34. Varadarajulu S, Phadnis Ma Fau, Christein JD et al. Multiple transluminal gateway technique for EUS-guided drainage of symptomatic walled-off pancreatic necrosis. *Gastrointest Endosc* 2011;74:74-80.
35. Wu BU, Banks PA. Clinical management of patients with acute pancreatitis. *Gastroenterology* 2013;144(6):1272-81.
36. Zhou M-Q, Li N-P, Lu R-D. Duodenoscopy in treatment of acute gallstone pancreatitis. *Hepatobiliary Pancreat Dis Int* 2002;1(4):608-1.

61. Papel da CPER na Pancreatite Crônica

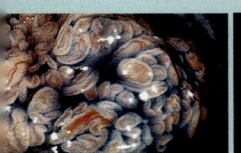

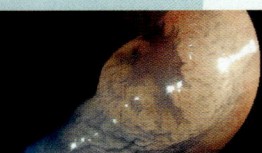

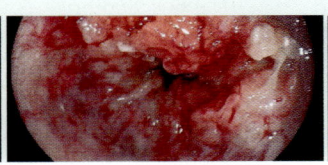

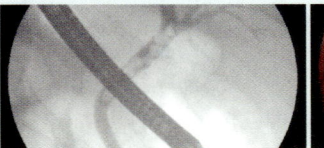

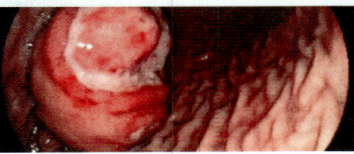

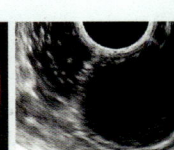

Carlos Kupski ■ Silvia Terres Marrasco

INTRODUÇÃO

A pancreatite crônica (PC) é uma doença inflamatória crônica que se caracteriza pela destruição progressiva do parênquima pancreático, com desenvolvimento de fibrose, causando danos estruturais permanentes, podendo levar a alterações endócrinas e exócrinas. A principal etiologia no nosso meio é o consumo crônico de álcool. Clinicamente, manifesta-se por crises recorrentes de dor abdominal, tipicamente no andar superior do abdome, geralmente 15-30 minutos após a alimentação, podendo ter períodos de exacerbação. Quando na forma avançada, ocorre a perda de função pancreática (em torno de 90%) e neste momento teremos alterações exócrinas, como má absorção e diabetes melito. No período inicial, o paciente pode ser assintomático.

Entre as complicações estão pseudocistos, obstrução do ducto biliar, ascite pancreática, derrame pleural, trombose da veia esplênica, pseudoaneurisma e câncer de pâncreas.

O diagnóstico pode ser difícil, uma vez que os exames laboratoriais e de imagem possam estar normais. A tríade clássica – calcificação pancreática, esteatorreia e diabetes melito – encontra-se somente nos pacientes com quadro avançado. A amilase e a lipase podem estar discretamente elevadas. Radiograma de abdome evidencia calcificação em 30%, sendo mais comum na pancreatite crônica de origem alcoólica. A ecografia, tomografia e ressonância abdominais podem apresentar, além das calcificações, dilatação ductal, aumento ou atrofia pancreática e coleções peripancreaticas. A colangiorressonância magnética vem-se destacando nos exames para diagnóstico em função da alta sensibilidade e especificidade, além da ausência de contraste e por não ser invasiva.

COLANGIOPANCREATOGRAFIA ENDOSCÓPICA RETRÓGRADA (CPER)

A endoscopia ainda é considerada o melhor método para o diagnóstico da pancreatite crônica, quer pela **CPER**, quer pela ecoendoscopia. Em especial, nos casos em que não se veem calcificações. Entretanto, em função da ressonância magnética e por ser um procedimento invasivo, hoje está principalmente reservada para casos terapêuticos.

INDICAÇÕES DA CPER

A **CPER** permite detectar alterações dos ductos pancreáticos, como estenose, dilatação, litíase, fístulas, pseudocistos e ductos secundários. Ressalta-se que com a CPER, é possível o tratamento endoscópico de uma compressão extrínseca do colédoco por PC. Também auxilia em situações bem definidas (e com criteriosa avaliação clínica) de investigação de dor abdominal de causa não esclarecida e no esclarecimento etiológico de pancreatites agudas recorrentes.

Entretanto, atualmente a **CPER** é o principal **método terapêutico** empregado no tratamento das estenoses, dos cálculos e das drenagens pancreáticas.

Estenose do ducto pancreático principal: estenoses benignas geralmente resultam em quadros de dor e/ou pancreatite aguda superimposta à PC. O tratamento das estenoses pode ser por meio da dilatação ou colocação de próteses pancreáticas de 3 a 7Fr de diâmetro, por um período de 30-40 dias. A literatura revela melhora persistente ou desaparecimento da dor em torno de 50% dos casos. Na presença de cálculos, a remoção endoscópica pode ser tentada isoladamente ou precedida pela litotripsia extracorpórea. As próteses também podem ser utilizadas para tratamento das fístulas pancreáticas e drenagem de pseudocistos, em especial aqueles acompanhados de dor abdominal, obstrução gástrica, perda ponderal e icterícia.

DESVANTAGENS DA CPER

Representa ser um método invasivo, de baixa acurácia em alterações precoces, com taxa de complicação em torno de 5-8% e insucesso na canalização de 5-20%.

ACHADOS DA CPER

É importante salientar a necessidade de se obter um **pancreatograma completo** no momento da **CPER**: o ducto pancreático principal deve ser totalmente opacificado, da cabeça à cauda, e os ramos devem ser opacificados até a segunda ordem. Este detalhe é de suma importância quando se suspeita de PC com mínimas alterações parenquimatosas (Fig. 61-1). Entretanto, este é o grupo que tem maior risco de desenvolver pancreatite aguda pós-**CPER**. Também é importante salientar que, apesar de a CPER fornecer informações sobre a anatomia ductal, não fornece informações sobre o parênquima pancreático.

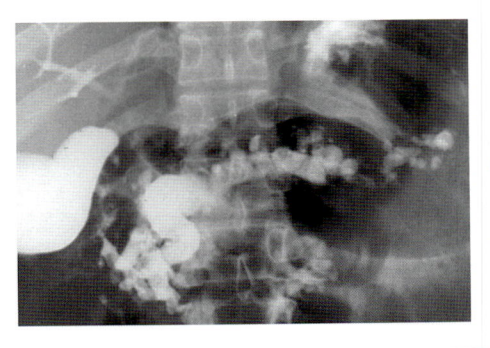

Fig. 61-1. CPER na PC: observa-se importante alteração no ducto pancreático principal com dilatação e alterações nos ramos secundários. Fonte: UpToDate, 2015.

LIMITAÇÕES DA CPER

Pacientes anteriormente submetidos à gastrectomia do tipo Billroth II, em especial os com alça longa, dificultam na visualização da papila. Também se tornam fator limitante ao procedimento endoscópico os casos de papilas localizadas no interior de divertículos duodenais que tenham o orifício de entrada muito estreito.

COMPLICAÇÕES DA CPER

Variam de 2 a 6%, com mortalidade de 0,05%. Colangite, pancreatite e formação de abscessos são as mais frequentes.

CONCLUSÃO

Atualmente, em razão do avanço da medicina diagnóstica por imagens de alta resolução não invasivas, o principal papel da **CPER** na pancreatite crônica passa a ser o de **terapêutica**, nas seguintes situações clínicas: estenose do ducto pancreático, litíase pancreática, fístula, pseudocisto e compressão extrínseca do colédoco.

BIBLIOGRAFIA

Ammann RW, Akovbiantz A, Largiader F et al. Course and outcome of chronic pancreatitis. Longitudinal study of a mixed medical-surgical series of 245 patients. *Gastroenterology* 1984;86:820.

Axon AT, Classen M, Cotton PB et al. Pancreatography in chronic pancreatitis: international definitions. *Gut* 1984;25:1107.

Bang UC, Benfield T, Hyldstrup L et al. Mortality, cancer, and comorbidities associated with chronic pancreatitis: a Danish nationwide matched-cohort study. *Gastroenterology* 2014;146:989.

Bozkurt T, Braun U, Leferink S et al. Comparison of pancreatic morphology and exocrine functional impairment in patients with chronic pancreatitis. *Gut* 1994;35:1132.

Catalano MF, Lahoti S, Geenen JE et al. Prospective evaluation of endoscopic ultrasonography, endoscopic retrograde pancreatography, and secretin test in the diagnosis of chronic pancreatitis. *Gastrointest Endosc* 1998;48:11.

Layer P, Yamamoto H, Kalthoff L et al. The different courses of early-and late-onset idiopathic and alcoholic chronic pancreatitis. *Gastroenterology* 1994;107:1481.

Mergener K, Baillie J. Chronic pancreatitis. *Lancet* 1997;350:1379.

Shemesh E, Czerniak A, Nass S et al. Role of endoscopic retrograde cholangiopancreatography in differentiating pancreatic cancer coexisting with chronic pancreatitis. *Cancer* 1990;65:893.

Steer ML, Waxman I, Freedman S. Chronic pancreatitis. *N Engl J Med* 1995;332:1482.

Zuccaro Jr G, Sivak Jr MV. Endoscopic ultrasonography in the diagnosis of chronic pancreatitis. *Endoscopy* 1992;24(Suppl 1):347.

62 Colangite Esclerosante Primária

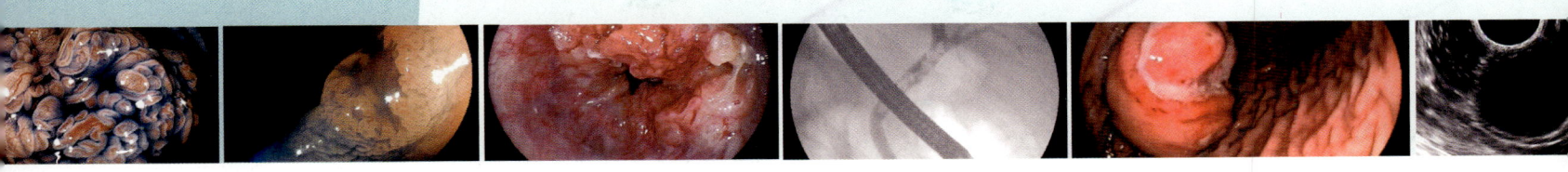

Raul Angelo Balbinot

INTRODUÇÃO

A colangite esclerosante primária é uma doença colestática crônica e progressiva de etiologia desconhecida que se caracteriza por inflamação, fibrose e estreitamento dos ductos biliares intra e extra-hepáticos.[27,32,35] A colangite esclerosante primária (CEP) é diagnosticada com base no perfil bioquímico colestático típico e visualização da árvore biliar. Os achados característicos incluem colangiografias que revelam um quadro característico de estenoses multifocais, anulares e dilatação focal de ductos biliares, produzindo um padrão "frisado" das estenoses multifocais e dilatações segmentares (Fig. 62-1).[29] A CEP pode levar à fase final da doença hepática.[26] O termo "primário" é usado para distinguir a CEP de outras condições que possam levar a uma síndrome clínica semelhante. Estes incluem coledocolitíase, colangite bacteriana, cirurgia biliar pregressa, floxuridina intra-arterial e síndrome da imunodeficiência adquirida associada à colangiopatia.[1,23]

CEP E DOENÇA INFLAMATÓRIA INTESTINAL

A retocolite ulcerativa foi relatada em 25 a 90% dos pacientes com CEP.[4,15,16,23] CEP também ocorre em pacientes com doença de Crohn.[19,36]

SEXO

Cerca de 70% dos pacientes com CEP são homens, com idade média de 40 anos, apesar da distribuição por sexo ser igual entre homens e mulheres na população em geral com colite ulcerativa.[31]

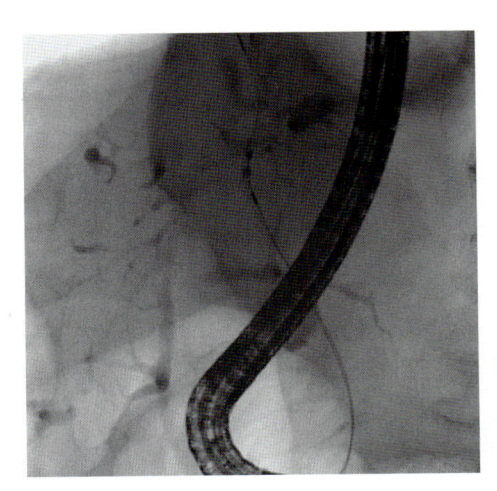

QUADRO CLÍNICO

Cerca da metade dos pacientes com colangite esclerosante primária é assintomática no momento do diagnóstico.[7,35] A CEP é, muitas vezes, detectada como parte da avaliação de testes anormais do fígado em pacientes com doença inflamatória intestinal.[28,30] A fadiga e o prurido são comuns nos pacientes que têm sintomas. Entretanto, icterícia, hepatomegalia, esplenomegalia e escoriações podem ser detectadas.[11]

EXAMES LABORATORIAIS

Testes bioquímicos do fígado geralmente demonstram um padrão colestático, com elevação das enzimas canaliculares GGT e fosfatase alcalina na maioria dos pacientes. A fosfatase alcalina sérica e bilirrubinas podem variar substancialmente, possivelmente indicando bloqueio transitório das vias biliares por lama biliar ou pequenas pedras (Fig. 62-2).[3] As transaminases no soro estão normalmente abaixo de 300 U/L. Hipergamaglobulinemia, aumento dos níveis séricos de IgM, anticorpos atípicos perinucleares dos neutrófilos citoplasmáticos (P-ANCA) e antígeno humano leucocitário – DRw52a.[38]

PREVALÊNCIA DE AUTOANTICORPOS NA CEP

- *Anticorpo antineutrófilos citoplasmático P-ANCA:* 50-80%.
- *Anticorpo antinuclear:* 7-77%.

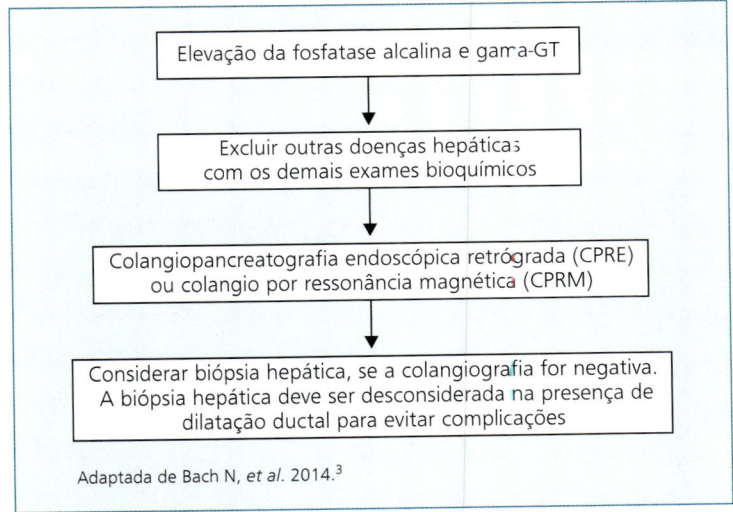

Fig. 62-1. Escovado da estenose do hepático esquerdo para exame citológico. Retirada de Modha K., 2015.[29]

Elevação da fosfatase alcalina e gama-GT
↓
Excluir outras doenças hepáticas com os demais exames bioquímicos
↓
Colangiopancreatografia endoscópica retrógrada (CPRE) ou colangio por ressonância magnética (CPRM)
↓
Considerar biópsia hepática, se a colangiografia for negativa. A biópsia hepática deve ser desconsiderada na presença de dilatação ductal para evitar complicações

Adaptada de Bach N, et al. 2014.[3]

Fig. 62-2. Algoritmo diagnóstico de colangite esclerosante primária.

- *Anticorpo antimúsculo liso:* 13-20%.
- *Anticorpo anticélula endotelial:* 35%.
- *Anticorpo anticardiolipina:* 4-66%
- *Tireoperoxidase:* 7-16%.
- *Tireoglobulina:* 4%.
- *Fator reumatoide:* 15%.

EXAMES DE IMAGEM

Pacientes com CEP que se submetem a exames de imagem podem ter evidência de ductos biliares anormais, embora os resultados normalmente não sejam diagnósticos, e o exame possam ser normal. Achados ultrassonográficos em pacientes com CEP incluem espessamento da parede do ducto biliar e dilatação do mesmo (Fig. 62-3).[11,21] Além disso, cálculos biliares, colecistite e lesões expansivas são identificados em até 41% dos pacientes com CEP que se submetem à ultrassonografia.[33]

A tomografia computadorizada (TC) pode revelar espessamento e inflamação das vias biliares, dilatações saculares das vias intra-hepáticas, dilatação heterogênea do ducto biliar, evidências de hipertensão portal e lesões expansivas.[9] Deve-se notar que linfadenopatia no abdome é comum na CEP e não deve ser interpretada como metástases ou doença linfoproliferativa.[18]

Achados de ressonância magnética em pacientes com CEP incluem estenoses multifocais curtas, anulares, que se alternam com segmentos normais ou levemente dilatados (Fig. 62-4).[13] Estenoses longas também podem ser vistas e sugerem colangiocarcinoma. Tradicionalmente, a CPRE foi considerada como o padrão ouro no diagnóstico da CEP (Fig. 62-5).[23,26] No entanto, a CPRE é um procedimento invasivo associada a complicações potencialmente graves, como a pancreatite e colangite bacteriana. De fato, a CPRE está associada à hospitalização em até 10% de pacientes submetidos ao exame.[5]

A CPRM é um método não invasivo e evita a exposição à radiação. Desse modo, tornou-se a modalidade de diagnóstico por imagem de escolha quando se suspeita de CEP. CPRE e CPRM têm diagnóstico comparável em precisão. A sensibilidade e especificidade de CPRM é de 80 e 87%, respectivamente, para o diagnóstico de CEP.[2,6] Nas alterações precoces da CEP, a CPRM pode não detectar as alterações, sendo a CPRE importante para excluir a CEP de grandes ductos.[23]

Ambos os ductos biliares intra e extra-hepáticos são geralmente envolvidos, embora um subconjunto de pacientes (25%) só tem doença intra-hepática. Inversamente, lesões confinadas aos ductos extra-hepáticos incomuns (5%) só devem ser diagnosticadas na presença adequada de enchimento dos ductos intra-hepáticos. A vesícula biliar e o ducto pancreático também podem estar envolvidos na CEP.[26]

BIÓPSIA HEPÁTICA

Contrariamente a vários outros distúrbios hepáticos, a biópsia hepática não tem sido útil no diagnóstico de CEP. Ela caiu em desuso por vários motivos. As características histológicas observadas em amostras de biópsias do fígado de pacientes com CEP não são específicas na maioria dos casos. Fibrose periductal ou "papel de transparência que é considerado patognomônico para CEP não é comumente visto" (Fig. 62-6).[23]

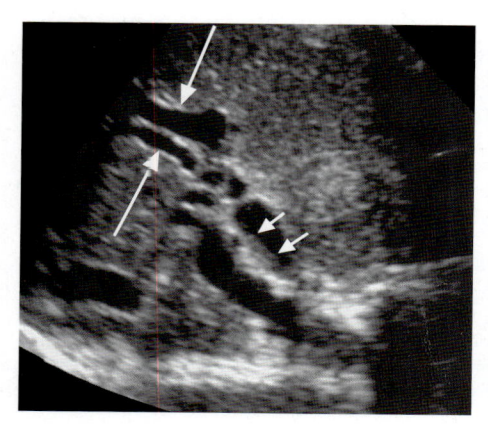

Fig. 62-3. Ultrassom em paciente com CEP primária, mostrando dilatação de ductos segmentares e detritos dentro do lúmen dos ductos intra-hepáticos.[21]

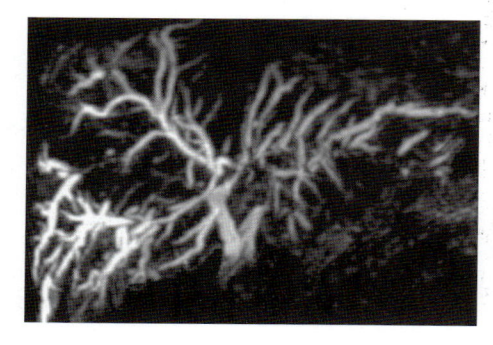

Fig. 62-4. Colangite esclerosante primária pós-processamento da imagem por ressonância magnética.[13]

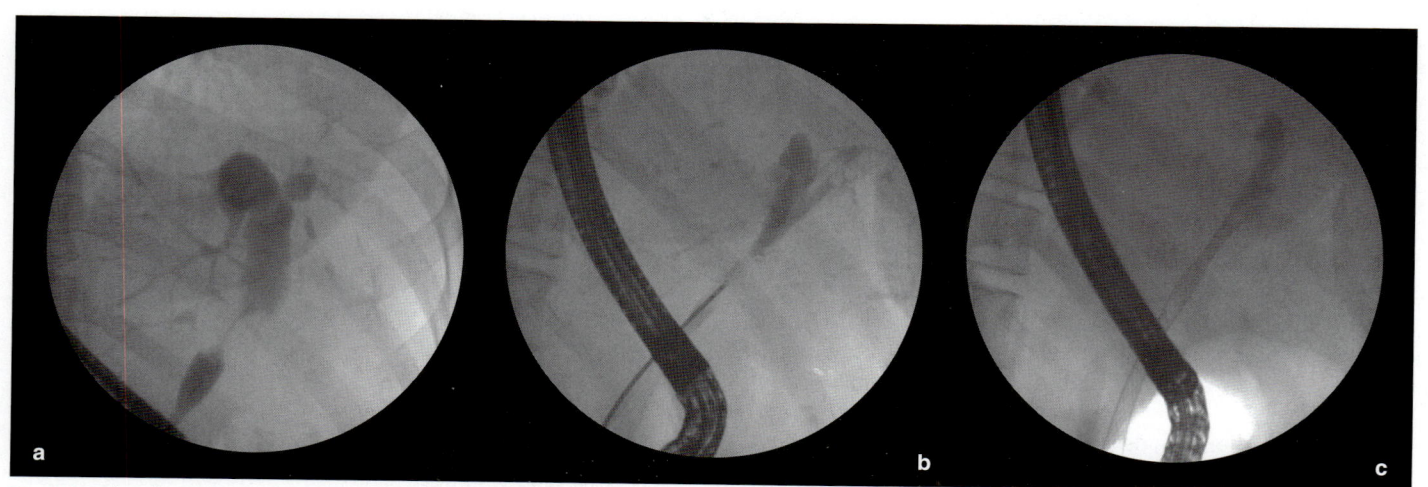

Fig. 62-5. (a e b) Paciente com RCUi e colangite esclerosante apresentando estenose dominante hilar, cuja biópsia revelou colangiocarcinoma; (c) observa-se *stent* biliar *in situ* uma vez que a avaliação com Pet-scan demonstrou metástases a distância. Cortesia do Dr. Julio Pereira Lima.

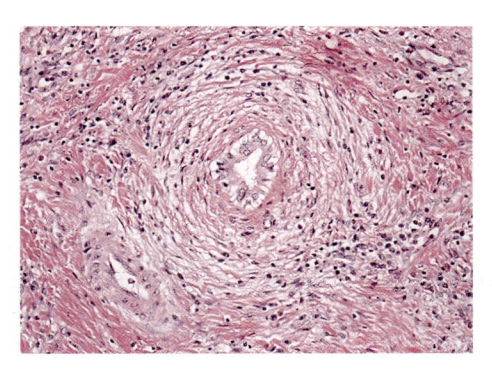

Fig. 62-6. Fibrose periductal concêntrica, características histológicas na CEP.[13]

COLANGITE ESCLEROSANTE SECUNDÁRIA

As causas secundárias de colangite esclerosante vistas nos resultados das colangiografias precisam ser excluídas antes de fazer um diagnóstico de CEP. As causas secundárias de CE incluem:[11]

- Coledocolitíase.
- Colangiocarcinoma.
- Metástase difusa intra-hepática.
- Colangiopatia na AIDS.
- Colangite eosinofílica.
- Pancreatite recorrente.
- Pseudotumor inflamatório hepático.
- Colangite piogênica recorrente.
- Trauma pós-cirurgia biliar.
- Quimioterapia intra-arterial.
- Colangite isquêmica.
- Hipertensão portal.
- Colangite associada-IgG4.
- Colangiopatia dos mastócitos.
- Histiocitose X.

Pacientes com CEP também podem desenvolver uma série de outras complicações, incluindo:[13,37]

- Deficiências de vitaminas lipossolúveis (A, D, E, e K).
- Doença óssea metabólica.
- Estenose biliar Cor.
- Colangite e colelitíase.
- Colangiocarcinoma.
- Câncer da vesícula biliar.
- Carcinoma hepatocelular (em pacientes com cirrose).
- Câncer do cólon (em pacientes com colite ulcerativa concomitante).

TRATAMENTO MEDICAMENTOSO

Uma variedade de agentes imunossupressores e anti-inflamatórios tem sido estudada em pacientes com colangite esclerosante primária.[1,13]

Estes incluem:

- Ácido ursodesoxicólico.
- Glicocorticoides.
- Ciclosporina.
- Metotrexato.
- Vancomicina.
- Azatioprina e 6-mercaptopurina.
- Tacrolimus.
- D-penicilamina.
- Etanercept.

Infelizmente, nenhum deles alterou a história natural da doença, apesar de existirem alguns dados que sugerem que os pacientes que têm uma diminuição no seu nível de fosfatase alcalina durante o acompanhamento melhoraram a sobrevivência.[25]

TRATAMENTO ENDOSCÓPICO

Um subconjunto de pacientes com colangite esclerosante primária tem estenose biliar extra-hepática. Esses casos são potencialmente favoráveis à terapia endoscópica. O tratamento endoscópico bem-sucedido por balão dilatador ou colocação de prótese em estenose de ductos guiados pela radioscopia proporciona melhoras bioquímica e sintomática. Pacientes ictéricos e com episódios recorrentes de colangite podem-se beneficiar deste tratamento. A proporção de pacientes que se enquadram nesta categoria no momento do diagnóstico não está bem definida.[26,34]

TRATAMENTO CIRÚRGICO

As opções cirúrgicas para colangite esclerosante primária incluem procedimentos reconstrutivos biliares, proctocolectomia (em pacientes com colite ulcerativa) e transplante hepático.[8,14] Estudos utilizando vários métodos de drenagem biliodigestiva, com ou sem a inserção de prótese intraoperatória, têm relatado excelentes resultados por vários anos após o procedimento.[8,31] No entanto, pode haver significativa morbidade e mortalidade, particularmente em pacientes com cirrose. Além disso, a cirurgia acarreta um risco de infecção pós-operatória e aumenta a formação de cicatrizes, complicando potencialmente um futuro transplante de fígado.[14]

Proctocolectomia

Um estudo retrospectivo mostrou que, em pacientes com ambos CEP e colite ulcerativa crônica, a proctocolectomia não resultou em melhoria dos testes bioquímicos, colangiografia, histologia hepática ou sobrevivência.[10] Assim, este procedimento deve ser realizado somente se ele for indicado por causa da colite.

Transplante de Fígado

O transplante de fígado é o tratamento de escolha para os pacientes com doença hepática avançada, por causa da CEP, e os pacientes geralmente devem ser encaminhados para transplante de fígado, se o índice para *End-stage Liver Disease* (MELD) tiver pontuação de ≥ 15.[24] Os resultados do transplante de fígado na CEP são comparados favoravelmente aos transplantes para outras indicações, com as taxas de sobrevivência de 5 anos de até 85%.[17,22] Como exemplo, em uma série de 150 pacientes, o seguimento em 1, 2, 5 e 10 anos de sobrevida foi de 94, 92, 86, e 70%, respectivamente.[12] Vários modelos prognósticos foram desenvolvidos para auxiliar os médicos na previsão da história natural da CEP; um dos mais conhecidos é o *Mayo Risk Escore* (Quadro 62-1).[20]

PROGNÓSTICO

A sobrevida média sem transplante de fígado após o diagnóstico é de 10 a 12 anos.[34,37]

Quadro 62-1 Modelo de Mayo para a sobrevivência prevista na colangite esclerosante primária

R = 0,03 (idade [anos]) + 0,54e (bilirrubina [mg/dL]) + 0,54 log (AST [UI/L]) + 1,24 (sangramento de varizes [0 = não/1 = sim]) – 0,84 (albumina [g/dL]).]

Coeficiente da função de sobrevivência [S0 (t)]
- 1 ano = 0,963
- 2 anos = 0,919
- 3 anos = 0,873
- 4 anos = 0,833

Sobrevida do paciente calculada

Probabilidade de sobrevivência em t anos de tempo é calculada como S (t) = S0 (t) exp (R-1.00)

Adaptado de: Kim WR, Therneau TM, Wiesner RH et al. Um modelo de história natural revisto para colangite esclerosante primária. *Mayo Clin Proc* 2000;75:688. Calculadora para este modelo disponível em: http://www.mayoclinic.org/gi-rst/mayomodel3.html.

REFERÊNCIAS BIBLIOGRÁFICAS

1. Angulo P, Lindor KD. Primary sclerosing cholangitis. *Hepatology* 1999;30:325.
2. Angulo P, Pearce DH, Johnson CD et al. Magnetic resonance cholangiography in patients with biliary disease:its role in primary sclerosing cholangitis. *J Hepatol* 2000;33:520-27.
3. Bach N, Odin JA. Primary sclerosing cholangitis. In: Ahmad J, Friedman SL, Dancygier H. (Eds.). *Mount Sinai Expert Guides Hepatology.* New Jersey: Wiley-Blackwell; 2014:160-66.
4. Bambha K, Kim WR, Talwalkar J et al. Incidence, clinical spectrum, and outcomes of primary sclerosing cholangitis in a United States community. *Gastroenterology* 2003;125:1364.
5. Bangarulingam SY, Gossard AA, Petersen BT et al. Complications of endoscopic retrograde cholangiopancreatography in primary sclerosing cholangitis. *Am J Gastroenterol* 2009;104:855-60.
6. Berstad AE, Aabakken L, Smith HJ et al. Diagnostic accuracy of magnetic resonance and endoscopic retrograde cholangiography in primary sclerosing cholangitis. *Clin Gastroenterol Hepatol* 2006;4:514-20.
7. Broome U, Olsson R, Lööf L et al. Natural history and prognostic factors in 305 Swedish patients with primary sclerosing cholangitis. *Gut* 1996;38:610.
8. Cameron JL, Pitt HA, Zinner MJ et al. Resection of hepatic duct bifurcation and transhepatic stenting for sclerosing cholangitis. *Ann Surg* 1988;207:614.
9. Campbell WL, Ferris JV, Holbert BL et al. Biliary tract carcinoma complicating primary sclerosing cholangitis: evaluation with CT, cholangiography, US, and MR imaging. *Radiology* 1998;207:41-50.
10. Cangemi JR, Wiesner RH, Beaver SJ et al. Effect of proctocolectomy for chronic ulcerative colitis on the natural history of primary sclerosing cholangitis. *Gastroenterology* 1989;96:790.
11. Chapman R, Fevery J, Kalloo A et al. Diagnosis and management of primary sclerosing cholangitis. *Hepatology* 2010;51:660.
12. Dickson ER, Murtaugh PA, Wiesner RH et al. Primary sclerosing cholangitis: refinement and validation of survival models. *Gastroenterology* 1992;103:1893.
13. Eaton JE, Talwalkar JA, Lazaridis KN et al. Pathogenesis of primary sclerosing cholangitis and advances in diagnosis and management. *Gastroenterology* 2013;145:521.
14. Eckhauser FE, Colleti LM, Knol JA. The changing role of surgery for sclerosing cholangitis. *Dig Dis* 1996;14:180.
15. Escorsell A, Parés A, Rodés J et al. Epidemiology of primary sclerosing cholangitis in Spain. Spanish Association for the Study of the Liver. *J Hepatol* 1994;21:787.
16. Fausa O, Schrumpf E, Elgjo K. Relationship of inflammatory bowel disease and primary sclerosing cholangitis. *Semin Liver Dis* 1991;11:31.
17. Graziadei IW, Wiesner RH, Marotta PJ et al. Long-term results of patients undergoing liver transplantation for primary sclerosing cholangitis. *Hepatology* 1999;30:1121.
18. Johnson KJ, Olliff JF, Olliff SP. The presence and significance of lymphadenopathy detected by CT in primary sclerosing cholangitis. *Br J Radiol* 1998;71:1279-82.
19. Kaplan GG, Laupland KB, Butzner D et al. The burden of large and small duct primary sclerosing cholangitis in adults and children: a population-based analysis. *Am J Gastroenterol* 2007;102:1042.
20. Kim WR, Therneau TM, Wiesner RH et al. Um modelo de história natural revisto para colangite esclerosante primária. *Mayo Clin Proc* 2000;75:688.
21. Kowdley KV et al. Primary sclerosing cholangitis in adults: Clinical manifestations and diagnosis. UpToDate, 2015. Figura de Jonathan Kruskal, MD.
22. Langnas AN, Grazi GL, Stratta RJ et al. Primary sclerosing cholangitis: the emerging role for liver transplantation. *Am J Gastroenterol* 1990;85:1136.
23. Lee YM, Kaplan MM. Primary sclerosing cholangitis. *N Engl J Med* 1995;332:924-33.
24. Lindor KD, Kowdley KV, Harrison ME. ACG clinical guideline: primary sclerosing cholangitis. *Am J Gastroenterol* 2015;110:646.
25. Lindström L, Hultcrantz R, Boberg KM et al. Association between reduced levels of alkaline phosphatase and survival times of patients with primary sclerosing cholangitis. *Clin Gastroenterol Hepatol* 2013;11:841.
26. MacCarty RL, LaRusso NF, Wiesner RH et al. Primary sclerosing cholangitis: findings on cholangiography and pancreatography. *Radiology* 1983;149:39-44.
27. Maggs JR, Chapman RW. An update on primary sclerosing cholangitis. *Curr Opin Gastroenterol* 2008;24:377-83.
28. Mendes FD, Levy C, Enders FB et al. Abnormal hepatic biochemistries in patients with inflammatory bowel disease. *Am J Gastroenterol* 2007;102:344.
29. Modha K, Navaneethan U. Diagnosis and management of primary sclerosing cholangitis-perspectives from a therapeutic endoscopist. *World J Hepatol* 2015.
30. Myburgh JA. Surgical biliary drainage in primary sclerosing cholangitis. The role of the Hepp-Couinaud approach. *Arch Surg* 1994;129:1057.
31. Rabinovitz M, Gavaler JS, Schade RR et al. Does primary sclerosing cholangitis occurring in association with inflammatory bowel disease differ from that occurring in the absence of inflammatory bowel disease? A study of sixty-six subjects. *Hepatology* 1990;11:7.
32. Said K, Glaumann H, Bergquist A. Gallbladder disease in patients with primary sclerosing cholangitis. *J Hepatol* 2008;48:598-605.
33. Stiehl A, Rudolph G, Klöters-Plachky P et al. Development of dominant bile duct stenoses in patients with primary sclerosing cholangitis treated with ursodeoxycholic acid: outcome after endoscopic treatment. *J Hepatol* 2002;36:151.
34. Tischendorf JJ, Hecker H, Krüger M et al. Characterization, outcome, and prognosis in 273 patients with primary sclerosing cholangitis: A single center study. *Am J Gastroenterol* 2007;102:107.
35. Tung BY, Brentnall T, Kowdley KV et al. Diagnosis and prevalence of ulcerative colitis in patients with sclerosing cholangitis (abstract). *Hepatology* 1996;24:169A.
36. Vierling JM. Hepatobiliary complications of ulcerative colitis and Crohn's disease. In: Zakim D, Boyer TD. (Eds.). *Hepatology: a textbook of liver disease.* Philadelphia: WB Saunders, 1996. p. 1366, vol. 2.
37. Wiesner RH, Grambsch PM, Dickson ER et al. Primary sclerosing cholangitis: natural history, prognostic factors and survival analysis. *Hepatology* 1989;10:430.
38. Zetterquist H, Broomé U, Einarsson K et al. HLA class II genes in primary sclerosing cholangitis and chronic inflammatory bowel disease: no HLA-DRw52a association in Swedish patients with sclerosing cholangitis. *Gut* 1992;33:942.

63 Cistos Biliares

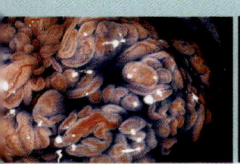

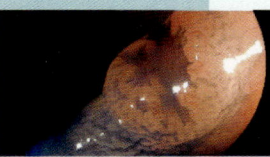

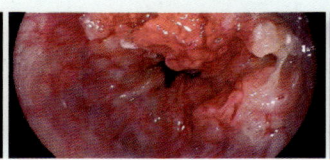

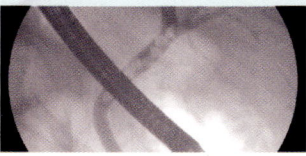

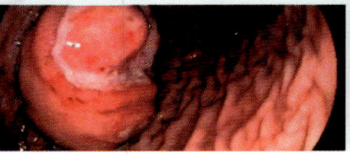

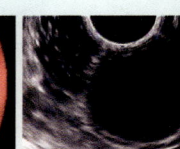

Gilmara Coelho Meine

INTRODUÇÃO

Cistos biliares são dilatações císticas que podem ocorrer de forma única ou múltipla ao logo da árvore biliar. São mais frequentes em mulheres (relação sexo feminino: masculino é de 3:1) e em asiáticos (incidência em países ocidentais é de 1:100.000 a 1:150.000, enquanto na população asiática é de 1:1.000).[3,5,12,21,30] A maioria dos casos é diagnosticada na infância, mas aproximadamente 20% são reconhecidos na idade adulta.[22] Estão associados a diversas complicações, como estenoses, formação de cálculos, colangite, pancreatites aguda e crônica, perfuração espontânea, cirrose biliar secundária e colangiocarcinoma, com taxas de complicações mais elevadas em adultos, portanto, o diagnóstico e o tratamento precoce são fundamentais.[2,7,15,17,18]

PATOGÊNESE

Os cistos biliares podem ser congênitos ou adquiridos e têm sido associados a uma variedade de anormalidades anatômicas.

- *Cistos biliares congênitos:* podem resultar de uma proliferação desigual de células epiteliais biliares embriológicas antes que a formação do ducto biliar esteja completa.[35] Infecções virais e obstrução ductal também podem ter um papel no desenvolvimento dos cistos biliares no período pré-natal.[27,34]
- *Cistos biliares adquiridos:* a teoria mais aceita é a de que os cistos biliares seriam a consequência de uma junção pancreatobiliar anômala (JPBA), que permitiria o refluxo do suco pancreático para dentro da árvore biliar, com ativação intraductal de enzimas proteolíticas e alterações na composição da bile, que poderiam ocasionar lesão do epitélio biliar e formação do cisto.[1]

Uma JPBA se caracteriza pela ocorrência de uma junção entre os ductos biliar e pancreático fora da parede duodenal, com um ducto comum longo (> 15 mm) chegando à papila de Vater.[9,14] A prevalência de JPBA foi de 0,24% em uma revisão de resultados de CPRE de 7.537 americanos, e ela está presente em 52-80% dos pacientes com cistos biliares.[11,19]

TIPOS DE CISTOS BILIARES

A Classificação de Todani descreve cinco tipos de cistos biliares (Fig. 63-1):[32,33]

- *Tipo I:* corresponde a 50-85% dos cistos biliares e se caracteriza por uma dilatação do ducto biliar comum sem envolver ductos intra-hepáticos. Os cistos biliares tipo I são subclassificados em:
  - Tipo IA: dilatação cística do ducto biliar comum, assim como de parte ou todo ducto hepático comum e porção extra-hepática de ductos hepáticos direito e esquerdo. O ducto cístico e a vesícula biliar originam-se do ducto biliar comum dilatado. Estão associados à JPBA.
  - Tipo IB: dilatação segmentar focal de ducto biliar extra-hepático, mais frequentemente da porção distal do ducto biliar comum. Os cistos biliares tipo IB não estão associados à JPBA.
  - Tipo IC: dilatação fusiforme (em vez de cística) de ductos biliares extra-hepáticos (Fig. 63-2). Normalmente, a dilatação se estende da junção pancreatobiliar até a porção extra-hepática dos ductos hepáticos direito e esquerdo. Os cistos biliares tipo IC estão associados à JPBA.
- *Tipo II:* corresponde a 2% dos cistos biliares. É um verdadeiro divertículo, que apresenta um óstio estreito e que pode originar-se de qualquer porção do ducto biliar extra-hepático.
- *Tipo III:* também denominado de coledococele, corresponde a 1-5% dos cistos biliares (Fig. 63-3). É uma dilatação cística limitada à porção intraduodenal do ducto biliar comum, que pode ser recoberta por mucosa duodenal ou por epitélio biliar. Apresenta baixo risco de malignização, que está limitado aos cistos recobertos por epitélio biliar.[16,36] Pacientes com coledococele diferem dos pacientes com os demais tipos de cistos biliares, pois são mais frequentemente do sexo masculino, mais velhos e assintomáticos.
- *Tipo IV:* corresponde a 15-35% dos cistos biliares e caracteriza-se pela presença de múltiplos cistos. Os cistos do tipo IV são subclassificados em:
  - Tipo IVA: segundo tipo mais comum de cistos biliares. As dilatações císticas são intra e extra-hepáticas (Fig. 63-4).
  - Tipo IVB: múltiplas lesões císticas exclusivamente extra-hepáticas.
- *Tipo V:* também conhecido como Doença de Caroli, corresponde a 20% dos cistos biliares. Caracteriza-se por uma ou mais dilatações císticas de ductos intra-hepáticos, sem comprometimento ductal extra-hepático.

QUADRO CLÍNICO

A apresentação clínica clássica inclui a tríade de dor em hipocôndrio direito, icterícia e massa palpável e, em mais de 80% dos casos, ocorrerá antes dos 10 anos de idade (4). No entanto, a maioria dos pacientes apresentará apenas um ou dois elementos desta tríade. A apresentação clínica depende da faixa etária do paciente, pois enquanto neonatos apresentam-se geralmente com icterícia obstrutiva e massa palpável, os adultos mais frequentemente apresentam-se com dor, febre, náusea, vômito e icterícia.[23] Os cistos biliares podem também ser um achado incidental em ecografia pré-natal ou em pacientes assintomáticos submetidos a exame de imagem por outras razões. Os pacientes também podem apresentar-se com os

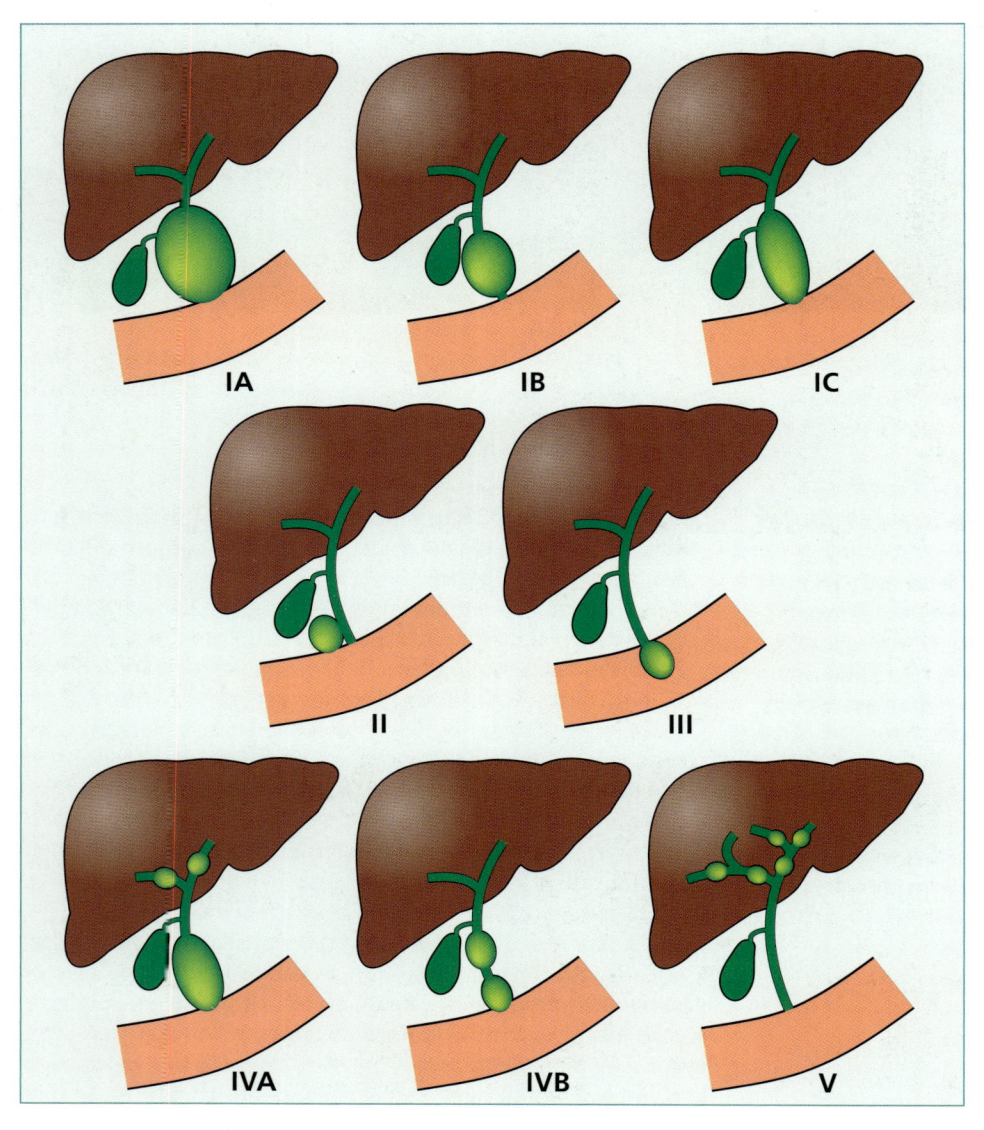

Fig. 63-1. Tipos de cistos biliares de acordo com a Classificação de Todani: IA – dilatação cística de ductos biliares extra-hepáticos; IB – dilatação segmentar de ducto biliar extra-hepático; IC – dilatação fusiforme de ductos biliares extra-hepáticos; II – divertículo biliar extra-hepático; III – coledococele; IVA – múltiplos cistos intra-hepáticos e extra-hepáticos; IVB – múltiplos cistos extra-hepáticos; V – um ou mais cistos intra-hepáticos.

sintomas das complicações das lesões císticas biliares (p. ex., pancreatite aguda e colangite).

Cistos biliares estão associados a risco aumentado de câncer, principalmente colangiocarcinoma, com uma incidência de até 30% e com idade média ao diagnóstico de 32 anos.[26] A incidência de neoplasia aumenta com a idade: 0 a 17 anos – 0,4%; 18 a 30 anos – 5,3%; 31 a 40 anos – 10,6%; 41 a 50 anos – 16,7%; 51 a 60 anos – 26,3% e acima de 60 anos – 38,2%.[20] Todani et al. relataram que até 68% das neoplasias estavam associadas a cistos biliares tipo I; 4,8% com o tipo II; 1,6% com o tipo III; 20,6% com o tipo IV; e 6,3% com o tipo V.[31] Em estudo de Song HK et al., todos os casos de colangiocarcinoma ocorreram em pacientes com cistos biliares associados à JPBA, sendo que JPBA também está relacionada com neoplasias pancreáticas e biliares, principalmente neoplasia de vesícula biliar, na ausência de cistos biliares.[6,10,25,28]

DIAGNÓSTICO

O diagnóstico de cisto biliar deve ser considerado frente à presença de dilatação de porção do ducto biliar em exames de imagem, na ausência de evidência de obstrução. Com frequência, o diagnóstico inicial ocorre a partir de uma ecografia abdominal, que apresenta sensibilidade de 71-97%.[23] O próximo passo na investigação é o uso de tomografia computadorizada ou ressonância magnética com colangiorressonância, que podem confirmar a presença do cisto e sua comunicação com a árvore biliar, avaliar sua relação com estruturas adjacentes, além de identificar a presença de lesões associadas. Naqueles casos em que permaneçam dúvidas, pode ser necessário investigação adicional com colangiopancreatografia endoscópica retrógrada, ecoendoscopia ou cintilografia hepatobiliar.

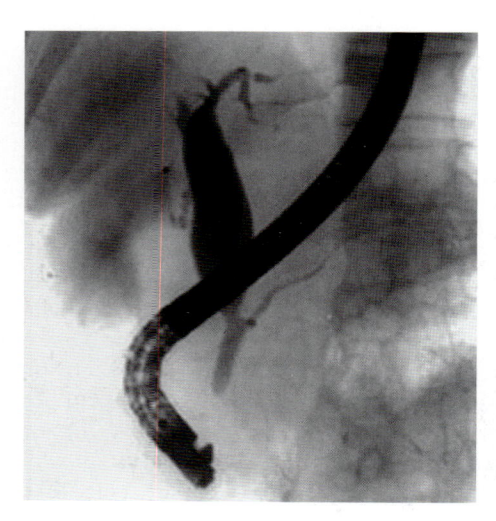

Fig. 63-2. Cisto biliar tipo IC, com dilatação fusiforme de via biliar extra-hepática e presença de junção pancreatobiliar anômala.

TRATAMENTO

Em razão do risco de malignização, recomenda-se ressecção cirúrgica simples das lesões císticas biliares tipo II e ressecção cirúrgica completa com hepaticojejunostomia em Y de Roux nas lesões císticas biliares tipos I e IV.[24]

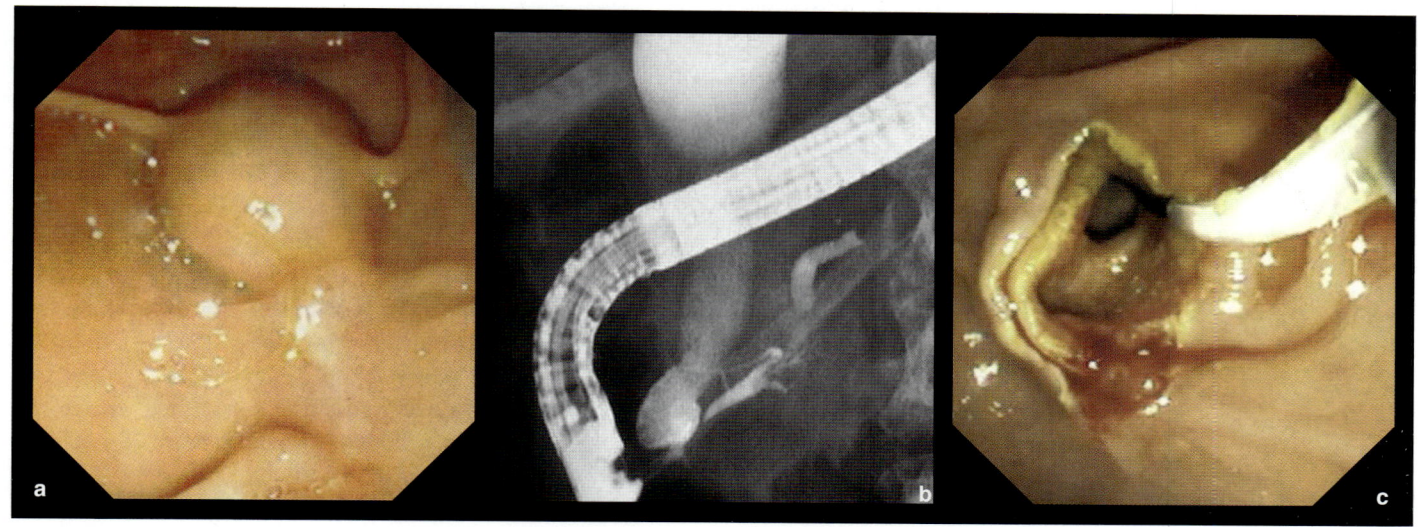

Fig. 63-3. Cisto biliar tipo III. (a) Coledococele pode ser observada logo acima da papila na visão endoscópica com duodenoscópio; (b) colangiografia endoscópica mostra lesão cística no segmento intraduodenal do ducto biliar; (c) aparência após esfincterotomia endoscópica. Cortesia do Dr. Todd Baron.

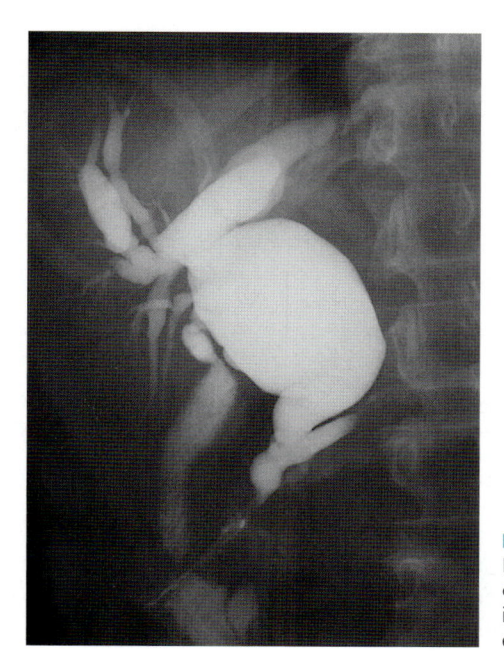

Fig. 63-4. Cisto biliar tipo IVA, com dilatações císticas de vias biliares intra-hepáticas e extra-hepáticas.[29]

Cistos biliares tipo III em pacientes sintomáticos, assim como em pacientes assintomáticos jovens, devem ser tratados com esfincterotomia endoscópica. Biópsias do epitélio do cisto devem ser coletadas para excluir a presença de displasia.[13]

Os pacientes com cistos biliares intra-hepáticos (presentes nos tipos IVa e V), frequentemente recebem tratamento de suporte. Casos de difícil manejo podem ser tratados por ressecção hepática, em casos de doença localizada, ou transplante hepático.[24]

REFERÊNCIAS BIBLIOGRÁFICAS

1. Babbitt DP. Congenital choledochal cysts: new etiological concept based on anomalous relationships of the common bile duct and pancreatic bulb. *Ann Radiol* 1969;12:231-40.
2. Benjamin IS. Biliary cystic disease: the risk of cancer. *J Hepatobiliary Pancreat Surg* 2003;10:335-39.
3. Bloustein PA. Association of carcinoma with congenital cystic conditions of the liver and bile ducts. *Am J Gastroenterol* 1977;67:40-46.
4. Caroli J, Soupault R, Kossakowski J et al. Congenital polycystic dilation of the intrahepatic bile ducts; attempt at classification. *Sem Hop* 1958;34:488-95.
5. Clifton MS, Goldstein RB, Slavotinek A et al. Prenatal diagnosis of familial type I choledochal cyst. *Pediatrics* 2006;117(3):e596-e600
6. Elnemr A, Ohta T, Kayahara M et al. Anomalous pancreaticobiliary ductal junction without bile duct dilatation in gallbladder cancer. *Hepatogastroenterology* 2001;48:382.
7. Fujishiro J, Urita Y, Shinkai T et al. Clinical characteristics of liver fibrosis in patients with choledochal cysts. *J Pediatr Surg* 2011;46:2296-300.
8. Fulcher AS, Turner MA, Sanyal AJ. Case 38: Caroli disease and renal tubular ectasia. *Radiology* 2001;220:720-23.
9. Funabiki T, Matsubara T, Miyakawa S et al. Pancreaticobiliary maljunction and carcinogenesis to biliary and pancreatic malignancy. *Langenbecks Arch Surg* 2009;394:159-69.
10. Funabiki T, Matsubara T, Ochiai M et al. Surgical strategy for patients with pancreaticobiliary maljunction without choledocal dilatation. *Keio J Med* 1997;46:169-72.
11. Jabłońska B. Biliary cysts: etiology, diagnosis and management. *World J Gastroenterol* 2012;18:4801-10.
12. Jan YY, Chen HM, Chen MF. Malignancy in choledochal cysts. *Hepatogastroenterology* 2000;47:337-40.
13. Law R, Topazian M. Diagnosis and treatment of choledochoceles. *Clin Gastroenterol Hepatol* 2014;12:196-203.
14. Misra SP, Gulati P, Thorat VK et al. Pancreaticobiliary ductal union in biliary diseases. An endoscopic retrograde cholangiopancreatographic study. *Gastroenterology* 1989;96:907-12.
15. Nicholl M, Pitt HA, Wolf P et al. Choledochal cysts in western adults: complexities compared to children. *J Gastrointest Surg* 2004;8:245-52.
16. Ohtsuka T, Inoue K, Ohuchida J et al. Carcinoma arising in choledochocele. *Endoscopy* 2001;33:614-19.
17. Ono S, Sakai K, Kimura O et al. Development of bile duct cancer in a 26-year-old man after resection of infantile choledochal cyst. *J Pediatr Surg* 2008;43:17-19.
18. Saluja SS, Nayeem M, Sharma BC et al. Management of choledochal cysts and their complications. *Am Surg* 2012;78:284-90.
19. Samavedy R, Sherman S, Lehman GA. Endoscopic therapy in anomalous pancreatobiliary duct junction. *Gastrointest Endosc* 1999;50:623-27.
20. Sastry AV, Abbadessa B, Wayne MG et al. What is the Incidence of Biliary Carcinoma in Choledochal Cysts, When Do They Develop, and How Should it Affect Management? *World J Surg* 2015;39(2):487-92.
21. Singham J, Schaeffer D, Yoshida E et al. Choledochal cysts: analysis of disease pattern and optimal treatment in adult and paediatric patients. *HPB* 2007;9:383-87.
22. Singham J, Yoshida EM, Scudamore CH. Choledochal cysts: part 1 of 3: Diagnosis. *Can J Surg* 2009;52:434-40.
23. Singham J, Yoshida EM, Scudamore CH. Choledochal cysts: part 2 of 3: Diagnosis. *Can J Surg* 2009;52:506-11.
24. Singham J, Yoshida EM, Scudamore CH. Choledochal cysts: part 3 of 3: classification and pathogenesis. *Can J Surg* 2010;53:51-56.
25. Song HK, Kim MH, Myung SJ et al. Choledochal cyst associated with anomalous union of pancreaticobiliary duct (AUPBD) has a more grave clinical course than choledochal cyst alone. *Korean J Intern Med* 1999;14:1-8.
26. Søreide K, Søreide JA. Bile duct cyst as precursor to biliary tract cancer. *Ann Surg Oncol* 2007;14:1200-11.

27. Spitz L. Experimental production of cystic dilatation of the common bile duct in neonatal lambs. *J Pediatr Surg* 1977;12:39-42.
28. Sugiyama M, Abe N, Tokuhara M et al. Pancreatic carcinoma associated with anomalous pancreaticobiliary junction. *Hepatogastroenterology* 2001;48:1767-69.
29. Tadokoro H, Takase M. Recent advances in choledochal cysts. *Open J Gastroenterol* 2012;2:145-54.
30. Tan SS, Tan NC, Ibrahim S et al. Management of adult choledochal cyst. *Singapore Med J* 2007;48:524-27.
31. Todani T, Tabuchi K, Watanabe Y et al. Carcinoma arising in the wall of congenital bile duct cysts. *Cancer* 1979;44:1134-41.
32. Todani T, Watanabe Y, Narusue M et al. Congenital bile duct cysts: Classification, operative procedures, and review of thirty-seven cases including cancer arising from choledochal cyst. *Am J Surg* 1977;134(2):263-69.
33. Todani T, Watanabe Y, Toki A et al. Classification of congenital biliary cystic disease: special reference to type Ic and IVA cysts with primary ductal stricture. *J Hepatobiliary Pancreat Surg* 2003;10(5):340-44.
34. Tyler KL, Sokol RJ, Oberhaus SM et al. Detection of reovirus RNA in hepatobiliary tissues from patients with extrahepatic biliary atresia and choledochal cysts. *Hepatology* 1998;27:1475-82.
35. Yotuyangi S. Contribution to etiology and pathology of idiopathic cystic dilatation of the common bile duct, with a report of three cases. *Gann* 1936;30:601.
36. Ziegler KM, Pitt HA, Zyromski NJ et al. Choledochoceles: are they choledochal cysts? *Ann Surg* 2010;252(4):683-90.

64 Tumores Ampulares

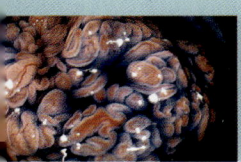

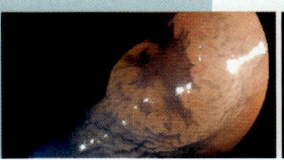

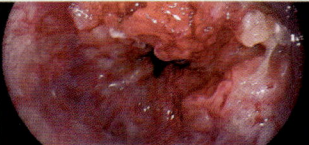

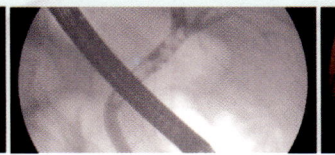

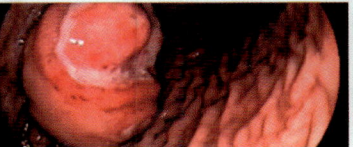

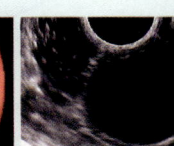

Nelson Heitor Vieira Coelho

Tumores ampulares primários não são frequentes, representando somente 6% das lesões periampulares (assim chamadas as neoplasias próximas à ampola de Vater, que podem ser originadas também do colédoco distal ou da cabeça do pâncreas).[1,12,16,21] Estima-se que sejam responsáveis por cerca de 20% de todas as obstruções malignas das vias biliares.[10]

A faixa etária mais acometida está entre 60 e 70 anos de idade, sendo duas vezes mais frequentes nos homens. Nos últimos 30 anos, tem ocorrido aumento de sua incidência.[16] A maioria dos pacientes apresenta icterícia, podendo também demonstrar emagrecimento, adinamia e outros sintomas inespecíficos.

Sugere-se que o mecanismo de carcinogêneses ampular e colorretal seja similar, pois as neoplasias ampulares com muita frequência são adenocarcinomas de origem intestinal.[15,23]

A sobrevida dos pacientes é de 30-50% em 5 anos, mesmo com linfonodos comprometidos, sendo melhor do que aquela das neoplasias malignas periampulares pancreáticas (sobrevida inferior a 10% em 2 anos). Em algumas séries, os índices de ressecabilidade dos tumores ampulares podem ultrapassar 90%.[17,19,24]

Sem dúvida, a colangiopancreatografia endoscópica retrógrada (CPER) é o método de escolha para a identificação destes tumores (acurácia de 88%), realização de biópsias e descompressão biliar, quando necessário.[9]

Na maioria das vezes, os carcinomas ampulares são bem evidentes (lesões ulceradas ou exofíticas com mais de 3 cm aumentam a suspeita de malignidade). Importante salientar que biópsias negativas não excluem a malignidade, sendo, às vezes, necessárias novas biópsias e utilização de reação em cadeia da polimerase e/ou estudo imuno-histoquímico para o diagnóstico definitivo.[2,12,18,20,22,26]

A CPER não possibilita definir a extensão e invasão locorregional destas lesões no duodeno e no pâncreas, havendo necessidade de outros métodos de imagem para o estadiamento pré-operatório, como a tomografia computadorizada (TC), a ressonância magnética (RM) e a ecoendoscopia (EE).

Estudo realizado em dois centros de referência demonstrou que a EE foi superior à TC e à RM na avaliação pré-operatória do estágio T (Classificação TNM) dos ampulomas. Não foi observada diferença significativa no estágio N entre as três modalidades. A presença de prótese biliar reduziu a acurácia da EE de 84% para 72%, sendo estes achados mais significativos nos estágios T2/T3.[4]

Quando indicada, a ressecção endoscópica dos ampulomas pode ser realizada *en-bloc* ou em *piecemeal* para lesões maiores que 2 cm e naqueles casos em que após a ressecção *en-bloc* ainda evidencia-se tecido neoplásico residual.[3,5,6,13,19,25] A despeito do método de ressecção endoscópica, a colocação de prótese pancreática é sempre recomendada para evitar o risco de pancreatite de 17%, quando da não utilização da prótese. Outras complicações são a perfuração (0-4%), sangramento (2 a 13%), colangite (0 a 2%) e estenose papilar (0 a 8%).[3,5,7,8,14,17,26,27] É recomendada a vigilância após as ressecções endoscópicas dos ampulomas pelo risco de recorrência. Não há evidências na literatura de um padrão de seguimento após as ampulectomias por tratar-se de técnica não padronizada.

Em estudo envolvendo 102 pacientes submetidos a tratamento endoscópico de ampulomas em período de 10 anos, o índice de sucesso foi de 84%. As complicações mais comuns foram pancreatite leve (10%), colangite (1%), perfuração retroperitoneal (1% em paciente com adenocarcinoma), perfuração intraperitoneal em 1% (extensão lateral), sangramento em 5%, estenose papilar em 3% e recorrência em 8%. As lesões de menores dimensões (menores do que 2 cm) e a ausência de dilatação ductal foram fatores associados aos melhores resultados.[11]

Na Figura 64-1 demonstramos o aspecto habitual da papila de Vater em endoscopia de alta definição.

Nas Figuras 64-2 a 64-8 pode ser observado adenocarcinoma inaparente de ampola com o aspecto endoscópico, a esfincterotomia, imagens do cateterismo, colocação de prótese biliar plástica, imagem ecoendoscópica e prótese biliar metálica. Cabe salientar que este paciente, mesmo com doença metastática no fígado, não apresentou lesão exofítica ou ulceração ampular. Inicialmente, foi tratado com prótese biliar plástica e, posteriormente, prótese biliar metálica.

Fig. 64-1. Aspecto normal da papila em alta definição.

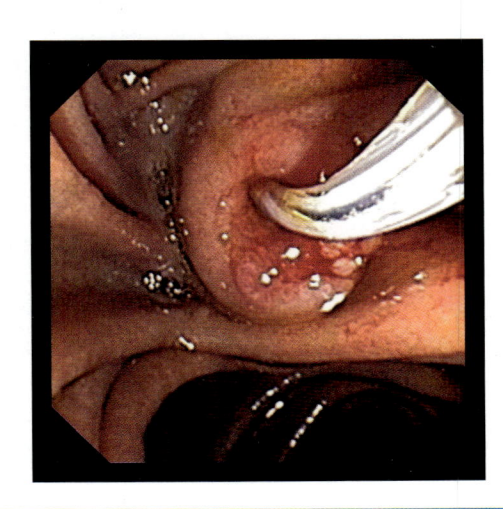

Fig. 64-2. Ampuloma inaparente/adenocarcinoma.

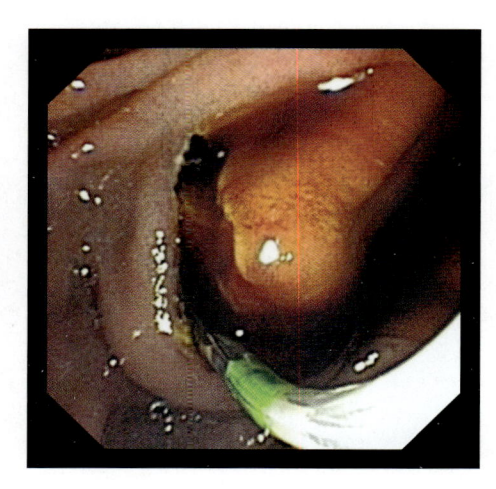

Fig. 64-3. Esfincterotomia endoscópica.

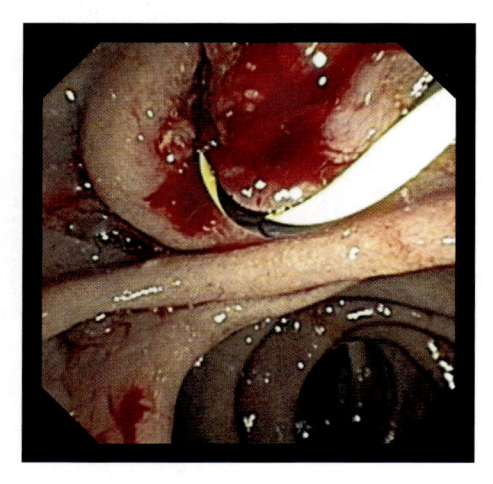

Fig. 64-4. Guia biliar.

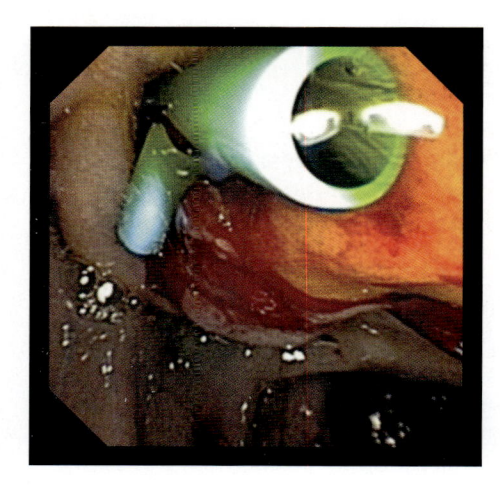

Fig. 64-5. Prótese biliar plástica inicialmente colocada.

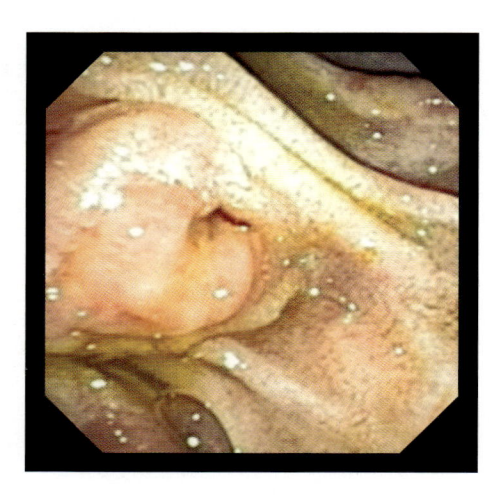

Fig. 64-6. Ampuloma inaparente/adenocarcinoma/aspecto após remoção da prótese.

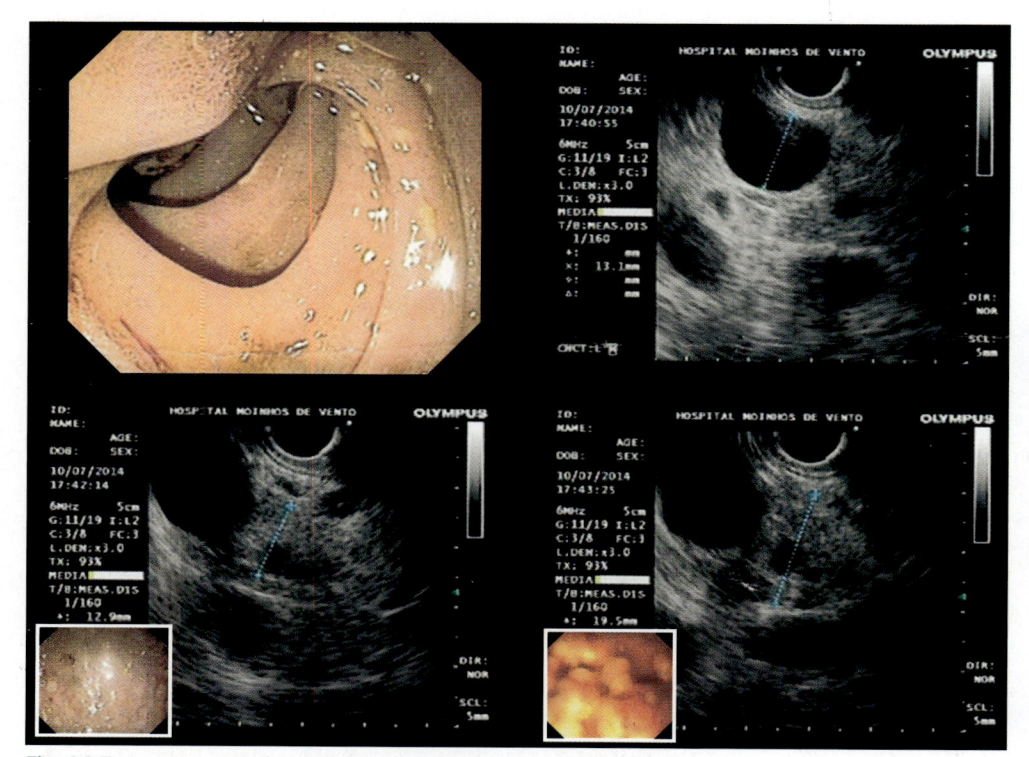

Fig. 64-7. Aspecto ecoendoscópico do ampuloma – adenocarcinoma. Observa-se dilatação coledociana decorrente de lesão ampular.

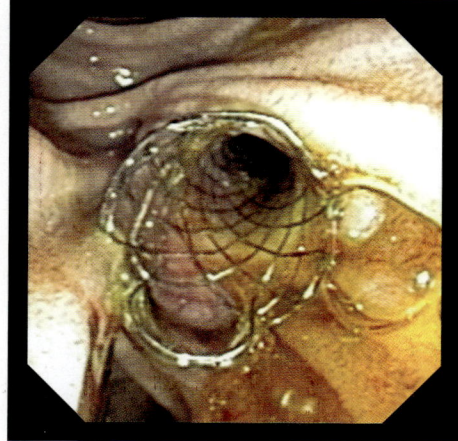

Fig. 64-8. Prótese metálica.

O adenocarcinoma ampular ulcerado e a forma vilosa do adenoma ampular podem ser observados nas Figuras 64-9 a 64-17 (endoscopia, colangiografia endoscópica retrógrada e peça cirúrgica).

CONSIDERAÇÕES

- O melhor método para o diagnóstico de ampulomas é a endoscopia com biópsias, preferencialmente com instrumento de visão lateral, durante uma CPER. As biópsias endoscópicas apresentam até 50% de falsos-negativos, portanto, novas amostras podem ser necessárias, mesmo após esfincterotomia.
- O estadiamento pré-operatório dos ampulomas envolve métodos de imagem, como TC, RM e EE, e sempre deve ser realizado em face de perspectiva de melhor sobrevida destes pacientes, quando comparados aos pacientes com tumores de envolvimento pancreático.
- As técnicas de remoção endoscópica dos ampulomas não estão padronizadas e devem ser realizadas por endoscopistas experientes.
- Os pacientes submetidos ao tratamento endoscópico devem ser acompanhados em função do risco de ressecção incompleta e recorrência.

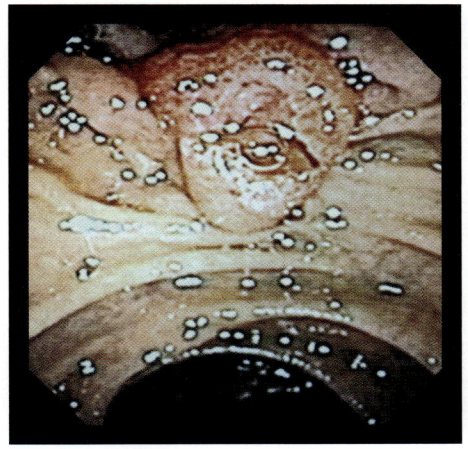

Fig. 64-9. Ampuloma/adenocarcinoma.

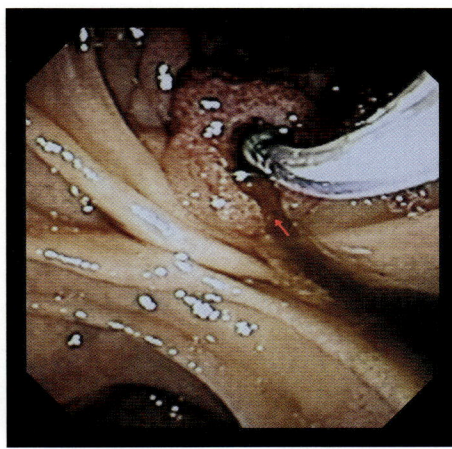

Fig. 64-10. Ampuloma/adenocarcinoma/estase biliar (seta).

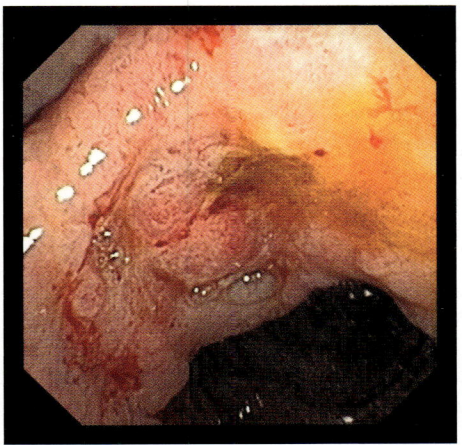

Fig. 64-11. Adenocarcinoma ampular ulcerado.

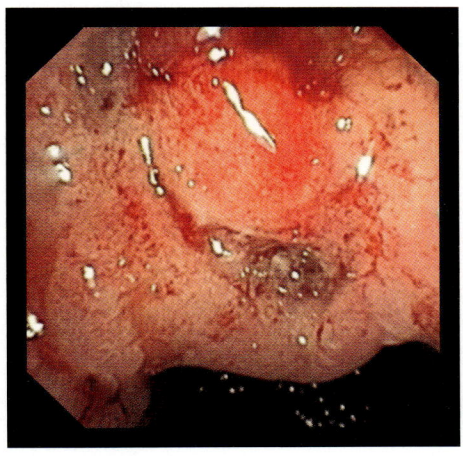

Fig. 64-12. Adenocarcinoma ampular ulcerado.

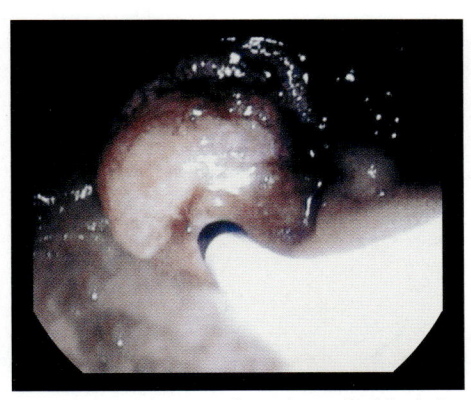

Fig. 64-13. Adenoma viloso da papila (displasia severa).

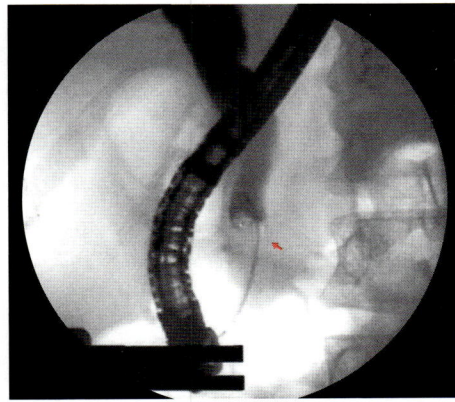

Fig. 64-14. Lesão invadindo o colédoco.

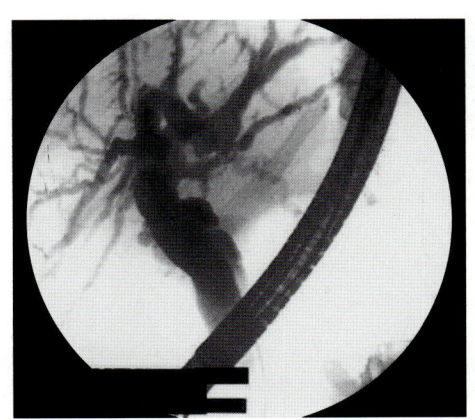

Fig. 64-15. Dilatação coledociana.

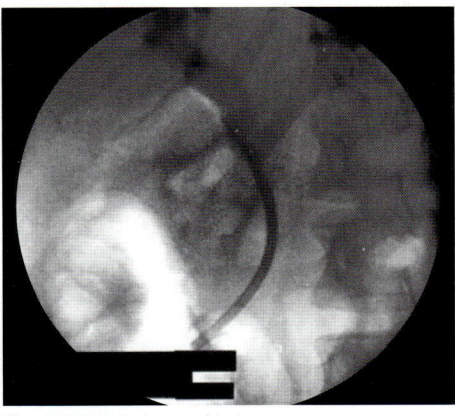

Fig. 64-16. Prótese plástica.

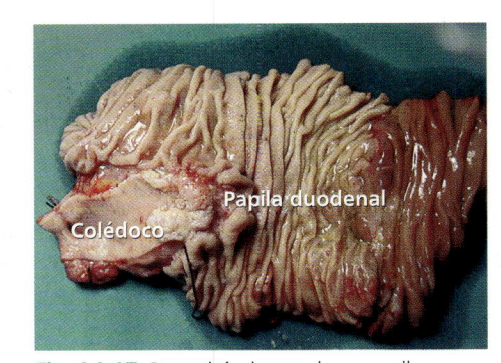

Fig. 64-17. Peça cirúrgica – adenoma viloso com displasia/invasão do colédoco distal.

REFERÊNCIAS BIBLIOGRÁFICAS

1. Albores-Saavedra J, Schwartz AM, Batich K et al. Cancers of the ampulla of vater: demographics, morphology, and survival based on 5,625 cases from the SEER program. *J Surg Oncol* 2009;100:598-605.
2. Benhamiche AM, Jouve JL, Manfredi S et al. Cancer of the ampulla of Vater: results of a 20-year population-based study. *Eur J Gastroenterol Hepatol* 2000;12:75-79.
3. Binmoeller KF, Boaventura S, Kerstin Ramsperger K et al. Endoscopic snare excision of benign adenomas of the papilla of Vater. *Gastrointest Endosc* 1993;39:127-31.
4. Cannon ME, Carpenter SL et al. EUS compared with CT, magnetic resonance imaging, and angiography and the influence of biliary stenting on staging accuracy of ampullary neoplasms. *Gastrointest Endosc* 1999;50:27-33.
5. Catalano MF, Linder JD, Chak A et al. Endoscopic management of adenoma of the major duodenal papilla. *Gastrointest Endosc* 2004;59:225-32.
6. Charton JF, Deinert K, Schumacher B et al. Endoscopic resection for neoplastic diseases of the papilla of Vater. *J Hepatobiliary Pancreat Surg* 2004;11:245-51.
7. Cheng CL, Sherman S, Fogel EL et al. Endoscopic snare papillectomy for tumors of the duodenal papillae. *Gastrointest Endosc* 2004;60:757-64.
8. Desilets DJ, Dy RM, Ku PM et al. Endoscopic management of tumors of the major duodenal papilla: refined techniques to improve outcome and avoid complications. *Gastrointest Endosc* 2001;54:202-8.
9. Domagk D, Wessling J, Reimer P et al. Endoscopic retrograde cholangiopancreatography, intraductal ultrasonography, and magnetic resonance cholangiopancreatography in bile duct strictures: a prospective comparison of imaging diagnostics with histopathological correlation. *Am J Gastroenterol* 2004;99:1684-89.
10. Howe JR, Klimstra DS, Cordon-Cardo C et al. K-ras mutation in adenomas and carcinomas of the ampulla of vater. *Clin Cancer Res* 1997;3:129-34.
11. Irani S, Arai A, Kozarerek RA et al. Papillectomy for ampullary neoplasm: results of a single referral center over a 10-year period. *Gastrointestinal Endoscopy* 2009;70:923-32.
12. Jagelman DG, DeCosse JJ, Bussey HJ. Upper gastrointestinal cancer in familial polyposis. *Lancet* 1988;331:1149-51.
13. Jung S, Kim MH, Seo DW et al. Endoscopic snare papillectomy of adenocarcnoma of the major duodenal papilla. *Gastrointestinal Endoscopy* 2001;54:622.
14. Kahaleh M, Shami VM, Brock A et al. Factors predictive of malignancy and endoscopic resectability in ampullary neoplasia. *Am J Gastroenterol* 2004;99:2335-39.
15. Monson JR, Donohue JH, McEntee GP et al. Radical resection for carcinoma of the ampulla of Vater. *Arch Surg* 1991;126:353-57.
16. Neoptolemos JP, Talbot IC, Carr-Locke DL et al. Treatment and outcome in 52 consecutive cases of ampullary carcinoma. *Br J Surg* 1987;74:957-61.
17. O'Connell JB, Maggard MA, Manunga Jr J et al. Survival after resection of ampullary carcinoma: a national population-based study. *Ann Surg Oncol* 2008;15:1820-27.
18. Overman MJ, Zhang J, Kopetz S et al. Gene expression profiling of ampullary carcinomas classifies ampullary carcinomas into biliary-like and intestinal-like subtypes that are prognostic of outcome. *PLoS One* 2013;8:e65144.
19. Qiao QL, Zhao YG, Ye ML et al. Carcinoma of the ampulla of Vater: factors influencing long-term survival of 127 patients with resection. *World J Surg* 2007;31:137-43.
20. Quirk DM, Rattner DW, Fernandez-del Castillo C et al. The use of endoscopic ultrasonography to reduce the cost of treating ampullary tumors. *Gastrointest Endosc* 1997;46:334-37.
21. Ruemmele P, Dietmaier W, Terracciano L et al. Histopathologic features and microsatellite instability of cancers of the papilla of vater and their precursor lesions. *Am J Surg Pathol* 2009;33:691-704.
22. Smith RA, Ghaneh P, Sutton R et al. Prognosis of resected ampullary adenocarcinoma by preoperative serum CA19-9 levels and platelet-lymphocyte ratio. *J Gastrointest Surg* 2008;12:1422-28.
23. Sommerville CA, Limongelli P, Pai M et al. Survival analysis after pancreatic resection for ampullary and pancreatic head carcinoma: an analysis of clinicopathological factors. *J Surg Oncol* 2009;100:651-56.
24. Tsukada K, Takada T, Miyazaki M et al. Diagnosis of biliary tract and ampullary carcinomas. *J Hepatobiliary Pancreat Surg* 2008;15:31-40.
25. Vogt M, Jakobs R, Benz C et al. Endoscopic therapy of adenomas of the papilla of Vater: a retrospective analysis with long-term followup. *Dig Liver Dis* 2000;32:339-45.
26. Woo SM, Ryu JK, Lee SH et al. Recurrence and prognostic factors of ampullary carcinoma after radical resection: comparison with distal extrahepatic cholangiocarcinoma. *Ann Surg Oncol* 2007;14:3195-201.
27. Zadorova Z, Dvofak M, Hajer J. Endoscopic therapy of benign tumors of the papilla of Vater: a clinicopathologic study. *Am J Gastroenterol* 1992;87:37-42.

65 Complicações Pós-Colangiopancreatografia Retrógrada Endoscópica

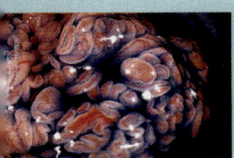

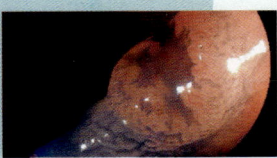

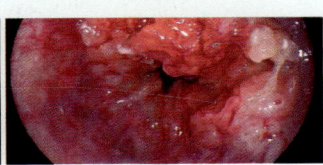

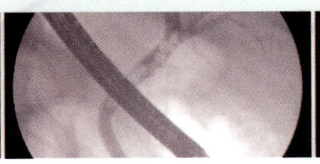

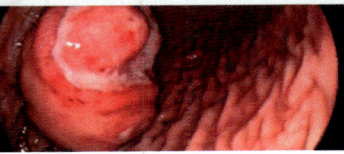

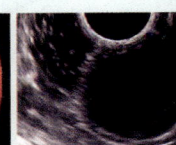

Idilio Zamin Júnior

INTRODUÇÃO

A colangiopancreatografia retrógrada endoscópica (CPRE) é o método de eleição para o tratamento de muitas doenças que envolvem as vias biliares e o pâncreas. Porém, mesmo sendo considerado um procedimento minimamente invasivo, a CPRE é associada a algumas complicações potencialmente graves.

Apesar de inerentes ao procedimento, muitas complicações podem ser evitadas ou minimizadas, se forem obedecidos alguns itens ditos de segurança. Entre estes, destacam-se uma indicação precisa para a realização do procedimento e um endoscopista com treinamento adequado para realizá-lo. A este respeito, o consenso do *National Institutes of Health*, publicado, em 2002, sobre as indicações da CPRE, enfatiza que a melhor maneira para reduzir a incidência de complicações é evitar a realização de CPRE desnecessárias.[11] Da mesma forma, a incidência de complicações está relacionada com o treinamento do endoscopista, sendo menor com endoscopistas que receberam treinamento adequado e realizam o procedimento frequentemente.[21,39]

As complicações relacionadas com a CPRE podem ser divididas em dois grupos:

A) Complicações gerais associadas aos procedimentos endoscópicos, como reação adversa a medicações, hipoxemia e eventos cardiopulmonares.
B) Complicações específicas do procedimento, sendo as principais a pancreatite aguda (PA), a hemorragia, a perfuração e a septicemia.

As complicações também foram divididas em leve, moderada e grave, dependendo da necessidade e do tempo de internação hospitalar.[11,21] Neste capítulo, abordaremos as complicações específicas da CPRE.

PANCREATITE AGUDA

A pancreatite aguda (PA) é a complicação mais frequente da CPRE, mas a sua incidência é muito variável, sendo descrita desde níveis baixos, como 1,6% dos procedimentos, até níveis muito elevados como 15%, porém, a maioria dos estudos demonstra uma incidência em torno de 3 a 5%.[10,13,21,32,45]

Em uma revisão envolvendo 21 estudos, realizada por Andreulli *et al.*, em um total de 16.855 pacientes, a PA ocorreu em 585 (3,5%), sendo grave em 67 (0,4%) e ocorreram 18 óbitos decorrentes da PA (0,11%).[3] A maior incidência ocorreu em pacientes com suspeita de disfunção do esfíncter de Oddi. Outra recente revisão, que avaliou 108 estudos prospectivos e randomizados, envolvendo 13.296 pacientes, observou uma incidência de PA pós-CPRE de 9,7%, sendo que a mortalidade foi de 0,7%.[30]

Os fatores de risco para PA são independentes e aditivos, sendo divididos em três:[19,21,39]

A) Aqueles associados ao endoscopista: ausência de treinamento adequado e falta de habilidade.
B) Associados ao paciente: sabe-se que pacientes do sexo feminino, jovens, pacientes com história de PA anterior ou com suspeita de disfunção do esfíncter de Oddi apresentam maior risco de PA que os demais.
C) Aqueles relacionados diretamente com o procedimento: dificuldade de canulação, múltiplas injeções de contraste ou passagens de fio-guia no ducto pancreático, a realização de papilotomia por pré-corte, papilotomia do esfíncter pancreático e a realização de papilectomia entre outros.

A apresentação clínica da PA associada à CPRE é semelhante àquelas decorrentes de outras causas, principalmente com dor e distensão abdominal e elevação das enzimas pancreáticas. Com relação à amilase e lipase cabe salientar que aproximadamente 75% dos pacientes que realizam CPRE apresentam elevação das mesmas, dessa forma, somente deve ser realizada a sua determinação em pacientes com suspeita clínica de PA.[23,37] Porém, os pacientes que desenvolvem PA costumam apresentar níveis de enzimas superiores a 5 vezes o limite da normalidade.[43] Geralmente, a tomografia abdominal é muito útil para o diagnostico de PA e diagnóstico diferencial.[15]

No decorrer dos anos, muitos estudos foram realizados com o propósito de reduzir a incidência de PA associada à CPRE, como pode ser observado nesta revisão realizada por Freeman *et al.*[20] Com relação à profilaxia com medicação, várias drogas foram testadas e abandonadas por não conseguirem comprovar uma eficácia. Ainda hoje, a principal recomendação para prevenir PA é observar as indicações e obedecer à técnica do procedimento.

A inserção de próteses plásticas temporárias no pâncreas reduz a incidência de PA, sendo recomendada em pacientes de alto risco.[16] A este respeito, duas metanálises demonstraram que as próteses pancreáticas reduzem de forma significativa a incidência de PA pós-CPRE em pacientes de alto risco, bem como reduzem a incidência de PA grave.[2,41] Atualmente, as principais recomendações para o uso de próteses pancreáticas profiláticas são para os pacientes submetidos à papilectomia endoscópica, quando houver suspeita de disfunção do esfíncter de Oddi, aqueles submetidos à esfincterotomia do pancreático ou quando o endoscopista julgar que ocorreu muita manipulação do ducto pancreático durante o procedimento.[16]

HEMORRAGIA

A hemorragia é outra complicação que pode ocorrer associada à CPRE. Em aproximadamente 50% dos casos, a hemorragia ocorre imediatamente após a papilotomia, enquanto nos demais pode ocorrer em até 1 semana após o procedimento. A revisão de 21 estudos envolvendo 16.855 pacientes realizadas por Andreulli observou a ocorrência de hemorragia em 226 (1,3%) com oito (0,05%) óbitos associados ao sangramento.[3] Um estudo mais recente observou índices semelhantes.[45]

Da mesma forma que a pancreatite, os fatores de risco identificados para a ocorrência de hemorragia associada à CPRE podem ser divididos em três aspectos:

A) *Associados ao paciente:* presença de coagulopatias, reinício precoce dos anticoagulantes (nos três primeiros dias após o procedimento), a presença de colangite aguda.[21] Os pacientes cirróticos e aqueles em hemodiálise representam um grupo de risco independente para hemorragia.[26,38]

B) *Fatores anatômicos:* divertículo periampular, estenose do orifício da papila e a presença de cálculos impactados na papila.[28,34]

C) *Aspectos técnicos:* extensão da papilotomia, uso da agulha diatérmica (needle knife), ampliação de uma papilotomia prévia e pouco treinamento associado a baixo volume de casos do endoscopista.[21,32]

A melhor maneira de prevenir a hemorragia associada à CPRE é identificar os pacientes com risco e corrigir os mesmos tanto quanto possível, com o uso de medicações e a transfusão de plasma ou plaquetas, conforme a necessidade.

O uso de medicações antiplaquetárias aumenta a incidência de hemorragia dos procedimentos endoscópicos.[29] As orientações, em relação à papilotomia, são a manutenção do uso do ácido acetilsalicílico e a suspensão do clopidogrel.[4]

A técnica endoscópica é fundamental em reduzir o risco de hemorragia. O recomendado é uma incisão lenta e controlada, evitando-se a esfincterotomia "em zíper".[14] Atualmente, existem sistemas de eletrocirurgias que controlam o corte a e coagulação, chamados de cortes pulados (Endocut), em que o aparelho varia a intensidade de corrente e coagulação, dependendo da resistência tecidual. Isto minimiza o dano térmico, reduzindo o risco de hemorragia e também de perfuração.[36] Outra opção técnica que reduz a incidência de hemorragia e também de perfuração, utilizada principalmente em pacientes de risco, é a realização de uma pequena esfincterotomia seguida de dilatação com balão da papila.[6]

Com relação ao tratamento da hemorragia, as medidas clínicas e a reposição de volume e hemoderivados são realizadas, conforme a necessidade de cada caso e semelhantes às demais hemorragias provenientes de outros locais.

Na maioria das vezes, o sangramento cessa espontaneamente. Quando necessário o tratamento endoscópico para o controle da hemorragia, várias técnicas são utilizadas, isoladas ou em combinação. A injeção de epinefrina 1:10.000 costuma ser a primeira escolha e, na maioria das vezes, é efetiva em controlar a hemorragia.[12,28] Quando a injeção de epinefrina falha ou ocorre recidiva da hemorragia, podem-se colocar hemoclipes no ponto de sangramento.[8] Outra técnica útil é realizar o tamponamento com balão (dilatador ou extrator) que deve permanecer insuflado na papila por 2 a 3 minutos.[21] Os métodos térmicos também podem ser utilizados, como a coagulação com plasma de argônio.[12,14]

Em alguns raros casos de hemorragia grave e refratária, que podem ocorrer principalmente em pacientes com algum distúrbio da coagulação, utiliza-se radiologia intervencionista ou cirurgia para o controle.[7] Cabe salientar que a cirurgia geralmente é associada à mortalidade elevada, com índices superiores a 50%.[7,12]

PERFURAÇÃO

Há quatro tipos de perfuração que podem ocorrer durante a CPRE, e foram classificadas por Stapfer et al.:[42]

A) *Tipo I:* perfuração da parede intestinal.
B) *Tipo II:* perfuração do duodeno retroperitoneal.
C) *Tipo III:* perfuração dos ductos biliar ou pancreático.
D) *Tipo IV:* presença de ar no retroperitônio relacionado com pressão aérea durante o exame, não é uma verdadeira perfuração.

A perfuração retroperitoneal, que ocorre quando a papilotomia se estende além da porção intramural do ducto, é a mais comum.[17,18,42] As perfurações dos ductos geralmente ocorrem durante dilatações de estenoses, extração de cálculos difíceis ou migração de próteses. O uso de força para a canulação também pode causar perfuração de ducto. A perfuração da parede é bem mais rara e pode ocorrer quando há alteração anatômica, como uma estenose, ou em pacientes que foram submetidos à gastrectomia com reconstrução à Billroth II.[17,18,22]

À semelhança dos riscos para a hemorragia, a execução técnica adequada da papilotomia, evitando o "zíper", é muito importante e previne a perfuração. Também, para cálculos grandes, prefere-se realizar papilotomia seguida de dilatação com balão, que apresenta menores riscos de perfuração, a realização de uma papilotomia muito extensa ou além dos limites ditos de segurança.[6]

Com relação à incidência, aquele estudo de Andreulli et al., com 16.855 pacientes, observou 101 perfurações (0,6%) e 10 óbitos relacionados com as mesmas (0,06%).[3] Outros estudos encontraram resultados semelhantes.[44,45]

Os fatores de risco identificados variam conforme o tipo de perfuração. Para a perfuração retroperitoneal (Tipo II), que é a mais comum, os fatores identificados foram: a realização de pré-corte, papilotomia grande ou quando executada fora das margens recomendadas (entre 11 horas e 1 hora) ou papilectomia.[14,44] Com relação ao paciente, os fatores de risco são a presença de divertículos periampular e ductos de pequeno calibre.[14,44]

As perfurações da parede, na maioria das vezes, são imediatamente identificadas pelo endoscopista. Por outro lado, as perfurações do duodeno retroperitoneal raramente são observadas durante a endoscopia. Nestes casos, os pacientes costumam apresentar dor algumas horas após o procedimento. Também podem apresentar febre e leucocitose.[17,18,22] Também podem apresentar enfisema subcutâneo.[17,18,22] O diagnóstico das perfurações geralmente é realizado pela tomografia computadorizada, que é o método de imagem de eleição.[15]

Com relação ao tratamento, o mesmo varia conforme o tipo de perfuração e a apresentação clínica. Os pacientes com perfuração de parede (tipo I) geralmente necessitam de tratamento cirúrgico imediato.[14,17]

Ao contrário, as perfurações tipos II e III variam de gravidade, e os pacientes podem ser tratados de maneira conservadora na maioria das vezes, com jejum prolongado, hidratação, sonda nasogástrica aberta e uso de antibióticos.[17,18,35,42] Nestes casos, a cirurgia fica reservada aos pacientes que não apresentarem boa evolução com o manejo conservador.

O prognóstico depende muito do tipo de perfuração, do tempo decorrido para o diagnóstico, da situação clínica e da presença de doenças associadas. Enquanto os estudos antigos mostravam índices de mortalidades bem elevados, como 16%, estudo mais recente observou índices de mortalidade de 8%.[14,21,32,33]

SEPTICEMIA

Apesar de ser a principal opção de tratamento da colangite aguda, a CPRE também está associada a complicações infecciosas e sepse, sendo as principais a própria colangite e a colecistite aguda.[27]

As bactérias costumam entrar na via biliar de forma ascendente, sendo os pacientes que têm obstrução biliar os mais suscetíveis.[1] Os germes mais frequentes são as bactérias entéricas.[1,31]

Naquela revisão de 21 estudos prospectivos com 16.855 pacientes, Andreulli et al. observaram que as complicações infecciosas associadas à CPRE ocorreram em 1,4% dos procedimentos.[3] Outros estudos observaram índices semelhantes.[1,45,46]

A colangite ascendente costuma ocorrer quando a via biliar não foi adequadamente drenada, provavelmente em razão do aumento de pressão no interior do ducto contaminado.[45] O risco depende do tipo de obstrução, sendo os pacientes com neoplasia do hilo hepático e aqueles com colangite esclerosante primária os que apresentam maior incidência, por causa da dificuldade de drenagem completa nestas situações.[46]

A apresentação clínica da colangite aguda pós-CPRE é a mesma das outras etiologias e costuma ocorrer de 24 a 72 horas após o procedimento em que falhou a drenagem biliar.[9] O tratamento também é o mesmo, com o uso de antibióticos e descompressão biliar.[1,9]

A colecistite aguda pode ocorrer depois da CPRE, e sua incidência descrita varia em torno de 0,5%.[21,32,34] A patogênese é a introdução de contraste não estéril na vesícula biliar, geralmente quando houver algum grau de obstrução do ducto cístico, como a presença de cálculo ou de uma prótese biliar.[34] A este respeito, há relatos de colecistite aguda após a introdução de próteses metálicas recobertas, que costumam promover obstrução do ducto cístico.[24] A apresentação clínica é semelhante às demais colecistites agudas, e deve ser realizado o diagnóstico diferencial principalmente com colangite aguda. O tratamento é a colecistectomia, sempre que possível.[21,32,34]

O uso de antibiótico profilático, em todos os pacientes que irão realizar CPRE, não está recomentado, porque não se mostrou eficaz em reduzir os índices de infecções.[5] Porém, a profilaxia com antibiótico está recomendada para pacientes de alto risco, como aqueles com deficiência imunológica, colangite esclerosante primária e obstrução hilar.[5] Da mesma forma, quando a drenagem endoscópica não for obtida, deve-se iniciar com antibiótico e promover outra drenagem, seja por nova CPRE, por via percutânea ou cirúrgica.[5]

CONCLUSÕES

A CPRE terapêutica é um excelente método para o tratamento de muitas doenças das vias biliares e do pâncreas. O método costuma apresentar ótimos resultados terapêuticos com baixos índices de complicações, sempre que executado por endoscopista capacitado e que obedeça rigorosamente às normas técnicas do mesmo.[25] O endoscopista deve dominar todas as técnicas da CPRE, sabendo o momento certo para a realização de cada procedimento. Também, deve estar atento às possíveis complicações e, caso ocorram, deve reconhecer e manejar o mais precoce possível, minimizando as consequências para o paciente.

Da mesma forma, a CPRE deve ser realizada com indicações precisas, em centros com a disponibilidade de todos os equipamentos e acessórios necessários para a realização do procedimento com segurança.

REFERÊNCIAS BIBLIOGRÁFICAS

1. Anderson DJ, Shimpi RA, McDonald JR et al. Infectious complications following endoscopic retrograde cholangiopancreatography: an automated surveillance system for detecting postprocedure bacteremia. Am J Infect Control 2008;36:592-94.
2. Andreulli A, Forlano R, Napolitano G et al. Pancreatic duct stents in the prophylaxis of pancreatic damage after endoscopic retrograde cholangiopancreatography: a systematic analysis of benefits and associated risks. Digestion 2007;75:156-63.
3. Andreulli A, Loperfido S, Napolitano G et al. Incidence rates of post-ERCP complications: a systematic survey of prospective studies. Am J Gastroenterol 2007;102:1781-88.
4. ASGE Standars of Practice Committee. Anderson MA, Ben-Menachem T, Gan SI et al. Management of antithrombotic agents for endoscopic procedures. Gastrointest Endosc 2009;70:1060-70.
5. ASGE Standards of Practice Committee. Banerjee S, Shen B, Baront H et al. Antibiotic prophylaxis for GI endoscopy. Gastrointest Endosc 2008;67:791-98.
6. Attasaranya S, Cheon YK, Vittal H et al. Large-diameter biliary orifice balloon dilation to aid in endoscopic bile duct stone removal: a multicenter series. Gastrointest Endosc 2008;67:1046-52.
7. Bardaxoglou E, Campion JP, Maddem G et al. A simple method to control intractable bleeding after endoscopic sphincterotomy. Am J Surg 1994;167:277-78.
8. Baron TH, Norton ID, Herman L. Endoscopic hemoclip placement for post- sphincterotomy bleeding. Gastrointest Endosc 2000;52:662.
9. Boender J, Nix GA, de Ridder MA et al. Endoscopic sphincterotomy and biliary drainage in patients with cholangitis due to common bile ducts stones. Am J Gastroenterol 1995;90:233-38.
10. Cheng CL, Sherman S, Watkins JL et al. Risk factors for post-ERCP pancreatitis: a prospective multicenter study. Am J Gastroenterol 2006;101:139-47.
11. Cohen S, Bacon BR, Berlin JA et al. National Institutes of Health State-of-the-Science Conference Statement: ERCP for diagnosis and therapy. Gastrointest Endosc 2002;56:803-9.
12. Costamagna G. What to do when the papilla bleeds after endoscopic sphincterotomy. Endoscopy 1998;30:40-42.
13. Cotton PB, Garrow DA, Gallagher J et al. Risk factors for complications after ERCP: a multivariate analysis of 11497 procedures over 12 years. Gastrointest Endosc 2009;70:80-88.
14. Cotton PB, Lehman G, Vennes J et al. Endoscopic sphincterotomy complications and their management: an attempt at consensus. Gastrointest Endosc 1991;37(3):383-93.
15. De Vries JH, Duijm LE, Dekker W et al. CT before and after ERCP: detection of pancreatic pseudotumor, asymptomatic retroperitoneal perforation, and duodenal diverticulum. Gastrointest Endosc 1997;45:231-35.
16. Dumonceau JM, Andreulli A, Elmunzer BJ et al. Prophylaxis of post-ERCP pancreatitis: European Society of Gastrointestinal Endoscopy (ESGE) Guideline-update June 2014. Endoscopy 2014;46:799-815.
17. Enns R, Eloubeidi MA, Mergener K et al. ERCP-related perforations: risk factors and management. Endoscopy 2002;34:293-98.
18. Fatima J, Baron TH, Topazian MD et al. Pancreaticobiliary and duodenal perforation after pariampullary endoscopic procedures: diagnostic and management. Arch Surg 2007;142 448-55.
19. Freeman ML, DiSario JA, Nelson DB et al. Risk factors for post-ERCP pancreatitis: a prospective, multicenter study. Gastrointest Endosc 2001;54:425-34.
20. Freeman ML, Guda NP. Prevention of post-ERCP pancreatitis: a comprehensive review. Gastrointest Endosc 2004;59:845-64.
21. Freeman ML, Nelson DB, Sherman S et al. Complications of endoscopic biliary sphincterotomy. N Engl J Med 1996;335:909-19.
22. Freeman ML. Adverse outcomes of ERCP. Gastrointest Endosc 2002;56:S273-82.
23. Gottlieb K, Sherman S, Pezzi J et al. Early recognition of post-ERCP pancreatitis by clinical assessment and serum pancreatic enzymes. Am J Gastroenterol 1996;91:1553-57.
24. Ho H, Mahajan A, Gosain S et al. Management of complications associated with partially covered biliary metal stents. Dig Dis Sci 2010;55:516-22.
25. Ho KY, Montes H, Sossenheimer MJ et al. Features that may predict hospital admission following outpatients therapeutic ERCP. Gastrointest Endosc 1999;49:587-92.
26. Hori Y, Naitoh I, Nakazawa T et al. Feasibility of endoscopic retrograde cholangiopancreatography-related procedure in hemodialysis patients. J Gastroenterol Hepatol 2014;29:648-52.
27. Khashab MA, Tariq A, Tariq U et al. Delayed and unsuccessful endoscopic retrograde cholangiopancreatography are associated with worse outcomes in patients with acute cholangitis. Clin Gastroenterol Hepatol 2012;10:1157-61.
28. Kim HJ, Kim MH, Kim DI et al. Endoscopic hemostasis in sphincterotomy-induced hemorrhage: its efficacy and safety. Endoscopy 1999;31:431-36.
29. Kimchi NA, Broide E, Scapa E et al. Antiplatelet therapy and the risk of bleeding induced by gastrointestinal endoscopic procedures. A systematic review of the literature and recommendations. Digestion 2007;75:36-45.

30. Kochar B, Akshintala VS, Afghani E et al. Incidence, severity, and mortality of post-ERCP pancreatitis: a systematic review by using randomized, controlled trials. *Gastrointest Endosc* 2015;81:143-49.
31. Llach J, Bordas JM, Almela M et al. Prospective assessment of the role of antibiotic prophylaxis in ERCP. *Hepatogastroenterology* 2006;53:540-42.
32. Loperfido S, Angelini G, Benedetti G et al. Major early complications from diagnostic and therapeutic ERCP: a prospective multicenter study. *Gastrointest Endosc* 1998;48:1-10.
33. Machado NO. Management of duodenal perforation post-endoscopic retrograde cholangiopancreatography. When and whom to operate and what factors determine the outcome? A review article. *JOP* 2012;13:18-25.
34. Masci E, Toti G, Mariani A et al. Complications of diagnostic and therapeutic ERCP: a prospective multicenter study. *Am J Gastroenterol* 2001;96:417-23.
35. Morgan KA, Fontenot BB, Ruddy JM et al. Endoscopic retrograde cholangiopancreatography gut perforation: when to wait! When to operate! *Am Surg* 2009;75:447-83.
36. Norton ID, Petersen BT, Bosco J et al. A randomized trial of endoscopic biliary sphincterotomy using pure-cut versus combined cut and coagulations waveforms. *Clin Gastroenterol Hepatol* 2005;3:1029-33.
37. Pieper-Bigelow C, Strocchi A, Levitt MD. Where does serum amylase come from and where does it go? *Gastroenterol Clin North Am* 1990;19:793-810.
38. Prat F, Tennenbaum R, Ponsot P et al. Endoscopic sphincterotomy in patients with liver cirrhosis. *Gastrointest Endosc* 1996;43:127-31.
39. Rabenstein T, Schneider HT, Nicklas M et al. Impact of skill and experience of the endoscopist on the outcome of endoscopic sphincterotomy techniques. *Gastrointest Endosc* 1999;50:628-36.
40. Sherman S. ERCP and endoscopic sphincterotomy-induced pancreatitis. *Am J Gastroenterol* 1994;89:303-5.
41. Singh R, Das A, Isenberg G et al. Does prophylactic pancreatic stent placement reduce the risk of post-ERCP pancreatitis? A meta-analysis of controlled trials. *Gastrointest Endosc* 2004;60:544-50.
42. Stapfer M, Selby RR, Stain SC et al. Management of duodenal perforation after endoscopic retrograde cholangiopancreatography and sphincterotomy. *Ann Surg* 2000;232:191-98.
43. Testoni PA, Bagnolo F. Pain at 24 hours associated with amylase levels greater than 5 times the upper normal limit as the most reliable indicator of post-ERCP pancreatitis. *Gastrointest Endosc* 2001;53:33-39.
44. Trap R, Adamsen S, Hart-Hansen O et al. Severe and fatal complication after diagnostic and therapeutic ERCP: a prospective series of claims to insurance covering public hospital. *Endoscopy* 1999;31:125-30.
45. Wang P, Li ZS, Liu F et al. Risk factors for ERCP-related complications: a prospective multicenter study. *Am J Gastroenterol* 2009;104:31-40.
46. Williams EJ, Taylor S, Fairclough P et al. Risk factors for complication following ERCP: results of a large-scale, prospective multicenter study. *Endoscopy* 2007;39:793-801.

VI

Ecoendoscopia

66 Lesões Subepiteliais do Trato Gastrointestinal

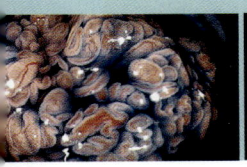

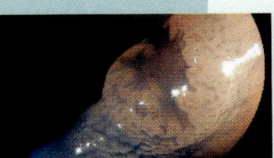

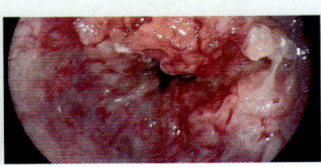

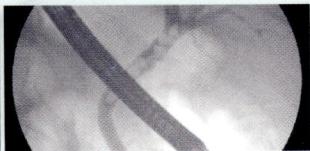

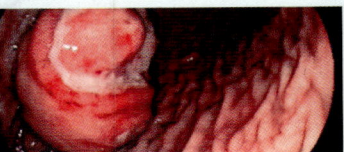

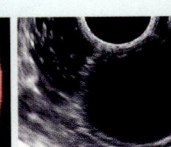

César Vivian Lopes

INTRODUÇÃO

As lesões subepiteliais (LSE) do trato gastrointestinal (TGI) constituem todas as lesões provenientes das camadas profundas da parede do trato gastrointestinal (mucosa profunda ou muscular da mucosa, submucosa e muscular própria), que são geralmente assintomáticas e detectadas incidentalmente, embora também possam ser detectadas, quando da avaliação de casos complicados por disfagia, obstrução intestinal e sangramento digestivo. A maioria é constituída por lesões benignas, com malignidade sendo encontrada em até 12% dos casos, mais comumente representada pelos tumores do estroma gastrointestinal (GISTs), carcinoides, linfoma e metástases.[30]

COMPRESSÕES EXTRÍNSECAS

Uma vez detectado um abaulamento no TGI, a primeira questão que se impõe é quanto à natureza intrínseca ou extrínseca da lesão. A ecoendoscopia é o exame ideal para a confirmação de compressões extrínsecas do TGI, permitindo constatar o íntimo contato de estruturas em contiguidade com a parede, que demonstrará suas camadas bem definidas, sem nodularidades ou massas (Figs. 66-1 e 66-2). Estruturas normais e afecções benignas são os principais responsáveis pelas compressões extrínsecas, com o fígado e o baço perfazendo quase metade de todos os casos (Quadro 66-1). Comparada à endoscopia digestiva, a ecoendoscopia apresenta especificidade de 100% perante apenas 29% da endoscopia digestiva na diferenciação entre LSEs e compressões extrínsecas.[32] O acordo interobservador da avaliação ecoendoscópica, por sua vez, demontra excelente concordância para o diagnóstico de compressões extrínsecas (kappa = 0,94).[7]

LESÕES SUBEPITELIAIS DO TGI

O estômago é o órgão com detecção do maior número de lesões, com os tumores da muscular própria, sejam GISTs ou leiomiomas, constituindo as lesões mais frequentes. Segue-se o esôfago, com as

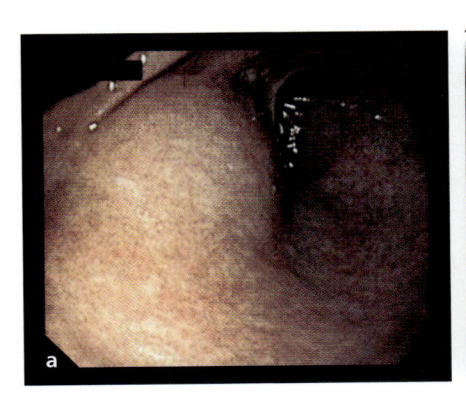

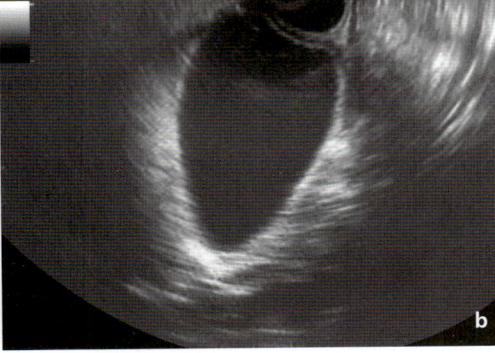

Fig. 66-1. (a) Abaulamento da parede anterior do antro gástrico; (b) ecoendoscopia linear da lesão demonstra se tratar de uma compressão extrínseca do antro gástrico pela vesícula biliar.

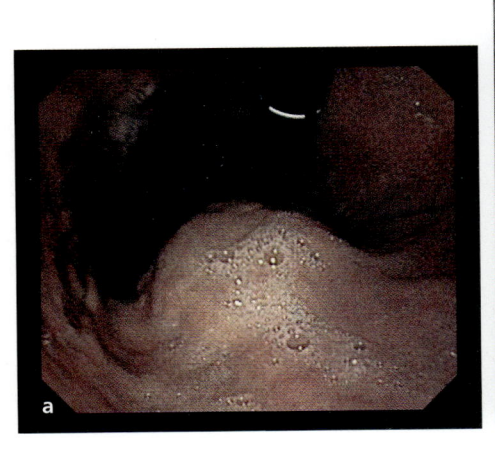

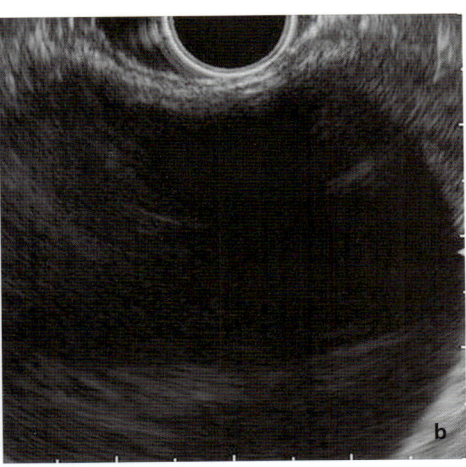

Fig. 66-2. (a) Retrovisão demonstrando grande abaulamento do corpo gástrico; (b) ecoendoscopia linear da lesão demonstra, no detalhe, tratar-se de compressão extrínseca do estômago por volumoso cisto hepático, com as camadas da parede gástrica sem nodularidades ou massas.

Quadro 66-1	Causas de compressões extrínsecas no TGI			
Causa	Estruturas normais	Afecções benignas	Afecções malignas	Total
Fígado	34	16	6	56 (23%)
Baço	48	6	1	55 (23%)
Vasos	28	6	0	34 (14%)
Vesícula biliar	30	2	0	32 (13%)
Pâncreas	10	7	8	25 (10%)
Cólon	8	0	1	9 (4%)
Rins	2	2	0	4 (2%)
Linfonodos	0	0	5	5 (2%)
Outros	4	4	11	19 (8%)
Total	164 (69%)	43 (18%)	32 (13%)	239

TGI: Trato gastrointestinal.

Quadro 66-2	Frequência relativa das lesões subepiteliais				
	Esôfago	Estômago	Duodeno	Cólon Reto	Total
Músculo liso	109 (77%)	176 (54%)	7 (17%)	9 (14%)	301 (53%)
Pâncreas ectópico	0	52 (16%)	1 (2%)	0	53 (9%)
Tumor carcinoide	0	9 (3%)	7 (17%)	27 (43%)	43 (8%)
Lipoma	1 (1%)	17 (5%)	6 (14%)	9 (14%)	33 (6%)
Cisto	2 (1%)	28 (9%)	8 (19%)	0	38 (7%)
Tumor de células granulares	18 (13%)	2 (1%)	0	0	20 (4%)
Linfangioma/ Hemangioma	7 (5%)	4 (1%)	1 (2%)	8 (13%)	20 (4%)
Hiperplasia de glândulas de Brunner	0	0	8 (19%)	0	8 (1%)
Linfoma	1 (1%)	5 (2%)	1 (2%)	1 (2%)	8 (1%)
Outros	3 (2%)	32 (10%)	3 (7%)	9 (14%)	47 (8%)
Total	141	325	42	63	571

lesões mais encontradas sendo os leiomiomas e os tumores de células granulares. O cólon e o reto perfazem cerca de 11% dos casos, com carcinoides, lipomas e tumores da muscular própria sendo as lesões mais comuns. O duodeno é o órgão com detecção do menor número de lesões (Quadro 66-2).[22,30]

Uma vez detectado um abaulamento no TGI, e confirmado tratar-se de uma verdadeira LSE, e não uma compressão extrínseca, a próxima etapa é a elucidação diagnóstica e a avaliação do potencial maligno da lesão. Lesões com achados endoscópicos característicos, como o lipoma e o pâncreas ectópico, podem ser confirmadas com grande especificidade durante avaliação endoscópica rotineira, podendo apresentar especificidade de 98% para o diagnóstico de certeza de lipomas, embora com sensibilidade de apenas 40% (Figs. 66-3 e 66-4).[12] Contudo, as demais lesões serão mais bem avaliadas pela ecoendoscopia. A imagem ecoendoscópica permitirá confirmar a camada de origem da lesão, seu tamanho exato, sua natureza sólida ou cística, suas bordas, sua ecogenicidade e textura, presença de fluxo sanguíneo e de linfoadenopatias regionais (Fig. 66-5). Com estas in-

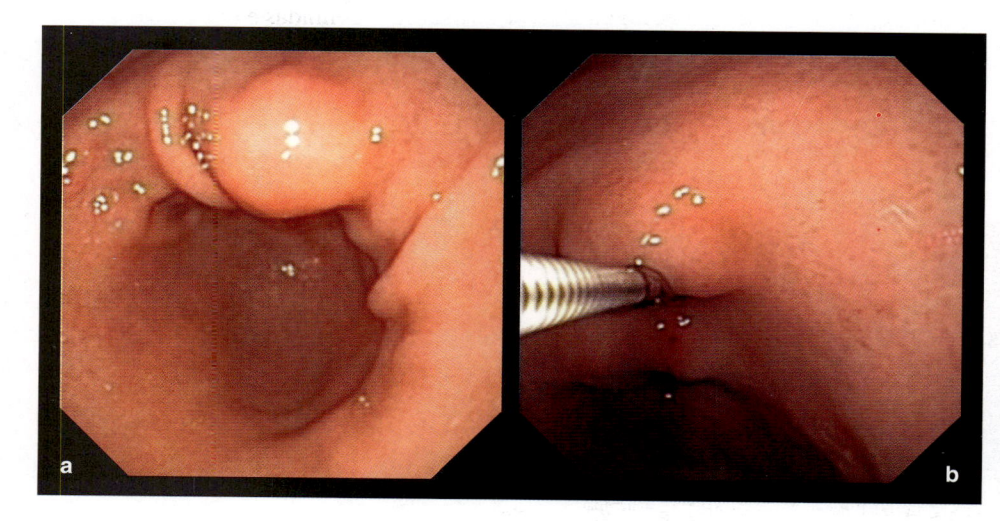

Fig. 66-3. (a) Abaulamento gástrico da pequena curvatura antral medindo 2 × 2 cm, com superfície amarelada e sinal da prega em ponte, indícios altamente sugestivos de lipoma; (b) clássico sinal do travesseiro *(pillow sign)* da lesão subepitelial, o que praticamente confirma o diagnóstico de lipoma gástrico.

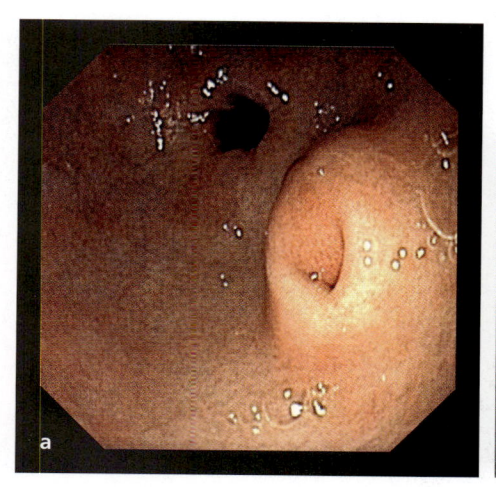

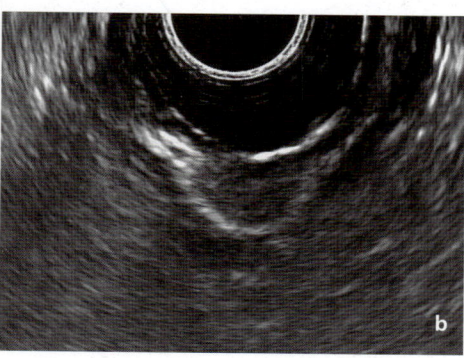

Fig. 66-4. (a) Lesão subepitelial da grande curvatura do antro gástrico com umbilicação central, altamente sugestivo de pâncreas ectópico; (b) ecoendoscopia linear demonstra lesão acometendo a mucosa profunda e a submucosa, com padrão hipoecogênico, bordas regulares e presença de focos anecoicos sugestivos de estruturas ductulares do pâncreas ectópico.

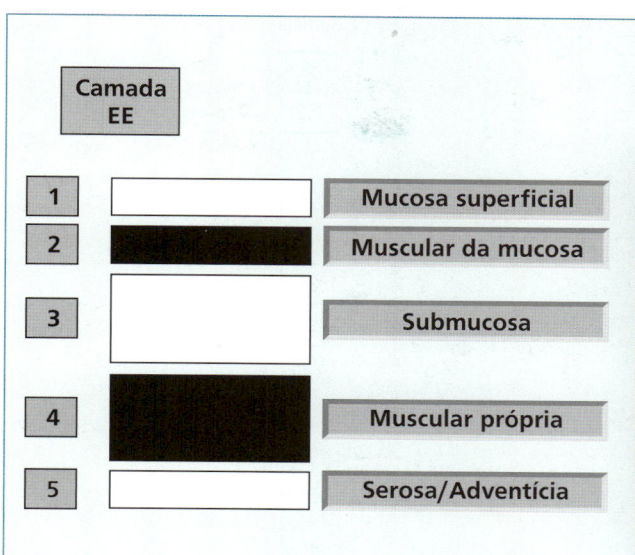

Capítulo 66 ■ Lesões Subepiteliais do Trato Gastrointestinal

Fig. 66-5. Camadas da parede do tubo digestório, quando avaliadas pela ecoendoscopia radial com frequências de exame entre 5 e 12 MHz.

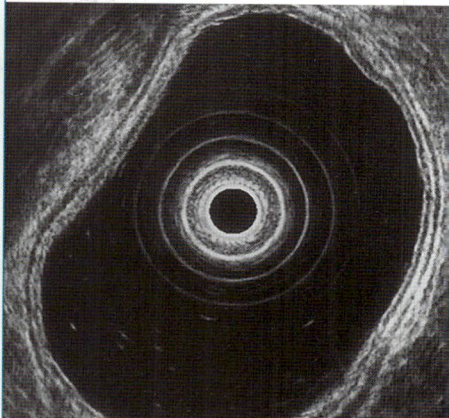

Camada EE		
1		Mucosa superficial
2		Muscular da mucosa
3		Submucosa
4		Muscular própria
5		Serosa/Adventícia

formações, a imagem ecoendoscópica isolada já permitirá reduzir o diagnóstico diferencial a um menor número de lesões. Cistos, varizes e lipomas, uma vez confirmados pela imagem ecoendoscópica, não necessitarão exames diagnósticos adicionais.[1,7]

Quanto à história natural das LSEs, estudo acompanhando 989 LSEs com menos de 3 cm demonstrou que 8,5% destes casos apresentaram aumento de suas dimensões durante seguimento de 24 meses, sendo maior para LSEs > 1 cm (< 1 cm: 0,14 mm/mês; 1-2 cm: 0,22 mm/mês; 2-3 cm: 0,31 mm/mês; p = 0,003).[18] Quando acompanhando especificamente LSEs da camada muscular própria < 3 cm, 28% dos casos apresentaram aumento de suas dimensões durante seguimento médio de 24 meses, com um tamanho inicial > 14 mm (71 vs. 6%, p < 0,001) e bordas irregulares (71,4% vs. 0, p = 0,004), sendo preditores de crescimento tumoral.[6]

PRINCIPAIS LESÕES SUBEPITELIAIS DO TGI

Leiomioma

Os leiomiomas são lesões benignas provenientes da camada muscular própria e, mais raramente, da muscular da mucosa (Figs. 66-6 a 66-8). Ocorrem predominantemente no esôfago, constituindo uma de suas lesões subepiteliais mais comuns. No estômago, sua ocorrência é menos frequente, acometendo predominantemente a cárdia e o corpo proximal. O diagnóstico diferencial com os GISTs, por meio da ecoendoscopia, demonstrará uma lesão hipoecogênica de padrão homogêneo, com bordas bem definidas e ecogenicidade similar àquela da musculatura lisa normal da parede, sem a presença

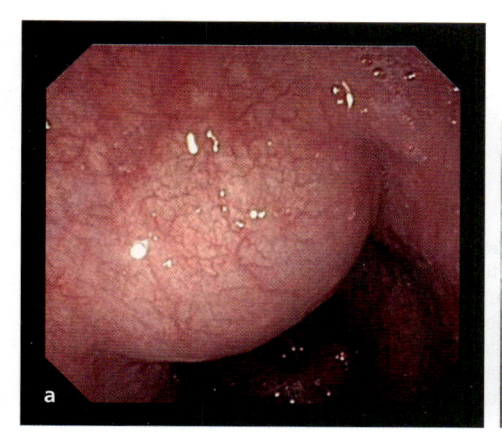

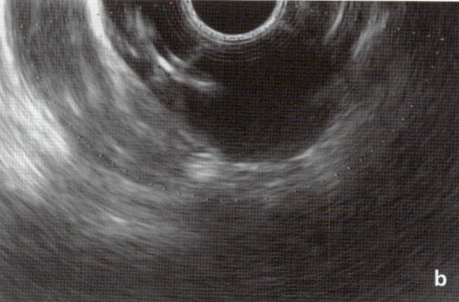

Fig. 66-6. (a) Abaulamento do terço médio do esôfago torácico ocupando 1/3 do lúmen; (b) ecoendoscopia linear demonstra lesão proveniente da camada muscular própria, com padrão hipoecogênico homogêneo e bordas regulares. Punção aspirativa ecoguiada confirmou tratar-se de leiomioma.

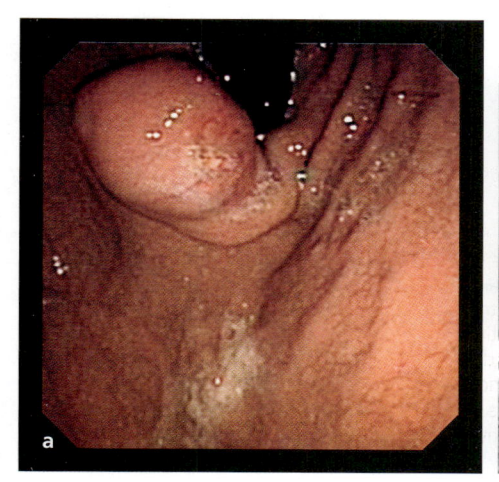

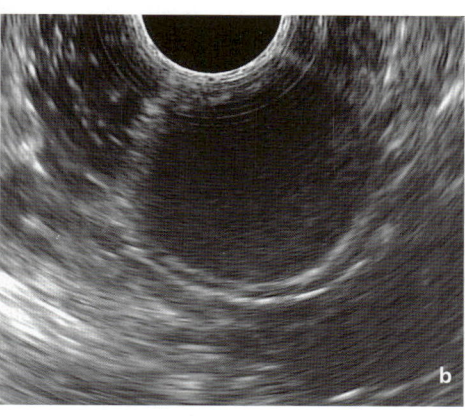

Fig. 66-7. (a) Abaulamento justacárdia bilobado, firme ao toque, revestido por mucosa íntegra, medindo 4 × 3 cm e com biópsias endoscópicas inconclusivas; (b) ecoendoscopia linear demonstra lesão hipoecogênica homogênea proveniente da camada muscular própria, estendendo-se da pequena curvatura proximal do corpo gástrico até o esôfago distal. Paciente submetido à punção aspirativa ecoguiada com diagnóstico firmado de leiomioma da cárdia.

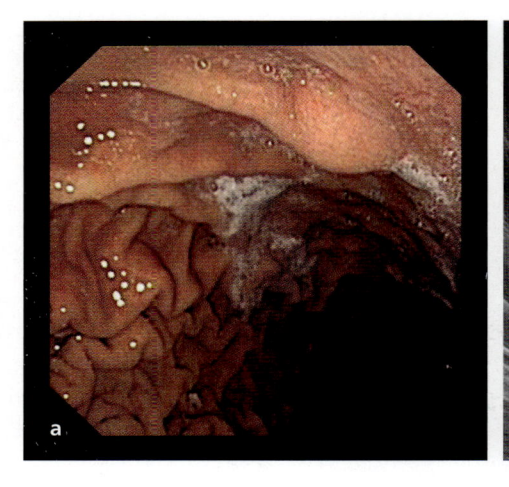

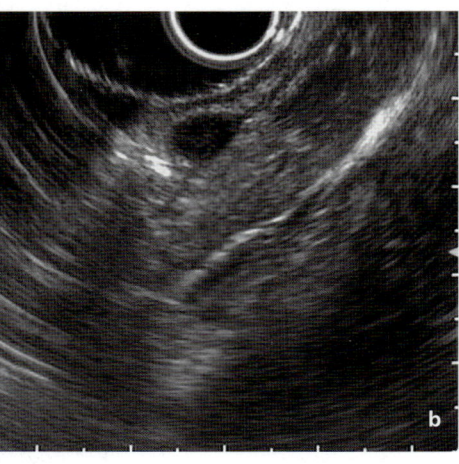

Fig. 66-8. (a) Pequeno abaulamento de 10 mm na pequena curvatura do corpo gástrico proximal; (b) ecoendoscopia linear demonstra lesão hipoecogênica homogênea com bordas bem delimitadas na camada muscular própria, com ecogenicidade idêntica àquela da camada muscular adjacente, altamente sugestivo de leiomioma gástrico.

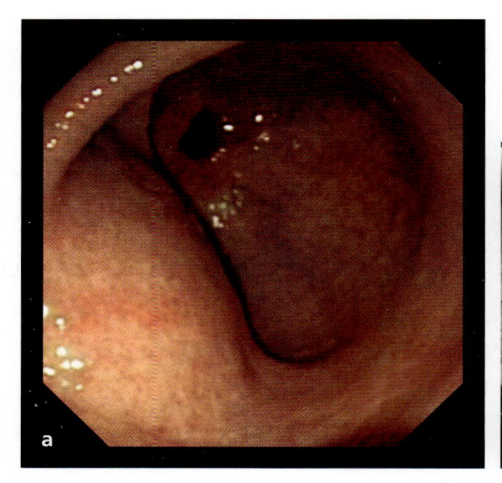

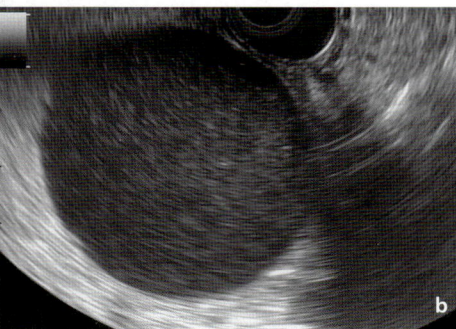

Fig. 66-9. (a) Abaulamento da parede anterior do antro gástrico, com sinal da prega em ponte em sua base proximal, endurecido ao toque e revestido por mucosa íntegra à exceção de pequena depressão em seu ápice. Observe a similaridade com a lesão da Figura 66-1a; (b) ecoendoscopia linear demonstra lesão circunferencial hipoecogênica homogênea da camada muscular própria, com bordas bem delimitadas, medindo 5 × 4 cm. Paciente submetido à punção aspirativa ecoguiada com diagnóstico firmado de GIST de antro gástrico.

de halo marginal hipoecogênico (Figs. 66-7b e 66-9).[16] Por sua vez, quando da análise do painel imuno-histoquímico do material obtido pela punção ecoguiada, este será reagente para a actina de músculo liso e a desmina, e não reagente para o CD117, DOG-1 e CD34.[11] Lesões com até 2 cm, em geral, são assintomáticas, e o seguimento por endoscopia digestiva e/ou ecoendoscopia pode ser empregado, reservando a ressecção cirúrgica quando da ocorrência de sintomas (dor, disfagia, sangramento) ou crescimento da lesão.[21]

Tumor do Estroma Gastrointestinal (GIST)

Os GISTs se originam das células intersticiais de Cajal, acometendo especialmente a camada muscular própria. Ocorrem predominantemente no estômago, e são muito raros no esôfago. Podem apresentar um crescimento exofítico acentuado, demonstrando um abaulamento intraluminal com curvas mais suaves, ou um crescimento intraluminal predominante, com eventual ulceração (Figs. 66-9 a 66-12). Diferente dos leiomiomas, apresentam potencial maligno, que varia, conforme a localização da lesão, suas dimensões e índice mitótico (Quadro 66-3).[26] À ecoendoscopia, as lesões apresentam padrão hipoecogênico homogêneo ou heterogêneo, embora com maior ecogenicidade, quando comparado à camada muscular própria, podendo apresentar estrias hiperecogênicas e um halo marginal hipoecogênico.[16] Preditores ecográficos de alto grau de malignidade são um tamanho > 3 a 4 cm, a presença de bordas irregulares, áreas císticas, um padrão heterogêneo, e linfoadenopatias regionais (Fig. 66-10c). A presença de dois ou mais destes critérios demonstra uma especificidade de 100% quanto à presença de tumor estromal de comportamento biológico mais agressivo. Por sua vez, um tamanho < 3 cm, a presença de bordas regulares e um padrão hipoecogênico homogêneo denotam um comportamento com menor grau de malignidade (Fig. 66-9b). A presença destes três critérios apresenta uma especificidade de 100% de tratar-se de neoplasia de baixa agressividade, o que pode pesar em muito quanto à decisão de acompanhar ou ressecar tais lesões.[29] O painel imuno-histoquímico será fortemente reagente para o CD117, DOG-1 e/ou CD34 (Fig. 66-10d a f), e não reagente ou fraco reator para a actina de músculo liso e a desmina.[36] A Figura 66-13 sugere a abordagem propedêutica para os GISTs.[36]

Lipoma

Os lipomas acometem mais comumente o cólon e o antro gástrico, sendo menos frequentes no intestino delgado e uma raridade no esôfago. A lesão clássica apresenta superfície amarelada, com consistência macia, permitindo ser comprimida com facilidade com uma pinça de biópsia – o clássico sinal do travesseiro ou da almofada (Figs. 66-3a e 66-14a). Tais achados apresentam especificidade de 98% para a confirmação diagnóstica do lipoma.[12] Os lipomas não apresentam degeneração maligna e não necessitam seguimento periódico. Raramente causam sintomas, mas podem ocorrer casos de obstrução intestinal e sangramento, quando apresentam maiores dimensões. À ecoendoscopia, a lesão provém da camada submucosa, demonstra padrão hiperecogênico homogêneo, com bordas bem delimitadas (Fig. 66-14b).[7]

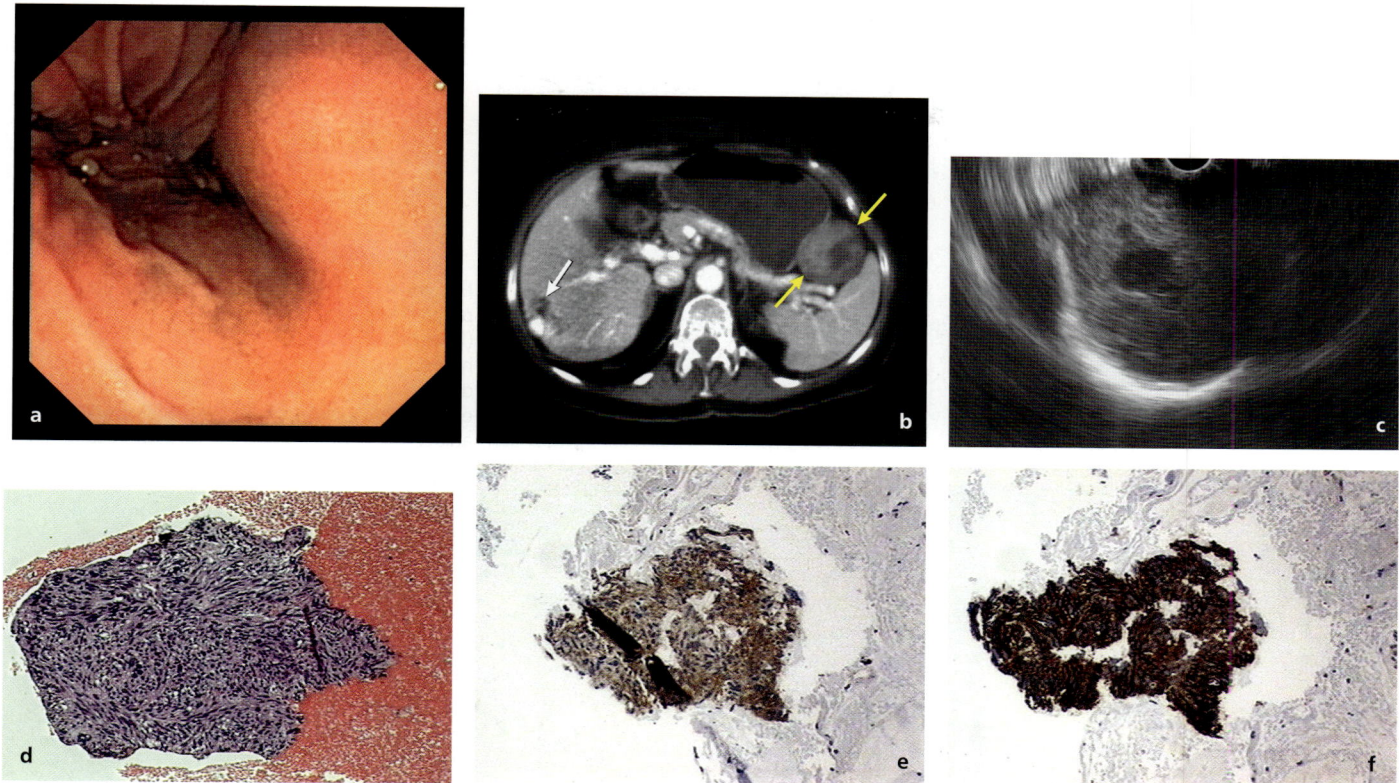

Capítulo 66 ■ Lesões Subepiteliais do Trato Gastrointestinal

Fig. 66-10. (a) Volumoso abaulamento da parede posterior do corpo gástrico; (b) tomografia computadorizada do abdome revela lesão gástrica com crescimento exofítico e área de necrose central (entre setas); (c) ecoendoscopia linear demonstra lesão hipoecogênica heterogênea da camada muscular própria com duas áreas anecoicas sugestivas de necrose tecidual, com bordas bem delimitadas, medindo 9,4 × 7,6 cm. (d) fotomicrografia de amostra proveniente de punção aspirativa ecoguiada demonstra células fusiformes e epitelioides, com presença de mitoses (cell block, hematoxilina–eosina, 100×); (e) reação imuno-histoquímica reagente para CD 117 (c-kit); (f) reação imuno-histoquímica reagente para DOG-1. Achados ecoendoscópicos e histopatológicos compatíveis com GIST.

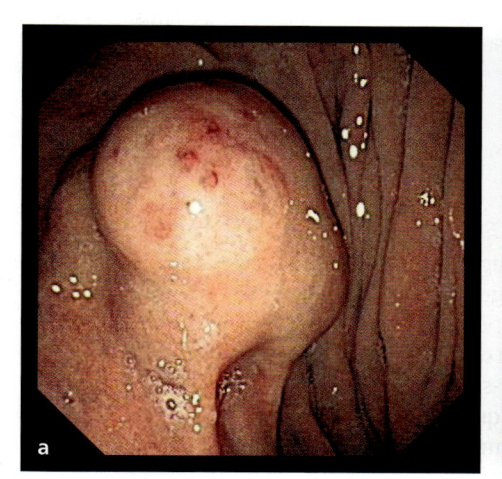

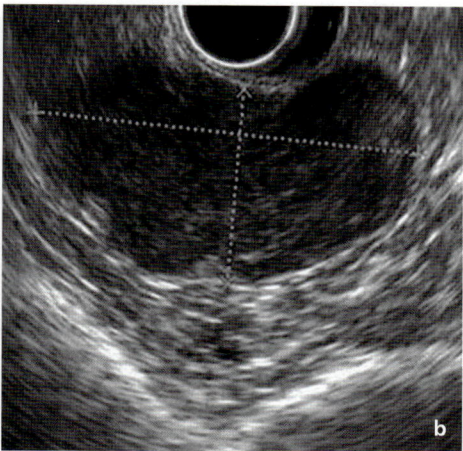

Fig. 66-11. (a) Tumor da grande curvatura do corpo gástrico proximal, revestido por mucosa íntegra e com várias pregas em ponte; (b) ecoendoscopia linear demonstra lesão acometendo a muscular própria, com padrão hipoecogênico homogêneo, com bordas bem delimitadas e discreto halo marginal hipoecogênico. Punção aspirativa ecoguiada confirma o diagnóstico de GIST.

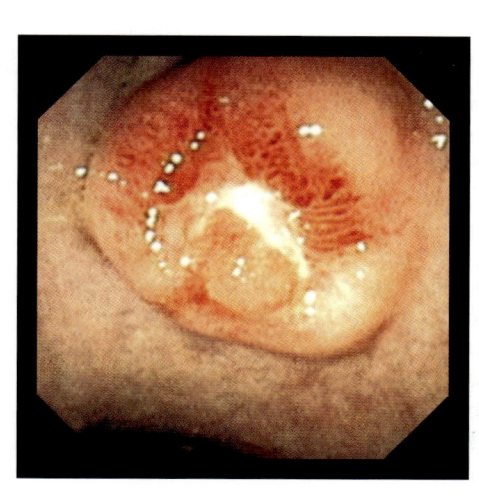

Fig. 66-12. Abaulamento ulcerado na pequena curvatura do corpo gástrico proximal em paciente investigando anemia. Biópsias endoscópicas revelam o diagnóstico de GIST.

Quadro 66-3 Potencial de malignidade dos GISTs

Potencial maligno	Sítio	Diâmetro (cm)	Mitoses/ 50 cga	Progressão (%)
Muito baixa malignidade	Estômago	< 2	< 5	0
		> 2 < 10	< 5	< 3
	Delgado	< 2	< 5	0
Baixa malignidade	Estômago	< 2	> 5	0
	Delgado	> 2 < 5	< 5	< 5
Moderada malignidade	Estômago	> 10	< 5	12-15
		> 2 < 5	> 5	12-15
	Delgado	> 5 < 10	< 5	25
Alta malignidade	Estômago	> 5 < 10	> 5	49-86
		> 10	> 5	49-86
	Delgado	> 10	< 5	52
		< 2	> 5	50
		> 2 < 5	> 5	75
		> 5 < 10	> 5	86
		> 10	> 5	90

cga: Campos de grande aumento.

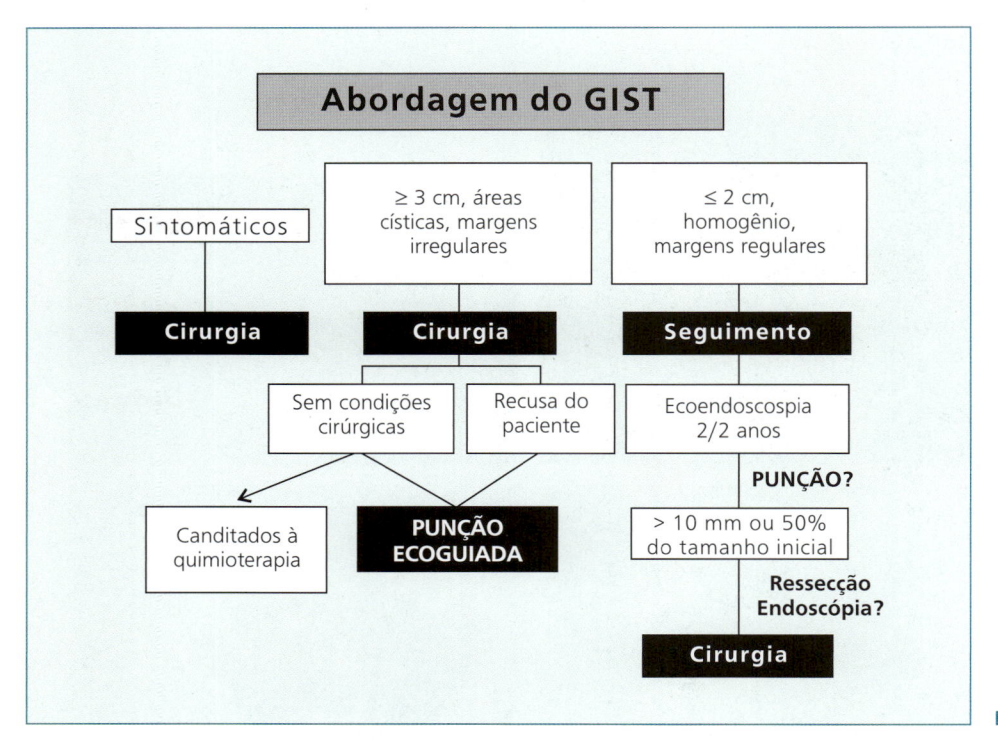

Fig. 66-13. Abordagem propedêutica dos GISTs.

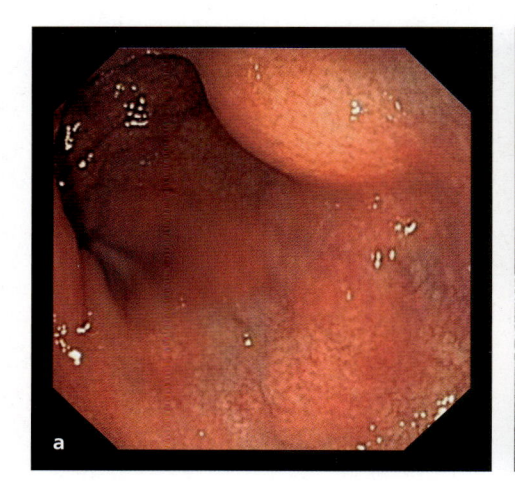

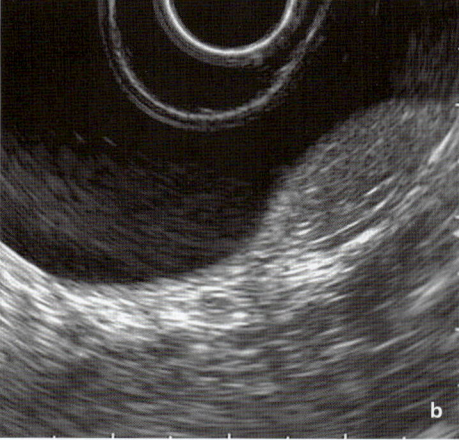

Fig. 66-14. (a) Lesão do reto médio com 2 cm no maior eixo, superfície amarelada e consistência macia ao toque; (b) ecoendoscopia linear demonstra lesão hiperecogênica homogênea da camada submucosa, com bordas bem delimitadas, confirmando o diagnóstico de lipoma retal.

Pâncreas Ectópico

A maioria dos casos de heterotopia do epitélio pancreático é detectada no estômago, em especial na grande curvatura antral, mas também pode ocorrer no duodeno. Apesar de relatos isolados de degeneração maligna, é considerado uma lesão benigna.[33] A sintomatologia é rara, embora sejam descritos casos de dor, ulceração, sangramento, pancreatite e obstrução pilórica. Endoscopicamente, a lesão característica se apresenta como uma lesão elevada com umbilicação central (Fig. 66-4a). À ecoendoscopia, podem acometer a mucosa profunda, a submucosa e, menos comumente, a muscular própria, demonstrando padrão hipoecogênico heterogêneo, com bordas bem delimitadas e presença eventual de pequenas estruturas anecoicas sugestivas de resquícios ductulares (Fig. 66-4b). Quando ocorrem fora do antro gástrico e sem a umbilicação central característica, podem representar grande desafio diagnóstico, que pode ser elucidado com o emprego da ecoendoscopia associada à punção ecoguiada (Fig. 66-15).

Tumor de Células Granulares

Os tumores de células granulares ou de Abrikosov ocorrem predominantemente no esôfago, sendo provenientes da mucosa profunda, submucosa e, mais raramente, da muscular própria. O risco de malignidade é baixo, podendo ocorrer em até 4% das lesões > 4 cm.[28] Endoscopicamente, são lesões de coloração branca a amarelada, com bordas regulares e consistência firme (Fig. 66-16a). À ecoendoscopia, são provenientes predominantemente da camada submucosa, demonstrando padrão hipoecogênico homo ou heterogêneo, com bordas bem delimitadas (Fig. 66-16b). A punção ecoguiada poderá confirmá-los com facilidade em caso de dúvida diagnóstica (Fig. 66-16c). Tumores de células granulares com até 2 cm podem ser acompanhados por endoscopia e/ou ecoendoscopia a intervalos regulares, embora também possam ser ressecados endoscopicamente, caso não atinjam a muscular própria. Lesões maiores devem ser submetidas à ressecção cirúrgica.[25]

Cistos

Cistos são lesões redondas ou ovais, muitas vezes translúcidas e de fácil compressão. À ecoendoscopia, revelam-se como estruturas anecoicas presentes na submucosa, sem fluxo sanguíneo à Doppler-fluxometria, com reforço acústico posterior (uma sombra branca) (Fig. 66-17).[9] Os cistos simples comumente são assintomáticos e descobertos de maneira incidental, especialmente no duodeno. Podem ocorrer como resolução de um processo inflamatório autolimi-

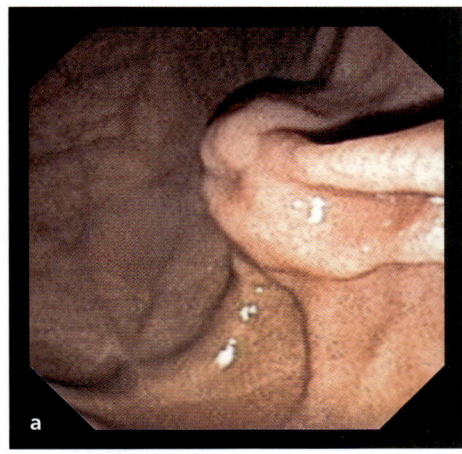

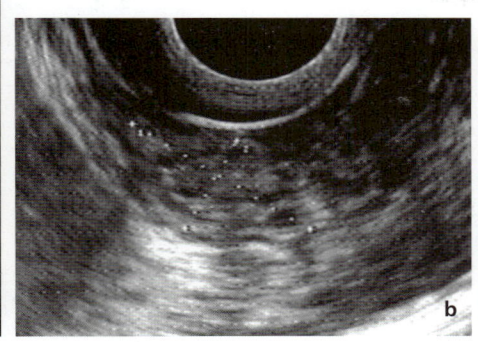

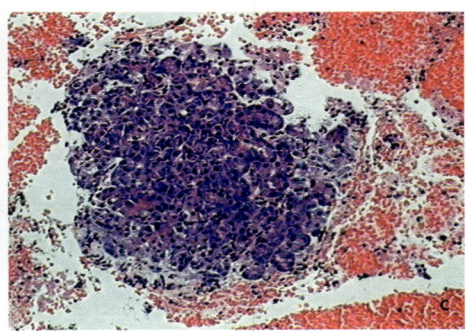

Fig. 66-15. (a) Lesão subepitelial arredondada do corpo gástrico com múltiplas pregas em ponte e pequena depressão central, com biópsias endoscópicas inconclusivas; (b) ecoendoscopia linear demonstra lesão acometendo a submucosa, com padrão hipoecogênico, bordas regulares e presença de focos anecoicos dispersos sugestivos de estruturas ductulares; (c) fotomicrografia de amostra proveniente de punção aspirativa ecoguiada demonstra ácinos pancreáticos normais, compatível com pâncreas ectópico (cell block, hematoxilina–eosina, 200×).

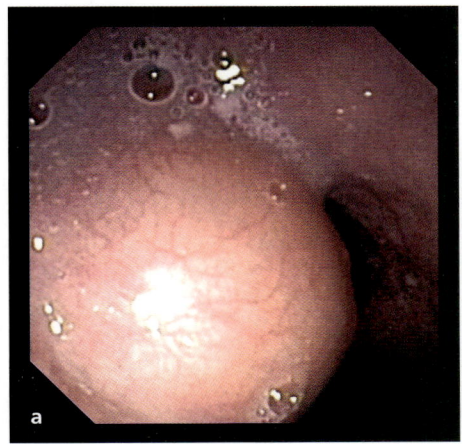

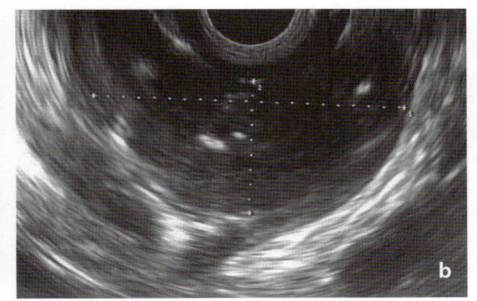

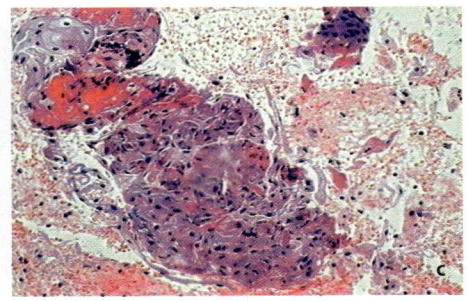

Fig. 66-16. (a) Abaulamento esofágico, firme ao toque, não pulsátil, ocupando quase metade do lúmen em paciente com queixa de disfagia; (b) ecoendoscopia linear demonstra lesão hipoecogênica heterogênea, com bordas irregulares, algumas calcificações, acometendo a mucosa profunda e a submucosa, medindo 22 × 16 mm; (c) fotomicrografia de amostra proveniente de punção aspirativa ecoguiada confirma o diagnóstico de tumor de células granulares.

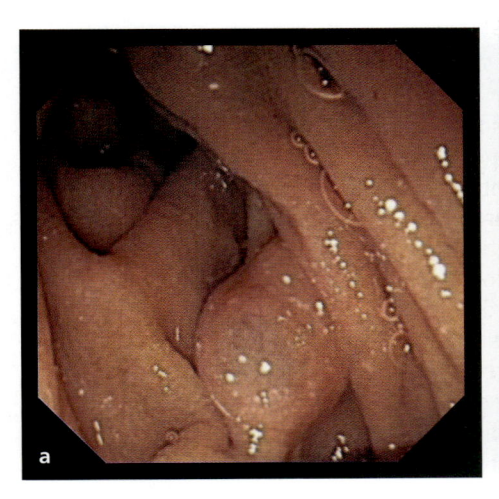

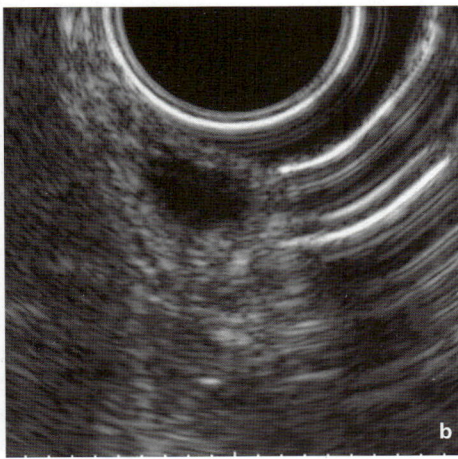

Fig. 66-17. (a) Pequena lesão translúcida na vertente inferior da segunda porção duodenal, altamente sugestiva de cisto simples; (b) ecoendoscopia linear demonstra lesão anecoica bem delimitada proveniente da submucosa, compatível com cisto simples.

tado, geralmente demonstrando parede com uma única camada hiperecogênica. Na presença de três a cinco camadas, será rotulado como um cisto de duplicação, que constitui uma alteração congênita, de maior ocorrência no estômago e esôfago (Fig. 66-18). Neste último órgão, quando aderidos à parede esofágica, serão rotulados como cistos de duplicação esofágicos. Quando distantes da parede esofágica, serão denominados cistos broncogênicos, que constituem até 60% dos cistos mediastinais e podem ser causa de compressão extrínseca esofágica.[38]

Varizes

As varizes são formações anecoicas, tubulares ou serpiginosas, com contornos bem definidos, compressíveis, que ocorrem na submucosa e demonstram fluxo sanguíneo à Dopplerfluxometria (Fig. 66-19). A ecoendoscopia tem pouco auxílio para o diagnóstico de varizes esofágicas. Entretanto, para varizes gástricas, que podem ser erroneamente diagnosticadas como pregas calibrosas ou tumores, a ecoendoscopia é de grande auxílio.[35]

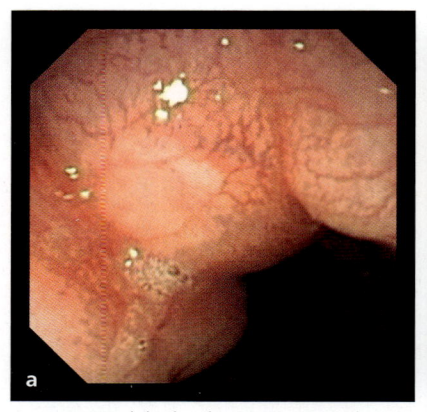

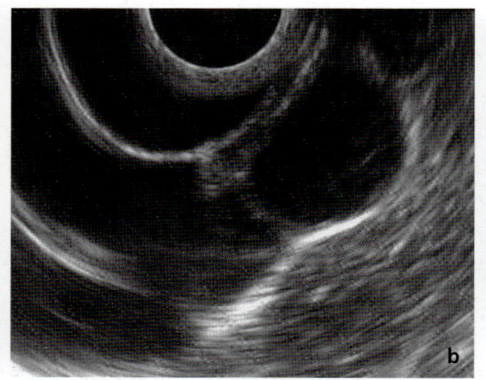

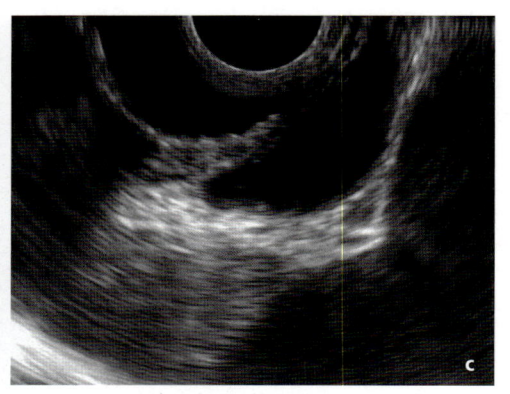

Fig. 66-13. (a) Abaulamento revestido por mucosa íntegra no terço médio do esôfago; (b) ecoendoscopia linear demonstra lesão anecoica com bordas bem delimitadas, com alguns *debris*, e realce posterior; (c) compressão da lesão pela insuflação a pleno do balão na extremidade do ecoendoscópio. Achados sugestivos de cisto de duplicação esofágico.

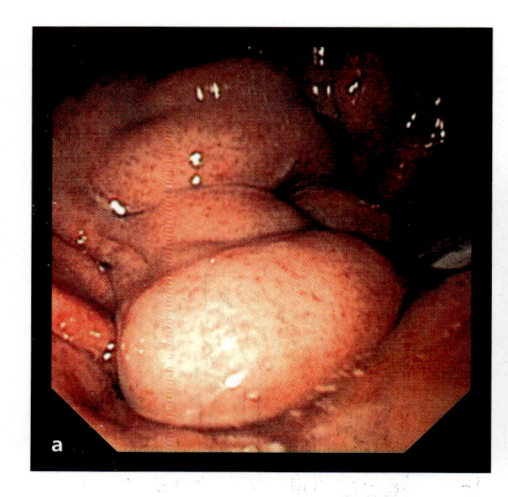

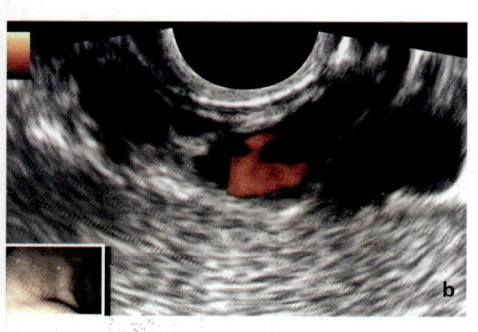

Fig. 66-19. (a) Pregas multilobuladas da pequena curvatura gástrica, revestidas por mucosa normal em contiguidade com varizes esofágicas; (b) ecoendoscopia linear da lesão com Dopplerfluxometria confirma vasos submucosos calibrosos, indicativos de varizes gástricas.

Tumor Carcinoide

Os tumores carcinoides do TGI são neoplasias neuroendócrinas com potencial maligno, que constituem a neoplasia mais comum do intestino delgado, embora também ocorram no estômago e no intestino grosso. Endoscopicamente, apresentam-se como pequenas lesões sésseis ou polipoides, isoladas ou múltiplas, revestidas por mucosa íntegra. Costumam se originar da camada mucosa com invasão da submucosa, o que permite o diagnóstico pela biópsia ou polipectomia endoscópica na maioria dos casos. Mais comumente, são detectados de maneira incidental, muitas vezes com o diagnóstico firmado apenas após análise histopatológica de pequeno pólipo ressecado. No entanto, também podem ser diagnosticados quando da investigação de sintomas, como sangramento, dor abdominal e obstrução intestinal, bem como por síndromes ocasionadas pela produção hormonal. Os carcinoides gástricos são divididos em três categorias com potencial maligno distinto.[27] O tipo I, representando até 80% dos casos, está associado à gastrite atrófica, anemia perniciosa e hipergastrinemia, apresentando baixo potencial maligno. O tipo II apresenta potencial maligno intermediário e também está associado à hipergastrinemia, mas é decorrente da Síndrome de Zollinger–Ellison ou *MEN*-1 (neoplasia endócrina múltipla tipo 1), e não da atrofia gástrica. Já o tipo III, não associado a níveis séricos elevados de gastrina, é o que apresenta maior potencial maligno, em geral com maiores dimensões, possibilidade de invasão de estruturas adjacentes e metastatização. A ecoendoscopia permitirá detectar o tumor como uma lesão de padrão hipoecogênico homogêneo, com bordas bem ou mal delimitadas, comumente não ultrapassando a submucosa. Além disso, poderá ser utilizada para confirmar ou não a possibilidade de ressecção endoscópica. Lesões < 2 cm, restritas à mucosa/submucosa e sem linfoadenopatias regionais podem ser ressecadas endoscopicamente. Para as demais, a ressecção cirúrgica estará indicada.[13,19,20,31]

Pólipo Fibroide Inflamatório

O pólipo fibroide inflamatório é uma lesão benigna rara, mais comum no estômago, acometendo a mucosa profunda e a submucosa, com preservação da muscular própria.[23] À ecoendoscopia, apresenta padrão hipoecogênico homogêneo, com bordas irregulares (Fig. 66-20).

Metástases para a Parede do TGI

A ocorrência de metástases intramurais é rara. Quando acometem a mucosa, facilmente serão diagnosticadas.[14] Entretanto, quando subepiteliais, tornam a busca pelo diagnóstico um grande desafio. À ecoendoscopia, podem acometer qualquer camada da parede do TGI, demonstrando lesões sólidas de padrão hipoecogênico heterogêneo, com bordas irregulares, eventual invasão de estruturas adjacentes e linfoadenopatias regionais (Fig. 66-21). O diagnóstico diferencial apenas com a imagem ecoendoscópica é praticamente impossível, ficando a cargo da punção ecoguiada da lesão a confirmação diagnóstica.[34]

PUNÇÃO ECOGUIADA DE LSEs

A imagem ecoendoscópica isolada confirmará o diagnóstico correto em 43 a 77% dos casos.[3,12] Além disso, a ecoendoscopia é de grande utilidade, senão mandatória, na seleção adequada de lesões para res-

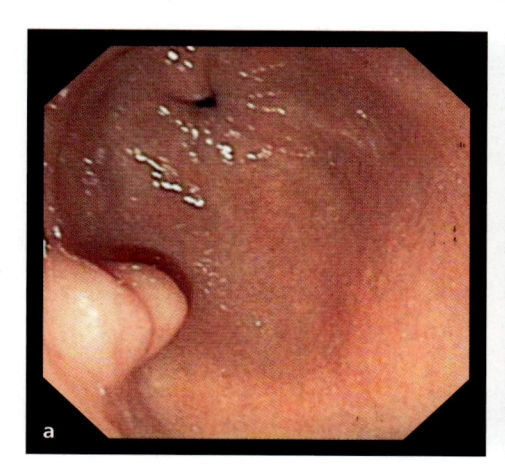

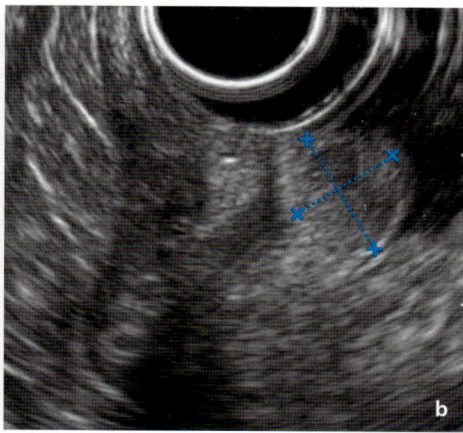

Fig. 66-20. (a) Pequena lesão polipoide bilobada revestida por mucosa íntegra, firme ao toque e sem umbilicação central na parede anterior com grande curvatura antral; (b) ecoendoscopia linear demonstra lesão na camada mucosa profunda, com padrão hipoecogênico homogêneo, com bordas irregulares junto à submucosa, sugestivo de pólipo fibroide inflamatório.

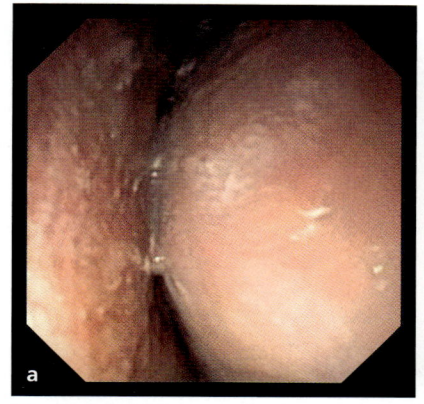

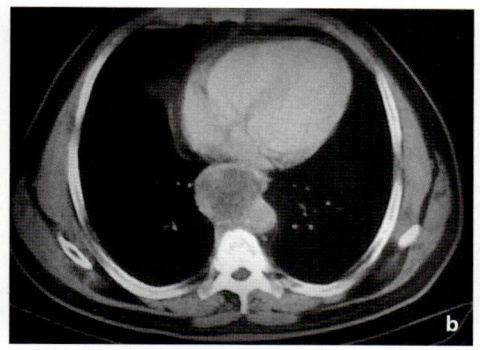

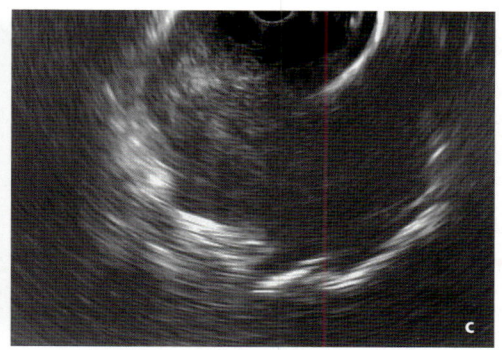

Fig. 66-21. (a) Extenso abaulamento revestido por mucosa íntegra, firme ao toque, não pulsátil, em esôfago torácico médio de paciente com disfagia acentuada; (b) tomografia computadorizada do tórax revela lesão esofágica com crescimento intramural, ocluindo quase por completo o lúmen; (c) ecoendoscopia linear demonstra extensa lesão hipoecogênica heterogênea transmural, com perda da definição das camadas normais da parede, bordas irregulares e infiltração da pleura visceral do pulmão direito. Histopatologia de amostra proveniente de punção aspirativa ecoguiada confirmou o diagnóstico de metástase de melanoma em esôfago.

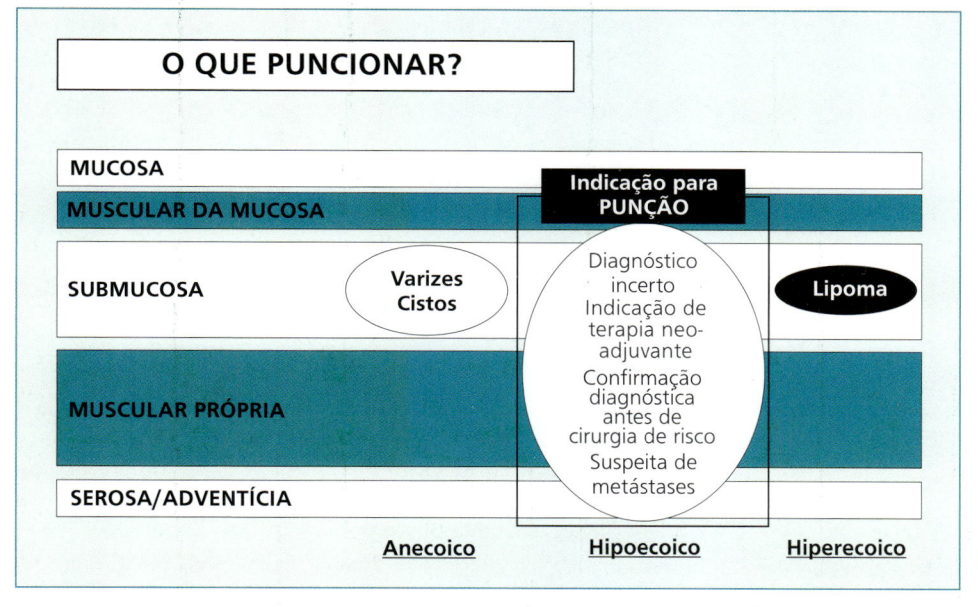

Fig. 66-22. Lesões subepiteliais do TGI a serem puncionadas.

secção, seja endoscópica, cirúrgica, ou seguimento prolongado. Ainda assim, a imagem ecoendoscópica isolada não será capaz de diagnosticar certas lesões subepiteliais, em especial aquelas provenientes da camada muscular própria. Nestes casos, a punção ecoguiada mostrar-se-á a opção diagnóstica mais adequada e segura (Fig. 66-22).[1,5,8] Outras técnicas para confirmação tecidual das LSEs poderão ser empregadas, conforme disponibilidade e experiência no meio, porém à custa de maior número de complicações e aplicabilidade apenas para lesões de menores dimensões (Quadro 66-4).[4,8,10,17] A punção aspirativa ecoguiada será sugestiva ou diagnóstica em 70 a 90% dos casos, com maior acurácia para lesões > 2 cm, com o emprego de agulhas mais calibrosas, e com a presença de patologista em sala no momento do exame.[5,22,24,37] Recentemente, uma nova agulha para punção-biópsia tem sido empregada, fornecendo melhor material com menor número de punções, quando comparada à agulha para punção aspirativa.[15] Porém, há forte tendência quanto ao emprego preferencial destas agulhas para as LSEs, contudo, estudos prospectivos randomizados ainda são necessários.[2]

Quadro 66-4 Técnicas para coleta de amostra tecidual das LSEs do TGI

	Punção ecoguiada	Biópsias sobre biópsias	Mucosectomia	Incisão mucosa e biópsias sobre biópsias	Dissecção submucosa e enucleação
n	1.135	36	45	11	16
Lesão	MP	Submuc < 2 cm	Submuc < 2 cm	Submuc < 3 cm	MP > 2 e < 5 cm
Acurácia	68-95%	42%	89%	91%	100%
Complicações	0-2,5%	3%	18%	72,7%	100%
▪ Sangramento	0,44%	3%	13%	63,6%	100%
▪ Transfusão	0,09%	0	4,4%	0	0
▪ Perfuração	0	0	0	9,1%	0

MP: Muscular própria.

CONSIDERAÇÕES FINAIS

As lesões subepiteliais do TGI representam um grupo heterogêneo de lesões frequentemente assintomáticas e descobertas incidentalmente durante exames endoscópicos. A maioria é constituída por lesões benignas, embora malignidade ou potencial maligno estejam presentes em número não desprezível de lesões. Apesar da falta de um consenso quanto a seu melhor tratamento, a ecoendoscopia e a punção ecoguiada contribuem decisivamente para seu diagnóstico e para a tomada da melhor decisão terapêutica.

REFERÊNCIAS BIBLIOGRÁFICAS

1. Akahoshi K, Matsui N, Sumida Y et al. Diagnosis of the gastric submucosal tumors by endoscopic ultrasonography-guided fine needle aspiration. Endoscopia Digestiva 2009;21:1709-17.
2. Bang JY, Ramesh J, Trevino J et al. Objective assessment of an algorithmic approach to EUS-guided FNA and interventions. Gastrointest Endosc 2013;77:739-44.
3. Brand B, Oesterhelweg L, Binmoeller KF et al. Impact of endoscopic ultrasound for evaluation of submucosal lesions in gastrointestinal tract. Dig Liver Dis 2002;34:290-97.
4. Chu YY, Lien JM, Tsai MH et al. Modified endoscopic submucosal dissection with enucleation for treatment of gastric subepithelial tumors originating from the muscularis propria layer. BMC Gastroenterol 2012;12:124.
5. Dumonceau JM, Polkowski M, Larghi A et al. Indications, results, and clinical impact of endoscopic ultrasound (EUS)-guided sampling in gastroenterology: European Society of Gastrointestinal Endoscopy (ESGE) Clinical Guideline. Endoscopy 2011;43:897-909.
6. Fang YJ, Cheng TY, Sun MS et al. Suggested cutoff tumor size for management of small EUS-suspected gastric gastrointestinal stromal tumors. J Formos Med Assoc 2012;111:88-93.
7. Gress F, Schmitt C, Savides T et al. Interobserver agreement for EUS in the evaluation and diagnosis of submucosal masses. Gastrointest Endosc 2001;53:71-76.
8. Hamada T, Yasunaga H, Nakai Y et al. Rarity of severe bleeding and perforation in endoscopic ultrasound-guided fine needle aspiration for submucosal tumors. Dig Dis Sci 2013;58:2634-38.
9. Hizawa K, Matsumoto T, Kouzuki T et al. Cystic submucosal tumors in the gastrointestinal tract: endosonographic findings and endoscopic removal. Endoscopy 2000;32:712-14.
10. Hunt GC, Smith PP, Faigel DO. Yield of tissue sampling for submucosal lesions evaluated by EUS. Gastrointest Endosc 2003;57:68-72.
11. Hwang JH, Rulyak SD, Kimmey MB, American Gastroenterological Association Institute. American Gastroenterological Association Institute technical review on the management of gastric subepithelial masses. Gastroenterology 2006;130:2217-28.
12. Hwang JH, Saunders MD, Rulyak SJ et al. A prospective study comparing endoscopy and EUS in the evaluation of GI subepithelial masses. Gastrointest Endosc 2005;62:202-8.
13. Ichikawa J, Tanabe S, Koizumi W et al. Endoscopic mucosal resection in the management of gastric carcinoid tumors. Endoscopy 2003;35:203-6.
14. Kadakia SC, Parker A, Canales L. Metastatic tumors to the upper gastrointestinal tract: endoscopic experience. Am J Gastroenterol 1992;87:1418-23.
15. Kim GH, Cho YK, Kim EY et al. Comparison of 22-gauge aspiration needle with 22-gauge biopsy needle in endoscopic ultrasonography-guided subepithelial tumor sampling. Scand J Gastroenterol 2014;49:347-54.
16. Kim GH, Park DY, Kim S et al. Is it possible to differentiate gastric GISTs from gastric leiomyomas by EUS? World J Gastroenterol 2009;15:3376-81.
17. Kim JH, Chung JW, Ha M et al. A feasible modified biopsy method for tissue diagnosis of gastric subepithelial tumors. World J Gastroenterol 2013;19:4752-57.
18. Kim MY, Jung HY, Choi KD et al. Natural history of asymptomatic small gastric subepithelial tumors. J Clin Gastroenterol 2011;45:330-36.
19. Kobayashi K, Katsumata T, Yoshizawa S et al. Indications of endoscopic polypectomy for rectal carcinoid tumors and clinical usefulness of endoscopic ultrasonography. Dis Colon Rectum 2005;48:285-91.
20. Kulke MH, Benson AB 3rd, Bergsland E et al. Neuroendocrine tumors. J Natl Compr Canc Netw 2012;10:724-64.
21. Lee LS, Singhal S, Brinster CJ et al. Current management of esophageal leiomyoma. J Am Coll Surg 2004;198:136-46.
22. Lopes CV. Acurácia da ultrassonografia endoscópica no diagnósticodiferencial dos abaulamentos subepiteliais do trato gastrointestinal. Revista da AMRIGS 2013;57:185-91.
23. Matsushita M, Hajiro K, Okazaki K et al. Endoscopic features of gastric inflammatory fibroid polyps. Am J Gastroenterol 1996;91:1595-98.
24. Mekky MA, Yamao K, Sawaki A et al. Diagnostic utility of EUS-guided FNA in patients with gastric submucosal tumors. Gastrointest Endosc 2010;71:913-19.
25. Menon L, Buscaglia JM. Endoscopic approach to subepithelial lesions. Therap Adv Gastroenterol 2014;7:123-30.
26. Miettinen M, Lasota J. Gastrointestinal stromal tumors: pathology and prognosis at different sites. Semin Diagn Pathol 2006;23:70-83.
27. Modlin IM, Lye KD, Kidd M. A 50-year analysis of 562 gastric carcinoids: small tumor or larger problem? Am J Gastroenterol 2004;99:23-32.
28. Orlowska J, Pachlewski J, Gugulski A et al. A conservative approach to granular cell tumors of the esophagus: four case reports and literature review. Am J Gastroenterol 1993;88:311-15.
29. Palazzo L, Landi B, Cellier C et al. Endosonographic features predictive of benign and malignant gastrointestinal stromal cell tumours. Gut 2000;46:88-92.

30. Polkowski M, Butruk E. Submucosal lesions. *Gastrointest Endosc Clin N Am* 2005;15:33-54.
31. Ramage JK, Davies AH, Ardill J et al. Guidelines for the management of gastroenteropancreatic neuroendocrine (including carcinoid) tumours. *Gut* 2005;54(Suppl 4):1-16.
32. Rösch T, Kapfer B, Will U et al. Accuracy of endoscopic ultrasonography in upper gastrointestinal submucosal lesions: a prospective multicenter study. *Scand J Gastroenterol* 2002;37:856-62.
33. Sadeghi NR, Godambe A, Shienbaum AJ, et al. Premalignant gastric heterotopic pancreas. *Gastroenterol Hepatol (NY)* 2008;4:218-21.
34. Sangha S, Gergeos F, Freter P et al. Diagnosis of ovarian cancer metastatic to the stomach by EUS-guided FNA. *Gastrointest Endosc* 2003;58:933-35.
35. Tio TL, Kimmings N, Rauws E et al. Endosonography of gastroesophageal varices: evaluation and follow-up of 76 cases. *Gastrointest Endosc* 1995;42:145-50.
36. Von Mehren M, Randall RL, Benjamin RS et al. Gastrointestinal stromal tumors. *J Natl Compr Canc Netw* 2014;12:853-62.
37. Watson RR, Binmoeller KF, Hamerski CM et al. Yield and performance characteristics of endoscopic ultrasound-guided fine needle aspiration for diagnosing upper GI tract stromal tumors. *Dig Dis Sci* 2011;56:1757-62.
38. Wildi SM, Hoda RS, Fickling W et al. Diagnosis of benign cysts of the mediastinum: the role and risks of EUS and FNA. *Gastrointest Endosc* 2003;58:362-6.

67 Pregas Gástricas Calibrosas

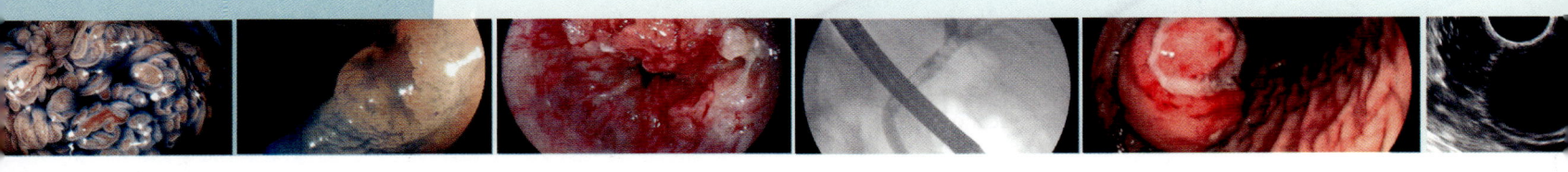

Ricardo Morillo Vigil ■ Vítor Arantes

INTRODUÇÃO

Pregas gástricas calibrosas ou hiperplásicas são alterações observadas no exame endoscópico, caracterizadas por engrossamento e irregularidade do pregueado mucoso do corpo gástrico, que tipicamente não desaparecem à insuflação de ar. O diagnóstico diferencial das pregas gástricas calibrosas envolve condições benignas e malignas. Em muitos casos, as anormalidades se originam nos planos mais profundos da parede gástrica e resultam que frequentemente as biópsias endoscópicas convencionais não permitem o esclarecimento diagnóstico. O grande avanço recente na propedêutica das pregas gástricas hipertróficas foi a utilização da ecoendoscopia, e em alguns casos da punção ecoguiada, que permite esclarecer com bastante precisão a maioria dos casos, em especial quando existe envolvimento das camadas submucosa e muscular própria. Neste capítulo, abordaremos as principais afecções que cursam com pregas gástricas calibrosas e enfatizaremos o papel da endoscopia e da ecoendoscopia no diagnóstico diferencial.

LINFOMA MALT

As células do linfoma MALT gástrico infiltram as glândulas da mucosa gástrica, formando lesões linfoepiteliais características. A partir da mucosa, o linfoma MALT se estende e infiltra as camadas submucosa, muscular própria e serosa, assim como podem acometer linfonodos regionais.[1,4,27,33,40,42]

O estadiamento por ecoendoscopia pode predizer melhor a resposta ao tratamento com base na erradicação do *Helicobacter pylori*, nos casos de envolvimento superficial (mucosa e submucosa).[6,14,17,38,42] A extensão para muscular própria ou detecção de envolvimento linfonodal são critérios de pior prognóstico.[31,39] A acurácia para avaliação de profundidade de invasão da parede pela ecoendoscopia é da ordem de 95% (Figs. 67-1 a 67-4).[14]

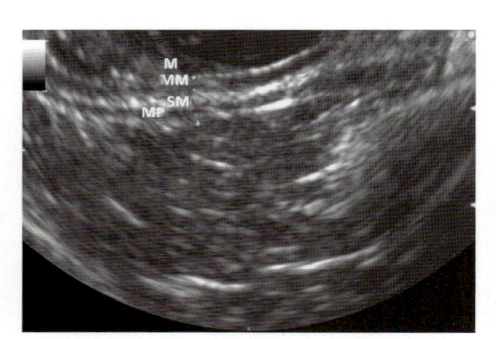

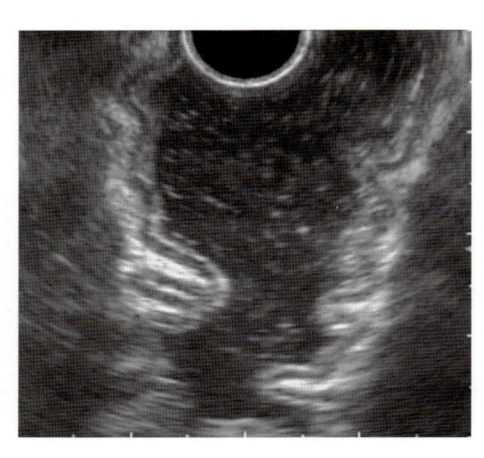

Fig. 67-1. Ecoendoscopia de parede gástrica com estratificação ecográfica e espessura normais (M: Mucosa; MM: muscular da mucosa; SM: submucosa; MP: muscular própria).

Fig. 67-2. Aspecto endossonográfico de parede gástrica normal

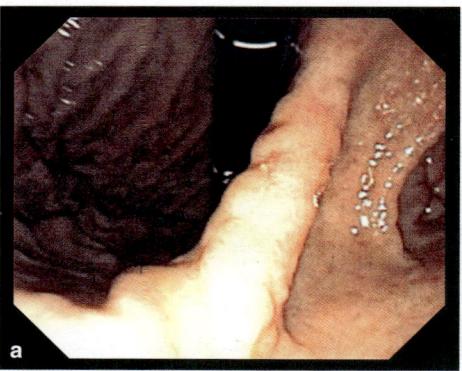

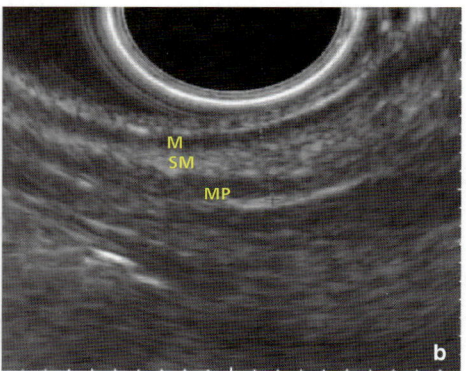

Fig. 67-3. (a) Visão endoscópica de lesão infiltrativa em incisura angular – linfoma MALT gástrico; (b) linfoma MALT de corpo gástrico/incisura angular. Espessamento das camadas 2 e 3 (mucosa profunda e submucosa – uT1sm).

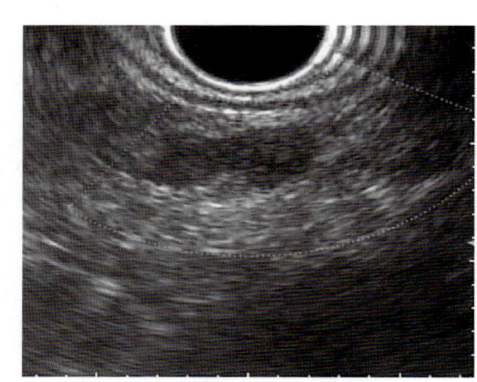

Fig. 67-4. Linfonodomegalia perigástrica em paciente com linfoma MALT gástrico.

A característica endossonográfica dessa entidade, por sua natureza infiltrativa, é de espessamento das camadas acometidas. Em estágios mais avançados, observam-se perda da estratificação ecográfica e envolvimento da muscular própria, fatores que são fortemente indicativos de etiologia neoplásica.

O seguimento ecoendoscópico após tratamento é controverso, sendo sugerido por alguns autores porque a endoscopia com biópsias pode ser negativa em paciente que ainda apresenta infiltração de camadas profundas. Importante destacar que a regressão completa das alterações detectadas à ecoendoscopia (espessamento das camadas, perda da estratificação ecográfica, adenomegalias perigástricas) pode demorar até 15 a 18 meses para regredir, mesmo após tratamento clínico bem-sucedido.[33]

VARIZES GÁSTRICAS

A presença de circulação colateral na hipertensão portal pode ser facilmente identificada pela ecoendoscopia gástrica. Da mesma forma, o diagnóstico diferencial de pregas gástricas persistentes após insuflação e lesões elevadas subepiteliais gástricas com varizes gástricas é possível, especialmente com auxílio do Doppler.[28,32]

Este diagnóstico deve ser lembrado em pacientes com diagnóstico suspeito ou confirmado de hepatopatia, suspeita de envolvimento neoplásico de vasos portais ou esplênicos (p. ex., neoplasia pancreática) ou com risco aumentado para trombofilia (Figs. 67-5 a 67-7).

Na endoscopia, importante levantar a hipótese frente a pacientes com outros estigmas endoscópicos de hipertensão portal, como varizes esofagianas ou gastropatia hipertensiva. As varizes isoladas de corpo gástrico, embora raras, são geralmente únicas ou em pequeno número. Da mesma forma, as lesões subepiteliais. Dessa forma, a biópsia endoscópica não deve ser estimulada em pacientes com pregas hipertróficas isoladas em corpo/fundo, antes de se afastar com segurança a possibilidade de origem vascular (Fig. 67-8).[23,24,29]

DOENÇA DE MÉNÉTRIER

Inicialmente descrita por Ménétrier, em 1888, a Gastropatia Hipertrófica Exsudativa é afecção rara, que se caracteriza histologicamente por hiperplasia foveolar, dilatação cística, infiltrado inflamatório na lâmina própria, associada à hipoalbuminemia, hipocloridria e hipersecreção de muco gástrico. A espessura das pregas gástricas está aumentada (> 15 mm ao estudo tomográfico ou ecografia) e se restringe à camada mucosa superficial.[8,18,26,35]

Na população pediátrica parece ter curso mais benigno e autolimitado, parecendo haver associação a episódio infeccioso (*Helicobacter pylori*, citomegalovírus). A doença no adulto requer maior atenção decorrente da associação a risco de malignidade.[17,34,36]

O diagnóstico endoscópico é suspeitado frente à persistência das pregas, especialmente na grande curvatura do corpo gástrico, após insuflação adequada. As biópsias endoscópicas podem contribuir na definição diagnóstica em menos de 50% dos casos. Este dado é especialmente preocupante pela necessidade de diagnóstico diferencial com outras entidades, como veremos a seguir. A necessidade de biópsias de toda a espessura da parede gástrica pode levar a procedimentos invasivos/cirúrgicos (Fig. 67-9).

A ecoendoscopia contribui para o diagnóstico da Doença de Ménétrier ao demonstrar espessamento hiperecoico superficial, que não ultrapassa a segunda camada ecográfica (mucosa profunda). A espessura da muscular própria e o plano de clivagem com esta camada permanecem inalterados. Dilatações císticas caracterizadas por áreas anecoicas e negativas ao Doppler na mucosa espessada podem ser identificadas. É importante afastar a presença de linfonodomegalias perigástricas no diagnóstico diferencial com doenças neoplásicas.[9,11,41]

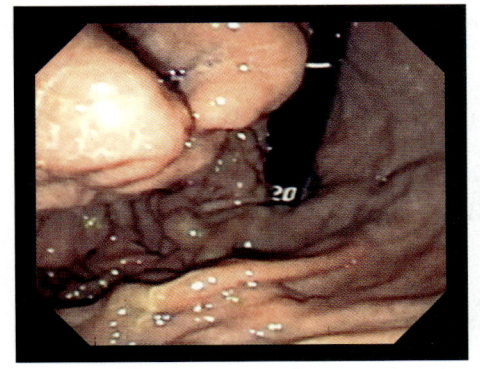

Fig. 67-5. Visão endoscópica de pregas alargadas em corpo gástrico proximal em paciente com hipertensão portal secundária a envolvimento vascular por neoplasia avançada de pâncreas.

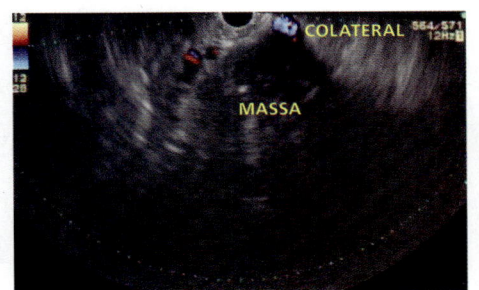

Fig. 67-6. Visão ecoendoscópica de circulação colateral perigástrica em paciente com hipertensão portal e lesão expansiva pancreática.

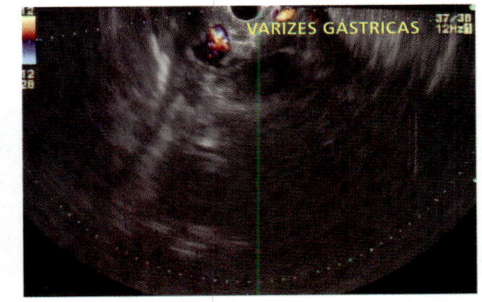

Fig. 67-7. Ecoendoscopia evidenciando presença de varizes gástricas coincidindo com as pregas alargadas.

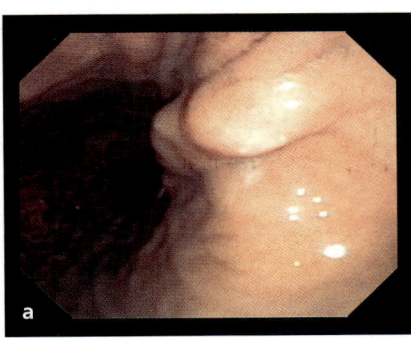

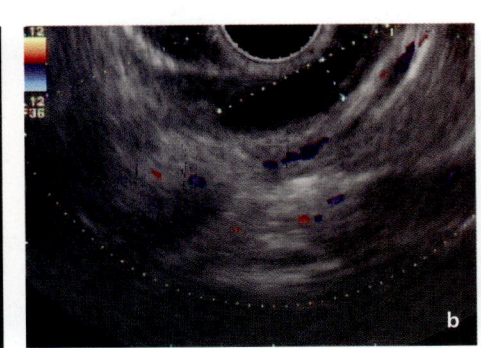

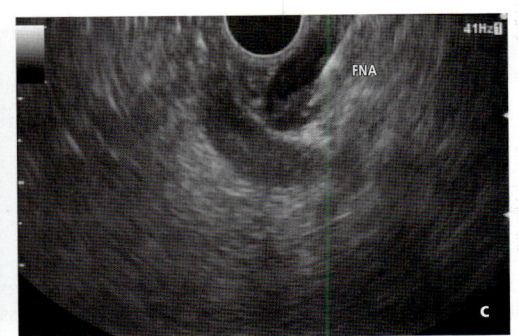

Fig. 67-8. (a) Visão endoscópica de prega gástrica calibrosa isolada no corpo. As demais pregas do corpo gástrico desaparecem com insuflação; (b) ecoendoscopia revelou lesão hipoecoica originária da quarta camada ecográfica (muscular própria) e negativa ao Doppler, sugerindo origem miogênica (leiomioma/GIST); (c) punção ecoguiada (EUS-FNA) de lesão miogênica de corpo revelou tratar-se de GIST gástrico.

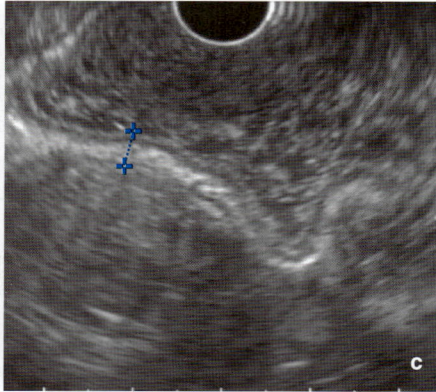

Fig. 67-9. (a) Visão endoscópica de pregas gástricas hipertróficas de corpo; (b) pregas gástricas hipertróficas vistas à cromoscopia eletrônica (*NBI*); (c) ecoendoscopia evidenciando estratificação ecográfica preservada, espessura normal das camadas da parede. Histologia confirmou gastrite moderada, associada à infecção por *Helicobacter pylori*.

ADENOCARCINOMA INFILTRATIVO/LINITE PLÁSTICA

O espessamento hipoecoico difuso da parede gástrica, associado à ruptura da estratificação das camadas ecográficas e envolvimento da muscular própria, consiste no principal achado endossonográfico a favor do diagnóstico de linite plástica gástrica. Adicionalmente, pode-se identificar a presença de linfonodos aumentados e líquido ascítico perigástrico, sugerindo estágio mais avançado da doença.[9,22,37]

A endoscopia com biópsias pode firmar o diagnóstico em 60-80% dos casos, especialmente com múltiplas biópsias, nos casos de carcinoma infiltrativo (Bormann IV). Na ausência do diagnóstico definitivo por biópsias endoscópicas, a endossonografia adquire papel importante no manejo desses casos. A punção guiada por ecoendoscopia possibilita amostragem mais profunda da parede gástrica. Linfonodos suspeitos também podem ser acessados por essa via, assim como existem relatos de punção do líquido ascítico por ecoendoscopia. A principal limitação para punções linfonodais ou de ascite reside na interposição de tecido neoplásico na parede gástrica para evitar risco de semeadura neoplásica no trajeto (Fig. 67-10).[7,10,19]

GASTRITES

Gastrite linfocítica, gastrite eosinofílica, infecção pelo *Helicobacter pylori* são condições que podem estar associadas à hipertrofia das pregas no corpo gástrico.

As alterações histológicas, contudo, são restritas à camada mucosa. A espessura da parede gástrica permanece inalterada, e a mucosa, vista à ecoendoscopia (primeira e segunda camadas), apresenta discreto espessamento.

A gastrite cística profunda se caracteriza por identificação de pequenos cistos (formações anecoicas) na submucosa, que se apresenta espessada à ecoendoscopia (terceira camada), sendo descrita em maior incidência (mas não exclusivamente) em pacientes com estômago operado.[5,12,15,16] Existem relatos de risco aumentado de evolução para adenocarcinoma. As demais camadas ecográficas da parede gástrica se apresentam inalteradas.

SÍNDROME DE ZOLLINGER-ELLISON

A identificação de hipertrofia de pregas gástricas associada à hipergastrinemia nos remete à possibilidade diagnóstica do gastrinoma. A

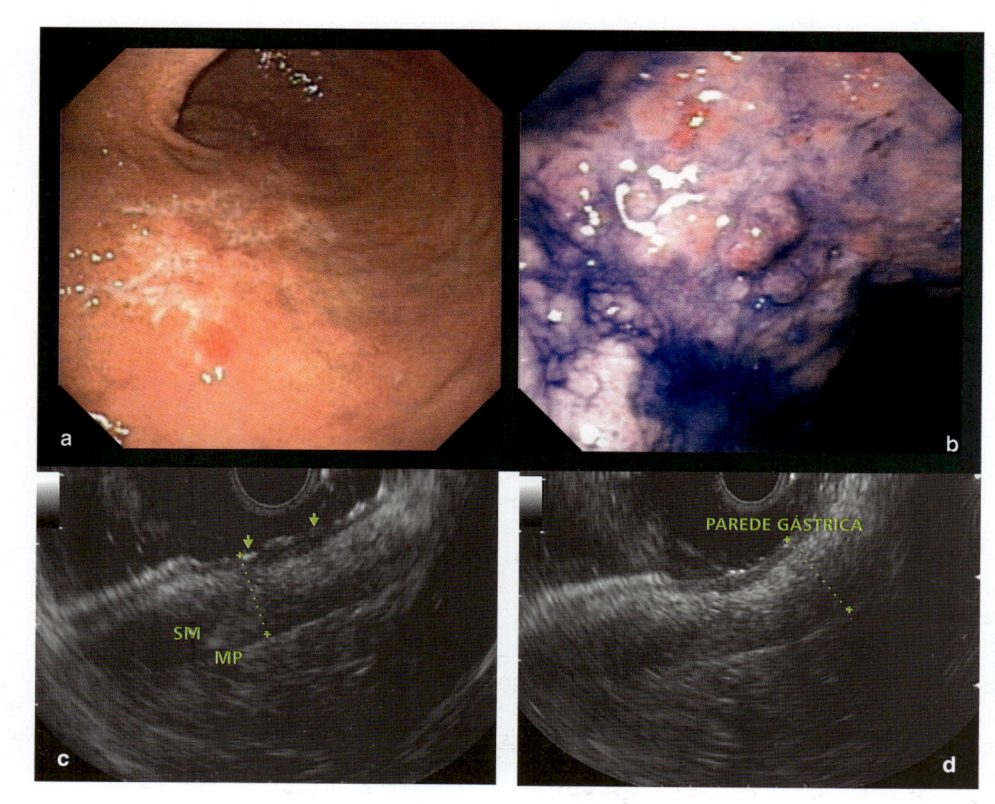

Fig. 67-10. (a) Visão endoscópica de lesão infiltrativa gástrica; (b) cromoscopia com solução de índigo-carmim; (c e d) endossonografia da lesão infiltrativa, evidenciando espessamento da terceira camada ecográfica (submucosa) com áreas de perda do plano de clivagem com a muscular própria, fortemente sugestiva de origem neoplásica – adenocarcinoma infiltrativo difuso (linite plástica).

hiperplasia glandular observada se restringe a camadas superficiais e não se observa espessamento de muscular própria e tampouco da parede gástrica à ecoendoscopia. Este exame é também fundamental no estudo complementar da parede duodenal, sulco duodeno pancreático e pâncreas para rastreamento de nódulos suspeitos.[35]

OUTROS

O espessamento de pregas gástricas já foi descrito em associação à infiltração por câncer metastático de próstata e mama, embora esta forma de apresentação seja muito pouco frequente.[2]

Sarcoidose pode causar infiltração potencialmente em todos os tecidos. O envolvimento gástrico é raro, já foi descrito como áreas focais de espessamento geralmente restritas à segunda camada ecográfica (mucosa profunda).[20,21,30] As biópsias endoscópicas podem ser inespecíficas, tendo doenças granulomatosas, como diagnóstico diferencial (p. ex., D. Crohn).

A Sífilis gástrica secundária é entidade pouco frequente e tem diagnóstico diferencial especialmente com a linite plástica em razão do envolvimento difuso da mucosa gástrica, redução de elasticidade e complacência da parede, hipertrofia de pregas. As alterações geralmente regridem após o tratamento com antibióticos, e o diagnóstico é com base na histologia e reatividade do VDRL.[3]

ECOENDOSCOPIA NA AVALIAÇÃO DE PREGAS CALIBROSAS

Frente a um achado de espessamento de pregas gástricas à endoscopia ou ecografia abdominal ou tomografia, especialmente no adulto, é de suma importância afastar condições malignas ou pré-malignas.[25] A biópsia endoscópica com pinça fórceps, por trazer representatividade muito superficial, pode não revelar alterações em significativo percentual de pacientes portadores de doenças infiltrativas (p. ex.: adenocarcinoma, MALT, câncer metastático). Nesse contexto de suspeita de espessamento de pregas gástricas com biópsias endoscópicas negativas, a endossonografia é capaz de predizer com maior confiabilidade a necessidade de biópsia mais profunda ou conduta terapêutica mais agressiva. O espessamento da quarta camada ecográfica (muscular própria), a perda de estratificação ecográfica, presença de adenomegalias perigástricas, ascite são critérios de alarme para suspeita de etiologia neoplásica.

O acometimento da quarta camada (muscular própria) é característica encontrada em neoplasias infiltrativas (linite, linfoma), assim como a perda dos planos de clivagem entre as camadas ecográficas. A doença de Ménétrier se caracteriza por espessamento de mucosa profunda (segunda camada ecográfica). Gastrites geralmente se limitam a camadas superficiais, mucosa (por *Helicobacter pylori*, linfocítica, eosinofílica), submucosa (gastrite cística profunda). Identificação de linfonodos aumentados ou ascite reforçam a hipótese de etiologia neoplásica.

Pregas gástricas hipertrofiadas podem ser observadas na síndrome de Zollinger-Ellison. Diante da presença de hipergastrinemia e parede gástrica com ecoestrutura preservada, o rastreamento à procura de lesões suspeitas de neoplasias neuroendócrinas é obrigatório. A ecoendoscopia tem sensibilidade superior a 90% para sua detecção, sendo superior à tomografia computadorizada em lesões menores que 2 centímetros.[13]

A punção da parede gástrica ecoguiada é factível e pode aumentar a sensibilidade de detecção do câncer gástrico infiltrativo (linite plástica). O estadiamento de acometimento a distância através de punção de linfonodos suspeitos ou de líquido ascítico pode alterar a conduta terapêutica em até 15% dos casos (Fig. 67-11).[10]

REFERÊNCIAS BIBLIOGRÁFICAS

1. Anai H, Okada Y, Okubo K et al. Gastric syphilis simulating linitis plastic type of gastric cancer. *Gastrointest Endosc* 1990;36:624-26.
2. Andriulli A, Recchia S, De Angelis C et al. Endoscopic ultrasonographic evaluation of patients with biopsy negative gastric linitis plastica. *Gastrointest Endosc* 1990;36: 611-15.
3. Asselt SJ, Brouwers AH, Van Dullemen HM et al. EUS is superior for detection of pancreatic lesions compared with standard imaging in patients with multiple endocrine neoplasia type 1. *Gastrointest Endosc* 2015;81(1):159-67.
4. Béchade D, Desramé J, Algayres JP. Gastritis cystica profunda in a patient with no history of gastric surgery. *Endoscopy* 2007;39 (Suppl 1):E80-81.
5. Caletti G, Ferrari A, Brocchi E et al. Accuracy of endoscopic ultrasonography in the diagnosis and staging of gastric cancer and lymphoma. *Surgery* 1993;113:14-27.
6. Caletti G, Fusaroli P, Togliani T. EUS in MALT lymphoma. *Gastrointest Endosc* 2002;56:S21-S26.
7. Caletti G, Fusaroli P, Togliani T et al. Endosonography in gastric lymphoma and large gastric folds. *Eur J Ultrasound* 2000;11:32-40.
8. Caletti G, Brocchi E, Baraldini M et al. Assessment of portal hypertension by endoscopic ultrasonography. *Gastrointest Endosc* 1990;36(2):S22-S27.
9. Chinitz MA, Brandt LT, Frank MS et al. Symptomatic sarcoidosis of the stomach. *Dig Dis Sci* 1985;30:682-88.
10. De Angelis C, Caula G, Rizzetto M et al. EUS in gastric sarcoidosis. *Gastrointest Endosc* 1999;49(5):639-41.
11. Deery S, Yates R, Hata J et al. Gastric adenocarcinoma associated with gastritis cystica profunda in an unoperated stomach. *Am Surg* 2012;78:E379-80.
12. Franzin G, Musola R, Zamboni G et al. Gastritis cystica polyposa: a possible precancerous lesion. *Tumori* 1985;71:13-18.
13. Hassan H, Vilmann P, Sharma V. Impact of EUS-guided FNA on management of gastric carcinomax Vijay Sharma Search for articles by this author. *Gastrointest Endosc* 2010;71(3):500-4.
14. Hizawa K, Kawasaki M, Yao T et al. Endoscopic ultrasound features of protein-losing gastropathy with hypertrophic gastric folds. *Endoscopy* 2000;32:394-97.
15. Hochman JA, Witte DP, Cohen MB. Diagnosis of cytomegalovirus infection in pediatric Menetrier's disease by In Situ Hybridization. *J Clin Microbiol* 1996;34:2588-89.
16. Kaushik N, Khalid A, Brody D et al. Endoscopic Ultrasound Guided Paracentesis (EUS-P) for malignant ascites. *Gastrointest Endosc* 2005;5:W1228.
17. Khashab MA, Yong E, Lennon AM et al. EUS is still superior to multidetector computerized tomography for detection of pancreatic neuroendocrine tumors. *Gastrointest Endosc* 2010;73(4):691-96.
18. Kim TI. Ménétrier's disease accompanied with adenocarcinoma [Korean]. *Korean J Gastroenterol* 2009;53:271-74.
19. Levy M, Hammel P, Lamarque D et al. Endoscopic ultrasonography for the initial staging and follow-up in patients with low-grade gastric lymphoma of mucosa-associated lymphoid tissue treated medically. *Gastrointest Endosc* 1997;46:328-33.
20. Lim JK, Jang YJ, Jung MK et al. Ménétrier disease manifested by polyposis in the gastric antrum and coexisting with gastritis cystica profunda. *Gastrointest Endosc* 2010;72:1098-100.
21. Malhotra A, Guturu P, Basim MS et al. A rare case of breast cancer metastasis presenting as linitis plastica of the stomach and colon. *Gastrointest Endosc* 2009;70(3):552-53.
22. Matsumoto T, Wada M, Imai Y et al. A rare cause of gastric outlet obstruction: gastritis cystica profunda accompanied by adenocarcinoma. *Endoscopy* 2012;44(Suppl 2 UCTN):E138-39.

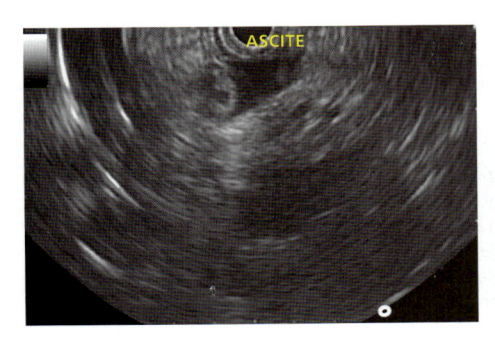

Fig. 67-11. Pequena quantidade de líquido ascítico perigástrico identificada à ecoendoscopia em contexto de neoplasia avançada.

23. Mellado-Castillero JM, Ibáñez-Delgado F, Alcántara-Gijón F et al. Localized Ménétrier's disease associated with gastric adenocarcinoma [Spanish]. *Rev Esp Enferm Dig* 2008;100:60-61.
24. Mendis RE, Gerdes H, Lightdale CJ et al. Large gastric folds: a diagnostic approach using endoscopic ultrasonography. *Gastrointest Endosc* 1994;40:437-41.
25. Nakamura S, Matsumoto T, Suekane H et al. Predictive value of endoscopic ultrasonography for regression of gastric low grade and high grade MALT lymphomas after eradication of *Helicobacter pylori*. *Gut* 2001;48:454-60.
26. Nobre-Leitao C, Lage P, Cravo M et al. Treatment of gastric MALT lymphoma by *Helicobacter pylori* eradication: a study controlled by endoscopic ultrasonography. *Am J Gastroenterol* 1998;92:732-36.
27. Rodrigues P, Peres A, Simoes AS et al. Gastropatia hipertrófica exsudativa na criança: uma doença rara? *Acta Pediatr Port* 2008;39(1):14-16.
28. Ruskonè-Fourmestraux A, Lavergne A, Aegerter PH et al. Predictive factors for regression of gastric MALT lymphoma after anti-*Helicobacter pylori* treatment. *Gut* 2001;48:297-303.
29. Sackmann M, Morgner A, Rudolph B et al. Regression of gastric MALT lymphoma after eradication of *Helicobacter pylori* is predicted by endosonographic staging. *Gastroenterology* 1997;113:1087-90.
30. Salinas Martín MV, Carranza Carranza A, Gavilán Carrasco F. Diffuse gastric carcinoma associated with localized Ménétrier's disease [Spanish]. *Med Clin* (Barc) 2008;130:239.
31. Sarin SK, Lahoti D, Saxena SP et al. Prevalence, classification and natural history of gastric varices: a long term follow-up study in 568 portal hypertension patients. *Hepatology* 1992;16:1343-49.
32. Sato T, Yamazaki K, Toyota Y et al. Evaluation of arterial blood flow in esophageal varices via endoscopic color Doppler ultrasonography with a galactose-based contrast agent. *J Gastroenterol* 2005;40:64-69.
33. Silverstein FE, Deltenre M, Tytgat G et al. An endoscopic Doppler probe: preliminary clinical evaluation. *Ultrasound Med Biol* 1985;11:347-53.
34. Songur Y, Okai T, Watanabe H et al. Endosonographic evaluation of giant gastric folds. *Gastrointest Endosc* 1995;41:468-74.
35. Sprague R, Harper P, McClain S et al. Disseminated gastrointestinal sarcoidosis: case report and review of the literature. *Gastroenterology* 1984;87:421-25.
36. Suekane H, Iida M, Yao T et al. Endoscopic ultrasonography in primary gastric lymphoma: correlation with endoscopic and histologic findings. *Gastrointest Endosc* 1993;39:139-45.
37. Teoh AY1, Chan SM, Chong1 CC et al. Staging With Endoscopic Ultrasonography for Gastric Adenocarcinoma Predicts Survival Outcomes. *Gastrointest Endosc* 2013;77:AB363.
38. Thomas JS, Pawel BR, Stephen JQ. Menetrier disease of childhood: role of cytomegalovirus and transforming growth factor alfa. *J Pediatr* 1996;128:213-19.
39. Tokuhara D, Okano Y, Asou K et al. Cytomegalovirus and Helicobacter pylori co-infection in a child with Ménétrier disease. *Eur J Pediatr* 2007;166:63-65.
40. Van Dam J. The role of endoscopic ultrasonography in monitoring treatment: response to chemotherapy in lymphoma. *Endoscopy* 1994;26:772-73.
41. Weinstein WM. Other types of gastritis and gastropathies, including Menetrier's disease. In: Feldman M, Scharschmidt BF, Sleirenger MH. (Eds.). *Sleisenger & Fortrand's gastrointestinal and liver disease*. Philadelphia: WB Saunders, 1998. p. 711-32.
42. Wong RCK, Farooq FT, Chak A. Doppler US for the diagnosis of gastric varices. *Gastrointest Endosc* 2007;65:491-9.

68 Linfoma MALT Gástrico

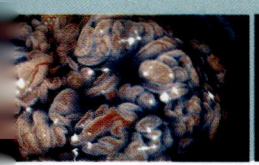

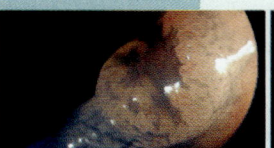

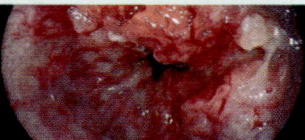

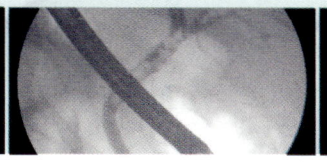

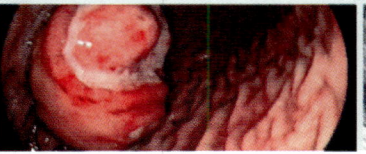

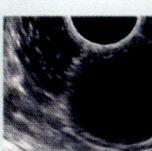

Walton Albuquerque ▪ Rodrigo Roda ▪ Ricardo Castejon Nascimento ▪ Rodrigo Albuquerque Carreiro

INTRODUÇÃO

Os linfomas são neoplasias malignas das células B ou T. Considerando o local de origem podem ser nodais (de linfonodo) ou extranodais. Os extranodais constituem até 1/3 dos linfomas, em geral, e podem originar-se de quaisquer órgãos, contendo tecido linfoide.

O linfoma MALT (tecido linfoide associado à mucosa) gástrico, também conhecido como linfoma de zona marginal de células B, não Hodgkin, está claramente associado à gastrite por infecção pelo *Helicobacter pylori*, e a maioria desses tumores pode ser curada apenas com a erradicação da bactéria, principalmente quando localizado apenas na mucosa.[1,10,11,16,32]

ASPECTOS CLÍNICOS E DIAGNÓSTICO

Essa afecção predomina em pacientes acima de 50 anos e tem seu pico máximo na sétima década, com discreta predominância no gênero masculino. Geralmente, os sintomas são inespecíficos e, portanto, deve-se ter muita atenção ao exame endoscópico. A endoscopia digestiva alta pode mostrar diversos aspectos, como gastrite, úlcera, massa ou pregas alargadas.[2,28] O diagnóstico é com base na histopatologia das biópsias da mucosa gástrica e deve estar de acordo com a classificação atual da Organização Mundial de Saúde.[3,17] É importante tentar detectar translocações cromossomais t(11;18)(q21;q21) para saber quais pacientes serão respondedores ao tratamento do *H. pylori*.[19]

ESTADIAMENTO

A questão polêmica é qual o melhor sistema que deve ser empregado para o estadiamento. O estadiamento pelo sistema de Paris parece ser mais acurado para avaliar a invasão na parede gástrica, um parâmetro que pode predizer a resposta à erradicação do *H. pylori*.[24,25] A classificação de *Ann Arbor* modificada, associada à classificação TNM, permite o estadiamento ecoendoscópico do linfoma MALT gástrico (Quadro 68-1).[4]

Devem-se incluir a história clínica, o exame físico, incluindo as regiões de nódulos linfáticos, olhos e ouvidos, áreas de nariz e garganta, fígado e baço; hemograma completo, estudos bioquímicos básicos, que podem incluir a avaliação das funções renal e hepática, DHL e β2-microglobulina, imunofixação de proteínas séricas, vírus da imunodeficiência humana, o vírus da hepatite C e sorologia do vírus da hepatite B, tomografia computadorizada de tórax, abdome e da pelve.[2,9,22,25,28] O aspirado da medula óssea é recomendado.[9] O valor do PET-CT é controverso.[9]

Quadro 68-1 Classificação Ann Arbor modificada e a classificação TNM

Ann Arbor	TNM	
IE$_1$	T1 m-T1sm N0	
IE$_2$	T2-T4 N0	
IIE$_1$	T1-T4 N1	Linfonodos perigástricos
IIE$_2$	T1-T4 N2	Linfonodos regionais
IIIE	T1-T4 N3	Linfonodos em ambos os lados do diafragma
IVE	T1-T4 N0-3 M1	Metástases viscerais ou extranodais

PAPEL DA ECOENDOSCOPIA

No que se refere ao diagnóstico do linfoma gástrico, a ecoendoscopia com punção da parede gástrica pode ser indicada nos casos suspeitos, cuja histologia das biópsias gástricas seja repetidamente negativa.[29] Um tópico ainda não abordado na literatura se refere à questão se a ecoendoscopia seria mais sensível que a endoscopia com biópsias para o diagnóstico do linfoma inicial ou recorrente. Jansen acredita que a ecoendoscopia não é adequada para identificar um foco de linfoma, se a lesão não for identificada antes pela endoscopia convencional.[18]

A principal utilidade da ecoendoscopia refere-se ao estadiamento. Nas lesões diagnosticadas histologicamente como de alto grau (linfoma difuso de grandes células B), seu impacto é menor por ser considerada doença sistêmica, de abordagem com quimioterapia e/ou radioterapia. Nesta situação, a ecoendoscopia é considerada dispensável. Para avaliação de metástases a distância, a tomografia computadorizada é superior à ecoendoscopia.[12]

A infiltração do linfoma MALT na parede gástrica é mais horizontal, o que o diferencia do adenocarcinoma que é mais vertical.[15] O acometimento gástrico pelo linfoma MALT é visibilizado pela ecoendoscopia como distorção da arquitetura das camadas gástricas normais e sua substituição por processo infiltrativo, que pode determinar o padrão hipoecoico.[6] A apresentação ecoendoscópica é dividida em quatro tipos (Figs. 68-1 a 68-3):[27]

1. **Superficial**: espessamento e fusão da mucosa profunda e submucosa, sem acometimento da mucosa superficial e muscular própria.
2. **Difusa infiltrativa**: fusão de todas as camadas, contornos irregulares e ecogenicidade mista.
3. **Formação de massa**: lesão sólida hipoecoica localizada, diferenciada da mucosa adjacente, acometendo submucosa e muscular própria.
4. **Misto**: combinação entre os três padrões anteriores.

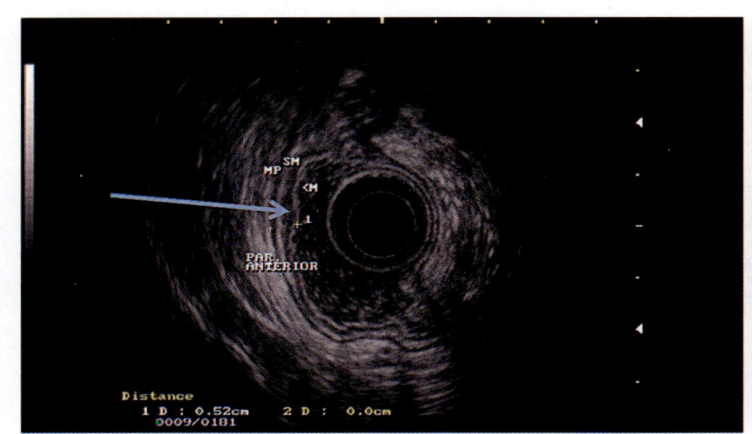

Fig. 68-1. Ecoendoscopia radial do estômago mostrando discreto espessamento hipoecogênico da mucosa profunda (seta azul), em paciente com biópsias gástricas, mostrando linfoma MALT. Estadiamento ecoendoscópico: UT1 m, N0.

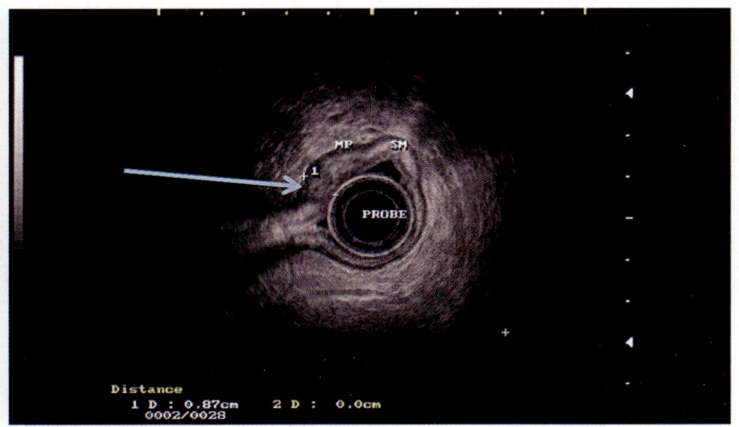

Fig. 68-2. Ecoendoscopia radial do estômago, mostrando espessamento hipoecogênico da mucosa e submucosa (seta azul), medindo 0,87 cm, em paciente com biópsias gástricas, mostrando linfoma MALT. Estadiamento ecoendoscópico: UT1sm, N0.

A acurácia da ecoendoscopia varia de 91 a 95% e 77 a 83% para o estadiamento T e N, respectivamente.[4,15] Quando comparada a outros métodos (ultrassonografia, tomografia computadorizada, ressonância magnética), a ecoendoscopia é o único que permite o exame das cinco camadas da parede gástrica e de pequenos linfonodos perigástricos.[30,31] A ecoendoscopia com minissondas de alta frequência avalia com precisão a infiltração do linfoma na parede gástrica, prevendo a resposta à terapia de irradiação do *H. pylori*, porém, com poder limitado na avaliação da resposta ao tratamento e acompanhamento.[4,8,35] Alguns estudos relatam que a ecoendoscopia com *miniprobe* apresenta resultado superior à ecoendoscopia convencional.[18,20,33]

Estudos demonstram que quando o linfoma acomete apenas a camada mucosa e/ou submucosa, sem envolvimento ganglionar, a remissão completa da doença ocorre em até 80% dos casos após a erradicação do *H. pylori*. Seu impacto é considerado consistente por estudos prospectivos (evidência IB; grau de recomendação A).[14,30]

A acurácia para o estadiamento N pode ser melhorada quando se associa à punção ecoguiada combinada à citometria de fluxo e imuno-histoquímica.[23] O critério ecoendoscópico para linfonodos malignos é extrapolado dos estudos validados para neoplasia de esôfago, sendo considerados suspeitos os linfonodos maiores que 10 mm, contornos bem definidos, arredondados e hipoecogênicos.[7,21]

A elastografia associada à ecoendoscopia surgiu recentemente como técnica capaz de aumentar a acurácia para linfonodos malignos, porém sua utilidade nos linfomas ainda não foi estudada.

Com relação ao seguimento pós-tratamento, a ecoendoscopia tem papel restrito. Após o tratamento de erradicação do *H. pylori* ou quimioterapia, a ecoendoscopia pode persistir alterada mesmo após a melhora histológica. Em outros casos, a ecoendoscopia pode se normalizar apesar da doença histologicamente presente.[18] Existem poucos estudos consistentes sobre o tema, e estudos retrospectivos indicam que o seguimento destes pacientes por ecoendoscopia tem valor limitado.[12,30] Quando utilizada para monitorar a resposta terapêutica, os parâmetros de regressão ecográfica são: a diminuição da espessura da parede gástrica (inferior a 4 mm), normalização da ecogenicidade das cinco camadas e ausência ou redução dos linfonodos perigástricos (Figs. 68-4 e 68-5).[15,21]

O *guideline American Society for Gastrointestinal Endoscopy* publicado, em 2007, sugere que, apesar da falta de evidência, a ecoendoscopia seria recomendada a cada 3 a 6 meses por 2 anos após o tratamento por causa de este ser o período de maior risco de recidiva.[15] O consenso do grupo europeu de estudo em linfoma (EGILS) e o *guideline* das sociedades europeias (ESMO), publicado, em 2013, não indicam rotineiramente a ecoendoscopia após o tratamento destes pacientes.[26,34]

Como conclusão, a ecoendoscopia é reconhecida como o melhor método para o estadiamento dos linfomas gástricos primários. Tem papel de destaque no estadiamento dos linfomas de baixo grau, determinando a escolha do tratamento. Para o seguimento dos pacientes, a ecoendoscopia é controversa.

TRATAMENTO

A terapia de erradicação do *Helicobacter pylori* deve ser dada a todos os pacientes com linfomas MALT gástricos, independentemente do estádio.[9] Regimes *anti-Helicobacter* combinando inibidor da bomba

Fig. 68-3. (a) Endoscopia, mostrando ulcerações no antro gástrico. (b) Ecoendoscopia radial do estômago, mostrando espessamento e fusão de todas as camadas gástricas, hipoecogênico (linhas azuis) e linfonodo perigástrico. Estadiamento ecoendoscópico: UT3, N+.

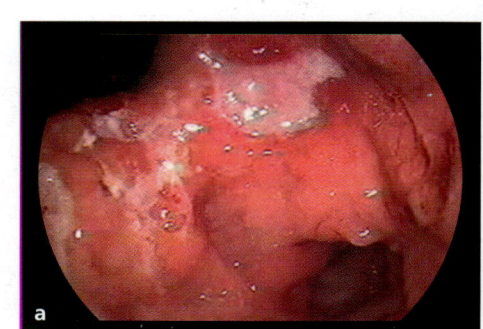

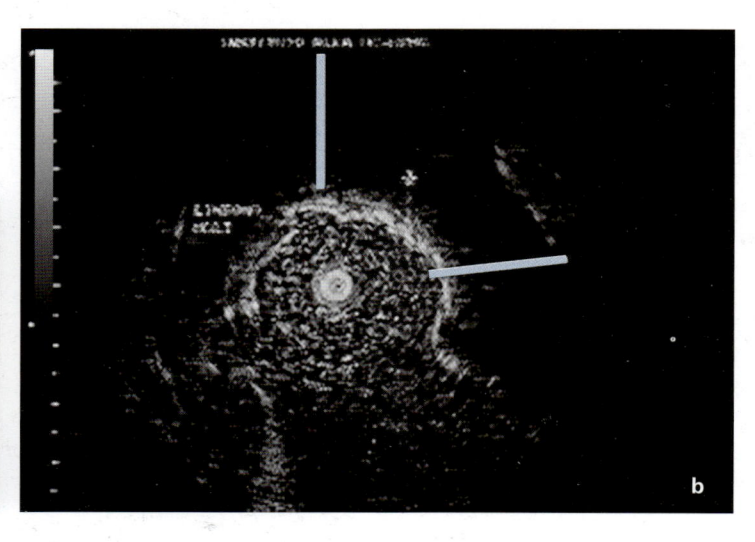

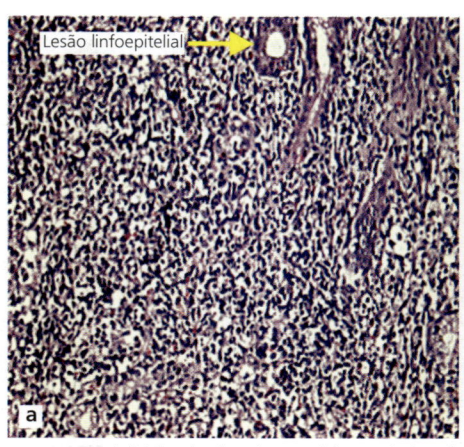

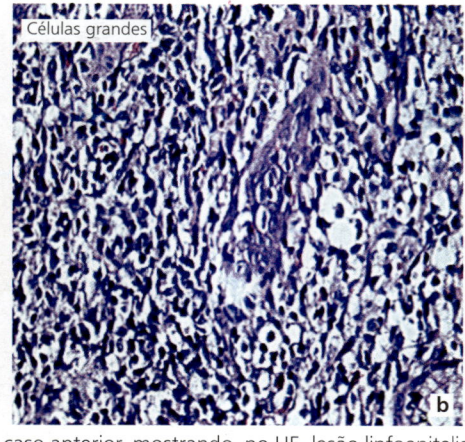

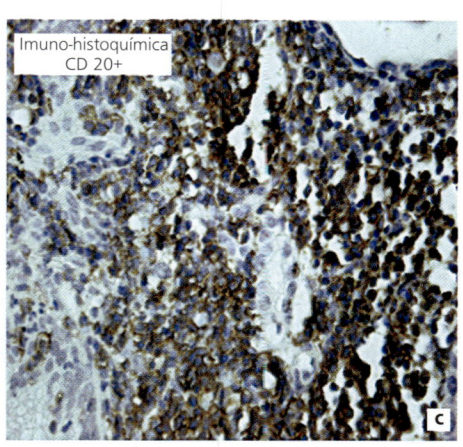

Fig. 68-4. (a) Histologia e imuno-histoquímica do caso anterior, mostrando, no HE, lesão linfoepitelial (seta amarela); (b) células gigantes; (c) e imuno-histoquímica com CD 20+. Cortesia da Professora Ana Margarida Miguel Ferreira Nogueira.

Fig. 68-5. (a) Controle endoscópico do caso anterior após 6 meses do tratamento com quimioterapia e erradicação do *H. pylori*, mostrando áreas brancacentas. Biópsias negativas para linfoma. (b) Ecoendoscopia, mostrando as camadas da parede gástrica bem individualizadas, com espessura normal.

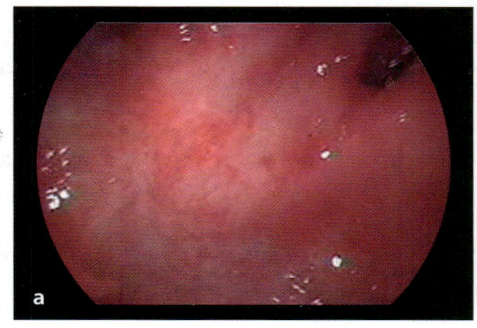

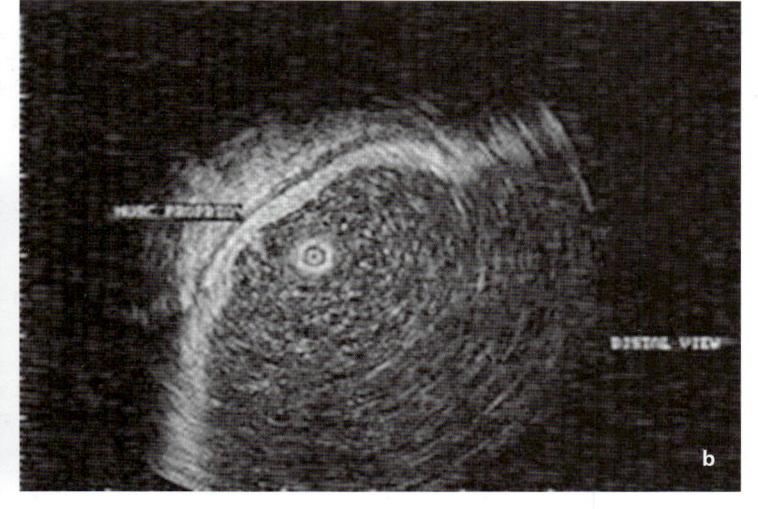

de prótons (IBP), além de terapia tripla com base em claritromicina com amoxicilina ou metronidazol por 10-14 dias são geralmente altamente eficazes.[13]

Em um estudo com 51 pacientes, com *follow-up* de 2 anos, houve erradicação do *H. pylori* em 88% dos casos, com regressão do linfoma em 55%. Destas regressões, 75% dos pacientes eram estádio T1 mN0, 58% eram T1smN0, 50% eram T1 mN1 e T1smN1, 25% eram T2N0 e nenhum paciente apresentou regressão com estádio T2N1.[5]

Em caso de não resposta ao tratamento do *Helicobacter pylori*, ou pacientes sintomáticos com estágios mais avançados da afecção, o tratamento oncológico deve ser considerado com radioterapia e/ou quimioterapia.

REFERÊNCIAS BIBLIOGRÁFICAS

1. Bertoni F, Coiffier B, Salles G et al. MALT Lymphomas: pathogenesis can drive treatment. *Oncology* 2011;25:1134-42.
2. Bertoni F, Zucca E. State-of-the-art therapeutics: marginal-zone lymphoma. *J Clin Oncol* 2005;23:6415-20.
3. Burke JS. Lymphoproliferative disorders of the gastrointestinal tract: a review and pragmatic guide to diagnosis. *Arch Pathol Lab Med* 2011;135:1283-97.
4. Caletti G, Fusaroli P, Togliani T. EUS in MALT lymphoma. *Gastrointest Endosc* 2002;56:S21-26.
5. Caletti G, Zinzani PL, Fusaroli P et al. The importance of endoscopic ultrasonography in the management of low-grade gastric mucosa-associated lymphoid tissue lymphoma. *Aliment Pharmacol Ther* 2002;16:1715-22.
6. Caro LE, Orsini ET, Ardengh JC. Linfoma gástrico. In: Ardengh JC. *Ecoendoscopia na prática da gastroenterologia*. São Paulo: Sarvier, 2007. p. 229-46.
7. Catalano MF, Sivak MV, Rice T. Endosonographic features predictive of lymph node metastasis. *Gastrointest Endosc* 1994;40:442-46.
8. Di Raimondo F, Caruso L, Bonanno G et al. Is endoscopic ultrasound clinically useful for follow-up of gastric lymphoma? *Ann Oncol* 2007;18:351-56.
9. Dreyling M, Thieblemont C, Gallamini A et al. ESMO Consensus conferences: guidelines on malignant lymphoma. part 2: marginal zone lymphoma, mantle cell lymphoma, peripheral T-cell lymphoma. *Ann Oncol* 2013;24:857-77.
10. El-Zahabi, Jamali FR, El-Hajj II et al. The value of EUS in predicting the response of gastric mucosa-associated lymphoid tissue lymphoma to Helicobacter pylori eradication. *Gastrointest Endosc* 2007;65:89-96.
11. Ferrucci PF, Zucca E. Primary gastric lymphoma pathogenesis and treatment: what has changed over the past 10 years? *Br J Haematol* 2007;136:521-38.
12. Fischbach W, Al-Taie O. Staging role of EUS. *Best Pract Res Clin Gastroenterol* 2010;24:13-17.
13. Fuccio L, Laterza L, Zagari RM et al. Treatment of Helicobacter pylori infection. *BMJ* 2008;337:1136-454.
14. Fusaroli P, Caletti G. Endoscopic ultrasonography: current clinical role. *Eur J Gastroenterol Hepatol* 2005;17:293-301.
15. Gan SI, Rajan E, Adler DG et al. Guideline: Role of EUS. *Gastrointest Endosc* 2007;66:425-34.
16. Ghimire P, Wu GY, Zhu L. Primary gastrointestinal lymphoma. *World J Gastroenterol* 2011;17:697-707.
17. Isaacson PG, Chott A, Nakamura S et al. Extranodal marginal zone B-cell lymphoma of mucosa-associated lymphoid tissue (MALT lymphoma). In Swerdlow SH, Campo E, Harris NL et al. (Eds.). *WHO classification of tumours of haematopoietic and lymphoid tissues*. Lyon: IARC, 2008. p. 214-17.
18. Jansen J. The impact of EUS in primary gastric lymphoma. *Best Pract Res Clin Gastroenterol* 2009;23:671-78.

19. Lima KS, Albuquerque W, Arantes VN et al. Helicobacter pylori and t(11;18)(q21;q21) translocation in gastric malt lymphoma. *Arq Gastroenterol* 2014;51(2):84-89.
20. Lügering N, Menzel J, Kucharzik T et al. Impact of miniprobes compared to conventional endosonography in the staging of low-grade gastric malt lymphoma. *Endoscopy* 2001;33:832-37.
21. Püspök A, Raderer M, Chott A. Endoscopic ultrasound in the follow up and response assessment of patients with primary gastric lymphoma. *Gut* 2002;51:691-94.
22. Raderer M, Wöhrer S, Streubel B. Assessment of disease dissemination in gastric compared with extragastric mucosa-associated lymphoid tissue lymphoma using extensive staging: a single-center experience. *J Clin Oncol* 2006;24:3136-41.
23. Ribeiro A, Vazquez-Sequeiros E, Wiersema LM. EUS-guided fine-needle aspiration combined with flow cytometry and immunocytochemistry in the diagnosis of lymphoma. *Gastrointest Endosc* 2001;53:485-91.
24. Rohatiner A, d'Amore F, Coiffier B et al. Report on a workshop convened to discuss the pathological and staging classifications of gastrointestinal tract lymphoma. *Ann Oncol* 1994;5:397-400.
25. Ruskoné-Fourmestraux A, Dragosics B, Morgner A. Paris staging system for primary gastrointestinal lymphomas. *Gut* 2003;52:912-13.
26. Ruskoné-Fourmestraux A, Fischbach W, Aleman BM. EGILS consensus report. Gastric extranodal marginal zone B-cell lymphoma of MALT. *Gut* 2011;60:747-58.
27. Suekane H Lida M, Yao T et al. Endoscopic ultrasonography in primary gastric lymphoma: correlation with endoscopic and histologic findings. *Gastrointest Endosc* 1993;39:139-45.
28. Thieblemont C. Clinical presentation and management of marginal zone lymphomas. *Hematology Am Soc Hematol Educ Program* 2005;307-13.
29. Toyoda H, Ono T, Kiyose M et al. Gastric mucosa-associated lymphoid tissue lymphoma with a focal high-grade component diagnosed by EUS and endoscopic mucosal resection for histologic evaluation. *Gastrointest Endosc.* 2000;51:752-55.
30. Vetro C, Romano A, Amico I et al. Endoscopic features of gastro-intestinal lymphomas: From diagnosis to follow-up. *World J Gastroenterol* 2014;20:12993-3005.
31. Vetro C, Romano A, Palumbo GA et al. Role of the Endoscopic Ultrasonography in the Management of Gastric Lymphomas: Our *Experience and Review of Literature. Ultrasound Imaging – Medical Applications*. INTEC. 2011. p. 235-58.
32. Wang GB, Xu GL, Luo GY et al. Primary intestinal non-Hodgkin's lymphoma: a clinicopathologic analysis of 81 patients. *World J Gastroenterol* 2011;17:4625-31.
33. Yeh HZ, Chen GH, Chang WD. Long-term follow up of gastric low-grade mucosa-associated lymphoid tissue lymphoma by endosonography emphasizing the application of a miniature ultrasound probe. *J Gastroenterol Hepatol* 2003;18:162-67.
34. Zucca E, Copie-Bergman C, Ricardi U et al. Gastric marginal zone lymphoma of MALT type: ESMO Clinical Practice Guidelines for diagnosis, treatment and follow-up. *Ann Oncol* 2013;24:S6, 144-48.
35. Zullo A, Hassan C, Ridola L et al. Gastric MALT lymphoma: old and new insights. *Ann Gastroenterol* 2014;27:27-3.

69 Estadiamento das Neoplasias de Esôfago, Estômago e Reto por Ecoendoscopia

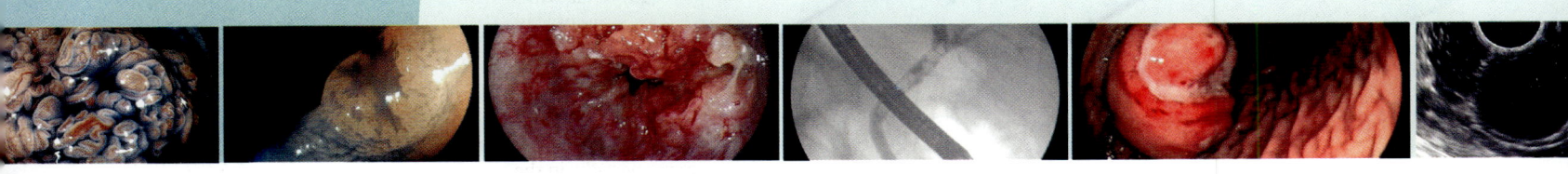

Nutianne Camargo Schneider

INTRODUÇÃO

A ultrassonografia endoscópica, endossonografia ou ecoendoscopia (EE) participa ativamente do estadiamento locorregional das neoplasias de esôfago, estômago e reto.

Existem dois modelos de ecoendoscópios:

- Ecoendoscópio radial com cortes de 360 graus perpendiculares ao eixo do aparelho, semelhantes aos cortes tomográficos (Fig. 69-1).
- Ecoendoscópio setorial, com faixas de varredura de diferentes graus, este apresenta a possibilidade de realizar punção ecoguiada com agulha fina (PAAF) concomitantemente (Fig. 69-2).

As frequências variam de 5-12 MHz, dependendo da profundidade da lesão. Quanto maior a frequência empregada, menor será a profundidade alcançada, porém melhor será a definição da imagem.

Existem ainda os *miniprobes* de alta frequência, que são cateteres flexíveis introduzidos pelo canal de trabalho, com maior precisão em lesões superficiais, mas frequentemente insuficientes para avaliação de profundidade e de acometimento linfonodal locorregional (Fig. 69-3).[2]

Fig. 69-1. Ecoendoscópio radial.

NEOPLASIA ESOFÁGICA

Os dois tipos histológicos mais comuns de neoplasia esofágica são o adenocarcinoma e o carcinoma epidermoide. Menos de 2% das neoplasias esofágicas são sarcomas, linfomas, melanomas etc. O carcinoma epidermoide está relacionado com o fumo e com o álcool, e o adenocarcinoma apresenta íntima relação com a doença do refluxo gastroesofágico (DRGE) e com o esôfago de Barrett (metaplasia colunar com células caliciformes). Pacientes com esôfago de Barrett tem 50 a 100 vezes mais chance de apresentar um adenocarcinoma esofágico, no entanto, a maioria não desenvolve a neoplasia (risco anual 0,12%).[19]

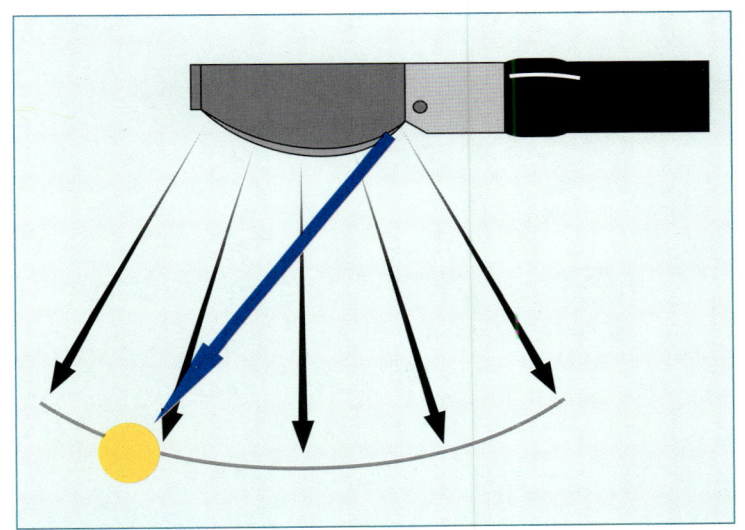

Fig. 69-2. Ecoendoscópio setorial.

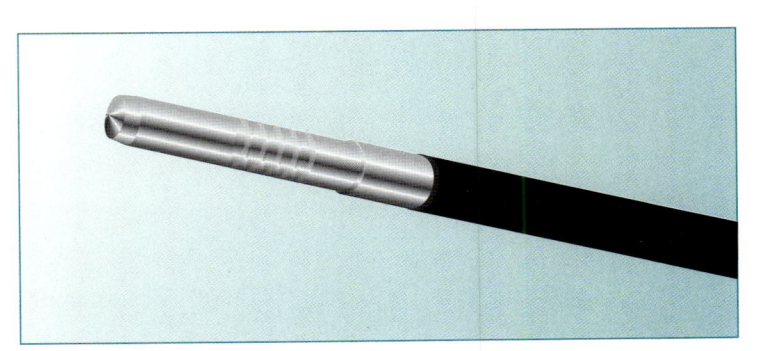

Fig. 69-3. *Miniprobe* de alta frequência.

Ao exame ecográfico, a parede esofágica é composta de cinco camadas: a primeira é a camada da interface entre o aparelho e a mucosa (hiperecoica), a segunda é a camada muscular da mucosa (hipoecoica), a terceira é a camada submucosa (hiperecoica), a quarta é a camada muscular própria (hipoecoica) e a quinta é a camada hiperecoica, que, na verdade, é a adventícia (uma vez que o esôfago não possui serosa).

O prognóstico da neoplasia esofágica depende do seu adequado estadiamento tanto regional quanto a distância. Como o esôfago não apresenta serosa e apresenta extenso sistema linfo-hemático, a extensão local do tumor pode atingir rapidamente estruturas adjacentes e distantes (Fig. 69-4).[19]

Avaliação do Tumor (TNM)

A EE é o melhor exame para determinar a profundidade de invasão tumoral e identificar a presença de linfonodos regionais. Pode predizer os casos que se beneficiariam de tratamento endoscópico (lesões que atingem, no máximo, até a lâmina própria em carcinomas epidermoides e lesões que atingem até, no máximo, 200 micrômetros da submucosa em adenocarcinomas), de tratamento cirúrgico nas lesões que atingem a camada muscular própria (T2) ou de tratamento neoadjuvante, nas lesões que atingem a adventícia ou estruturas adjacentes (T3 ou T4). Dessa forma, a EE pode mudar o tratamento em até 44% dos casos (Fig. 69-5).[4,22]

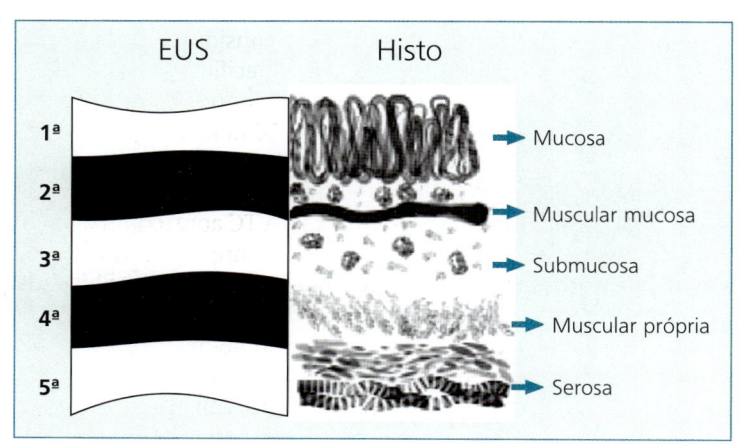

Fig. 69-4. Correlação das camadas da parede do TGI e os achados ecoendoscópicos.

Um espessamento da parede esofágica maior do que 5 mm já é considerado anormal (a espessura usual é de 3 mm). Nesse aspecto, a EE é o exame mais acurado para avaliar a lesão tumoral. A EE é capaz de determinar o adequado estadiamento T pré-operatório em 76-89% dos casos, quando comparada a 49-59% da tomografia computadorizada (TC).[19] Enquanto a EE é melhor para definir a profundidade de invasão tumoral e linfonodos locorregionais, a TC é melhor na definição da invasão de estruturas adjacentes.[14]

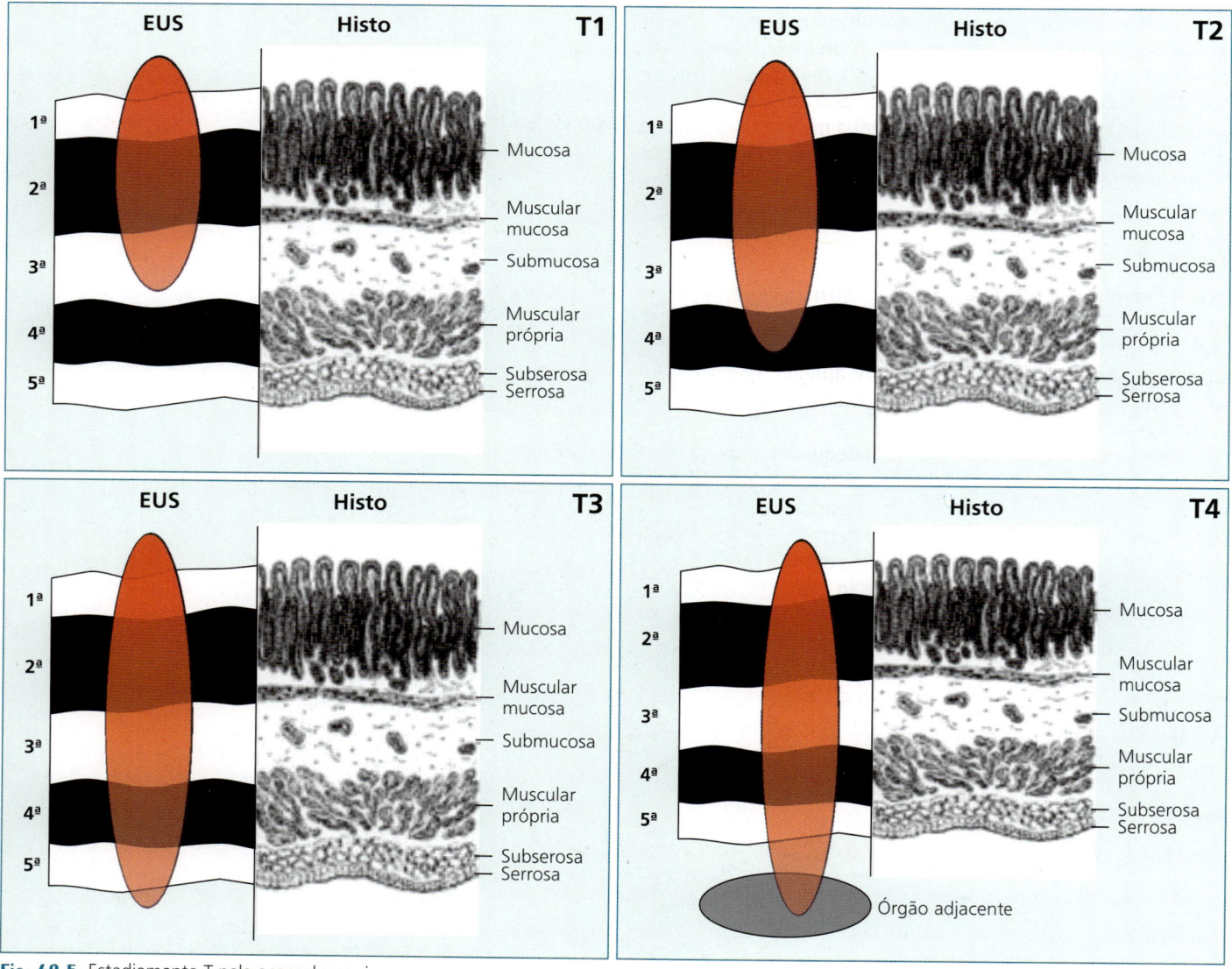

Fig. 69-5. Estadiamento T pela ecoendoscopia.

Linfonodos maiores do que 1 cm são considerados grandes e apresentam sensibilidade de 30-60% e especificidade de 60-80% para malignidade. Outras características linfonodais que sugerem malignidade, além do tamanho maior que 10 mm, são: bordas bem delimitadas, ecogenicidade homogênea e forma arredondada. A EE apresenta sensibilidade de 80% e especificidade de 70% (sem PAAF) na detecção de linfonodos locorregionais. A TC apresenta sensibilidade de 50% e especificidade de 83%, enquanto a tomografia por emissão de pósitrons (PET-TC) apresenta 57 e 85% de sensibilidade e de especificidade, respectivamente.[14]

A acurácia da TC para linfonodos é de 46-58% e da EE é de 72-80%, podendo ser maior se realizada a PAAF. O PET-TC é melhor para lesões metastáticas no estadiamento sistêmico.

Cerca de 20-30% dos pacientes já apresentam metástases no momento do diagnóstico. Os sítios mais comuns são fígado, pulmões, ossos, sistema nervoso central, suprarrenais e rins. O PET-TC é o exame ideal na busca de lesões a distância. A sensibilidade e a especificidade do PET-TC na identificação de lesões a distância é de 81 e 91%, comparado a 81 e 82% para TC, e 73 e 86% para EE.[31]

EE e Neoplasia Superficial

De acordo com a AJCC *(American Joint Committee on Cancer)* são chamados superficiais (T1) os tumores que não ultrapassam a camada submucosa, podendo ser divididos em T1 m (acomete a mucosa) e T1sm (acomete a submucosa). Em metanálise com 1.019 pacientes, a EE apresentou sensibilidade e especificidade em T1 m de 85 e 87%, e em T1sm de 86 e 86%, respectivamente.[29]

O tratamento endoscópico da neoplasia esofágica precoce, seja por mucosectomia ou por dissecção de submucosa, é uma alternativa bem estabelecida, quando o risco de metástase linfonodal é considerado nulo ou muito baixo (< 3%). A determinação deste risco depende diretamente do acometimento em profundidade da parede esofágica. Lesões que acometem a muscular da mucosa apresentam 5% de risco de metástase em linfonodos regionais, dessa forma, contraindicando o tratamento endoscópico.[2]

EE e Neoplasia Avançada

A neoplasia esofágica apresenta-se na EE como uma massa hipoecoica que destrói a estratificação normal da parede esofágica. Pode acometer a camada muscular própria (T2), a camada adventícia (T3) ou atingir estruturas adjacentes (T4). A EE apresenta acurácia de 86% para neoplasias T4, indicando tumor avançado e necessidade de tratamento paliativo.[31]

A EE apresenta dificuldade de avaliar adequadamente os casos de tumores estenosantes (sensibilidade de 28% e especificidade de 72%), quando comparada a tumores não estenosantes (sensibilidade de 81% e especificidade de 86%). Uma alternativa para a realização do estadiamento ecoendoscópico nesses casos é a dilatação tumoral com velas de Savary-Gilliard ou balão pneumático, porém, com risco de perfuração de 24%. Uma alternativa nos casos de tumores estenosantes é o uso de *miniprobes* que passariam através dos pequenos pertuitos. Entretanto, esses apresentam limitação no estadiamento profundo e locorregional da lesão.[31]

EE e Linfonodos

Existem quatro critérios para predizer malignidade em linfonodos: tamanho maior que 10 mm, forma arredondada, bordas lisas e ecogenicidade homogênea. Na presença destes quatro critérios, há 86-100% de chance de malignidade, porém, apenas 25% dos linfonodos apresentam todas essas características.[3]

A presença de linfonodos positivos, principalmente em lesão T2, indica a realização de neoadjuvância. A PAAF pode auxiliar nessa decisão, já que apresenta acurácia maior de 85% (quando comparada ao padrão ouro: a histologia cirúrgica). A EE com PAAF apresenta maior acurácia, 87 vs. 74%, quando comparada apenas à imagem ecoendoscópica isolada e 87 vs. 51%, quando comparada à TC.[30]

O critério ideal para definição de linfonodos malignos na EE ainda está em discussão. Hoje, além dos quatro critérios citados anteriormente, a presença de lesão T3/T4, linfonodos celíacos ou mais de cinco linfonodos são acurados para predizer malignidade e indicar PAAF.[14]

EE e Reestadiamento

Para pacientes que são submetidos à neoadjuvância, não há um exame ideal para avaliar a resposta ao tratamento. Na reavaliação pós-neoadjuvância, a EE apresenta acurácia de 30% (padrão ouro considerando a patologia cirúrgica). Essa acurácia é considerada baixa, quando comparada à acurácia geral de 85% da EE no pré-tratamento. Isto se deve à dificuldade de avaliar a presença de fibrose e/ou inflamação após o tratamento ou presença de tumor residual.

Alguns autores adotam o critério de resposta à neoadjuvância uma redução de, pelo menos, 50% na área de secção transversal do tumor (valor preditivo positivo de 80% para regressão tumoral).[32]

EE e Recidiva

Em pacientes com suspeita de recidiva que apresentam endoscopia digestiva alta e TC negativas, a EE apresenta sensibilidade e especificidade > 90% na detecção da recidiva.[6] A EE apresenta valor preditivo positivo para recidiva em anastomose de, aproximadamente, 92% (quando cerca de 2/3 dos pacientes ainda são assintomáticos), mas infelizmente essa detecção ainda não se provou aumentar a sobrevida. Sempre que houver suspeita de recidiva local com EDA e TC negativas, a PAAF está formalmente indicada.[14]

NEOPLASIA GÁSTRICA

A maioria das neoplasias gástricas é do tipo adenocarcinoma. Outros são linfomas, tumores neuroendócrinos, sarcomas etc. A endoscopia digestiva alta é o melhor exame para realização do diagnóstico e permite a coleta de material para exame histológico.[6,16]

No momento do diagnóstico da neoplasia gástrica, cerca de 50% dos pacientes apresentam doença localmente avançada e apenas cerca da metade desses pacientes poderá receber tratamento com intenção curativa.[15,16]

O estadiamento da neoplasia gástrica é realizado por um conjunto de procedimentos: EE, TC toracoabdominal, PET-TC e videolaparoscopia. A EE participa ativamente do estadiamento locorregional do tumor gástrico. Pode ser realizada por ecoendoscópios radiais e setoriais e pelo uso de *miniprobes* de alta frequência (para lesões pequenas e superficiais).[16]

A parede gástrica é composta de 5 camadas ecograficamente distintas, quando se empregam frequências entre 5 e 12 MHz: a primeira camada hiperecoica (interface acústica e mucosa), segunda camada hipoecoica (camada muscular da mucosa), terceira camada hiperecoica (camada submucosa), quarta camada hipoecoica (camada muscular própria) e quinta camada hiperecoica (camada serosa) (Fig. 69-4).

A neoplasia gástrica geralmente apresenta-se na EE como uma lesão hipoecoica, heterogênea, com destruição, espessamento e irregularidades das camadas acometidas. Conforme o NCCN *(National Comprehensive Cancer Network)* a EUS está indicada no estadiamento de todos os casos sem evidência de metástases.[16]

Estadiamento TNM

Com base na última classificação do TNM:[1]

- Lesões que acometem a mucosa e a submucosa são consideradas T1.
- Lesões que acometem até a muscular própria são consideradas T2.
- Lesões que atingem a serosa são chamadas T3.
- Lesões que ultrapassam a serosa e atingem órgãos adjacentes são consideradas T4 (Fig. 69-5).

Quanto ao comprometimento linfonodal, chamamos:

- N1 quando acomete até dois linfonodos.
- N2 quando acomete de três a seis linfonodos.
- N3 quando acomete sete ou mais linfonodos.

A presença de metástases a distância ou citologia peritoneal positiva é considerada doença M1.

A neoplasia gástrica pode ser dividida em precoce e avançada. É chamada de neoplasia precoce quando acomete até 500 micrômetros da submucosa e pode ser submetida a tratamento endoscópico (mucosectomia e/ou dissecção de submucosa), pois há comprometimento linfonodal em menos de 3% dos casos. Lesões que atingem mais de 1 mm de profundidade da submucosa sugerem que há invasão completa da submucosa em > 90% dos casos.[2,15]

A neoplasia é chamada de avançada quando atinge a muscular própria (atingindo a serosa ou não), visto que a chance de acometimento linfonodal tumoral é de 20%.[15] Nesses casos, está indicado tratamento combinado, seja adjuvante ou neoadjuvante.

A EE é o método mais seguro na avaliação da profundidade da invasão tumoral, particularmente em lesões precoces. Em metanálise de 22 estudos com 1.896 pacientes, a EE apresentou sensibilidade média de 88% para T1, 82% para T2, 90% para T3 e 99% para T4. Observa-se nesses valores a dificuldade para a avaliação adequada da invasão da camada muscular própria (T2). A invasão da muscular própria pode sofrer um superestadiamento em até 30% dos casos em razão da presença de inflamação, ulceração, fibrose e reação desmoplásica. O subestadiamento em T2 ocorre em até 10% pela não detecção de microfocos tumorais.[23] *Mocellin et al.*, em metanálise envolvendo 3.510 pacientes, determinaram que a EE pode diferenciar neoplasias precoces de neoplasias avançadas com sensibilidade de 86% e especificidade de 91%.[18] Quando comparamos a EE a outros métodos de imagem, como TC e RM, obtem-se acurácia que oscila entre 65 e 92% para EE, 77 e 89% para TC e 71 e 82% para RM (Fig. 69-6).[2,5,13]

A avaliação linfonodal por EE apresenta sensibilidade de 59% e especificidade de 87% para doença N1, e sensibilidade de 65% e especificidade de 92% para doença N2.[18] Quando avaliada apenas a presença ou a ausência de linfonodos, em metanálise com 3.315 pacientes, a sensibilidade média da EE foi de 69%, enquanto a especificidade foi de 84%.[18] Em outro estudo, a sensibilidade mediana para estadiamento N pela EE foi de 71%, pela TC foi de 80% e pela RM foi de 68%.[2]

Na avaliação do estádio N encontrou-se uma acurácia média de 49% para a EE e 44% para a TC.[5] Em estudos comparativos entre a EE e a RM para a avaliação do estádio N, a acurácia média foi de 66% para EE e 68% para RM. Quando associados, os dois métodos elevam a acurácia para 90% na avaliação do T e 71% na avaliação do N.[13] Dessa forma, conclui-se que os exames de imagem são complementares (Fig. 69-7).

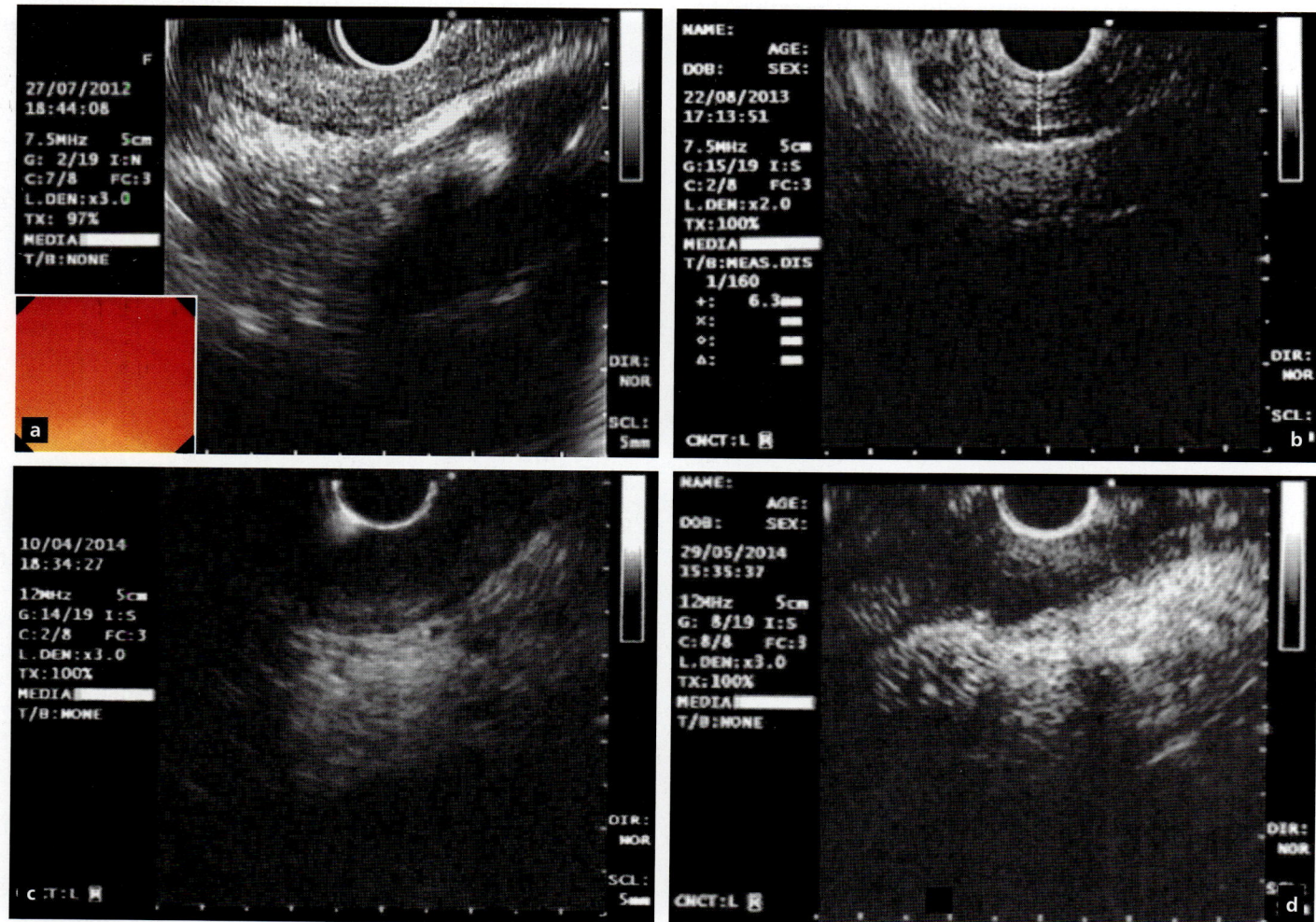

Fig. 69-6. Neoplasia gástrica: (**a**) T1sm; (**b**) T2; (**c**) T3; (**d**) T4.

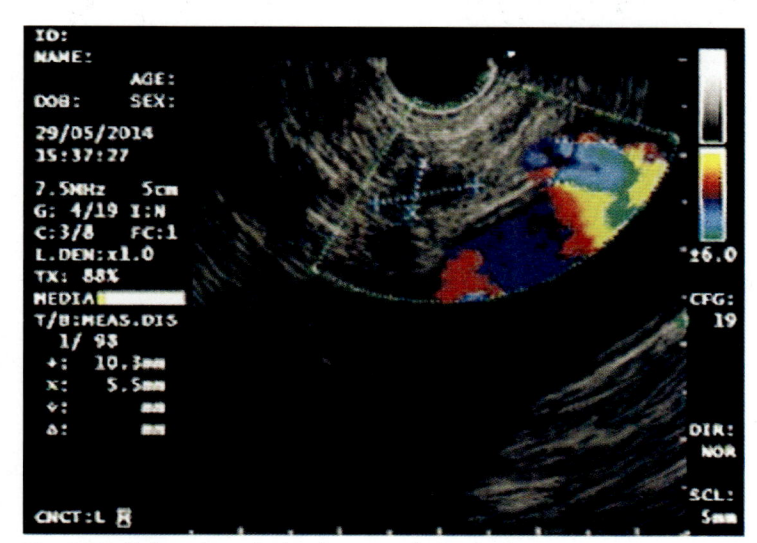

Fig. 69-7. Linfonodo perilesional em neoplasia gástrica.

Influência no Manejo

A importância da EE no estadiamento da neoplasia gástrica já está bem definida. Entretanto, ainda são poucos os estudos que demonstram o impacto deste exame no manejo. Em estudo realizado por *Papanikolaou et al.*, a EE alterou o manejo em 1/3 dos casos e, em 85% deles, sugeriu terapêutica paliativa em vez de cirúrgica.[21] Em outros casos, a EE direciona o paciente para neoadjuvância antes do tratamento cirúrgico.

A PAAF também pode impactar no manejo dos pacientes com neoplasia gástrica. Em estudo conduzido por *Hassan et al.* com 234 portadores de neoplasia gástrica, 81 pacientes apresentavam linfonodos distantes da lesão primária, estes foram submetidos à PAAF.[9] Em 27 dos 81 linfonodos, houve confirmação de linfadenopatia metastática a distância, alterando o tratamento em 15% dos pacientes.

EE e Reestadiamento

A EE apresenta baixa acurácia no reestadiamento após tratamento neoadjuvante, em razão da dificuldade em diferenciar tumor residual de inflamação reacional. A acurácia do estádio T diminui para 25%, enquanto a do N reduz para 49% depois da neoadjuvância, quando comparada à acurácia pré-tratamento de 65-92% para T e de 66-90% para N. Uma alternativa para o reestadiamento após neoadjuvância seria a reconstrução tridimensional ou a medida da redução do volume tumoral.[7]

NEOPLASIA RETAL

Aproximadamente 25-30% das neoplasias do intestino grosso localizam-se no reto. Frequentemente, somente a cirurgia isolada como tratamento é associada a altas taxas de recidiva local (5-20%). Entretanto, a combinação de tratamento neoadjuvante e adjuvante e a associação com a excisão do mesorreto reduziram drasticamente estes números.[33]

O adequado estadiamento da neoplasia de reto poderá identificar os pacientes que mais se beneficiarão deste tratamento combinado.

A ultrassonografia transretal (UTR) é essencial no estadiamento adequado da neoplasia retal. Pode ser feita por sondas rígidas, *miniprobes* e/ou ecoendoscópios (radiais/setoriais), dependendo das condições anatômicas do paciente.[27]

A UTR na avaliação de lesões, que atingem até a mucosa e a submucosa (T1), determina se a ressecção poderá ser endoscópica ou cirúrgica; na avaliação de lesões que atingem a muscular própria (T2) e que invadem a adventícia, atingindo a gordura perirretal (T3), determina a necessidade de neoadjuvância pré-operatória e é útil no seguimento após a cirurgia.[11]

Estadiamento

A neoplasia retal pode ser dividida em:

- *Neoplasia precoce:* quando a lesão tumoral atinge até a camada submucosa (T1).
- *Neoplasia avançada:* quando atinge a camada muscular própria (T2), o tecido perirretal (T3) ou estruturas adjacentes (T4).

Quanto à presença de linfonodos, quando malignos, geralmente são maiores que 5 mm, de margens irregulares, redondos e homogêneos. Classificamos como: N1 até três linfonodos regionais e N2 mais de quatro linfonodos regionais.[8,11]

A UTR é superior à TC e à RM na avaliação do estádio T: UTR apresenta acurácia entre 80-95%, comparada a 65-75% da TC e 75-85% da RM.[12,17,26]

Uma metanálise realizada por *Puli et al.*, envolvendo 42 estudos, estimou a sensibilidade e a especificidade da UTR no estadiamento T em: T1 de 88 e de 98%, T2 de 81 e de 96%, T3 de 96 e de 98% e T4 de 95 e de 98%, respectivamente.[24]

O maior benefício da UTR seria no estaciamento T, levando a uma alteração de conduta em 1/3 dos pacientes, na maioria das vezes indicando neoadjuvância pré-operatória (T geralmente é subestimado quando usada apenas TC).[24] O superestadiamento pela UTR é mais comum que o subestadiamento e geralmente ocorre nos tumores T2 pela presença de inflamação e reação desmoplásica tumoral.[24]

Na avaliação linfonodal, a acurácia da UTR (entre 70-75%) assemelha-se à acurácia da TC (55-65%) e da RM (60-65%).[26]

Metanálise conduzida por *Puli et al.* compilou 35 estudos e encontrou uma sensibilidade de 73% e especificidade de 76% da UTR na avaliação do envolvimento linfonodal.[25] A dificuldade da avaliação linfonodal reside no quesito que mais da metade dos linfonodos metastáticos tem menos do que 5 mm e está localizado até 3 cm do tumor primário. Um linfonodo de 9 mm apresenta 95% de especificidade para malignidade.[11]

A PAAF de lifonodos não parece mudar o estadiamento da neoplasia retal. A maior indicação de PAAF residiria em pacientes com doença T1 ou T2, cuja presença de linfonodos tumorais levaria à neoadjuvância (Figs. 69-8 a 69-11).[27]

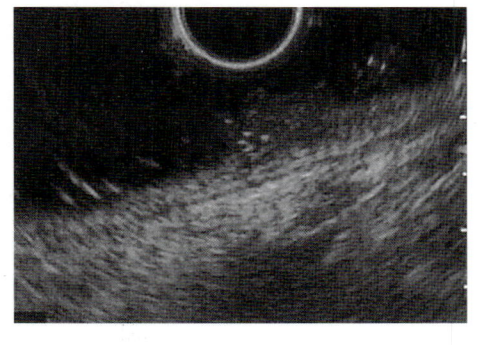

Fig. 69-8. Neoplasia de reto com invasão da submucosa – não invade muscular própria.

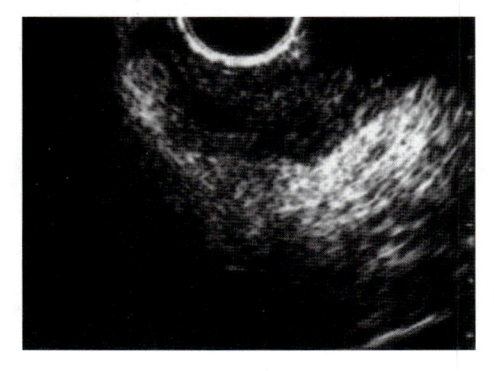

Fig. 69-9. Lesão que invade a gordura perirretal.

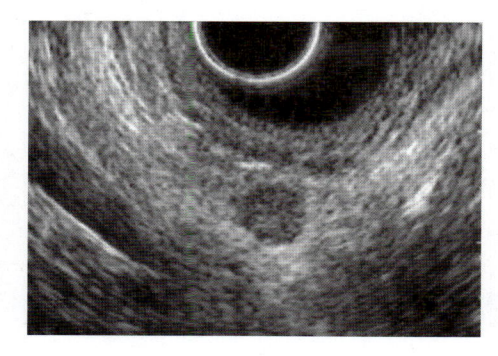

Fig. 69-10. Linfonodo perirretal.

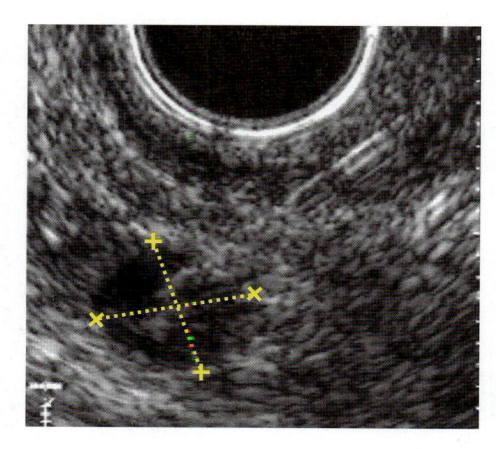

Fig. 69-11. PAAF de linfonodo perirretal.

UTR na Recidiva

A recidiva da neoplasia retal pode ocorrer profundamente na pelve, de forma extraluminal, dificultando o diagnóstico endoscópico. Nesse contexto, a TC pode não ser capaz de distinguir alterações pós-operatórias de fibrose/inflamação da recidiva tumoral. A UTR é superior na detecção de recidiva tumoral. Estudos demonstraram superioridade da UTR, quando comparada à TC pélvica na detecção de recidiva local: a sensibilidade da UTR foi de 100%, quando comparada à sensibilidade da TC de 82-85%.[20,25]

A UTR possibilita a realização de PAAF para confirmação histológica de recidiva tumoral. A PAAF melhora a acurácia da UTR na avaliação de recidiva, passando de 75% sem PAAF para 92% com PAAF.[28]

Todavia, ainda não existe consenso sobre a realização de UTR no seguimento dos pacientes com neoplasia retal, nem quando e nem que intervalos deva ser feita. Sabe-se que aqueles pacientes com alta probabilidade de recidiva local (tumores localmente avançados) se beneficiam da UTR no acompanhamento.[10]

REFERÊNCIAS BIBLIOGRÁFICAS

1. AJCC. *Cancer staging manual.* 7th ed. New York: Springer, 2010.
2. Arantes V, Vigil RM. Câncer do esôfago e da cárdia. In: Núcleo de Ecoendoscopia da SOBED/Albuquerque W et al. *Ecoendoscopia.* Rio de Janeiro: Revinter, 2012. p. 51-62.
3. Buthani MS, Hawes RH, Hoffman BJ. A comparison of the accuracy of echo features during EUS and EUS-FNA for diagnosis of malignant lymph node invasion. *Gastrointest Endosc* 1997;45:474-79.
4. Cho JW. The role of EUS in T staging: early gastric cancer and esophageal cancer. *Clin Endosc* 2013;46:239-42.
5. Feng X-y, Wang W, Lou G-y et al. Comparison of endoscopic ultrasonography and multislice spiral computed tomography for the preoperative staging of gastric cancer – Results of a Single Institution Study of 610 Chinese Patients. *PLoS ONE* 2013;8(11):e78846.
6. Graham DY, Schwartz JT, Cain GD et al. Prospective evaluation of biopsy number in the diagnosis of esophageal and gastric carcinoma. *Gastroenterology* 1982;82:228-31.
7. Hallinan J, Venkatesh S. Gastric carcinoma: imaging diagnosis, staging and assessment of treatment response. *Cancer Imag* 2013;13:212-27.
8. Harewood GC, Wiersema MJ. *Up to date:* endoscopic ultrasound in rectal cancer. Acesso em: Feb. 2015. Disponível em: <http://www.uptodate.com/contents/endoscopic-ultrasound-in-rectal-cancer>.
9. Hassan H, Vilmann P, Sharma V. Impact of EUS guided FNA on management of gastric carcinoma. *Gastrointest Endosc* 2010;71:500-4.
10. Hunerbein M, Totkas S, Moesta K et al. The role of transrectal ultrasound guided biopsy in the postoperative follow-up of patients with rectal cancer. *Surgery* 2001;129:164-69.
11. Kav T, Bayraktar Y. How useful is rectal endosonography in the staging of rectal cancer? *World J Gastroenterol* 2010;16:691-97.
12. Kwok H, Bissett IP, Hill GL. Preoperative staging of rectal cancer. *Int J Colorectal Dis* 2000;15:9-20.
13. Lei C, Huang L, Wang Y et al. Comparison of MRI and endoscope ultrasound detection in preoperative T/N staging of gastric cancer. *Mol Clin Oncol* 2013;1:699-702.
14. Lin J, Kligerman S, Goel R et al. State-of-the-art molecular imaging in esophageal cancer management: implications for diagnosis, prognosis and treatment. *J Gastrointest Oncol* 2015;6:3-19.
15. Lopes CV, Arantes V. Câncer gástrico. In: Núcleo de Ecoendoscopia da SOBED, Albuquerque W et al. *Ecoendoscopia.* Rio de Janeiro: Revinter, 2012. p. 63-70.
16. Mansfield P. *Up to date:* clinical features, diagnosis and staging of gastric cancer. Acesso em: Feb. 2015. Disponível em: <http://www.uptodate.com/contents/clinical-features-diagnosis-and-staging-of-gastric-cancer>.
17. Meyenberger C, Huch Boni RA, Bertschinger P et al. Endoscopic ultrasound and endorectal magnetic resonance imaging: a prospective, comparative study for preoperative staging and follow-up of rectal cancer. *Endoscopy* 1995;27:469-79.
18. Mocellin S, Marchet A, Nitti D. EUS for the staging of gastric cancer: a meta-analysis. *Gastrointest Endosc* 2011;73:1122-34.
19. Napier KJ, Scheerer M, Misra S. Esophageal cancer: a review of epidemiology, pathogenesis, staging workup and treatment modalities. *World J Gastrointest Oncol* 2014;6:112-20.
20. Novell F, Pascuall S, Trias M et. al. Endorectal ultrasonography in the follow-up of rectal cancer. Is it a better way to detect early local recurrence? *Int J Colorectal Dis* 1997;12:78-81.
21. Papanikolaou IS, Triantafyllou M, Rosch T et al. EUS in the management of gastric cancer. *Ann Gastroenterol* 2011;24:9-15.
22. Puli SR, Reddy JB, Bechtold ML et al. Staging accuracy of esophageal cancer by endoscopic ultrasound: a meta-analysis and systematic review. *World J Gastroenterol* 2008;14:1479-90.
23. Puli SR, Reddy JB, Bechtold ML et al. How good is endoscopic ultrasound for TNM staging of gastric cancers? A meta-analysis and a systematic review. *World J Gastroenterol* 2008;14:4011-19.
24. Puli SR, Reddy JB, Bechtold ML et al. How good is endoscopic ultrasound in differentiating various T stages of rectal cancer? Meta-analysis and systematic review. *Ann Surg Oncol* 2009;16:254-65.
25. Puli SR, Reddy JB, Bechtold ML et al. Accuracy of endoscopic ultrasound to diagnose nodal invasion by rectal cancers: a meta-analysis and systematic review. *Ann Surg Oncol* 2009;16:1255-65.
26. Rifkin MD, Ehrlich SM, Marks G. Staging of rectal carcinoma: prospective comparison of endorectal US and CT. *Radiology* 1989;170:319-22.
27. Rossini LGB, Averbach M, Okawa L. Afecções do reto e canal anal. In: Núcleo de Ecoendoscopia da SOBED/Albuquerque W et al. *Ecoendoscopia.* Rio de Janeiro: Revinter, 2012. p. 153-62.
28. Rotondano G, Esposito P, Pellechia L et al. Early detection of locally recurrent rectal cancer by ultrasonography. *Br J Radiol* 1997;70:567-71.
29. Thosani N, Singh H, Kapadia A et al. Diagnostic accuracy of EUS in differentiating mucosal versus submucosal invasion of superficial esophageal cancers: a systematic review and meta-analysis. *Gastrointest Endosc* 2012;75:242-53.
30. Vazquez-Sequeiros E, Wiersema MJ, Clain JE et al. Impact of lymph node staging on therapy of esophageal carcinoma. *Gastroenterology* 2003;125:1626-35.
31. Wiersema M. *Up to date:* endoscopic ultrasound in esophageal carcinoma. Acesso em: Feb. 2015. Disponível em: <http://www.uptodate.com/contents/endoscopic-ultrasound-in-esophageal-carcinoma>.
32. Willis J, Cooper GS, Isenberg G et al. Correlation of EUS measurement with pathologic assessment of neoadjuvant therapy response in esophageal carcinoma. *Gastrointest Endosc* 2002;55:655-61.
33. Yimei J, Ren Z, Lu X et al. A comparison between the reference values of MRI and EUS and their usefulness to surgeons in rectal cancer. *Eur Rev Med Pharmacol Sci* 2012;16:2069-77.

70 Tumores Sólidos do Pâncreas

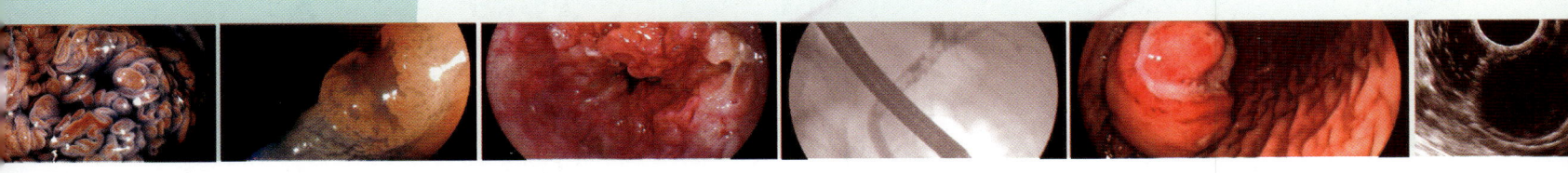

César Vivian Lopes

INTRODUÇÃO

Os tumores sólidos do pâncreas são constituídos, na maioria dos casos, pelo adenocarcinoma ductal, tendo na ressecção cirúrgica a única possibilidade de cura. Contudo, parcela considerável de casos é constituída por lesões de outra natureza, na sua maioria, necessitando abordagens cirúrgicas menos radicais ou tratamento clínico/endoscópico. A ecoendoscopia, associada à punção aspirativa com agulha fina (EE-PAAF), é importante adjunto no diagnóstico diferencial dos tumores sólidos do pâncreas e na tomada da decisão terapêutica.

Em três grandes séries, avaliando 1.624 pacientes com lesões sólidas do pâncreas submetidos à EE-PAAF, o adenocarcinoma, embora a lesão mais prevalente, totalizou 71% dos casos.[5,20,43] Nódulos de pancreatite crônica pseudotumoral, tumores neuroendócrinos e metástases para o pâncreas se seguiram em prevalência ao adenocarcinoma, afecções estas em que a cirurgia de Whipple não está indicada na maciça maioria dos casos. Ainda assim, duodenopancreatectomias por suspeita de neoplasia maligna são realizadas em condições benignas em até 11% dos casos, com complicações pós-operatórias acometendo até 21% dos pacientes.[1,82]

DIAGNÓSTICO DIFERENCIAL DOS TUMORES SÓLIDOS DO PÂNCREAS

O diagnóstico diferencial das lesões sólidas do pâncreas será baseado nos achados clínicos, radiológicos e cito/histopatológicos. Tendo em vista várias lesões sólidas do pâncreas poderem mimetizar os achados clínicos e radiológicos do adenocarcinoma, é compreensível a importância da EE-PAAF para a coleta de material e análise cito/histopatológica da lesão.[82]

Atualmente, o valor da EE-PAAF é bem reconhecido quando da necessidade de confirmação tecidual do adenocarcinoma para o emprego de terapêutica paliativa em tumores irressecáveis, bem como instituição de quimio e/ou radioterapia neoadjuvante para pacientes com doença em estádio avançado ou sem condições clínicas de serem submetidos à cirurgia.[80] Além disso, sua utilidade é ímpar nos casos de diagnóstico incerto. Em três metanálises com 11.610 pacientes, a EE-PAAF demonstrou resultados superiores àqueles da TC para o diagnóstico das lesões sólidas do pâncreas, sobretudo, para tumores de pequenas dimensões (< 2-3 cm), com sensibilidade entre 85 e 92%, e especificidade entre 95,8 e 98%.[17,34,63]

CÂNCER DE PÂNCREAS

O adenocarcinoma ductal é o principal tumor sólido do pâncreas. À ecoendoscopia, apresenta aspecto variável, conforme o tamanho e a localização da lesão. No geral, as lesões costumam apresentar uma superfície hipoecogênica de padrão heterogêneo com bordas irregulares, embora lesões < 2 cm possam demonstrar um aspecto hipoecogênico homogêneo com bordas bem delimitadas (Fig. 70-1a). Calcificações podem ser detectadas em portadores de pancreatite crônica (Fig. 70-1b). Lesões na cabeça pancreática ou em estádio avançado podem apresentar áreas anecoicas sugestivas de necrose, invadir vasos e outras estruturas adjacentes, acarretar dilatação dos ductos biliar e pancreático, apresentar ascite e linfoadenopatias regionais. A dilatação do ducto de Wirsung, quando presente, demonstra um aspecto uniforme, diferente daquele padrão irregular e com paredes espessadas da pancreatite crônica.[6,26,43]

Em estudo populacional, avaliando 32.348 casos de câncer de pâncreas, cirurgia com intenção curativa foi possível em apenas 15% dos casos.[73] Dessa forma, o diagnóstico de certeza firmado pela

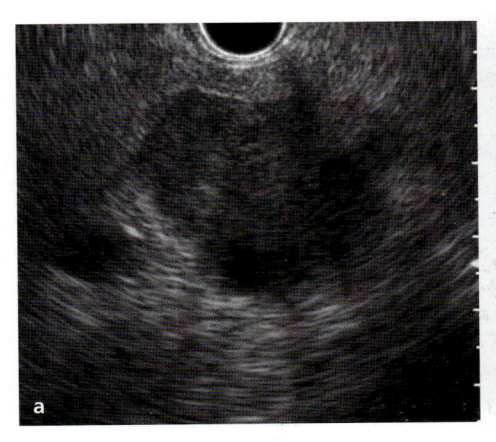

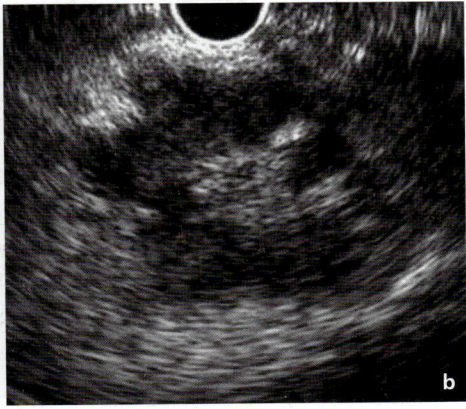

Fig. 70-1. (a) Ecoendoscopia linear de nódulo no corpo pancreático demonstra aspecto hipoecogênico heterogêneo com bordas irregulares. Parênquima circunjacente de aspecto normal; (b) ecoendoscopia linear de nódulo pancreático de etilista crônico revela lesão hipoecogênica heterogênea com bordas irregulares e calcificação central. Parênquima circunjacente com sequelas de pancreatite crônica.

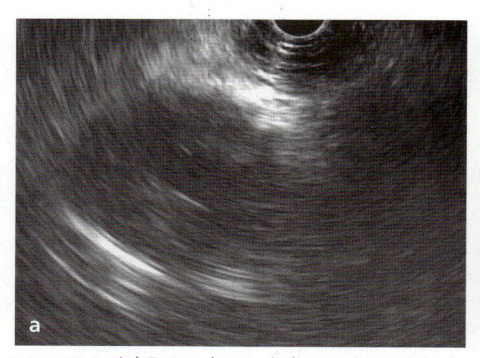

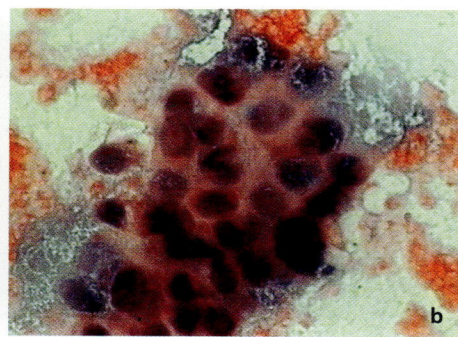

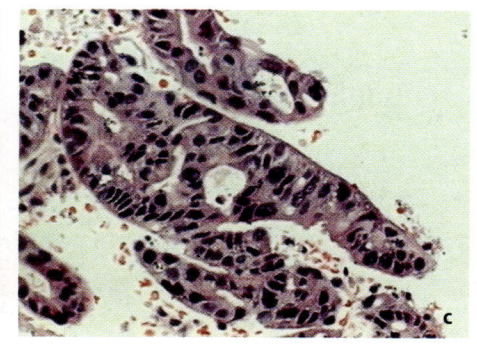

Fig. 70-2. (a) Ecoendoscopia linear de nódulo pancreático detectado em TC demonstra lesão hipoecogênica heterogênea, com bordas irregulares, medindo 25 × 22 mm, na cabeça do órgão; (b) citopatológico de PAAF revela células pleomórficas pouco coesas com aumento da relação núcleo/citoplasma, sugestivo de carcinoma indiferenciado (Giemsa, 400×); (c) carcinoma ductal indiferenciado (cell block, hematoxilina-eosina, 400×).

EE-PAAF e o estadiamento adequado do câncer de pâncreas são fundamentais para a instituição da terapêutica adequada e predição da sobrevida (Fig. 70-2).

Estadiamento e Ressecabilidade do Câncer de Pâncreas

O prognóstico e a terapêutica a ser ofertada para o câncer de pâncreas dependem diretamente do estadiamento neoplásico no momento do diagnóstico. Como para os demais tumores do trato gastrointestinal, o sistema de estadiamento empregado para o pâncreas é o TNM, que avalia o tamanho e os órgãos invadidos pela neoplasia (T), a presença de linfoadenopatias regionais (N), bem como a ocorrência de metástases (M). O câncer de pâncreas será considerado irressecável na presença de comprometimento do tronco celíaco e/ou da artéria mesentérica superior, embora doença metastática, carcinomatose peritoneal e linfoadenopatia mediastinal também reduzam sobremaneira as chances de sobrevida a longo prazo (Fig. 70-3).[80]

Vários são os exames de imagem empregados para o estadiamento e a avaliação da ressecabilidade do câncer de pâncreas. A TC, pelo baixo custo e ampla disponibilidade, é o exame mais utilizado. Porém, a EE é mais sensível para a detecção tumoral, com acurácia entre 78 e 94% para o estadiamento T.[28,78] A RM, por sua vez, demonstra menor sensibilidade que a EE e a TC para a detecção de nódulos pancreáticos em vários estudos.[12] Uma vez detectado o tumor, o acometimento vascular deverá ser avaliado, sendo o principal preditor de irressecabilidade. Em metanálise de Nawaz et al., com 25 estudos e 886 pacientes, a sensibilidade, especificidade e acurácia da EE para invasão vascular foram de, respectivamente, 85, 91 e 94%. No mesmo estudo, a TC demonstrou menor sensibilidade que a EE para a detecção de invasão vascular (58 vs. 86%), embora com especificidade semelhante (95 vs. 93%).[56] A este respeito, Soriano et al. demonstraram o emprego combinado dos métodos ser a opção mais custo-efetiva para o estadiamento e a avaliação da ressecabilidade do câncer de pâncreas.[78]

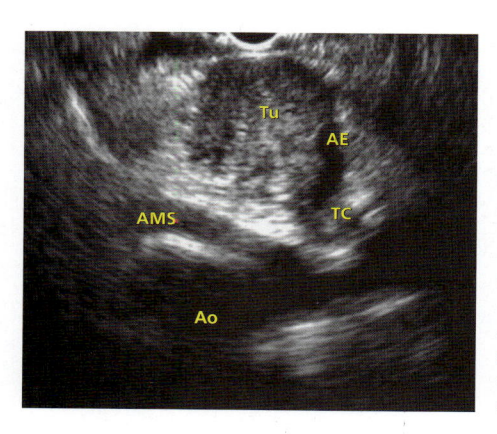

Quanto à doença linfonodal, a EE demonstra acurácia entre 64 e 87,5% para o estadiamento N, com melhores resultados para a detecção de linfonodos celíacos e peripancreáticos.[28,56,78]

Quanto ao estadiamento M, a ecoendoscopia não se presta como ferramenta isolada para o diagnóstico de metástases a distância. Entretanto, o método poderá detectar ascite por causa da carcinomatose peritoneal, metástases hepáticas e/ou linfoadenopatias mediastinais não detectados por outros métodos de imagem em até 10% dos pacientes previamente rotulados como portadores de doença ressecável (Figs. 70-4 e 70-5).[30,33,62]

No contexto geral, a acurácia da EE-PAAF para o estadiamento locorregional do câncer de pâncreas varia de 70 a 90%, superior ou equivalente aos demais métodos de imagem. Por sua vez, a acurácia média da imagem ecoendoscópica quanto à ressecabilidade varia de 77 a 95%.[49,56] Dessa forma, com o diagnóstico de certeza e o estadiamento adequado, os achados da EE-PAAF modificam a terapêutica em 44 a 68% dos pacientes, e evitam a realização de exames adicionais em quase 60% dos portadores de nódulos sólidos do pâncreas.[26,46,53]

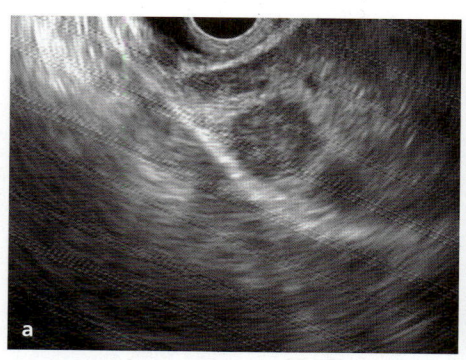

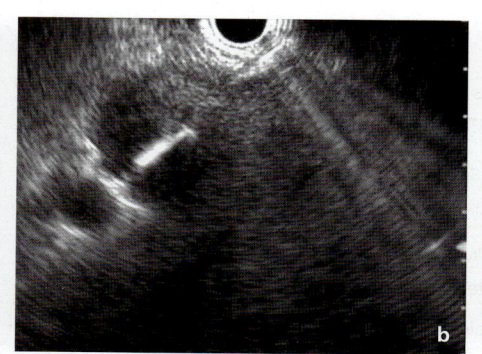

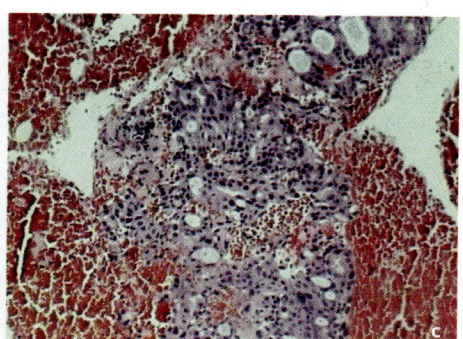

Fig. 70-3. Adenocarcinoma no corpo do pâncreas com nítido afilamento e perda da interface com o tronco celíaco. Ao: Aorta; AMS: artéria mesentérica superior; TC: tronco celíaco; AE: artéria esplênica; Tu: tumor.

Fig. 70-4. (a) Ecoendoscopia linear para estadiamento de câncer de pâncreas revela metástase hepática circunferencial e de bordas irregulares no lobo esquerdo; (b) punção aspirativa ecoguiada de metástase hepática; (c) histopatologia confirma adenocarcinoma pancreático metastático (cell block, hematoxilina-eosina, 200×).

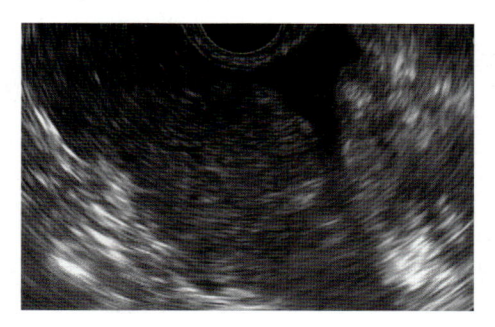

Fig. 70-5. Detecção ecoendoscópica de ascite peripancreática.

Ecoendoscopia e Sobrevida no Adenocarcinoma de Pâncreas

Além de seu papel no estadiamento e na avaliação da ressecabilidade do câncer de pâncreas, a ecoendoscopia é preditor independente de maior sobrevida em portadores do adenocarcinoma.[22,58] Em estudo populacional com 8.616 portadores de câncer de pâncreas, dos quais 610 (7,1%) avaliados pela EE, foi constatado o método influenciar diretamente não apenas na tomada da decisão terapêutica, proporcionando maior número de cirurgias com intenção curativa e emprego de terapêutica neoadjuvante, mas também proporcionar ganho significativo de sobrevida de quase 30% nesta população.[58]

OUTROS TUMORES SÓLIDOS DO PÂNCREAS

Pancreatite Crônica Pseudotumoral

Os nódulos pseudotumorais em portadores de pancreatite crônica perfazem 12 a 20% dos tumores sólidos do pâncreas.[5,20,43] A presença de pancreatite crônica dificulta o diagnóstico diferencial do adenocarcinoma com os nódulos pseudotumorais do processo inflamatório crônico. Nódulos de pancreatite crônica costumam demonstrar um padrão hipoecogênico homogêneo, geralmente com aspecto multilobular, com septos hiperecogênicos e vasos à Dopplerfluxometria (Fig. 70-6). Já o adenocarcinoma apresenta um padrão hipoecogênico heterogêneo, sem vasos à Dopplerfluxometria. O ducto pancreático principal pode apresentar irregularidade em suas paredes e presença de cálculos em ambos os casos. Mesmo o clássico sinal do duplo ducto pode se revelar uma complicação da pancreatite crônica em até 36% dos pacientes submetidos à duodenopancreatectomia pela suspeita de câncer de pâncreas.[82] Além disso, a perda ponderal e a icterícia, embora mais prevalentes no processo neoplásico, podem ocorrer nas duas situações. Com relação aos níveis séricos do CA 19-9, estes também podem estar elevados em portadores de pancreatite crônica e na vigência de icterícia.[27]

Para o diagnóstico de tumores sólidos em portadores de pancreatite crônica, a EE-PAAF apresenta redução de sua sensibilidade, que oscila entre 54 e 74%.[6,11,26,83] Apesar destes resultados, um resultado inicial negativo ou inconclusivo para neoplasia poderá ter a etiologia da lesão confirmada em 84% dos casos, se a lesão suspeita for submetida à nova EE-PAAF após 4 semanas, sem comprometimento da condição cirúrgica ideal do paciente na eventual confirmação de um processo neoplásico.[21]

Tumores Neuroendócrinos

Os tumores neuroendócrinos perfazem cerca de 10% dos tumores sólidos do pâncreas.[5,20,43] Estes tumores são sintomáticos em 15 a 53% dos casos pela secreção de hormônios específicos. O remanescente é constituído por tumores não funcionantes, que são assintomáticos até atingirem dimensões suficientes para acarretarem sintomas compressivos ou cursar com metástases a distância (Quadro 70-1). A suspeita bioquímica poderá ocorrer na presença de níveis séricos elevados de cromogranina A e sinaptofisina.[44] Até 50% dos casos demonstram franca degeneração maligna quando de seu diagnóstico, porém, comumente com melhor prognóstico que o adenocarcinoma após ressecção cirúrgica.[19,38]

A ecoendoscopia apresenta sensibilidade de 91% para sua detecção, especialmente para tumores < 2 cm, com a sensibilidade da TC sendo de apenas 63%.[40] O emprego combinado da ecoendoscopia com a cintilografia dos receptores de somatostatina otimiza a detecção dos tumores neuroendócrinos, especialmente o insulinoma e o gastrinoma, evitando a realização de exames diagnósticos adicionais.[7] Quanto à imagem ecoendoscópica, os tumores neuro-

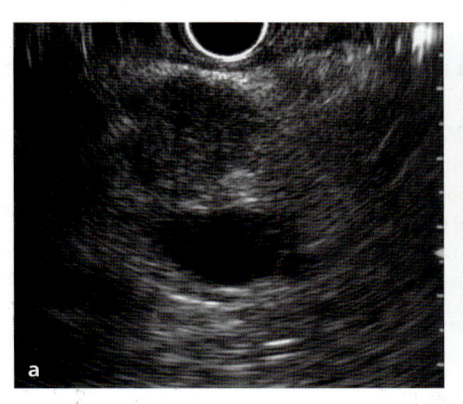

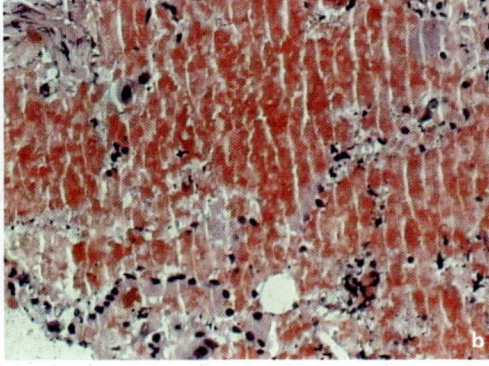

Fig. 70-6. (a) Avaliação de dor abdominal em paciente feminina de 54 anos revela nódulo na cabeça pancreática. Ecoendoscopia linear demonstra nódulo pancreático lobulado de padrão hipoecogênico e com textura homogênea, com bordas bem delimitadas; (b) PAAF confirma pancreatite crônica (cell block, hematoxilina-eosina, 400×).

Quadro 70-1 Características clínicas e morfológicas dos tumores neuroendócrinos pancreáticos

	%	Clínica	Hormônio	Tamanho (cm)	Malignidade %	Sobrevida 5 anos %
Insulinoma	30-50	Hipoglicemia	Insulina	< 2	10	97
Gastrinoma	20-30	Úlcera recorrente, diarreia	Gastrina	0,3-3	60-90	60-70
Glucagonoma	5	Eritema, diabetes	Glucagon	2-6	50-80	50-60
Vipoma	3-8	Diarreia, hipocalemia	VIP	> 2	40-80	50
Somatostinoma	1	Esteatorreia, diabetes, colelitíase	Somatostatina	> 2	50-70	40
TNE não funcionante	20-40	Dor abdominal, icterícia, perda de peso	—	Grandes	60-90	30-50

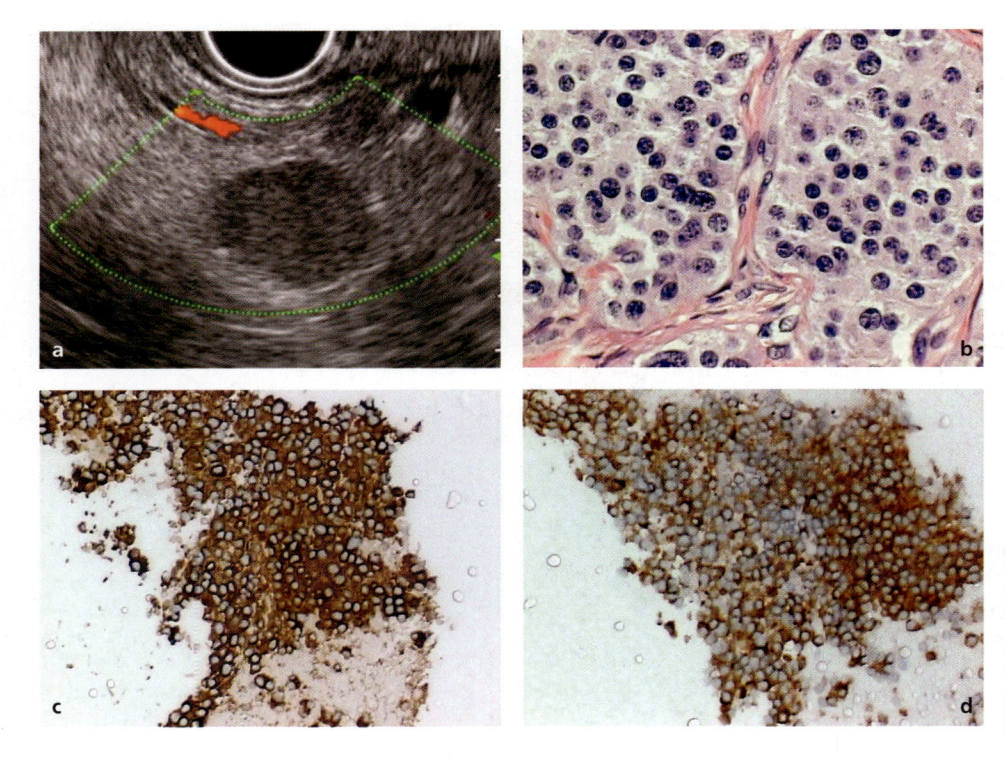

Fig. 70-7. (a) Ecoendoscopia linear demonstra nódulo na cauda pancreática de padrão hipoecogênico homogêneo, redondo, com bordas bem delimitadas, medindo 12 × 10 mm. (b) PAAF confirma tumor neuroendócrino (*cell block*, hematoxilina-eosina, 400×); (c) expressão imuno-histoquímica da cromogranina A; (d) expressão imuno-histoquímica da sinaptofisina.

endócrinos são lesões hipoecogênicas homogêneas bem delimitadas, em geral de pequenas dimensões, comumente hipervascularizadas, podendo ser confundidas com linfonodos, esplenose pancreática ou tumores metastáticos (Fig. 70-7). Tumores de maiores dimensões podem apresentar degeneração cística (Fig. 70-8).

Quanto à EE-PAAF, em metanálise com 13 estudos e 456 pacientes, o método apresentou sensibilidade e especificidade de, respectivamente, 87 e 98%.[64] O método, além da detecção tumoral, permite tatuar pequenas neoplasias, dessa forma, facilitando sua detecção e reduzindo o tempo cirúrgico.[57] Em estudo de Figueiredo *et al.*, a sensibilidade da EE-PAAF para a detecção dos tumores neuroendócrinos foi de 90%, independente do tamanho da lesão, seu tipo histológico, localização e secreção hormonal. Além disso, o método demonstrou valor prognóstico, com sobrevida em 5 anos para tumores sem degeneração maligna, carcinomas bem diferenciados e carcinomas indiferenciados de, respectivamente, 100, 68 e 30% (p < 0,008).[24]

Metástases para o Pâncreas

O acometimento pancreático por doença metastática constitui cerca de 3% de todas as ressecções pancreáticas, podendo atingir uma incidência de 15% em estudos de necrópsia.[5,55,68] Várias neoplasias podem metastatizar para o pâncreas, com as mais comuns sendo aquelas provenientes dos rins, ovários, mamas, pulmões, cérebro e intestino grosso.[3,68]

A sintomatologia é inespecífica, sendo dor abdominal o achado mais comum. Contudo, até 35% dos casos podem ser completamente assintomáticos.[3]

O achado de um tumor sólido hipoecogênico heterogêneo, com bordas bem delimitadas em paciente com antecedentes de neoplasia maligna deve inicialmente levantar a suspeita de uma doença metastática. No entanto, a metástase pancreática poderá ser detectada antes mesmo da identificação do tumor primário, o que ocorreu em 18% dos casos na experiência de Ardengh *et al.*.[3] As metástases costumam ser encapsuladas, com bordas bem delimitadas e hipervascularizadas, especialmente para lesões de menores dimensões, podendo simular linfonodos, esplenose pancreática e tumores neuroendócrinos (Fig. 70-9).[3,18,59] Neste ponto, DeWitt *et al.* demonstraram as metástases apresentarem bordas bem delimitadas

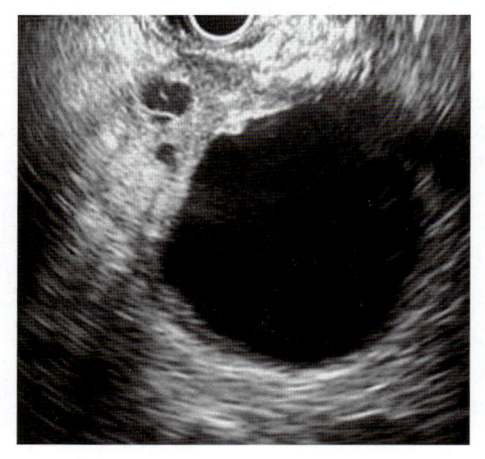

Fig. 70-8. Tumor neuroendócrino com degeneração cística. Macrocisto unilocular na cauda do pâncreas, com conteúdo anecoico e nítido espessamento de suas paredes com duas áreas anecoicas em região ricamente vascularizada. PAAF do líquido e do componente sólido foi reativa para sinaptofisina e cromogranina A.

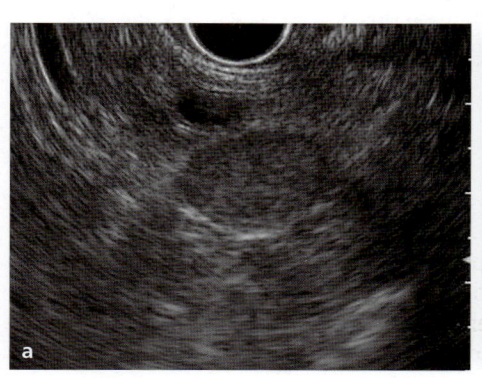

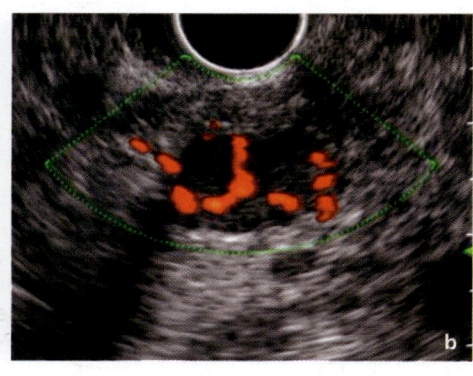

Fig. 70-9. (a) Ecoendoscopia linear para avaliação de nódulo pancreático detectado em paciente com histórico prévio de neoplasia renal demonstra nódulo hipoecogênico homogêneo com bordas bem delimitadas. PAAF confirma metástase pancreática de carcinoma renal; (b) Dopplerfluxometria demonstra hipervacularização da lesão, típico de doença metástática e tumores neuroendócrinos.

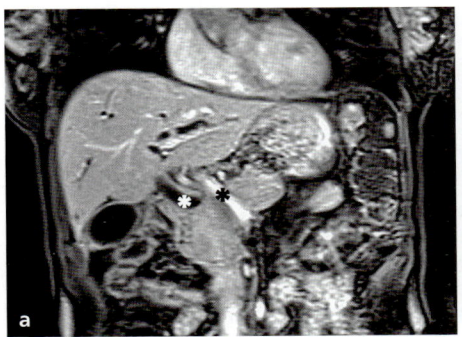

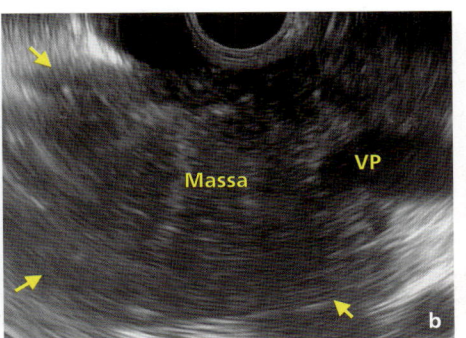

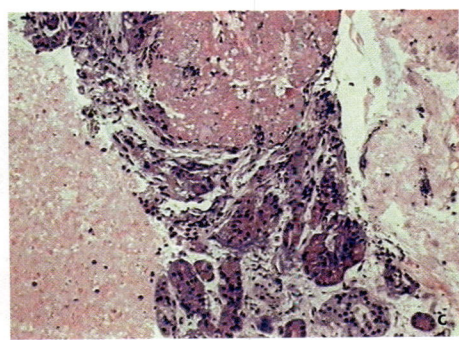

Fig. 70-10. (a) Ressonância magnética demonstra massa na cabeça pancreática com íntimo contato com a veia porta (asterisco preto), porém, sem invasão da mesma, e colédoco dilatado junto ao hilo (asterisco branco); (b) ecoendoscopia linear demonstra a relação da massa pancreática (entre setas) com a porção hilar da veia porta, que envolve a veia por completo e acarreta perda da interface vascular hiperecogênica, porém, sem trombo vascular. Achados idênticos aos da Figura a. (c) PAAF demonstra fibrose intersticial, infiltrado linfoplasmocitário moderado e acentuada atrofia lobular e acinar, compatível com pancreatite autoimune (cell block, hematoxilina-eosina, 200×).

em 46% dos casos, contra apenas 4% daqueles com adenocarcinoma ductal (p < 0,0001).[18]

A EE-PAAF deverá ser empregada para a confirmação diagnóstica. Casos selecionados poderão ser ressecados, com boa sobrevida, especialmente para tumores renais.[35,79]

Pancreatite Autoimune

A pancreatite autoimune (PAI) constitui um processo inflamatório crônico com achados clínicos, sorológicos e histológicos compatíveis com um processo autoimune, que representa cerca de 1% dos tumores sólidos do pâncreas e até 11% das pancreatites crônicas, acometendo predominantemente o sexo masculino a partir dos 50 anos de idade.[5,43,60] Suas principais manifestações clínicas são a perda de peso, o diabetes melito e a icterícia obstrutiva, que costumam apresentar franca remissão à corticoterapia. A PAI será confirmada na presença de determinados critérios diagnósticos, que são: a) níveis séricos elevados de imunoglobulina G4 na presença de estenose irregular do ducto pancreático principal e aumento difuso da glândula ou a presença de massas pseudotumorais; b) histologia com infiltrado linfoplasmocitário e acentuada fibrose periductal; c) acometimento de outros órgãos por processo autoimune e d) franca remissão clínica e radiológica à corticoterapia.[15]

Na forma difusa, a ecoendoscopia demonstra um pâncreas difusamente aumentado, com padrão hipoecogênico, ou, na forma focal, uma massa hipoecogênica, mais comumente na cabeça do órgão.[23,70] Esta última forma pode mimetizar os achados clínicos e radiológicos do adenocarcinoma ductal localmente avançado, comumente associada a quadros de icterícia obstrutiva e perda ponderal (Fig. 70-10). O ducto pancreático principal pode ser difusamente ou focalmente comprimido na forma difusa, ou mesmo dilatado na forma focal.[23,70] À ecoendoscopia, é possível detectar dilatação do colédoco e espessamento de suas paredes de até 5 mm (Fig. 70-11), achados estes dificilmente detectados pela TC, que são mais frequentes na PAI do que no adenocarcinoma (53 vs. 6%), e também respondem prontamente à corticoterapia.[36,42] Por outro lado, o envolvimento biliar pelo câncer pancreático apresenta um padrão transmural hipoecogênico com bordas irregulares. Além disso, embora menos frequente, o processo inflamatório autoimune pode acometer as paredes das veias porta e mesentérica superior, desencadear linfoadenopatias regionais, bem como pequeno acúmulo de ascite peripancreática.[23,70]

Por sua vez, 3% de todas as duodenopancreatectomias por suspeita de câncer são realizadas em portadores de PAI. A ressecção cirúrgica neste grupo de pacientes, quando comparada aos portadores de adenocarcinoma, demonstra maior dificuldade técnica pelo maior endurecimento da glândula (88 vs. 33%) e intensa fibrose peripancreática, que distorcem os planos cirúrgicos e dificultam a dissecção das veias porta e mesentérica superior (71 vs. 44%), acarretando maior perda sanguínea (1.290 mL vs. 832 mL) e tempo cirúrgico (401 min vs. 362 min), embora sem implicar em maior morbidade no pós-operatório.[31]

Esplenose

O baço acessório intrapancreático ou esplenose pancreática ocorre mais comumente após trauma esplênico, seja por acidente automobilístico, ferimentos por arma branca ou de fogo, bem como durante cirurgias do abdome superior. Na ausência de histórico de trauma, a principal razão é um distúrbio do desenvolvimento embrionário por volta da 5ª semana de gestação, quando células esplênicas podem migrar para o pâncreas, bem como para o peritônio, mesentério, fígado e rim esquerdo.[25] A esplenose pancreática perfaz cerca de 1% dos tumores sólidos do pâncreas.[5] Por sua vez, estudos de necrópsia revelam esplenose abdominal em 10 a 30% dos pacientes.[29] Em 80% dos casos, a esplenose se localiza junto ao hilo esplênico – o conhecido baço acessório, com outros 17% dos casos se localizando na cauda do pâncreas.[29,52] Embora uma lesão benigna, sua imagem pode mimetizar o adenocarcinoma, bem como tumores neuroendócrinos, metástases e o tumor sólido pseudopapilar.[4]

À ecoendoscopia, a lesão é redonda ou ovoide, com padrão hipoecogênico homogêneo semelhante àquele do baço, com bordas bem delimitadas, em geral com menos de 2 cm, podendo apresentar vasos à Dopplerfluxometria (Fig. 70-12).[4,8]

Pela natureza benigna do processo, e pela não necessidade de intervenção cirúrgica, o diagnóstico preciso da esplenose pancreática se faz necessário. Achados falsos-positivos podem ocorrer quando do emprego da cintilografia dos receptores da somatostatina em razão da presença dos mesmos receptores na superfície dos linfócitos do tecido esplênico, dessa forma mimetizando um tumor neuroendócrino.[48] Por sua vez, a EE-PAAF das lesões pancreáticas suspeitas para esplenose apresenta sensibilidade de 90 a 100%, sendo o método ideal para a confirmação diagnóstica em pacientes assintomáticos com nódulos pancreáticos hipoecogênicos, homogêneos, com bordas bem definidas na cauda do órgão e com ecogenicidade semelhante àquela do baço.[4,5]

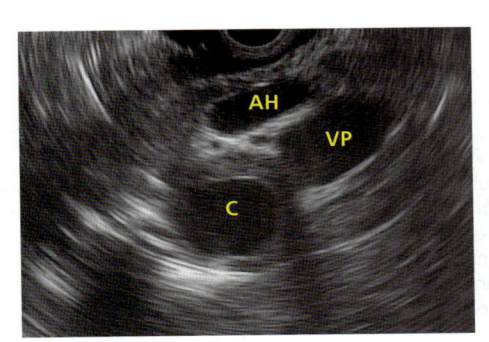

Fig. 70-11. Ecoendoscopia linear demonstra franca dilatação coledociana no hilo hepático (18 mm) e maior espessura de sua parede (3 mm). A artéria hepática e a veia porta estão envoltas, porém, não invadidas, pela lesão. AH: Artéria hepática; VP: veia porta; C: colédoco.

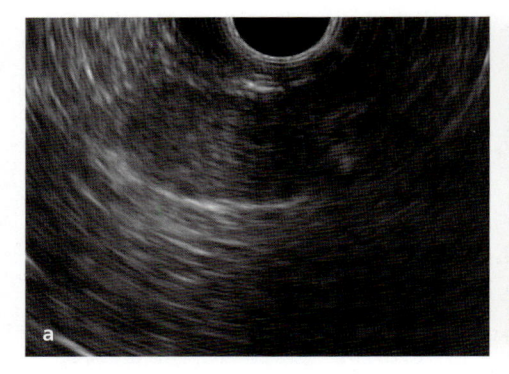

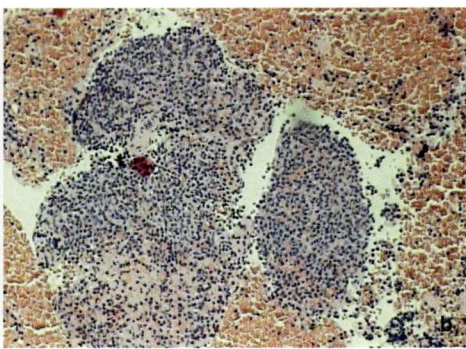

Fig. 70-12. (a) Ecoendoscopia linear demonstra nódulo pancreático hipoecogênico homogêneo, medindo 18 x 10 mm, com bordas bem delimitadas e ecogenicidade similar àquela do baço; (b) PAAF confirma esplenose pancreática (*cell block*, hematoxilina-eosina, 100×).

Tumores Hematológicos

A maioria dos tumores hematológicos do pâncreas é constituída pelo linfoma não Hodgkin de células B, que representa menos de 2% dos linfomas extranodais, e não mais que 2% dos tumores sólidos do pâncreas.[13,59,65] Pela ausência de uma verdadeira cápsula, mais comumente o pâncreas é acometido por doença infiltrativa de linfonodos adjacentes. Os critérios diagnósticos para os casos de linfomas primários do pâncreas são apresentados no Quadro 70-2.[69]

A sintomatologia é inespecífica, incluindo dor abdominal e perda ponderal na maioria dos casos, além de febre, sudorese noturna, náuseas, vômitos, pancreatite aguda, icterícia obstrutiva e obstrução intestinal.[39,69] A icterícia nos portadores de linfoma, apesar das grandes dimensões e do aspecto infiltrativo das lesões, ocorre menos frequentemente do que no adenocarcinoma (18 × 76%).[39]

Os níveis séricos de desidrogenase láctica costumam ser muito elevados. Por sua vez, os níveis do CA 19-9 e do CEA costumam ser normais, exceto nos casos de icterícia obstrutiva.[69,72]

À ecoendoscopia, os achados do linfoma pancreático podem se assemelhar aos de várias afecções, entre elas o adenocarcinoma, os tumores neuroendócrinos, as metástases e a pancreatite autoimune. A doença pode-se apresentar como um nódulo ou massa bem delimitados, ou como um aumento glandular difuso com infiltração do parênquima e da gordura adjacente, muitas vezes mimetizando os achados de uma pancreatite aguda (Fig. 70-13). Comparadas ao adenocarcinoma, ambas lesões são hipoecogênicas e heterogêneas. O linfoma costuma apresentar maiores dimensões (5,3 vs. 3,1 cm, $p < 0,001$) e maior número de casos com linfoadenopatias peripancreáticas (64 vs. 18%, $p = 0,008$), embora com menor incidência de invasão vascular (18 vs. 55%, $p = 0,045$) e de obstrução biliar (18 vs. 76%, $p = 0,001$).[39,65,72] Além disso, a lesão não costuma apresentar calcificações, atrofia pancreática distal ao tumor, ou dilatação do ducto pancreático principal. Estes achados contribuem para o diagnóstico diferencial com o adenocarcinoma. Mesmo assim, os achados dos exames de imagem podem-se assemelhar aos de um adenocarcinoma localmente avançado em até 67% dos casos.[69]

A EE-PAAF, quando associada à citopatologia, à imunocitoquímica e à citometria de fluxo, permite o diagnóstico dos linfomas não Hodgkin de células B em 75 a 100% dos casos.[39,65]

A quimioterapia sistêmica apresenta índices elevados de resposta completa e longa sobrevida sem recidiva tumoral. Ainda assim, seguimento prolongado se faz necessário para a detecção precoce de recidivas, que poderão ocorrer não apenas no pâncreas, mas também em sítios distantes.[69]

Tuberculose

A tuberculose isolada do pâncreas é muito rara, mesmo em zonas endêmicas para a doença. Acomete predominantemente pacientes jovens imunossuprimidos, sobretudo, portadores de HIV, embora o acometimento extrapulmonar possa ocorrer em até 15% de pacientes não infectados pelo vírus.[54,71] A tuberculose abdominal pode afetar o peritônio, a região ileocecal, os linfonodos, o fígado, o baço, os rins e o pâncreas.[10] Postula-se que as enzimas pancreáticas poderiam proporcionar um efeito protetor contra o bacilo, justificando o raro acometimento pela doença.[50] Ainda assim, vários são os possíveis mecanismos responsáveis pela localização pancreática da tuberculose, e devemos citar a disseminação hematogênica a partir de foco pulmonar na doença miliar, em que até 4,7% dos pacientes apresentam acometimento pancreático, a tuberculose disseminada em pacientes com imunossupressão grave, bem como a reativação da doença em estádio latente e invasão do pâncreas a partir de linfonodos abdominais e órgãos adjacentes.[10,66]

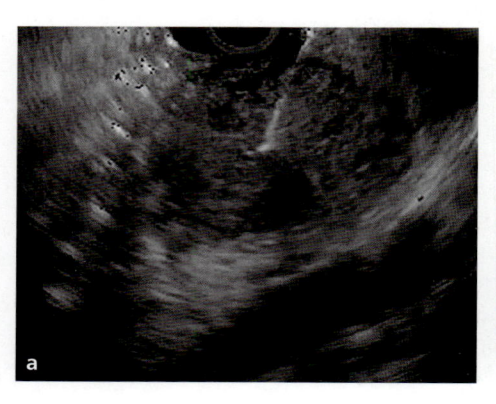

Quadro 70-2 Critérios diagnósticos para linfomas primários do pâncreas

1. Massa envolvendo predominantemente o pâncreas
2. Envolvimento linfonodal confinado à região peripancreática
3. Ausência de linfoadenopatias cutâneas
4. Ausência de linfoadenopatias mediastinais
5. Ausência de acometimento hepatoesplênico
6. Leucograma e biópsia de medula óssea normais

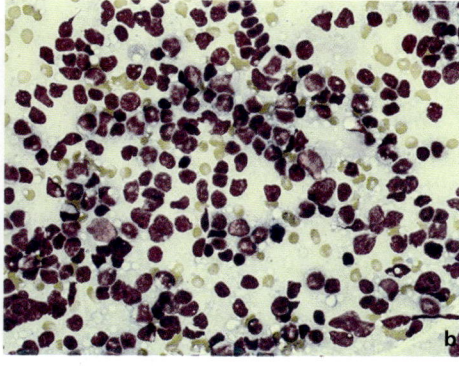

Fig. 70-13. (a) EE-PAAF de nódulo na cabeça pancreática de padrão hipoecogênico heterogêneo, com áreas anecoicas sugestivas de necrose e bordas regulares; (b) citopatológico sugere o diagnóstico de linfoma não Hodgkin.[39]

A sintomatologia é inespecífica, com os achados mais comuns sendo febre, dor abdominal, perda ponderal e icterícia obstrutiva.[16] Além disso, também é possível apresentar anorexia, anemia ferropriva, sudorese noturna, pancreatite aguda, diabetes melito, sangramento gastrointestinal, trombose esplênica e fístula pancreatobiliar. A febre é um achado muito sugestivo, embora também possa estar presente em portadores de linfoma, micoses profundas e pancreatite autoimune.

O teste cutâneo à tuberculina em pacientes com tuberculose abdominal pode ser útil, apesar de demonstrar sensibilidade com resultados muito variados, oscilando entre 58 e 100%.[74] Dessa forma, resultados negativos devem ser interpretados com cautela.

Os achados radiológicos da tuberculose pancreática não são patognomônicos, com a lesão tipicamente ocorrendo na cabeça da glândula, apresentando-se como uma lesão solitária com componente cístico e linfonodos peripancreáticos com centro necrótico ou formando conglomerados (Fig. 70-14).[54,66] Pode haver invasão vascular e resultados positivos no PET-CT.[67] Dilatação do ducto pancreático principal é incomum, embora ascite, espessamento da parede ileocecal, massas peritoneais e lesões em órgãos sólidos, como o fígado e o baço, possam ocorrer. Outras lesões podem mimetizar tais achados, como o adenocarcinoma, a pancreatite autoimune e o linfoma.

A EE-PAAF permite a coleta tecidual para citologia, exame cultural e detecção do bacilo pela reação em cadeia da polimerase.[16] Pela raridade da doença, a acurácia do método ainda não pôde ser definida, embora Song et al. tenham demonstrado sensibilidade de 76,2%.[77] O achado do bacilo à microscopia do material aspirado não é comum. Frequentemente, observa-se um processo granulomatoso necrosante com células epitelioides, células gigantes multinucleadas e um infiltrado inflamatório misto com histiócitos, neutrófilos e linfócitos.

Tumor Sólido Pseudopapilar

O tumor sólido pseudopapilar acomete mulheres jovens, predominantemente no corpo e na cauda do pâncreas, sendo detectado comumente durante a avaliação de sintomas compressivos. À ecoendoscopia, o tumor é encapsulado, com bordas bem delimitadas e padrão sólido-cístico. O aspirado demonstra perfil imuno-histoquímico, que pode ser reagente para vimentina, α_1-antitripsina, enolase neuronal, β-catenina e receptores de progesterona. Por sua vez, a imuno-histoquímica não se mostra reagente para a cromogranina A e a sinaptofisina, o que o diferencia dos tumores neuroendócrinos.[9]

A ressecção cirúrgica está indicada pelo potencial maligno da lesão. Por sua vez, os resultados são excelentes, e a chance de recidiva em 5 anos é inferior a 5%.[47]

Cistoadenoma Seroso Sólido

O cistoadenoma seroso acomete predominantemente mulheres por volta dos 60 anos de idade, em qualquer segmento do pâncreas. Sua apresentação predominante é uma coleção multilocular microcística, ou uma forma macrocística isolada ou mista. Uma variante sólida, mais rara, apresenta numerosos microcistos entre 1 e 3 mm, que pode apresentar um aspecto hipoecogênico sugestivo de adenocarcinoma (Fig. 70-15).[14] Nesta forma, comumente não há êxito em obter líquido pela PAAF, contudo, o epitélio apresenta um padrão cuboidal uniforme com células ricas em glicogênio, que coram pelo ácido periódico de Schiff e não coram para as mucinas.[41] Seu tratamento cirúrgico estará indicado apenas na presença de sintomas compressivos ou quando seu diagnóstico for incerto.

Paracoccidioidomicose

A paracoccidioidomicose ou blastomicose sul-americana é uma doença endêmica na América Latina causada pelo fungo *Paracoccidioides brasiliensis*. No Brasil, ocorre especialmente na zona rural dos estados de São Paulo, Rio de Janeiro, Minas Gerais, Goiás e Rio Grande do Sul. Acomete predominantemente homens entre as terceira e sexta décadas de vida, sobretudo, fumantes e etilistas crônicos. Possui duas formas de apresentação – a forma crônica, correspondendo a mais de 90% dos casos, afetando especialmente a pele e os pulmões; e a forma juvenil, afetando o sistema reticuloendotelial, representando menos de 5% dos casos.[75] A doença pancreática é muito rara, mas pode simular o adenocarcinoma pelo tumor poder invadir vasos e infiltrar os planos profundos, com nódulos satélites e obstrução biliar.[61,81] Os achados clínicos são inespecíficos e incluem a perda ponderal, fraqueza, icterícia obstrutiva, prurido, colúria e acolia. O aspirado obtido por meio da EE-PAAF revela um granuloma epitelioide com múltiplos esporos, sem necrose ou *Mycobacterium tuberculosis*. Além disso, a imuno-histoquímica pode ser empregada para a detecção do anticorpo anti-*Paracoccidioides brasiliensis*. Tais achados confirmam o diagnóstico na maioria dos casos. Em áreas endêmicas, a ausência de manifestações pulmonares e linfoadenopatias periféricas, comuns na forma crônica da doença, não excluem a possibilidade da doença.[75] O diagnóstico de certeza proporcionado pela amostra tecidual impedirá a terapêutica cirúrgica na suspeita de neoplasia, bem como a insti-

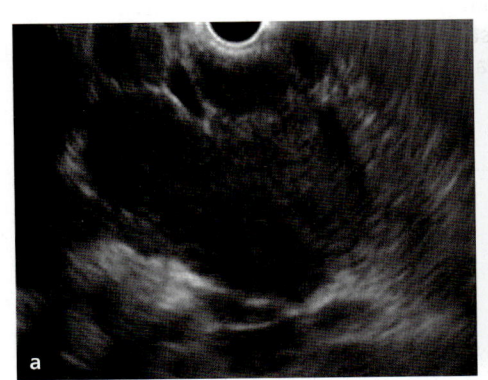

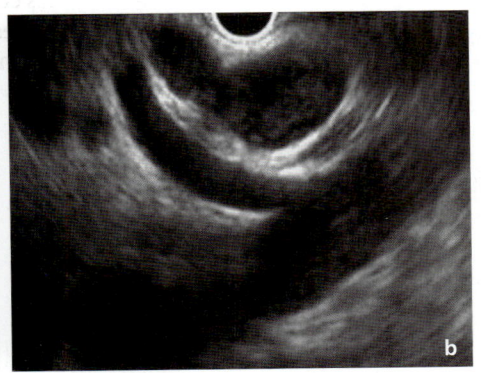

Fig. 70-14. (a) Ecoendoscopia linear de nódulo na cabeça do pâncreas com aglomerado de linfonodos celíacos (b).[66] Franca remissão da lesão com o emprego de tuberculostáticos.

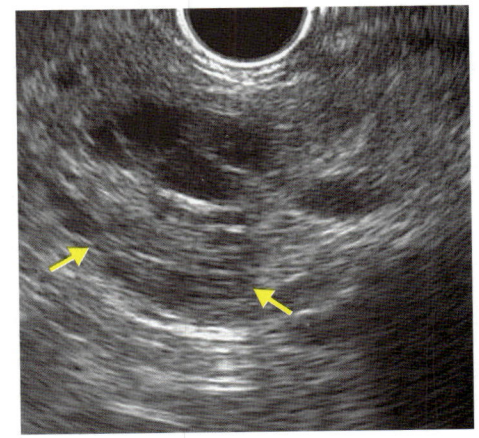

Fig. 70-15. Cistoadenoma seroso com componente sólido. Lesão multilocular microcística no corpo do pâncreas, com bordas bem delimitadas e metade inferior com aspecto sólido (setas). PAAF revelou células com epitélio rico em glicogênio.

tuição de corticoterapia na suspeita de pancreatite autoimune ou sarcoidose, ambas as condutas com consequências potencialmente graves para paciente que poderá ser tratado com antibióticos simples, como o sulfametoxazol-trimetoprim.

Sarcoidose

Os órgãos mais comumente afetados pela sarcoidose são os pulmões (90%) e os linfonodos (75%). O envolvimento granulomatoso do pâncreas por esta afecção sistêmica é raríssimo, e geralmente completamente assintomático.[32,84] A terapêutica mais utlizada é a corticoterapia, mas o diagnóstico diferencial deverá ser obtido, evitando tratamentos inadequados na suspeita do adenocarcinoma, tuberculose ou paracoccidioidomicose. Os níveis séricos da enzima conversora da angiotensina devem ser analisados, especialmente para pacientes com acometimento pulmonar e/ou linfonodal com achado de nódulo ou massa pancreática. Porém, a confirmação tecidual se faz necessária. A EE-PAAF demonstra excelentes resultados para a confirmação diagnóstica da sarcoidose no mediastino.[37] Acredita-se que tais resultados também possam ser extrapolados para o pâncreas.

Tumores Mesenquimais

Os tumores mesenquimais do pâncreas são excessivamente raros e, na maioria das vezes, são diagnosticados apenas após ressecção cirúrgica pela suspeita do adenocarcinoma. Compreendem uma grande série de neoplasias não epiteliais, entre elas, o tumor do estroma gastrointestinal *(GIST)*, o *schwannoma*, linfangioma, lipoma, teratoma, hemangioma, adenoma, hamartoma e neurofibroma. Entre aquelas francamente malignas, devemos citar os sarcomas, o pancreatoblastoma, lipossarcoma, histiocitoma e o tumor neuroectodérmico primitivo. Dor abdominal é a manifestação mais comum, em geral acarretada pelas dimensões da lesão e localização predominante na cabeça do órgão. Mesmo assim, até 30% dos pacientes podem ser assintomáticos, e as lesões são detectadas de maneira incidental.[2,51] Pela raridade destas lesões, não cabe explorar a fundo suas particularidades. Porém, especificamente para o *GIST*, devem-se tecer alguns comentários. Alguns poucos casos podem realmente ser provenientes do parênquima pancreático, apesar de sua raridade. Seu aspecto radiológico costuma ser variado, na dependência das dimensões e localização da lesão.[2] Mais comumente, lesões da parede, em especial do duodeno, podem apresentar um crescimento exofítico acentuado e comprimir o parênquima pancreático. Dessa forma, poderão ser erroneamente detectadas pelos exames de imagem como neoplasias pancreáticas (Fig. 70-16).[45,76] A EE-PAAF, além de avaliar a origem da lesão, permite a coleta tecidual para o diagnóstico diferencial. Seu tratamento, em geral cirúrgico, estará na dependência da localização, do tamanho e do comportamento biológico da lesão.

CONSIDERAÇÕES FINAIS

Em resumo, quase 30% dos tumores sólidos do pâncreas não são adenocarcinomas. Mesmo para portadores de massas na cabeça do pâncreas associadas à icterícia obstrutiva, há de se considerar a duodenopancreatectomia poder estar sendo indicada para portadores de afecções passíveis de tratamento clínico e/ou endoscópico. Além de sua influência positiva no prognóstico do adenocarcinoma, a ecoendoscopia, associada à punção aspirativa com agulha fina, confirma o diagnóstico tecidual dos tumores sólidos do pâncreas e permite a instituição da melhor terapêutica (Fig. 70-17).

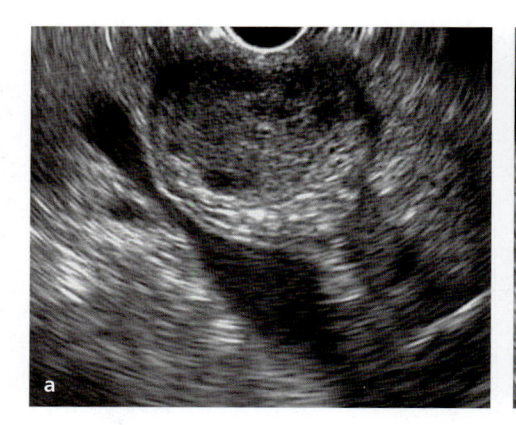

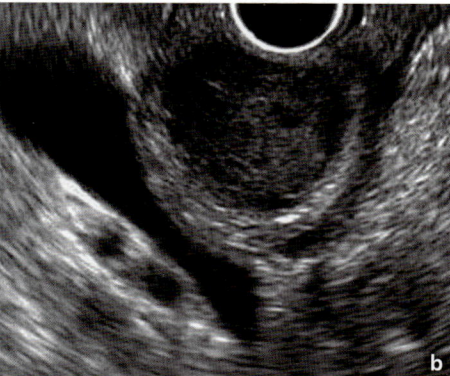

Fig. 70-16. (a) Ecoendoscopia linear para avaliação de nódulo pancreático detectado em TC demonstra nódulo hipoecogênico com padrão heterogêneo pela presença de áreas císticas na cabeça do pâncreas, medindo 25 × 21 mm, e acarretando nítida compressão sobre a veia porta junto ao hilo hepático; (b) após mudança de decúbito e instilação de água no duodeno, a lesão demonstra ser proveniente da parede duodenal, com compressão da cabeça pancreática. PAAF confirmou GIST de bulbo duodenal.

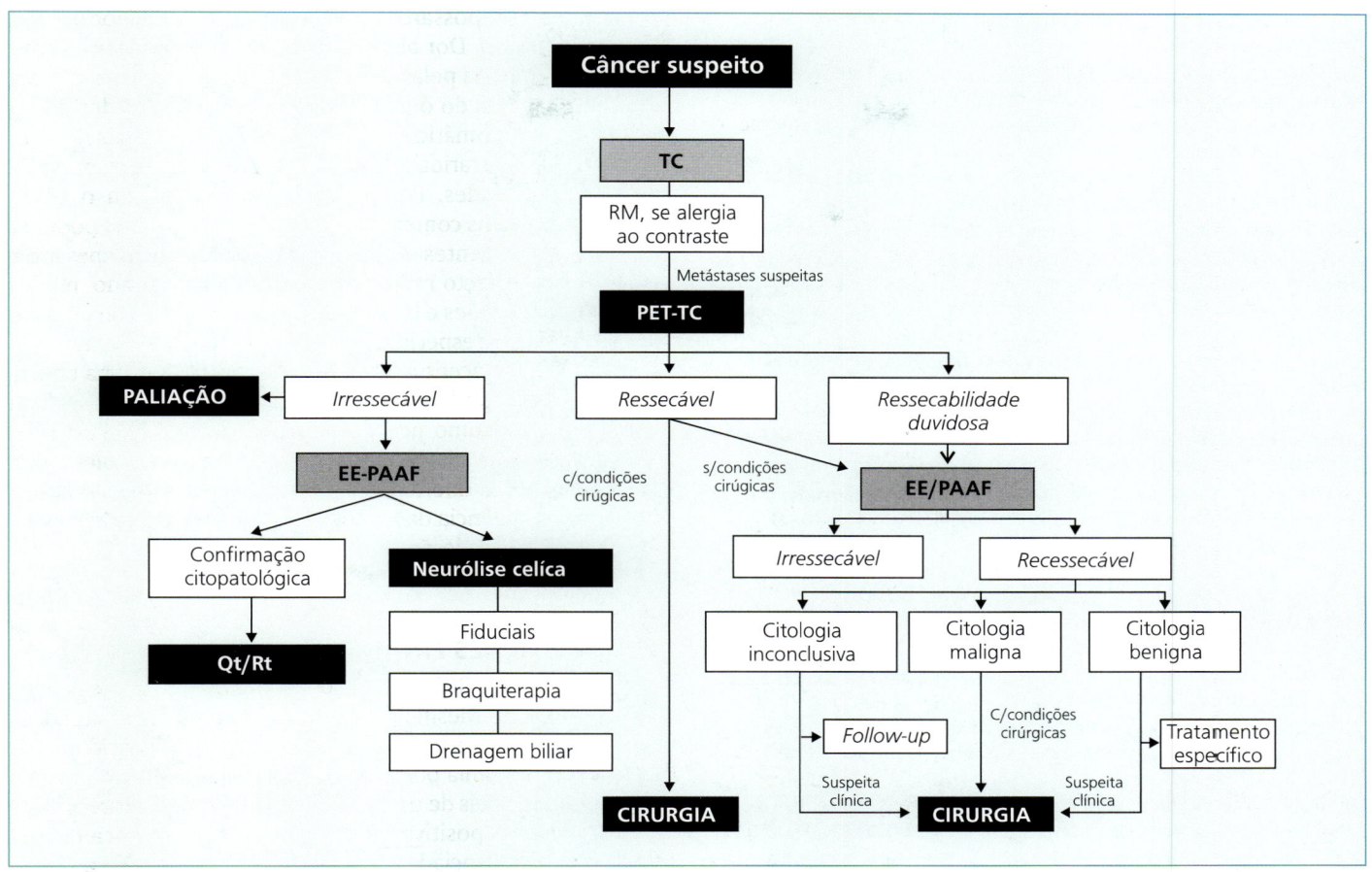

Fig. 70-17. Fluxograma para diagnóstico e conduta dos tumores sólidos pancreáticos.

REFERÊNCIAS BIBLIOGRÁFICAS

1. Abraham SC, Wilentz RE, Yeo CJ et al. Pancreaticoduodenectomy (Whipple resections) in patients without malignancy: are they all 'chronic pancreatitis'? Am J Surg Pathol 2003;27:110-20.
2. Akbulut S, Yavuz R, Otan E et al. Pancreatic extragastrointestinal stromal tumor: A case report and comprehensive literature review. World J Gastrointest Surg 2014;6:175-82.
3. Ardengh JC, Lopes CV, Kemp R et al. Accuracy of endoscopic ultrasound-guided fine-needle aspiration in the suspicion of pancreatic metastases. BMC Gastroenterol 2013;13:63.
4. Ardengh JC, Lopes CV, Kemp R et al. Pancreatic splenosis mimicking neuroendocrine tumors: microhistological diagnosis by endoscopic ultrasound guided fine needle aspiration. Arq Gastroenterol 2013;50:10-14.
5. Ardengh JC, Lopes CV, de Lima LF et al. Diagnosis of pancreatic tumors by endoscopic ultrasound-guided fine-needle aspiration. World J Gastroenterol 2007;13:3112-16.
6. Ardengh JC, Lopes CV, Campos AD et al. Endoscopic ultrasound and fine needle aspiration in chronic pancreatitis: differential diagnosis between pseudotumoral masses and pancreatic cancer. JOP 2007;8:413-21.
7. Bansal R, Tierney W, Carpenter S et al. Cost effectiveness of EUS for preoperative localization of pancreatic endocrine tumors. Gastrointest Endosc 1999;49:19-25.
8. Barawi M, Bekal P, Gress F. Accessory spleen: a potential cause of misdiagnosis at EUS. Gastrointest Endosc 2000;52:769-72.
9. Bardales RH, Centeno B, Mallery JS et al. Endoscopic ultrasound-guided fine-needle aspiration cytology diagnosis of solid-pseudopapillary tumor of the pancreas: a rare neoplasm of elusive origin but characteristic cytomorphologic features. Am J Clin Pathol 2004;121:654-62.
10. Bhansali SK. Abdominal tuberculosis. Experiences with 300 cases. Am J Gastroenterol 1977;67:324-37.
11. Bhutani MS, Gress FG, Giovannini Mt al. No Endosonographic Detection of Tumor (NEST) Study. A case series of pancreatic cancers missed on endoscopic ultrasonography. Endoscopy 2004;36:385-89.
12. Bipat S, Phoa SS, van Delden OM, et al. Ultrasonography, computed tomography and magnetic resonance imaging for diagnosis and determining resectability of pancreatic adenocarcinoma: a meta-analysis. J Comput Assist Tomogr 2005;29:438-45.
13. Boni L, Benevento A, Dionigi G et al. Primary pancreatic lymphoma. Surg Endosc 2002;16:1107-8.
14. Brugge WR. Role of endoscopic ultrasound in the diagnosis of cystic lesions of the pancreas. Pancreatology 2001;1:637-40.
15. Chari ST, Takahashi N, Levy MJ et al. A diagnostic strategy to distinguish autoimmune pancreatitis from pancreatic cancer. Clin Gastroenterol Hepatol 2009;7:1097-103.
16. Chatterjee S, Schmid M, Anderson K et al. Tuberculosis and the pancreas: a diagnostic challenge solved by EUS. a case series. J Gastrointestin Liver Dis 2012;211:105-7.
17. Chen J, Yang R, Lu Y et al. Diagnostic accuracy of endoscopic ultrasound-guided fine-needle aspiration for solid pancreatic lesion: a systematic review. J Cancer Res Clin Oncol 2012;138:1433-41.
18. DeWitt J, Jowell P, Leblanc J et al. EUS-guided FNA of pancreatic metastases: a multicenter experience. Gastrointest Endosc 2005;61:689-96.
19. Dralle H, Krohn SL, Karges W et al. Surgery of resectable nonfunctioning neuroendocrine pancreatic tumors. World J Surg 2004;28:1248-60.
20. Eloubeidi MA, Varadarajulu S, Desai S et al. A prospective evaluation of an algorithm incorporating routine preoperative endoscopic ultrasound-guided fine needle aspiration in suspected pancreatic cancer. J Gastrointest Surg 2007;11:813-19.
21. Eloubeidi MA, Varadarajulu S, Desai S et al. Value of repeat endoscopic ultrasound-guided fine needle aspiration for suspected pancreatic cancer. J Gastroenterol Hepatol 2008;23:567-70.
22. Eltoum IA, Eloubeidi MA, Chhieng DC et al. Cytologic grade independently predicts survival of patients with pancreatic adenocarcinoma. Am J Clin Pathol 2005;124:697-707.
23. Farrell JJ, Garber J, Sahani D et al. EUS findings in patients with autoimmune pancreatitis. Gastrointest Endosc 2004;60:927-36.
24. Figueiredo FA, Giovannini M, Monges G et al. EUS-FNA predicts 5-year survival in pancreatic endocrine tumors. Gastrointest Endosc 2009;70:907-14.

25. Fremont RD, Rice TW. Splenosis: a review. *South Med J* 2007;100:589-93.
26. Fritscher-Ravens A, Brand L, Knofel WT et al. Comparison of endoscopic ultrasound-guided fine needle aspiration for focal pancreatic lesions in patients with normal parenchyma and chronic pancreatitis. *Am J Gastroenterol* 2002;97:2768-75.
27. Gentiloni N, Caradonna P, Costamagna G et al. Pancreatic juice 90K and serum CA 19-9 combined determination can discriminate between pancreatic cancer and chronic pancreatitis. *Am J Gastroenterol* 1995;90:1069-72.
28. Gress FG, Hawes RH, Savides TJ et al. Role of EUS in the preoperative staging of pancreatic cancer: a large single-center experience. *Gastrointest Endosc* 1999;50:786-91.
29. Halpert B, Gyorkey F. Lesions observed in accessory spleens of 311 patients. *Am J Clin Pathol* 1959;32:165-68.
30. Hahn M, Faigel DO. Frequency of mediastinal lymph node metastases in patients undergoing EUS evaluation of pancreaticobiliary masses. *Gastrointest Endosc* 2001;54:331-35.
31. Hardacre JM, Iacobuzio-Donahue CA, Sohn TA et al. Results of pancreaticoduodenectomy for lymphoplasmacytic sclerosing pancreatitis. *Ann Surg* 2003;237:853-58.
32. Harder H, Büchler MW, Fröhlich B et al. Extrapulmonary sarcoidosis of liver and pancreas: a case report and review of literature. *World J Gastroenterol* 2007;13:2504-9.
33. Harewood GC, Wiersema MJ. A cost analysis of endoscopic ultrasound in the evaluation of pancreatic head adenocarcinoma. *Am J Gastroenterol* 2001;96:2651-56.
34. Hewitt MJ, McPhail MJ, Possamai L et al. EUS-guided FNA for diagnosis of solid pancreatic neoplasms: a meta-analysis. *Gastrointest Endosc* 2012;75:319-31.
35. Hiotis SP, Klimstra DS, Conlon KC et al. Results after pancreatic resection for metastatic lesions. *Ann Surg Oncol* 2002,9:675-79.
36. Hyodo N, Hyodo T. Ultrasonographic evaluation in patients with autoimmune-related pancreatitis. *J Gastroenterol* 2003;38:1155-61.
37. Iwashita T, Yasuda I, Doi S et al. The yield of endoscopic ultrasound-guided fine needle aspiration for histological diagnosis in patients suspected of stage I sarcoidosis. *Endoscopy* 2008;40:400-5.
38. Jarufe NP, Coldham C, Orug T et al. Neuroendocrine tumours of the pancreas: predictors of survival after surgical treatment. *Dig Surg* 2005;22:157-62.
39. Johnson EA, Benson ME, Guda N et al. Differentiating primary pancreatic lymphoma from adenocarcinoma using endoscopic ultrasound characteristics and flow cytometry: A case-control study. *Endosc Ultrasound* 2014;3:221-25.
40. Khashab MA, Yong E, Lennon AM et al. EUS is still superior to multidetector computerized tomography for detection of pancreatic neuroendocrine tumors. *Gastrointest Endosc* 2011;73:691-96.
41. Kimura W, Moriya T, Hirai I et al. Multicenter study of serous cystic neoplasm of the Japan pancreas society. *Pancreas* 2012;41:380-87.
42. Koyama R, Imamura T, Okuda C et al. Ultrasonographic imaging of bile duct lesions in autoimmune pancreatitis. *Pancreas* 2008;37:259-64.
43. Krishna SG, Li F, Bhattacharya A et al. Differentiation of pancreatic ductal adenocarcinoma from other neoplastic solid pancreatic lesions: a tertiary oncology center experience. *Gastrointest Endosc* 2015;81:370-79.
44. Kulke MH, Shah MH, Benson AB 3rd, et al. Neuroendocrine tumors, version 1.2015. *J Natl Compr Canc Netw* 2015;13:78-108.
45. Kwon SH, Cha HJ, Jung SW et al. A gastrointestinal stromal tumor of the duodenum masquerading as a pancreatic head tumor. *World J Gastroenterol* 2007;13:3396-99.
46. Lambert R, Caletti G, Cho E et al. International Workshop on the clinical impact of endoscopic ultrasound in gastroenterology. *Endoscopy* 2000;32:549-84.
47. Law JK, Ahmed A, Singh VK, et al. A systematic review of solid-pseudopapillary neoplasms: are these rare lesions? *Pancreas* 2014;43:331-7.
48. Lebtahi R, Cadiot G, Marmuse JP et al. False-positive somatostatin receptor scintigraphy due to an accessory spleen. *J Nucl Med* 1997;38:1979-81.
49. Luz LP, Al-Haddad M, DeWitt J. EUS in Pancreatic tumors. In: Hawes RH, Fockens P, Varadarajulu S. *Endosonography*. 3rd ed. Philadelphia: Elsevier Saunders, 2015. p. 187-208.
50. Meesiri S. Pancreatic tuberculosis with acquired immunodeficiency syndrome: a case report and systematic review. *World J Gastroenterol* 2012;18:720-26.
51. Moriya T, Kimura W, Hirai I et al. Pancreatic schwannoma: case report and an updated 30-year review of the literature yielding 47 cases. *World J Gastroenterol* 2012;18:1538-44.
52. Mortele KJ, Mortele B, Silverman SG. CT features of the accessory spleen. *AJR Am J Roentgenol* 2004;183:1653-57.
53. Mortensen MB, Pless T, Durup J et al. Clinical impact of endoscopic ultrasound-guided fine needle aspiration biopsy in patients with upper gastrointestinal tract malignancies. A prospective study. *Endoscopy* 2001;33:478-83.
54. Nagar AM, Raut AA, Morani AC et al. Pancreatic tuberculosis: a clinical and imaging review of 32 cases. *J Comput Assist Tomogr* 2009;33:136-41.
55. Nakamura E, Shimizu M, Itoh T et al. Secondary tumors of the pancreas: clinicopathological study of 103 autopsy cases of Japanese patients. *Pathol Int* 2001;51:686-90.
56. Nawaz H, Fan CY, Kloke J et al. Performance characteristics of endoscopic ultrasound in the staging of pancreatic cancer: a meta-analysis. *JOP* 2013;14:484-97.
57. Newman NA, Lennon AM, Edil BH et al. Preoperative endoscopic tattooing of pancreatic body and tail lesions decreases operative time for laparoscopic distal pancreatectomy. *Surgery* 2010;148:371-77.
58. Ngamruengphong S, Li F, Zhou Y et al. EUS and survival in patients with pancreatic cancer: a population-based study. *Gastrointest Endosc* 2010;72:78-83.
59. Palazzo L, Borotto E, Cellier C et al. Endosonographic features of pancreatic metastases. *Gastrointest Endosc* 1996;44:433-36.
60. Pearson RK, Longnecker DS, Chari ST et al. Controversies in clinical pancreatology. Autoimmune pancreatitis: does it exist? *Pancreas* 2003;27:1-13.
61. Prado FL, Prado R, Gontijo CC et al. Lymphabdominal paracoccidioidomycosis simulating primary neoplasia of the biliary tract. *Mycopathologia* 2005;160:25-28.
62. Prasad P, Schmulewitz N, Patel A et al. Detection of occult liver metastases during EUS for staging of malignancies. *Gastrointest Endosc* 2004;59:49-53.
63. Puli SR, Bechtold ML, Buxbaum JL et al. How good is endoscopic ultrasound-guided fine-needle aspiration in diagnosing the correct etiology for a solid pancreatic mass? A meta-analysis and systematic review. *Pancreas* 2013;42:20-26.
64. Puli SR, Kalva N, Bechtold ML et al. Diagnostic accuracy of endoscopic ultrasound in pancreatic neuroendocrine tumors: a systematic review and meta analysis. *World J Gastroenterol* 2013;19:3678-84.
65. Ramesh J, Hebert-Magee S, Kim H et al. Frequency of occurrence and characteristics of primary pancreatic lymphoma during endoscopic ultrasound guided fine needle aspiration: a retrospective study. *Dig Liver Dis* 2014;46:470-73.
66. Rana SS, Bhasin DK, Rao C et al. Isolated pancreatic tuberculosis mimicking focal pancreatitis and causing segmental portal hypertension. *JOP* 2010;11:393-95.
67. Rana SS, Sharma V, Sampath S et al. Vascular invasion does not discriminate between pancreatic tuberculosis and pancreatic malignancy: a case series. *Ann Gastroenterol* 2014;27:395-98.
68. Roland CF, van Heerden JA. Nonpancreatic primary tumors with metastasis to the pancreas. *Surg Gynecol Obstet* 1989;168:345-47.
69. Sadot E, Yahalom J, Do RK et al. Clinical features and outcome of primary pancreatic lymphoma. *Ann Surg Oncol* 2015;22:1176-84.
70. Sahani DV, Kalva SP, Farrell J et al. Autoimmune pancreatitis: imaging features. *Radiology* 2004;233:345-52.
71. Sanabe N, Ikematsu Y, Nishiwaki Y et al. Pancreatic tuberculosis. *J Hepatobiliary Pancreat Surg* 2002;9:515-18.
72. Sandrasegaran K, Tomasian A, Elsayes KM et al. Hematologic malignancies of the pancreas. *Abdom Imaging* 2015;40:411-23.
73. Shaib Y, Davila J, Naumann C et al. The impact of curative intent surgery on the survival of pancreatic cancer patients: a U.S. Population-based study. *Am J Gastroenterol* 2007;102:1377-82.
74. Sharma SK, Mohan A. Extrapulmonary tuberculosis. *Indian J Med Res* 2004;120:316-53.
75. Shikanai-Yasuda MA, Telles Filho Fde Q, Mendes RP et al. Guidelines in paracoccidioidomycosis. *Rev Soc Bras Med Trop* 2006;39:297-310.
76. Singh S, Paul S, Khandelwal P et al. Duodenal GIST presenting as large pancreatic head mass: an uncommon presentation. *JOP* 2012;13:696-99.
77. Song TJ, Lee SS, Park do H et al. Yield of EUS-guided FNA on the diagnosis of pancreatic/peripancreatic tuberculosis. *Gastrointest Endosc* 2009;69:484-91.

78. Soriano A, Castells A, Ayuso C et al. Preoperative staging and tumor resectability assessment of pancreatic cancer: prospective study comparing endoscopic ultrasonography, helical computed tomography, magnetic resonance imaging, and angiography. *Am J Gastroenterol* 2004;99:492-501.
79. Sperti C, Pasquali C, Liessi G et al. Pancreatic resection for metastatic tumors to the pancreas. *J Surg Oncol* 2003,83:161-66.
80. Tempero MA, Malafa MP, Behrman SW et al. Pancreatic adenocarcinoma, version 2.2014: featured updates to the NCCN guidelines. *J Natl Compr Canc Netw* 2014;12:1083-93.
81. Trad HS, Trad CS, Elias Jr J et al. Revisão radiológica de 173 casos consecutivos de paracoccidioidomicose. *Radiol Bras* 2006;39:175-79.
82. van Gulik TM, Reeders JW, Bosma A et al. Incidence and clinical findings of benign, inflammatory disease in patients resected for presumed pancreatic head cancer. *Gastrointest Endosc* 1997;46:417-23.
83. Varadarajulu S, Tamhane A, Eloubeidi MA. Yield of EUS-guided FNA of pancreatic masses in the presence or the absence of chronic pancreatitis. *Gastrointest Endosc* 2005;62:728-36.
84. Wijkstrom M, Bechara RI, Sarmiento JM. A rare nonmalignant mass of the pancreas: case report and review of pancreatic sarcoidosis. *Am Surg* 2010;76:79-84.

71 CISTOS DE PÂNCREAS

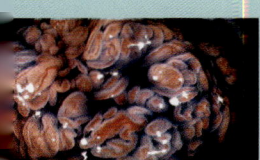

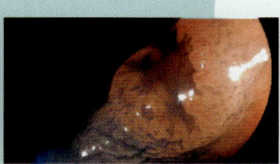

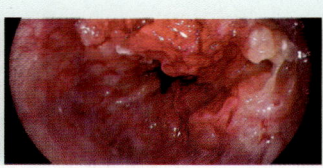

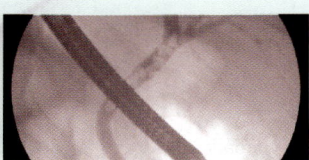

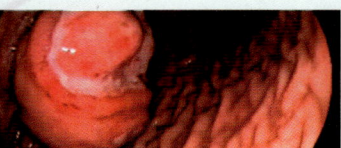

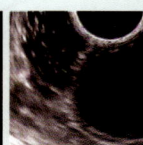

César Vivian Lopes

INTRODUÇÃO

Os cistos de pâncreas são detectados em 1,2 a 19,6% dos exames de imagem do abdome.[23,31] Em estudos de necrópsia, são encontrados em até 24% dos pacientes, sejam cistos simples, pseudocistos ou cistos neoplásicos.[29] Em pacientes assintomáticos e sem histórico de doença pancreática, os cistos pancreáticos neoplásicos (CPN) perfazem 60 a 90% de todos os cistos de pâncreas.[7,17] Mesmo assim, até 40% dos CPNs são erroneamente diagnosticados como pseudocistos pelos métodos de imagem.[13] Dessa forma, na ausência de pancreatite e/ou trauma, mesmo em pacientes assintomáticos, a maioria dos cistos de pâncreas será neoplásica e poderá apresentar potencial maligno.[2,17]

TIPOS DE CISTOS DE PÂNCREAS

Vários tipos de cistos, sejam benignos, com potencial maligno ou francamente malignos, podem ocorrer no pâncreas. Cistos simples ou de retenção, ao contrário do que ocorre no fígado e nos rins, são extremamente raros. Mais de 25 tipos de CPNs são reconhecidos, sendo a maioria extremamente rara. Entre os cistos neoplásicos mais importantes para a prática clínica devemos citar as neoplasias intraductais mucinosas papilíferas (NIMPs), as neoplasias císticas mucinosas [o cistoadenoma mucinoso (CAM) e o cistoadenocarcinoma], o cistoadenoma seroso (CAS) e as neoplasias sólidas com degeneração cística, sejam o adenocarcinoma ductal, os tumores neuroendócrinos (TNE) e a neoplasia sólida pseudopapilar.[8] Nesta ordem, perfazem, respectivamente, 50, 16, 12 e até 9% de todos os CPNs submetidos à ressecção cirúrgica.[50] Em estudo nacional de Ardengh et al., as NIMPs, o CAM e o CAS compreenderam 90% dos casos de CPNs.[3] Estas lesões, quando somadas aos pseudocistos, perfizeram 85% de todas as lesões císticas do pâncreas. Os cistos francamente malignos são o cistoadenocarcinoma e as neoplasias sólidas com degeneração cística. Já as NIMPs e o CAM apresentam potencial maligno. Por sua vez, o CAS apresenta potencial maligno desprezível, sendo rotulado como lesão benigna.[9,37] Na presença de um cisto de pâncreas, os principais fatores preditores de uma neoplasia cística maligna são a presença de nódulo mural, dilatação da via biliar e perda de peso.[33]

DIAGNÓSTICO DIFERENCIAL

Nenhum exame isolado atualmente disponível permite determinar com exatidão a natureza de todos os cistos de pâncreas, em especial em razão da sobreposição de achados entre os diferentes tipos de cistos.

A diferenciação entre os vários tipos de cistos pancreáticos tem importante implicação prognóstica e terapêutica. O diagnóstico diferencial dos cistos de pâncreas deverá ser baseado nos dados demográficos, na história clínica, em especial a episódios prévios de pancreatite aguda, nos exames de imagem, na análise do líquido aspirado (citopatologia, pesquisa de mucina, dosagem de *CEA* e amilase), além da histopatologia da parede do cisto e de nódulos murais (Quadro 71-1).[9]

Uma história prévia bem documentada de pancreatite sugere fortemente que a lesão seja um pseudocisto (PC). Contudo, eventualmente, um quadro de pancreatite aguda, ou mesmo um processo crônico também pode ser a manifestação clínica de um cisto neoplásico, mais comumente NIMPs.[46,51,53]

Ecoendoscopia e Punção Aspirativa Ecoguiada

A ecoendoscopia permite a avaliação de vários fatores importantes na busca do diagnóstico diferencial e na predição de malignidade dos cistos pancreáticos (Quadro 71-2). Contudo, apesar de a ecoendoscopia fornecer imagens de maior resolução para o estudo das afecções pancreáticas, quando comparada a métodos de imagem tradicionais, como a ecografia, a tomografia e a ressonância magnética, a imagem ecoendoscópica isolada não é método acurado para a confirmação de todos os tipos de cisto e de seu potencial maligno, a exemplo do que também ocorre com os demais exames de imagem.[1,11]

O emprego da punção aspirativa com agulha fina (PAAF) guiada pela ecoendoscopia para obtenção de fluido do cisto permitirá a realização do estudo citopatológico, da pesquisa de mucina e da dosagem de marcadores tumorais e bioquímicos, dessa forma, melhorando a acurácia diagnóstica da imagem ecoendoscópica isolada. Além disso, também é possível obter amostras teciduais para estudo histopatológico da parede do cisto e de nódulos murais.

Análise do Fluido do Cisto

▪ Mucina

A pesquisa de mucina para a confirmação de um cisto mucinoso de pâncreas pareceria ser a forma mais fácil de confirmar o diagnóstico da neoplasia, visto a presença da mucina poder confirmar o diagnóstico mesmo na vigência de material acelular. No entanto, a mucina não será detectada em, pelo menos, 50% dos portadores de cistos mucinosos, ou poderá ser detectada de forma errônea, quando da presença de contaminantes da mucosa do trato gastrointestinal, acarretanto resultados falso-positivos.[7,45] Dessa forma, a detecção de mucinas no aspirado de cistos de pâncreas deverá ser sempre interpretada no contexto dos demais resultados.

Capítulo 71 ■ Cistos de Pâncreas

Quadro 71-1 Diagnóstico diferencial dos cistos de pâncreas

	PC	NIMP	CAM	CAS	TNE	TSPP
Sexo	M > F	M = F	F > M	F > M	M = F	F > M
Idade	qualquer	40-80 anos	30-70 anos	50-70 anos	20-50 anos	8-40 anos
História clínica	Pancreatite	Assintomático Pancreatite	Assintomático Dor/massa	Assintomático Dor/massa	Assintomático Dor/massa	Assintomático Dor/massa
Morfologia	Cisto unilocular com *debris*. Achados de pancreatite crônica	Wirsung e/ou ramos secundários dilatados. Doença multilocular. Papila em boca-de-peixe	Cisto uni ou multilocular. Possibilidade de septações e calcificações	Microcístico com septos finos e cicatriz central. Oligocístico sem cicatriz. Variante sólida muito rara	Parede espessa e nódulo mural	Grandes lesões sólidas com bordas bem delimitadas e componente cístico variável
Localização	Qualquer	Cabeça	Corpo/cauda	Qualquer	Corpo/cauda	Corpo/cauda
Comunicação DP	Sim/Não	Sim	Rara	Não	Não	Não
Calcificação	Não	Não	Periférica	Central	Apenas em lesões grandes e necrose	Apenas em lesões grandes e necrose
Líquido	Escuro, *debris*	Viscoso	Viscoso	Claro. Não mucinoso	Claro. Não mucinoso	Hemorrágico
Epitélio	Sem epitélio. Histiócitos e macrófagos	Colunar papilar. Cora para mucina	Colunar. Cora para mucina	Cuboidal. Cora para glicogênio	Cora para sinaptofisina e cromogranina A	Cora para vimentina, α_1-antitripsina, enolase neuronal, β-catenina e receptores de progesterona
Potencial maligno	Não	Sim	Sim	Raríssimo	Sim	Sim
CEA	Baixo	Elevado	Elevado	Baixíssimo	Baixíssimo	Baixo
Amilase	Elevadíssimo	Elevado	Variável	Baixo	Baixo	Baixo

PC: Pseudocisto; NIMP: neoplasia intraductal mucinosa papilífera; CAM: cistoadenoma mucinoso; CAS: cistoadenoma seroso; TNE: tumor neuroendócrino; TSPP: tumor sólido pseudopapilar; CEA: antígeno carcinoembriônico.

■ Citopatologia

A análise do líquido cístico, obtido por meio da PAAF, além da detecção de células neoplásicas, permite avaliar a presença de células epiteliais colunares que coram para mucinas, típico do CAM e das NIMPs, ou de células epiteliais cuboidais que coram para o glicogênio, típicas do CAS. Contudo, convém salientar que o material pode se mostrar paucicelular, hemorrágico ou contaminado com células epiteliais normais da mucosa do trato gastrointestinal. A presença de citopatologista em sala no momento do exame poderia melhorar a acurácia do método.[7] Entretanto, em nosso meio, a maioria dos laboratórios de patologia não apresenta condições para manter tal rotina.

■ Marcadores Tumorais e Bioquímicos

Apesar de sua alta especificidade, falta sensibilidade à citopatologia para a detecção de neoplasias císticas mucinosas e francamente neoplásicas. Neste ponto, a dosagem de marcadores tumorais e da amilase no líquido cístico mostra-se de grande auxílio. Entre os marcadores tumorais, o antígeno carcinoembriônico (*CEA*), com limiar de 192 ng/mL, é o marcador tumoral mais acurado (79%) para a diferenciação entre neoplasias císticas mucinosas e não mucinosas, ainda demonstrando acurácia superior à citopatologia e aos achados de imagem da ecoendoscopia (73 *vs.* 59 e 51%, respectivamente) ($p < 0,05$). Nenhuma combinação de marcadores tumorais apresenta maior acurácia que o emprego isolado do *CEA*.[9] Os níveis de *CEA* procuram diferenciar cistos mucinosos e não mucinosos, e apresentam resultados mais conflitantes quanto à diferenciação entre cistos mucinosos benignos e malignos.[25,42] A este respeito, algumas pequenas séries vêm demonstrando que os níveis de *CEA* no líquido cístico são capazes de predizer malignidade em neoplasias mucinosas, sobretudo, para o CAM. Oguz *et al.*, empregando um *CEA* com limiar de 365 ng/mL, foram capazes de predizer malignidade com sensibilidade de 100%, embora com especificidade de 65% e valor preditivo positivo de apenas 47%.[40] No entanto, com o emprego de limiar mais elevado de 692,8 ng/mL, Zhan *et al.* apresentaram resultados bem mais adequados para a predição de neoplasias mucinosas malignas, com sensibilidade de 80%, especificidade de 90% e valores preditivos positivo e negativo de, respectivamente, 88,9 e 81,8%. Importante ressaltar a semelhança quase idêntica dos níveis médios de *CEA* no líquido cístico de portadores de neoplasias mucinosas malignas nas duas séries (875,4 ± 216,6 *vs.* 878,2 ± 273,2 ng/mL).[54] Porém, para a exclusão do diagnóstico do cistoadenocarcinoma e das neoplasias mucinosas, um *CEA* < 5 ng/mL apresenta sensibilidade, especificidade e acurácia de, respectivamente, 44, 96 e 78% para o diagnóstico de cistos não mucinosos (CAS, PC e TNE).[24,37,43]

Quanto à amilase, metade dos CPNs, incluindo neoplasias mucinosas, apresenta níveis de amilase > 250 U/L. O valor mediano no líquido cístico para neoplasias mucinosas, NIMPs, CAS e PC foi de, respectivamente, 6.800 U/L, 5.090 U/L, 51 U/L e 17.600 U/L.[24,43] Os níveis de amilase no líquido de cistos mucinosos e não mucinosos não apresentam diferença estatisticamente significativa (4.085 U/L *vs.* 2.560 U/L; $p = 0,71$). Contudo, diferença significativa pôde ser encontrada entre cistos mucinosos benignos e malignos (5.090 U/L *vs.*

Quadro 71-2 Fatores avaliados pela ecoendoscopia em cistos de pâncreas

- Localização
- Tamanho
- Espessura da parede
- Padrão micro ou macrocístico
- Calcificação central ou periférica
- Presença de septações
- Comunicação e diâmetro do ducto pancreático principal
- Presença de muco/*debris*
- Nódulos murais
- Lesão tumoral associada
- Presença de linfoadenopatias
- Comprometimento vascular
- Aspecto do líquido aspirado

60 U/L; p = 0,008). Park et al., quando do emprego combinado do CEA e da amilase para a detecção de cistos mucinosos malignos, demonstraram que um CEA > 30 ng/mL associado a níveis de amilase < 250 U/L aumentaram a acurácia para 78%.[43]

Recentemente, Park et al., demonstraram a dosagem de glicose com um limiar < 66 mg/dL no líquido cístico apresentar acurácia diagnóstica semelhante àquela do CEA com limiar > 192 ng/mL na diferenciação entre cistos mucinosos e não mucinosos.[44] A sensibilidade, especificidade e acurácia foram de, respectivamente, 94, 64 e 84%. Contudo, o uso combinado do CEA e da glicose não melhorou a acurácia diagnóstica de maneira significativa. Além disso, o CAS apresentou níveis medianos de glicose no líquido cístico mais elevado, quando comparado a outros tipos de cistos (PC, NIMP e CAM) (98 mg/dL vs. 7 mg/dL; p = 0,0001), com sensibilidade, especificidade e acurácia de, respectivamente, 88, 89 e 89%. Apesar de requerer um menor volume de líquido e de o resultado estar disponível rapidamente em qualquer laboratório, a dosagem de glicose no líquido dos cistos pancreáticos ainda aguarda mais estudos para inseri-la definitivamente na busca do diagnóstico diferencial dos cistos de pâncreas.

A análise citopatológica e histopatológica, combinada à dosagem dos marcadores tumorais e da amilase, juntamente aos achados de imagem da ecoendoscopia, fornece melhores resultados na busca do diagnóstico diferencial dos cistos benignos e (pré-) malignos.[4] A soma de todas estas informações, obtidas quando do emprego da ecoendoscopia associada à PAAF, permite importante ganho na busca do diagnóstico diferencial, com sensibilidade, especificidade e acurácia de, respectivamente, 78,8, 97,8 e 89,7%. Além disso, a EE-PAAF para análise do fluido e estratificação do potencial maligno de cada lesão, quando comparada à ressecção cirúrgica de todas as lesões, é a estratégia mais custo-efetiva, sobretudo, em idosos portadores de comorbidades e com cistos assintomáticos.[14] Por fim, importante salientar que, em portadores de cistos pancreáticos incidentais, a PAAF acarretou alteração na conduta terapêutica em 71,7% dos casos, dos quais 20,7% optando pela cirurgia em vez do seguimento com exames de imagem, outros 43,9% não necessitando prosseguir com acompanhamento periódico, e 6,9% dos casos sendo apenas acompanhados com exames de imagem em vez de submetidos à ressecção cirúrgica.[4]

■ **Marcadores Genéticos e Moleculares**

Para o diagnóstico de cistos mucinosos de pâncreas, Sawhney et al. demonstraram que a sensibilidade do CEA com limiar > 192 ng/mL foi de 82%, e da análise molecular, efetuada por meio da quantificação do DNA, pesquisa de mutações do k-ras ou perdas múltiplas da heterozigosidade, foi de 77%. No entanto, quando combinados os métodos, a sensibilidade foi de 100%.[48] A alteração mais precoce nas células do cisto mucinoso maligno é a mutação do oncogene k-ras. Esta mutação é encontrada em 89% das neoplasias císticas mucinosas com carcinoma in situ, comparado a apenas 20% dos cistoadenomas.[19] O k-ras pode ser de auxílio nos casos com suspeita de neoplasia cística mucinosa, porém com níveis de CEA inferiores a 192 ng/mL, apresentando uma especificidade de 96%.[25]

Embora a biologia molecular e os marcadores genéticos sejam técnicas laborosas e de alto custo ainda não disponíveis para a rotina da prática clínica, muito progresso tem sido obtido. Logo, seu emprego parece promissor em futuro próximo.

■ **Endomicroscopia Confocal**

Um novo método de imagem para a avaliação dos cistos de pâncreas vem ganhando espaço na literatura – a endomicroscopia confocal por *miniprobe* ecoguiado. Pelo método, após infusão intravenosa de um agente fluorescente, um pequeno *probe* de endomicroscopia é passado por meio de uma agulha de punção aspirativa ecoguiada para o interior do cisto. Em contato com a parede, o cateter emite um *laser* de baixa potência que ilumina o epitélio e capta as imagens, gerando verdadeiros cortes histológicos em tempo real, permitindo analisar os componentes celulares, a arquitetura vascular e o tecido conectivo do epitélio. Os estudos iniciais demonstram resultados animadores.[30,39] Contudo, a tecnologia apresenta custo muito elevado e pode ser de difícil utilização para cistos do processo uncinado. Além disso, ainda necessita de estudos comparativos com a imagem ecoendoscópica e com a análise do fluido quanto à acurácia diagnóstica, bem como quanto à ocorrência de complicações, em especial infecção e pancreatite.

PRINCIPAIS CISTOS DE PÂNCREAS

Pseudocisto

Seguindo um quadro de pancreatite aguda ou em portadores de pancreatite crônica, a lesão cística mais comumente encontrada será o pseudocisto, que representa a maioria dos cistos de pâncreas. Os pseudocistos podem atingir dimensões variadas, sendo geralmente uniloculares, com cápsula formada por tecido fibroso e de granulação, de espessura variável, sem revestimento epitelial, o que o distingue dos verdadeiros cistos pancreáticos (Fig. 71-1).[47] Seu conteúdo costuma ser anecoico, mas pode apresentar um aspecto hiperecogênico heterogêneo pela presença de material necrótico e/ou infectado (Fig. 71-2).[35] O material aspirado mostra-se acelular, rico em macrófagos e histiócitos, com coloração variando do claro ao acastanhado ou mesmo hemorrágico. Os níveis de amilase são muito elevados, com cifras < 250 IU/L, excluindo o diagnóstico.[24,37] Por sua vez, os níveis do CEA são baixos, com mediana de 40 ng/mL e raramente < 5 ng/mL.[20] Níveis elevados podem ser encontrados na presença de infecção, mas raramente acima de 192 ng/mL.[9,21] O tratamento dos pseudocistos estará na dependência da presença de sintomas, que podem ser compressivos ou decorrentes da infecção secundária. Abordagens endoscópicas, ecoguiadas ou não, são a te-

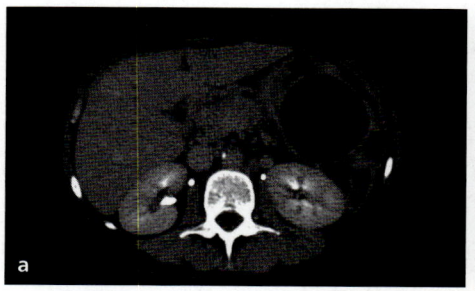

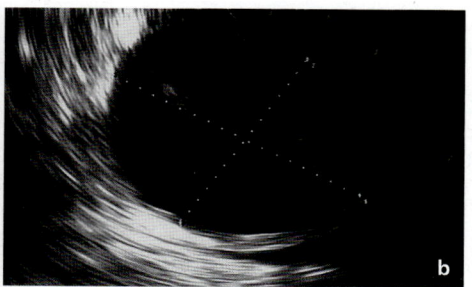

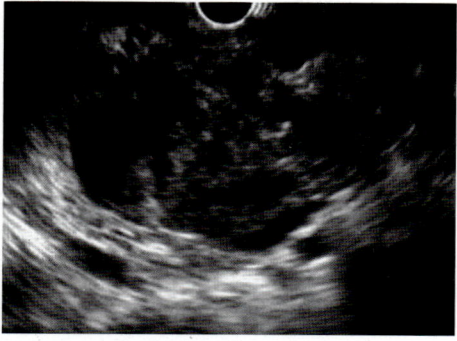

Fig. 71-2. Pseudocisto infectado. Ecoendoscopia linear em paciente com febre e dor em abdome superior demonstra cisto de paredes espessas com material hiperecogênico não aderido às paredes, sugerindo a presença de *debris* inflamatórios. PAAF confirmou a presença de macrófagos, e a dosagem de amilase foi superior a 5.000 U/mL.

Fig. 71-1. Pseudocisto. (a) Tomografia em paciente com episódio recente de pancreatite aguda revela volumoso cisto de paredes finas, sem *debris* ou septos, na cauda da glândula; (b) ecoendoscopia linear de pseudocisto.

rapêutica de eleição.6,34 Casos complicados, ou na falha da terapêutica endoscópica, poderão ser submetidos à drenagem percutânea ou cirúrgica.

Neoplasia Intraductal Mucinosa Papilífera

Na atualidade, as NIMPs representam a neoplasia cística mais comum do pâncreas.3,50 As NIMPs, encontradas mais comumente na cabeça pancreática, são divididas em dois grupos – aquelas com origem no ducto pancreático principal *(main duct type)*, e aquelas com origem nos ductos pancreáticos secundários em comunicação com o ducto pancreático principal *(branch duct type)* (Figs. 71-3 a 71-5). Os cistos do ducto pancreático principal (DPP) apresentam comportamento mais agressivo, com malignidade em 58 a 92% dos casos. Por sua vez, entre as NIMPs dos ductos secundários, malignidade é detectada em 6 a 46% dos casos.49

O DPP estará dilatado quando com mais de 5 mm de diâmetro, e esta dilatação poderá ser focal ou difusa.49 É difícil diferenciar a NIMP do DPP da pancreatite crônica, baseando-se exclusivamente na dilatação ductal. Dessa forma, na ausência de histórico e alterações parenquimatosas sugestivas de pancreatite crônica, o DPP deverá ser submetido à PAAF. Além disso, a papila duodenal na doença do DPP pode se apresentar permanentemente aberta e com eliminação de muco (Fig. 71-6). Uma afecção multifocal, com presença de múltiplos cistos esparsos, pode ser encontrada em 20 a 30% dos casos, achado este muito específico para a ocorrência de NIMPs, especialmente a dos ductos secundários ou do tipo misto.42,49 O aspirado proveniente da PAAF costuma ser claro, mucoso, com níveis de *CEA* elevados e de amilase acima de 5.000 UI/L em 75% dos casos.36,44

Segundo o último consenso internacional para o manejo das NIMPs, pacientes sintomáticos, com nódulo mural e/ou DPP > 10 mm deverão ser submetidos à ressecção cirúrgica.49 Para portadores de NIMP de ductos secundários, cistos < 2 cm devem ser submetidos à RM com colangiopancreatografia para melhor caracterização da lesão a intervalos regulares. Convém salientar que o carcinoma invasivo é raro para cistos < 1 cm. Por sua vez, antecedentes de pancreatite, um cisto > 3 cm, paredes espessas, nódulos murais não-contrastados à

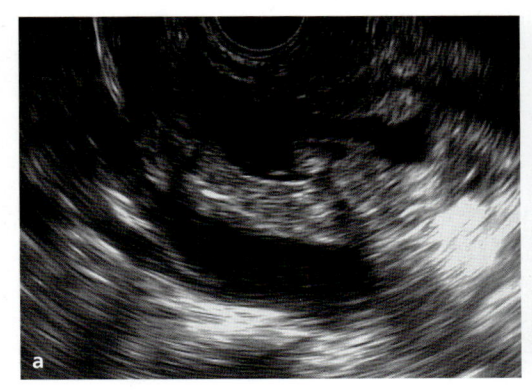

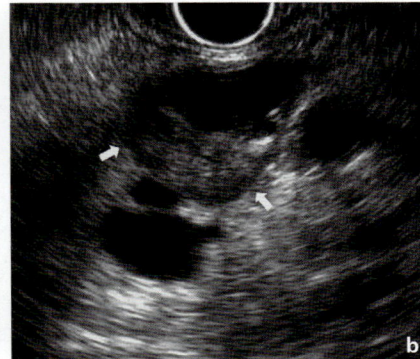

Fig. 71-3. NIMP de ducto pancreático principal.
(a) Ecoendoscopia linear demonstra ducto pancreático principal dilatado com 14 mm na cabeça do pâncreas com presença de nódulo mural de 12 mm;
(b) ecoendoscopia linear de cisto no processo uncinado com franca dilatação do ducto pancreático principal e espessamento parietal sólido (setas). PAAF revela CEA de 10.100 ng/mL, amilase de 236 U/L e glicose de 15 mg/dL. Duodenopancreatectomia confirma a presença de adenocarcinoma em NIMP de ducto principal.

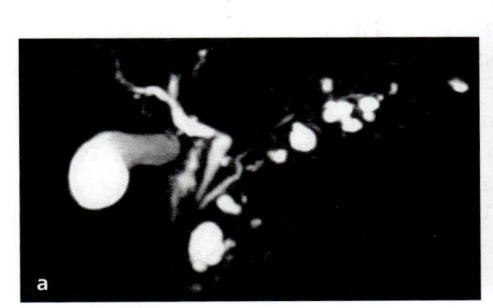

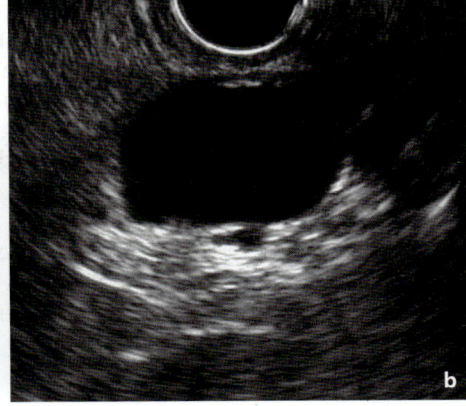

Fig. 71-4. NIMP de ductos secundários.
(a) Colangiorressonância magnética demonstra ducto pancreático principal de calibre normal com múltiplos cistos de ramos secundários; (b) ecoendoscopia linear de cisto mais volumoso no corpo da glândula. PAAF revela líquido mucinoso com CEA de 135 ng/mL, amilase de 26.460 U/L e glicose de 2 mg/dL.

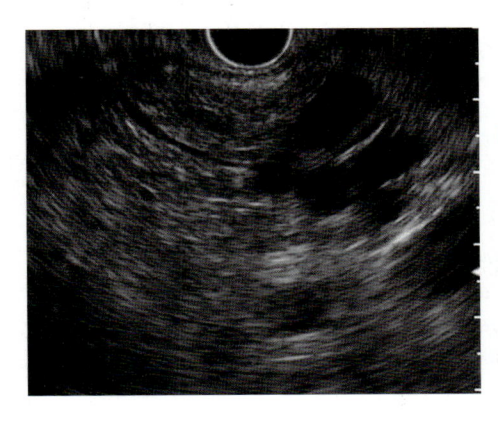

Fig. 71-5. NIMP de ductos secundários. Ecoendoscopia linear demonstra cisto multilocular no corpo do pâncreas, com septos finos, franca lobularidade e nítida comunicação com o ducto pancreático principal, que apresenta calibre normal.

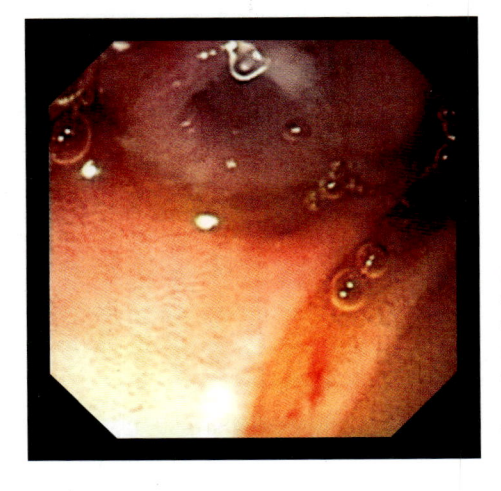

Fig. 71-6. Papila duodenal aberta com eliminação de material mucoide – o clássico sinal da papila em boca-de-peixe, altamente sugestivo para NIMP do ducto principal.

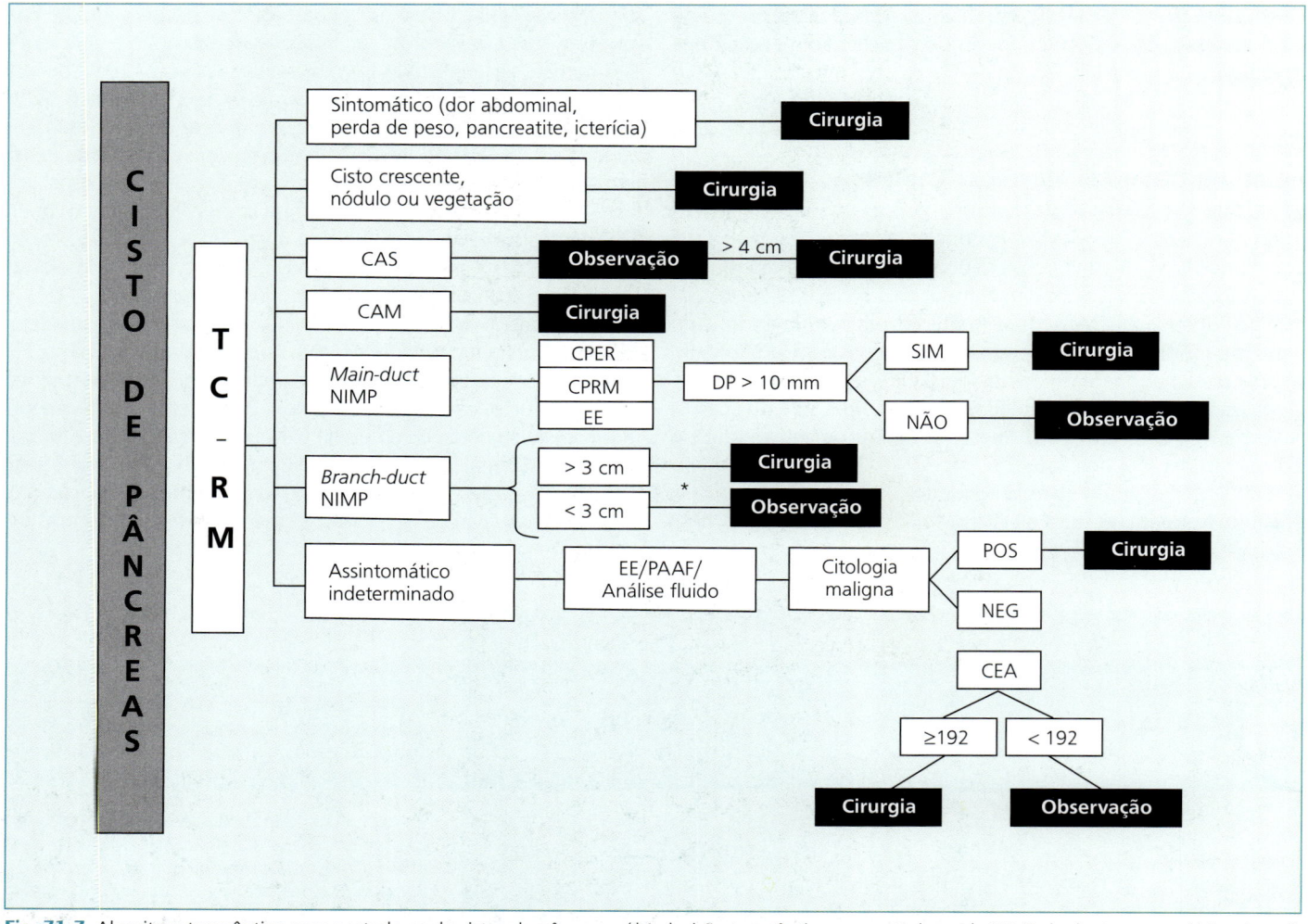

Fig. 71-7. Algoritmo terapêutico para portadores de cistos de pâncreas. (*A decisão terapêutica em portadores de NIMP de ductos secundários deverá ser com base não apenas no tamanho da lesão, mas também na presença ou não dos demais sinais de alerta.)

tomografia computadorizada, DPP dilatado entre 5 e 9 mm, ou com mudança abrupta de calibre associada à atrofia pancreática distal, e linfoadenopatias regionais constituem sinais de alerta. Neste caso, a avaliação por ecoendoscopia para verificar a presença de espessamento parietal e/ou nódulos murais se faz necessária. Na vigência de alterações sugestivas de malignidade, a cirurgia estará indicada. Cistos ≤ 3 cm com outros sinais de alerta ou aqueles > 3 cm sem qualquer sinal de alerta também devem ser avaliados pela ecoendoscopia. Entretanto, na ausência de achados suspeitos para malignidade, seguimento periódico com exames de imagem (ecoendoscopia e/ou RM) constitui a melhor opção, especialmente para idosos ou portadores de comorbidades (Fig. 71-7). Importante ressaltar que a RM tem a vantagem de não expor o paciente à radiação, quando da opção por seguimento prolongado com exames de imagem.

Uma vez ressecada, a NIMP pode recorrer no pâncreas remanescente. Dessa forma, após ressecção cirúrgica, o paciente deverá permanecer em seguimento periódico por toda sua vida.

Por sua vez, devemos lembrar que a presença da NIMP também aumenta a ocorrência de adenocarcinoma ductal distante do cisto, bem como de neoplasias extrapancreáticas sincrônicas ou metacrônicas, incluindo os cânceres gástrico, colorretal, pulmonar, prostático, mamário e hepático.[16,42,52]

Cistoadenoma Mucinoso e Cistoadenocarcinoma

O cistoadenoma mucinoso característico consiste em um cisto unilocular > 1-2 cm localizado predominantemente no corpo e na cauda do pâncreas em mulheres acima dos 50 anos de idade. A tomografia demonstra cisto com paredes bem definidas com eventual calcificação (Fig. 71-8a).[18] À ecoendoscopia, apresenta-se como lesão unilocular macrocística com paredes bem definidas, sem comunicação com o ducto pancreático principal (Fig. 71-8b). Formas com múltiplos macrocistos divididos por septos, com parede espessa com mais de 2 mm, e conteúdo mucoso com aspecto granulado à ecoendoscopia também podem ser detectadas (Fig. 71-9). Calcificações na parede são encontradas em até 25% dos casos e são preditoras de malignidade.[22,27] A imagem pode ser muito semelhante a dos pseudocistos. O líquido aspirado é geralmente espesso, de coloração transparente, amarelada, ou mesmo hemorrágica (Fig. 71-8c).[19] A citopatologia pode revelar células epiteliais colunares produtoras de mucina, dos tipos 1, 2 e 5AC. A presença de irregularidade ou espessamento de sua parede ou componente sólido sugere fortemente um cistoadenocarcinoma (Fig. 71-10). Crippa *et al.* demonstraram que todos os cistoadenomas mucinosos com degeneração maligna apresentavam tamanho superior a 4 cm ou nódulo mural. Importante ressaltar o papel da ecoendoscopia associada à PAAF para o diagnóstico diferencial entre verdadeiros nódulos murais e bolhas de muco (Fig. 71-11). Pelo potencial maligno, a ressecção cirúrgica é sempre indicada.[12] O prognóstico costuma ser excelente, pela ressecção mais comumente ser uma pancreatectomia distal em pacientes mais jovens, com possibilidade de recorrência inferior a 6%.[24,49] Para maus candidatos cirúrgicos, o seguimento com exames de imagem deve ser mantido, embora, para casos selecionados, a ablação ecoguiada do cisto com álcool isolado ou associado ao paclitaxel possa ser empregada.[15,41]

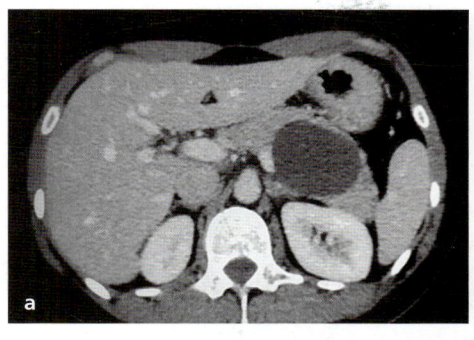

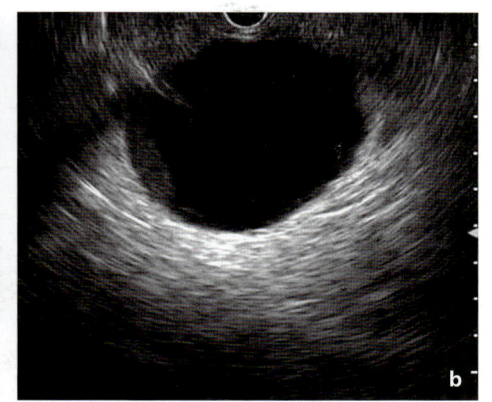

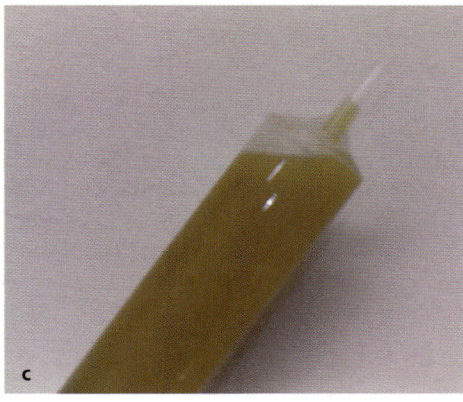

Fig. 71-8. Cistoadenoma mucinoso.
(a) Tomografia revela cisto unilocular de paredes finas e conteúdo homogêneo no corpo do pâncreas; (b) ecoendoscopia linear demonstra cisto unilocular macrocístico, com conteúdo anecoico e paredes bem delimitadas; (c) PAAF demonstrou líquido amarelado e viscoso, com CEA de 7.283 ng/mL e amilase de 18 U/L.

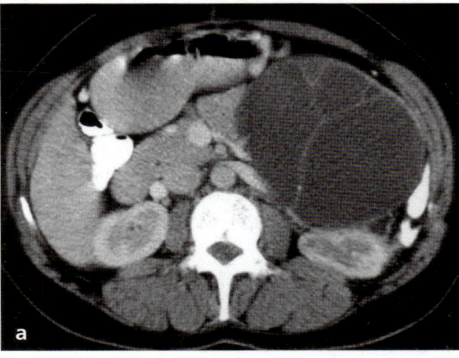

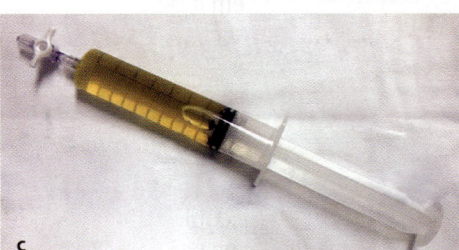

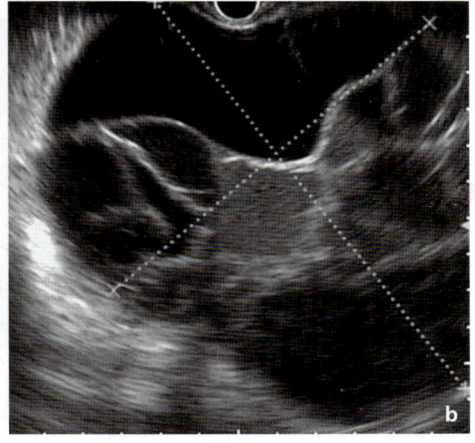

Fig. 71-9. (a) Tomografia demonstra volumoso cisto septado no corpo do pâncreas, com nítida atrofia da cauda do órgão; (b) ecoendoscopia linear revela macrocisto multilocular no corpo do pâncreas medindo 13 x 11 cm, com septos espessos e conteúdo mucoide com aspecto granulado. (c) PAAF demonstrou líquido amarelo claro não mucinoso, com presença de macrófagos, ausência de células epiteliais, níveis de CEA de 211 ng/L e amilase de 22 U/L. Cirurgia confirmou CAM.

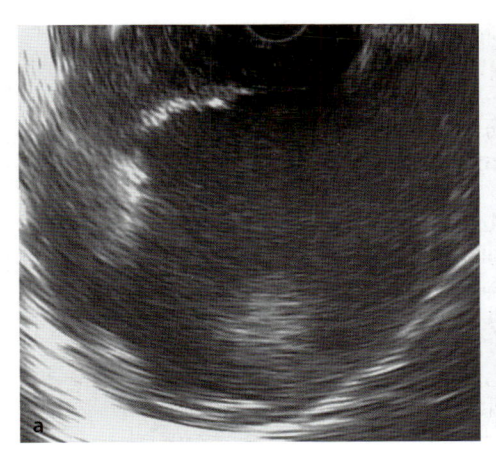

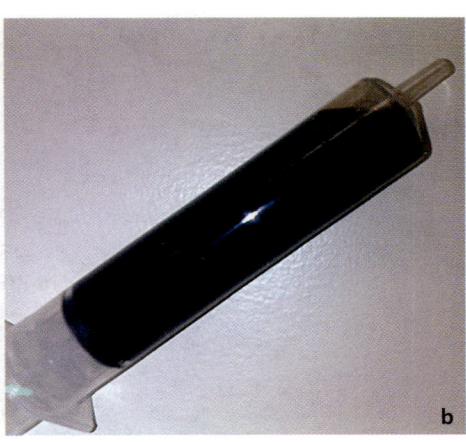

Fig. 71-10. Cistoadenocarcinoma mucinoso.
(a) Ecoendoscopia linear demonstra cisto volumoso com paredes irregulares com espessamento entre 5 e 12 horas e nódulo mural hiperecogênico de contornos irregulares às 6 horas; (b) PAAF demonstrou líquido de aspecto hemorrágico, espesso, não coagulável, com níveis de CEA de 9.200 ng/mL.

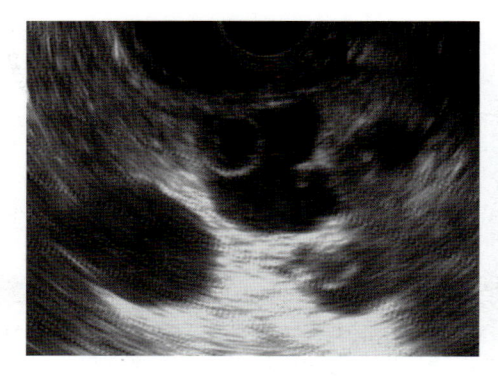

Fig. 71-11. CAM com bolha de muco. Presença de cisto unilocular com calcificação parcial de suas paredes (às 9 horas) com acúmulo localizado de mucina tipo bolha. A suposta lesão, embora aparentemente aderida à parede, é bem definida, apresenta contorno hiperecogênico e centro hipoecogênico, sugestivo de mucina e não verdadeiro nódulo. Durante punção aspirativa, a bolha foi deslocada e desapareceu por completo.

Cistoadenoma Seroso

O cistoadenoma seroso acomete predominantemente mulheres por volta dos 60 anos de idade, em qualquer segmento do pâncreas. O CAS, em sua forma microcística clássica, apresenta uma cicatriz central calcificada, hiperecogênica, semelhante ao aspecto encontrado na hiperplasia nodular focal do fígado (Fig. 71-12). À ecoendoscopia, pela presença de finos septos e cápsula mal definida, a lesão demonstra o aspecto em favos de mel, com múltiplos (> 6) pequenos cistos com menos de 1-2 cm, e precária distinção entre o cisto e o parênquima pancreático normal circunjacente (Fig. 71-13). Não há comunicação com o ducto pancreático. Uma forma macrocística (> 2 cm) também pode ser detectada (Fig. 71-14), mas o diagnóstico diferencial deverá ser feito com o auxílio da citopatologia e dosagem dos marcadores bioquímicos e tumorais. Uma variante sólida apresenta numerosos microcistos entre 1 e 3 mm, que pode apresentar um aspecto hipoecogênico sugestivo de adenocarcinoma (Fig. 71-15).[10] O líquido aspirado costuma ser claro, com baixa concentração de CEA e amilase. Um CEA < 5 ng/mL virtualmente confirma o diagnóstico.[9,37] Histologicamente, as lesões consistem em múltiplos pequenos cistos revestidos por epitélio cuboidal uniforme rico em glicogênio, que cora pelo ácido periódico de Schiff e não cora para as mucinas.[28] O CAS apresenta potencial de malignidade muito baixo, no entanto, pode apresentar aumento de suas dimensões durante seguimento, havendo relato de transformação maligna e risco de metástases para lesões com mais de 10 cm.[26,28] Seu tratamento cirúrgico estará indicado na presença de sintomas compressivos ou quando seu diagnóstico for incerto. Para as demais lesões, seguimento com exames de imagem a cada 1-2 anos é a rotina mais empregada.

Neoplasias Sólidas com Degeneração Cística

Determinados tumores sólidos do pâncreas, malignos ou com potencial maligno, podem apresentar mudanças degenerativas e culminar com espaços císticos, às vezes ocupando quase todo o tumor. Embora de ocorrência menos frequente, deverão ser lembrados no diagnóstico diferencial o adenocarcinoma ductal, os tumores neuroendócrinos e o tumor sólido pseudopapilar.[7]

O adenocarcinoma ductal, em sua forma cística, costuma apresentar paredes espessas, com contornos irregulares e presença de nódulo mural, podendo apresentar ou não comunicação com o

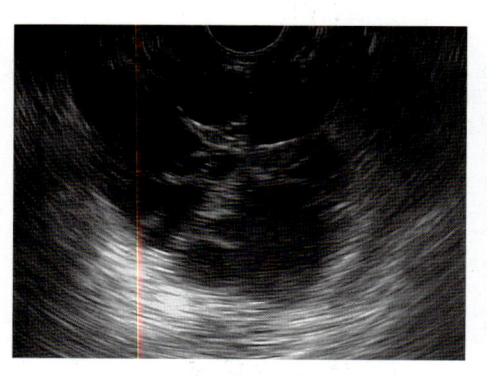

Fig. 71-12. Cistoadenoma seroso. Presença de cisto multilocular do tipo misto com nítida cicatriz central hiperecogênica no corpo da glândula, medindo 1,8 × 1,4 cm. PAAF revelou líquido sero-hemático com CEA de 0,6 ng/mL e amilase de 236 U/L.

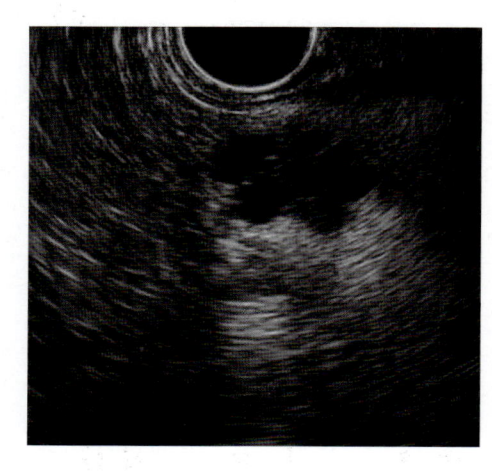

Fig. 71-13. Cistoadenoma seroso microcístico. Lesão multilocular microcística medindo 1,5 × 1 cm, com aspecto em "favos de mel", contornos lobulados, precária distinção com os limites do parênquima normal, presença de septos finos e ausência de cicatriz central. PAAF obteve menos de 1 mL de líquido sero-hemático, com CEA de 3 ng/mL e amilase de 306 U/L

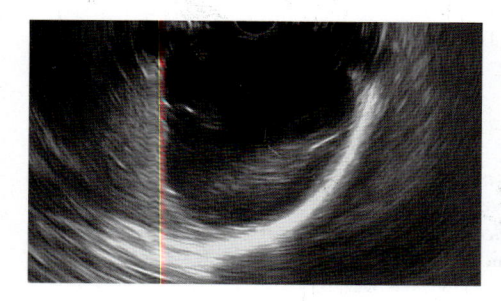

Fig. 71-14. Cistoadenoma seroso macrocístico. Lesão unilocular macrocística no corpo do pâncreas, com bordas bem delimitadas, ausência de septos ou *debris*, medindo 3,8 × 2,5 cm. Observe a semelhança com o CAM e com o PC. PAAF revelou citopatológico com material acelular, CEA de 1,8 ng/mL e amilase de 93 U/L.

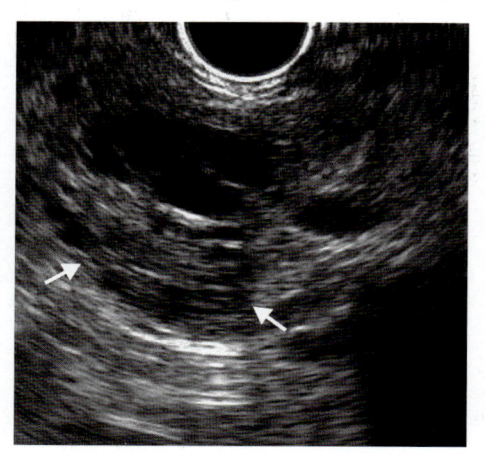

Fig. 71-15. Cistoadenoma seroso com componente sólido. Lesão multilocular microcística no corpo do pâncreas, com bordas bem delimitadas e metade inferior com aspecto sólido (setas), medindo 2 × 1,4 cm. PAAF revelou células com epitélio rico em glicogênio no componente sólido e CEA de 15 ng/mL no líquido aspirado.

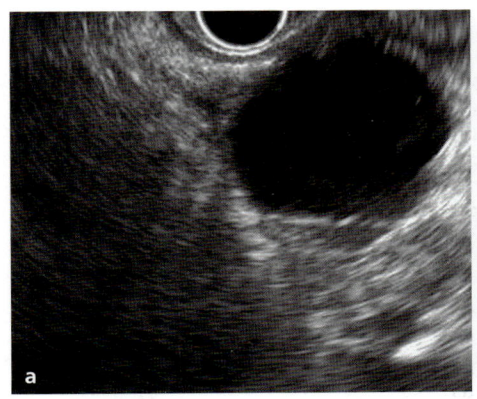

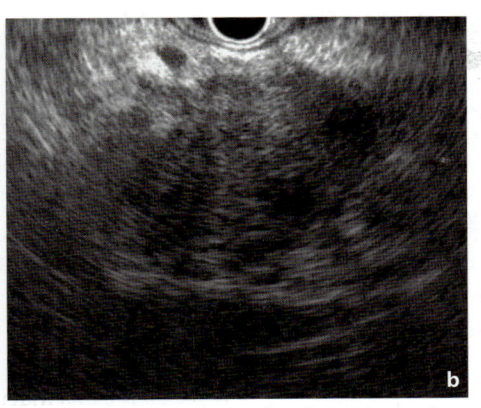

Fig. 71-16. Adenocarcinoma ductal com degeneração cística. (**a**) Macrocisto unilocular no istmo do pâncreas com septo fino e discreto espessamento de sua parede entre 6 e 7 horas; (**b**) lesão sólida com superfície heterogênea e bordas irregulares em contato com o cisto.

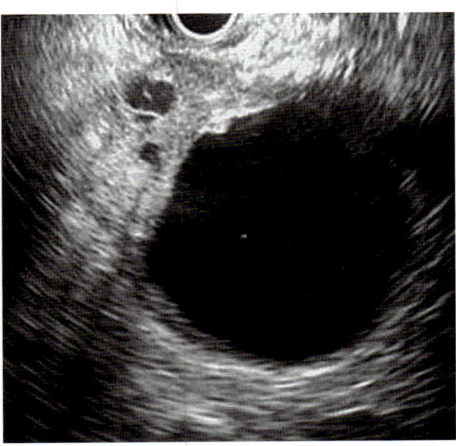

Fig. 71-17. Tumor neuroendócrino com degeneração cística. Macrocisto unilocular na cauda do pâncreas, com conteúdo anecoico e nítido espessamento de suas paredes entre 6 horas e 1 hora, com duas áreas anecoicas em região ricamente vascularizada. PAAF do líquido e do componente sólido foi reativa para sinaptofisina e cromogranina A.

DPP. Cistos de paredes finas, mimetizando os achados do PC e do CAM, também podem ser encontrados, mas geralmente na periferia de tumores sólidos (Fig. 71-16). O diagnóstico será firmado com o auxílio da PAAF, e o prognóstico e a conduta estarão na dependência do estadiamento da lesão.

Os tumores neuroendócrinos, quando císticos, costumam apresentar parede espessa em sua totalidade ou em segmento variável com frequente presença de nódulo mural (Fig. 71-17). O parênquima pancreático circunjacente apresenta aspecto normal, e o DPP não se encontra dilatado. O diagnóstico definitivo será feito pelos achados histopatológicos e pela detecção imuno-histoquímica de marcadores, como a sinaptofisina e a cromogranina A.

O tumor sólido pseudopapilar ou de Frantz-Gruber acomete mulheres jovens, predominantemente no corpo e na cauda do pâncreas, costumando atingir grandes dimensões e, em geral, sendo detectado durante avaliação de sintomas compressivos. À ecoendoscopia, o tumor é encapsulado, com bordas bem delimitadas e padrão sólido-cístico. O aspirado, em geral hemorrágico, demonstra padrão característico, e a imuno-histoquímica pode ser reagente para vimentina, α_1-antitripsina, enolase neuronal, β-catenina e receptores de progesterona. Por sua vez, a imuno-histoquímica não se mostra reagente para a sinaptofisina e cromogranina A, o que será útil para o diagnóstico diferencial com os tumores neuroendócrinos.[5,38] A ressecção cirúrgica está indicada pelo claro potencial maligno da lesão. Por sua vez, os resultados são excelentes, e a chance de recidiva em 5 anos é inferior a 5%.[32]

CONSIDERAÇÕES FINAIS

O diagnóstico das lesões císticas do pâncreas é complicado pela sobreposição dos achados clínicos e morfológicos das diferentes lesões. A interpretação da imagem ecoendoscópica, associada à análise do fluido obtido por meio da punção aspirativa ecoguiada, constitui a ferramenta mais prática e acessível na busca do diagnóstico diferencial e na tomada da melhor decisão terapêutica.

REFERÊNCIAS BIBLIOGRÁFICAS

1. Ahmad NA, Kochman ML, Brensinger C et al. Interobserver agreement among endosonographers for the diagnosis of neoplastic versus non-neoplastic pancreatic cystic lesions. Gastrointest Endosc 2003;58:59-64.
2. Allen PJ, D'Angelica M, Gonen M et al. A selective approach to the resection of cystic lesions of the pancreas: results from 539 consecutive patients. Ann Surg 2006;244:572-82.
3. Ardengh JC, Lopes CV, de Lima LF et al. Diagnosis of pancreatic tumors by endoscopic ultrasound-guided fine-needle aspiration. World J Gastroenterol 2007;13:3112-16.
4. Ardengh JC, Lopes CV, de Lima-Filho ER et al. Impact of endoscopic ultrasound-guided fine-needle aspiration on incidental pancreatic cysts. A prospective study. Scand J Gastroenterol 2014;49:114-20.
5. Bardales RH, Centeno B, Mallery JS et al. Endoscopic ultrasound-guided fine-needle aspiration cytology diagnosis of solid-pseudopapillary tumor of the pancreas: a rare neoplasm of elusive origin but characteristic cytomorphologic features. Am J Clin Pathol 2004;121:654-62.
6. Barthet M, Lamblin G, Gasmi M et al. Clinical usefulness of a treatment algorithm for pancreatic pseudocysts. Gastrointest Endosc 2008;67:245-52.
7. Basturk O, Coban I, Adsay NV. Pancreatic cysts: pathologic classification, differential diagnosis, and clinical implications. Arch Pathol Lab Med 2009;133:423-38.
8. Brugge WR, Lauwers GY, Sahani D et al. Cystic neoplasms of the pancreas. N Engl J Med 2004;351:1218-26.
9. Brugge WR, Lewandrowski K, Lee-Lewandrowski E et al. Diagnosis of pancreatic cystic neoplasms: a report of the cooperative pancreatic cyst study. Gastroenterology 2004;126:1330-36.
10. Brugge WR. Role of endoscopic ultrasound in the diagnosis of cystic lesions of the pancreas. Pancreatology 2001;1:637-40.
11. Correa-Gallego C, Ferrone CR, Thayer SP et al. Incidental pancreatic cysts: do we really know what we are watching? Pancreatology 2010;10:144-50.
12. Crippa S, Salvia R, Warshaw AL et al. Mucinous cystic neoplasm of the pancreas is not an aggressive entity: lessons from 163 resected patients. Ann Surg 2008;247:571-79.
13. Curry CA, Eng J, Horton KM et al. CT of primary cystic pancreatic neoplasms: can CT be used for patient triage and treatment? AJR Am J Roentgenol 2000;175:99-103.
14. Das A, Ngamruengphong S, Nagendra S et al. Asymptomatic pancreatic cystic neoplasm: a cost-effectiveness analysis of different strategies of management. Gastrointest Endosc 2009;70:690-99.
15. DiMaio CJ, DeWitt JM, Brugge WR. Ablation of pancreatic cystic lesions: the use of multiple endoscopic ultrasound-guided ethanol lavage sessions. Pancreas 2011;40:664-68.
16. Eguchi H, Ishikawa O, Ohigashi H et al. Patients with pancreatic intraductal papillary mucinous neoplasms are at high risk of colorectal cancer development. Surgery 2006;139:749-54.
17. Fernández-del Castillo C, Targarona J, Thayer SP et al. Incidental pancreatic cysts: clinicopathologic characteristics and comparison with symptomatic patients. Arch Surg 2003;138:427-33.

18. Fritz S, Warshaw AL, Thayer S. Management of mucin-producing cystic neoplasms of the pancreas. *Oncologist* 2009;14:125-36.
19. Garcea G, Ong SL, Rajesh A et al. Cystic lesions of the pancreas: a diagnostic and management dilemma. *Pancreatology* 2008;8:236-51.
20. Gonzalez Obeso E, Murphy E, Brugge W et al. Pseudocyst of the pancreas: the role of cytology and special stains for mucin. *Cancer* 2009;117:101-7.
21. Hernandez LV, Mishra G, Forsmark C et al. Role of endoscopic ultrasound (EUS) and EUS-guided fine needle aspiration in the diagnosis and treatment of cystic lesions of the pancreas. *Pancreas* 2002;25:222-28.
22. Hutchins GF, Draganov PV. Cystic neoplasms of the pancreas: a diagnostic challenge. *World J Gastroenterol* 2009;15:48-54.
23. Ip IK, Mortele KJ, Prevedello LM et al. Focal cystic pancreatic lesions: assessing variation in radiologists' management recommendations. *Radiology* 2011;259:136-41.
24. Khalid A, Brugge W. ACG practice guidelines for the diagnosis and management of neoplastic pancreatic cysts. *Am J Gastroenterol* 2007;102:2339-49.
25. Khalid A, Zahid M, Finkelstein SD et al. Pancreatic cyst fluid DNA analysis in evaluating pancreatic cysts: a report of the PANDA study. *Gastrointest Endosc* 2009;69:1095-102.
26. Khashab MA, Shin EJ, Amateau S et al. Tumor size and location correlate with behavior of pancreatic serous cystic neoplasms. *Am J Gastroenterol* 2011;106:1521-26.
27. Kim YH, Saini S, Sahani D et al. Imaging diagnosis of cystic pancreatic lesions: pseudocyst versus nonpseudocyst. *Radiographics* 2005;25:671-85.
28. Kimura W, Moriya T, Hirai I et al. Multicenter study of serous cystic neoplasm of the Japan pancreas society. *Pancreas* 2012;41:380-87.
29. Kimura W, Nagai H, Kuroda A et al. Analysis of small cystic lesions of the pancreas. *Int J Pancreatol* 1995;18:197-206.
30. Konda VJ, Aslanian HR, Wallace MB et al. First assessment of needle-based confocal laser endomicroscopy during EUS-FNA procedures of the pancreas. *Gastrointest Endosc* 2011;74:1049-60.
31. Laffan TA, Horton KM, Klein AP et al. Prevalence of unsuspected pancreatic cysts on MDCT. *AJR Am J Roentgenol* 2008;191:802-7.
32. Law JK, Ahmed A, Singh VK et al. A systematic review of solid-pseudopapillary neoplasms: are these rare lesions? *Pancreas* 2014;43:331-37.
33. Lee CJ, Scheiman J, Anderson MA et al. Risk of malignancy in resected cystic tumors of the pancreas < or = 3 cm in size: is it safe to observe asymptomatic patients? A multi-institutional report. *J Gastrointest Surg* 2008;12:234-42.
34. Lopes CV, Pesenti C, Bories E et al. Endoscopic-ultrasound-guided endoscopic transmural drainage of pancreatic pseudocysts and abscesses. *Scand J Gastroenterol* 2007;42:524-29.
35. Macari M, Finn ME, Bennett GL et al. Differentiating pancreatic cystic neoplasms from pancreatic pseudocysts at MR imaging: value of perceived internal debris. *Radiology* 2009;251:77-84.
36. Maire F, Voitot H, Aubert A et al. Intraductal papillary mucinous neoplasms of the pancreas: performance of pancreatic fluid analysis for positive diagnosis and the prediction of malignancy. *Am J Gastroenterol* 2008;103:2871-77.
37. Maluf-Filho F, Dotti CM, Farias AQ et al. I Brazilian consensus of endoscopic ultrasonography. *Arq Gastroenterol* 2007;44:353-58.
38. Master SS, Savides TJ. Diagnosis of solid-pseudopapillary neoplasm of the pancreas by EUS-guided FNA. *Gastrointest Endosc* 2003;57:965-68.
39. Nakai Y, Iwashita T, Park DH et al. Diagnosis of pancreatic cysts: EUS-guided, through-the-needle confocal laser-induced endomicroscopy and cystoscopy trial: DETECT study. *Gastrointest Endosc* 2015. pii: S0016-5107(14)02381-85.
40. Oguz D, Öztaº E, Kalkan IH et al. Accuracy of endoscopic ultrasound-guided fine needle aspiration cytology on the differentiation of malignant and benign pancreatic cystic lesions: a single-center experience. *J Dig Dis* 2013;14:132-39.
41. Oh HC, Seo DW, Song TJ et al. Endoscopic ultrasonography-guided ethanol lavage with paclitaxel injection treats patients with pancreatic cysts. *Gastroenterology* 2011;140:172-79.
42. Ohtsuka T, Kono H, Tanabe R et al. Follow-up study after resection of intraductal papillary mucinous neoplasm of the pancreas; special references to the multifocal lesions and development of ductal carcinoma in the remnant pancreas. *Am J Surg* 2012;204:44-48.
43. Park WG, Mascarenhas R, Palaez-Luna M et al. Diagnostic performance of cyst fluid carcinoembryonic antigen and amylase in histologically confirmed pancreatic cysts. *Pancreas* 2011;40:42-45.
44. Park WG, Wu M, Bowen R et al. Metabolomic-derived novel cyst fluid biomarkers for pancreatic cysts: glucose and kynurenine. *Gastrointest Endosc* 2013;78:295-302.
45. Pitman MB, Lewandrowski K, Shen J et al. Pancreatic cysts: preoperative diagnosis and clinical management. *Cancer Cytopathol* 2010;118:1-13.
46. Ringold DA, Shroff P, Sikka SK et al. Pancreatitis is frequent among patients with side-branch intraductal papillary mucinous neoplasia diagnosed by EUS. *Gastrointest Endosc* 2009;70:488-94.
47. Sand J, Nordback I. The differentiation between pancreatic neoplastic cysts and pancreatic pseudocyst. *Scand J Surg* 2005;94:161-64.
48. Sawhney MS, Devarajan S, O'Farrel P et al. Comparison of carcinoembryonic antigen and molecular analysis in pancreatic cyst fluid. *Gastrointest Endosc* 2009;69:1106-10.
49. Tanaka M, Fernández-del Castillo C, Adsay V et al. International consensus guidelines 2012 for the management of IPMN and MCN of the pancreas. *Pancreatology* 2012;12:183-97.
50. Valsangkar NP, Morales-Oyarvide V, Thayer SP et al. 851 resected cystic tumors of the pancreas: a 33-year experience at the Massachusetts General Hospital. *Surgery* 2012;152(S1):S4-12.
51. Woo SM, Ryu JK, Lee SH et al. Branch duct intraductal papillary mucinous neoplasms in a retrospective series of 190 patients. *Br J Surg* 2009;96:405-11.
52. Yamaguchi K, Yokohata K, Noshiro H et al. Mucinous cystic neoplasm of the pancreas or intraductal papillary-mucinous tumour of the pancreas. *Eur J Surg* 2000;166:141-48.
53. Zapiach M, Yadav D, Smyrk TC et al. Calcifying obstructive pancreatitis: a study of intraductal papillary mucinous neoplasm. *Clin Gastroenterol Hepatol* 2004;2:57-63.
54. Zhan XB, Wang B, Liu F et al. Cyst fluid carcinoembryonic antigen concentration and cytology by endosonography-guided fine needle aspiration in predicting malignant pancreatic mucinous cystic neoplasms. *J Dig Dis* 2013;14:191-95.

72 Papel da Ecoendoscopia nas Pancreatites Crônica, Autoimune e Idiopática

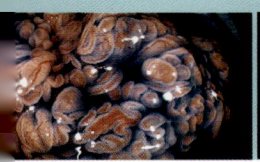

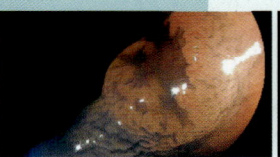

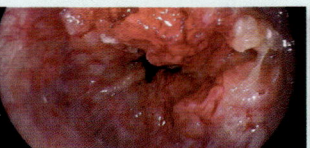

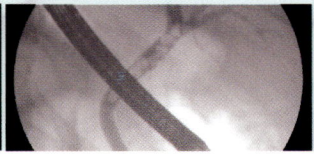

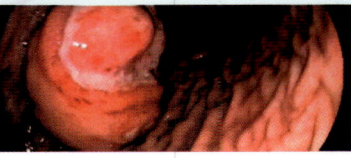

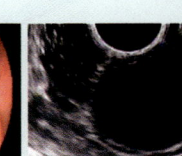

Carlos Kupski ■ Leonardo de Lima Lardi

PANCREATITE CRÔNICA

A pancreatite crônica (PC) representa a inflamação progressiva e irreversível do pâncreas. Inicialmente, era definida por alterações histológicas de inflamação e fibrose com destruição da arquitetura normal da glândula. Em razão da dificuldade e do risco da realização de biópsia para estudo histopatológico, buscou-se identificar alterações em exames endoscópicos e de imagem que definam a doença. Estudos apontam uma incidência anual entre três e nove casos para cada 100.000 pessoas.[7,11] A pancreatite crônica costuma se apresentar clinicamente com episódios de dor abdominal. Com a evolução da doença, essas alterações morfológicas podem levar à insuficiência pancreática tanto endócrina quanto exócrina. A etiologia mais comum é o álcool. Outras causas de PC são: obstrução ductal (trauma, tumor, cálculo), alterações genéticas (gene da fibrose cística, pancreatite hereditária), doenças sistêmicas (lúpus eritematoso sistêmico, hipertrigliceridemia), pancreatite autoimune. Em cerca de 10% dos casos não se encontra a etiologia da pancreatite, sendo chamada de idiopática.

Diagnóstico

Em fases iniciais da doença, é difícil estabelecer diagnóstico de PC, pois a apresentação clínica é inespecífica, e os exames laboratoriais e de imagem podem estar normais. Em fases mais avançadas, o diagnóstico pode ser estabelecido quando são visualizadas calcificações na glândula pancreática no radiograma ou na tomografia computadorizada. Na década de 1980, começaram a ser publicados os primeiros trabalhos descrevendo a utilidade da ecoendoscopia (EE) na avaliação da pancreatite crônica. A proximidade do pâncreas com a luz gastrointestinal permite sua avaliação precisa, sem interposição de gases entre o *probe* e a glândula (Fig. 72-1). A partir da década de 1990 surgiram estudos que mostravam a EE ser tão sensível quanto a colangiopancreatografia retrógrada endoscópica (CPRE) e os testes de secreção pancreática na definição de pancreatite crônica.[4] A CPRE já foi considerada o padrão ouro em fases iniciais, mas, pelo risco inerente ao procedimento, foi substituída pela EE.[11]

Uso da Ecoendoscopia

A completa avaliação do pâncreas pela EE é possível nas estações gástrica e duodenal. Tanto o *probe* radial quanto o linear têm acurácia semelhante na avaliação da pancreatite crônica.[8] Para definição dos achados ecoendoscópicos sugestivos da patologia, inicialmente foi definida uma classificação de nove achados que sugeririam a patologia. Tais achados foram correlacionados com alterações histológicas específicas.[1] Em 2009, esse critério foi reformulado, e atribuíram-se graus diferentes para cada achado. Foi então publicada a Classificação de Rosemont (Quadro 72-1). Após reunião de *experts* foram definidos critérios ecoendoscópicos a serem observados tanto no parênquima quanto nos ductos pancreáticos para avaliação de PC.[2,12] O diagnóstico ecoendoscópico da PC por meio dos critérios estabelecidos pelo Consenso de Rosemont se divide em quatro etapas (Quadro 72-2)

Apesar de esses critérios serem puramente ecoendoscópicos, o exame permite, em caso de dúvida diagnóstica, a realização de coleta de material para estudo histológico ou citológico. Por tratar-se de um método mais invasivo, atualmente é reservado para diferenciação de pancreatite crônica e neoplasia, quando do achado de massa pancreática.[5]

PANCREATITE AUTOIMUNE

Pancreatite autoimune (PAI) é um distúrbio raro de etiologia autoimune que se caracteriza por alterações clínicas, histológicas e morfológicas. A maioria da literatura referente ao início da PAI veio do

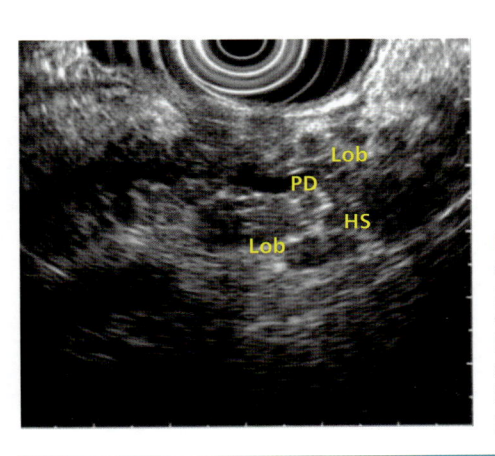

Fig. 72-1. Visão ecoendoscópica de pancreatite crônica. Observa-se parênquima lobulado (Lob), com septos hiperecoicos (HS) e irregularidade do ducto pancreático principal (PD).

Quadro 72-1 Critérios parenquimatosos e ductais de Rosemont para pancreatite crônica

Critérios maiores	Critérios menores
Critério A ■ Foco hiperecoico com sombra acústica posterior ■ Litíase em ducto pancreático principal **Critério B** ■ Lobularidade com padrão de "favo de mel"	**Cistos** ■ Dilatação do ducto principal > 3,5 mm ■ Irregularidade do ducto principal ■ Dilatação dos ramos secundários > 1 mm ■ Hiperecogenicidade da parede do ducto principal ■ Foco hiperecoico sem sombra acústica posterior ■ Lobularidade sem padrão de "favo de mel"

Fonte: Gastrointest Endosc 2009;69:1251-61.

Quadro 72-2 Diagnóstico ecoendoscópico para pancreatite crônica com base no Consenso de Rosemont

Etapa	Aspecto
I	Consistente com pancreatite crônica A) Um critério maior A (+) ≥ 3 critérios menores B) Um critério maior A (+) 1 critério maior B C) Dois critérios maiores A
II	Sugestiva de pancreatite crônica A) Um critério maior A (+) < 3 critérios menores B) Um critério maior B (+) ≥ 3 critérios menores C) ≥ 5 critérios menores
III	Indeterminado para pancreatite crônica A) Três a quatro critérios menores B) Critério maior B isolado ou com < 3 critérios menores
IV	Normal ≤ 2 critérios menores, nenhum maior

Fonte: Gastrointest Endosc 2009;69:1251-61.

Japão, onde a incidência pode ser crescente, talvez em razão do aumento do reconhecimento.[8] No entanto, tem sido descrita em vários países da Europa, bem como nos Estados Unidos e na América Latina, sugerindo que é uma entidade presente em todo o mundo. PAI pode ocorrer como uma doença pancreática primária ou em associação a outras doenças autoimunes, incluindo síndrome do IgG4, distúrbios das glândulas salivares, fibrose mediastinal, fibrose retroperitoneal, doença tubulointersticial e doença inflamatória intestinal.

Diagnóstico

Uma variedade de manifestações relacionadas com o pâncreas e o trato biliar tem sido descrita em pacientes com PAI.[6] Entre elas, a massa pancreática que pode ser confundida com o carcinoma do pâncreas ou linfoma. Também podem-se observar alterações no ducto pancreático. Complicações vasculares peripancreáticas podem ocorrer, mas são raras.

Manifestações do trato biliar: a apresentação mais comum da PAI é a icterícia obstrutiva com quadro laboratorial colestático.

Outras manifestações: um número de outros órgãos pode estar envolvido em pacientes com PAI. Estes incluem as glândulas salivares (síndrome de Sjögren), estenose do ducto biliar, nódulos pulmonares, tireoidite autoimune e rins (nefrite intersticial com um infiltrado de células plasmáticas IgG4 positiva e depósitos IgG4 na membrana basal tubular).

Laboratorialmente, um achado característico da pancreatite autoimune é a elevação de imunoglobulinas, o que ocorre em 50-70% dos casos. Dentre as imunoglobulinas, a de maior especificidade é a IgG4. Apesar de não ser um exame definitivo para a confirmação ou exclusão do diagnóstico, um valor limiar de 135 mg/dL tem uma sensibilidade de 90% e especificidade de 95%.

A tomografia computadorizada costuma mostrar um pâncreas difusamente aumentado de tamanho, popularmente chamado "em formato de salsicha".

Uso da Ecoendoscopia

À ecoendoscopia, o aspecto é de um pâncreas aumentado de tamanho e com padrão hipoecogênico. A EE com punção aspirativa por agulha fina (PAAF) pode ser uma opção para a obtenção de amostras histológicas do pâncreas.[1] Em um estudo com 44 pacientes com PAI, 19 (43%) apresentaram achados no exame histológico de amostras obtidas durante EE-PAAF que sugeriam PAI (14 amostras apresentaram pancreatite esclerosante linfoplasmocítica, duas amostras com plasmócitos IgG4-positivo, e três amostras com ambos). Apesar da baixa sensibilidade (43%), a EE-PAAF pode ter um papel importante, pois, uma vez positiva, pode permitir que os pacientes com massa pancreática evitem uma cirurgia desnecessária.

PANCREATITE IDIOPÁTICA

Trata-se de outra situação em que a EE mostra-se útil. Em cerca de 20% dos episódios de pancreatite aguda, não se identifica um fator etiológico mesmo após adequada investigação clínica, laboratorial e com exames de imagem. Estudos sugerem que, em pacientes sem colecistectomia prévia, cerca de 75% das vezes o quadro deve-se a barro biliar. Porém, em pacientes submetidos à cirurgia para retirada da vesícula biliar previamente, a disfunção do esfíncter de Oddi é a etiologia mais frequente.[3] A EE mostrou alta acurácia para identificação dessas situações e vem sendo cada vez mais indicada para o prosseguimento da investigação após um caso de pancreatite idiopática.

Apesar de alguns estudos identificarem 10-30% das pancreatites crônicas, como sem etiologia definida, esse número é, provavelmente, superestimado. Isto ocorre por não haver um limite estabelecido seguro para consumo de álcool e/ou por investigações incompletas de pancreatite de etiologia genética/autoimune. Costuma apresentar-se em dois momentos. Uma de início mais precoce, em pacientes com idade em torno de 20 anos. Sua clínica mais frequente é a dor abdominal. Calcificações ou sinais de insuficiência, seja ela endócrina ou exócrina, são raros no momento da apresentação da doença. Essa característica dificulta o diagnóstico precoce, tendo em vista que as ferramentas diagnósticas baseiam-se em achados estruturais. A outra faixa de apresentação da pancreatite autoimune idiopática é por volta dos 50 anos. A dor costuma ser um achado menos proeminente, e sinais de insuficiência pancreática não são infrequentes no momento do diagnóstico. Nesses pacientes, o achado de calcificações pancreáticas costuma ser identificado nos exames de imagem. A própria idade dos pacientes, entretanto, pode ser responsável por esses achados, o que não permite utilizá-los como critérios definitivos para o diagnóstico.[10]

CONCLUSÃO

A ecoendoscopia constitui um método de grande utilidade e segurança para detectar alterações no parênquima e ductos pancreáticos, sugestivos de pancreatite crônica. Pode detectar alterações mínimas que muitas vezes outros métodos não conseguem identificar. Além da definição estrutural da glândula, a possibilidade de punção e coleta de material de exame patológico auxilia muitas vezes no correto diagnóstico de massas pancreáticas, que inicialmente podem se caracterizar de neoplásicas.

REFERÊNCIAS BIBLIOGRÁFICAS

1. Aabakken L, Rembackern B, LeMoine O et al. Minimal standard terminology for gastrointestinal endoscopy – MST 3.0. *Endoscopy* 2009;41:727-28.
2. Catalano MF, Sahai A, Levy M et al. EUS-based criteria for the diagnosis of chronic pancreatitis: The Rosemont classification. *Gastrointest Endosc* 2009;69:1251-61.
3. Choueri NE, Balci NC, Alkaade S et al. Advanced imaging of chronic pancreatitis. *Curr Gastroenterol Rep* 2010;12:114-20.
4. Farrel JJ, Garber J, Sahani D et al. EUS findings in patients with autoimmune pancreatitis. *Gastrointest Endosc* 2004;60:927-36.
5. Garcia JI, Noia JL, Lindkvist B, et al. Endoscopic ultrasound in the diagnosis of chronic pancreatitis. *Rev Esp Enferm Dig* 2015;107:221-28.
6. Gardner TB, Chiari ST. Autoimmune pancreatitis. *Gastroenterol Clin North Am* 2008;37:439-60.

7. Lin Y, Tamakoshi A, Matsuno S et al. Nationwide epidemiological survey of chronic pancreatitis in Japan. *J Gastroenterol* 2000;35:136-41.
8. Nishimori I, Tamakoshi A, Otsuki M. Prevalence of autoimmune pancreatitis in Japan from a nationwide survey in 2002. *J Gastroenterol* 2007;42(Suppl 18):6-8.
9. Stevens T, Zuccaro Jr G, Dumot JA et al. Prospective comparison of radial and linear endoscopic ultrasound for diagnosis of chronic pancreatitis. *Endoscopy* 2009;41:836-41.
10. Wilcox CM, Varadarajulu S, Eloubedi M. Role of endoscopic evaluation in idiophatic pancreatitis: a systematic review. *Gastrointest Endosc* 2006;63:1037-45.
11. Worning H. Incidence and prevalence of chronic pancreatitis. In: Beger FACS, Buchler DM, Ditschuneit H et al. *Chronic pancreatitis*. Berlin: Springer Berlin Heidelberg, 1990. p. 8-14.
12. Zuccaro Jr G, Sivak MV. Endoscopic ultrasonography in the diagnosis of chronic pancreatitis. *Endoscopy* 1992;24(Suppl 1):347-49.

73 Afecções da Vesícula e das Vias Biliares

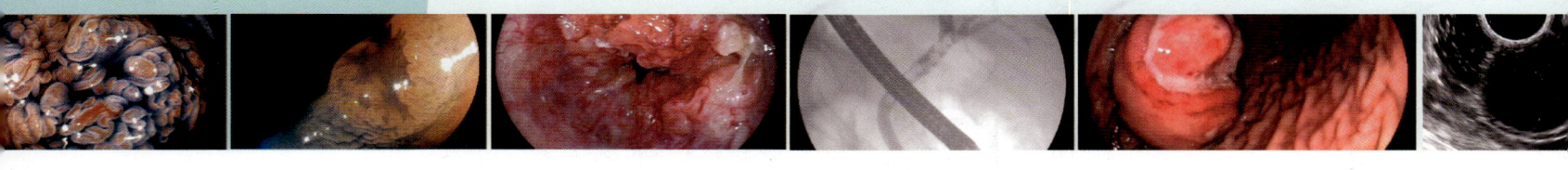

Nelson Heitor Vieira Coelho

PÓLIPOS DE VESÍCULA BILIAR

Tem havido significativo aumento na detecção de pólipos na vesícula biliar (PVB) em decorrência do incremento e da melhor resolução dos diferentes métodos de imagem. Estima-se que cerca de 4 a 7% dos indivíduos sãos apresentem PVB.[1,7,12]

A ecoendoscopia (EE) é considerada superior a outros métodos de imagem na diferenciação de PVB neoplásicos e não neoplásicos, assim como no diagnóstico de lesões malignas. Isto se deve ao fato de utilizar altas frequências (7,5 a 12 MHz), possuir imagens de alta resolução e permitir visualização mais aproximada da VB.

No entanto, existem controvérsias a respeito do valor do método. Young et al., em estudo retrospectivo, concluíram que a EE apresentou baixa acurácia na diferenciação entre pólipos neoplásicos e não neoplásicos, quando estes eram menores que 1 cm.[24] Em estudo de Sugiyama et al., a EE foi mais precisa que a ecografia abdominal (EA) (97 × 71%) na determinação do tipo de PVB.[21] Em outro estudo prospectivo, comparativo, entre a EE, a EA e a tomografia computadorizada (TC) na detecção de PVB maiores que 1 cm em 144 pacientes (todos submetidos à cirurgia), a sensibilidade na detecção de malignidade foi de, respectivamente, 86, 90 e 72%. Já quanto ao grau de invasão, quando na presença de neoplasia, a sensibilidade dos diferentes métodos foi de, respectivamente, 55,5, 62,9 e 44.4%. Os autores concluíram que a EA e a EE apresentam resultados semelhantes. No entanto, considerando o maior conforto para o paciente e a necessidade de sedação na EE, a EA torna-se o método de escolha para o diagnóstico e estadiamento das lesões polipoides da vesícula biliar.[11]

Considerações

Sugere-se que pacientes sintomáticos com PVB, bem como pacientes assintomáticos com PVB maiores que 10 mm sejam submetidos à colecistectomia. No entanto, para pacientes assintomáticos com PVB menores que 10 mm, sem fatores de risco para malignidade, recomenda-se que sejam acompanhados por EA a cada 12 meses.[2]

CÂNCER DE VESÍCULA BILIAR

O câncer de vesícula biliar tem prognóstico muito reservado e, frequentemente, apresenta-se em estágio avançado, quando diagnosticado em virtude de os sintomas serem vagos e inespecíficos. Em sua maioria são adenocarcinomas. Constitui a quinta neoplasia digestiva maligna mais comum, e a primeira das vias biliares.

Nos pacientes submetidos à colecistectomia, até 2% apresentam neoplasia oculta na vesícula. As mulheres são afetadas 2 a 6 vezes mais que os homens. É mais comum em brancos, bem como em idosos com mais de 70 anos.[8,13,20]

Em estudo comparativo entre a ecografia abdominal convencional (EA) e a ecoendoscopia (EE), esta última apresentou acurácia diagnóstica de 97 contra 67% da EA em 194 pacientes com pólipos vesiculares maiores que 20 mm submetidos à colecistectomia. A sensibilidade e a especificidade da EE foi de, respectivamente, 92 e 98%, e da EA, 54 e 53%.[4]

Em estudo prospectivo com 144 pacientes comparando a EE, a EA e a TC no diagnóstico diferencial entre lesões polipoides e câncer de vesícula, a sensibilidade foi de 86, 90 e 72%, respectivamente.

No que diz respeito ao estadiamento, a EE pode auxiliar na identificação de linfoadenopatias peripancreáticas e do hilo hepático, bem como definir o grau de invasão da parede vesicular.[9,19]

Nas imagens a seguir, demonstramos aspectos ecoendoscópicos de diferentes lesões da vesícula biliar, entre elas um pólipo de pequenas dimensões, um tumor viloso e câncer de VB (Figs. 73-1 a 73-6).

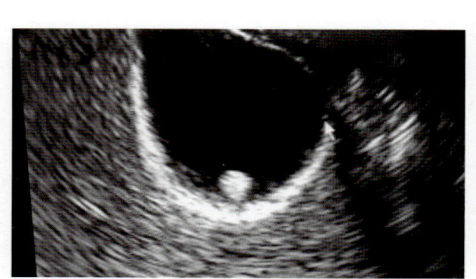

Fig. 73-1. Pólipo na vesícula biliar.

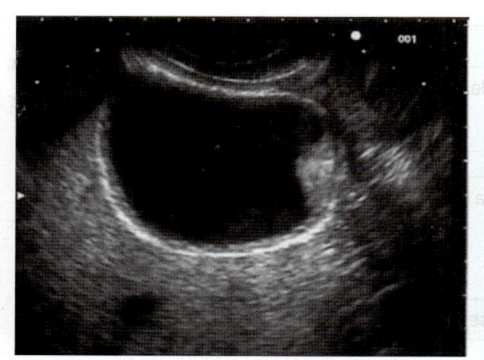

Fig. 73-2. Ecoendoscopia de tumor viloso da vesícula biliar. Cortesia: Prof. Marc Giovannini – Institut Paoli-Calmettes – Marselha, França.

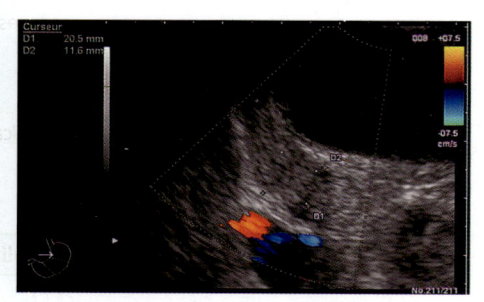

Fig. 73-3. Ecoendoscopia de tumor da vesícula biliar. Cortesia: Prof. Marc Giovannini – Institut Paoli-Calmettes – Marselha, França.

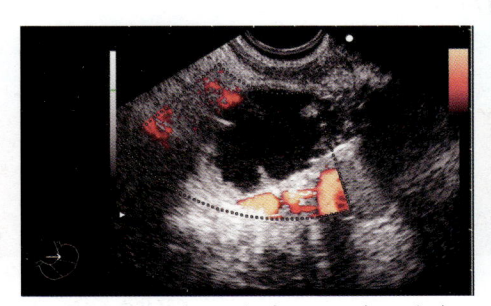

Fig. 73-4. Ecoendoscopia de tumor da vesícula biliar. Cortesia: Prof. Marc Giovannini – Institut Paoli-Calmettes – Marselha, França.

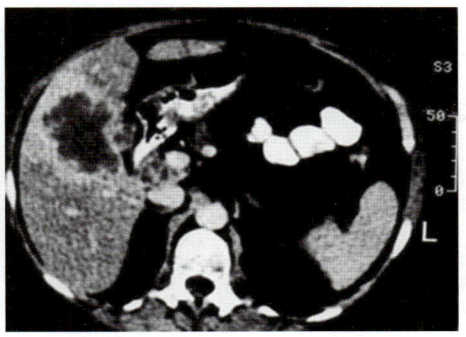

Fig. 73-5. TC de tumor da vesícula biliar com invasão hepática. Cortesia: Prof. Alessandro Osvald – Hospital de Clínicas de Porto Alegre.

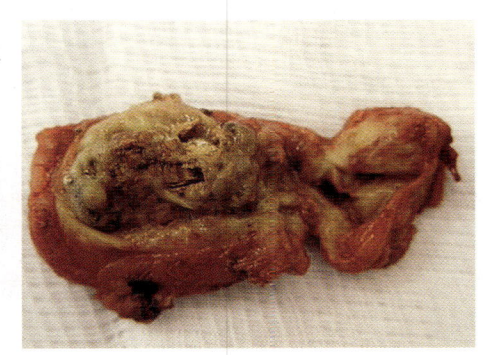

Fig. 73-6. Tumor da vesícula biliar – peça cirúrgica. Cortesia: Prof. Alessandro Osvald – Hospital de Clínicas de Porto Alegre.

Considerações

Como recomendação geral, a EE, quando disponível, é realizada em portadores de pólipos ou espessamento parietal da vesícula biliar, bem como nos casos de icterícia, elevação da bilirrubina ou fosfatase alcalina. Contudo, a ecografia abdominal ainda é considerada importante ferramenta no diagnóstico diferencial das lesões polipoides e do câncer de vesícula biliar, com a vantagem de não causar desconforto e não necessitar sedação.

COLEDOCOLITÍASE

A presença de cálculos na via biliar principal, presente em aproximadamente 20% dos pacientes com colecistolitíase, representa importante risco aos pacientes, portanto, recomenda-se sua remoção.[16] Dentre os diferentes métodos diagnósticos há várias opções, bem como estratégias terapêuticas que variam, conforme a disponibilidade e experiência local.

Somente o perfil laboratorial das provas hepáticas (SGOT, SGPT, fosfatase alcalina, bilirrubinas) é insuficiente para o diagnóstico, sendo necessário algum método de imagem. Como regra geral, os pacientes com alta probabilidade de coledocolitíase (tanto clínica quanto por métodos de imagem não invasivos) devem ser encaminhados para colangiopancreatografia endoscópica retrógrada (CPER). A combinação de cálculo coledociano na ecografia abdominal (EA) ou tomografia computadorizada (TC) com um dos seguintes achados: hipertermia, icterícia (bilirrubina total maior que 2 mg/dL), dilatação coledociana (maior que 7 mm na EA) e enzimas duas vezes o limite superior da normalidade, demonstra alta probabilidade de coledocolitíase.[5]

No Quadro 73-1 podemos observar recomendações propostas pela ASGE *(American Society for Gastrointestinal Endoscopy)*.[4]

Em metanálise de 27 estudos com 2.673 pacientes, a ecoendoscopia (EE) apresentou 94% de sensibilidade e 95% de especificidade, quando comparada à CPER e colangiografia intraoperatória, tendo a exploração cirúrgica como padrão de referência.[22]

Na comparação entre a EE e a CPER, tendo a colangiografia transoperatória como referência, em outra metanálise de 31 estudos com 3.075 pacientes, a EE demonstrou 89% de sensibilidade e 94% de especificidade.[10]

A EE permite visualizar a árvore biliar sem a superposição de gases e da gordura abdominal, entretanto, é relativamente invasiva comparativamente a outros métodos.

Revisão sistemática que comparou a EE à colangiorressonância magnética (CPRM) demonstrou que ambos os métodos apresentam a mesma acurácia.[23]

A utilização da EE antes da CPER pode evitar um número significativo de intervenções desnecessárias sobre a papila (esfincterotomia) e, consequentemente, suas complicações.

Estudos randomizados e controlados compararam CPER à CPER precedida de EE. No grupo com EE, esta evitou a CPER em 67% dos pacientes, obtendo menor índice de complicações, especialmente de pancreatite. A EE falhou em detectar coledocolitíase em apenas 0,9% dos casos.[17]

Em outro estudo, envolvendo 100 pacientes com pancreatite biliar, a sensibilidade da EE e da CPER foi de 97%. A EE diagnosticou corretamente a ausência de coledocolitíase em 65/66 pacientes, demonstrando uma especificidade de 98%.[15]

As imagens a seguir demonstram duas situações em que a ecoendoscopia foi decisiva na resolução do quadro clínico. A paciente A (feminina, branca, 30 anos) internou com quadro de dor epigástrica acentuada e alterações funcionais hepáticas sem icterícia. A EA e a TC foram inconclusivas. A EE demostrou dilatação do colédoco com defeitos de enchimento móveis, vesícula biliar distendida, com conteúdo denso e pequenos defeitos de enchimento (Fig. 73-7). CPER e esfincterotomia foram realizadas, observando-se importante estase biliar, e cálculos coledocianos foram removidos (Fig. 73-8).

A paciente B (feminina, branca, 85 anos) com Doença de Alzheimer e quadro de icterícia flutuante, com TC demonstrando dilatação coledociana sem causa aparente, foi encaminhada para realização de EE para elucidação diagnóstica. A EE demonstrou dilatação coledociana com presença de cálculo (Fig. 73-9). Foi realizada CPER com esfincterotomia e remoção do cálculo (Fig. 73-10).

Quadro 73-1 Risco de coledocolitíase em pacientes com colelitíase sintomática[3]

Muito elevado
▪ Presença de cálculo na ecografia abdominal (EA)
▪ Colangite ascendente
▪ Bilirrubina total > 4 mg/dL

Elevado
▪ Dilatação do colédoco por EA (> 6 mm) com vesícula *in situ*
▪ Bilirrubina total entre 1,8 e 4 mg/dL

Moderado
▪ Elevação das enzimas (SGOT, SGPT, fosfatase alcalina), além das bilirrubinas
▪ Idade > 55 anos
▪ Pancreatite biliar

Probabilidade de coledocolitíase	
Presença de um fator de risco muito elevado	Alta
Presença de ambos fatores de risco elevados	Alta
Sem fator de risco	Baixa
Outras situações	Intermediária

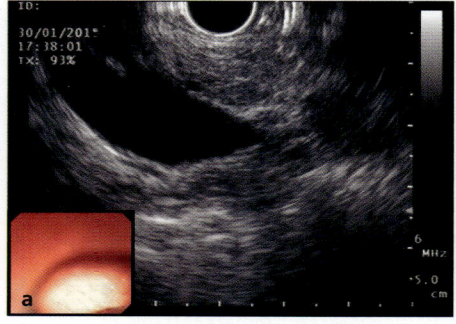

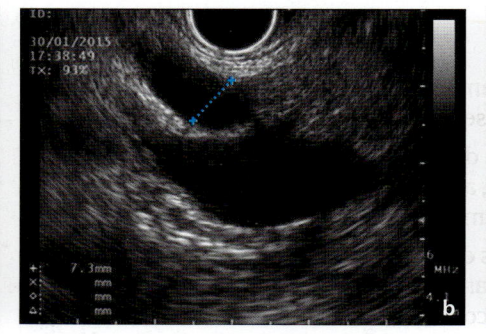

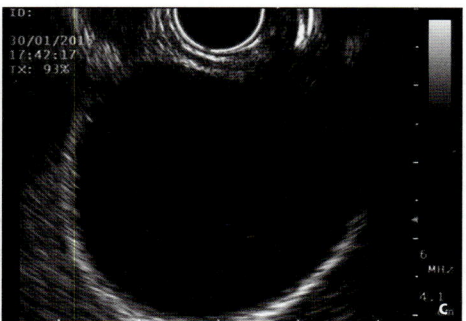

Fig. 73-7. (a-c) Caso A – ecoendoscopia.

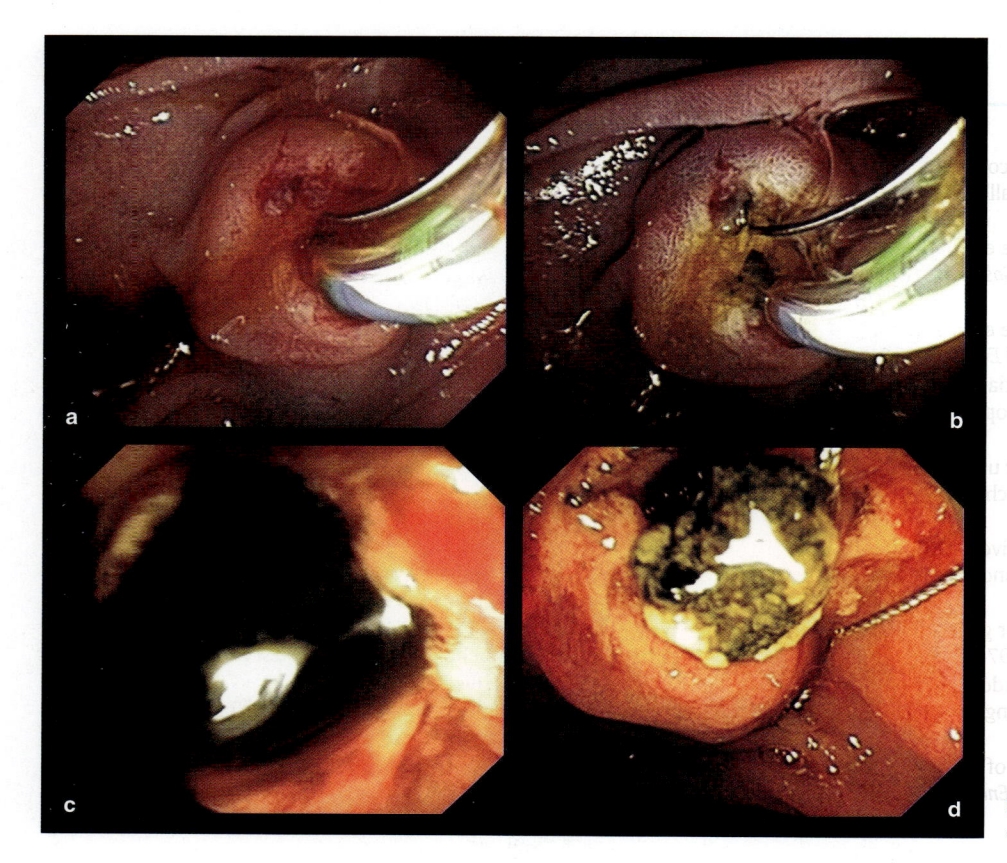

Fig. 73-8. (a-d) Caso A – CPER e esfincterotomia.

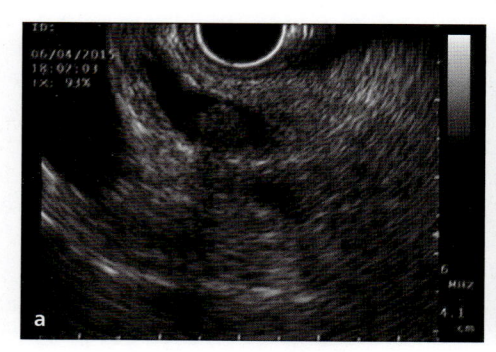

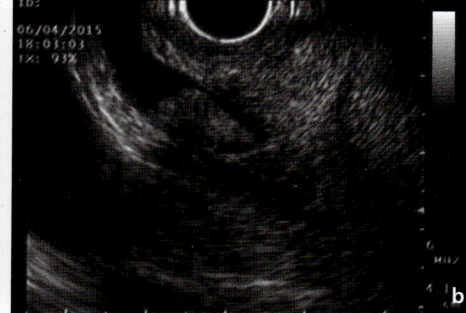

Fig. 73-9. (a e b) Caso B – ecoendoscopia.

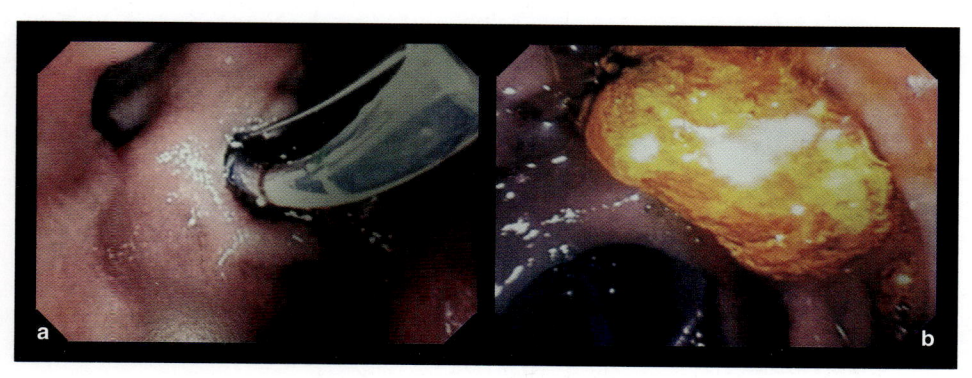

Fig. 73-10. (a e b) Caso B – CPER e esfincterotomia.

Considerações

- Antes de indicarmos a CPER com esfincterotomia, é necessária a confirmação do diagnóstico da coledocolitíase.
- A escolha entre os métodos de diagnóstico da coledocolitíase deve levar em consideração a disponibilidade, a experiência local e os custos, já que a CPRM e a EE têm a mesma acurácia.
- A EE é boa alternativa nas situações em que os exames são inconclusivos e há incerteza diagnóstica (p. ex., pancreatite idiopática), quando há risco apenas intermediário de coledocolitíase (entre 10 e 50%), quando a CPER não obteve sucesso, quando há risco de pancreatite ou, ainda, existindo risco com a exposição à radiação (gestantes).[5,6,14,18]

REFERÊNCIAS BIBLIOGRÁFICAS

1. Akatsu T, Aiura K, Shimazu M et al. Can endoscopic ultrasonography differentiate nonneoplastic from neoplastic gallbladder polyps? *Dig Dis Sci* 2006;51:416-21.
2. ASGE guidelines. The role of endoscopy in the evaluation and treatment of patients with biliary neoplasia. *Gastrointest Endosc* 2013;77:167-74.
3. ASGE guidelines. The role of endoscopy in the evaluation of suspected choledocholithiasis. *Gastrointestinal Endoscopy* 2010;71(1):9.
4. Azuma T, Yoshikawa T, Araida T et al. Differential diagnosis of polypoid lesions of the gallbladder by endoscopic ultrasonography. *Am J Surg* 2001;181:65-70.
5. Canto MI, Chak A, Stellato T, et al. Endoscopic ultrasonography versus cholangiography for the diagnosis of choledocholithiasis. *Gastrointest Endosc* 1998;47:439-48.
6. Chak A, Hawes RH, Cooper GS, et al. Prospective assessment of the utility of EUS in the evaluation of gallstone pancreatitis. *Gastrointest Endosc* 1999;49:599-604.
7. Chen CY, Lu CL, Chang FY et al. Risk factors for gallbladder polyps in the Chinese population. *Am J Gastroenterol* 1997;92:2066-68.
8. Duffy A, Capanu M, Abou-Alfa GK et al. Gallbladder cancer (GBC): 10-year experience at Memorial Sloan-Kettering Cancer Centre (MSKCC). *J Surg Oncol* 2008;98:485-89.
9. Fujita N, Noda Y, Kobayashi G et al. Diagnosis of the depth of invasion of gallbladder carcinoma by EUS. *Gastrointest Endosc* 1999;50:659-63.
10. Garrow D, Miller S, Sinha D et al. Endoscopic ultrasound: a meta-analysis of test performance in suspected biliary obstruction. *Clin Gastroenterol Hepatol* 2007;5:616-23.
11. Jang JY, Kim SW, Lee SE et al. Differential diagnostic and staging accuracies of high resolution ultrassonography, endoscopic ultrasound and multidetector computer tomography for gallbladder polyps and gallbladder cancer. *Ann Surg* 2009;250:943-49.
12. Jorgensen T, Jensen KH, Jorgensen T et al. Polyps in the gallbladder. A prevalence study. *Scand J Gastroenterol* 1990;25:281-86.
13. Konstantinidis IT, Deshpande V, Genevay M et al. Trends in presentation and survival for gallbladder cancer during a period of more than 4 decades: a single-institution experience. *Arch Surg* 2009;144:441-47.
14. Liu CL, Fan ST, Lo CM et al. Comparison of early endoscopic ultrasonography and endoscopic retrograde cholangiopancreatography in the management of acute biliary pancreatitis: a prospective randomized study. *Clin Gastroenterol Hepatol* 2005;3:1238-44.
15. Liu CL, Lo CM, Chan JK et al. Detection of choledocholithiasis by EUS in acute pancreatitis: a prospective evaluation in 100 consecutive patients. *Gastrointest Endosc* 2001;54:325-30.
16. Mitchell SE, Clark RA. A comparison of computed tomography and sonography in choledocholithiasis. *AJR Am J Roentgenol* 1984;142:729-33.
17. Petrov MS, Savides TJ. Systematic review of endoscopic ultrasonography versus endoscopic retrograde cholangiopancreatography for suspected choledocholithiasis. *Br J Surg* 2009;96:967-74.
18. Prat F, Edery J, Meduri B et al. Early EUS of the bile duct before endoscopic sphincterotomy for acute biliary pancreatitis. *Gastrointest Endosc* 2001;54:724-29.
19. Sadamoto Y, Kubo H, Harada N et al. Preoperative diagnosis and staging of gallbladder carcinoma by EUS. *Gastrointest Endosc* 2003;58:536-41.
20. Scott TE, Carroll M, Cogliano FD et al. A case-control assessment of risk factors for gallbladder carcinoma. *Dig Dis Sci* 1999;44:1619-25.
21. Sugiyama M, Xie XY, Atomi Y et al. Diferential diagnosis of small polypoid lesions of the gallbladder: the value of endoscopic ultrassonography. *Ann Surg* 1999;229:498-504.
22. Tse F, Liu L, Barkun AN et al. EUS: a meta-analysis of test performance in suspected choledocholithiasis. *Gastrointest Endosc* 2008;67:235-44.
23. Verma D, Kapadia A, Eisen GM et al. EUS vs MRCP for detection of choledocholithiasis. *Gastrointest Endosc* 2006;64:248-54.
24. Young KC, Won YC, Tae HL et al. Endoscopic ultrassonography does not differentiate neoplastic from non-neoplastic small gallbladder polyps. *World J Gastroenterol* 2009;15:2361-66.

74 Neurólise Celíaca

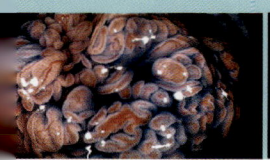

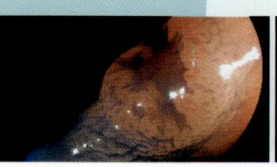

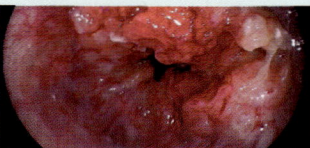

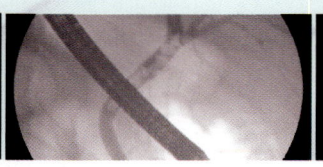

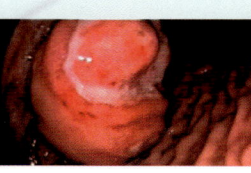

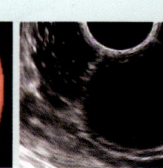

Renata Nobre Moura ■ Fauze Maluf-Filho

INTRODUÇÃO

O manejo da dor abdominal associada à pancreatite crônica (PC) e ao Câncer de Pâncreas (CP) continua sendo um desafio clínico. Mais de 70 a 80% dos pacientes com CP e 85 a 90% com PC sofrem de dor no momento do diagnóstico.[30,37,38,46] Por conseguinte, um importante foco é a melhora da qualidade de vida pelo controle álgico.

Os exatos mecanismos da dor de origem pancreática não estão completamente esclarecidos. Várias teorias têm sido propostas para a patogênese da dor abdominal associada à pancreatite crônica e ao câncer de pâncreas. Possíveis etiologias incluem a invasão do plexo celíaco pela infiltração tumoral, obstrução e distensão do ducto pancreático, inflamação e isquemia.[37,44] Parece haver interligação entre os diversos mecanismos, o que pode explicar o sucesso parcial ou insucesso da monoterapia.[46]

Embora a dor possa ser controlada com o uso de analgésicos convencionais, os pacientes cursam com efeitos colaterais importantes, como constipação, náuseas, sonolência, vômitos, confusão mental e dependência química.[30,34,37,38,44,46] Nesses casos, métodos invasivos de controle álgico devem ser indicados.[31]

A injeção no plexo celíaco é método estabelecido no controle da dor pancreática. Desde sua descrição, em 1914, por Kappis, várias modificações foram propostas, com novas vias de abordagem, melhorando sua eficácia e reduzindo complicações.[17]

O bloqueio do plexo celíaco (CPB) refere-se à inibição temporária dos gânglios nervosos, geralmente empregando-se a combinação de um anestésico local de longa ação (bupivacaína) e corticosteroide (triancinolona). É utilizado, principalmente, em doenças pancreáticas benignas, como a pancreatite crônica.[38]

A neurólise do plexo celíaco (CPN), por sua vez, refere-se à ablação química, atingida com a injeção de agentes citolíticos, como álcool absoluto ou fenol associado a um anestésico local (bupivacaína), que é aplicado inicialmente para evitar a dor ocasionada pela injeção do álcool.[38]

Diversas técnicas de bloqueio e neurólise do plexo celíaco foram publicadas na literatura. Existem três abordagens tradicionais para a realização de CPB e CPN, a saber, cirúrgica, radiológica e endoscópica.

Na via cirúrgica, o tronco celíaco é identificado, e a área ao seu redor recebe a injeção de um agente neurolítico, sob visualização e controle diretos. Trata-se de uma técnica invasiva que, na maioria das vezes, deve ser evitada.[9]

A abordagem radiológica percutânea pode ser realizada por via anterior ou posterior e guiada por ressonância magnética, tomografia, ultrassonografia ou fluoroscopia.[53] Essas técnicas diferem quanto à rota de inserção da agulha, uso ou não do guia radiológico e composição química do injetado.

A abordagem endoscópica, descrita pela primeira vez por Wiersema, em 1996, quando comparada às técnicas percutâneas, tem o potencial benefício de diminuir a exposição à radiação, permitir a visualização direta e em tempo real da localização da agulha e da infusão das substâncias, diminuindo assim as complicações, como pneumotórax e paraplegia e aumentando a eficácia no alívio da dor.[48]

ANATOMIA

O plexo celíaco está localizado logo abaixo do diafragma, circundando anteriormente a origem do tronco celíaco na aorta, mais comumente entre as vértebras T12 e L2. Compreende rede de gânglios e fibras nervosas e, na maioria dos pacientes, podem ser encontrados de dois a cinco gânglios.[47] Os gânglios estão localizados predominantemente à esquerda do tronco celíaco, anteriormente à aorta, e são caracteristicamente ovais, com margens irregulares, medindo de 2 a 20 mm de diâmetro e hipoecogênicos. Os gânglios à direita estão localizados, em média, 0,6 cm abaixo do tronco celíaco, enquanto os esquerdos 0,9 cm inferiormente.[27] A dor pancreática é mediada pelas fibras simpáticas aferentes via plexo celíaco para os nervos esplâncnicos e entram na medula espinal no 5º ao 9º segmento torácico (Fig. 74-1).[42]

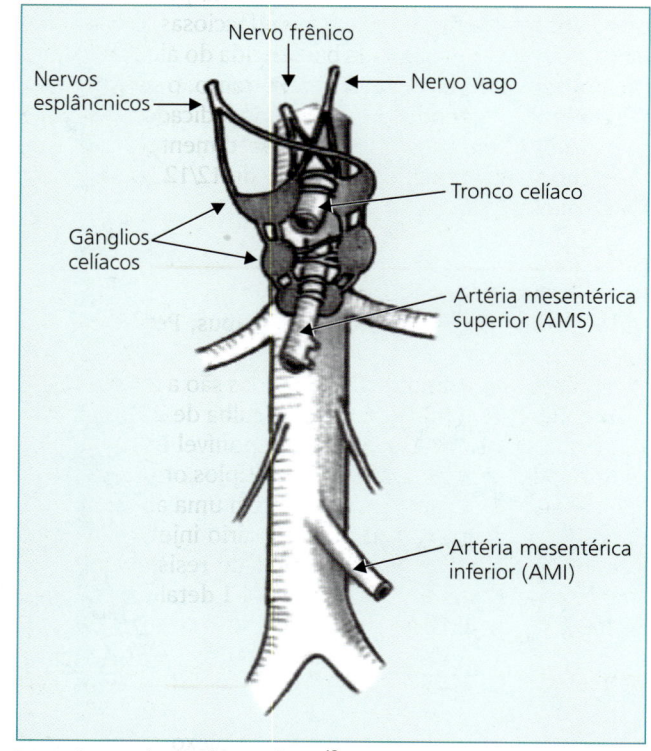

Fig. 74-1. Anatomia do plexo celíaco.[42]

TÉCNICA

Indicações
- Dor abdominal de origem pancreática, de intensidade moderada à grave.
- Efeitos adversos aos opioides.

Contraindicações
As contraindicações são poucas e incluem:

- Incapacidade de visualizar os marcos anatômicos ou de posicionar a agulha de forma segura em razão de diversos fatores, como anatomia distorcida, cirurgias prévias, tumores volumosos, variação na origem do tronco celíaco e aneurisma de aorta.
- Coagulopatia ou trombocitopenia severas (INR > 1,5 e/ou plaquetas < 50.000/L).
- Instabilidade hemodinâmica ou respiratória.
- Recusa do paciente.

Preparação e Cuidados após o Procedimento
A neurólise deve ser realizada em ambiente hospitalar, em centros com experiência na técnica. Os pacientes devem ser questionados sobre comorbidades, alergias e uso de anticoagulantes. O procedimento é realizado sob sedação consciente ou, em casos indicados, sob anestesia geral. A posição preferível é o decúbito lateral esquerdo.

Hidratação venosa com 500 a 1.000 mL de soro fisiológico é necessária para diminuir o risco de hipotensão antes e depois do procedimento. Monitoração não invasiva de oximetria e pressão arterial são mandatórias.

Após o procedimento, os sinais vitais devem ser monitorados por 2 a 4 horas. Antes da alta, verifica-se a pressão arterial em posições ereta e supina, para avaliar hipotensão postural. Os pacientes devem ser orientados quanto aos possíveis efeitos adversos (diarreia, dor abdominal e hipotensão).

Antibioticoprofilaxia (ATB) deve ser considerada em pacientes que receberão corticoide, principalmente na pancreatite crônica, por causa dos relatos de complicações infecciosas, como abscessos peripancreáticos.[12,32] A natureza bactericida do álcool absoluto parece minimizar os riscos de infecção. Portanto, o uso de ATB não é rotineiramente recomendado.[32,33] Quando indicado, prefere-se usar Ciprofloxacina 200 mg IV durante o procedimento e, nos casos de uso terapêutico, mantêm-se 250-500 mg de 12/12 horas via oral por mais de 3 dias.

Equipamentos e Acessórios
Ecoendoscópicos lineares setoriais (Olympus, Pentax ou Fujinon) podem ser usados.

As agulhas mais comumente utilizadas são a 22 gauge e 19 gauge, sendo descrito também o uso da agulha de 25 gauge (Wilson-Cook, Olympus). Atualmente, existe disponível uma agulha de 20 gauge tipo *spray* (Wilson-Cook) com múltiplos orifícios na extremidade, facilitando a difusão do injetado em uma área maior. O calibre da agulha interfere quando é necessário injetar maior volume de substância, encontrando certo nível de resistência ao utilizar agulhas de calibre menores. O Quadro 74-1 detalha as vantagens e desvantagens de cada agulha.

Procedimento
As técnicas para neurólise e bloqueio do plexo celíaco são semelhantes. O ecoendoscópio é introduzido pela parte posterior da pequena curvatura do estômago, seguindo a aorta até a origem do tronco celíaco, que constitui o primeiro e maior ramo da aorta abaixo do diafragma. O Doppler é usado para confirmar a natureza vascular das estruturas de reparo anatômico.

Para a injeção central, a agulha deve ser primeiramente preenchida com solução salina e, então, inserida no canal de trabalho, sendo posicionada sob visualização endoscópica imediatamente adjacente e anterior à parede lateral da aorta, ao nível do tronco celíaco.

Injetam-se 3 mL de solução salina para remover qualquer tecido adquirido durante a inserção. Realiza-se um teste de aspiração para verificar a ausência de sangue antes da infusão.

A infusão é realizada lentamente, com a visualização de uma "nuvem" hiperecoica após a injeção do álcool, podendo gerar desconforto e dor ao paciente, mesmo sedado. O anestésico deve ser injetado primeiramente para diminuir o desconforto causado pela infusão do álcool.

Antes da retirada da agulha, devem-se injetar mais de 3 mL de solução salina para evitar a infusão acidental de álcool absoluto no trajeto, o que pode causar dor severa pós-procedimento.

Para a aplicação bilateral, o processo é, então, repetido no lado oposto da aorta.

Características do Injetado
As doses das substâncias injetadas ainda não estão padronizadas. A maioria dos estudos utiliza, para neurólise em pacientes com neoplasia de pâncreas, 5-10 mL (0,25-0,75%) de Bupivacaína 25-75% seguido por 10-20 mL de álcool absoluto (98-100%).

Álcool e fenol são os dois agentes químicos utilizados para a ablação do plexo. O álcool é a substância preferida, pois ocasiona citólise mais completa e evita os potenciais efeitos mutagênicos do fenol.[5]

Atualmente, não há estudos comparativos disponíveis que avaliem a eficácia dos diferentes agentes e suas doses. O Quadro 74-2 sumariza as principais substâncias utilizadas e suas respectivas concentrações e dosagens.

Métodos Alternativos
Os métodos alternativos de neurólise vêm sendo descritos. Uma abordagem em pacientes com neoplasia abdominal avançada envolve a neurólise ampla do plexo celíaco (BPN), em que a injeção é efetuada ao nível da artéria mesentérica superior, resultando em uma distribuição mais ampla da neurólise. Em um ensaio clínico

Quadro 74-1 Agulhas utilizadas para neurólise celíaca

Agulha	Vantagens	Desvantagens
22 gauge	Disponibilidade e facilidade de uso	Infusão lenta e forçada decorrente da resistência
19 gauge	Disponibilidade, facilidade de uso e infusão rápida	Dificuldade de punção em alguns casos
20 gauge (agulha com *spray*)	Infusão rápida e fácil, com liberação do líquido em várias direções	Pouco disponível, não ocorre à formação da "nuvem" hiperecoica durante a infusão

Adaptado de Penman ID, Gilbert D. Basic technique for celiac plexus block/neurolysis. Gastrointest Endosc. 2009.[32]

Quadro 74-2 Substâncias utilizadas para neurólise celíaca

Agente	Substância	Volume/dose administrada
Neurolítico	Álcool absoluto 98% Fenol	10-20 mL
Analgésico	Bupivacaína 0,25-0,75% Lidocaína 1-2%	3-20 mL 3-10 mL
Corticosteroide	Triancinolona Metilprednisolona	3-4 mL/40-80 mg 2-4 mL/40-80 mg

com 67 pacientes que comparou o CPN à BPN, os pacientes do grupo experimental apresentaram melhores taxas de alívio da dor a curto e longo prazos, sem aumentar as complicações.[40]

Para avaliar a difusão das substâncias injetadas, alguns autores diluem contraste com os agentes neurolíticos e realizam tomografia computadorizada após o procedimento. As regiões que contêm o tronco celíaco e as artérias mesentéricas superior e inferior são divididas no eixo frontal em seis áreas: superior esquerda e direita, média esquerda e direita e inferior esquerda e direita. O número de áreas contrastadas correlacionam-se positivamente com o grau de alívio de dor alcançado.[40]

Ainda está em debate se a injeção bilateral é mais eficaz que a unilateral. Estudo comparativo em pacientes com pancreatite crônica demonstrou não haver diferença no alívio da dor e na duração do efeito, quando a mesma quantidade de neurolítico foi injetada por uma ou duas punções, mostrando que ambos os métodos são seguros.[20]

A injeção de agentes neurolíticos diretamente nos gânglios (CGN) demonstrou ser mais eficaz e com efeito mais duradouro em diversos estudos, incluindo um estudo randomizado com 68 pacientes que mostrou que os pacientes do grupo CGN obtiveram melhor resposta no alívio de dor do que os pacientes submetidos à CPN (74 vs. 46%) e mais comumente tiveram resposta completa (50 vs. 18%), sem diferenças na duração do alívio da dor e nas complicações.[7,31,37,53] A técnica consiste em posicionar a agulha no centro do gânglio e injetar lentamente a solução, enquanto se retira a agulha, repetindo o procedimento quantas vezes for necessário, a depender da quantidade de gânglios identificados. Acreditava-se, inicialmente, que os gânglios celíacos não podiam ser identificados como estruturas isoladas, mas, em vez disso, localizados com base na sua posição em relação ao tronco celíaco.[22] No entanto, hoje sabe-se que os gânglios podem ser detectados diretamente por leves rotações no aparelho para visualizar estruturas alongadas e hipoecoicas correspondentes aos gânglios. A frequência de visualização dos gânglios por Ecoendoscopia e os fatores preditores de seu reconhecimento foram avaliados prospectivamente em um estudo com 200 pacientes, sendo identificados gânglios em 81% dos pacientes, com maior índice de detecção com o uso de aparelhos setoriais quando comparados aos radiais (86 versus 79%).[11] Estudos recentes documentaram a acurácia na identificação dos gânglios em 62-88% dos pacientes com câncer de pâncreas e em 81-88% dos pacientes em geral.[3,7,11]

RESULTADOS

As evidências existentes na literatura atualmente suportam que o bloqueio e a neurólise do plexo celíaco devem ser considerados no manejo da dor abdominal em pacientes com pancreatite crônica e neoplasia de pâncreas, quando o sintoma não é adequadamente controlado com medicações orais, ou quando efeitos colaterais estão presentes, conforme publicado em alguns estudos comparativos.[2,4,7,8,12-15,19-21,23-25,28,29,35,36,39-41,43,47,49,50]

Na metanálise mais recente publicada sobre o tema, o bloqueio do plexo celíaco mostrou ser mais efetivo no alívio da dor do que os analgésicos convencionais, mesmo resultado obtido por Yan et al., que demonstraram redução média no escore de dor de 0,6 (95% IC, 0,37-0,82), assim como redução no consumo de opioides.[51,53] Puli et al. reportaram 80% de melhora da dor no grupo da CPN e Kaufman, esse número foi de 73%.[18,37] Finalmente, uma metanálise publicada pela Cochrane incluiu seis estudos randomizados (358 pacientes), similarmente demonstrando uma redução significativa no escore de dor e no consumo de analgésicos.[1]

COMPLICAÇÕES

As complicações mais comumente relatadas são hipotensão e diarreia, que ocorrem em até 38-44% dos casos, em algumas séries.[6,10,26] Esse efeito é em razão da interrupção do estímulo simpático aos órgãos, levando à hipotensão transitória (definida como diminuição maior que 20 mmHg na PA sistólica e/ou 10 mmHg na diastólica), revertida prontamente por reposição volêmica com cristaloides. A diarreia, na maioria das vezes, é transitória e dura menos que 48 horas.

Em revisão recente, que incluiu 15 estudos (661 pacientes), efeitos adversos ocorreram em 21%. Os mais comuns foram diarreia (10%) e hipotensão (5%), autolimitados e que duraram menos que 48 horas. Dor transitória pós-procedimento ocorreu em 4%, frequentemente iniciada logo após a neurólise e com duração menor que 2 dias, requerendo aumento das doses de analgésicos e raramente internação.[1]

Complicações maiores são raras, ocorrendo em menos de 1% dos casos. Há relatos de abscessos retroperitoneais, sangramentos, parestesia, paraplegia, pneumotórax, pancreatite e necrose gástrica.[6,10,26] As complicações neurológicas relacionadas com a neurólise do plexo celíaco são mais comuns na abordagem percutânea posterior, como consequência à isquemia da medula.

CONCLUSÃO

A neurólise celíaca guiada por ecoendoscopia permite a visualização em tempo real do plexo e dos gânglios celíacos, sendo uma abordagem segura e eficaz no controle da dor de origem pancreática.

REFERÊNCIAS BIBLIOGRÁFICAS

1. Alvarez-Sánchez MV, Jenssen C, Faiss S et al. Interventional endoscopic ultrasonography: An overview of safety and complications. Surg Endosc 2014;28:712-34.
2. Amr YM, Makharita MY. Comparative study between 2 protocols for management of severe pain in patients with unresectable pancreatic cancer: one-year follow-up. Clin J Pain 2013 Sept.;29(9):807-13.
3. Ascunce G, Ribeiro A, Reis I et al. EUS visualization and direct celiac ganglia neurolysis predicts better pain relief in patients with pancreatic malignancy (with video). Gastrointest Endosc 2011;73:267-74.
4. Basinski A, Stefaniak T, Vingerhoets A et al. Effect of NCPB and VSPL on pain and quality of life in chronic pancreatitis patients. World J Gastroenterol 2005 Aug. 28;11(32):5010-14.
5. Chak A. What is the evidence for EUS-guided celiac plexus block/neurolysis? Gastrointest Endosc 2009 Feb.;69(2 Suppl):S172-73.
6. Chu JS, Vansonnenberg E, Kalha I. Acute iatrogenic pancreatitis complicating CT-guided celiac ganglion neurolysis in chronic pancreatitis. J Vasc Interv Radiol 2014 May;25(5):803-5.
7. Doi S, Yasuda I, Kawakami H et al. Endoscopic ultrasound-guided celiac ganglia neurolysis vs. celiac plexus neurolysis: a randomized multicenter trial. Endoscopy 2013;45(5):362-69.
8. Faigel DO, Veloso KM, Long WB et al. Endosonography-guided celiac plexus injection for abdominal pain due to chronic pancreatitis. Am J Gastroenterol 1996 Aug.;91(8):1675.
9. Gao L, Yang YJ, Xu HY et al. A randomized clinical trial of nerve block to manage end-stage pancreatic cancerous pain. Tumour Biol 2014 Mar.;35(3):2297-301.
10. Gimeno-García AZ, Elwassief A, Paquin SC et al. Fatal complication after endoscopic ultrasound-guided celiac plexus neurolysis. Endoscopy 2012;44(Suppl 2 UCTN):E267.
11. Gleeson FC, Levy MJ, Papachristou GI et al. Frequency of visualization of presumed celiac ganglia by endoscopic ultrasound. Endoscopy 2007;39(7):620.
12. Gress F, Schmitt C, Sherman S et al. Endoscopic ultrasound-guided celiac plexus block for managing abdominal pain associated with chronic pancreatitis: a prospective single center experience. Am J Gastroenterol 2001 Feb.;96(2):409-16.
13. Gress F, Schmitt C, Sherman S et al. A prospective randomized comparison of endoscopic ultrasound- and computed tomography-guided celiac plexus block for managing chronic pancreatitis pain. Am J Gastroenterol 1999 Apr.;94(4):900-5.
14. Ischia S, Ischia A, Polati E et al. Three posterior percutaneous celiac plexus block techniques. A prospective, randomized study in 61

patients with pancreatic cancer pain. *Anesthesiology* 1992 Apr.;76(4):534-40.
15. Jain PN, Shrikhande SV, Myatra SN *et al.* Neurolytic celiac plexus block: a better alternative to opioid treatment in upper abdominal malignancies: an Indian experience. *J Pain Palliat Care Pharmacother.* 2005;19(3):15-20.
16. Johnson CD, Berry DP, Harris S *et al.* An open randomized comparison of clinical effectiveness of protocol-driven opioid analgesia, celiac plexus block or thoracoscopic splanchnicectomy for pain management in patients with pancreatic and other abdominal malignancies. *Pancreatology* 2009;9(6):755-63.
17. Kappis M. Erfahrungen mit local anasthesie bie bauchoperationen. *Vehr Dtsch Gesellsch Chir* 1914;43:87-89.
18. Kaufman M, Singh G, Das S *et al.* Efficacy of endoscopic ultrasound-guided celiac plexus block and celiac plexus neurolysis for managing abdominal pain associated with chronic pancreatitis and pancreatic cancer. *J Clin Gastroenterol* 2010 Feb.;44(2):127-34.
19. Kawamata M, Ishitani K, Ishikawa K *et al.* Comparison between celiac plexus block and morphine treatment on quality of life in patients with pancreatic cancer pain. *Pain* 1996 Mar.;64(3):597-602.
20. LeBlanc JK, Al-Haddad M, McHenry L *et al.* A prospective, randomized study of EUS-guided celiac plexus neurolysis for pancreatic cancer: one injection or two? *Gastrointest Endosc* 2011 Dec.;74(6):1300-7.
21. LeBlanc JK, DeWitt J, Johnson C *et al.* A prospective randomized trial of 1 versus 2 injections during EUS-guided celiac plexus block for chronic pancreatitis pain. *Gastrointest Endosc* 2009 Apr.;69(4):835-42.
22. Levy M, Rajan E, Keeney G *et al.* Neural ganglia visualized by endoscopic ultrasound. *Am J Gastroenterol* 2006;101(8):1787.
23. Levy MJ, Topazian MD, Wiersema MJ *et al.* Initial evaluation of the efficacy and safety of endoscopic ultrasound-guided direct Ganglia neurolysis and block. *Am J Gastroenterol* 2008 Jan.;103(1):98-103.
24. Liberati A, Altman DG, Tetzlaff J *et al.* The PRISMA statement for reporting systematic reviews and meta-analyses of studies that evaluate health care interventions: explanation and elaboration. *PLoS Med* 2009 July;6(7).
25. Lillemoe KD, Cameron JL, Kaufman HS *et al.* Chemical splanchnicectomy in patients with unresectable pancreatic cancer. A prospective randomized trial. *Ann Surg* 1993 May;217(5):447-55; discussion 456-57.
26. Loeve US, Mortensen MB. Lethal necrosis and perforation of the stomach and the aorta after multiple EUS-guided celiac plexus neurolysis procedures in a patient with chronic pancreatitis. *Gastrointest Endosc* 2013 Jan.;77(1):151-52.
27. Luz LP, Al-Haddad MA, DeWitt JA. EUS-guided celiac plexus interventions in pancreatic cancer pain: an update and controversies for the endosonographer. *Endosc Ultrasound* 2014 Oct.;3(4):213-20.
28. Madsen P, Hansen E. Coeliac plexus block versus pancreaticogastrostomy for pain in chronic pancreatitis. A controlled randomized trial. *Scand J Gastroenterol* 1985 Dec.;20(10):1217-20.
29. Mercadante S. Celiac plexus block versus analgesics in pancreatic cancer pain. *Pain* 1993 Feb.;52(2):187-92.
30. Michaels AJ, Draganov PV. Endoscopic ultrasonography guided celiac plexus neurolysis and celiac plexus block in the management of pain due to pancreatic cancer and chronic pancreatitis. *World J Gastroenterol* 2007;13(26):3575-80.
31. Nagels W, Pease N, Bekkering G *et al.* Celiac plexus neurolysis for abdominal cancer pain: a systematic review. *Pain Med* 2013 Aug.;14(8):1140-63.
32. Penman ID, Gilbert D. Basic technique for celiac plexus block/neurolysis. *Gastrointest Endosc* 2009 Feb.;69(2 Suppl):S163-65.
33. Penman ID, Rösch T; EUS 2008 Working Group. EUS 2008 Working Group document: evaluation of EUS-guided celiac plexus neurolysis/block (with video). *Gastrointest Endosc* 2009 Feb.;69(2 Suppl):S28-31.
34. Penman ID. State of the art: putting EUS-guided block/neurolysis into perspective. *Gastrointest Endosc* 2009 Feb.;69(2 Suppl):S174-75.
35. Polati E, Finco G, Gottin L *et al.* Prospective randomized double-blind trial of neurolytic coeliac plexus block in patients with pancreatic cancer. *Br J Surg* 1998 Feb.;85(2):199-201.
36. Polati E, Luzzani A, Schweiger V *et al.* The role of neurolytic celiac plexus block in the treatment of pancreatic cancer pain. *Transplant Proc* 2008 May;40(4):1200-4.
37. Puli SR, Reddy JB, Bechtold ML *et al.* EUS-guided celiac plexus neurolysis for pain due to chronic pancreatitis or pancreatic cancer pain: a meta-analysis and systematic review. *Dig Dis Sci* 2009;54(11):2330-37.
38. Rana MV, Candido KD, Raja O *et al.* Celiac plexus block in the management of chronic abdominal pain. *Curr Pain Headache Rep* 2014;18(2):394.
39. Sahai AV, Lemelin V, Lam E *et al.* Central vs. bilateral endoscopic ultrasound-guided celiac plexus block or neurolysis: a comparative study of short-term effectiveness. *Am J Gastroenterol* 2009 Feb.;104(2):326-29.
40. Sakamoto H, Kitano M, Kamata K *et al.* EUS-guided broad plexus neurolysis over the superior mesenteric artery using a 25-gauge needle. *Am J Gastroenterol* 2010 Dec.;105(12):2599-606.
41. Santosh D, Lakhtakia S, Gupta R *et al.* Clinical trial: a randomized trial comparing fluoroscopy guided percutaneous technique vs. endoscopic ultrasound guided technique of coeliac plexus block for treatment of pain in chronic pancreatitis. *Aliment Pharmacol Ther* 2009 May 1;29(9):979-84.
42. Seicean A. Celiac plexus neurolysis in pancreatic cancer: the endoscopic ultrasound approach. *World J Gastroenterol* 2014 Jan. 7;20(1):110-17.
43. Staats PS, Hekmat H, Sauter P *et al.* The effects of alcohol celiac plexus block, pain, and mood on longevity in patients with unresectable pancreatic cancer: a double-blind, randomized, placebo-controlled study. *Pain Med* 2001 Mar.;2(1):28-34.
44. Stevens T. Update on the role of endoscopic ultrasound in chronicpancreatitis. *Curr Gastroenterol Rep* 2011 Apr.;13(2):117-22.
45. Süleyman NO, Talu GK, Camlica H *et al.* Efficacy of coeliac plexus and splanchnic nerve blockades in body and tail located pancreatic cancer pain. *Eur J Pain* 2004 Dec.;8(6):539-45.
46. Talukdar R, Reddy DN. Pain in chronic pancreatitis: managing beyond the pancreatic duct. *World J Gastroenterol* 2013;19(38):6319-28.
47. Ward EM, Rorie DK, Nauss LA *et al.* The celiac ganglia in man: normal anatomic variations. *Anesth Analg.* 1979;58(6):461.
48. Wiersema MJ, Wiersema LM. Endosonography-guided celiac plexus neurolysis. *Gastrointest Endosc* 1996 Dec.;44(6):656-62.
49. Wong GY, Schroeder DR, Carns PE *et al.* Effect of neurolytic celiac plexus block on pain relief, quality of life, and survival in patients with unresectable pancreatic cancer: a randomized controlled trial. *JAMA* 2004 Mar. 3;291(9):1092-99.
50. Wyse JM, Carone M, Paquin SC *et al.* Randomized, double-blind, controlled trial of early endoscopic ultrasound-guided celiac plexus neurolysis to prevent pain progression in patients with newly diagnosed, painful, inoperable pancreatic cancer. *J Clin Oncol* 2011 Sept. 10;29(26):3541-46.
51. Yan BM, Myers RP. Neurolytic celiac plexus block for pain control in unresectable pancreatic cancer. *Am J Gastroenterol* 2007;102(2):430.
52. Zhang CL, Zhang TJ, Guo YN *et al.* Effect of neurolytic celiac plexus block guided by computerized tomography on pancreatic cancer pain. *Dig Dis Sci* 2008 Mar.;53(3):856-60.
53. Zhong W, Yu Z, Zeng JX *et al.* Celiac plexus block for treatment of pain associated with pancreatic cancer: a meta-analysis. *Pain Pract* 2014 Jan.;14(1):43-51

75 Tratamento Endoscópico dos Pseudocistos de Pâncreas

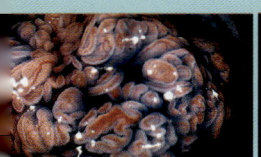

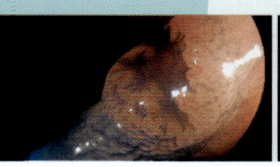

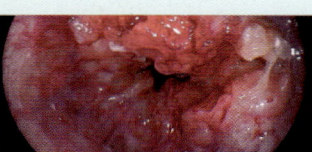

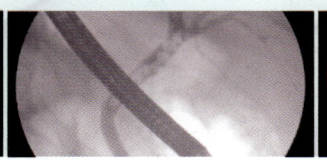

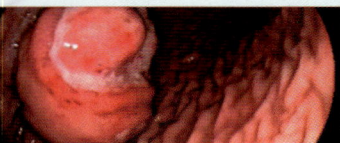

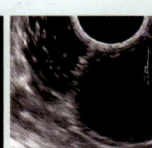

José Celso Ardengh

DEFINIÇÃO

O pseudocisto (PSP) é a lesão cística mais comum do pâncreas. Por definição, trata-se de uma coleção fluida localizada, rica em secreções pancreáticas, dentro ou adjacente à glândula, envolta por uma parede não epitelizada, ocorrendo como consequência de um episódio de pancreatite aguda (PA), crônica (PC), trauma pancreático ou obstrução ductal. A secreção pancreática extravasada provoca uma resposta inflamatória, resultando em uma parede cística composta de tecido fibrótico e de granulação semanas após o início do quadro.[10,15,36] O desenvolvimento de uma parede bem definida de tecido de granulação diferencia um PSP de uma coleção líquida aguda e facilita a abordagem terapêutica.[10]

INCIDÊNCIA E ETIOLOGIA

A incidência do PSP varia de 1,6 a 69%.[26,27,36] Esta ampla variação deve-se ao método diagnóstico empregado. Antigamente, estudos com base na radiografia contrastada de esôfago, estômago e duodeno relatavam incidências muito baixas (1 a 3%).[46] A partir da década de 1970, com o advento do ultrasom (US) e da tomografia computadorizada (TC), o diagnóstico do PSP passou a ser mais frequente.[7,9,22,25,30,36] Eles são observados como complicação da PA em 10 a 50% dos casos e, em 20 a 40% após PC, sendo esta sua etiologia mais comum.[7,9,22,25,30] Aproximadamente 75% das lesões císticas do pâncreas são PSP. Cistos de retenção, respondendo por 10% das lesões císticas, são dilatações localizadas no DPP próximos a locais de obstruções causadas por PC ou carcinoma. Outras lesões císticas incluem os cistos congênitos (5%) e os cistos neoplásicos (CNp) (10%).[7,9,25,36]

QUADRO CLÍNICO

O sintoma mais prevalente é a dor no andar superior do abdome, geralmente epigástrica e de início insidioso (até 85% dos pacientes).[21] Ocasionalmente, pode tornar-se intensa, simulando a dor do carcinoma pancreático. A dor pode ser referida mais para o hipocôndrio esquerdo que para o direito e pode apresentar irradiação para o dorso. Se houver comprometimento diafragmático, este pode manifestar-se como dor pleurítica, às vezes sentida no ombro. A dor piora com a alimentação, sendo o emagrecimento similar ao da neoplasia pancreática. Dor de início súbito ou com piora aguda indica hemorragia para dentro do cisto ou peritônio.[36]

Icterícia por compressão da via biliar é observada em menos de 10% dos casos.[36] Náuseas e vômitos (secundários à obstrução duodenal), febre, ascite (quilosa), oclusão vascular e formação de fístulas (para vísceras adjacentes, pleura e pericárdio) são manifestações raras.[6,8,25,36]

Clinicamente, um PSP é suspeitado quando: um episódio de PA não se resolve; níveis de amilase persistem elevados; o paciente persiste com dor abdominal após resolução da PA ou quando uma massa epigástrica é percebida após um episódio de PA. Pequenos PSPs e até mesmo alguns médios podem ser completamente assintomáticos, descobertos incidentalmente.[6,8,25,36]

DIAGNÓSTICO

Não existe um teste laboratorial específico para o PSP. Nível sérico de amilase persistentemente elevado é encontrado em até 76% dos pacientes com PSP.[36] A radiografia simples de abdome ocasionalmente mostra desvio da câmara gástrica (bolha de ar) ou calcificações na parede do cisto. A US apresenta sensibilidade de 75-90% na detecção do PSP.[36] Apresenta-se como área hipoecoica, com ou sem comunicação com o ducto pancreático principal (DPP). Algumas vezes apresenta material ecogênico no seu interior (sangue, tecido necrótico), podendo indicar complicação. O Doppler pode identificar pseudoaneurismas no interior do PSP.[21] Por sua praticidade e baixo custo, a US é o método mais empregado para o acompanhamento dos PSPs.

A TC é o método de escolha para a avaliação dos PSPs, com acurácia variando entre 90 e 100%. Além de não ser operador-dependente, pode ser empregada em pacientes obesos e fornece importantes informações sobre toda a glândula pancreática (Fig. 75-1).[43]

O PSP pode ser facilmente identificado e examinado pela ecoendoscopia (EE), principalmente o intrapancreático, menor que 6 cm. A aparência pode ser unilocular ou multilocular. A parede do cisto pode apresentar espessura variável e comunicar-se com o DPP (Fig. 75-2).

Cistos de grandes dimensões são difíceis de avaliar em razão da dificuldade em observar sua borda distal. A EE determina a localização exata do cisto, sua relação com a parede do sistema digestório, a distância entre a parede do cisto e a do estômago ou duodeno e a presença ou não de vasos interpostos entre elas. Esses fa-

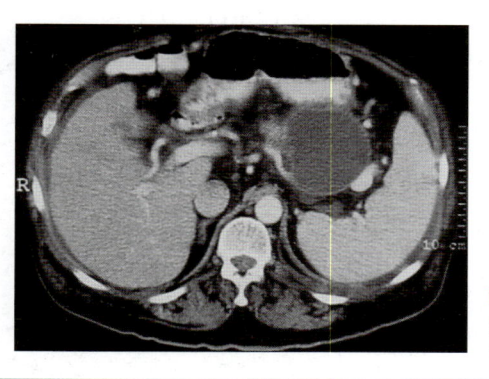

Fig. 75-1. Tomografia de pseudocisto localizado no corpo do pâncreas.

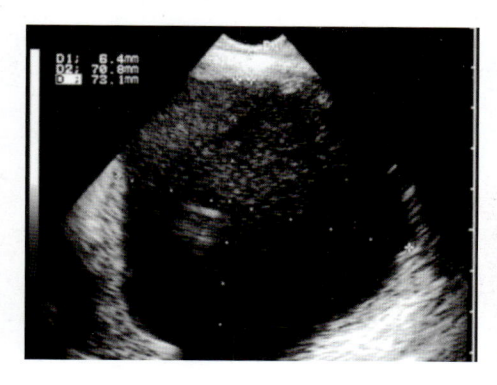

Fig. 75-2. Ecoendoscopia de área anecoica, homogênea, de limites precisos com reforço acústico posterior.

tores demonstram sua utilidade em determinar a possibilidade ou não da drenagem endoscópica dessas lesões. Embora a EE radial não traga nenhuma vantagem em relação aos métodos tradicionais de imagem (US e TC), o sistema setorial eletrônico permite não só a identificação, mas, com o artifício do Doppler, evidenciar a presença de vasos interpostos entre o cisto e a parede gastroduodenal, além de identificar pseudoaneurismas.[8] Isto pode ser útil para determinar o melhor local para a abordagem endoscópica, evitando, assim, algumas complicações descritas com este tipo de terapêutica (perfuração e hemorragia).[8]

Diagnóstico Diferencial

Aproximadamente 90% das estruturas císticas pancreáticas (ou peripancreáticas) são PSPs (Fig. 75-2). A diferenciação entre PSP e CNp é essencial na determinação da melhor abordagem terapêutica, especialmente antes da drenagem endoscópica ou percutânea. Em um estudo prospectivo com base em critérios clínicos e radiológicos, Sand et al. consideraram uma lesão cística como sendo PSP quando: era precedida de PA de causa conhecida, era precedida por PC conhecida, ou a CPER mostrou alterações compatíveis com PC.[38,39] A lesão cística era considerada como provável CNp quando não havia história de PA ou PC, ou quando a CPER revelou um pancreatograma normal.[38] Entretanto, Warshaw et al. não evidenciaram nenhum critério clínico ou radiológico confiável para a diferenciação das lesões císticas (Fig. 75-3).[47]

Nesse contexto, a EE é excelente método no diagnóstico dos CNp, podendo identificar detalhes estruturais (parede e conteúdo).[7,8,14,28] Os CNp produtores de mucina (neoplasias intraductais papilares) apresentam aspecto similar aos PSPs à TC e à US. Os CNps mucinosos frequentemente aparecem como cistos complexos com paredes espessas e septos internos irregulares (Fig. 75-3).[8]

HISTÓRIA NATURAL

Aproximadamente 40-50% dos PSPs desaparecem espontaneamente por um mecanismo desconhecido em até 6 semanas após o diagnóstico.[10,29,36] O número exato varia consideravelmente (entre 7 e 85%), dependendo da inclusão de coleções líquidas, do tamanho do PSP, da causa, multiplicidade e duração do acompanhamento.[10,36] Quase todos os PSPs com diâmetro menor que 4 cm desaparecem espontaneamente.[24,35] Beebe et al. observaram regressão completa em 90% dos PSPs menores que 4 cm, comparado a 20% nos PSPs maiores que 6 cm.[13]

Um dogma tradicional sugeria que mesmo os PSPs assintomáticos maiores que 6 cm e que persistiam por mais de 6 semanas necessitavam tratamento para se prevenir as complicações (sangramento, infecção, fístula, trombose da veia esplênica/porta, obstrução de órgãos adjacentes).[10,21,29,30,36] Entretanto, dois estudos amplamente citados na literatura sugerem uma abordagem mais conservadora.[45,51] Estes trabalhos mostraram que a maioria dos pacientes assintomáticos pode ser conduzida clinicamente, mesmo aqueles com PSPs medindo entre 10-12 cm, reservando-se as intervenções para aqueles com aumento progressivo do PSP (ruptura ductal persistente) ou os que se tornam sintomáticos. Esta abordagem parece ser a mais aceita atualmente.[10,25,29,30,36]

MANEJO DOS PSEUDOCISTOS

Quais PSPs necessitam de drenagem? Andren-Sandberg & Dervinis, em revisão de artigos publicados, evidenciaram ampla variação na resolução espontânea dos PSPs, de 20 a 70%.[2] Bradley et al. acompanharam 31 pacientes com PSP após PA e 62 após PC.[16] A resolução espontânea ocorreu em 10/24 (42%) pacientes com PSP surgidos em menos de 6 semanas. Porém, apenas 1/23 (8%) dos PSPs que persistiram por 7 a 12 semanas tiveram resolução espontânea. Nenhum dos 12 PSPs remanescentes resolveu durante 18 meses de seguimento. Vitas & Sarr seguiram 68 pacientes, havendo resolução espontânea em 57% dos 24 pacientes com satisfatório seguimento radiológico.[45] Em 38% o tempo de resolução foi superior a 6 meses. Maringhini et al. relataram que 65% dos PSPs resolveram-se em até 1 ano do diagnóstico, com os menores que 5 cm resolvendo mais rapidamente que os maiores.[34] Aranha et al. mostraram que apenas 4/26 PSPs maiores que 6 cm tiveram resolução espontânea.[3] A média do tamanho dos PSPs que resolveram espontaneamente foi de 4 cm comparado aos de 9 cm que não se resolveram.

Destarte, ainda vemos conflitos na indicação da drenagem dos PSPs, mas há tendência maior de resolução dos cistos menores que 6 cm e também dos assintomáticos. O tratamento cirúrgico era o único realizado até bem pouco tempo com índices de mortalidade de 5 a 12% e de morbidade de 21 a 50%. Em razão desses números e com o avanço dos métodos de imagem, não só no diagnóstico, como também na terapêutica, outras modalidades têm sido adotadas.[12]

Drenagem Endoscópica

O tratamento endoscópico dos PSPs pode ser realizado de duas formas: abordagem transpapilar ou transmural (cistogastrostomia ou cistoduodenostomia).[48] As taxas de sucesso e recorrência são similares aos da cirurgia aberta.[19] Entretanto, em mãos experientes, a terapêutica endoscópica apresenta morbidade e mortalidade significativamente inferiores.[17] Em uma revisão da literatura, englobando 437 pacientes submetidos à drenagem endoscópica, Lo et al. encontraram sucesso inicial em 94%, com resolução do PSP em 90%, recorrência em 16%, morbidade em 20% e mortalidade em 0,23% dos casos.[32]

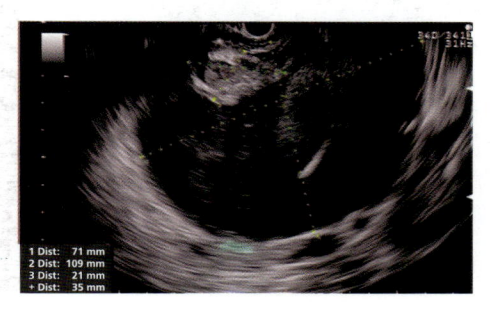

Fig. 75-3. Ecoendoscopia de suposto pseudocisto de pâncreas, tratado por cistoenteroanastomose. Repare o espessamento da parede do cisto localizado no corpo do pâncreas e a vegetação no canto superior esquerdo. O exame ecoendoscópico revelou que se tratava de um cistoadenoma mucinoso tratado inadvertidamente por cirurgia.

Drenagem Transpapilar

Ela é possível somente nos casos em que há comunicação do PSP com o DFP, o que ocorre em 55-80% dos casos, sendo mais comum nos casos de PC (49%) contra 20% para a PA.[15,36] O procedimento inicia-se com a realização de uma pancreatografia e a identificação da comunicação. A seguir, um fio-guia é introduzido no DPP até o PSP. Realiza-se uma esfincterotomia pancreática (opcional), seguida da colocação de uma prótese plástica de 5 ou 7F sobre o fio-guia. Alguns autores preconizam avançar a prótese até o PSP, enquanto outros afirmam que o simples fato de a prótese estar transpapilar, ou uma simples esfincterotomia são suficientes, se não houver estenose ductal.[10] A prótese é deixada por um período médio de 2-3 meses.[10,25,29,30,36] Cerca de 6% dos pacientes apresentam dor ou pancreatite pela oclusão da prótese transpapilar.[31] A remoção ou troca deve ser feita após 4-6 semanas em razão da elevada taxa de oclusão após este período, chegando a 100% após 9 semanas.[31] Em decorrência da possibilidade de infecção, a profilaxia com antibióticos é sempre indicada.[25,29,30,36]

A drenagem transpapilar foi bem-sucedida em 84% de 117 pacientes tratados por Beckingham *et al.*, com recorrência em 9% e complicações em 12%. Nenhum óbito foi observado.[12] A complicação mais frequente foi PA leve e autolimitada (6 pacientes), seguida por infecção (três pacientes), tratada com a troca da prótese. Sua presença no interior do DPP pode levar a irregularidades ductais, semelhantes as da PC, em até 50% dos pacientes.[29] Por este motivo, alguns autores preferem a abordagem transmural ou a simples esfincterotomia pancreática nos pacientes com PSP agudo e uma pancreatografia normal.[10] Salienta-se que o sucesso é maior na drenagem da porção cefálica e menor na porção caudal, uma vez que o DPP se afile à medida que progride da porção proximal para a distal.

Drenagem Transmural

A terapêutica endoscópica transmural, quer pela cistogastrostomia ou cistoduodenostomia, só é possível se houver um nítido abaulamento da parede digestiva. Além disso, a distância entre o lúmen do sistema digestório e o interior do cisto não deve ser superior a 10 mm pela TC ou EE.[42,48,50,52] Quando o abaulamento gastroduodenal não é bem definido, ou ausente durante o exame endoscópico, a chance de perfuração é de 10%. Nestes pacientes, em particular, a EE pode identificar qual o melhor local para a punção e drenagem.[4,14]

Na técnica mais empregada, o cisto é puncionado com uma agulha diatérmica no ponto de maior abaulamento. Um fio-guia é passado pelo cateter e enrolado no interior do cisto, injetando-se contraste para melhor definição da anatomia do PSP. O orifício de entrada é, então, alargado com um papilótomo. Uma ou duas próteses plásticas de 10 F são, então, colocadas, permanecendo por um período médio de 2-4 meses, até a confirmação do desaparecimento do PSP.[1,10,25,29,30,36,41,48,52]

Alguns autores preconizam a ampliação do orifício de punção com um balão de dilatação, reduzindo os riscos de hemorragia.[1,10,25,29,30,36,41,48,52] Outros preferem realizar a punção do cisto com uma agulha, injetando contraste e aspirando material do cisto para reduzir a possibilidade de hemorragia.[25]

Cremer *et al.* demonstraram sucesso na cistogastrostomia e na cistoduodenostomia em 100 e 96%, e recorrência em 18 e 9%, respectivamente.[20] Complicações foram raras na cistoduodenostomia, porém, significativas para a cistogastrostomia (18%). Em uma revisão, englobando 50 pacientes, a cistogastrostomia apresentou sucesso em 82%, com recorrência em 18%. Não houve óbito, porém, 8% apresentaram sangramento, e 8%, perfuração. Nos 71 pacientes submetidos à cistoduodenostomia, o sucesso foi de 89%, com recorrência em apenas 6%. Sangramento grave e perfuração foram observados em 4% dos casos.[11] Com base nesses dados, a drenagem endoscópica dos PSPs é considerada um dos procedimentos de maior risco na rotina de um serviço de endoscopia.[18] Em alguns casos, podemos ainda associar a drenagem transpapilar à transmural.[15,31] Esta associação deve ficar reservada para cistos muito grandes associados à estenose do DPP, particularmente se o cisto apresentar material muito denso ou "debris".[25]

ECOENDOSCOPIA

A EE é uma "arma" à disposição dos endoscopistas na abordagem dos PSPs, por obter imagens pancreáticas de excelente qualidade. Ela é considerada útil na detecção e no tratamento do PSP.[1,8,15,18,37,42,48,52] A EE pode ser empregada antes da drenagem, atuando de forma complementar à endoscopia convencional ou ainda ser utilizada para o tratamento propriamente dito. Ela satisfaz vários princípios listados no Quadro 75-1, e, por este motivo, vários autores recomendam seu emprego na terapêutica dessa doença. As principais vantagens da EE estão listadas no Quadro 75-1.[1,8,18]

DRENAGEM ECOGUIADA (DEE)

O primeiro caso de drenagem realizada totalmente por EE foi relatado por Wiersema *et al.*, em 1996, utilizando um aparelho Pentax FG 36UX.[49] Mais recentemente, Vilmann *et al.* descreveram um novo método de drenagem ecoguiada ("one step"), empregando o aparelho Pentax FG 38UX.[44] Independente de pequenas variações, a técnica de drenagem ecoguiada dos PSPs inclui os seguintes passos: 1. localização do cisto e zona de contato entre este e a parede gástrica/duodenal; 2. avaliação da parede gástrica/duodenal com Doppler para afastar a presença de vasos calibrosos; 3. punção do cisto podendo ser realizada por três caminhos: a) com uma agulha de 19 G, b) com um cistóstomo ou com um cateter do tipo Giovannini; 4. remoção da parte metálica do "needle-knife" deixando-se a capa de teflon; 5. passagem de um fio-guia (0,035 polegadas) pela capa de teflon até o cisto; 6. dilatação do trajeto com um balão de dilatação (até 8 mm) e 7. introdução de uma prótese e/ou dreno nasocístico sobre o fio-guia.[23,33]

Seifert *et al.* modificaram um pouco a técnica descrita anteriormente, utilizando um sistema composto por uma agulha com 1 mm de diâmetro e uma prótese de 7 Fr.[40] Este sistema permitiu a colocação da prótese sem necessidade de *needle-knife* ou balão de dilatação. A drenagem foi bem-sucedida em todos os 6 pacientes na primeira tentativa, sem complicações relacionadas com o procedimento. Potencial desvantagem da abordagem dos PSPs pela EE é a não realização de uma pancreatografia, não sendo possível a identificação de estenoses ou rupturas no DPP. Em teoria, esta limitação pode levar a uma maior taxa de recidiva.[8,18]

Ardengh *et al.* trataram 12 pacientes com PSP sem abaulamento (drenaram oito e aspiraram quatro), todos por EE.[5] No seguimento de 12 meses, 10 tiveram resolução do PSP, 1 apresentou recidiva que foi novamente submetido à DEE, e 1 necessitou de tratamento cirúrgico. A DEE permite a inserção de próteses em locais inusitados, como a drenagem de PSPs no processo unciforme e cauda, com a colocação de drenos próximos ao hiato esofagiano, além de permitir a drenagem de PSPs sem abaulamento da parede do sistema digestório (Figs. 75-4 e 75-5).[4]

Quadro 75-1 Aplicações da EE na drenagem dos PSPs

1. Mede com segurança a distância entre o PSP e a parede gastrointestinal
2. Identifica varizes gástricas (alta sensibilidade)
3. Detecta vasos gástricos submucosos
4. Identifica pseudoaneurismas
5. Identifica "debris" no interior do PSP
6. Diferencia PSP de lesões císticas verdadeiras
7. Localiza o local de punção na ausência de abaulamento visível[5,7]
8. Permite a drenagem do PSP em procedimento único

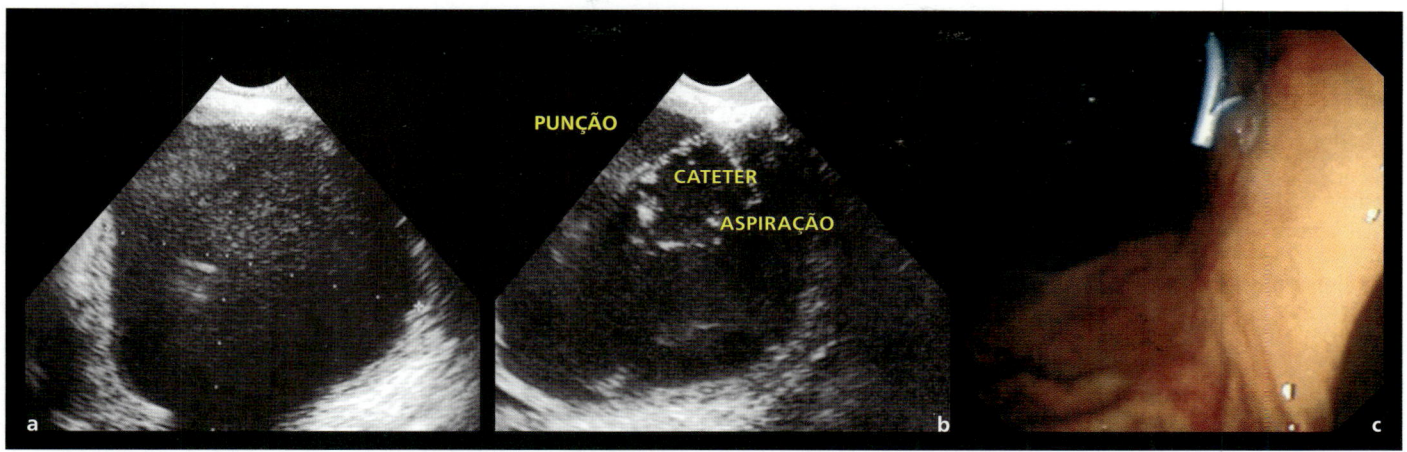

Fig. 75-4. (a) Drenagem ecoguiada de PSP localizado na cauda; (b) inserção do cateter para a colocação do fio-guia e (c) após o posicionamento da prótese próximo ao hiato com o aparelho de endoscopia em retroversão.

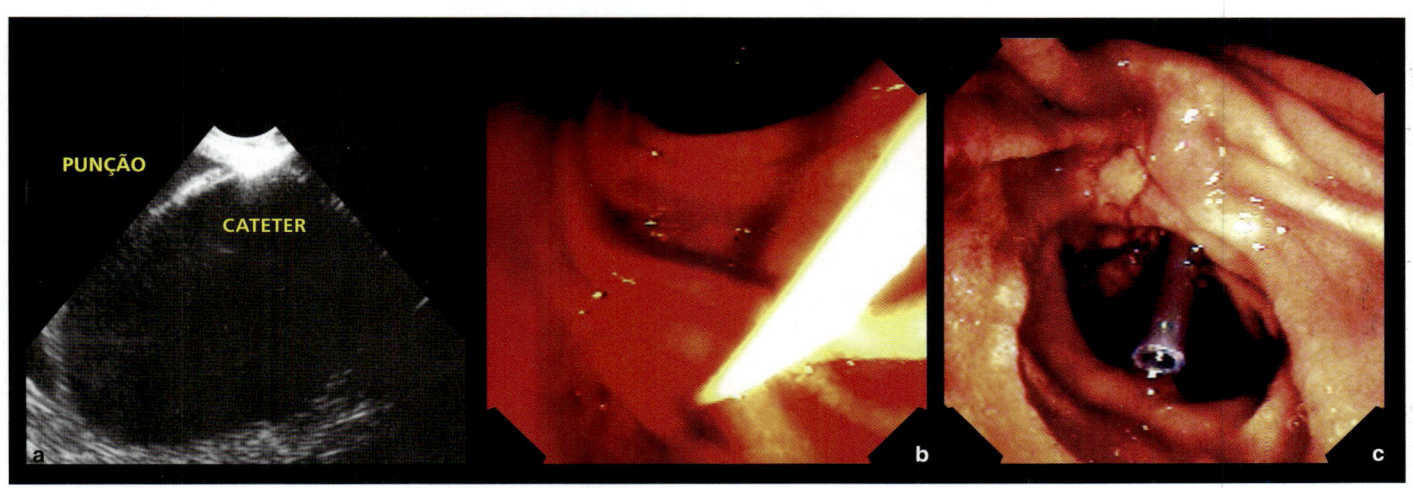

Fig. 75-5. (a) Ecoendoscopia e (b) endoscopia durante a interposição do fio-guia de 0,035 no interior do PSP; (c) note a prótese posicionada abaixo da papila duodenal (processo uncinado do pâncreas).

Lopes *et al.* demonstraram que a DEE é um procedimento minimamente invasivo, seguro e efetivo para o tratamento de pacientes com pseudocistos ou abscessos de pâncreas.[33] Os autores estudaram retrospectivamente 51 pacientes que foram submetidos a 62 procedimentos ecoguiados. O sucesso da DEE ocorreu em 94% dos pacientes. Três pacientes foram encaminhados à cirurgia. Ocorreram duas complicações leves, tratadas clinicamente, e a recorrência em 39 semanas foi de 17,7%. Não houve mortalidade nessa série. Em abscessos, a interposição de dreno nasocístico não diminuiu a possibilidade de complicações, mas a inserção de duas próteses reduziu o número de complicações.

Até o momento estudamos 75 pacientes com coleções pancreáticas ou peripancreáticas estéreis e sem necrose. Os pacientes foram encaminhados à avaliação ecoendoscópica após a realização de TC (75), RM (29) e CPER (47). Nenhum apresentava abaulamento ou comunicação com o DPP à pancreatografia endoscópica ou pela RM, o que não permitiria a drenagem transpapilar ou transmural endoscópica (cistoduodenostomia ou cistogastrostomia). Todos apresentavam algum tipo de sintoma, como: dor abdominal persistente ou colestase. Indicou-se a aspiração ecoguiada simples em pacientes com PSPs sem *debris* ou parede visível, os parenquimatosos, os com distância maior que 2 cm entre a superfície da parede gástrica e superfície do cisto e os com até 3 cm de diâmetro. Trinta e três foram submetidos à aspiração ecoguiada com agulha de 19 G (Grupo I) e 42 foram tratados por DEE transmural com próteses (Grupo II). A maioria dos pacientes foi tratada (90,6%). A aspiração completa do cisto foi possível em todos os casos (100%), e a DEE transmural com base na intenção de tratar ocorreu em 35/42 (83,3%). Após o seguimento médio de 64 ± 15,6 semanas foram observadas três (9%) recidivas no grupo I e quatro (11,4%) no grupo II. Nenhuma complicação ocorreu no grupo I, e três ocorreram no grupo II (4,4%), duas foram tratadas clinicamente (sangramento leve) e a outra em que houve sinais de perfuração o paciente evolui para óbito, pois apresentou acidente vascular encefálico (2,3%) (Fig. 75-5). Esses resultados nos revelam que a DEE dos PSPs é possível na maioria dos pacientes. Aqueles que foram submetidos à aspiração apresentaram alta taxa de recidiva e que esta é uma opção nos casos em que é difícil a drenagem ecoguiada transmural.

REFERÊNCIAS BIBLIOGRÁFICAS

1. Andersson B, Nilsson E, Willner J *et al.* Treatment and outcome in pancreatic pseudocysts. *Scand J Gastroenterol* 2006;41:751-56.
2. Andren-Sandberg A, Dervenis C. Pancreatic pseudocysts in the 21st century. Part I: classification, pathophysiology, anatomic considerations and treatment. *Jop* 2004;5:8-24.
3. Aranha GV, Prinz RA, Esguerra AC *et al.* The nature and course of cystic pancreatic lesions diagnosed by ultrasound. *Arch Surg* 1983;118:486-88.
4. Ardengh JC, Della Libera E, Ferrari AP. Endosonography-guided drainage of pancreatic pseudocyst without gastric or duodenal compression. *Endoscopy* 1998;30:S71-72.
5. Ardengh JC, Ferrari A, Libera ED. Endosonography-guided treatment of pancreatic pseudocysts. *Endoscopy* 2000;32:A38(P100).
6. Ardengh JC, Paulo GA. Ecoendoscopia em pancreatite crônica. *Rev Bras Pâncreas* 2004;16:46-50.
7. Ardengh JC, Paulo GA. Ultrassom endoscópico das vias biliares e pancreáticas. In: Magalhães AF, Cordeiro FT, Quilici FA *et al.* (Eds.). *Endoscopia digestiva – Diagnóstico e terapêutica.* Rio de Janeiro: Revinter, 2004. p. 439-50.

8. Ardengh JC. O papel da ecoendoscopia no diagnóstico e condução das lesões císticas pancreáticas. *Rev Bras Pâncreas* 2005;17:57-66.
9. Ardengh JC. Valor da ecoendoscopia na doença cística pancreática. *Rev Bras Pâncreas* 1998;1:153-59.
10. Baron TH, Harewood GC, Morgan DE et al. Outcome differences after endoscopic drainage of pancreatic necrosis, acute pancreatic pseudocysts, and chronic pancreatic pseudocysts. *Gastrointest Endosc* 2002;56:7-17.
11. Beckingham IJ, Krige JE, Bornman PC et al. Endoscopic management of pancreatic pseudocysts. *Br J Surg* 1997;84:1638-45.
12. Beckingham IJ, Krige JE, Bornman PC et al. Long term outcome of endoscopic drainage of pancreatic pseudocysts. *Am J Gastroenterol* 1999;94:71-74.
13. Beebe DS, Bubrick MP, Onstad GR et al. Management of pancreatic pseudocysts. *Surg Gynecol Obstet* 1984;159:562-64.
14. Bhutani MS. Endoscopic ultrasound in pancreatic diseases. Indications, limitations, and the future. *Gastroenterol Clin North Am* 1999;28:747-70.
15. Binmoeller KF, Seifert H, Walter A et al. Transpapillary and transmural drainage of pancreatic pseudocysts. *Gastrointest Endosc* 1995;42:219-24.
16. Bradley EL, Clements Jr JL, Gonzalez AC. The natural history of pancreatic pseudocysts: a unified concept of management. *Am J Surg* 1979;137:135-41.
17. Brant CQ, Morais M, Rohr MR et al. [Endoscopic therapy of pancreatic pseudocyst]. *Arq Gastroenterol* 1995;32:110-15.
18. Chak A. Endosonographic-guided therapy of pancreatic pseudocysts. *Gastrointest Endosc* 2000;52:S23-27.
19. Chan AT, Heller SJ, Van Dam J et al. Endoscopic cystgastrostomy: role of endoscopic ultrasonography. *Am J Gastroenterol* 1996;91:1622-25.
20. Cremer M, Deviere J, Engelholm L. Endoscopic management of cysts and pseudocysts in chronic pancreatitis: long-term follow-up after 7 years of experience. *Gastrointest Endosc* 1989;35:1-9.
21. Elewaut AE, Afschrift M, Elewaut A. Treatment of pancreatic pseudocysts by percutaneous drainage. Review and personal experience. *Acta Gastroenterol Belg* 1998;61:164-68.
22. Etzkorn KP, DeGuzman LJ, Holderman WH et al. Endoscopic drainage of pancreatic pseudocysts: patient selection and evaluation of the outcome by endoscopic ultrasonography. *Endoscopy* 1995;27:329-33.
23. Giovannini M. Endoscopic ultrasound-guided pancreatic pseudocyst drainage. *Gastrointest Endosc Clin N Am* 2005;15:179-88.
24. Gouyon B, Levy P, Ruszniewski P et al. Predictive factors in the outcome of pseudocysts complicating alcoholic chronic pancreatitis. *Gut* 1997;41:821-25.
25. Howell DA, Elton E, Parsons WG. Endoscopic management of pseudocysts of the pancreas. *Gastrointest Endosc Clin N Am* 1998;8:143-62.
26. Kloppel G, Kosmahl M. Cystic lesions and neoplasms of the pancreas. The features are becoming clearer. *Pancreatology* 2001;1:648-55.
27. Kloppel G. Pseudocysts and other non-neoplastic cysts of the pancreas. *Semin Diagn Pathol* 2000;17:7-15.
28. Koito K, Nagakawa K, Namieno T. Progress in instrument used for diagnosis of obstructive jaundice. 2) Intraductal ultrasonography. *Nippon Naika Gakkai Zasshi* 1997;86:588-96.
29. Kozarek RA, Ball TJ, Patterson DJ et al. Transpapillary stenting for pancreaticocutaneous fistulas. *J Gastrointest Surg* 1997;1:357-61.
30. Lawson JM, Baillie J. Endoscopic therapy for pancreatic pseudocysts. *Gastrointest Endosc Clin N Am* 1995;5:181-93.
31. Libera ED, Siqueira ES, Morais M et al. Pancreatic pseudocysts transpapillary and transmural drainage. *HPB Surg* 2000;11:333-38.
32. Lo SK, Rowe A. Endoscopic management of pancreatic pseudocysts. *Gastroenterologist* 1997;5:10-25.
33. Lopes CV, Pesenti C, Bories E et al. Endoscopic-ultrasound-guided endoscopic transmural drainage of pancreatic pseudocysts and abscesses. *Scand J Gastroenterol* 2007;42:1-6.
34. Maringhini A, Uomo G, Patti R et al. Pseudocysts in acute nonalcoholic pancreatitis: incidence and natural history. *Dig Dis Sci* 1999;44:1669-73.
35. O'Malley VP, Cannon JP, Postier RG. Pancreatic pseudocysts: cause, therapy, and results. *Am J Surg* 1985;150:680-82.
36. Pitchumoni CS, Agarwal N. Pancreatic pseudocysts. When and how should drainage be performed? *Gastroenterol Clin North Am* 1999;28:615-39.
37. Rout S, Rahman SH, Sheridan MB et al. Endoscopic ultrasound guided transgastric stenting of traumatic pancreatic pseudocyst. *Jop* 2006;7:423-26.
38. Sand J, Nordback I. The differentiation between pancreatic neoplastic cysts and pancreatic pseudocyst. *Scand J Surg* 2005;94:161-64.
39. Sand JA, Hyoty MK, Mattila J et al. Clinical assessment compared with cyst fluid analysis in the differential diagnosis of cystic lesions in the pancreas. *Surgery* 1996;119:275-80.
40. Seifert H, Dietrich C, Schmitt T et al. Endoscopic ultrasound-guided one-step transmural drainage of cystic abdominal lesions with a large-channel echo endoscope. *Endoscopy* 2000;32:255-59.
41. Shah RJ, Martin SP. Endoscopic retrograde cholangiopancreatography in the diagnosis and management of pancreatic diseases. *Curr Gastroenterol Rep* 2000;2:133-45.
42. Teh SH, Pham TH, Lee A et al. Pancreatic pseudocyst in children: the impact of management strategies on outcome. *J Pediatr Surg* 2006;41:1889-93.
43. Thoeni RF, Blankenberg F. Pancreatic imaging. Computed tomography and magnetic resonance imaging. *Radiol Clin North Am* 1993;31:1085-113.
44. Vilmann P, Hancke S, Pless T et al. One-step endosonography-guided drainage of a pancreatic pseudocyst: a new technique of stent delivery through the echo endoscope. *Endoscopy* 1998;30:730-33.
45. Vitas GJ, Sarr MG. Selected management of pancreatic pseudocysts: operative versus expectant management. *Surgery* 1992;111:123-30.
46. Wade JW. Twenty-five year experience with pancreatic pseudocysts. Are we making progress? *Am J Surg* 1985;149:705-8.
47. Warshaw AL, Compton CC, Lewandrowski K et al. Cystic tumors of the pancreas. New clinical, radiologic, and pathologic observations in 67 patients. *Ann Surg* 1990;212:432-43.
48. Weckman L, Kylanpaa ML, Puolakkainen P et al. Endoscopic treatment of pancreatic pseudocysts. *Surg Endosc* 2006;20:603-7.
49. Wiersema MJ. Endosonography-guided cystoduodenostomy with a therapeutic ultrasound endoscope. *Gastrointest Endosc* 1996;44:614-17.
50. Will U, Wegener C, Graf KI et al. Differential treatment and early outcome in the interventional endoscopic management of pancreatic pseudocysts in 27 patients. *World J Gastroenterol* 2006;12:4175-78.
51. Yeo CJ, Bastidas JA, Lynch-Nyhan A et al. The natural history of pancreatic pseudocysts documented by computed tomography. *Surg Gynecol Obstet* 1990;170:411-17.
52. Yusuf TE, Baron TH. Endoscopic transmural drainage of pancreatic pseudocysts: results of a national and an international survey of ASGE members. *Gastrointest Endosc* 2006;63:223-2.

76 Drenagem Biliar Ecoguiada

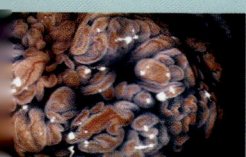

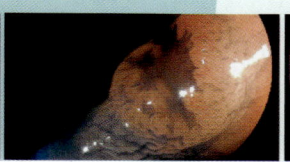

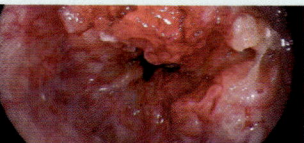

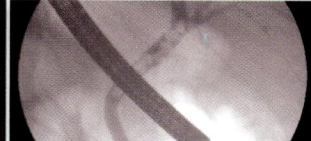

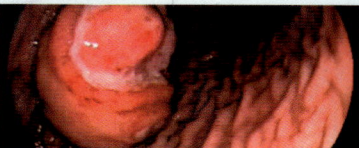

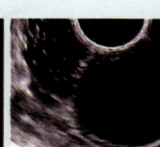

Everson Luiz de Almeida Artifon ■ Joel Fernandez de Oliveira

INTRODUÇÃO

A importante evolução tecnológica levou o ultrassom endoscópico (UE), que antes era apenas uma modalidade diagnóstica, a um patamar terapêutico.[27] Hoje, já é uma técnica bem estabelecida para se obterem amostras de tecido, injeção com agulha fina e drenagem de coleções e abscessos adjacentes ao trato gastrointestinal (TGI). A adoção disseminada da cirurgia minimamente invasiva e procedimentos radiológicos conduziram naturalmente para o aumento do uso da UE no tratamento e na paliação de doenças gastrointestinais, incluindo drenagem biliar ecoguiada (DBEG).

Em pacientes com TGI preservado, a cateterização seletiva da via biliar por CPRE é realizada com sucesso em mais de 90% dos casos. Quando o acesso ao ducto biliar não é possível, em razão da alteração da anatomia do trato gastrointestinal superior, papila distorcida, obstrução gástrica ou divertículo periampular, a DBEG tem sido cada vez mais utilizada como uma alternativa à cirurgia.

Wiersema et al. foram os primeiros a publicar sobre o acesso biliar ecoguiado, em 1996, tendo relatado sete pacientes submetidos com sucesso à colangiografia ecoguiada após falha na CPRE.[44] No entanto, a DBEG não foi realizada nesta série. Em 2001, Giovannini et al. publicaram o primeiro caso de sucesso da criação de uma fístula guiada por UE entre o bulbo duodenal e o colédoco, utilizando uma prótese plástica, em um paciente com obstrução biliar maligna, causada por um tumor irressecável de cabeça de pâncreas. Este foi o primeiro relato de uma coledocoduodenostomia ecoguiada.[14] Mallery et al., em 2004, introduziram um novo conceito relevante, a técnica de drenagem biliar ecoguiada por rendezvous, em que um fio-guia é introduzido pela agulha após a punção da via biliar.[33] Esse fio é avançado para o duodeno e depois recuperado por via endoscópica com um duodenoscópio, realizando em seguida uma CPRE. Vários estudos têm sido publicados desde então sobre as diversas técnicas e resultados da DBEG.[10,13,18,19,22-24,30,31,34,36,41]

A DBEG pode ser realizada por três métodos. A técnica de rendezvous, em que um fio-guia é exteriorizado pela papila pelo ducto biliar intra-hepático ou extra-hepático e recuperado por um duodenoscópio para posterior intervenção biliar. Outra opção é o implante de um stent transluminal direto, utilizando uma abordagem transgástrica ou transduodenal (sem acessar a papila).[21,39] A terceira abordagem, que é menos realizada, é a passagem anterógrada de um stent biliar transpapilar (ou transanastomótico).[5,35]

RENDEZVOUZ

Um ecoendoscópio linear é utilizado para conseguir acesso biliar inicial em um segmento dilatado, proximal ao local da obstrução. A ponta do ecoendoscópio estará posicionada no fundo gástrico ou bulbo duodenal ao acessar a via biliar intra-hepática ou extra-hepática, respectivamente. A punção aspirativa por agulha fina (PAAF) com agulha de calibre 19 ou 22 gauge é usada para acessar o ducto biliar, confirmando com injeção de contraste e de imagem por fluoroscopia. Um fio-guia de 0,035 polegada, 0,025 polegada, 0,013 polegada é, então, avançado para o interior da via biliar. O fio-guia de 0,018 polegada precisa ser trocado por fios de maiores calibres antes da colocação do stent. O ecoendoscópio e a agulha são angulados para facilitar a passagem anterógrada do fio-guia, através do local da obstrução e posteriormente à papila. O ecoendoscópio é retirado, deixando o fio-guia. Um endoscópio de visão lateral é passado em direção à papila e com uma alça ou pinça de biópsia, o fio-guia é apreendido e retirado pelo aparelho com subsequente passagem do stent.

TRANSLUMINAL DIRETA

Nesta técnica, todo procedimento é realizado utilizando o ecoendoscópio. Depois de a via biliar ser acessada, como descrito anteriormente, o local da punção é dilatado com um cateter (sonda) de dilatação ou com um balão dilatador com posterior passagem do stent. Estes dispositivos são selecionados com base na anatomia e nas características da obstrução do paciente. Inserção de stent é, então, realizada por via anterógrada.[26,29]

Coledocoduodenostomia (CDS)

A técnica CDS envolve a criação de uma fístula entre o duodeno e a via biliar extra-hepática, portanto, requer como abordagem uma punção extra-hepática. A via biliar extra-hepática pode ser facilmente vista e puncionada a partir do bulbo duodenal, mesmo quando apenas minimamente dilatada. Este procedimento também pode ser realizado em pacientes com ascite em razão da posição retroperitoneal do duodeno.[2] CDS não pode ser utilizada em casos de estenose biliar proximal. Outro aspecto técnico é a impossibilidade de proceder CDS em pacientes com anatomia do trato gastrointestinal superior alterada.

O processo começa pela colocação do ecoendoscópio no bulbo duodenal na posição de alça longa e da localização da via biliar extra-hepática. O ecoendoscópio no bulbo normalmente mantém-se em uma posição relativamente estável. A via biliar é, então, acessada, e uma colangiografia realizada, seguida de dilatação e passagem do stent. O ângulo de punção é um aspecto muito importante do processo e deve ser observado com cuidado. O ângulo de punção deve visar ao fio para avançar em direção à confluência hepática. Isto deve ser guiado por radiografia, tendo em vista que o ducto biliar se apresenta quase que paralelamente à coluna vertebral. No que diz respeito à dilatação da via biliar, deve ser calibrada para a passagem do sistema de dilatação. Isto pode ser conseguido usando um needle-knife, cistótomo ou dilatador (Figs. 76-1 a 76-8).

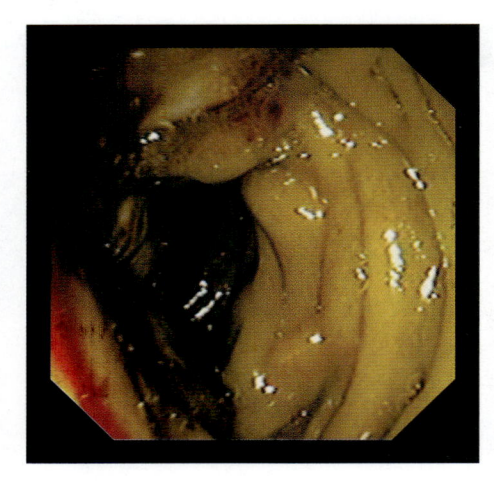

Fig. 76-1. Infiltração tumoral em duodeno.

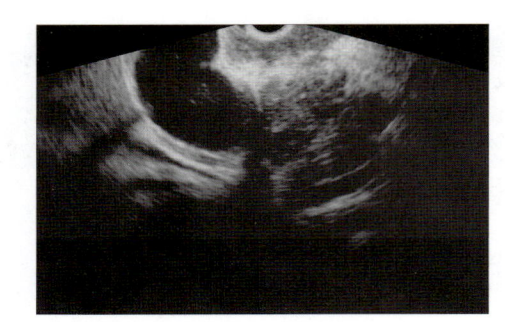

Fig. 76-2. Dilatação de via biliar.

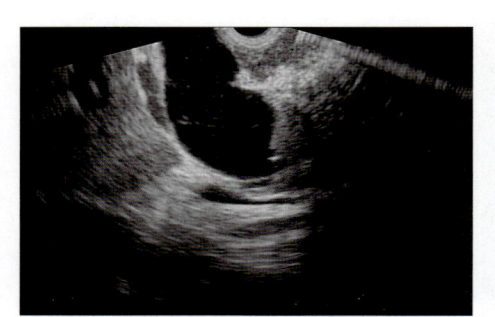

Fig. 76-3. Punção com agulha em via biliar dilatada.

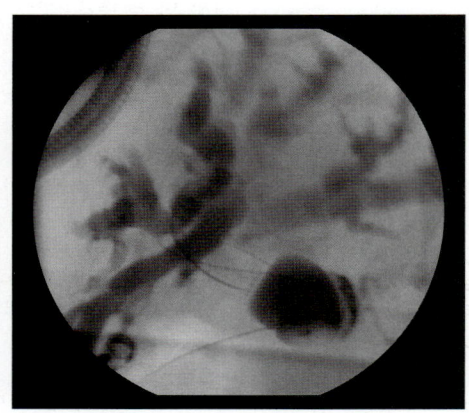

Fig. 76-4. Passagem de fio-guia.

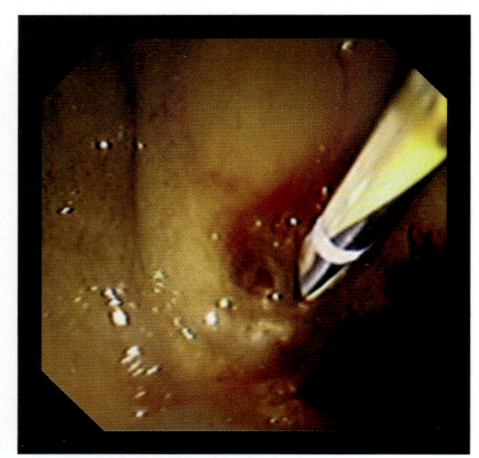

Fig. 76-5. Confecção de fístula bulbar.

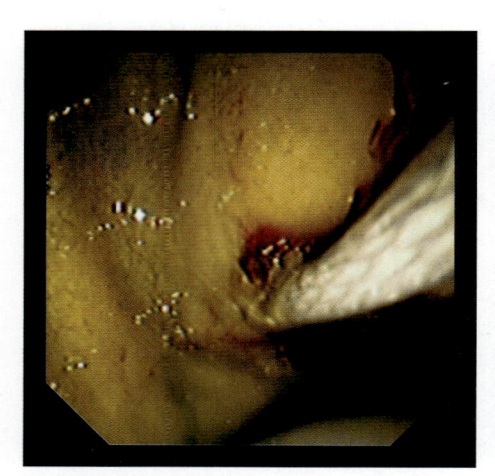

Fig. 76-6. Liberação de *stent*.

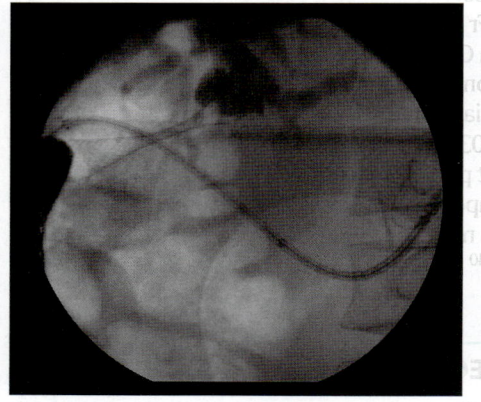

Fig. 76-7. Aspecto colangiográfico após liberação de *stent* em via biliar.

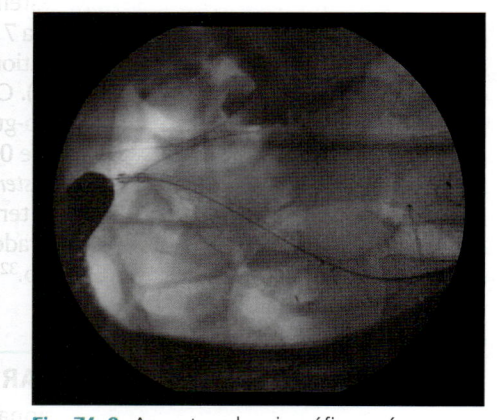

Fig. 76-8. Aspecto colangiográfico após passagem de *stents* biliar e duodenal.

Hepatogastrostomia (HGS)

O procedimento começa com a observação ultrassonográfica de um ducto hepático esquerdo dilatado no segmento hepático III. O ecoendoscópio fica posicionado junto à cárdia. Em pacientes com grandes hérnias hiatais, a punção deve ser realizada em segmento gástrico mais distal. A punção biliar, dilatação e colocação de *stent* são, então, realizadas de forma semelhante ao CDS. Um conceito importante durante HGS é deixar cerca de 3 cm de *stent* no lúmen gástrico, a fim de compensar o afastamento do estômago com relação ao fígado durante a respiração.

A técnica HGS é útil em pacientes com estenose biliar proximal e em pacientes com gastrectomia distal. Em tais casos, não existe uma janela ultrassonográfica para acessar a via biliar extra-hepática, em razão da ausência do antro (Figs. 76-9 a 76-13).[34]

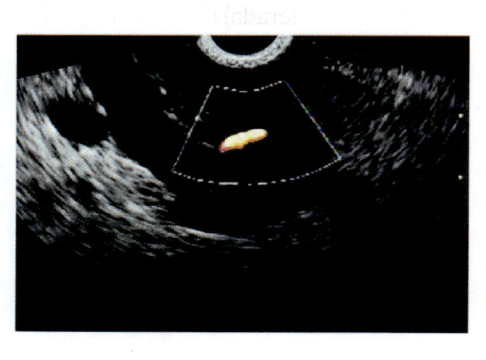

Fig. 76-9. Dilatação biliar intra-hepática.

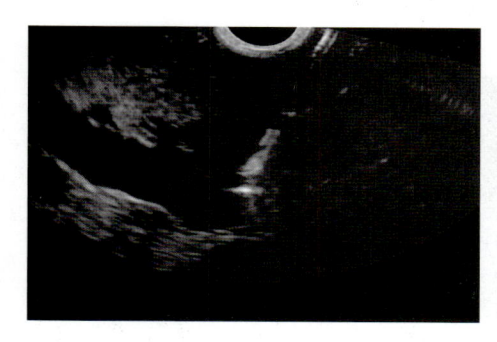

Fig. 76-10. Punção com agulha em via biliar.

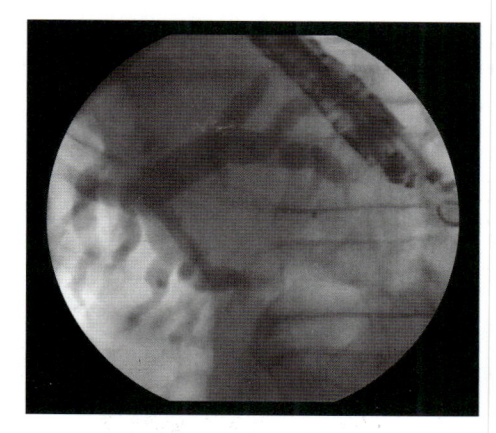

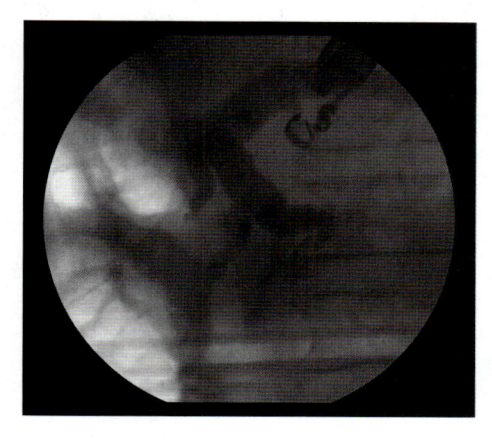

Fig. 76-11. Colangiografia intra-hepática.

Fig. 76-12. Aspecto colangiográfico da liberação do *stent*.

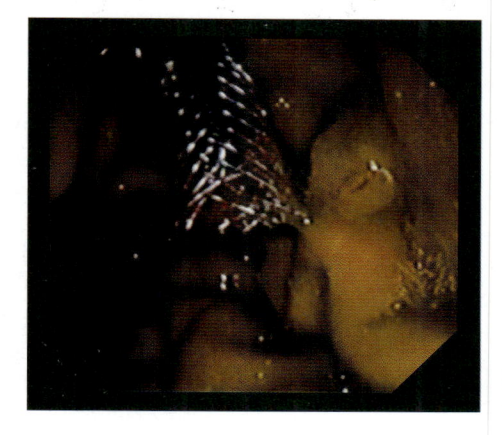

Fig. 76-13. Aspecto endoscópico final.

COLOCAÇÃO DE *STENT* POR VIA ANTERÓGRADA

A técnica anterógrada de passagem de *stent* guiado por UE envolve as seguintes etapas. O segmento biliar dilatado é acessado com uma agulha FNA seguido de uma colangiografia. Um fio-guia hidrofílico é introduzido pela agulha, a fim de ultrapassar a estenose. A agulha é, então, removida, e a área estenosada é dilatada para 7 Fr ou 8,5 Fr usando um cateter de CPRE (p. ex., Soehendra biliar Dilation Cateter, Wilson-Cook Medical, Winston-Salem, Carolina do Norte). Com a ponta do cateter de dilatação no interior do ducto biliar, o fio-guia hidrofílico é, então, trocado por um fio-guia mais duro (p. ex., de 0,035 polegada Jagwire, Boston Scientific, Natick, MA). Colocação do *stent* por via anterógrada é realizada avançando o *stent* através do canal terapêutico do ecoendoscópio sobre o fio-guia, o *stent* é, então, liberado na altura da estenose de modo transpapilar ou transanastomótico.[32,40]

RESULTADOS DA DRENAGEM BILIAR ECOGUIADA

Apesar da crescente experiência internacional e do aumento do número de publicações nos últimos anos, a preocupação ainda permanece sobre a segurança e eficácia dessas técnicas em comparação às técnicas-padrão. A maioria dos dados, apesar de envolver séries pequenas de centros especializados, sugere que DBEG pode ser realizada com grande sucesso terapêutico (87%), mas está associado a 10 a 20% de morbidade (a maioria leve à moderada) e raros eventos adversos importantes.[25]

Recentemente, Artifon *et al.* publicaram o primeiro estudo prospectivo, randomizado, comparando DBEG à drenagem biliar percutânea trans-hepática (DBPT) em 25 pacientes (13 CDS-UE e 12 DBPT) com obstrução biliar maligna e falha na CPRE. Os dois grupos eram semelhantes em termos de qualidade de vida, bilirrubina total (16,4 vs. 17,2, P = 0,7), fosfatase alcalina (539 vs. 518, P = 0,7), e gama glutamil-transferase (554,3 vs. 743,5, P = 0,56).[1] Todos os procedimentos foram técnica e clinicamente bem-sucedidos em ambos os grupos. No sétimo dia de acompanhamento, houve uma redução significativa dos níveis de bilirrubina total, em ambos os grupos (CDS-UE, 16,4 a 3,3 P = 0,002 e DBPT, 17,2-3,8, P = 0,01), embora não houve diferença entre os dois grupos (CDS-UE para DBPT, 3,3 vs. 3,8, P = 0,2). Não houve diferença entre as taxas de complicações nos dois grupos (P = 0,44): CDS-UE (13/02, 15,3%) e DBPT (3/12, 25%). O custo foi semelhante entre os dois grupos (5.673 dólares CDS-UE vs. $ 7570- DBPT, P = 0,39). Portanto, este estudo randomizado mostrou que a DBEG realizada por via transluminal (coledocoduodenostomia) obteve taxa de sucesso, taxa de complicação e custos semelhantes em comparação à DBPT. Embora este pequeno estudo prospectivo, unicêntrico, ofereça uma esperança de que DBEG possa ser uma alternativa aceitável para DBPT, grandes estudos prospectivos, realizados por especialistas, também poderiam fornecer informações valiosas sobre as complicações relacionadas com o procedimento, a eficácia e as modificações empregadas para melhorar os resultados dos pacientes.

Shah *et al.* realizaram um estudo com sua casuística com DBEG em pacientes com anatomia alterada cirurgicamente e falha na CPRE.[41] Um total de 70 pacientes havia tentado colangiografia guiada por UE, obtendo sucesso em 68 (97%) pacientes; 66 pacientes tiveram resultados colangiográficos que necessitaram de intervenções. A DBEG, utilizando a técnica *rendezvouz*, foi tentada em 50 pacientes e foi bem-sucedida em 37 (74%) com falha em 13. Intervenções transluminais diretas (hepatogastrostomia, coledocoduodenostomia, colocação de *stent* anterógrado) foram tentadas nos 16 pacientes restantes e foram bem-sucedidas em 13 (81%). Ocorreu um total de seis complicações, a maioria das quais foi tratada de forma conservadora. Uma perfuração que necessitou de intervenção cirúrgica ocorreu em uma esfincterotomia após um *rendezvouz* realizado com sucesso.

Recentemente, Park *et al.* relataram sua experiência em DBEG em uma grande coorte prospectiva, realizada por operador único e experiente, em um centro de grande volume na Coreia.[37] Estes autores relataram anteriormente uma taxa relativamente alta de efeitos adversos de 20% para DBEG e no estudo mais recente que teve como objetivo avaliar se a técnica modificada de "manipulação de fio-guia reforçada" poderia melhorar a segurança e eficácia de DBEG.[36] A abordagem modificada por Park et al. incluiu: 1. ângulo de otimização de punção do ducto biliar com a agulha UE; 2. uso de fios-guia de menor diâmetro para evitar falhas; 3. introdução de um cateter 4 Fr para orientar a direção do fio-guia através da estenose distal/ampola e 4. uma preferência para cateterizar a via biliar intra-hepática do segmento II para permitir o avanço do fio no sentido do hilo.[37] Neste estudo, 45 pacientes com obstrução biliar benigna ou maligna foram submetidos na mesma sessão à DBEG após falha na CPRE. O sucesso técnico, que foi definido como *stent* bem locado ou dilatação do balão juntamente ao fluxo de meio de contraste e/ou através do *stent* biliar, foi obtido em 41 (91%) pacientes. Sucesso funcional, definido como a diminuição dos índices colestáticos para menos de 75% do valor de pré-tratamento no prazo de 1 mês do procedimento, foi obtido em 39 (95%) destas pacientes. Um total de 5 (11%) eventos adversos ocorreu em quatro pacientes, esses eventos foram: pancreatite, peritonite biliar focal, pneumoperitônio limitado, migração intraperitoneal do *stent* e bilioma. A última complicação ocorreu em uma abordagem guiada por UE com colocação de *stent-in-stent*. Ao todo, três pacientes apresentaram complicações leves, e um paciente teve uma complicação moderada de acordo com o sistema de classificação Lexicon da ASGE. Neste estudo, o sucesso técnico e as complicações foram semelhantes a outros trabalhos.[7]

Como dito anteriormente, a intenção primária de estudo de Park foi avaliar se a "manipulação avançada do fio-guia" pode diminuir, em 20% (n = 11), taxa de eventos adversos que outros autores relataram em um estudo prévio de 55 pacientes que se submeteram à DBEG.[36,37] Para avaliar se os autores cumpriram com êxito seu objetivo, é importante avaliar as potenciais razões de complicações nestes 11 pacientes (classificadas como leve em 7 e moderada em 4). Curiosamente, nove dos 11 pacientes foram submetidos à dilatação da fístula, usando um *needle-knife*, e seu uso foi independentemente associado à ocorrência de eventos adversos (OR 12,4, p = 0,01). No estudo mais recente, dilatação da fístula com *needle-knife* foi usada em apenas 5 pacientes. Portanto, recomendamos que o uso do *needle-knife* deva ser evitado, quando possível.

Gupta et al. realizaram estudo multicêntrico sobre os resultados a longo prazo da DBEG em 246 pacientes.[15] A abordagem intra-hepática foi utilizada em 60% dos casos. O sucesso da drenagem biliar foi alcançado em 87% dos casos, com uma taxa de sucesso semelhante nas abordagens extra-hepática e intra-hepática (84,3% *vs.* 90,4%, P = 0,15). A taxa de sucesso clínico mais elevado foi observado em doenças malignas em comparação a doenças benignas (90,2 *vs.* 77,3%, P = 0,02). As complicações, incluindo todas as técnicas, foram: pneumoperitônio 5%, sangramento 11%, vazamento de bile/peritonite 10%, e colangite 5%, não havendo diferença estatística significativa entre as abordagens intra-hepática e extra-hepática e entre as doenças benignas e malignas.

É importante observar que os resultados dos estudos anteriormente discutidos, vêm de centros terciários, com grande volume de procedimentos e endoscopistas intervencionistas altamente qualificados. Acreditamos que esses procedimentos devam ser idealmente realizados por um ou mais endoscopistas experientes, treinados em CPRE e UE, e realizados em instituições, em que a cirurgia e radiologia intervencionista estão disponíveis, se surgirem adversidades.

RENDEZVOUZ (REN) VS. TÉCNICA TRANSLUMINAL DIRETA (TL)

A abordagem REN é a preferida pela maioria dos endoscopistas, uma vez que evita a necessidade de uma fístula bilioentérica permanente e a necessidade de dilatar o trajeto da fístula, o que pode levar a complicações, como sangramento, pneumoperitônio e pneumomediastino. No entanto, esta abordagem pode não ser possível se o fio-guia não ultrapassar a ampola em razão de uma angulação difícil ou pela presença de uma estenose biliar distal intransponível. Ainda não são bem conhecidos os resultados comparando o REN e a TL em termos de eficácia e eventos adversos. Khashab et al. mostraram resultados da comparação das técnicas de REN e TL em um estudo com 35 pacientes que foram submetidos à DBEG (REN 13, TL 20) para obstrução biliar distal maligna e falha na CPRE.[29] O sucesso técnico foi alcançado em 33 (94%) pacientes, e sucesso clínico foi atingido em 32/33 (97%) pacientes. O valor médio da bilirrubina pós-procedimento foi de 1,38 mg/dL no grupo REN e 1,33 mg/dL no grupo TL (p = 0,88). Da mesma forma, o tempo de internação não foi diferente entre os dois grupos (p = 0,23). Não houve diferença significativa na taxa de eventos adversos entre os grupos da REN e TL (15,4 *vs.* 10%, p = 0,64). Resultados a longo prazo foram comparáveis entre os dois grupos com uma migração *stent* no grupo REN em 62 dias, e uma oclusão de *stent* no grupo TL aos 42 dias pós-DBEG. Os autores concluíram que DBEG é segura e eficaz, quando realizado por operadores experientes. A oclusão do *stent* não é comum no seguimento a longo prazo. Ambas as técnicas do REN e TL pareciam ser igualmente eficazes e seguras.

Há pelo menos três desvantagens potenciais no REN que merecem discussão. Em primeiro lugar, o REN, até mesmo por especialistas experientes, é bem-sucedido em apenas 75% dos casos e requer uma papila acessível, o que não pode ser possível em pacientes com anatomia gastrointestinal superior alterada.[41] No estudo de Park et al., a abordagem por REN (ou *stent* anterógrado transpapilar) não foi possível em 11 (24%) pacientes e falhou em um 9 (20%).[37] A segunda dificuldade com a drenagem biliar por REN é o tempo de procedimento prolongado, que é decorrente de vários fatores, incluindo: 1. necessidade de manipulação do fio-guia para conduzi-lo através de estenose distal e para a ampola; 2. troca do ecoendoscópio por um duodenoscópio e 3. necessidade de canulação biliar retrógrada. Uma outra potencial desvantagem da técnica REN é o risco de pancreatite aguda decorrente da manipulação da papila.[22,30,41]

Tendo em vista que a técnica REN falha ou não seja possível em pelo menos em 25% dos pacientes, está associada a tempo de procedimento prolongado, além do risco potencial de pancreatite e outras complicações, que são essenciais que o endoscopista se esforce para aperfeiçoar e minimizar os riscos associados à técnica TL, a fim de proporcionar um arsenal completo para pacientes com estenose ou obstrução biliar maligna ou benigna. Entretanto, a adoção por alguns endoscopistas do *stent* na fístula bilioentérica tem sido lenta em razão de preocupações com os potenciais riscos associados, especialmente bilioma e pneumoperitônio. Apesar disso, nossa experiência sugere que a inserção do *stent* transluminal é segura, quando a drenagem biliar é alcançada com sucesso, é importante salientar o risco de formação de fístula biliar, se a obstrução não for aliviada. Algumas medidas podem assegurar a colocação bem-sucedida e segura, do *stent* transluminal.[19,24,42] Em primeiro lugar, o trato transluminal não deve ser dilatado até que tenha sido alcançada uma boa posição de fio-guia para a colocação do *stent*. Em segundo lugar, o trato deve ser dilatado apenas a um diâmetro para permitir a inserção de *stent*, evitando a dilatação agressiva, o que pode predispor à formação de uma fístula biliar.[24] Terceiro, a dilatação com o uso do cautério deve ser evitada, se possível, em razão do risco potencial de complicações, particularmente sangramento e vazamento de bile. Em quarto lugar, *stents* metálicos totalmente recobertos e dióxido de carbono para insuflação deverão ser utilizados para minimizar o risco de fístulas biliares e pneumoperitônio, respectivamente. Concordamos com a afirmação de muitos especialistas que a técnica REN, preferencialmente, deve ser tentada, inicialmente, mas acreditamos que uma abordagem transluminal é uma alternativa aceitável, eficaz e segura, desde que as medidas anteriores sejam seguidas.

COLEDOCODUODENOSTOMIA (CDS) VS. HEPATOGASTROSTOMIA (HGS)

Artifon et al., recentemente conduziram um estudo randomizado comparando os resultados da CDS e HGS.[3] Um total de 49 pacientes com obstrução biliar maligna distal irressecável e falha na CPRE foi incluído. A taxa de sucesso técnico foi de 91% para o CDS e 96% para a HGS (p = 0,61). Da mesma forma, o sucesso clínico foi semelhante entre os dois grupos (77 vs. 91%, p = 0,23). O tempo médio do procedimento (48,4 min vs. 47,8 min, p = 0,84) e as médias dos escores de qualidade de vida durante o acompanhamento também foram semelhantes. A taxa global de eventos adversos foi de 16,3% (12,5% para o grupo de CDS e 20% para o grupo HPS). Os autores concluíram que as técnicas CDS e HGS são semelhantes em termos de eficácia e segurança, e que as duas técnicas são alternativas válidas para a drenagem biliar em pacientes com obstrução biliar distal maligna e falha na CPRE.

VIAS DE ACESSO INTRA-HEPÁTICA VS. EXTRA-HEPÁTICA PARA DBEG

DBEG usando o REN ou técnica TL exige punção com agulha através de uma via intra-hepática ou extra-hepática em um paciente com anatomia do trato gastrointestinal superior preservada. No entanto, ainda não foi estabelecida a melhor via de acesso para ambas as técnicas. Em casos de DBEG por REN, Dhir et al. descobriram recentemente que um REN extra-hepático (por punção transduodenal) foi associado a tempo significativamente mais curto de procedimento, menos dor pós-procedimento, menor vazamento de bile e pneumoperitônio.[11] Além disso, eles descobriram que o sucesso é provavelmente maior com REN extra-hepático como foi confirmado por Park et al. (93 vs. 50%).[37] Do mesmo modo, em casos de DBEG por via TL, a via extra-hepática (coledocoduodenostomia) é provavelmente mais segura do que uma via intra-hepática (hepatogastrostomia).[36] Portanto, parece que a via de acesso extra-hepática durante DBEG é preferível e mais segura do que um acesso por via intra-hepática, realizando tanto a técnica REN ou TL.

Dhir et al. compararam as taxas de sucesso e de complicações em 68 pacientes submetidos à DBEG por diferentes técnicas.[9] DBEG foi bem-sucedida em 65 pacientes (95,6%). Não houve diferença significativa nas taxas de sucesso nas diferentes técnicas. Complicações foram observadas em 14 pacientes (20,6%) e mortalidade em três pacientes (4,4%). Complicações foram significativamente maiores para a via intra-hepática em comparação à via extra-hepática (transduodenal) (30,5 vs. 9,3%, P = 0,03). Não houve diferença significativa nas taxas de complicações entre colocações de stents transluminal e transpapilar, ou REN. A análise de regressão logística mostrou que o acesso trans-hepático é único fator de risco independente para complicações (p = 0,03). Os autores concluíram que a DBEG pode ser realizada com altas taxas de sucesso, independentemente da escolha da via de acesso, a direção stent ou via de drenagem. No entanto, as complicações são significativamente maiores com a via de acesso intra-hepático. Eles recomendaram que o acesso extra-hepático (transduodenal) deve ser escolhido para DBEG, e colocação de stent pela técnica REN, quando ambas as vias estão disponíveis.

Por que parece que a via intra-hepática leva ao aumento do risco de complicações? Em primeiro lugar, uma via intra-hepática envolve punção por agulha na cavidade peritoneal, correndo risco de pneumoperitônio e vazamento de bile para cavidade peritoneal. Em segundo lugar, o movimento do fígado durante a respiração pode levar tanto à migração do stent, com consequentes biliomas, além de trauma na via biliar (o que aumenta o risco de dor pós-procedimento e vazamento de bile). Outro fator é que o menor calibre dos ductos intra-hepáticos pode não permitir a colocação de stents de diâmetro maior (metálicos de 8-10 mm), o que teoricamente pode predispor ao pneumoperitônio e vazamento de bile em razão da selagem incompleta da fístula bilioentérica. O acesso extra-hepático, por outro lado, tem muitas vantagens, incluindo a proximidade do duodeno com a via biliar dilatada, a localização retroperitoneal do ducto biliar, e uma via biliar relativamente fixa com influência respiratória mínima. No entanto, ainda são necessários mais estudos prospectivos comparando com segurança essas diferentes técnicas.

DBEG EM PACIENTES COM STENTS DUODENAIS PRÉVIOS

Pacientes com obstruções gástricas, resultantes da compressão por um tumor duodenal e/ou infiltração, são um desafio particular durante a DBEG, especialmente na presença de um stent duodenal. A realização da CPRE, em alguns casos, pode ser conseguida por fenestrações do stent duodenal, abordagens alternativas para o acesso e a drenagem biliar são necessárias quando a papila é incapaz de ser atingida ou visualizada.[24] Khashab et al. realizaram DBEG em nove pacientes com stent duodenal preexistente e ampola inacessível.[24] A via biliar foi acessada por uma abordagem transgástrica (n = 3) ou transduodenal (n = 6), exigindo a passagem da agulha através dos interstícios dos stents duodenais em 5 pacientes. Acesso biliar foi conseguido utilizando uma agulha FNA de calibre 19 gauge através de uma abordagem extra-hepática (n = 7) ou intra-hepática (n = 2).

Após a passagem do fio-guia através do local da obstrução e da papila, foi realizada uma dilatação com cateter. A dilatação incluiu a parede gástrica ou duodenal, intervindo em tecidos entre a parede luminal e da via biliar, local da obstrução, e interstício do stent duodenal. Os stents biliares utilizados foram totalmente recobertos ou descobertos, de 10 mm de diâmetro, e variação de 40 a 80 milímetros de comprimento. A inserção anterógrada do stent (acesso transluminal direto) foi necessária em dois pacientes por causa da incapacidade de avançar o fio-guia através da obstrução e para o duodeno, impedindo, assim, a drenagem transpapilar. Todos os pacientes tiveram resolução clínica de sua icterícia. Não houve complicações, como sangramento significativo ou vazamento gástrico, duodenal ou hepatobiliar. Um paciente desenvolveu pancreatite e colecistite utilizando o stent totalmente recoberto.[24] Portanto, nossa experiência sugere que há segurança na DBEG neste grupo de pacientes.

Hamada et al. recentemente compararam a segurança e eficácia da DBEG e da drenagem transpapilar via CPRE em pacientes com stent duodenal.[16] Um total de 20 pacientes foi incluído no estudo (7 DBEG e 13 CPRE). DBEG foi realizada via HGS usando um stent metálico autoexpansível (SEMS) em três pacientes e via CDS usando um SEMS ou uma prótese plástica em dois pacientes cada. A drenagem transpapilar foi realizada utilizando um SEMS em todos os pacientes. A taxa de permeabilidade do stent no grupo da DBEG foi maior do que no grupo de drenagem transpapilar (100 vs. 71% após 1 mês e 83 vs. 29% aos 3 meses, respectivamente). A taxa de disfunção do stent no grupo da DBEG tendeu a ser menor do que no grupo transpapilar (14 vs. 54%, P = 0,16). A taxa de complicações foi semelhante entre os grupos (P = 1,000), com hemorragia moderada em um paciente do grupo da DBEG e pancreatite leve em um paciente no grupo transpapilar. Os autores concluíram que a DBEG é uma alternativa à drenagem transpapilar em pacientes com longa permanência de SEMS duodenal. Acreditamos que a DBEG pode oferecer vantagens sobre CPRE em pacientes com stents duodenais com maior permeabilidade do stent, especialmente tendo em conta os desafios da canulação retrógrada neste grupo de pacientes.[28]

DBEG COM HEPATODUODENOSTOMIA

Pacientes com obstrução isolada da via intra-hepática direita tradicionalmente não são considerados como candidatos à DBEG. Park et al. avaliaram a viabilidade técnica e segurança da hepatoduodenostomia guiada por UE nestes pacientes.[38] A colangiografia assistida por UE da via biliar intra-hepática direita foi realizada em 6 pacientes, com passagem de stent anterógrado em dois pacientes, passagem de stent anterógrado transanastomótico em um paciente, dilatação balonada trans-anastomótica anterógrada em um paciente, e colangiograma isolado em um paciente. Descompressão biliar não teve sucesso em um paciente por causa de falha na manipulação do fio-guia. Para este paciente, foi realizada uma drenagem transparieto-hepática (DTPH). Portanto, a taxa de sucesso técnico da colangiografia e descompressão biliar foi de 100% (6 de 6) e 83% (5 de 6), respectivamente. Não houve complicações relacionadas com o procedimento. No entanto, ainda são necessários maiores estudos que examinem a segurança e eficácia da DBEG com hepatoduodenostomia.

DBEG VS. DTPH

Como mencionado anteriormente, tem sido crescente a experiência global com DBEG nos últimos anos. Os dados de vários centros confirmam a eficácia e segurança da DBEG.[25] No entanto, os dados comparativos com outras técnicas (por exemplo, DTPH) são limitados. Estes dados são essenciais para decidir, se os pacientes com falha na CPRE serão mais bem conduzidos com DBEG ou DTPH. Há apenas um pequeno estudo randomizado controlado, comparando DBEG e DTPH em 25 pacientes com obstrução biliar maligna e falha na CPRE.[1] Este estudo concluiu que ambos os procedimentos têm eficácia, segurança e custo equivalentes. A principal limitação do estudo foi que apenas os custos diretos dos procedimentos foram avaliados.

Isto provavelmente superestimou o custo-efetividade da DTPH que está associado ao aumento dos custos a longo prazo, decorrente da necessidade de reintervenções frequentes. Portanto, um aspecto fundamental de uma análise comparativa é levar em conta o número de reintervenções necessárias, a fim de evitar este viés e obter uma avaliação mais completa do custo do procedimento.

Mais recentemente, Khashab *et al.* compararam retrospectivamente DBEG e DTPH em 73 pacientes (DBEG 22, DTPH 51). Embora o sucesso técnico foi maior no grupo DTPH (100 *vs.* 86,4%, p = 0,007), o sucesso clínico foi equivalente (92,2 *vs.* 86,4%, p = 0,40). DTPH foi associado à maior taxa de eventos adversos (procedimento inicial: 39,2 *vs.* 18,2%; todos os procedimentos, incluindo reintervenções: 80,4 *vs.* 15,7%). Permeabilidade do *stent* e sobrevida foram equivalentes entre os dois grupos. Os custos totais foram mais do que 2 vezes, maior no grupo da DTPH (p = 0,004), em razão, principalmente, da significativamente maior taxa de reintervenções (80,4 *vs.* 15,7%, p = 0,001). Os autores concluíram que a DBEG e DTPH são comparativamente técnicas eficazes para o tratamento da obstrução biliar distal maligna após falha na CPRE. No entanto, DBEG está associada à diminuição da taxa de eventos adversos, e é significativamente mais barata, por causa da menor necessidade de reintervenções.

Uma das vantagens da DBEG é a possibilidade de acessar os ductos biliares a partir de múltiplas vias. As vias biliares intra-hepáticas dilatadas podem ser acessadas a partir do fígado pelo esôfago distal ou estômago, a via biliar comum pode ser acessada pelo duodeno proximal (e, ocasionalmente, pelo antro gástrico).[4,9] Esta escolha das vias de acesso biliar permite o sucesso da drenagem endoscópica, mesmo em pacientes com obstrução duodenal ou submetidos a cirurgias de *bypass*. Outras vantagens incluem viabilidade da DBEG mesmo em pacientes com ascite e metástase hepática, além da migração dos cateteres percutâneos, suas complicações associadas (p. ex., irritação da pele, vazamento) e impacto negativo na qualidade de vida. Além disso, a DBEG pode ser realizada durante a mesma sessão de endoscopia após falha na CPRE, o que evita a necessidade de repetidas intervenções e permite a drenagem biliar oportuna, na qual os níveis de bilirrubina diminuem mais rapidamente, permitindo um início mais rápido da quimio/radioterapia, se necessárias.[37,41] DBEG também mantém a bile no interior do trato gastrointestinal, assegurando a apropriada digestão e absorção de nutrientes.

QUANDO REALIZAR UMA DBEG?

Recomendamos a obtenção do consentimento livre e esclarecido para possível DBEG juntamente ao termo para realização da CPRE, em pacientes de alto risco para falha na canulação biliar (por exemplo: anatomia alterada, falha em CPRE prévia, câncer periampular com invasão duodenal e *stent* duodenal ao nível da papila). Esta abordagem exige uma longa conversa com o paciente sobre outras abordagens potenciais, se houver falha na canulação, como a cirurgia ou drenagem percutânea. Exige também que o endoscopista programe o tempo necessário, pessoal qualificado e recursos necessários para DBEG e suas possíveis complicações. Desse modo, obtendo o termo para DBEG no momento da CPRE evita a necessidade de intervenções endoscópicas repetidas e permite a drenagem biliar oportuna e o início da quimio/radioterapia precoces, se necessárias.

Uma consideração final sobre a DBEG é quando realizar o procedimento em um paciente com uma obstrução biliar benigna ou maligna. Dhir *et al.* propuseram que um único procedimento de DBEG possa ser uma alternativa viável para CPRE em pacientes com obstrução biliar distal maligna.[12] Ele realizou um estudo multicêntrico, retrospectivo, para comparar os resultados de colocação de *stents*, para obstrução biliar distal maligna através da CPRE e UE. Os pacientes do grupo da DBEG foram submetidos a uma coledocoduodenostomia (CDS) ou drenagem anterógrada (AG) após uma ou mais tentativas fracassadas de CPREs, enquanto os pacientes no grupo CPRE foram submetidos à colocação retrógrada de SEMS. O estudo incluiu 208 pacientes, 104 no braço da CPRE e 104 com DBEG (68 EUS-CDS, 36 EUS-AG). A colocação de SEMS foi bem-sucedida em 98 pacientes do grupo de CPER e 97 no grupo DBEG (94,23 *vs.* 93,26%, P = 1,00). A frequência de eventos adversos também foi semelhante (8,65 e 8,65%, respectivamente). Taxa de pancreatite pós-procedimento foi maior no grupo CPRE (4,8% *vs.* 0, P = 0,059). Os autores concluíram que em pacientes com obstrução biliar distal maligna que necessitam da colocação de SEMS, os resultados a curto prazo da DBEG e da CPRE são comparáveis.

Hara *et al.*, recentemente, conduziram um estudo prospectivo de DBEG para a terapia primária de obstrução biliar maligna (ou seja, sem tentativa de CPRE) em 17 pacientes.[17] Tanto o sucesso técnico como clínico foram alcançados em 94% dos pacientes e sem complicações graves. Embora essa abordagem posa evitar a pancreatite pós-CPRE, acreditamos que o papel atual da DBEG deve ser para terapia de resgate em pacientes com falha na CPRE.

LIMITAÇÕES ATUAIS E AVANÇOS RECENTES

Os atuais ecoendoscópios lineares têm uma ponta alongada que, às vezes, não é ideal para atravessar um segmento gastrointestinal estenosado. Além disso, uma vez que o acesso através do fio-guia seja obtido, o campo de visão do aparelho limita a visualização endoscópica adequada, o que pode tornar difícil a passagem de um *stent* ou alguma outra endoterapia. Uma visão ecoendoscópica frontal está atualmente em desenvolvimento para superar este desafio técnico. Este novo dispositivo tem uma ponta romba, similar a um gastroscópio padrão, e os dados preliminares para intervenções desse novo modelo parecem promissores.[43]

Outro obstáculo para o progresso da UE terapêutica é, em geral, a ausência de acessórios específicos. Atualmente, a maioria das intervenções está sendo realizada utilizando acessórios de CPRE, alguns dos quais não são favoráveis com o uso de um ecoendoscópio.

Um novo *stent* metálico da empresa Lumen-Apposing (LAMS), Axios® (X-Lumena, Mountain View, CA, EUA) foi recentemente desenvolvido e com sucesso testado experimental e clinicamente.[6,8,20] OAxios® é totalmente recoberto, em forma de ioiô (sela), medindo de 10 a 15 mm de diâmetro, feito de nitinol e com ancoragens bilaterais. Seu *design* é feito para segurar as camadas de tecido em oposição, permitindo a formação de fístulas entre cavidades extraintestinais, ou fluidos do ducto biliar e do lúmen gastrointestinal. O acessório de liberação do Axios® está ligado ao canal de trabalho do ecoendoscópio do mesmo modo que as agulhas de punção, permitindo uma conexão precisa. Os objetivos do Axios® LAMS são proporcionar maior calibre para drenagem do que *stents pigtail* plásticos, e minimizar o risco de migração e fístulas (vazamentos) em razão do seu *design* inovador. Dados preliminares sobre o uso deste novo *stent* para a drenagem da vesícula biliar são promissores.[8,20] O papel do Axios® na DBEG ainda está sendo determinado, uma vez que não seja adequado para a drenagem dos ductos biliares intra-hepáticos decorrente do seu tamanho. Além disso, existe o risco potencial de colecistite após coledocoduodenostomia e colocação do Axios® porque este eventualmente pode resultar em obstrução do ducto cístico.

CONCLUSÃO

A DBEG é um procedimento seguro e eficaz após falha na CPRE, quando realizada por meio da técnica *rendezvouz* ou transluminal direta. Uma via de acesso extra-hepática é preferível para a obstrução malignas distais e está associada à menor incidência de eventos adversos. A DBEG é menos invasiva do que a drenagem transparieto-hepática, e os poucos dados disponíveis sugerem eficácia e segurança equivalentes. Indicações e métodos para DBEG estão ainda sendo padronizados, e, portanto, a abordagem deve ser individualizada para cada paciente com base na experiência do endoscopista e na anatomia do paciente. Além disso, estudos controlados, prospectivos e multicêntricos são necessários para uma maior definição dos preditores de sucesso e complicações, a abordagem ideal, e os resultados clínicos em comparação a outros procedimentos de drenagem.

REFERÊNCIAS BIBLIOGRÁFICAS

1. Artifon EL, Aparicio D, Paione JB et al. Biliary Drainage in Patients With Unresectable, Malignant Obstruction Where ERCP Fails: Endoscopic Ultrasonography-Guided Choledochoduodenostomy Versus Percutaneous Drainage. *J Clin Gastroenterol* 2012;77:31-37.
2. Artifon EL, Ferreira FC, Otoch JP. Endoscopic ultrasound-guided choledochoduodenostomy for relieving malignant distal biliary obstruction. *Rev Gastroenterol Mex* 2012;77:31-37.
3. Artifon EL, Marson FP, Gaidhane M et al. Hepaticogastrostomy or choledochoduodenostomy for distal malignant biliary obstruction after failed ERCP: is there any difference? *Gastrointest Endosc* 2014. Epub Ahead
4. Artifon EL, Okawa L, Takada J, Gupta K, Moura EG, Sakai P. EUS-guided choledochoantrostomy: an alternative for biliary drainage in unresectable pancreatic cancer with duodenal invasion. *Gastrointest Endosc* 2011 June;73(6):1317-20.
5. Artifon EL, Safatle-Ribeiro AV, Ferreira FC et al. EUS-guided antegrade transhepatic placement of a self-expandable metal stent in hepatico-jejunal anastomosis. *JOP* 2011;12:610-13.
6. Binmoeller KF, Shah J. A novel lumen-apposing stent for transluminal drainage of nonadherent extraintestinal fluid collections. *Endoscopy* 2011;43:337-42.
7. Cotton PB, Eisen GM, Aabakken L et al. A lexicon for endoscopic adverse events: report of an ASGE workshop. *Gastrointest Endosc* 2010;71:446-54.
8. de la Serna-Higuera C, Perez-Miranda M, Gil-Simon P et al. EUS-guided transenteric gallbladder drainage with a new fistula-forming, lumen-apposing metal stent. *Gastrointest Endosc* 2013;77:303-8.
9. Dhir V, Artifon EL, Gupta K et al. Multicenter study on endoscopic ultrasound-guided expandable biliary metal stent placement: Choice of access route, direction of stent insertion, and drainage route. *Dig Endosc* 2014;26:430-35.
10. Dhir V, Bhandari S, Bapat M et al. Comparison of EUS-guided rendezvous and precut papillotomy techniques for biliary access (with videos). *Gastrointest Endosc* 2012;75:354-59.
11. Dhir V, Bhandari S, Bapat M et al. Comparison of transhepatic and extrahepatic routes for EUS-guided rendezvous procedure for distal CBD obstruction. *United Eur Gastroenterol J* 2013 (in press).
12. Dhir V, Itoi T, Khashab MA et al. Multicenter comparative evaluation of endoscopic placement of expandable metal stents for malignant distal common bile duct obstruction by ERCP or EUS-guided approach. *Gastrointest Endosc* 2015;81:913-23.
13. Fabbri C, Luigiano C, Fuccio L et al. EUS-guided biliary drainage with placement of a new partially covered biliary stent for palliation of malignant biliary obstruction: a case series. *Endoscopy* 2011;43:438-41.
14. Giovannini M, Moutardier V, Pesenti C et al. Endoscopic ultrasound-guided bilioduodenal anastomosis: a new technique for biliary drainage. *Endoscopy* 2001;33:898-900.
15. Gupta K, Perez-Miranda M, Kahaleh M et al. Endoscopic Ultrasound-assisted Bile Duct Access and Drainage: Multicenter, Long-term Analysis of Approach, Outcomes, and Complications of a Technique in Evolution. *J Clin Gastroenterol* 2014;48:80-87.
16. Hamada T, Isayama H, Nakai Y, et al. Transmural biliary drainage can be an alternative to transpapillary drainage in patients with an indwelling duodenal stent. *Dig Dis Sci* 2014;59:1931-38.
17. Hara K, Yamao K, Hijioka S et al. Prospective clinical study of endoscopic ultrasound-guided choledochoduodenostomy with direct metallic stent placement using a forward-viewing echoendoscope. *Endoscopy* 2013;45:392-96.
18. Hara K, Yamao K, Niwa Y et al. Prospective clinical study of EUS-guided choledochoduodenostomy for malignant lower biliary tract obstruction. *Am J Gastroenterol* 2011;106:1239-45.
19. Henry WA, Singh VK, Kalloo AN et al. Simultaneous EUS-guided transbulbar pancreaticobiliary drainage (with). *Gastrointest Endosc* 2012;76:1065-67.
20. Itoi T, Binmoeller KF, Shah J et al. Clinical evaluation of a novel lumen-apposing metal stent for endosonography-guided pancreatic pseudocyst and gallbladder drainage (with videos). *Gastrointest Endosc* 2012;75:870-76.
21. Itoi T, Yamao K. EUS 2008 Working Group document: evaluation of EUS-guided choledochoduodenostomy (with video). *Gastrointest Endosc* 2009;69:S8-12.
22. Iwashita T, Lee JG, Shinoura S et al. Endoscopic ultrasound-guided rendezvous for biliary access after failed cannulation. *Endoscopy* 2012;44:60-65.
23. Kahaleh M, Hernandez AJ, Tokar J et al. Interventional EUS-guided cholangiography: evaluation of a technique in evolution. *Gastrointest Endosc* 2006;64:52-59.
24. Khashab M, Fujii LL, Baron TH et al. EUS-guided biliary drainage for patients with malignant biliary obstruction with an indwelling duodenal stent (with Video). *Gastrointest Endosc* 2012:In Press
25. Khashab MA, Dewitt J. EUS-guided biliary drainage: is it ready for prime time? Yes! *Gastrointest Endosc* 2013;78:102-5.
26. Khashab MA, Kumbhari V, Kalloo AN, et al. EUS-guided biliary drainage by using a hepatogastrostomy approach. *Gastrointest Endosc* 2013;78:675.
27. Khashab MA, Varadarajulu S. Endoscopic ultrasonography as a therapeutic modality. *Curr Opin Gastroenterol* 2012;28:467-76.
28. Khashab MA, Valeshabad AK, Leung W et al. Multicenter experience with performance of ERCP in patients with an indwelling duodenal stent. *Endoscopy* 2014;46:252-55.
29. Khashab MA, Valeshabad AK, Modayil R et al. EUS-guided biliary drainage by using a standardized approach for malignant biliary obstruction: rendezvous versus direct transluminal techniques (with videos). *Gastrointest Endosc* 2013;78:734-41.
30. Kim YS, Gupta K, Mallery S et al. Endoscopic ultrasound rendezvous for bile duct access using a transduodenal approach: cumulative experience at a single center. A case series. *Endoscopy* 2010;42:496-502.
31. Komaki T, Kitano M, Sakamoto H et al. Endoscopic ultrasonography-guided biliary drainage: evaluation of a choledochoduodenostomy technique. *Pancreatology* 2011;11(Suppl 2):47-51.
32. Kumbhari V, Tieu AH, Khashab MA. EUS-guided biliary drainage made safer by a combination of hepaticogastrostomy and antegrade transpapillary stenting. *Gastrointest Endosc* 2014.
33. Mallery S, Matlock J, Freeman ML. EUS-guided rendezvous drainage of obstructed biliary and pancreatic ducts: Report of 6 cases. *Gastrointest Endosc* 2004;59:100-7.
34. Maranki J, Hernandez AJ, Arslan B et al. Interventional endoscopic ultrasound-guided cholangiography: long-term experience of an emerging alternative to percutaneous transhepatic cholangiography. *Endoscopy* 2009;41:532-38.
35. Nguyen-Tang T, Binmoeller KF, Sanchez-Yague A et al. Endoscopic ultrasound (EUS)-guided transhepatic anterograde self-expandable

metal stent (SEMS) placement across malignant biliary obstruction. *Endoscopy* 2010;42:232-36.
36. Park DH, Jang JW, Lee SS *et al.* EUS-guided biliary drainage with transluminal stenting after failed ERCP: predictors of adverse events and long-term results. *Gastrointest Endosc* 2011;74:1276-84.
37. Park do H, Jeong SU, Lee BU *et al.* Prospective evaluation of a treatment algorithm with enhanced guidewire manipulation protocol for EUS-guided biliary drainage after failed ERCP (with video). *Gastrointest Endosc* 2013;78:91-101.
38. Park SJ, Choi JH, Park do H *et al.* Expanding indication: EUS-guided hepaticoduodenostomy for isolated right intrahepatic duct obstruction (with video). *Gastrointest Endosc* 2013;78:374-80.
39. Savides TJ, Varadarajulu S, Palazzo L. EUS 2008 Working Group document: evaluation of EUS-guided hepaticogastrostomy. *Gastrointest Endosc* 2009;69:S3-7.
40. Saxena P, Kumbhari V, Zein ME *et al.* EUS-guided biliary drainage with antegrade transpapillary placement of a metal biliary stent. *Gastrointest Endosc* 2015;81:1010-11.
41. Shah JN, Marson F, Weilert F *et al.* Single-operator, single-session EUS-guided anterograde cholangiopancreatography in failed ERCP or inaccessible papilla. *Gastrointest Endosc* 2012;75:56-64.
42. Sharaiha R, Kalloo AN, Khashab MA. Endoscopic Ultrasound-Guided Hepato-Esophagostomy for Transesophageal Biliary Drainage (with Video). *Gastrointest Endosc* 2012:In Press.
43. Voermans RP, Ponchon T, Schumacher B *et al.* Forward-viewing versus oblique-viewing echoendoscopes in transluminal drainage of pancreatic fluid collections: a multicenter, randomized, controlled trial. *Gastrointest Endosc* 2011;74:1285-93.
44. Wiersema M. Endosonography-guided cholangiopancreatography. *Gastrointest Endosc* 1996;44:102-6.

77 Endomicroscopia Confocal por "Miniprobe" Ecoguiado

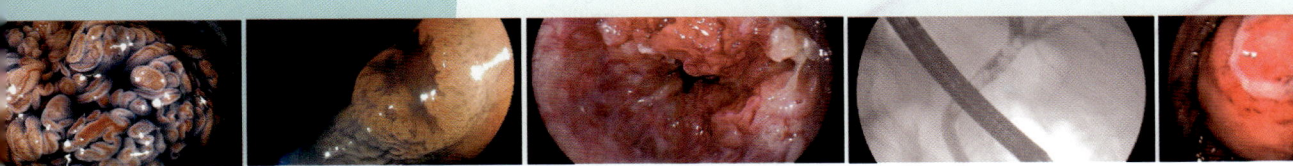

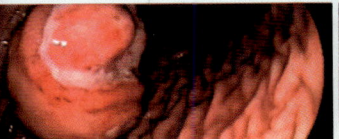

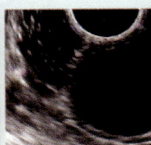

Marc Giovannini ▪ César Vivian Lopes

INTRODUÇÃO

A endomicroscopia confocal é uma técnica endoscópica que permite a obtenção de imagens dos componentes celulares, capilares e estromais da mucosa do trato gastrointestinal, como em um verdadeiro exame microscópico, durante exame endoscópico.[4,5,10]

Como as alterações neoplásicas iniciais ocorrem ao nível celular, a endomicroscopia confocal poderia permitir um diagnóstico precoce e a pronta instituição da terapêutica. Além disso, embora o método não permita a substituição da coleta de biópsias para a confirmação tecidual da neoplasia, ele possibilita dirigir as mesmas sobre áreas potencialmente neoplásicas, reduzindo o número de biópsias necessário para firmar o diagnóstico e aumentando a acurácia diagnóstica. Com este intuito, o método já vem sendo empregado para a diferenciação dos pólipos colônicos e para a detecção de alterações displásicas/neoplásicas no esôfago de Barrett e na retocolite ulcerativa.[4,9]

Durante os últimos 5 anos, a endomicroscopia confocal vem sendo empregada para a avaliação de outros órgãos por meio de *miniprobe* confocal utilizado durante a punção aspirativa ecoguiada (ECE). Dessa forma, aliado à ecoendoscopia, o método passou a ser utilizado para a avaliação de outras afecções, como os tumores císticos e sólidos do pâncreas, bem como as linfoadenopatias.

Este capítulo tem por objetivo apresentar os resultados preliminares deste novo método de imagem e definir seu papel na avaliação dos tumores císticos e sólidos do pâncreas, bem como das linfoadenopatias.

MATERIAL E MÉTODOS

A imagem da endomicroscopia confocal é obtida pela iluminação de uma área de interesse com um feixe de *laser* focado a uma profundidade predeterminada, e pela captação da luz refletida, excluindo-se a luz refletida de pontos fora da área de interesse. Como os sistemas de iluminação e captação da luz refletida estão no mesmo plano focal, eles são denominados de "confocal". Uma vez refletida a luz da área examinada, cada sinal luminoso é captado e transformado em um sinal elétrico. A imagem resultante, em tons de cinza, corresponderá a uma secção óptica de um plano focal da área examinada. Contudo, para a geração da imagem confocal, o feixe de luz necessita atingir uma superfície fluorescente, o que será proporcionado quando o *laser* for absorvido por um agente de contraste (o agente fluorescente). Na maioria dos estudos, o agente fluorescente mais utilizado é a fluoresceína sódica a 10% administrada por via intravenosa.

Para a ECE, além do agente de contraste, também são necessários uma agulha de 19 gauge para punção aspirativa ecoguiada, e o *miniprobe* confocal (AQ-flex Cellvizio Technology, Mauna-Kea Company, França) (Fig. 77-1). Antes da punção da lesão a ser avaliada, o

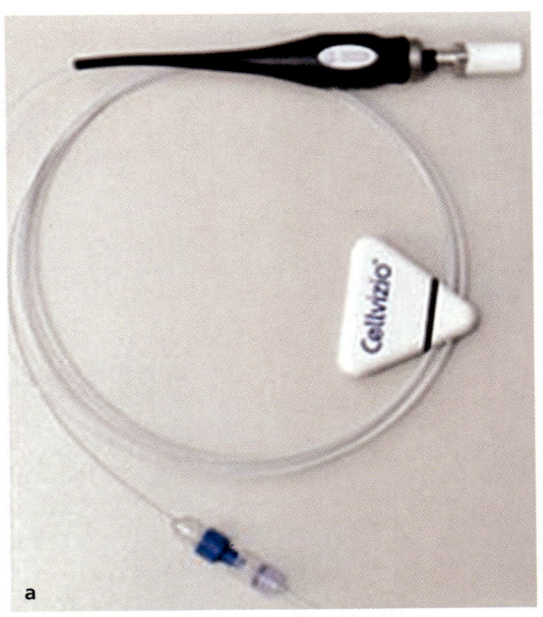

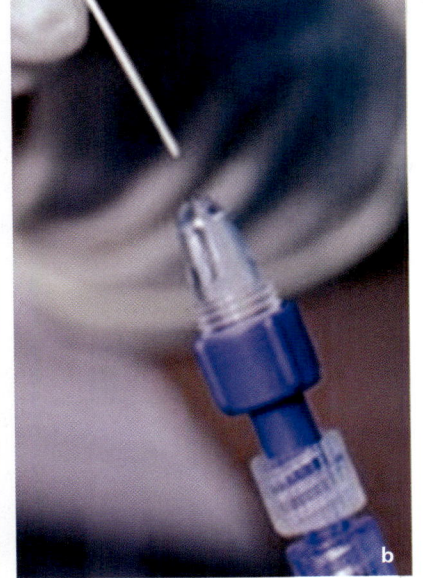

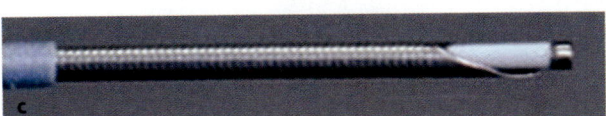

Fig. 77-1. (a) *Miniprobe* confocal; (b) trava de segurança; (c) *miniprobe* na extremidade da agulha de ecoendoscopia.

estilete da agulha é removido de seu canal, e o *miniprobe* confocal de 0,632 mm de diâmetro é inserido no canal da agulha até próximo de sua extremidade distal, onde é fixado por meio de uma trava de segurança. Neste ponto, puncionada a lesão, e a agulha tendo atingido a área de interesse, após injeção de 2,5 mL de fluoresceína intravenosa, o *miniprobe* é liberado e avançado sob controle ecoendoscópico até a área a ser avaliada (Fig. 77-2).

ENDOMICROSCOPIA CONFOCAL POR *MINIPROBE* ECOGUIADO PARA CISTOS DE PÂNCREAS

O INSPECT, por meio de uma revisão de vídeos de exames de ECE de casos confirmadamente malignos e benignos, foi o primeiro estudo multicêntrico a desenvolver critérios de interpretação e classificação das imagens dos cistos pancreáticos obtidas por meio da ECE.[6] Além disso, o estudo também avaliou a viabilidade técnica e os eventos adversos do método, bem como desenvolveu o primeiro atlas de ECE para cistos de pâncreas. Um total de 66 pacientes com cistos de pâncreas foi submetido à ECE, e as imagens foram disponíveis para 65 casos. Oito casos ainda foram excluídos por falta de informações. A presença de estruturas vilosas epiteliais foi associada à neoplasia intraductal mucinosa papilífera (NIMP) e apresentou sensibilidade, especificidade, valores preditivos positivo e negativo de, respectivamente, 59, 100, 100 e 50% (Fig. 77-3). Complicações acometeram 9% dos casos e incluíram pancreatite (dois casos), dor abdominal transitória (um caso) e sangramento intracístico autolimitado sem necessidade de transfusão (três casos). Estes dados preliminares demonstraram que a ECE apresenta alta especificidade, porém baixa sensibilidade para o diagnóstico de NIMP.

Outro estudo multicêntrico procurou estabelecer critérios diagnósticos específicos para o cistoadenoma seroso e para sua diferenciação com as neoplasias císticas mucinosas.[8] Um total de 31 pacientes com cistos de pâncreas foi prospectivamente avaliado em três centros de referência. A punção aspirativa ecoguiada foi combinada com a ECE, e o diagnóstico final foi com base nos achados cirúrgicos, citopatológicos, ou por consenso entre os investigadores. Uma única característica, presente apenas no cistoadenoma seroso, foi identificada pela análise dos achados da ECE revisados por seis investigadores, porém, já conhecedores do diagnóstico final da lesão. Esta característica foi correlacionada com os achados histopatológicos. Uma vez estabelecido um consenso e o mesmo tendo sido posto em prática em uma avaliação-piloto, quatro observadores independentes e não conhecedores do diagnóstico final revisaram os vídeos dos exames, com a concordância interobservador para a característica tendo sido avaliada. O critério identificado pela ECE detectado apenas no cistoadenoma seroso foi a presença de uma rede capilar superficial, que também foi correlacionada com uma rede capilar densa subepitelial nos achados histopatológicos (Fig. 77-4). A sensibilidade, especificidade, os valores preditivos positivo e negativo e a acurácia desta rede capilar para o diagnóstico do cistoadenoma seroso foram de, respectivamente, 69, 100, 100, 82 e 87%. A concordância interobservador apresentou resultados substanciais ($\kappa = 0,77$). Dessa forma, a visualização de uma rede capilar densa subepitelial à ECE de pacientes com cistos de pâncreas poderia ter um impacto direto na propedêutica, evitando exames diagnósticos adicionais, necessidade de cirurgia ou seguimento prolongado.

O DETECT foi o estudo mais recente sobre o método, combinando a endomicroscopia confocal e a cistoscopia com *probe* de fibra óptica, ambos inseridos em cistos de pâncreas através de agulhas de punção aspirativa ecoguiada.[7] Este estudo avaliou a viabilidade técnica, a segurança e a acurácia diagnóstica da combinação dos métodos no diagnóstico dos cistos de pâncreas. Trinta pacientes foram incluídos. O procedimento foi tecnicamente possível em 29 casos. Pancreatite ocorreu em dois (7%) pacientes. Presença de muco à cistoscopia e projeções papilares com anéis escuros à ECE foram os achados específicos para cistos mucinosos. Em 10 pacientes com diagnóstico definitivo confirmado pela ressecção cirúrgica,

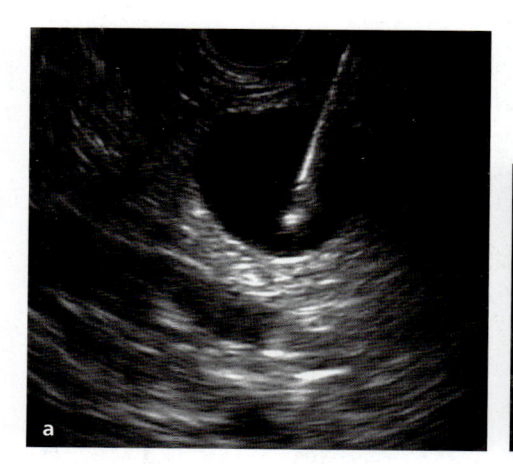

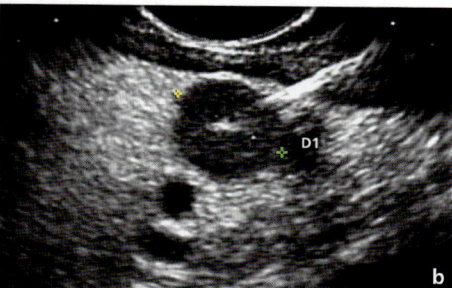

Fig. 77-2. Agulha com *miniprobe* confocal em sua extremidade no interior de (**a**) cisto pancreático e de (**b**) linfonodo.

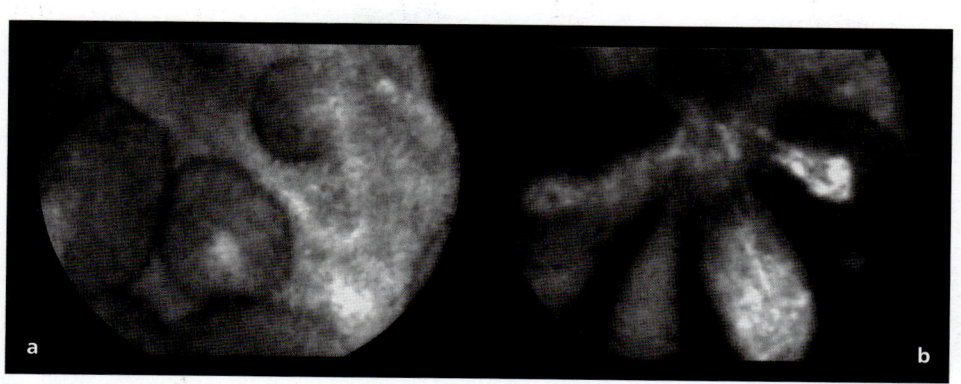

Fig. 77-3. (**a** e **b**) Aspectos da endomicroscopia confocal de NIMP (projeções digitiformes).

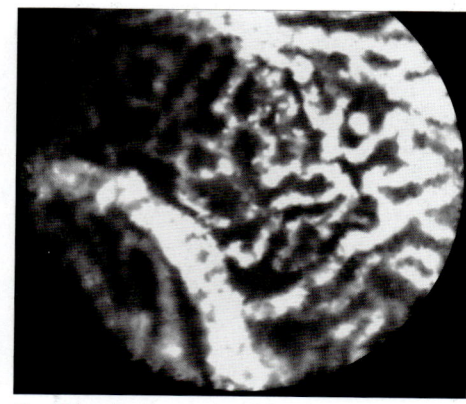

Fig. 77-4. Rede vascular típica de cistoadenoma seroso.

a sensibilidade da cistoscopia, da ECE e da combinação dos métodos foi de, respectivamente, 90, 80 e 100%. A combinação da cistoscopia e da ECE demonstra alta concordância com o diagnóstico diferencial dos cistos de pâncreas, embora esta seja a experiência inicial de um único centro de referência, e nem todos os pacientes tenham sido submetidos à cirurgia para obter uma correlação histopatológica completa de todos os casos.

ENDOMICROSCOPIA CONFOCAL POR *MINIPROBE* ECOGUIADO PARA TUMORES SÓLIDOS DO PÂNCREAS E LINFONODOS

O primeiro estudo publicado sobre a ECE nos tumores sólidos do pâncreas e nas linfoadenopatias, revisando vídeos de exames de ECE de casos comprovadamente malignos e benignos, avaliou a viabilidade técnica do método, procurou desenvolver critérios de interpretação das imagens e um sistema de classificação dos achados.[3] Onze pacientes foram submetidos à ecoendoscopia para estadiamento de tumores pancreáticos (quatro sólidos e três císticos) ou para a avaliação de linfoadenopatias celíacas e/ou mediastinais (n= 4). Neoplasia intraductal mucinosa papilífera benigna foi caracterizada pela presença de projeções digitiformes, que corresponderam às mudanças vilosas do NIMP de tipo intestinal. No adenocarcinoma de pâncreas, a ECE demonstrou capilares irregulares com extravasamento de fluoresceína, além de grandes manchas escuras, que correspondem a grupamentos de células malignas. Linfonodos inflamatórios foram caracterizados pela presença de pequenas células difusas sobre um estroma homogêneo com vascularização normal. Por sua vez, para linfoadenopatias malignas, o método demonstrou estruturas glandulares com aglomerados de células escuras e rica neovascularização com extravasamento acentuado de fluoresceína.

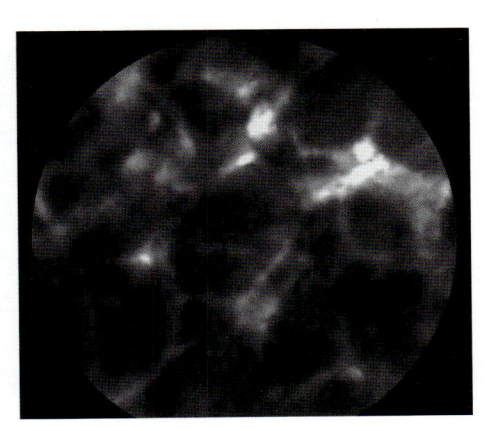

Em estudo recente publicado como resumo, 35 pacientes com tumores sólidos do pâncreas foram avaliados prospectivamente pelo método.[2] O tamanho médio das lesões foi de 30 mm. As lesões foram localizadas na cabeça (17 casos), no corpo (12 casos) e na cauda (seis casos) do órgão. Concluído o exame de ECE, biópsias aspirativas do mesmo trajeto avaliado pelo *miniprobe* confocal foram obtidas para comparar as imagens e os achados histopatológicos. Não ocorreram complicações. Um diagnóstico histopatológico definitivo foi obtido em 30/35 pacientes: adenocarcinoma (22), tumor neuroendócrino (4), tumor sólido pseudopapilar (1), pancreatite crônica (3 – confirmado após seguimento de 1 ano sem ocorrência tumoral). Posteriormente, os achados da ECE foram reavaliados por dois gastroenterologistas e dois patologistas para comparar, para cada tipo de lesão, seus achados àqueles da histopatologia. Durante esta revisão, o pâncreas normal demonstrou um aspecto em "grãos de café", correspondendo aos achados de ácinos pancreáticos histologicamente normais (Fig. 77-5). O adenocarcinoma foi caracterizado por agregados de células escuras com formações pseudoglandulares e estrias retilíneas espessas e esparsas (Fig. 77-6). Estes critérios foram correlacionados com os achados histopatológicos do adenocarcinoma, caracterizados por glândulas tumorais. Os tumores neuroendócrinos apresentaram uma densa rede de pequenos capilares sobre um fundo escuro, compatível com o achado histológico de cordões de pequenas células redondas envoltos por pequenos capilares e com fibrose variável (Fig. 77-7). A pancreatite crônica demonstrou ácinos residuais e esparsos, compatível com o quadro histopatológico. Esta classificação preliminar das imagens obtidas por meio da ECE de tumores pancreáticos contribuiu na diferenciação entre o adenocarcinoma e os tumores neuroendócrinos, bem como entre os tumores malignos e o tecido pancreático normal.

Com relação ao valor da ECE para a avaliação de linfoadenopatias, estudo multicêntrico prospectivo de três centros franceses foi recentemente publicado na forma de resumo.[1] Foram incluídos 17 pacientes encaminhados para punção aspirativa ecoguiada de linfonodos ≥ 1 cm. A localização dos linfonodos foi mediastinal (6), celíaca (6), intra-abdominal (3), no hilo hepático (1) e no hilo esplênico (1). Um diagnóstico histopatológico pode ser obtido em 14 pacientes, dos quais sete com doença metastática, e outros sete com afecções benignas (confirmada após seguimento mínimo de 1 ano). Todas as linfoadenopatias benignas e/ou inflamatórias apresentaram um fundo reticular, correspondendo à presença de linfócitos (Fig. 77-8). Linfonodos malignos metastáticos demonstraram um agregado de células escuras e glândulas tumorais, com alguns casos demonstrando fundo acinzentado pela presença de necrose (Fig. 77-9). Por fim, alguns critérios foram detectados tanto em linfoadenopatias benignas, como em malignas, como estrias brancas (capilares), macrófagos, células adiposas e finas estrias sobre um agregado reticular escuro, que corresponde à cápsula do linfonodo.

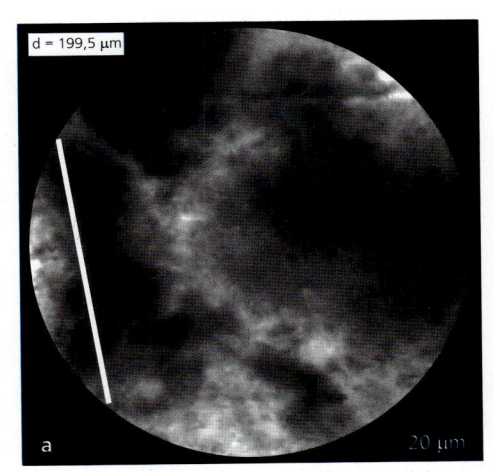

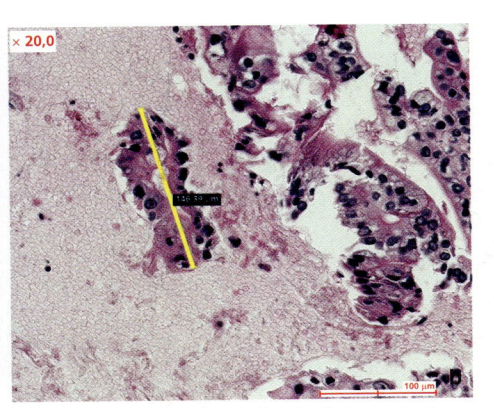

Fig. 77-5. Pâncreas normal (aspecto em grãos de café: ácinos normais).

Fig. 77-6. Adenocarcinoma de pâncreas: (a) aspectos da endomicroscopia confocal e (b) correlação histopatológica.

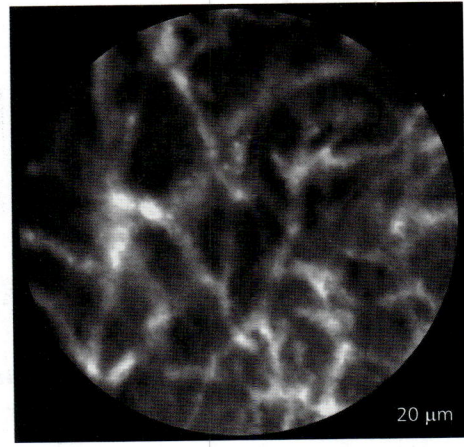

Fig. 77-7. Tumor neuroendócrino pancreático: rede de vasos circundando gupos de células malignas pequenas e arredondadas.

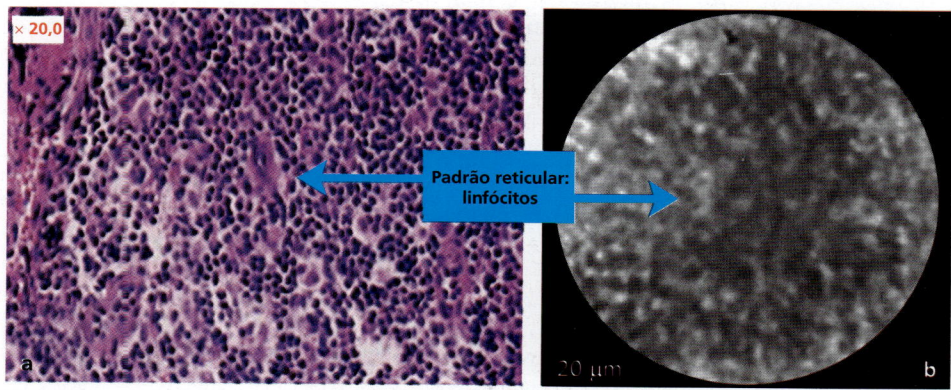

Fig. 77-8. Linfonodo normal. (**a**) Achados histológicos e (**b**) aspectos da endomicroscopia confocal.

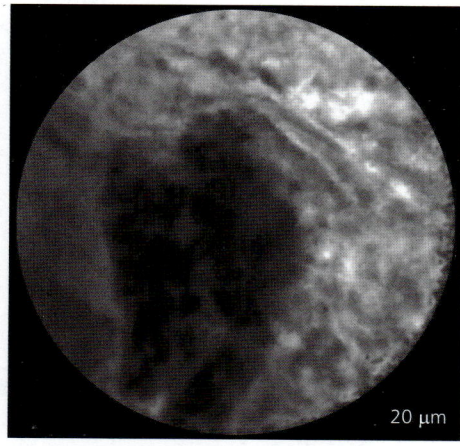

Fig. 77-9. Endomicroscopia confocal de linfonodo metastático de carcinoma de próstata.

CONSIDERAÇÕES FINAIS

A endomicroscopia confocal por *miniprobe* ecoguiado, por permitir a visualização em tempo real das estruturas celulares, vem ganhando espaço na literatura. Os estudos iniciais para cistos e nódulos de pâncreas, bem como linfoadenopatias demonstram resultados animadores, e a classificação preliminar das imagens obtidas pelo método certamente será aprimorada à medida que maior número de pacientes seja avaliado. Contudo, o método ainda necessita de estudos comparativos com os resultados histopatológicos da punção aspirativa ecoguiada e da cirurgia quanto à acurácia diagnóstica, bem como quanto à ocorrência de complicações.

REFERÊNCIAS BIBLIOGRÁFICAS

1. Caillol F, Giovannini M, Lucidarme D et al. nCLE for the diagnosis of lymph nodes: correlation between PCLE and histological criteria (CONTACT study). Abstract OP083. *United European Gastroenterol J* 2014;2(Suppl 1):A27-28.
2. Giovannini M, Caillol F, Lucidarme D et al. nCLE for the diagnosis of pancreatic masses: correlation between PCLE and histological criteria (CONTACT study). Abstract OP063. *United European Gastroenterol J* 2014;2(Suppl 1):A22.
3. Giovannini M, Caillol F, Poizat F et al. Feasibility of intratumoral confocal microscopy under endoscopic ultrasound guidance. *Endosc Ultrasound* 2012;1:80-83.
4. Gupta A, Attar BM, Koduru P et al. Utility of confocal laser endomicroscopy in identifying high-grade dysplasia and adenocarcinoma in Barrett's esophagus: a systematic review and meta-analysis. *Eur J Gastroenterol Hepatol* 2014;26:369-77.
5. Konda VJ, Aslanian HR, Wallace MB et al. First assessment of needle-based confocal laser endomicroscopy during EUS-FNA procedures of the pancreas. *Gastrointest Endosc* 2011;74:1049-60.
6. Konda VJ, Meining A, Jamil LH et al. A pilot study of in vivo identification of pancreatic cystic neoplasms with needle-based confocal laser endomicroscopy under endosonographic guidance. *Endoscopy* 2013;45:1006-13.
7. Nakai Y, Iwashita T, Park DH et al. Diagnosis of pancreatic cysts: EUS-guided, through-the-needle confocal laser-induced endomicroscopy and cystoscopy trial: DETECT study. *Gastrointest Endosc* 2015;81:1204-14.
8. Napoléon B, Lemaistre A, Pujol B et al. A novel approach to the diagnosis of pancreatic serous cystadenoma: needle-based confocal laser endomicroscopy. *Endoscopy* 2015;47:26-32.
9. Rispo A, Castiglione F, Staibano S et al. Diagnostic accuracy of confocal laser endomicroscopy in diagnosing dysplasia in patients affected by long-standing ulcerative colitis. *World J Gastrointest Endosc* 2012;4:414-20.
10. Teubner D, Kiesslich R, Matsumoto T et al. Beyond standard image-enhanced endoscopy confocal endomicroscopy. *Gastrointest Endosc Clin N Am* 2014;24:427-3.

VII

Endoscopia e Obesidade

78 Balão Intragástrico

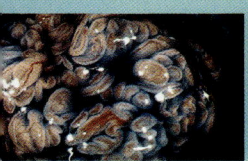

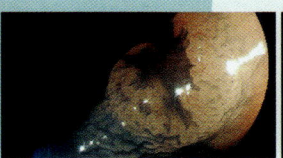

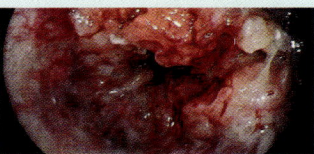

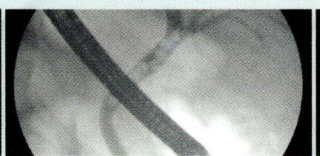

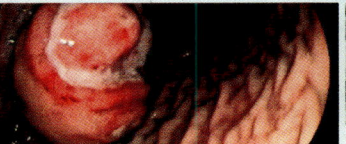

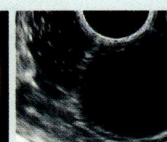

Myriam Moretto

INTRODUÇÃO

O balão intragástrico é um método endoscópico para o tratamento da obesidade, com eficácia e segurança comprovadas, quando associado a um programa estruturado de modificação de hábitos alimentares, de atividade física e acompanhamento psicológico.[4,9,10]

O balão preenche parcialmente a cavidade gástrica, promovendo uma saciedade precoce, funcionando como um bezoar artificial e, assim, auxiliando na realização da dieta e no emagrecimento.[5,16]

Atualmente, há diferentes tipos de balão intragástrico, preenchidos com líquido ou ar, sendo que a maioria utiliza líquido. O primeiro da segunda geração de balões, desenvolvido no início da década de 1990, é o Balão Intragástrico Orbera™ da empresa Apollo Endosurgery (anteriormente: Balão Intragástrico BioEnterics da empresa Allergan).[1,7]

Ele é o que tem o maior número de estudos publicados e também é o mais utilizado em todo o mundo, menos nos EUA, onde ainda nenhum balão intragástrico foi aprovado para uso comercial pela FDA.[1]

O Orbera é um balão esférico, feito de um elastômero de silicone macio, que deve ser preenchido com soro fisiológico (SF) no volume de 400 a 700 mL. Junto ao SF é colocado azul de metileno que funciona como um sinalizador no caso de o balão vazar. Neste caso, o azul de metileno será absorvido e mudará a coloração da urina para esverdeado ou azulado. Este balão foi idealizado para permanecer no estômago por um período máximo de 6 meses, quando, então, deverá ser retirado endoscopicamente.[5]

INDICAÇÕES

É importante salientar que este é um tratamento temporário que auxilia na perda de peso em determinadas situações. É fundamental também que seja feito um acompanhamento com uma equipe multidisciplinar, que ajude o paciente a fazer uma reeducação alimentar e uma modificação de estilo de vida com inclusão de atividade física.[4]

Embora variem um pouco entre os estudos, as principais indicações para colocação do balão intragástrico são:[2,3,4,8,17]

- Tratamento pré-operatório em superobesos – IMC > 50 kg/m².
- IMC 27-35 kg/m² (paciente sem indicação cirúrgica).
- IMC 35-40 kg/m² sem comorbidades (paciente sem indicação cirúrgica).
- Paciente com indicação cirúrgica, mas que não quer se submeter à cirurgia.
- Paciente que não apresenta condições cardiorrespiratórias para cirurgia.
- Redução do risco cirúrgico/anestésico para outras cirurgias de grande porte.

CONTRAINDICAÇÕES[9]

- Hérnia de hiato de grande porte (> 5 cm).
- Qualquer doença inflamatória do TGI, como: esofagite, úlcera gástrica/duodenal ou Doença de Crohn.
- Varizes de esôfago.
- Divertículo/estenose de esôfago.
- Cirurgia gástrica prévia.
- Gravidez e lactação.
- Dependência de álcool/drogas.
- Uso crônico de anticoagulantes – relativa.

Os transtornos alimentares, principalmente o Transtorno do Comer Compulsivo *(Binge Eating)*, não são contraindicações absolutas, mas é importante salientar que os índices de falha e maus resultados são muito mais frequentes nestes pacientes. Nestes casos, o acompanhamento psicológico/psiquiátrico é fundamental para um bom resultado.[4,14]

AVALIAÇÃO PRÉ-PROCEDIMENTO[3]

- *Consulta inicial:* avaliar se há indicação para colocar o balão, se não há contraindicação, e para explicar como será todo o processo de tratamento e acompanhamento. Devem ser solicitados exames laboratoriais que avaliem os perfis metabólico e nutricional do paciente.
- *Avaliação nutricional:* avaliar e orientar a dieta logo após o procedimento.
- *Avaliação psicológica/psiquiátrica:* para detectar e, se necessário, tratar eventuais transtornos alimentares que podem ser causa de insucesso do tratamento.

TÉCNICA DE COLOCAÇÃO[2,4,6,13,15,17]

- Preparar o paciente, conforme o protocolo usual de endoscopia com assistência anestésica.
- Realizar inspeção endoscópica do esôfago, estômago e duodeno, e aspirar todo o conteúdo gástrico.
- Retirar o endoscópio.
- Inserir cuidadosamente o balão vazio através da orofaringe, esôfago até chegar ao estômago.
- Reintroduzir o endoscópio para visualização direta do procedimento de enchimento do balão.
- É necessário que o balão esteja posicionado totalmente no interior do estômago (abaixo do EEI) para poder iniciar o seu enchimento (Fig. 78-1).
- Conectar uma seringa Luer-Lock™ de 50 ou 60 mL no conector ligado ao SF e ao balão.

431

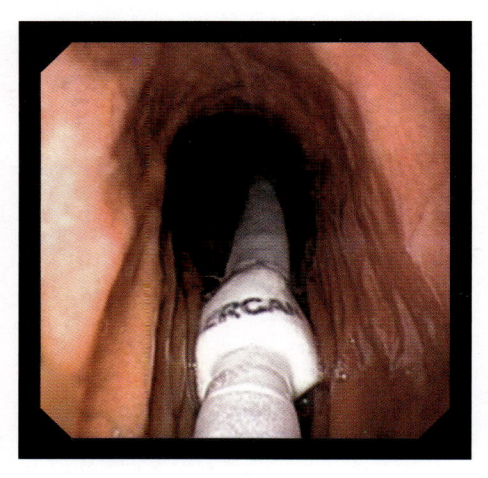

Fig. 78-1. Balão desinsuflado posicionado no corpo gástrico para iniciar o enchimento.

- Cuidar para não tracionar o cateter ligado ao balão pelo risco de este se desprender do balão.
- Preencher o balão com soro fisiológico estéril e azul de metileno em um volume de 400 a 700 mL (proporção de 40-50 mL de SF: 1 mL azul metileno) (Fig. 78-2).
- Quando completar o enchimento, conectar a seringa diretamente no cateter ligado ao balão e tracionar o êmbolo, fazendo um vácuo para o fechamento da válvula.
- Tracionar suavemente o cateter que está ligado ao balão para que ele se desprenda.
- Após a retirada do cateter, inspecionar o orifício da válvula para verificar se não há vazamento (Fig. 78-3).

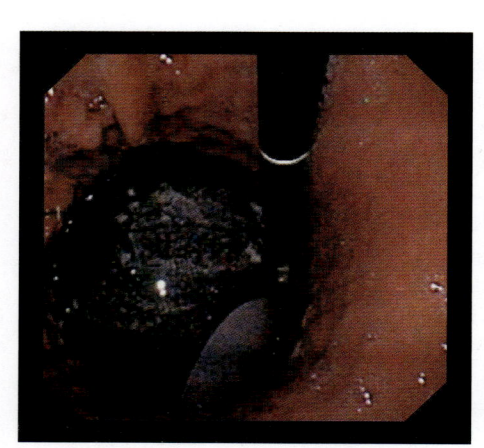

Fig. 78-2. Balão cheio posicionado no fundo gástrico.

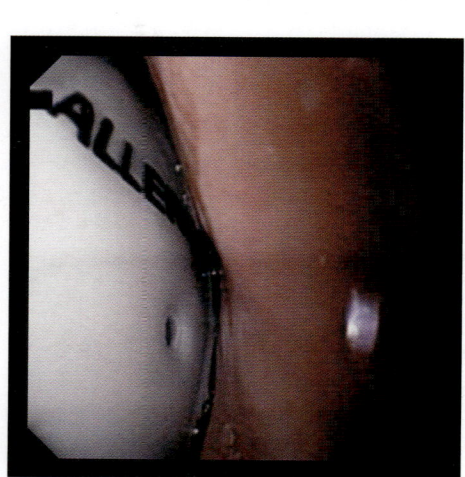

Fig. 78-3. Orifício da válvula sem vazamento.

MEDICAÇÃO PÓS-COLOCAÇÃO

Náuseas, vômitos e dor epigástrica em cólica são efeitos colaterais muito frequentes nos primeiros dias logo após a colocação do balão, por isso, medicações antieméticas e antiespasmódicas são usadas neste período para prevenir ou minimizar estes sintomas.[4,13]

- Para vômitos, utiliza-se ondasetron, sendo que a apresentação Vonau Flash® (4 ou 8 mg) é preferível por ser de desintegração oral.
- Para dor utiliza-se hioscina (Buscopan®) VO ou EV.
- Recomenda-se também a utilização de bloqueador de bomba de prótons durante todo o período em que o paciente estiver com o balão, por dois motivos: o elastômero do silicone pode ser danificado pelo ácido gástrico.

Há um aumento do refluxo gastroesofágico causado pela presença do balão na cavidade gástrica.

COMPLICAÇÕES[4,11,15]

- Intolerância GI – vômitos e/ou dor persistentes – neste caso pode ser necessária a remoção precoce do balão.
- Refluxo gastroesofágico muito sintomático.
- Úlcera gástrica.
- Obstrução pilórica.
- Desinsuflação do balão:
  - Expulsão via natural (retal).
  - Obstrução intestinal – cirurgia.
- Perfuração gástrica/esofágica
- Pancreatite.
- Óbito.
- Perda de peso nula ou insuficiente.

O periódico *Gastrointestinal Endoscopy*, na sua edição de maio de 2015, mostra a taxa de eventos adversos após o implante do balão Orbera em uma revisão de 67 estudos com 8.500 implantes de balão (Fig. 78-4).[1]

ACOMPANHAMENTO[3]

Todos os pacientes devem ser acompanhados periodicamente por seu médico durante todo o período de tratamento para detectar possíveis complicações.

O paciente deve ser orientado a observar a coloração da urina e, no caso de notar cor esverdeada, deve procurar imediatamente seu médico para providenciar a retirada do balão. Caso isto não se-

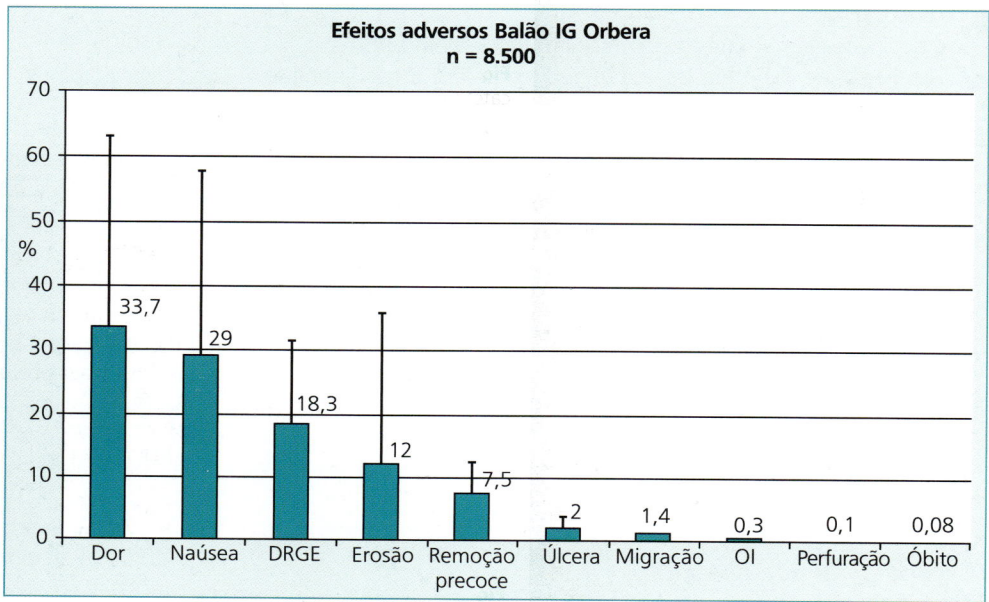

Fig. 78-4. Efeitos adversos do balão. OI = Obstrução intestinal.

Efeitos adversos Balão IG Orbera n = 8.500

Evento	%
Dor	33,7
Náusea	29
DRGE	18,3
Erosão	12
Remoção precoce	7,5
Úlcera	2
Migração	1,4
OI	0,3
Perfuração	0,1
Óbito	0,08

ja realizado, o risco de o balão sair do estômago e causar uma obstrução intestinal é grande.

O paciente também deve fazer consultas periódicas com a nutricionista da equipe para orientações dietéticas.

TÉCNICA DE RETIRADA[2,17]

Segundo o fabricante, o tempo máximo de permanência do balão é de 6 meses, e o mesmo deverá ser retirado ao final deste tempo, pois o risco de esvaziamento do balão é significativamente mais elevado após este período.[4,5,7]

- Dieta líquida por 48-72 horas (para evitar a presença de resíduo alimentar na cavidade gástrica).
- Preparar o paciente conforme o protocolo de endoscopia com assistência anestésica.
- Se houver muito resíduo alimentar, pode-se optar por realizar intubação orotraqueal (evitar broncoaspiração) ou postergar a retirada do balão para outro dia com preparo mais adequado.
- Perfurar o balão com uma agulha e introduzir o cateter no interior do balão (Fig. 78-5).
- Aspirar todo o líquido do balão – esvaziá-lo completamente (Fig. 78-6).
- Capturar o balão com a pinça metálica de apreensão de dois ganchos (ou com alça de polipectomia).
- Administrar uma ampola de Buscopan® para relaxamento do esfíncter esofagiano inferior, e assim facilitar a passagem do balão desinsuflado pelo cárdia.
- Tracionar lenta e continuamente o balão através do esôfago, orofaringe e cavidade oral.
- Reintroduzir novamente o endoscópio para revisão da orofaringe, esôfago, estômago e duodeno.

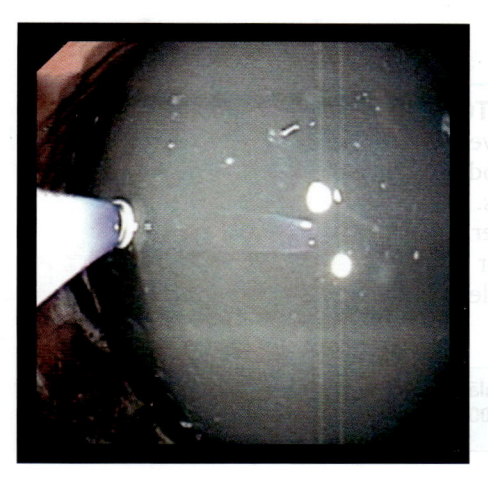

Fig. 78-5. Introdução do cateter no balão.

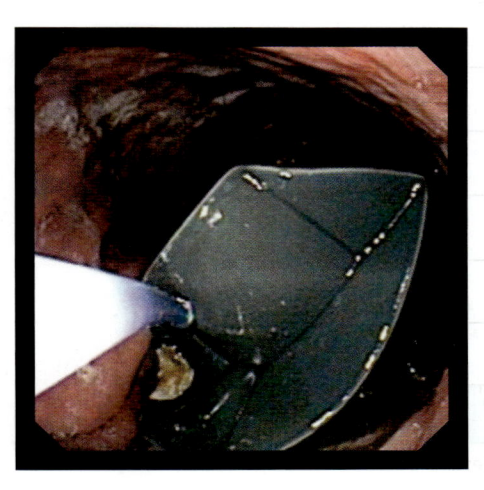

Fig. 78-6. Balão totalmente esvaziado.

RESULTADOS

Um dos pilares do sucesso deste tratamento é a modificação de hábitos do paciente, tanto em relação à alimentação quanto à atividade física.

A ideia é que neste período de 6 meses o paciente se habitue a um novo estilo de vida e entenda que deve continuar assim depois da retirada do balão. O paciente deve ser alertado que, se retornar aos hábitos antigos após a retirada do balão, voltará a ganhar peso.

Como já mencionado anteriormente, os transtornos alimentares devem ser muito bem avaliados e, se necessário, tratados antes e/ou durante o período de tratamento com balão, para que se possa obter resultados mais satisfatórios.

Com relação à perda de peso, alguns trabalhos o relatam em número absoluto de quilogramas perdidos, e outros em porcentagem de excesso de peso perdido (como é utilizado em cirurgia bariátrica).

Estima-se que haja uma redução ponderal de 13 a 20 kg e redução de 5-9 kg/m^2 de IMC, sendo que esta variação depende do peso inicial do paciente.[13] Obviamente, os valores são mais altos em pacientes com IMC inicial mais alto.[4]

Considera-se falha no tratamento no caso de ocorrer uma perda menor que 10% do peso ou menos de 25% do excesso de peso inicial. A falha pode ocorrer em cerca de 20 a 40% dos pacientes.[4]

Ainda há poucos trabalhos sobre a manutenção da perda de peso após a retirada do balão, mas, de uma maneira geral, cerca de 40% dos pacientes voltam a ganhar peso.[13]

Valores absolutos de quilogramas perdidos no momento da retirada do balão, segundo alguns autores:[4,5,7,13,14]

- 16-21 kg.
- 14,3-20 kg.
- 17,8 kg.
- 14,4 kg.
- 16 ± 0,9 kg.
- 14,7 kg.

Valores em porcentagem de perda do excesso de peso na retirada do balão:[1,8,12]

- 33,9 ± 18,7%.
- 32,1%.
- 10 *trials* com 1.161 pacientes – 11 a 51% – 6 m após a retirada.

Além disso, o tratamento com o balão intragástrico resultou na redução de várias comorbidades relacionadas com a obesidade, como síndrome metabólica, diabetes tipo 2, hipertensão arterial sistêmica, dislipidemia e esteatose hepática.[4,7,12]

Sucesso = acompanhamento frequente (médico/nutricionista/psicólogo)

REFERÊNCIAS BIBLIOGRÁFICAS

1. ASGE Technology Committee Communication. Endoscopic bariatric therapies. *Gastroint Endosc* 2015;81(5):1073-86.
2. Campos JM, Galvão Neto MP, Moura EGH. *Endoscopia em cirurgia da obesidade.* São Paulo: Santos, 2008.
3. Doldi SB, Micheletto G, Perrini MN et al. Treatment of morbid obesity with intragastric balloon in association with diet. *Obes Surg* 2002;12:583-87.
4. Dumonceau JM. Evidence-based Review of the bioenterics intragastric balloon for weight loss. *Obes Surg* 2008;18:1611-17.
5. Evans JT, DeLegge MH. Intragastric balloon therapy in the management of obesity: why the bad wrap? *J Parenter Enteral Nutr* 2011;35(1):25-31.
6. Galloro G, De Palma GD, Catanzano C et al. Preliminary endoscopic technical report of a new silicone Intragastric balloon in the treatment of morbid obesity. *Obes Surg* 1999;9:68-71.

7. Gaur S, Levy S, Mathus-Vliegen L et al. Balancing risk and reward: a critical review of the intragastric balloon for weight loss. Gastrointest Endosc 2015; article in press.
8. Genco A, Bruni T, Doldi SB et al. BioEnterics Intragastric Balloon: the Italian experience with 2,515 patients. Obes Surg 2005;15:1161-64.
9. Genco A, Cipriano M, Bacci V et al. BioEnterics® Intragastric Balloon (BIB®): a short-term, double-blind, randomised, controlled, crossover study on weight reduction in morbidly obese patients. Int J Obes 2006;30:129-33.
10. Genco A, Maselli R, Cipriano M et al. Long-term multiple intragastric balloon treatment–a new strategy to treat morbid obese patients refusing surgery: Prospective 6-year follow-up study. Surg Obes Relat Dis 2014;10:307-12.
11. Imaz I, Martínez-Cervell C, García-Álvarez EE et al. Safety and Effectiveness of the Intragastric Balloon for Obesity. A Meta-Analysis. Obes Surg 2008;18:841-46.
12. Majumder S, Birk J. A review of the current status of endoluminal therapy as a primary approach to obesity management. Surg Endosc 2013;27:2305-11.
13. Mathus-Vliegen EMH. Intragastric balloon treatment for obesity: what does it really offer? Dig Dis 2008;26:40-44.
14. Puglisi F, Antonucci N, Capuano P et al. Intragastric balloon and binge eating. Obes Surg 2007;17:504-9.
15. Rossi A, Bersani G, Ricci G et al. Intragastric balloon insertion increases the frequency of erosive esophagitis in obese patients. Obes Surg 2007;17:1346-49.
16. Sallet JA, Marchesini JB, Paiva DS et al. Brazilian Multicenter Study of the Intragastric Balloon. Obes Surg 2004;14:991-98.
17. Sallet JA. The intragastric balloon: endoscopic gastroplasty for the treatment of obesity. Americana (SP): Caminho Editorial, 200.

79 Aspectos Anatômicos Pós-Cirurgia Bariátrica

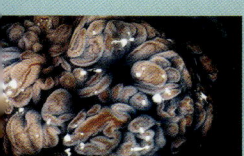

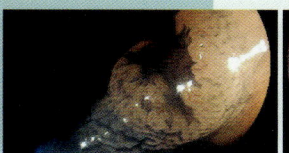

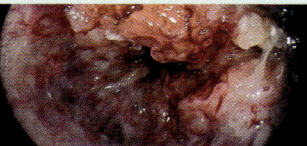

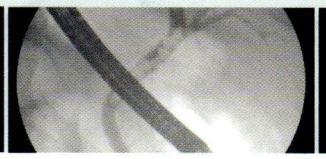

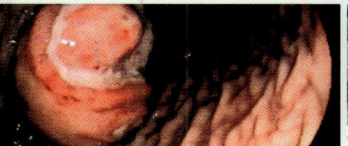

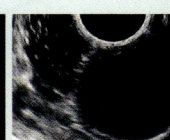

Lucas Spadari Maggioni

INTRODUÇÃO

A obesidade é uma condição epidêmica atualmente. Antes, considerada um problema de países desenvolvidos e ocidentais, tem sua prevalência aumentada, em grande escala, nas diversas etnias.[11]

A OMS monitoriza a prevalência de obesidade no mundo por meio de seu banco de dados de IMC e estimou que, em 2008, aproximadamente, 1,4 bilhão de pessoas apresentava sobrepeso, sendo que, desses, ao menos 500 milhões de adultos eram obesos e que ao menos 40 milhões de crianças menores de 5 anos tinham sobrepeso. Desde 1980, o número de obesos duplicou no mundo, e há uma projeção da própria OMS para 2015, com aproximadamente 2,3 bilhões de adultos com sobrepeso e mais de 700 milhões de obesos.[9]

Em estudo publicado, em 2012, Flegal et al. estimaram, por meio da Pesquisa Nacional de Saúde e Exame Nutricional (NHANES), prevalência de excesso de peso em 68,8% da população americana adulta; desses, 35,7% apresentam obesidade e 6,3% com IMC $\geq$ 40 kg/m^2.[6]

Há previsão de que, nas próximas 2 décadas, ocorra um aumento de 33% na prevalência de obesidade na população americana, com 9% apresentando obesidade severa (IMC $\geq$ 40 kg/m^2). Haverá um acréscimo de custo em gastos com saúde de 550 bilhões de dólares. Para os sistemas de saúde, os indivíduos obesos custam 30% mais do que indivíduos eutróficos.[5]

No Brasil, a realidade não é diferente. A obesidade passou de 10,8% da população adulta, em 2006, para 13,5%, em 2009.[8] Últimos dados brasileiros, de 2014, indicam que 51% da população apresenta excesso de peso, desses, 17% são obesos, com maior prevalência no sexo masculino. Em Porto Alegre, a prevalência é ainda maior, com 55% das pessoas, apresentando excesso de peso e 20% com obesidade.[7]

A epidemia da obesidade levou ao aumento exponencial do número de cirurgias bariátricas realizadas pelo mundo. Há uma estimativa da Federação Internacional para Cirurgia da Obesidade e Doenças Metabólicas (IFSO) que, em 2013, foram realizados 468.609 procedimentos bariátricos, sendo 154.276 na região dos Estados Unidos da América e Canadá. O procedimento mais realizado foi o Bypass Gástrico em Y-de-Roux (45%), seguido pela gastrectomia vertical em manga (SleeveGastrectomy – 37%) e banda gástrica ajustável (10%).[1]

Pelos motivos citados anteriormente e como parte imprescindível em uma equipe de cirurgia bariátrica, torna-se indispensável ao endoscopista o conhecimento das técnicas cirúrgicas realizadas e o aspecto anatômico endoscópico pós-operatório.

ASPECTO ENDOSCÓPICO DA ANATOMIA PÓS-OPERATÓRIA

No pós-operatório, o endoscopista deve revisar sempre que possível a descrição cirúrgica e as imagens endoscópicas e radiológicas prévias. A comunicação direta com o cirurgião bariátrico é aconselhada. A insuflação deve ser realizada de maneira cautelosa nas primeiras 4 semanas de pós-operatório, pelo risco de danos a anastomoses, e quando disponível realizada com dióxido de carbono, já que sua rápida absorção previne a distensão persistente das porções excluídas do trato gastrointestinal. Quando a técnica empregada for o bypass gástrico está desaconselhada a realização de retroflexão na bolsa gástrica pelo risco de perfuração traumática.[4]

BYPASS GÁSTRICO EM Y-DE-ROUX

O Bypass Gástrico é considerado o padrão ouro das cirurgias bariátricas, e é o procedimento mais realizado no mundo.

Há dois componentes no procedimento, um restritivo e outro disabsortivo. O primeiro é uma bolsa gástrica pequena com volume aproximado de 30 a 50 mL, criada dividindo o topo do resto do estômago. O segundo componente é a divisão do intestino delgado, sendo que a porção distal do jejuno dividido é levada e anastomosada com a bolsa gástrica criada, finalizando o procedimento com uma anastomose entérica (Fig. 79-1). Há uma variação deste procedimento, colocando-se um anel de silicone ou fita de polipropileno que englobam a circunferência do neoestômago, chamada de Cirurgia de Fobi-Capella.[2]

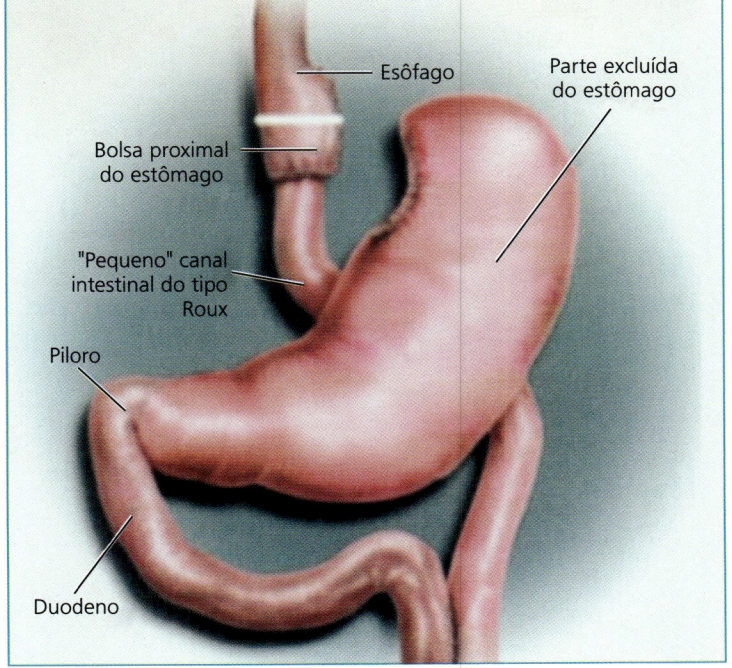

Fig. 79-1. Bypass gástrico em Y-de-Roux. Desenho esquemático.

Na avaliação endoscópica, a junção esofagogástrica apresenta aspecto normal, imediatamente após visualizar-se a bolsa gástrica, que deve ter uma média 5 cm de extensão (Fig. 79-2). A anastomose gastrojejunal deve ter diâmetro aproximado de 12 a 16 mm, identificando-se após uma alça curta de fundo cego e a alça jejunal que permite a progressão do aparelho (Figs. 79-3 e 79-4). Dificilmente se visualiza a anastomose entérica, já que a alça alimentar mede em média 60 cm de extensão, e a formação de alça impede a progressão do endoscópio convencional até esta região. Quando a técnica empregada for a Fobbi-Capella, visualiza-se ainda um pseudopiloro localizado em média 2 cm acima da anastomose gastrojejunal. É importante documentar o tamanho da alça cega, já que alças excessivamente longas podem ser causa de dor pós-prandial no pós-operatório.

GASTRECTOMIA VERTICAL EM MANGA (SLEEVEGASTRECTOMY)

A gastrectomia vertical em manga ou simplesmente *sleeve* é realizada, removendo aproximadamente 80% do estômago. O estômago remanescente apresenta aspecto tubular que se assemelha a uma banana (Fig. 79-5). O mecanismo de ação, além do componente restritivo, está no efeito da cirurgia nos hormônios intestinais que regulam fome, saciedade e homeostase da glicose.[3]

Endoscopicamente, identificam-se um túnel estreito que termina no piloro e uma linha longa de *staple* no lugar da grande curvatura (Fig. 79-6). O duodeno e segunda porção duodenal apresentam aspecto normal.

BANDA GÁSTRICA AJUSTÁVEL

A banda gástrica ajustável é uma banda inflável posicionada na porção alta do estômago, criando duas câmaras, uma pequena bolsa gástrica acima dela e o restante do estômago abaixo (Fig. 79-7). Seu mecanismo de ação é exclusivamente restritivo, e o tamanho da abertura da banda pode ser ajustado pela injeção de solução salina em um portal localizado no tecido subcutâneo.[3]

O aspecto endoscópico da banda é visualizado por uma compressão extrínseca, observada logo após o cárdia que é ultrapassa-

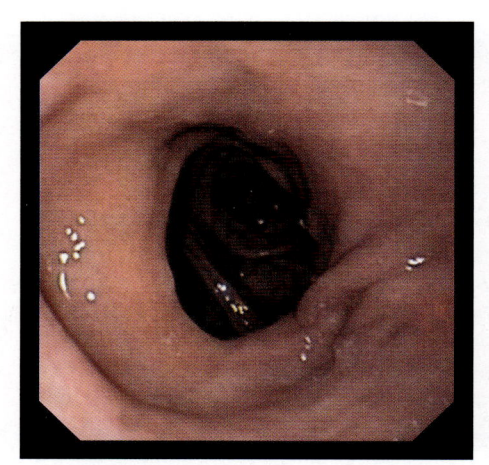

Fig. 79-2. *Bypass* gástrico em Y-de-Roux. Bolsa gástrica – aspecto endoscópico.

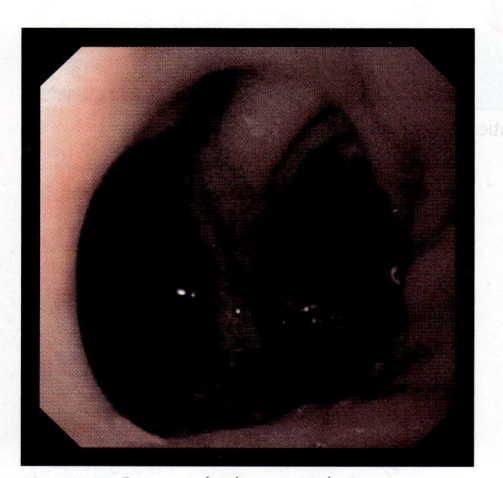

Fig. 79-3. *Bypass* gástrico em Y-de-Roux. Anastomose gastrojejunal – aspecto endoscópico.

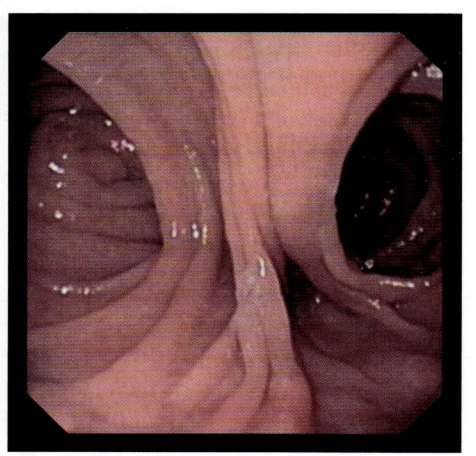

Fig. 79-4. *Bypass* gástrico em Y-de-Roux. Alças jejunais – aspecto endoscópico.

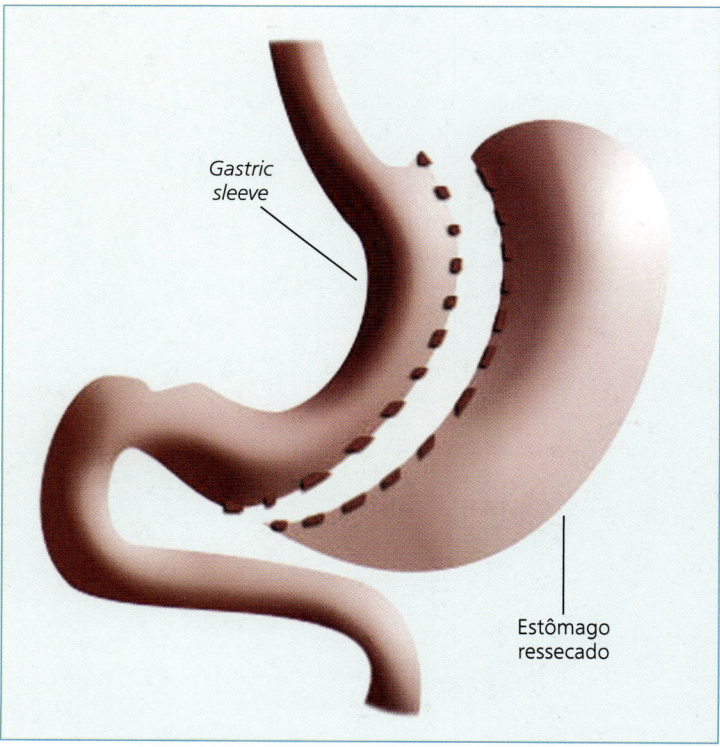

Fig. 79-5. Gastrectomia vertical em manga (*Sleeve gastrectomy*) – desenho esquemático.

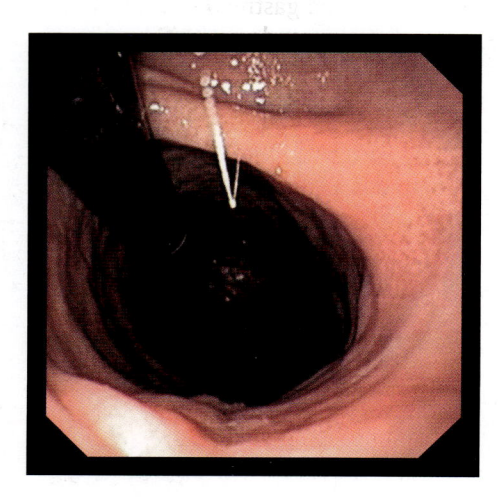

Fig. 79-6. Gastrectomia vertical em manga (*Sleeve gastrectomy*) – aspecto endoscópico.

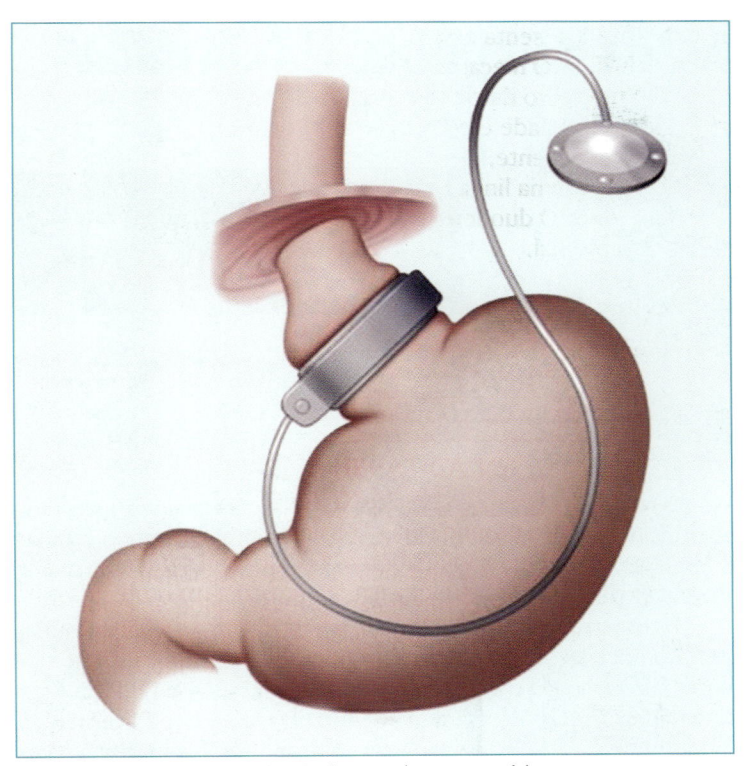

Fig. 79-7. Banda gástrica ajustável. Desenho esquemático.

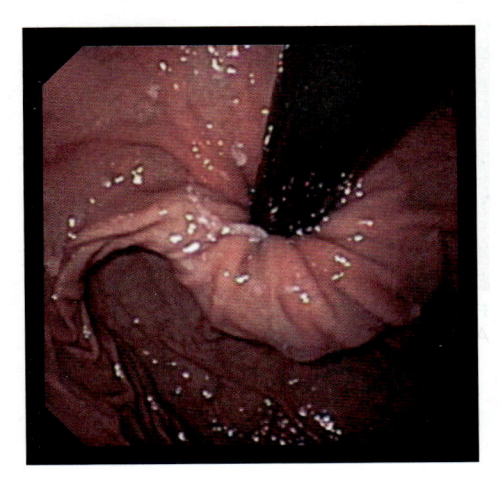

Fig. 79-8. Banda gástrica ajustável. Aspecto endoscópico.

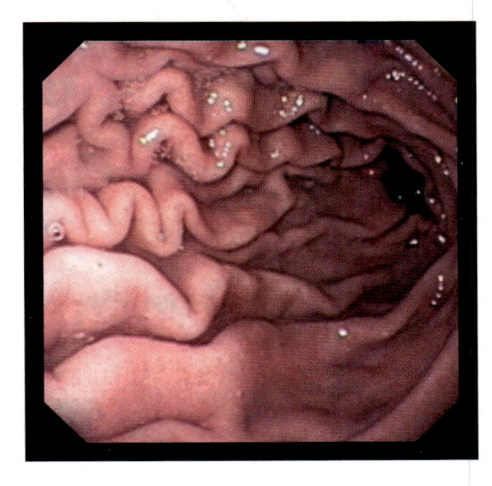

Fig. 79-9. Cirurgia de Scopinaro. Aspecto endoscópico.

do sem resistência pelo endoscópio, aspecto semelhante ao observado na retrovisão, que se assemelha muito ao aspecto de uma fundoplicatura (Fig. 79-8). O restante do estômago e duodeno apresenta aspecto normal.

DERIVAÇÃO BILIOPANCREÁTICA – SCOPINARO

A cirurgia de Scopinaro consiste em uma gastrectomia distal com gastroenteroanastomose em Y-de-Roux, sendo realizada a aproximadamente 50 cm da válvula ileocecal. É responsável apenas por 5% das cirurgias bariátricas realizadas nos Estados Unidos, em razão de índices maiores de complicações perioperatórias e de alta incidência de desnutrição no pós-operatório.[3]

Na endoscopia, verificamos uma gastrectomia parcial com ressecção do antro e de parte do corpo gástrico e anastomose gastroentérica (Fig. 79-9).

CONSIDERAÇÕES FINAIS

- A obesidade tornou-se uma epidemia no mundo moderno e junto com isto houve crescimento exponencial da indicação da cirurgia bariátrica nestes pacientes.
- É frequente a necessidade de realização de endoscopia no pós-operatório para investigação de sintomas ou diagnóstico de complicações.
- O endoscopista deve ter pleno conhecimento das técnicas cirúrgicas empregadas e da anatomia endoscópica esperada, possibilitando, deste modo, a realização de um procedimento eficaz.

REFERÊNCIAS BIBLIOGRÁFICAS

1. Angrisani L, Santonicola A, Iovino P et al. Bariatric surgery worldwide 2013. *Obes Surg* 2015 Apr. 4.
2. Bariatric surgery procedures. 2015. Citedo em: 2015. Disponível em: <http://asmbs.org/patients/bariatric-surgery-procedures>.
3. Campos JM, Galvao Neto MP, Moura EGH. *Endoscopia em cirurgia da obesidade*. São Paulo: Santos, 2008.
4. Evans JA, Muthusamy VR, Acosta RD et al. The role of endoscopy in the bariatric surgery patient. *Gastrointest Endosc* 2015 May;81(5):1063-72.
5. Finkelstein EA, Khavjou OA, Thompson H et al. Obesity and severe obesity forecasts through 2030. *Am J Prev Med* 2012 June;42(6):563-70.
6. Flegal KM, Carroll MD, Kit BK et al. Prevalence of obesity and trends in the distribution of body mass index among US adults, 1999-2010. *JAMA* 2012 Feb. 1;307(5):491-97.
7. Instituto Brasileiro de Geografia e Estatística – IBGE, 2014.
8. Moura EC, Claro RM. Estimates of obesity trends in Brazil, 2006-2009. *Int J Public Health* 2012 Feb.;57(1):127-33.
9. Nguyen DM, El-Serag HB. The big burden of obesity. *Gastrointest Endosc* 2009 Oct.;70(4):752-57.
10. Wang YC, McPherson K, Marsh T et al. Health and economic burden of the projected obesity trends in the USA and the UK. *Lancet* 2011 Aug. 27;378(9793):815-25.
11. World Health Organization. *Obesity 2013*. Atualizada em: 30 Nov. 2013. Disponível em: <www.who.int/obesity/en>.

80 Tratamento Endoscópico das Complicações Pós-Operatórias da Cirurgia Bariátrica

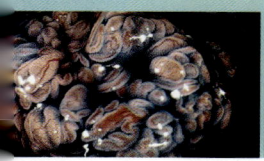

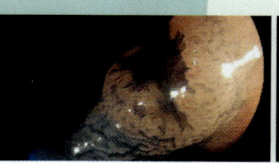

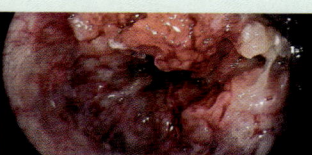

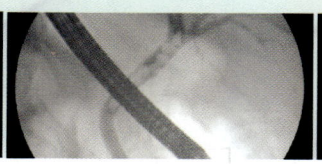

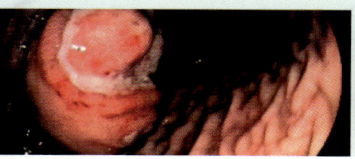

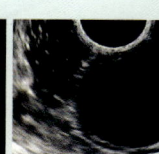

Lucas Spadari Maggioni

INTRODUÇÃO

O aumento exponencial da obesidade mórbida fez com que crescesse o número de cirurgias bariátricas realizadas no mundo. Uma consequência do aumento do número de cirurgias foi a frequência maior que a equipe bariátrica tem-se deparado com complicações, como fístulas/leaks, hemorragias digestivas, estenoses ostomais e erosão de banda gástrica ajustável.

Todas estas complicações podem gerar grande morbimortalidade no período pós-operatório, e a endoscopia digestiva surge como opção terapêutica para auxiliar na resolução destes problemas.

COMPLICAÇÕES PÓS-OPERATÓRIAS

Fístula e Leaks

Leaks gástricos ou fístulas são eventos adversos graves no pós-operatório, ocorrendo em 2 a 6% dos pacientes que realizam a cirurgia bariátrica.[1] A morbidade desta complicação é de, aproximadamente, 53% com uma mortalidade que pode chegar a 10%.[2]

Quanto antes o leak for identificado, maior será a possibilidade de reparo cirúrgico primário e menor será a chance da ocorrência de peritonite e abscessos cavitários. A primeira oportunidade para a intervenção endoscópica torna-se a detecção intraoperatória de vazamentos, possibilitando a correção cirúrgica.

Ao finalizar a cirurgia bariátrica, a maioria dos cirurgiões realiza um teste com a instilação de azul de metileno através de sonda nasogástrica, com a finalidade de detectar vazamentos e realizar a sutura da região. Alaedeem et al. demonstraram, em 2009, em estudo randomizado com 400 pacientes, que a realização de endoscopia intraoperatória para a detecção de vazamentos, por meio de um teste de insuflação é superior ao teste com azul de metileno na prevenção de fístulas pós-operatórias, com uma ocorrência de fístula de 0,4% no grupo endoscópico versus 4% do grupo do azul de metileno.[3]

No momento que temos um leak ou uma fístula estabelecida, e que o reparo cirúrgico primário não é mais efetivo, após a estabilização clínica do paciente com antibioticoterapia de amplo espectro, drenagem de coleções e suporte nutricional, existe uma janela ideal para o tratamento endoscópico. Sabe-se que a maioria das fístulas, por serem de baixo débito, fecha espontaneamente na 1ª semana após instituídas as medidas anteriores, e que após 30 dias a eficácia do tratamento endoscópico cai vertiginosamente, ficando em apenas 50%. O momento para otimizar os recursos endoscópicos fica, portanto, entre 1 semana e 30 dias, quando sua eficácia é de 88%.[4]

As ferramentas endoscópicas disponíveis são as colas cirúrgicas, matrizes acelulares, clipes e stents. Na sua totalidade, os níveis de evidências para aplicação destas técnicas são fracos e com base em relatos e séries de casos.

As colas cirúrgicas têm objetivo de realizar a oclusão mecânica do orifício. Podem-se utilizar tanto colas de fibrina quanto o cianoacrilato. Normalmente, são necessárias múltiplas injeções para maior efetividade, e seu sucesso em relatos de casos fica em torno de 88%.[5]

Outra ferramenta utilizada é o Surgisis©, uma matriz acelular, que promove o crescimento de fibroblastos e promove, desta maneira, a oclusão do trajeto fistuloso. A maior série publicada é de Maluf-Filho, em 2008, em que se utilizou o plug em 25 pacientes com 80% de sucesso.[6] Ele pode ser utilizado em conjunto com clipes endoscópicos, porém, com poucos dados na literatura.

O uso de stents com finalidade de desviar o conteúdo alimentar e gastrointestinal do trajeto da fístula representa o dispositivo com maior evidência com base em metanálise de sete estudos com sucesso de 87,77%, porém com complicações, como migração do stent em 16,9% e retenção em 10% dos casos, mesmo utilizando-se de próteses totalmente recobertas.[7]

Diante das evidências citadas anteriormente, o autor sugere o algoritmo adiante para o tratamento endoscópico das fístulas (Fig. 80-1).

Hemorragia Digestiva

A hemorragia digestiva aguda no pós-operatório da cirurgia bariátrica tem como origem a linha de stapler anastomótico e ocorre em, aproximadamente, 1 a 4% dos pacientes submetidos ao bypass gástrico em Y-de-Roux.[8]

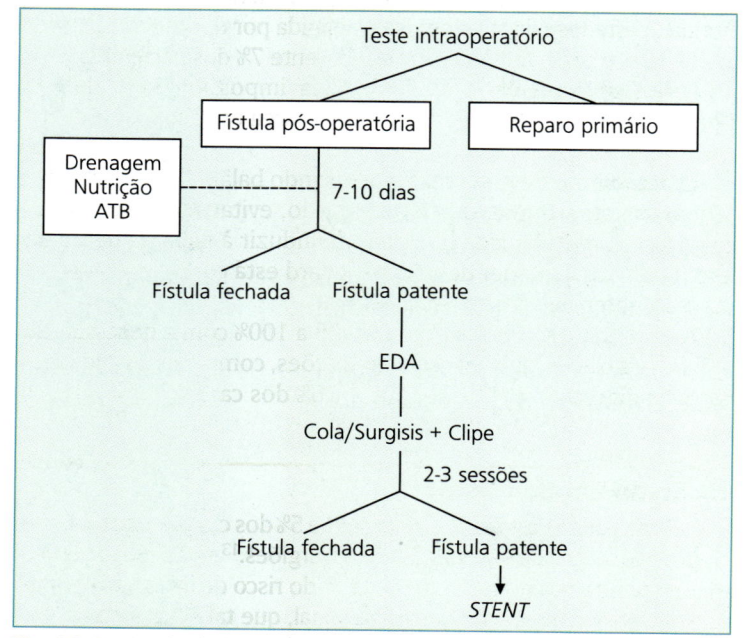

Fig. 80-1. Manejo de leaks/fístula no pós-operatório da cirurgia bariátrica.

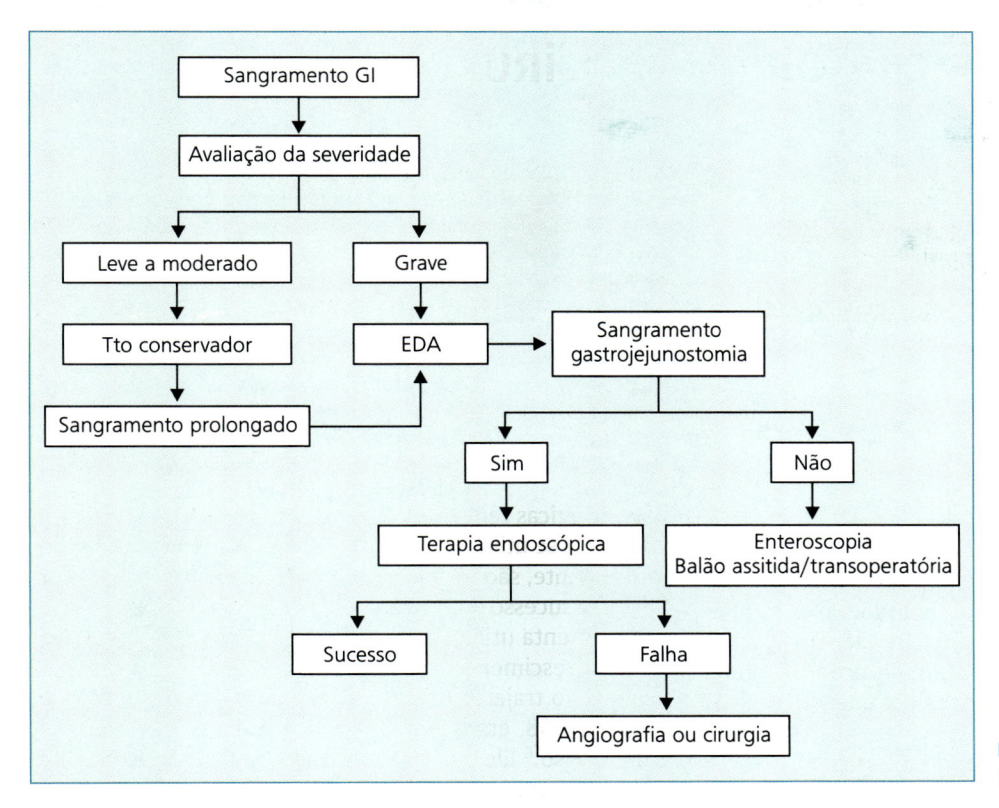

Fig. 80-2. Manejo da hemorragia digestiva no pós-operatório da cirurgia bariátrica.

A prioridade no tratamento destes pacientes é estimar a gravidade do sangramento, reposição volêmica, suspensão do uso de heparina de baixo peso molecular e uso de inibidores de bomba de prótons endovenosos. Caso estas medidas não sejam eficazes na estabilização do paciente, deve-se realizar a endoscopia digestiva com finalidade de identificar o local do sangramento e hemostasia, dando preferência para métodos mecânicos, como hemoclipes (Fig. 80-2). Jamil *et al.* demonstraram, em 2008, que a terapia endoscópica é segura e eficaz, com um sucesso de 100% no controle do sangramento, uma taxa de 17% de ressangramento e sem complicações associadas.[9]

Estenose de Anastomose

O diâmetro das anastomoses gastrojejunais no *bypass* gástrico em Y-de-Roux é entre 14 e 16 mm para maximizar a natureza restritiva da cirurgia. A estenose da anastomose é definida por diâmetros menores que 10 mm, e ocorrem em aproximadamente 7% dos pacientes.[10]

Endoscopicamente, é definida pela impossibilidade de um aparelho padrão de 9,8 mm ultrapassar a área estreitada, independente de sintomas.[11]

O tratamento deve ser realizado usando balão TTS com diâmetro máximo até 15 mm, quando insuflado, evitando, deste modo, uma anastomose alargada que poderia induzir à falha na perda de peso. O uso de dilatador de Savary-Gilliard está contraindicado em razão do potencial risco de perfuração.

A eficácia desta abordagem é de 98 a 100% com a necessidade de 1 a 4 sessões de dilatação. Complicações, como perfuração e hemorragia digestiva, ocorrem entre 2 e 6% dos casos.[12]

Erosão da Banda Gástrica

A erosão da banda gástrica ocorre entre 1 a 5% dos casos e tem diminuído com o aumento de experiência dos cirurgiões.[13] Após o diagnóstico deve ser realizada a remoção decorrente do risco de infecção, hemorragia digestiva e obstrução gastrointestinal, que tal situação traz.[14]

O método endoscópico tornou-se o de escolha por ser menos invasivo à laparoscopia e estar associado a uma taxa inferior de complicações infecciosas e de fístulas gástricas.[15] Constituem contraindicações à realização da remoção endoscópica: choque hipovolêmico por sangramento da banda, infecção intra-abdominal, obstrução gastrointestinal, migração intraluminal da banda em menos de 25% da circunferência, sendo ideal uma migração maior que 50% e impactação do *locker*.[16]

A técnica consiste na passagem de um fio-guia hidrofílico entre a prótese e a parede gástrica, sendo puxado até a boca por dentro da banda. Com auxílio de um litotritor mecânico é realizada a introdução da bainha metálica até a banda, sendo realizada o estrangulamento lento da prótese até sua secção. Posteriormente, traciona-se a banda com ajuda de um pinça de corpo estranho ou alça de polipectomia. A maior casuística é de Galvão Neto *et al.* que publicaram, em 2010, uma experiência de 78 casos, com sucesso de 95%, sendo que em 85% dos casos a banda foi removida na primeira sessão. As únicas complicações foram pneumoperitônio sem repercussão clínica significativa que ocorreu em cinco casos.[17]

Finalizada a remoção, inicia-se dieta líquida após a recuperação anestésica, sendo os alimentos sólidos introduzidos em 2 ou 3 dias, se não houver evidência clínica de pneumoperitônio, mantendo-se o uso de inibidor de bomba de prótons por 2 meses.[18]

CONCLUSÃO

A endoscopia é um método promissor no tratamento de várias complicações da cirurgia bariátrica e pode diminuir a morbimortalidade do procedimento. A evidência científica ainda é escassa e com base em relato de série de casos, sendo necessários novos estudos. No entanto, há limitações técnicas e financeiras para sua aplicação em larga escala.

REFERÊNCIAS BIBLIOGRÁFICAS

1. ASMBS guideline on the prevention and detection of gastrointestinal leak after gastric bypass including the role of imaging and surgical exploration. *Surg Obes Relat Dis* 2009 May-June;5(3):293-96.
2. Ballesta C, Berindoague R, Cabrera M *et al.* Management of anastomotic leaks after laparoscopic Roux-en-Y gastric bypass. *Obes Surg* 2008 June;18(6):623-30.

3. Alaedeen D, Madan AK, Ro CY et al. Intraoperative endoscopy and leaks after laparoscopic Roux-en-Y gastric bypass. *Am Surg* 2009 June;75(6):485-88; discussion 88.
4. Swinnen J, Eisendrath P, Rigaux J et al. Self-expandable metal stents for the treatment of benign upper GI leaks and perforations. *Gastrointest Endosc* 2011 May;73(5):890-99.
5. Rabago LR, Ventosa N, Castro JL et al. Endoscopic treatment of postoperative fistulas resistant to conservative management using biological fibrin glue. *Endoscopy* 2002 Aug.;34(8):632-38.
6. Maluf-Filho F, Lima MS, Hondo F et al. Endoscopic placement of a "plug" made of acellular biomaterial: a new technique for the repair of gastric leak after Roux-en-Y gastric bypass. *Arq Gastroenterol* 2008 July-Sept.;45(3):208-11.
7. Puli SR, Spofford IS, Thompson CC. Use of self-expandable stents in the treatment of bariatric surgery leaks: a systematic review and meta-analysis. *Gastrointest Endosc* 2012 Feb.;75(2):287-93.
8. Nguyen NT, Longoria M, Chalifoux S et al. Gastrointestinal hemorrhage after laparoscopic gastric bypass. *Obes Surg* 2004 Nov.-Dec.;14(10):1308-12.
9. Jamil LH, Krause KR, Chengelis DL et al. Endoscopic management of early upper gastrointestinal hemorrhage following laparoscopic Roux-en-Y gastric bypass. *Am J Gastroenterol* 2008 Jan.;103(1):86-91.
10. Carrodeguas L, Szomstein S, Zundel N et al. Gastrojejunal anastomotic strictures following laparoscopic Roux-en-Y gastric bypass surgery: analysis of 1291 patients. *Surg Obes Relat Dis* 2006 Mar.-Apr.;2(2):92-97.
11. Wang YG, Tio TL, Soehendra N. Endoscopic dilation of esophageal stricture without fluoroscopy is safe and effective. *World J Gastroenterol* 2002 Aug.;8(4):766-68.
12. Rosenthal RJ. Dilating the stenotic gastrojejunostomy after laparoscopic Roux-en-Y gastric bypass for morbid obesity: when things go wrong. *J Gastrointest Surg* 2009 Sept.;13(9):1561-63.
13. Singhal R, Bryant C, Kitchen M et al. Band slippage and erosion after laparoscopic gastric banding: a meta-analysis. *Surg Endosc* 2010 Dec.;24(12):2980-86.
14. Allen JW. Laparoscopic gastric band complications. *Med Clin North Am* 2007 May;91(3):485-97, xii.
15. Weiss H, Nehoda H, Labeck B et al. Gastroscopic band removal after intragastric migration of adjustable gastric band: a new minimal invasive technique. *Obes Surg* 2000 Apr.;10(2):167-70.
16. Baldinger R, Mluench R, Steffen R et al. Conservative management of intragastric migration of Swedish adjustable gastric band by endoscopic retrieval. *Gastrointest Endosc* 2001 Jan.;53(1):98-101.
17. Neto MP, Ramos AC, Campos JM et al. Endoscopic removal of eroded adjustable gastric band: lessons learned after 5 years and 78 cases. *Surg Obes Relat Dis* 2010 July-Aug.;6(4):423-27.
18. Sakai P, Hondo FY, de Almeida Artifon EL et al. Symptomatic pneumoperitoneum after endoscopic removal of adjustable gastric band. *Obes Surg* 2005 June-July;15(6):893-96.

VIII

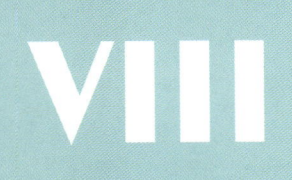

Hemorragia Digestiva

81 Tratamento Endoscópico da Hemorragia Digestiva Alta Não Varicosa

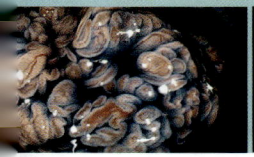

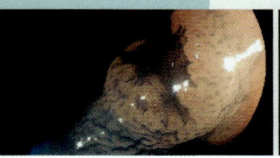

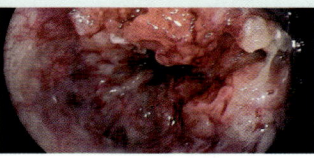

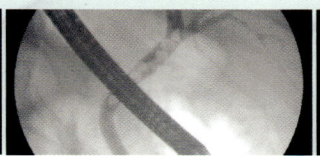

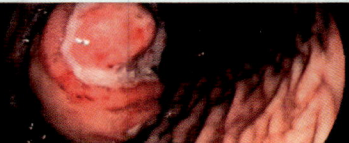

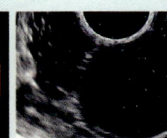

Alexandro Vaesken Alves

INTRODUÇÃO

Este texto se refere ao sangramento agudo originado do trato digestório superior (até o ângulo de Treitz). Sua apresentação pode ocorrer na forma de hematêmese, vômitos com sangue vivo ou tipo "borra de café"; melena, drenagem de sangue através da sonda nasogástrica ou hematoquezia em casos de sangramento volumoso com rápido trânsito intestinal, podendo ou não provocar instabilidade hemodinâmica. Aproximadamente metade dos casos ocorre em razão de úlceras pépticas com uma mortalidade em torno de 6 a 7%, podendo chegar a 20% em pacientes idosos (Quadro 81-1 e Figs. 81-1 a 81-4).[37]

AVALIAÇÃO INICIAL

Inclui história, exame físico, sinais vitais, testes laboratoriais com o objetivo de identificar a severidade do sangramento, a localização mais provável e as condições do paciente para instalar o melhor manejo clínico.

A apresentação do sangramento com hematêmese sugere fonte proximal do sangramento. Sangue vivo evidencia um sangramento em curso ou muito recente. A apresentação com vômitos tipo "borra de café" sugere sangramento menos volumoso ou menos recente. A maioria dos episódios que se apresentam como melena está a montante do ângulo de Treitz (90%), mas também pode ocorrer com lesões com intestino delgado e cólon direito. Um sangramento com volume superior a 50 mL pode apresentar-se como melena.[14] Hematoquezia é apresentação de sangramento do trato digestório baixo, porém pode ocorrer com sangramentos proximais

Quadro 81-1 Causas de hemorragia digestiva alta[34]

Úlcera péptica	40-79%
Gastrite/duodenite	5-30%
Varizes esofágicas	6-21%
Mallory-Weiss	3-15%
Esofagite	2-8%
Câncer gástrico	2-3%
Lesão Dieulafoy	< 1%
Ectasias vasculares	< 1%
Gastropatia hipertensiva	< 1%

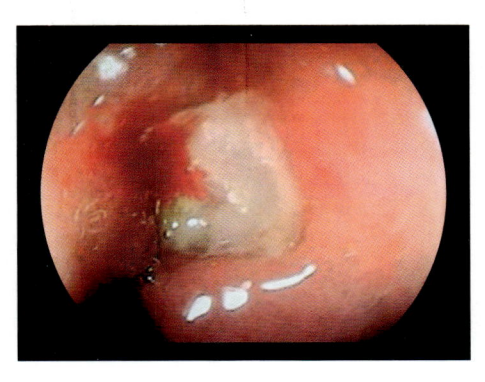

Fig. 81-1. Úlcera com sangramento.

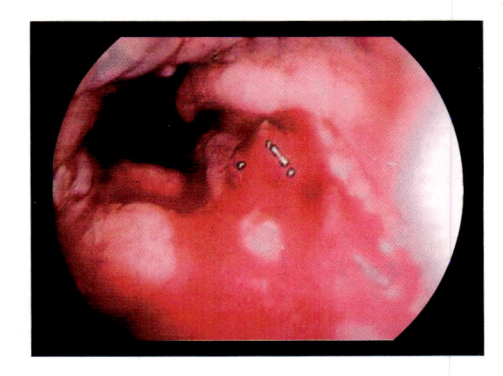

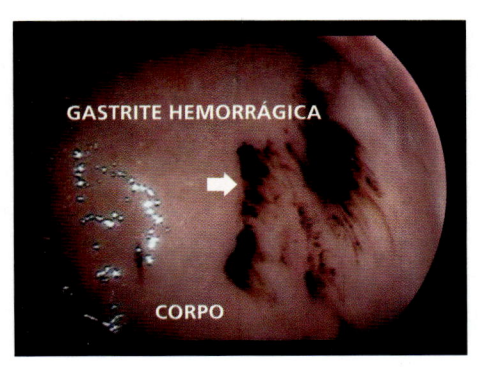

Fig. 81-2. Gastrite hemorrágica.

Fig. 81-3. Laceração de Mallory-Weiss.

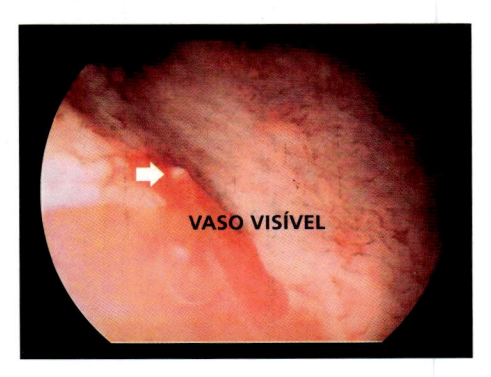

Fig. 81-4. Lesão de Dieulafoy.

ao ângulo de Treitz, cursando com rápido trânsito intestinal, geralmente associado à hipotensão pelo grande volume e efeito catártico do sangue no lúmen intestinal.

A história médica é fundamental para o adequado manejo clínico do sangramento, influenciando no sucesso do tratamento. Pode sugerir a fonte do sangramento como no caso de varizes em pacientes com hepatopatia ou abuso de álcool, úlcera péptica em usuários de anti-inflamatórios, cirurgias prévias do trato digestório e neoplasias. A história de episódio prévio pode sugerir novo sangramento da mesma lesão que ocorre em 60% das vezes.[39]

A presença de comorbidades influencia no manejo e desfecho como no caso de doenças cardíacas no estado hemodinâmico, doenças pulmonares na hipoxemia e doenças hepáticas na coagulação sanguínea. O questionamento sobre o uso de medicamentos deve ter atenção especial, como ácido acetilsalicílico (AAS) e outros anti-inflamatórios, antiagregantes plaquetários, drogas associadas às úlceras esofágicas, como Doxiciclina e Alendronato ou Bismuto e Ferro que podem simular fezes com melena.

A sintomatologia também pode auxiliar na suspeição do local do sangramento. Dor no epigástrio ou quadrante superior direito na úlcera péptica, pirose ou odinofagia no refluxo, vômitos na síndrome de Mallory-Weiss ou emagrecimento e disfagia na suspeita de neoplasia.

O exame físico tem papel fundamental na avaliação do paciente. O exame do abdome pode identificar a presença de massas, distensão e dor abdominal. A presença de dor à descompressão (irritação peritoneal) pode sugerir perfuração, necessitando afastar a possibilidade de perfuração antes da realização do procedimento endoscópico.

A realização de um toque retal pode permitir o acesso à coloração das fezes, confirmando a história clínica.

O estado hemodinâmico do paciente pode ser acessado pela simples verificação da pressão arterial e frequência cardíaca.

Sinais de hipovolemia:

1. **Taquicardia**: hipovolemia leve à moderada.
2. **Hipotensão ortostática**: redução de 20 mmHg na pressão arterial sistólica ou 20 batimentos por minuto na mudança de posição de decúbito para em pé com perda de 15% da volemia.
3. **Hipotensão em decúbito**: hipovolemia grave com perda de 40% da volemia.

Os exames laboratoriais necessários para avaliar um paciente com hemorragia digestiva alta são:

Hemograma, plaquetas, provas de função renal, provas de função hepática e provas de coagulação. Em casos específicos serão necessários radiografia de tórax, eletrocardiograma e enzimas cardíacas.

No momento do evento hemorrágico, o hematócrito/hemoglobina não tem uma queda importante por hemoconcentração, necessitando mais de 24 horas para avaliar adequadamente seus níveis e avaliar a hemodiluição causada pela infusão de cristaloides.

Como o sangue na luz do trato digestório, especificamente no intestino delgado, será parcialmente absorvido, ocorre geralmente um aumento da ureia sérica com uma relação ureia – creatinina maior que 100:1.[36]

TRATAMENTO

O paciente com hemorragia digestiva alta atendido na emergência deve ser mantido em jejum, receber monitoração cardíaca, pressórica e saturação de oxigênio. Deve receber suplementação de oxigênio, acesso venoso periférico calibroso ou acesso venoso central. No caso de instabilidade hemodinâmica, ressuscitação volêmica inicialmente com cristaloides (soro fisiológico), podendo ser utilizado *Ringer* Lactato e avaliação da resposta hemodinâmica após infusão de 500-1.000 mL de solução. Caso não responda às manobras iniciais de estabilização, a admissão em Unidade de Tratamento Intensivo (UTI) deve ser considerada.

A inserção de uma sonda nasogástrica é controversa. Parece ter benefício na confirmação do sangramento alto, quando aspirado sangue vivo ou "borra de café" e na avaliação do sangramento ativo, indicando a realização da endoscopia digestiva alta precocemente. A irrigação de soro pela sonda pode beneficiar a avaliação endoscópica com a retirada de sangue vivo e coágulos. A aspiração de bile permite inferir que o piloro esteja aberto e que não haja sangramento ativo.[21,38]

A necessidade de transfusões de sangue deve ser individualizada em razão das comorbidades. O objetivo deve ser manter níveis de hemoglobina entre 7-8 g/dL, podendo necessitar níveis mais elevados, quando houver cardiopatia isquêmica associada.

Em pacientes com sangramento ativo associado a plaquetas inferior a 50.000/microL ou RNI > 1,5 podem-se beneficiar da transfusão de plaquetas e plasma fresco, respectivamente.[2]

TRATAMENTO FARMACOLÓGICO

A supressão ácida com inibidores da bomba de prótons (IBP) deve ser iniciada imediatamente na suspeita de hemorragia digestiva alta.[15] O uso de omeprazol 40 mg endovenoso (EV) é mais eficiente que os antagonistas dos receptores H2 nos pacientes com doença ulcerosa.[19,31] O aumento do Ph intragástrico auxilia na estabilização do coágulo, promovendo a hemostasia da lesão ulcerosa. Dessa forma, também reduz tempo de internação, ressangramento e a necessidade de transfusões em pacientes tratados endoscopicamente.[8,20] A dose preconizada é de omeprazol 80 mg EV em *bolus*, seguido de 6 a 8 mg/h em bomba de infusão ou 40 mg em *bolus* de 12/12 horas por 72 horas.[3,25,29,32,33,44]

O uso de procinéticos está mais fundamentado em estudos com eritromicina, sendo poucos que avaliaram o uso da metoclopramida. Deve ser considerado administrar 20 a 120 minutos antes do procedimento com o objetivo de aumentar o esvaziamento gástrico, proporcionando uma melhor visualização da mucosa no momento do exame endoscópico. Não houve demonstração de melhora de outros desfechos clínicos.[5]

A somatostatina e o seu análogo sintético, o octreotida, têm apoio teórico com benefício decorrente da redução do suprimento sanguíneo proporcionado pela vasoconstrição do território esplâncnico, redução da secreção ácida e possíveis efeitos citoprotetores da mucosa gástrica.[6,23] A dose recomendada nos estudos é de 250 mcg de somatostatina endovenoso em *bolus*, seguido de 250 mcg/hora por 3 a 7 dias. O octreotida pode ser utilizado na dose de 50 a 100 mcg endovenoso em *bolus*, seguido de infusão de 25 mcg/hora por 3 dias.[10]

ENDOSCOPIA

O sucesso do tratamento endoscópico correlaciona-se com a precocidade da realização do exame, acurácia diagnóstica e o método terapêutico utilizado. A realização da endoscopia digestiva alta em pacientes com hemorragia digestiva deve ser realizada nas primeiras 24 horas de internação após estabilização hemodinâmica.[7,12,46]

Cerca de 80% dos casos de sangramento cessam espontaneamente, sem apresentar recorrência, entretanto, os 20% restantes são os responsáveis pelos elevados índices de morbidade e mortalidade dessa população. Apesar do avanço tecnológico no campo da endoscopia e terapia farmacológica, a mortalidade de um evento hemorrágico ainda é alta, girando em torno de 10%, mesmo com uma taxa de sucesso no tratamento endoscópico de 94% e ressangramento em torno de 13%.[42] A adequada identificação dos pacientes de baixo e alto riscos é passo importante na escolha do manejo clínico e tratamento endoscópico. A utilização de um escore de estra-

Quadro 81-2 — Escore de Rockall

Fatores de risco	Escores			
	0	1	2	3
Idade	< 60 anos	60-79 anos	≥ 80 anos	
Situação da volemia	PAS > 100/pulso < 100	PAS > 100 pulso > 100	PAS < 100	
Comorbidades	Ausentes		ICC, insuf. coronariana, outras doenças graves	Insuf. renal, falência hepática, doença maligna disseminada
Diagnóstico endoscópico	Mallory-Weiss	Todos os outros diagnósticos benignos	Doenças malignas	
Estigmas endoscópicos	Ausência ou coágulo plano		Sangue no TGI, coágulo aderente, vaso visível, vaso com sangramento ativo	

Calculadora online: HTTP://www.bsg.org.uk/rockall-escore-calculator.html
PAS: Pressão arterial sistólica; ICC: insuficiência cardíaca congestiva; TGI: trato gastrointestinal.

tificação de risco permite triar o paciente a partir de múltiplos aspectos clínicos, laboratoriais e endoscópicos.

Em metanálise, foram avaliados os principais fatores associados ao elevado risco de ressangramento, sendo eles: a presença de instabilidade hemodinâmica, a hemoglobina inferior a 10 mg/dL, o sangramento ativo à endoscopia, as úlceras maiores de 1 ou 3 cm (dependendo do estudo) e localizadas na parede posterior do bulbo ou o corpo alto junto à pequena curvatura.[18]

O escore de Rockall tem também essa finalidade (Quadros 81-2 e 81-3).[41]

Já outro escore, puramente endoscópico, a Classificação de Forrest, demonstrou-se importante na avaliação da probabilidade de ressangramento e necessidade de tratamento endoscópico (Quadro 81-4 e Figs. 81-5 a 81-10).[45]

Conforme vimos no Quadro 81-4, é consenso que o tratamento endoscópico deve ser empregado nos casos de sangramento ativo e na presença de vaso visível, ao contrário dos casos de base clara ou crosta hemática. A maior dúvida permanece nos casos de coágulo firmemente aderido à base da lesão que apresenta um risco de ressangramento de mais de 20%. Trata-se de um coágulo organizado que, depois de seguidas lavagens com jato de soro, permanece firmemente aderido, cobrindo parcial ou totalmente a base da lesão. Estudos de metanálise apoiam tratamento endoscópico combinado com a injeção de adrenalina, remoção do coágulo com alça de polipectomia a frio e posterior tratamento com método térmico (*heater probe*).[24,43] Em contrapartida, uma metanálise mais recente não deixa claro o benefício do tratamento endoscópico.[27]

Casos em que a avaliação endoscópica identifica lesões com baixo risco de ressangramento, como úlceras com base clara, crosta hemática, laceração de Mallory-Weiss, esofagites, gastrites e duodenites, podem ter alta precoce e acompanhamento ambulatorial desde que se tenha confiança no diagnóstico e fique garantido o tratamento farmacológico e o seguimento ambulatorial.[4]

Quadro 81-3 — Escore de Rockall e taxas de ressangramento[11]

Escore	Ressangramento	Mortalidade
< 3	5%	1%
3-5	15%	5%
≥ 6	> 30%	> 15%

Quadro 81-4 — Classificação de Forrest e indicação de tratamento endoscópico

Estigma de sangramento	Classificação de Forrest	Prevalência % (variação)	Ressangramento % (variação)	Indicação de Hemostasia
Base limpa	III	42 (19-52)	5 (0-10)	Não
Mancha plana pigmentada	IIC	20 (0-42)	10 (0-13)	Não
Coágulo aderido	IIB	17 (0-49)	22 (4-36)	Provavelmente, sim
Vaso visível	IIA	17 (4-35)	43 (0-81)	Sim
Sangramento ativo	I (A e B)	18 (4-26)	55 (17-100)	Sim

IA: Sangramento em jato; IB: sangramento em porejamento.

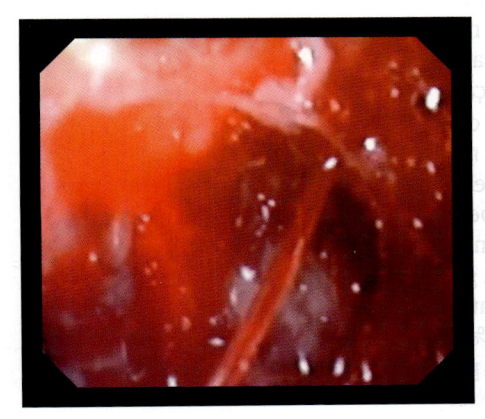

Fig. 81-5. Úlcera duodenal com sangramento em jato.

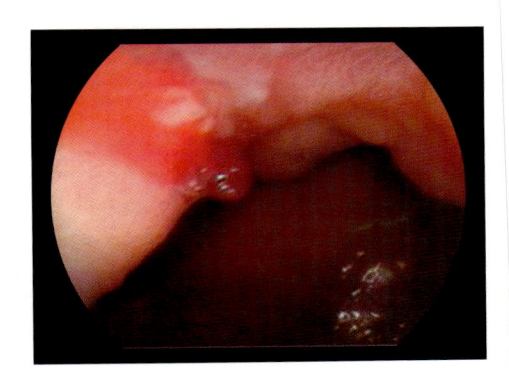

Fig. 81-6. Úlcera com sangramento em porejamento.

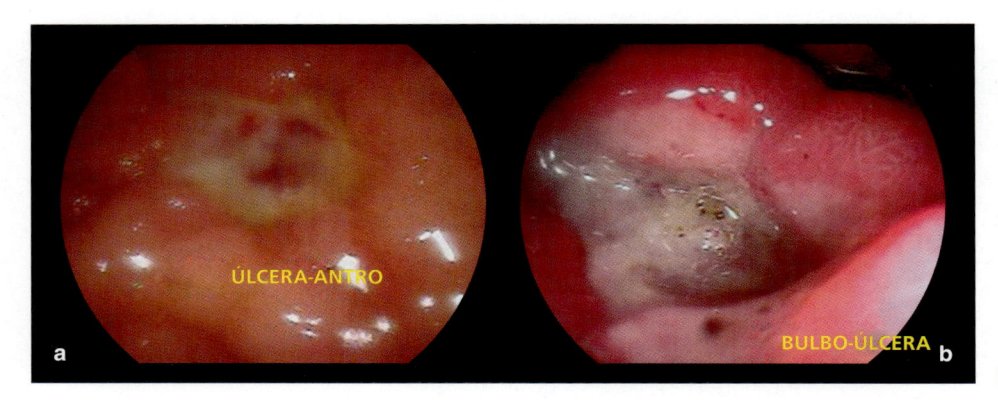

Fig. 81-7. (a e b) Úlcera com vaso visível.

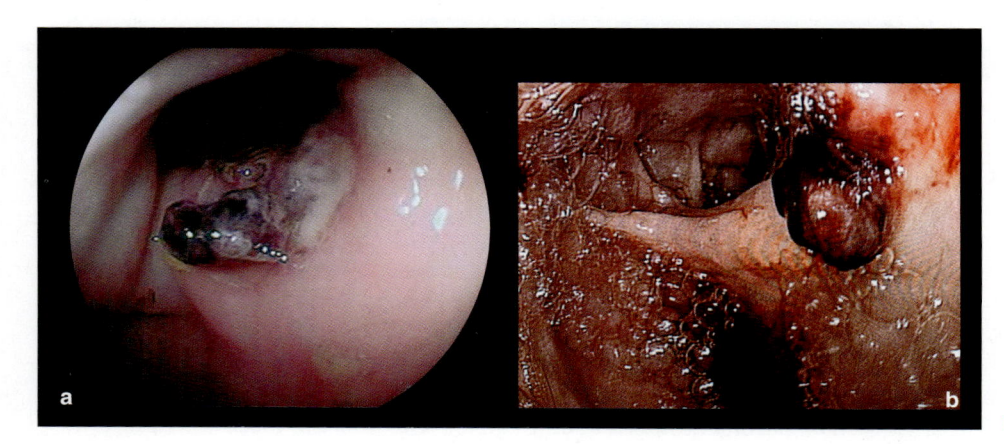

Fig. 81-8. (a e b) Úlcera com coágulo aderido.

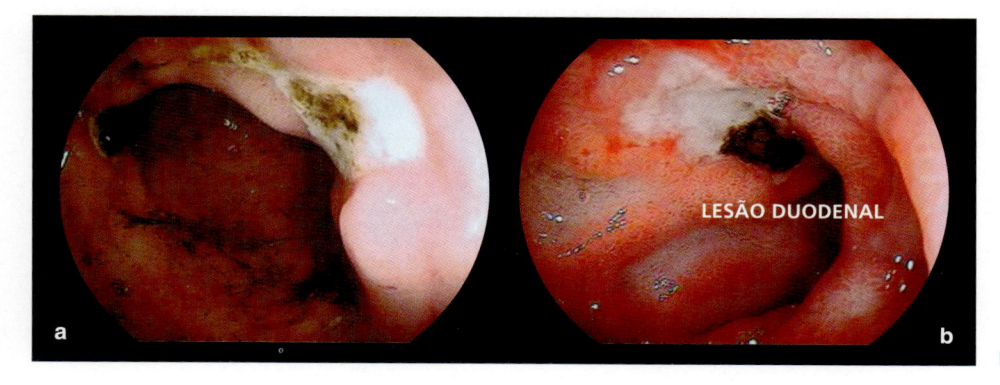

Fig. 81-9. (a e b) Úlcera com mancha pigmentada.

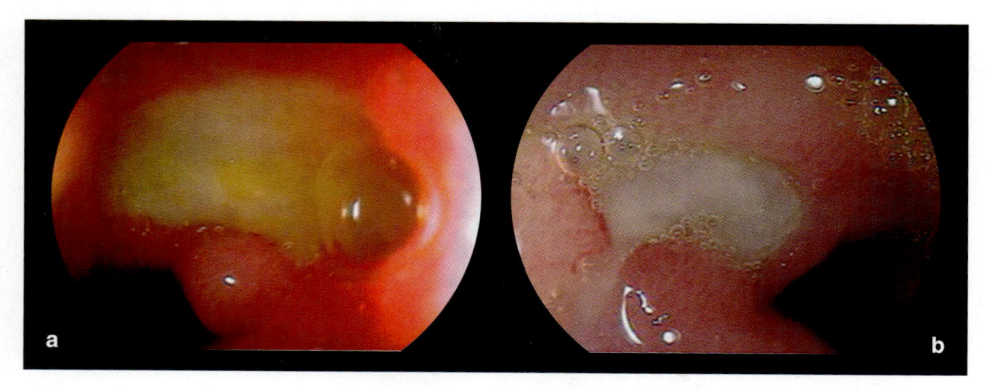

Fig. 81-10. (a e b) Úlcera com base clara.

TRATAMENTO ENDOSCÓPICO

O tratamento endoscópico deve ser utilizado quando existem evidências de sangramento ativo ou estigmas de sangramento recente com relevante risco de ressangramento, conforme Quadro 81-3. Existem vários estudos comparando as múltiplas modalidades de tratamento endoscópico e suas combinações. Hoje, o mais utilizado é o tratamento térmico ou mecânico (hemoclipe) combinado ou não à injeção de adrenalina. A escolha depende da experiência do endoscopista, localização da lesão e disponibilidade do método.

Injetáveis

Têm por objetivo causar obliteração por efeito de massa e/ou esclerose do vaso. O efeito de massa isolado pode ser alcançado com o uso de soro fisiológico ou adrenalina diluída (Fig. 81-11). Este método não deve ser utilizado de forma isolada em razão do alto risco de ressangramento, quando em comparação a demais métodos.[7,27,46] Com o uso de esclerosantes, ocorre efeito de massa associado à lesão da parede do vaso com trombose, sendo os mais utilizados o álcool absoluto e a etanolamina. Podem ser injetadas, também, colas, como o cianoacrilato ou fatores

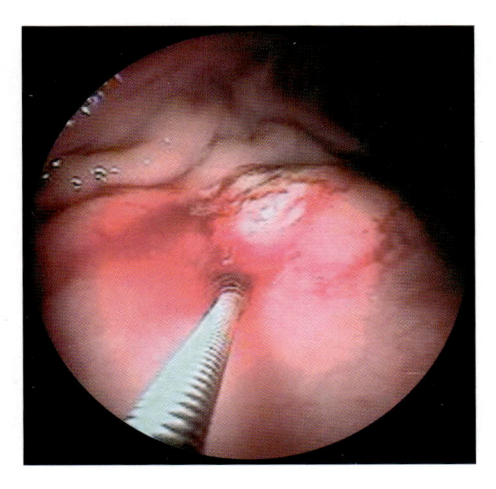

Fig. 81-11. Injeção de adrenalina.

pró-coagulantes, como trombina e fibrinogênio. O equipamento consiste em uma agulha, geralmente de 21 a 25 G, retrátil que vai conduzir a substância até o ponto de injeção, podendo ser inicialmente ao redor do sangramento e após sobre o sítio de sangramento.

Adrenalina pode ser usada diluída em soro 1:10.000 a 1:20.000 em injeções de 0,5 a 2 mL em cada quadrante, atentando para uma distância máxima de 3 mm do ponto de sangramento. Em pacientes cardiopatas, a dose pode ser reduzida, utilizando uma diluição de 1:100.000 partes. Atentar para localizações onde há grandes vasos que podem levar à circulação sistêmica, como na junção esofagogástrica. A redução do sangramento com o efeito do tratamento pode permitir uma melhor visualização do ponto de sangramento para um segundo tratamento térmico ou mecânico.

Uma das complicações associadas à injeção de adrenalina é o aparecimento de arritmias cardíacas. Alguns limites devem ser respeitados, como não exceder 20 mL de adrenalina diluída 1:10.000, podendo-se aumentar a diluição 1:100.000 com o objetivo de minimizar o risco.

Álcool absoluto pode ser injetado sobre o ponto sangrante de forma cautelosa em razão dos potenciais riscos de perfuração entre outros. Respeitar o limite de 3 mL.

A injeção de cianoacrilato em úlceras sangrantes também foi estudada com sucesso, tendo algumas complicações graves com embolizações arterial e venosa.[17,26] Tem uma indicação mais bem estabelecida no sangramento de varizes esofágicas e gástricas.

Térmicos

Podem ser utilizados *heater probe*, coagulador com plasma de argônio, eletrocoagulação mono ou bipolar, fotocoagulação com *laser* (Fig. 81-12). Têm o objetivo de coagulação do vaso com obliteração pela passagem de corrente elétrica ou transferência de calor gerado.

A eletrocoagulação mono ou bipolar é definida como a passagem de corrente elétrica entre extremidades distantes (monopolar) ou próximas (bipolar).

No instrumento monopolar, a corrente viaja da placa aderida à pele do paciente à ponta do instrumento, podendo causar complicações, como queimaduras no local da placa ou a distância, lesões transmurais ou alterações em outros instrumentos médicos, como marca-passos.

No instrumento bipolar, os dois eletrodos estão na ponta do instrumento endoscópico, permitindo a curta viagem da corrente elétrica, reduzindo o risco de lesões transmurais ou a distância. Alguns cateteres bipolares possuem canais com jato de soro, melhorando a visualização e resfriando o tecido, após a aplicação, reduzindo o risco de mobilização de tecido necrótico na retirada do instrumento. Existe a possibilidade de o cateter possuir também uma agulha injetora, permitindo a realização de tratamento combinado com o mesmo instrumento. A técnica consiste em aplicar pressão com o cateter sobre o ponto com carga entre 10-20 W, aplicando 3 a 5 pulsos de 10 segundos.[35]

Na termocoagulação é utilizado um instrumento conhecido por *heater probe*, permitindo o aquecimento da lesão. O instrumento possui uma resistência que é aquecida por corrente elétrica e uma superfície recoberta por uma substância antiaderente que permite o toque do *probe* aquecido na lesão, causando necrose com redução da mobilização do tecido na retirada. A posição do cateter deve ser perpendicular, o que dificulta o tratamento de lesões na pequena curvatura, por exemplo. A coagulação provocada pelo instrumento pode causar perfuração em 2 a 3% dos casos e deve ser usada com cuidado.[13] A técnica consiste na aplicação do cateter com carga de 20-30 J com 3 a 5 pulsos de 10 segundos.[35]

A utilização de coagulador com plasma de argônio proporciona um efeito mais superficial, sendo o método escolhido para lesões vasculares superficiais. Permite a transferência da corrente elétrica através de um jato de gás argônio a uma distância de 1-2 mm sem o toque do cateter na lesão, evitando a mobilização do tecido necrótico na retirada do cateter. Frequentemente, utilizam-se corrente de 40-80 W e fluxo de gás de 1 a 2 L/minuto. A corrente é distribuída superficialmente pelo tecido, alcançando, em geral, uma profundidade de 2 a 3 mm. Uma das complicações inerente ao método é a necessidade de um ambiente que permita a dispersão do jato de gás, sendo dificultado na ocorrência de líquidos ou sangue sobre a lesão e nos casos de sangramento ativo.[40]

Mecânicos

São dispositivos que causam tamponamento mecânico do ponto de sangramento, sendo utilizados os clipes e a banda elástica (Fig. 81-13). Exigem a visualização direta do ponto sangrante. Como complica-

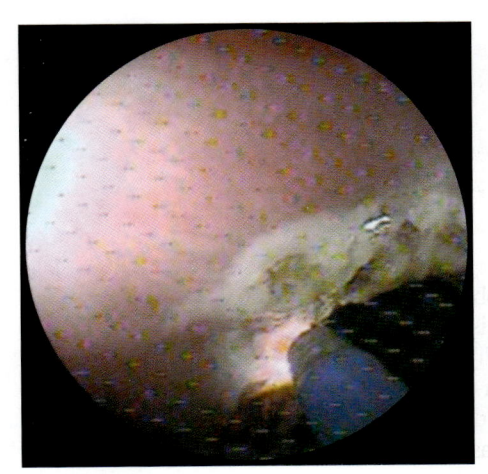

Fig. 81-12. Tratamento térmico com coagulador com argônio.

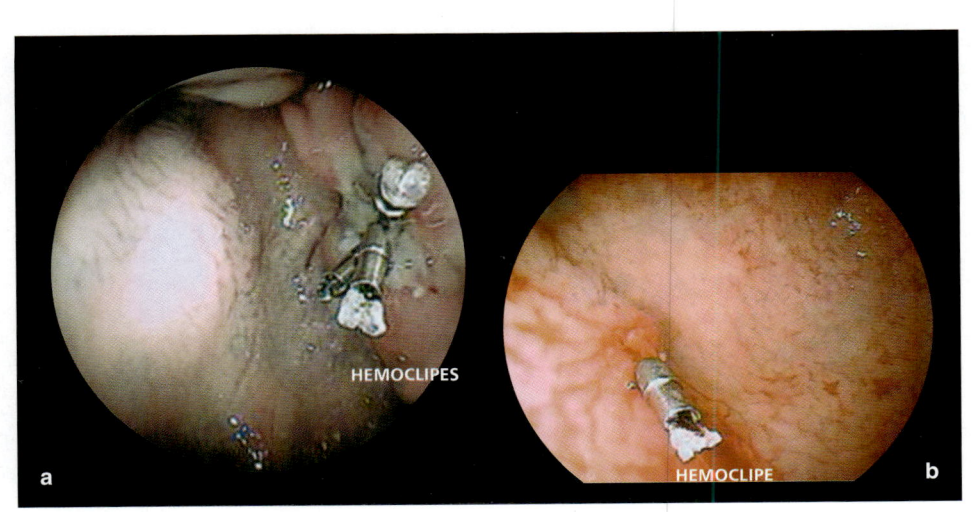

Fig. 81-13. (a e b) Aplicação de clipe.

ção, não são eficazes em superfícies rígidas, como uma úlcera crônica ou com retração cicatricial.

A ligadura elástica é hoje o tratamento de escolha para hemorragia por varizes de esôfago. Pode ser utilizada também em outras lesões vasculares, como ectasias ou Dieulafoy. Consiste em um dispositivo conectado à extremidade do endoscópico, uma capa plástica, com múltiplos anéis ou bandas elásticas que podem ser liberadas pela tração de um fio através de canal de trabalho, ligado a um mecanismo do tipo catraca. A lesão é aspirada para o interior da capa plástica, e as bandas liberadas, causando constrição da lesão e mucosa ao redor. Forma-se uma estrutura semelhante a um pólipo com a lesão no centro. Esta estrutura tende a sofrer isquemia e cair em 7-10 dias, permanecendo uma úlcera com a cicatrização, ocorrendo em algumas semanas.

Os clipes metálicos são de diversas formas, tamanhos, com rotação ou a possibilidade de rearmar o clipe após o fechamento. Tem como princípio básico a apreensão de tecido normal em torno do vaso e/ou o próprio vaso, causando hemostasia mecânica por compressão. Não causa inflamação ou lesão tecidual aguda como outros tratamentos térmicos ou esclerosantes. A retenção do tecido é variável, podendo alcançar até 5 semanas. Os clipes podem ter preferência em pacientes com alteração da coagulação ou retratamento após lesão de tratamento prévio. A técnica consiste na inserção do sistema com cateter/clipe pelo canal de trabalho até o ponto de soltura. Inicialmente, é armado com a abertura das garras, posicionado sobre a lesão, realizada compressão sobre o tecido e disparo com o fechamento vigoroso das garras, proporcionando a hemostasia. Se necessário, vários clipes podem ser posicionados sobre a lesão. Pode haver dificuldade na aplicação dos clipes no cárdia, pequena curvatura e parede posterior do bulbo em razão da posição tangencial. Lesões crônicas com componente fibrótico podem apresentar até 20% de insucesso.[22]

REVISÃO ENDOSCÓPICA

Uma segunda avaliação endoscópica programada para 24 horas após a avaliação inicial foi avaliada por diversos estudos, tendo resultados conflitantes na sua validade, sendo em geral não recomendada.[1,4,9] Pode ser realizada em algumas situações, como:

- Se a endoscopia anterior não puder visualizar o sítio de sangramento por resíduos alimentares, coágulos ou sangue em abundância.
- Caso o tratamento endoscópico não ficar a contento do endoscopista.

Em alguns casos, embora raros, pode não ser alcançado o controle endoscópico do sangramento, estes episódios devem ser diferenciados de um ressangramento, conforme os seguintes critérios.

RESSANGRAMENTO

A definição de ressangramento é descrita a seguir:[28]

- Hematêmese ou sangue na SNG mais de 6 horas após a endoscopia.
- Melena ou hematoquezia após a normalização da coloração das fezes.
- Taquicardia ou hipotensão após 1 hora de estabilidade hemodinâmica na ausência de outro fator atribuível.
- Queda da hemoglobina 2 g/dL após duas avaliações consecutivas, sem queda com intervalo de 3 horas entre as coletas.
- Taquicardia e hipotensão que não resolve com ressuscitação volêmica após 8 horas da endoscopia inicial e evidência de melena ou hematoquezia.
- Queda persistente da hemoglobina mais de 3 g/dL em intervalo de 24 horas associado à melena ou hematoquezia.

Na evidência de ressangramento, nova endoscopia deve ser realizada com tratamento direcionado pelo achado endoscópico, podendo ser o mesmo previamente utilizado ou novo método endoscópico. Caso ocorra falha deste tratamento, caracterizando sangramento persistente ou falha do segundo tratamento endoscópico, deve ser lançada mão da equipe cirúrgica ou radiologia intervencionista.[30]

Características endoscópicas que sugerem uma maior dificuldade no controle inicial do sangramento são úlceras na pequena curvatura e parede posterior do bulbo, próximos a grandes vasos arteriais. Úlceras grandes com mais de 2 cm tendem a ter vasos mais calibrosos na base. A associação desses fatores a condições clínicas do paciente pode indicar um maior risco de ressangramento, sugerindo a necessidade de terapia combinada e/ou avaliação complementar cirúrgica ou arteriográfica.[16]

CONSULTORIAS

A avaliação cirúrgica ou radiologia intervencionista deve ser considerada quando a endoscopia digestiva alta não teve o sucesso esperado. Precocemente, em lesões de mais difícil controle como parede posterior do bulbo e corpo alto junto à pequena curvatura em razão da existência de vasos calibrosos nessas topografias.

AGRADECIMENTOS

Agradeço a FUGAST e aos colegas por gentilmente ceder algumas das figuras aqui utilizadas.

REFERÊNCIAS BIBLIOGRÁFICAS

1. Adler DG, Leighton JA, Davila RE et al. ASGE guideline: the role of endoscopy in acute non-variceal upper-GI hemorrhage. *Gastrointest Endosc* 2004;60:497.
2. Anderson MA, Bem-Menachem T, Gan SI et al. Management of anti-thrombotic agents for endoscopic procedures. *Gastrointest Endosc* 2009;70:1060-70.
3. Bardou M, Toubouti Y, Benhaberou-drun D et al. Meta-analysis: proton-pump inhibition in high-risk patients with acute peptic ulcer bleeding. *Aliment Pharmacol Ther* 2005;21(6):677-86.
4. Barkun NA, Bardou M, Kuipers EJ et al. International consensus recommendations on the management of patients with nonvariceal upper gastrointestinal bleeding. *Ann Intern Med* 2010;152:101.
5. Barkun NA, Bardou M, Martel M et al. Prokinetics in acute upper GI bleeding: a meta-analysis. *Gastrointest Endosc* 2010;72:1138.
6. Bloom SR, Mortimer CH, Thorner MO et al. Inhibition of gastrin and gastric-acid secretion by growth-hormone release-inhibiting hormone. *Lancet* 1974;2:1106.
7. Calvet X, Vergara M, Brullet E et al. Addition of a second endoscopic treatment following epinephrine injection improves outcome in high-risk bleeding ulcers. *Gastroenterology* 2004;126:441.
8. Chan WH, Khin LW, Chung YF et al. Randomized controlled trial of standard versus high-dose intravenous omeprazole after endoscopic therapy in high-risk patients with acute peptic ulcer bleeding. *Br J Surg* 2011;98:640.
9. Chiu PW, Sung JJ. High risk ulcer bleeding: when is second-look endoscopy recommended. *Clin Gastroenterol Hepatol* 2010;8:651.
10. Choudari CP, Rajgopal C, Elton RA et al. Failure of endoscopic therapy for bleeding peptic ulcer: an analysis of risk factors. *Am J Gastroenterol* 1994;89:1968.
11. Church NI, Dallal HJ, Masson J et al. Validity of the Rockall scoring system after endoscopy for bleeding peptic ulcer: a prospective cohort study. *Gastrointest Endosc* 2006;63:606-12.
12. Barkun A, Bardou M, Marshall JK. Nonvariceal Upper GI Bleeding Consensus Conference Group. Consensus recommendations for managing patients with nonvariceal upper gastrointestinal bleeding. *Ann Intern Med* 2003;139:843-57.
13. Cook DJ, Guyatt GH, Salena BJ et al. Endoscopic therapy for acute nonvariceal upper gastrointetinal hemorrhage: a meta-analysis. *Gastroenterology* 1992;102:139.

14. Doherty G. (Ed). *Current diagnosis and treatment: surgery, 13.* McGraw-Hill Companies, 2010. p. 493.
15. Dorward S, Sreedharan A, Leontiadis GI et al. Proton pump inhibitor treatment initiated prior to endoscopic diagnosis in upper gastrointestinal bleeding. *Cochrane Database Syst Rev* 2006;CD005415.
16. Elmunzer BJ, Young SD, Inadomi JM et al. Systematic review of the predictors of recurrent hemorrhage after endoscopic hemostatic therapy for bleeding peptic ulcers. *Am J Gastroenterol* 2008;103:2625.
17. Fan CS, Soon MS. Portal vein embolization as a complication of Histoacryl injection for a bleeding giant gastric ulcer. *Endoscopy* 2007;30(Suppl 1):E110.
18. Garcia-Iglesias P, Villoria A, Suarez D et al. Meta-analysis: Predictors of rebleeding after endoscopic treatment for bleeding peptic ulcer. *Aliment Pharmacol Ther* 2011;34:888.
19. Gisbert JP, Gonzáles L, Calvet X et al. Proton pump inhibitors versus H2-antagonists: a metanalysis of their efficacy in treating bleeding peptic ulcer. *Aliment Pharmacol Ther* 2001;15:917.
20. Green Jr FW, Kaplan MM, Curtis LE et al., Effect of acid and pepsin on blood coagulation and platelet aggregation. A possible contributor prolonged gastroduodenal mucosal hemorrhage. *Gastroenterology* 1978;74:38.
21. Huang ES, Karsan S, Kanwal F et al. Impact of nasogastric lavage on outcomes in acute GI bleeding. *Gastrointest Endosc* 2011;74:971.
22. Jensen DM, Machicado GA, Hirabayashi K. Hemoclipping (CLIP) of chronic ulcers: A randomized prospective study of initial success, CLIP retention rates and ulcer healing. *Gastrintest Endosc* 2005;61:AB174.
23. Johansson C, Aly A. Stimulation of gastric mucus output by somatostatin in man. *Eur J Clin Invest* 1982;12:37.
24. Kahi CJ, Jensen DM, Sung JJ et al. Endoscopic therapy versus medical therapy for bleeding peptic ulcer with adherent clot: a meta-analysis. *Gastroenterology* 2005;129:855.
25. Khuoroo MS, Khuoroo MS, Farahat KL et al. Treatment with proton pump inhibitors in acute non-variceal upper gastrointestinal bleeding: A meta-analysis. *J Gastroenterol Hepatol* 2005;20:11-25.
26. Kurokohchi K, Maeta T, Ohgi T et al. Successful treatment of a giant exposed blood vessel in a gastric ulcer by endoscopic sclerotherapy with N-butyl-2-cyanoacrylate. *Endoscopy* 2007;39(Suppl 1):E250.
27. Laine L, McQuaid KR. Endoscopic therapy for bleeding ulcers: an evidence-based approach based on meta-analysis of randomized controlled trials. *Clin Gastroenterol Hepatol* 2009;7:33.
28. Laine L, Spiegel B, Rostom A et al. Methodology for randomized trials of patients with nonvariceal upper gastrointestinal bleeding: recommendations from an international consensus conference. *Am J Gastroenterol* 2010;105:540.
29. Lau JY, Leung WK, Wu JC et al. Omeprazole before endoscopy in patients with gastrointestinal bleeding. *N Eng J Med* 2007;356(16):1631-40.
30. Lau JY, Sung JJ, Lam YH et al. Endoscopic retreatment compared with surgery in patients with recurrent bleeding after initial endoscopic control of bleeding ulcers. *N Eng J Med* 1999;340:751.
31. Lau JY, Sung JJ, Lee KK et al. Effect of intravenous omeprazole on recurrent bleeding after endoscopic treatment of bleeding peptic ulcers. *N Eng J Med* 2000;343:310.
32. Leontiadis GI, Sharma VK, Howden CW. Proton pump inhibitor therapy for peptic ulcer bleeding: cochrane collaboration meta-analysis of randomized controlled trials. *Mayo Clin Proc* 2007;82(3):286-96.
33. Leontiadis GI, Sharma VK, Howden CW. Systemic review and meta-analysis of pump inhibitor therapy in peptic ulcer bleeding. *BMJ* 2005;330(7491):568.
34. Manning-Dimmitt LL, Dimmitt SG, Wilson GR. *Am Fam Physician* 2005;1;71(1):1339-46. Diagnosis of Gastrointestinal Bleeding in Adults.
35. Morris ML, Tucker RD, Baron TH et al. Electrosurgery in gastrointestinal endoscopy: principles to practice. *Am J Gastroenterol* 2009;104:1563.
36. Mortensen PB, Nøhr M, Møller-Petersen JF et al. The diagnostic of serum urea/creatinine ratio in distinguishing between upper and lower gastrointestinal bleeding. A prospective study. *Dan Med Bull* 1994;41:237.
37. Non-variceal upper gastrointestinal haemorrhage: guidelines. British Society of Gastroenterology Endoscopy Commitee. *Gut* 2002;51(Suppl IV):iv 1-iv 6.
38. Pallin DJ, Saltzman JR. Is nasogastric tube lavage in patients with upper GI bleeding indicated or antiquated. *Gastrointest Endosc* 2011;74:981.
39. Palmer ED. The vigorous diagnostic approach to upper-gastrointestinal tract hemorrhage. A 23-years prospective study of 1,400 patients. *JAMA* 1969;207:1477.
40. Robotis J, Sechopoulos P, Rokkas TH. Argon plasma coagulation: clinical applications in gastroenterology. *Ann Gastroenterol* 2003;16(2):131-37.
41. Rockall TA, Logan RF, Devlin HB et al. Risk assessment after acute upper gastrointestinal haemorrhage. *Gut* 1996;38:316-21.
42. Rosenstock SJ, Møller MH, Larsson H et al. Improving quality of care in peptic ulcer bleeding: nationwide cohort study of 13,498 consecutive patients in the Danish Clinical Register of Emergency Surgery. *Am J Gastroenterol* 2013;108:1449.
43. Sung JJ, Barkun A, Kuipers EJ et al. Intravenous esomeprazole for prevention of recurrent peptic ulcer bleeding: a randomized trial. *Ann Intern Med* 2009;150:455.
44. Triadafilopoulos G. Review article: the role of antisecretory therapy in the management of non-variceal upper gastrointestinal bleeding. *Aliment Pharmacol Ther* 2005;22(Suppl 3):53-58.
45. Freeman ML. Value of stigmata in decision-making in gastrointestinal haemorrhage. *Baillières Clinical Gastroenterology* 2000;14(3):411-25.
46. Vergara M, Calvet X, Gisbert JP. *Epinephrine injection versus epinephrine injection and a second endoscopic method in high risk bleeding ulcers* (Cochrane Review). Oxford: Update Software. Cochrane Library 2007;4.

82 Tratamento Endoscópico da Hemorragia Digestiva Baixa

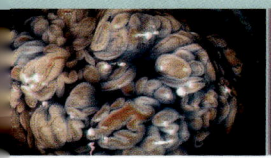

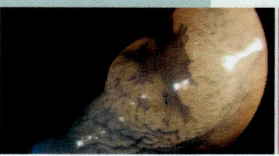

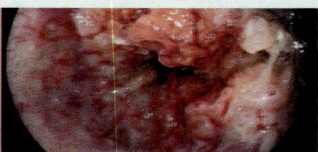

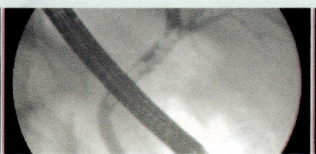

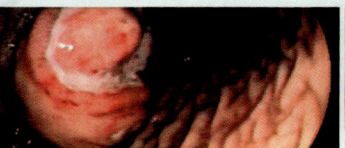

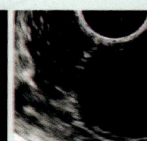

Daniele Malaman ▪ Carlos Eduardo Oliveira dos Santos

INTRODUÇÃO

A especialidade da Endoscopia Digestiva é uma das que mais evoluiu nas últimas décadas, não somente pelo contínuo avanço tecnológico, mas também pelos novos acessórios e novas técnicas endoscópicas desenvolvidas. Assim, é na hemostasia de sangramentos intestinais que a colonoscopia atua de forma frequente, significativa e efetiva. A hemorragia digestiva baixa representa 20 a 30% de todos os pacientes que apresentam intenso sangramento gastrointestinal. A idade média varia entre 63 e 77 anos de idade, e o índice de mortalidade oscila entre 2 e 4%, e frequentemente resulta de comorbidades e infecções nosocomiais.[1] Um recente estudo epidemiológico mostrou uma significativa redução na incidência da hemorragia digestiva baixa (41.8/100.000 em 2001 vs. 35.7/100.000 habitantes em 2009; p = 0.003).[16]

A American Society for Gastrointestinal Endoscopy (ASGE) recomenda que a colonoscopia seja realizada nas primeiras 24 horas (precoce) em caso de hemorragia aguda severa (sangramento contínuo nas primeiras 24 horas de hospitalização, com uma queda da hemoglobina de, no mínimo, 2 g/dL e a necessidade de transfusão de pelo menos duas unidades de concentrados de hemácias).[6] No entanto, uma série com mais de 58.000 pacientes, apresentando sangramento intestinal baixo, demonstrou não haver diferença quanto à mortalidade (0,3% vs. 0,4%; p = 0,24), quando foram comparados exames precoces e tardios (> 24 horas), mas com diferença significativa quanto ao tempo de internação (2,9 vs. 4,6 dias; p < 0,001), necessidade de transfusão (44,6 vs. 53,8%; p < 0,001) e custos de hospitalização (p < 0,001).[20]

DEFINIÇÃO E ETIOLOGIA

Sangramento gastrointestinal baixo (enterorragia ou hematoquezia) é causa comum de internação hospitalar. É definido como todo sangramento que ocorre distal ao ligamento de Treitz. Após a introdução da enteroscopia para investigação de sangramento no intestino delgado, um novo conceito tem sido proposto: sangramento que ocorre distal à válvula ileocecal.[23] Hemorragia digestiva baixa aguda é definida como sangramento < 3 dias, que pode resultar em instabilidade hemodinâmica, anemia e/ou necessidade de transfusão sanguínea. As causas mais comuns são a doença diverticular, angioectasias, pós-polipectomias, neoplasias, doenças inflamatórias intestinais, isquemias, colites infecciosas e retopatias actínicas. Em algumas destas situações, a colonoscopia pode atuar no tratamento, seja a hemorragia aguda, seja crônica.

SANGRAMENTO DIVERTICULAR

A doença diverticular é incomum abaixo dos 40 anos de idade. Entretanto, quase 1/3 da população com ≥ 50 anos apresenta diverticulose, aumentando sua prevalência para cerca de 60% em indivíduos > 80 anos. É responsável por 20 a 65% dos casos de hemorragia digestiva baixa aguda. O sangramento é autolimitado em 75-80% dos pacientes, mas apresenta uma recorrência de 20-40% em 4 anos.[1]

Os fatores de risco associados à recorrência do sangramento por doença diverticular do cólon são drogas anti-inflamatórias não esteroides, antiagregantes plaquetários e hipertensão arterial.[21] Idade avançada no primeiro sangramento foi associada à recorrência do sangramento diverticular (p = 0,001). Assim como a diverticulite (p < 0,0001), doença vascular periférica (p = 0,01) e doença renal crônica (p = 0,05).[2] O diagnóstico definitivo é feito em, aproximadamente, 22% dos pacientes que apresentam sangramento ativo ou estigma de alto risco, como vaso visível ou coágulo à colonoscopia (Fig. 82-1).[12]

Cerca de 90% dos divertículos encontram-se no lado esquerdo do cólon, mas o sangramento diverticular ocorre em cerca de 50% das vezes no cólon direito.[17] Pode ser tratado pela técnica da inje-

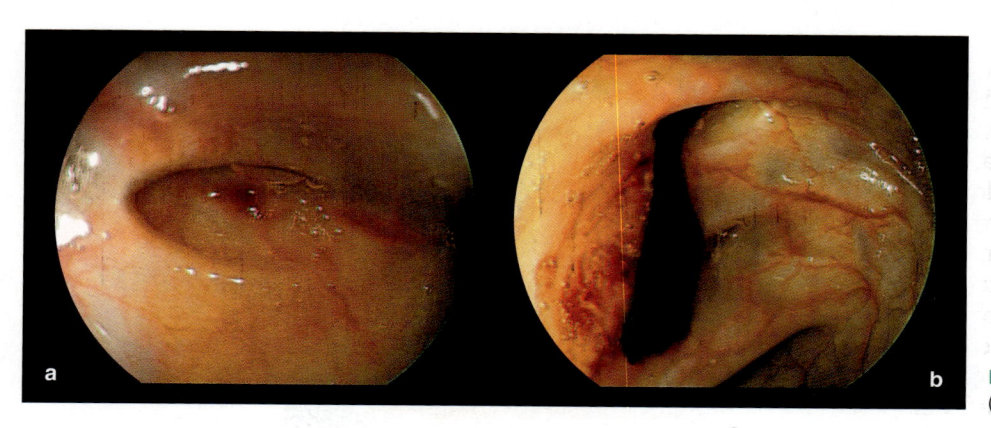

Fig. 82-1. (a) Divertículo com vaso visível; (b) divertículo com coágulo aderido.

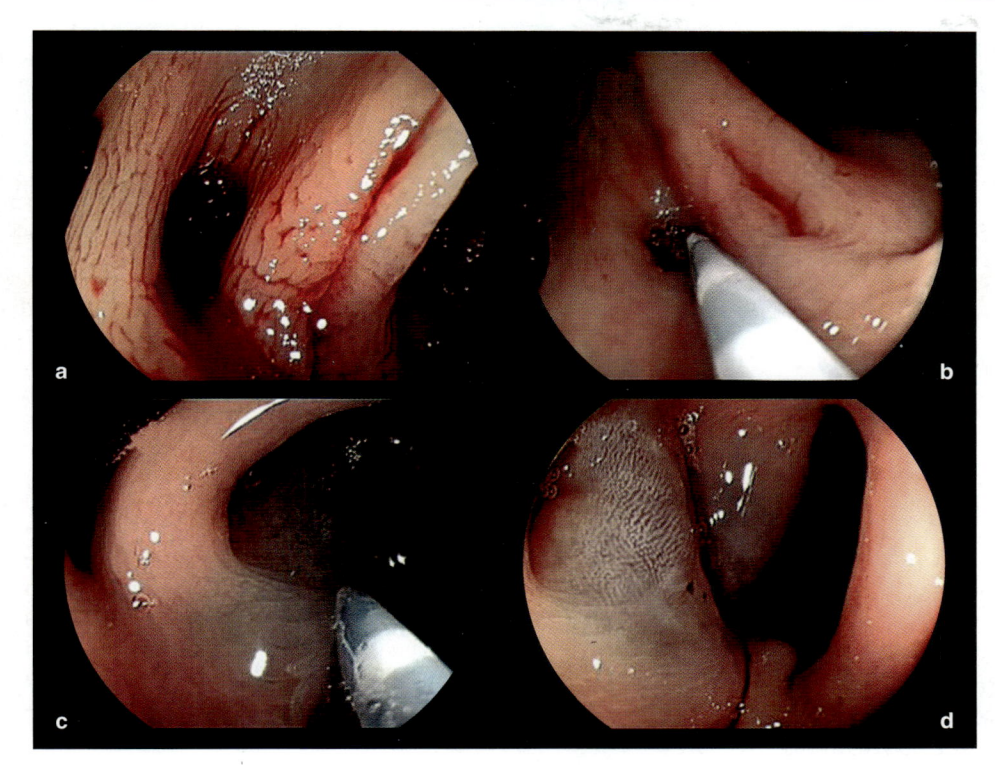

Fig. 82-2. (a) Sangramento diverticular ativo; (b e c) injeção de adrenalina; (d) aspecto final demonstrando tamponamento mecânico.

ção, coagulação (cautério monopolar ou bipolar e plasma de argônio), colocação de hemoclipe, ligadura elástica e combinação de métodos. A injeção de adrenalina na submucosa com uma agulha de esclerose pelo canal de biópsia é a técnica mais comumente descrita para buscar a hemostasia. Usada na concentração de 1:10.000 ou 1:20.000 diretamente no ponto de sangramento ativo ou ao redor do vaso visível não sangrante, causando vasospasmo e compressão mecânica (Fig. 82-2). A principal crítica é o fato de poder controlar o sangramento apenas temporariamente, com elevado risco de ressangramento precoce (antes de 30 dias).

Jensen *et al.* usaram injeção de adrenalina nos casos de sangramento ativo e coágulos aderidos, e somente termocoagulação nos vasos visíveis não sangrantes.[12] Estes métodos não são recomendáveis para divertículos evertidos. Não houve complicações, e nenhum paciente foi encaminhado à cirurgia.

Perfuração tem sido relatada em até 2,5% dos pacientes submetidos à coagulação térmica de contato no cólon direito, que apresenta uma parede mais fina.[3]

Kaltenbach *et al.* obtiveram sucesso com hemoclipe em 88% dos pacientes que apresentavam estigma de recente sangramento diverticular, sem complicação ou ressangramento precoce.[13] A hemostasia primária ocorreu em 75% dos pacientes com sangramento ativo, e a recorrência tardia do sangramento diverticular aconteceu no período médio de 22 meses. O uso do hemoclipe teoricamente oferece a vantagem de causar menor lesão tecidual, comparada à termocoagulação, e apresenta resultado superior, quando o hemoclipe é colocado diretamente no vaso visível.

Sangramento ativo e localizado no cólon direito foram considerados fatores de risco para ressangramento diverticular após tratamento com hemoclipe. Estudos japoneses têm sugerido que a ligadura elástica pode ser uma alternativa segura e efetiva. Ishii *et al.* mostraram uma eficácia de 87% no controle do sangramento por divertículos, utilizando a ligadura elástica, e o ressangramento precoce foi de 11%.[11] Já Setoyama *et al.* compararam ligadura elástica e hemoclipe.[27] Os autores tiveram uma hemostasia inicial de 100% em ambos os métodos e sem complicações, mas a recorrência do sangramento precoce foi significativamente menor com a ligadura elástica (6 *vs.* 33%, p = 0,02). Convém ressaltar que essa técnica requer duas colonoscopias, uma vez que inicialmente envolve a localização do divertículo sangrante, marcação com um hemoclipe, retirada do colonoscópio, adaptação do acessório na ponta do aparelho e, finalmente, reintrodução do colonoscópio para posterior ligadura.

ANGIOECTASIA

Lesão vascular que se caracteriza pela dilatação de vasos preexistentes, sem caráter proliferativo ou regenerativo (Fig. 82-3). Também conhecida como angiodisplasia ou ectasia vascular.

É a causa vascular mais frequente de sangramento intestinal, encontrada principalmente em ceco e ascendente de indivíduos idosos, consideradas como tipo 1 de Moore.[19] Resulta de alterações degenerativas e obstrução crônica intermitente de vasos da submucosa. Manifesta-se por sangramento maciço, hematoquezia ou anemia. São considerados preditores de angioectasias no cólon a cirrose hepática, insuficiência renal crônica e a doença valvular cardíaca, sendo esta última e a presença de múltiplas angioectasias, consideradas como significativos fatores de risco para hemorragia ativa.[26] O tamanho da lesão vascular não foi considerado como fator de risco. O tratamento de escolha é o endoscópico, preferencialmente a técnica com plasma de argônio, por ser de fácil aplicação, poder atuar em áreas extensas e penetrar somente 1-2 mm de profundidade, diminuindo o risco de perfuração. A potência escolhida varia entre 30-45 W com fluxo de 1 litro/minuto (Figs. 82-4 e 82-5).[1]

Como outra boa opção, temos o cautério bipolar. Significativo aumento dos níveis de hemoglobina e redução na necessidade de transfusões sanguíneas têm sido observados após a utilização do plasma de argônio na terapêutica.[22]

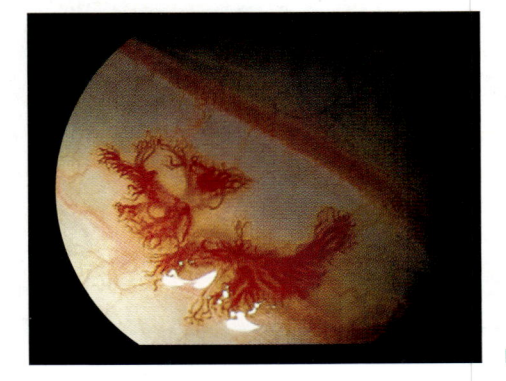

Fig. 82-3. Angioectasia.

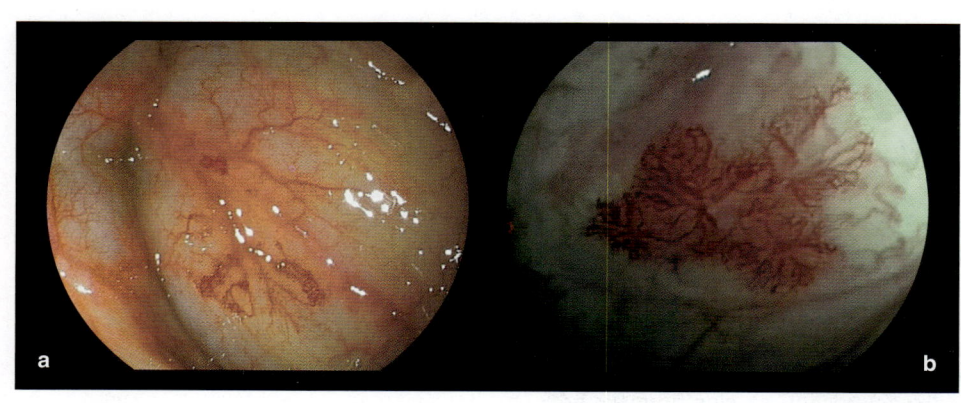

Fig. 82-4. (a e b) Angioectasias.

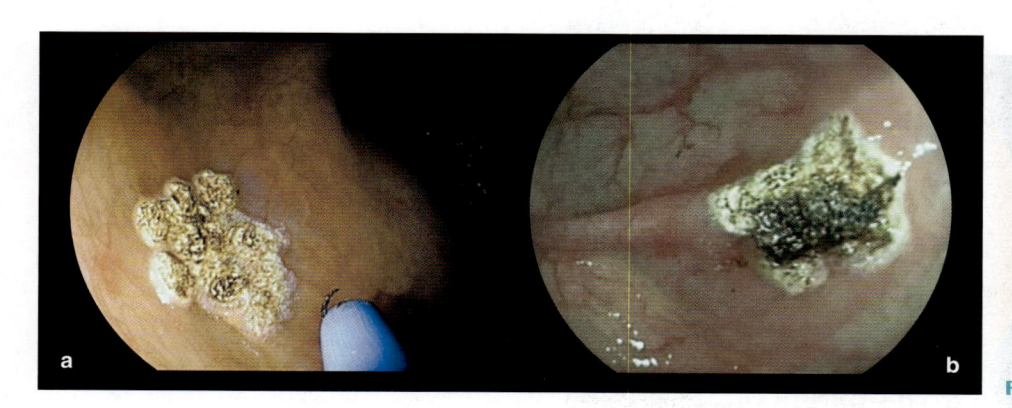

Fig. 82-5. (a e b) Coagulação com plasma de argônio.

No entanto, em casos de hemorragia aguda, causada por angioectasia, o uso de plasma de argônio não é preditivo de menor recorrência de sangramento.[25]

RETOPATIA ACTÍNICA

A lesão actínica resulta de danos no endotélio, lesão microvascular com fibrose da íntima e trombos de fibrina em pequenas artérias e arteríolas que conduzem à fibrose, isquemia e o desenvolvimento de lesões neovasculares após a radioterapia da pelve, ocorrendo em 5-20% dos casos (Fig. 82-6).

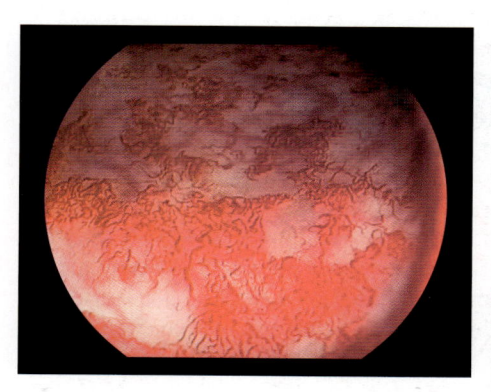

Manifesta-se por sangramento retal, por vezes intenso, podendo levar à anemia e necessidade de transfusão sanguínea. A colonoscopia atua permitindo o diagnóstico (edema, palidez de mucosa, friabilidade e angioectasias) e também a terapêutica, sendo a coagulação com plasma de argônio uma efetiva alternativa para o tratamento (Fig. 82-7).

As principais complicações deste método são a estenose e as úlceras persistentes, que podem ser diminuídas com a redução da potência aplicada (< 45 W).[5,24] Há estudos que mostram manutenção da remissão clínica (interrupção do sangramento ou perda ocasional de sangue nas fezes, sem aparecimento ou recorrência de anemia) em cerca de 90% dos casos tratados com plasma de argônio, com um seguimento médio entre 18-20 meses.[5,14]

SANGRAMENTO PÓS-POLIPECTOMIA

A polipectomia endoscópica não é isenta de complicações, e o sangramento é a complicação mais frequente. O sangramento imediato é relatado em até 10,2% dos casos, e pode ocorrer ainda de forma precoce ou tardia.[8,15] As opções de terapia endoscópica são a injeção, *endoloop*,

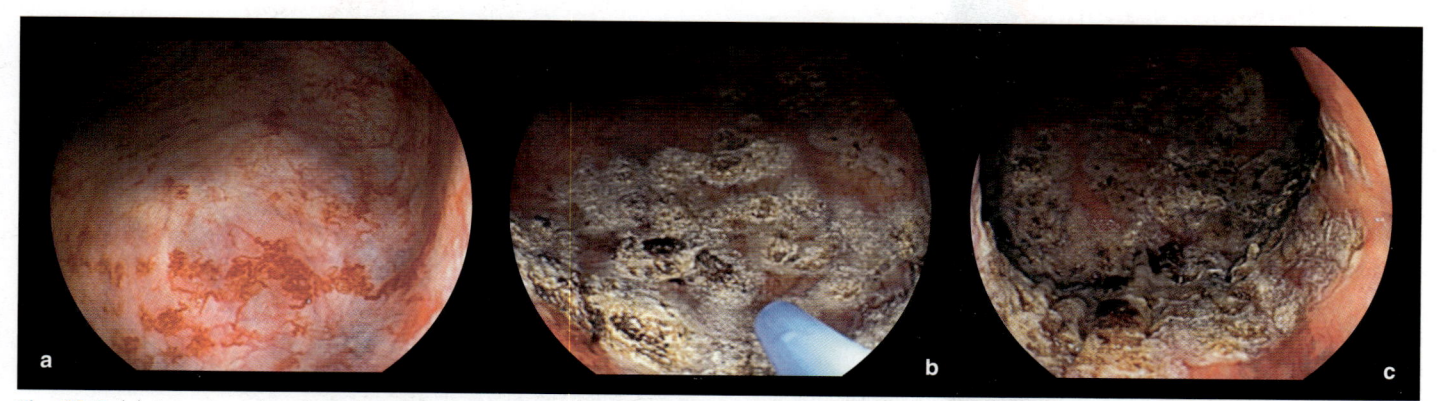

Fig. 82-6. Presença de várias neoformações vasculares em reto pós-radioterapia.

Fig. 82-7. (a) Aspecto endoscópico da retopatia actínica; (b) coagulação com plasma de argônio; (c) aspecto final pós-argônio.

coagulação ou hemoclipe. A injeção de adrenalina reduz o sangramento pós-polipectomia imediato, mas não o sangramento tardio. O *endoloop* e o hemoclipe podem ser usados isoladamente ou combinados. A coagulação, pela úlcera causada por seu efeito térmico, pode causar sangramento até 2 semanas após a polipectomia.[28]

A colonoscopia também permite que possa ser realizada uma profilaxia de sangramento pós-polipectomia, permitindo que o procedimento seja realizado de forma mais segura (Figs. 82-8 a 82-10).[7]

Há controvérsias a esse respeito. Um estudo randomizado dividiu 100 pólipos em dois braços de 50 pólipos, e observou um significativo menor sangramento pós-polipectomia no grupo que havia recebido injeção de adrenalina no pedículo ou na base do pólipo (2 *vs.* 16%, p < 0,05).[7]

Alto risco de hemorragia após a excisão endoscópica foi associado a pólipos maiores que 17 mm, pólipos pediculados com pedículos maiores que 5 mm, pólipos sésseis e lesões malignas.[8] Porém, o estudo de Gimeno-Garcia *et al.* demonstrou que pólipos maiores que 14 mm, presença de componente viloso e displasia de alto grau são fatores predisponentes ao sangramento pós-polipectomia.[9]

Uma metanálise observou que a hemorragia pós-polipectomia precoce foi significativamente diminuída, quando uma técnica de profilaxia foi adotada (p < 0,0001).[18] Este estudo também mostrou que o uso de métodos combinados foram mais eficazes que a monoterapia para a profilaxia de sangramento precoce (p = 0,002). No entanto, para a prevenção do sangramento tardio, não houve redução significativa, independente do método escolhido, combinado ou não (p = 0,38).

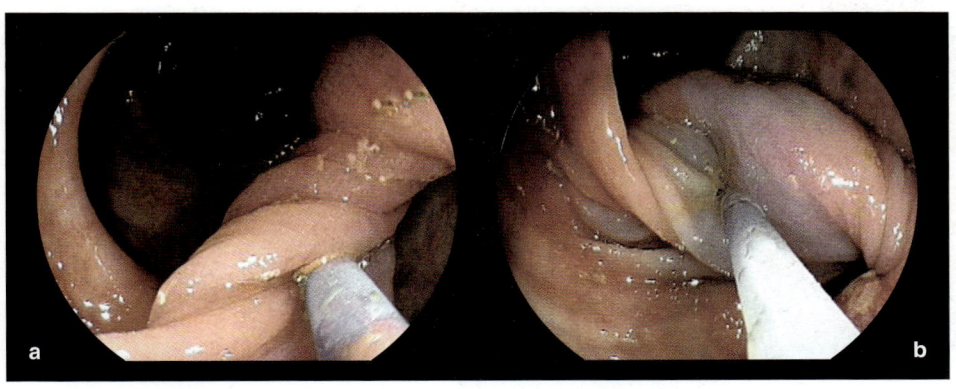

Fig. 82-8. (a e b) Método de injeção no pedículo para profilaxia de hemorragia.

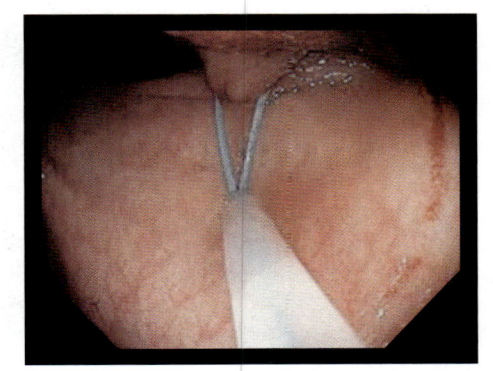

Fig. 82-9. *Endoloop* no pedículo do pólipo.

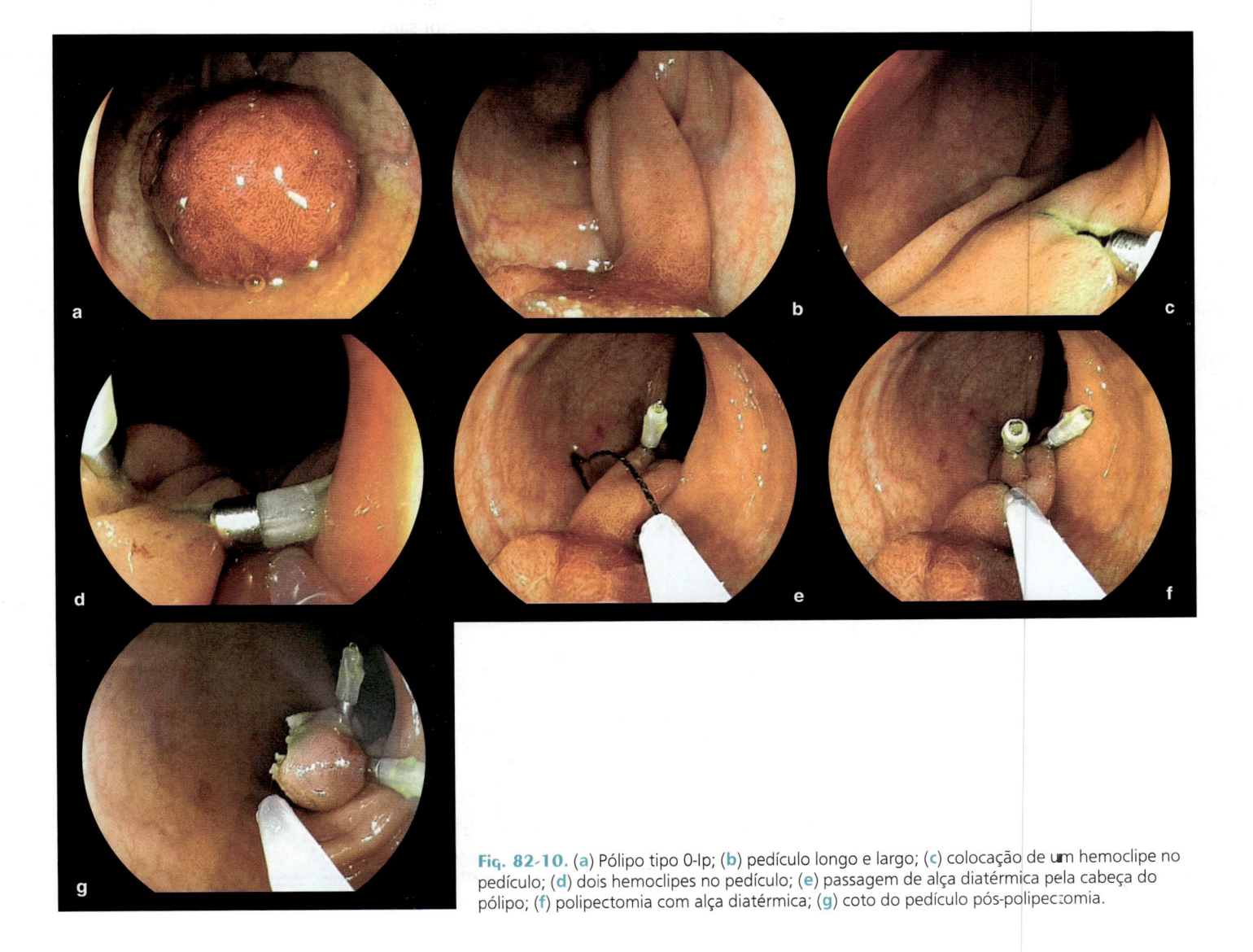

Fig. 82-10. (a) Pólipo tipo 0-Ip; (b) pedículo longo e largo; (c) colocação de um hemoclipe no pedículo; (d) dois hemoclipes no pedículo; (e) passagem de alça diatérmica pela cabeça do pólipo; (f) polipectomia com alça diatérmica; (g) coto do pedículo pós-polipectomia.

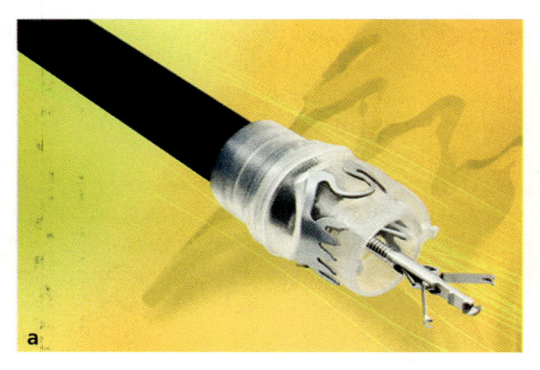

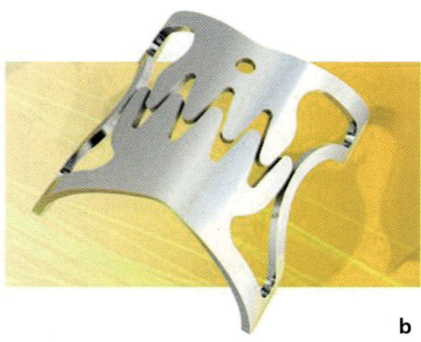

Fig. 82-11. (a e b) Dispositivo *over-the-scope-clip* (OTSC).

Doença inflamatória intestinal, carcinomas colorretais avançados e colopatia isquêmica também podem apresentar sangramento intestinal, mas em razão da natureza difusa deste sangramento, raramente, o tratamento endoscópico é indicado.

NOVAS TÉCNICAS ENDOSCÓPICAS PARA A HEMORRAGIA DIGESTIVA

Emergentes agentes estão sendo considerados como alternativas promissoras para a hemorragia gastrointestinal aguda: pós-hemostáticos que, em contato com o sangue, produzem um tamponamento mecânico. Há os agentes TC-325 (Hemospray) e o Endoclot, que ativam a agregação plaquetária e a cascata da coagulação. Podem ser usados tanto como terapia primária quanto secundária, estando especialmente indicados para casos de sangramento por câncer e em lesões de difícil acesso.[4] Em 24-72 horas são completamente eliminados pelo trato gastrointestinal. O agente hemostático Ankaferd Bloodstopper (ABS) apresenta um diferente mecanismo de ação, havendo uma interação do produto em contato com as proteínas sanguíneas, induzindo uma aglutinação proteica, formando, assim, uma malha encapsulada. A maioria dos fatores de coagulação não é afetada.[23] Todos estes agentes devem ser aplicados somente se houver sangramento ativo. Até o momento, a literatura apresenta séries pequenas, sendo a maioria dos estudos em hemorragia digestiva alta. Holster II *et al.* avaliaram nove pacientes com sangramento gastrointestinal baixo, conseguindo hemostasia inicial em todos os casos, utilizando TC-325, havendo recorrência do sangramento em dois casos (22%).[10]

Dispositivo para fechar a parede intestinal em caso de perfuração *(over-the-scope-clip)*, também pode ser usado para controlar o sangramento gastrointestinal (Fig. 82-11).

Todos estes acessórios necessitam de mais estudos para melhor avaliar sua eficácia e segurança.

REFERÊNCIAS BIBLIOGRÁFICAS

1. Pasha SF, Shergill A, Acosta RD et al. ASGE Standards of Practice Committee. The role of endoscopy in the patient with lower GI bleeding. *Gastrointest Endosc* 2014;79:875-85.
2. Aytac E, Stocchi L, Gorgun E et al. Risk of recurrence and long-term outcomes after colonic diverticular bleeding. *Int J Colorectal Dis* 2014;29:373-78.
3. Barnert J, Messmann H. Lower intestinal bleeding disorders. In: Classen M, Tytgat GN, Lightdale CJ. (Eds.). *Gastroenterological endoscopy*. 2nd ed. New York: Thieme, 2010. p. 641-57.
4. Bustamante-Balén M, Plumé G. Role of hemostatic powders in the endoscopic management of gastrointestinal bleeding. *World J Gastrointest Pathophysiol* 2014;5:284-92.
5. Canard JM, Védrenne B, Bors G et al. Long term results of treatment of hemorrhagic radiation proctitis by argon plasma coagulation. *Gastroenterol Clin Biol* 2003;27:455-59.
6. Davila RE, Rajan E, Adler DG et al. Standards of Practice Committee. ASGE Guideline: the role of endoscopy in the patient with lower-GI bleeding. *Gastrointest Endosc* 2005;62:656-60.
7. Dobrowolski S, Dobosz M, Babicki A et al. Prophylatic submucosal saline-adrenaline injection in colonoscopic polypectomy: prospective randomized study: *Surg Endosc* 2004;18:990-93.
8. Dobrowolski S, Dobosz M, Babicki A et al. Blood supply of colorectal polyps correlates with risk of bleeding after colonoscopic polypectomy. *Gastrointest Endosc* 2006;63:1004-9.
9. Gimeno-Garcia AZ, de Ganzo ZA, Sosa AJ, et al. Incidence and predictors of postpolypectomy bleeding in colorectal polyps larger than 10 mm. *Eur J Gastroenterol Hepatol* 2012;24:520-6.
10. Holster IL, Brullet E, Kuipers EJ et al. Hemospray treatment is effective for lower gastrointestinal bleeding. *Endoscopy* 2014;46:75-78.
11. Ishii N, Setoyama T, Deshpande GA et al. Endoscopic band ligation for colonic diverticular hemorrhage. *Gastrointest Endosc* 2012;75:382-87.
12. Jensen DM, Machicado GA, Jutabha R et al. Urgent colonoscopy for the diagnosis and treatment of severe diverticular hemorrhage. *N Engl J Med* 2000;342:78-82.
13. Kaltenbach T, Watson R, Shah J et al. Colonoscopy with clipping is useful in the diagnosis and treatment of diverticular bleeding. *Clin Gastroenterol Hepatol* 2012;10:131-37.
14. Karamanolis G, Triantafyllou K, Tsiamoulos Z et al. Argon plasma coagulation has a long-lasting therapeutic effect in patients with chronic radiation proctitis. *Endoscopy* 2009;41:529-31.
15. Kim HS, Kim TI, Kim WH et al. Risk factors for immediate postpolypetomy bleeding of the colon: a multicenter study. *Am J Gastroenterol* 2006;101:1333-41.
16. Laine L, Yang H, Chang SC et al. Trends for incidence of hospitalization and death due to GI complications in the United States from 2001 to 2009. *Am J Gastroenterol* 2012;107:1190-95.
17. Lewis M, NDSG. Bleeding colonic diverticula. *J Clin Gastroenterol* 2008;42:1156-58.
18. Li LY, Liu QS, Li L et al. A meta-analysis and systematic review of prophylactic endoscopic treatments for postpolypectomy bleeding. *Int J Colorectal Dis* 2011;26:709-19.
19. Moore JD, Thompson NW, Appelman HD et al. Arteriovenous malformations of the gastrointestinal tract. *Arch Surg* 1976;111:381.
20. Navaneethan U, Njei B, Venkatesh PG et al. Timing of colonoscopy and outcomes in patients with lower GI bleeding: a nationwide population-based study. *Gastrointest Endosc* 2014;79:297-306.
21. Niikura R, Nagata N, Yamada A et al. Recurrence of colonic diverticular bleeding and associated risk factors. *Colorectal Dis* 2012;14:302-5.
22. Olmos JA, Marcolongo M, Pogorelsky V et al. Long-term outcome of argon plasma ablation therapy for bleeding in 100 consecutive patients with colonic angiodysplasia. *Dis Colon Rectum* 2006;49:1507-16.
23. Raju GS, Gerson L, Das A et al. American Gastroenterological Association. American Gastroenterological Association (AGA) Institute technical review on obscure gastrointestinal bleeding. *Gastroenterology* 2007;133:1697-717.
24. Rodrigues CG, Alberto SF, Felix J et al. Argon plasma coagulation treatment in patients with chronic radiation proctitis. *Endoscopy* 2010;42:518.
25. Saperas E, Videla S, Dot J et al. Risk factors for recurrence of acute gastrointestinal bleeding fron angiodysplasia. *Eur J Gastroenterol Hepatol* 2009;21:1333-39.
26. Sekino Y, Endo H, Yamada E et al. Clinical associations and risk factors for bleeding from colonic angiectasia: a case-controlled study. *Colorectal Dis* 2012;14:740-46.
27. Setoyama T, Ishii N, Fujita Y. Endoscopic band ligation (EBL) is superior to endoscopic clipping for the treatment of colonic diverticular hemorrhage. *Sur Endosc* 2011;25:3574-78.
28. Whitlow CB. Endoscopic treatment for lower gastrointestinal bleeding. *Clin Colon Rectal Surg* 2010;23:31-36.

Índice Remissivo

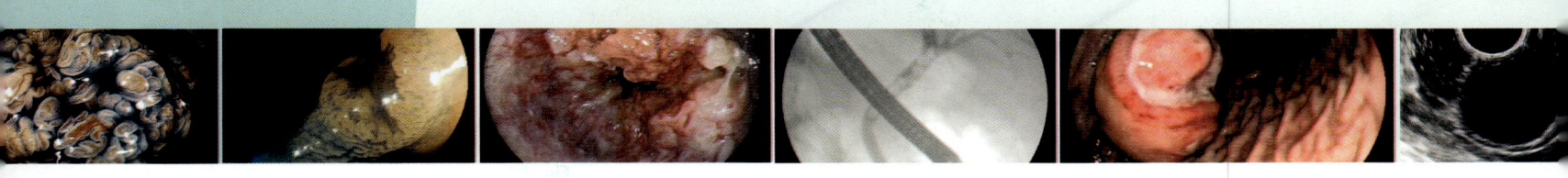

Entradas acompanhadas pelas letras *f* em itálico e **q** em negrito indicam figuras e quadros respectivamente.

A

Abscessos perianais, 280
   diagnóstico, 281
   tratamento, 281
Acalasia
   e outras disfunções motoras do esôfago, 27, 31
      classificação, 27
      diagnóstico, 27
      dilatação pneumática, 30
      etiopatologia, 27
      tratamento, 28
         cirúrgico, 31
         farmacológico, 29
Acantose glicogênica, 72
   descrição, 72
   epidemiologia, 72
   manejo, 73
Ácido acético
   corante, 60
Adenocarcinoma
   do canal anal, 284
      diagnóstico, 284
      quadro clínico, 284
      tratamento, 284
   infiltrativo, 368
Adenomas
   colorretal avançado, 211
      características, **211q**
      conduta, 212
      diagnóstico, 211
      introdução, 211
   e carcinomas, 192
Adesivo tecidual, 68
Agenesia dorsal
   do pâncreas, 307
Anastomose
   estenose de, 439
Angiodisplasias, 264
Anticoagulantes
   e antibioticoterapia em endoscopia, 16
Azul de metileno
   corante, 59

B

Balão de Sengstaken-Blakemore, 68
Balão intragástrico, 431
   acompanhamento, 432
   avaliação pré-procedimento, 431
   medicação pós-colocação, 432
   complicações, 432
   contraindicações, **431q**
   indicações, 431
   introdução, 431
   resultados, 433
   técnica de colocação, 431
   técnica de retirada, 433
Banda gástrica
   erosão da, 439
Barret
   esôfago de, 54
      aspectos endoscópicos e histopatológicos, 54
      aspectos epidemiológicos, 54
      cromoscopia e técnicas endoscópicas avançadas, 55
      definição, 54
      introdução, 54
      marcadores biológicos, 56
      terapêutica endoscópica, 56
      vigilância endoscópica, 55
      visão geral das novas tecnologias, 55
Benzodiazepínicos, 13
Biópsia, 103

C

Canal anal
   lesões de, 271
      anamnese, 271
      doença hemorroidária, 273
      exame proctocológico, 271
         anuscopia, 271
         inspeção, 272
         palpação, 272
         retossigmoidoscopia, 272
         toque retal, 272
      grupos de risco, **271q**
      introdução, 271

Câncer
   avançado do esôfago, 78
      diagnóstico e estadiamento, 79
      introdução, 78
      tratamento, 80
   avançado do estômago, 129
   colorretal avançado, 229
      acompanhamento, 232
      aspectos endoscópicos da lesão, 230
      classificação, 231
      diagnóstico, 230
      epidemiologia e fatores de risco, 229
      estadiamento, 232
      introdução (definição), 229
      papel da colonoscopia, 231
      patogênese, 230
      prognóstico, 232
      quadro clínico, 230
   de pâncreas, 381
      estadiamento e ressecabilidade, 382
   de vesícula biliar, 404
   gástrico precoce, 120
      aspectos epidemiológicos, 120
      classificação, *121f*
      fatores de risco, 121f
      tipos, 122-124
      tratamento, 125
   precoce do cólon e reto, 217
      avaliação da invasão, 223
      brotamento, 222
      definição, 218
      diagnóstico, 218
      dissecção endoscópica, 225
      estadiamento, 223
      expansão dos critérios, 225
      histologia e carcinogênese, 217
      impacto das polipectomias, 217
      introdução, 217
      lesões perdidas, 217
      lesões polipóides e superficiais, 217
      macroscopia e invasão submucosa, 220
      padrão de criptas, 219
      pólipos colorretais, 217
      sobrevida, 220
      técnica de injeção submucosa, 223
      tratamento endoscópico, 224
   precoce do esôfago, 75
      como realizar o estadiamento do carcinoma?, 76
      como tratar?, 77
      introdução, 75
      qual é o conceito de carcinoma precoce do esôfago?, 75
      quais os sintomas apresentados pelos pacientes com carcinoma esofágico precoce?, 75
      que métodos são efetivos para a identificação precoce?, 75
Cancroide, 288
  diagnóstico, 288
  quadro clínico, 288
  tratamento, 288
Candida sp, 36
Candidíase, 289
  diagnóstico, 289
  quadro clínico, 289
  tratamento, 289
Cápsula endoscópica
  de intestino delgado, 170
  do cólon, 175

Carcinoide, 192
Carcinoma epidermoide, 283
  diagnóstico, 284
  quadro clínico, 284
  tratamento, 284
Cirrose, 66
Cirurgia bariátrica
  aspectos anatômicos pós-, 435
    aspecto endoscópico, 435
    banda gástrica ajustável, 436
    bypass gástrico em y-de-Roux, 435
    derivação biliopancreática-Scopinaro, 437
    gastrectomia vertical, 436
    introdução, 435
  tratamento endoscópico das complicações pós-operatórias da, 438
    complicações pós-operatórias, 438
    introdução, 438
Cistoadenoma
  mucinoso, 396
  seroso sólido, 387, 398
Cistos, 360
Cistos biliares, 341
  diagnóstico, 342
  introdução, 341
  patogênese, 341
  quadro clínico, 341
  tipos, 341
  tratamento, 342
Cistos congênitos, 307
Citomegalovírus, 37
Colangiocarcinomas papilíferos, *326f*
Colangiopancreatografia retrógrada endoscópica
  complicações pós-, 349
    hemorragia, 349
    introdução, 349
    pancreatite aguda, 349
    perfuração, 350
    septicemia, 350
Colangioscopia, 321
Colangite, 316
  apresentação, 317
  diagnóstico, 317
  esclerosante primária, 337
    biópsia hepática, 338
    exames de imagem, 338
    exames laboratoriais, 337
    introdução, 337
    prevalência de autoanticorpos, 337
    quadro clínico, 337
    sexo, 337
  esclerosante secundária, 339
    prognóstico, 339
    tratamento
      cirúrgico, 339
      endoscópico, 339
      medicamentoso, 339
  etiologia, 316
  exame por imagem, 317
  introdução, 316
  patogenia, 316
  tratamento, 318
    antibioticoterapia, 318
    drenagem da via biliar, 318
    suporte clínico, 318

Índice Remissivo

Coledocolitíase, 405
  diagnóstico e tratamento, 309
    introdução, 309
  tratamento, 310
Colites específicas, 260
  por agentes bacterianos, **260q**
  por protozoários e parasitas, **261q**
  por vírus e fungos, **261q**
  tipos de, **260q**
Cólon
  cápsula endoscópica do, 175
    discussão, 175
    indicações, 176
    introdução, 175
    preparo, 176
    resultados, 176
    sistema CCE2, 175
  doença diverticular do, 240
    aspectos endoscópicos, 243
      diverticulite, *243f*
    cirurgia, 242
    clínica e diagnóstico, 241
    estágios da, **241q**
    etiologia e patogenia, 240
    introdução e epidemiologia, 240
    tratamento, 242
Colonoscopia, 179
  complicações em, 292
    durante a sedação e analgesia, 292
    durante o exame diagnóstico, 293
    durante procedimento terapêutico, 293
    durante o preparo do cólon, 292
    introdução, 292
  preparo do cólon para, 181
    domiciliar, 181
    fatores de risco, **181q**
    internado, 182
    introdução, 181
    na unidade ou ambulatorial, 182
  qualidade em foco, 185
    critérios de, 186
    escore, **188q**
    introdução, 185
  técnicas de colonoscopia
    o exame, 297
      epílogo, 300
      introdução, 297
      procedimento colonoscópico, 297
        inserção do endoscópico, 298
        inspeção endoscópica, 300
        limpeza dos intestinos, 297
        sedação e monitoração, 298
        técnica acessórios, 300
Colopatia hipertensiva portal, 265
Condiloma acuminado, 283, 286
  diagnóstico, 283, 286
  quadro clínico, 283, 286
  tratamento, 283, 286
Corpo estranho
  retirada de, 94
    acessórios endoscópicos, 96
    achados clínicos, 94
    introdução, 94
    tipos de, 94

Cromoendoscopia de estômago e duodeno, 139
  digital, 139
  introdução, 139
  magnificada no duodeno, 142
  química, 139
Cromoendoscopia esofágica, 58
  corantes, **58q**
    tipos específicos de, 59
  eletrônica, 60
  introdução, 58
  técnica, 58
Cromoendoscopia no cólon, 234
  introdução, 234
Cromoscopia, 55
  e padrão de capilares, 237
    classificação, 237-238

D

Desinfecção
  dos endoscópios, 8
Diazepam, 14
Dilatação pneumática, 30
Dissecção
  endoscópica submucosa, 22
    equipamentos, 86
      acessórios, 86
    técnica, 86
      incisão, 87
      inspeção, 86
      marcação, 86
      preparo, 86
Divertículo de Zenker, 92
  diagnóstico, 92
  etiopatogenia, 92
  introdução, 92
  quadro clínico, 92
  técnica, 93
  tratamento, 92
    intraluminal, 93
Doença
  celíaca, 156
    apresentação clínica na infância, 156
    apresentação clínica no adulto, 156
    definições, 156
    diagnóstico, 157
    epidemiologia, 156
    formas clínicas, 157
    histologia, 159
    manifestações clínicas, 156
    manifestações extraintestinais, 157
    manifestações gastrointestinais, 157
    patogênese, 156
  de Bowen, 285
    diagnóstico, 285
    quadro clínico, 285
    tratamento, 285
  de Crohn
    aspectos endoscópicos da, 253, 254
      classificação, 253
      introdução, 253
  de Ménétrier, 367
    diagnóstico endoscópico da, 367
  de Paget, 285
    diagnóstico, 285

quadro clínico, 285
tratamento, 285
diverticular do cólon, 240
hemorroidária, 273
anatomia, 273
classificação, 273
diagnóstico, 274
etiopatogenia, 273
quadro clínico, 274
tratamento, 274
Doenças sexualmente transmissíveis anorretais, 286
Donovanose, 287
diagnóstico, 288
quadro clínico, 288
tratamento, 288
Drenagem
biliar ecoguiada, 417
coledocoduodenostomia *vs.* hepatogastrostomia, 420
colocação de *stent*, 419
introdução, 417
limitações atuais e avanços recentes, 422
rendezvouz, 417
vs. técnica transluminal direta, 420
resultados, 419
transiluminal direta, 417
vias de acesso intra-hepática *vs.* extra-hepática, 421
Droga
antitrombótica, 16, 17

E
Ecoendoscopia
estadiamento das neoplasias do esôfago, estômago e reto por, 375
introdução, 375
nas pancreatites crônica, autoimune e idiopática
papel da, 401
Endocardite infecciosa
prevenção da, **19q**
Endomicroscopia confocal, 321, 394
por *miniprobe* ecoguiado, 425
introdução, 425
material e métodos, 425
para cistos de pâncreas, 426
para tumores sólidos do pâncreas, 427
Endoscopia
anticoagulantes e antibioticoprofilaxia em, 16
agentes antitrombóticos, 16
endoscopia digestiva, 18
introdução, 16
digestiva alta
complicações em, 21
diagnóstica, 21
eventos cardiovasculares, 21
infecções, 21
perfuração, 22
sangramentos, 21
introdução, 21
terapêutica, 22
colocação de *stents*, 22
dilatação, 22
hemostasia de varizes esofágicas, 22
terapias ablativas, 22
legislação em, 3
normas vigentes, 3
boas práticas de funcionamento, 4
atribuições do responsável técnico, 5

condições organizacionais, 4
disposições finais e transitórias, 6
infraestrutura física/recursos materiais, 5
processamentos de equipamentos e acessórios, 5
recursos humanos, 4
segurança e saúde no trabalho, 6
disposições iniciais, 3
abrangência, 3
definições, 3
objetivo, 3
na pancreatite aguda, 330
complicações locais, 332
estudos prospectivos, 330
guidelines, 331
intervenções endoscópicas, 332
introdução, 330
tratamento endoscópico, 332
sedação em, 12
avaliação pré-procedimento, 12
drogas mais utilizadas, 13
introdução, 12
monitoração, 13
níveis de, 12
preparo do paciente, 13
procedimento sem ou com sedação mínima, 12
riscos e complicações, 14
Endoscópios
desinfecção dos, 8
definições, 8
disposições gerais, 10
disposições finais e transitórias, 10
processamento de equipamentos e acessórios, 8
reprocessamento de equipamentos e acessórios, 8
segurança e saúde no trabalho, 10
Enteroscopias, 163
cápsula endoscópica, 163
com espiral, 164
complicações, 168
contraindicações, 168
de duplo balão, 164
de monobalão, 164
indicações terapêuticas, 167
intraoperatória, 163
introdução, 163
por endoscópio do tipo sonda, 163
principais indicações, 164
avaliação de tumores, 165
pólipos e poliposes, 166
sangramento, 164
profundas, 164
push-enteroscopia, 163
Esofagite(s)
de refluxo, 49
classificação, 50, **50q**, **51q**
estenose péptica, *52f*
exame, 51
indicação da endoscopia digestiva alta, 49
introdução, 49
papel da endoscopia no tratamento, 53
papel das biópsias, 52
seguimento endoscópico, 50
descamativa, 38
eosinofílica, 40
avaliação da resposta e prognóstico, 46
diagnóstico, 42
alterações endoscópicas, 42

anéis esofágicos, *44f*
estrias lineares, *44f*
epidemiologia, 41
etiopatogênese, 41
introdução, 40
manifestações clínicas, 42
no trato digestório
  e as doenças eosinofílicas, 40
tratamento, 45
  corticoterapia, 45
  dietas de restrição, 45
  dilatação endoscópica, 46
  farmacológico, 45
  inibidores da bomba de prótons, 45
estenoses de, 89
  tratamento endoscópico das, 89
    contraindicações, 89
    diagnóstico, 89
    introdução, 89
    o que fazer?, 90
    resultados, 90
    técnica de dilatação, 89
    tipos de dilatadores, 89
não pépticas, 35
  actínicas, 35
  infecciosas, 36
  lesões cáusticas, 35
Esôfago
acalasia e outras disfunções motoras do, 27
câncer precoce, 75
de Barret, 54
em quebra-nozes, 32
ressecções endoscópicas do, 82
tumores benignos do, 70
Esofagogastroduodenoscopia, 25
Espasmo esofagiano difuso, 31
  definição, 31
  tratamento, 31
Esplenose, 385
Estenose biliar benigna, 320
  causas, **320q**
  etiologia e tratamento, 321
  introdução, 320
  técnicas, 320
Estenoses malignas
  da via biliar, 325
    avaliação da icterícia, 326
    introdução, 325
    paliação da icterícia, 328
    tratamento endoscópico, 326
Estômago
  câncer avançado do, 129
    classificação, 129
    definição, 129
    exame endoscópico, 131
    introdução, 129
  cromoendoscopia do, 139
  ressecção endoscópica das neoplasias precoces do estômago, 133
    classificação, 133
    complicações da dissecção, 137
    conduta no pós-operatório, 136
    curabilidade, 137
    dissecção endoscópica de submucosa, 134
    equipamentos e acessórios, 134
    estadiamento, 133
    indicações, 134
    introdução, 133
    princípios técnicos, 134
    recuperação e preparo do espécime, 136
    técnica, 135
    treinamento recomendado, 137
Estômago de Watermelon, 103

F

Fentanil, 14
Fissura anal, 276
  anatomopatologia, 276
  diagnóstico, 278
  etiopatogenia, 277
  quadro clínico, 277
  tratamento, 278
Fístulas perianais, 281, 438
  classificação, 281
  diagnóstico, 282
  quadro clínico, 281
Flexible Spectral Imaging Color, 62

G

Gangrena necrosante, 282
  diagnóstico, 282
  quadro clínico, 282
  tratamento, 282
Gastrites e gastropatias, 100, 368
  classificação, 100
    estômago normal, 100
  endoscópicas, 101
    atrófica, 102
    enantematosa, 101
      edema, 101
      enantema, 101
      exsudato, 101
      nodosidade, 101
    erosiva, 101
    hemorrágica, 102
    lesões elementares, 101
  hiperplásica, 102
  introdução, 100
  linfocítica, 368
Gastropatias
  hipertensiva portal
    e varizes gástricas, 105
      introdução, 105
  vasculares, 103
    hipertensiva, 103
Gastrostomia endoscópica percutânea, 148
  antibioticoprofilaxia, 148
  complicações, 149, 150
  contraindicações, **148q**
  indicações, 148
  início do uso, 149
  introdução, 148
  sedação e analgesia, 149
  técnicas, 148
Gonorreia, 286
  diagnóstico, 287
  quadro clínico, 286
  tratamento, 287

H

Hemangioma, 71, 264
　descrição, 72
　epidemiologia, 71
　manejo, 72
Hematoma perianal, 276
　diagnóstico, 276
　quadro clínico, 276
　tratamento, 276
Hemorragia
　digestiva alta, 66, 438
　　não varicosa, 443
　　　tratamento endoscópico da, 443
　　　　avaliação inicial, 443
　　　　causas, **443q**
　　　　endoscopia, 444
　　　　farmacológico, 444
　　　　injetáveis, 446
　　　　introdução, 443
　　　　mecânicos, 447
　　　　ressangramento, 448
　　　　revisão endoscópica, 448
　　　　térmicos, 447
　digestiva baixa, 450
　　tratamento endoscópico da, 450
　　　angioectasia, 451
　　　definição e etiologia, 450
　　　introdução, 450
　　　novas técnicas endoscópicas, 454
　　　retopatia actínica, 452
　　　sangramento diverticular, 450
　　　sangramento pós-polipectomia, 452
　relacionada com procedimento endoscópico, 16
　submucosa, 102
Hemostasia
　de lesões não varicosas, 22
　de varizes esofágicas, 22
Heteropatias, 73
　descrição, 73
　epidemiologia, 73
　manejo, 73
Hipertenção portal
　tratamento da, 66
Herpes simples genital, 289
　diagnóstico, 289
　quadro clínico, 289
　tratamento, 289
Hipertonia
　do esfíncter inferior do esôfago, 33
Hipotonia
　do esfíncter inferior do esôfago, 33

I

Ileíte difusa, *258f*
Índigo-carmim
　corante, 60
Intestino delgado
　cápsula endoscópica de, 170
　　complicações, 172
　　contraindicações, 172
　　indicações, 172
　　　anemia por deficiência de ferro, 173
　　　doença celíaca, 174
　　　doença de Crohn, 173
　　　dor abdominal, 174
　　　hemorragia de origem obscura, 172
　　　síndromes hereditárias, 173
　　　tumores, 173
　　introdução, 170

J

Junção pancreatobiliar anômala, 307

K

Kaposi
　sarcoma, 285

L

Leiomiomas, 72, 357
　definição, 357
　diagnóstico, 357
　ocorrência, 357
　sintomas, 358
Lesões não polipoides de cólon e reto, 196
　conceito e classificação morfológica, 196
　conduta, 198
　　dissecção da submucosa, 200
　　mucosectomia, 199
　　polipectomia, 198
　diagnóstico, 197
　introdução, 196
Lesões planas colorretais
　fundamentos e tratamento endoscópico, 213
　　achados macroscópicos, 214
　　classificação, **216q**
　　conceito, 213
　　diagnóstico e tratamento, 215
　　fisiopatologia, 215
　　histopatologia, 213
　　introdução, 213
Lesões polipoides de cólon e reto, 190
　classificação, **191q**
　cromoscopia, 190
　definição e classificação, 190
　tratamento, 193
Lesões subepiteliais
　do trato gastrointestinal, 355
　　compressões extrínsecas, 355
　　　causas de, **356q**
　　　frequência, **356q**
　　　principais, 357-362
　　　punção ecoguiada, 362
Lesões vasculares do cólon e reto, 263
　angiodisplasias, 263
　hemangiomas, 264
　introdução, 263
Leucoplasia, 283
　diagnóstico, 283
　quadro clínico, 283
　tratamento, 283
Lidocaína
　spray, 13
Linfogranuloma, 288
　diagnóstico, 288
　quadro clínico, 288
　tratamento, 288

Linfoma, 284
  diagnóstico, 284
  MALT, 366
    estadiamento, 366
    gástrico, 371
      aspectos clínicos e diagnóstico, 371
      classificação, **371q**
      introdução, 371
      papel da endoscopia, 371
      tratamento, 372
  quadro clínico, 284
  tratamento, 284
Linfoma MALT, 144
  classificação, **146q**
  estadiamento, 145
  introdução, 144
  quadro clínico, 144
  tratamento, 145
Lipoma, 71, 358
  descrição, 71
  epidemiologia, 71
  lesão clássica, 358
  sintomas, 358
Lugol
  corante, 59

M
Melanoma, 284
  diagnóstico, 285
  quadro clínico, 285
  tratamento, 285
Ménétrier
  doença de, 367
Meperidina, 14
Metaplasia intestinal, 102
Micobactérias, 38
Midazolam, 14
Molusco contagioso, 289
  diagnóstico, 289
  quadro clínico, 289
  tratamento, 290
Motilidade esofágica ineficaz, 33
Mucosectomia, 22, 83, 194
  assistida por ligadura elástica, 85
  com *Cap*, 83
  com injeção na submucosa, 83
  com monofilamento, 83

N
Narrow-Band Imaging, 60
Neoplasia
  esofágica, 375
    avaliação do tumor, 376
    e neoplasia superficial, 377
    e recidiva, 377
    e reestadiamento, 377
  gástrica avançada, *130f*, 377
    estadiamento, 378
    influência no manejo, 379
    reestadiamento, 379
  intraductal mucinosa papilífera, 395
  retal, 379
    estadiamento, 379
  sólidas com degeneração cística, 398

Neurólise celíaca, 408
  agulhas utilizadas, **409q**
  anatomia, 408
  introdução, 408
  resultados, 410
  técnica, 409
    contraindicações, 409
    equipamentos e acessórios, 409
    indicações, 409
    métodos alternativos, 409
    preparação e cuidados, 409
    procedimento, 409
Normas vigentes, 3

O
Opioides, 14

P
Pâncreas, 307
  cistos de, 392
    diagnóstico diferencial, 392, **393q**
    fatores avaliados, 393
    introdução, 392
    tipos de, 392
      principais, 394
  tumores sólidos do, 381
Pâncreas *divisum*, 305
  classificação, 305
  clínica, 305
  diagnóstico, 305
  embriologia, 305
  tratamento, 306
Pâncreas ectópico, 360
Pancreatite
  aguda, 330
    endoscopia na, 330
  autoimune, 385, 401
    diagnóstico, 402
    endoscopia na, 402
  crônica, 323, 383, 401
    diagnóstico, 401
    endoscopia na, 401
    papel da CPER na, 335
      achados, 335
      complicações, 336
      desvantagens, 335
      indicações, 335
      introdução, 335
      limitações, 336
  idiopática, 402
Papiloma
  de células escamosas, 70
  viral, 70
Paracoccidioidomicose, 387
Polipectomia
  gástrica, 22
Pólipo(s)
  adenomatoso, 70, 118
    conduta, 118
    seguimento, 118
  colorretais gigantes, 202
    com câncer, 207
    complicações, 206

dissecção submucosa, 204
equipamentos, 202
estratégias, 207
introdução, 202
objetivo, 202
orientações e sugestões, 203
ressecção mucosa, 204
seleção dos pacientes, 202
tatuagem, 206
técnicas, 203
para profilaxia da hemorragia, 206
tratamento, 202
de vesícula biliar, 404
epiteliais, 192
fibroides inflamatórios, 119, 362
fibrovasculares, 71
gástricos, 116
de glândulas fúndicas, 116
conduta, 117
seguimento, 117
introdução, 116
hamartomatosos, 119, 192
hiperplásicos, 117, 193
conduta, 117
seguimento, 118
não epiteliais, 191
não neoplásicos, 192
serrilhado, 193
Prega sentinela, 72
descrição, 72
epidemiologia, 72
manejo, 72
Pregas gástricas calibrosas, 366
introdução, 366
Processos inflamatórios e infecciosos, 279
diagnóstico,
etiopatogenia, 279
papilites, 279
quadro clínico, 279
tratamento, 280
Propofol, 14
Próteses gastroduodenais, 152
efeitos adversos e complicações, 153
equipamentos, equipe e técnica, 153
etapas, cuidado e seleção de materiais, 152
indicações, 152
índices de sucesso, eficácia e prognóstico, 155
introdução, 152
Próteses metálicas, 98
introdução, 98
sistema de liberação, 98
técnica para utilização, 99
Pseudocisto, 394
de pâncreas
tratamento endoscópico dos, 412
definição, 412
diagnóstico, 412
ecoendoscopia, 414
história natural, 413
incidência e etiologia, 412
manejo, 413
drenagem, 413-414
quadro clínico, 412

R

Recursos humanos, 4
Recursos materiais, 5
Responsável técnico
atribuições do, 5
Ressecções endoscópicas
do esôfago, 82
definições, *82f*
dissecção submucosa, 86
introdução, 82
mucosectomia, 83
Retocolite ulcerativa, 245
avaliação de atividade, 247
características endoscópicas, 245
edema, *246f*
úlceras extensas, *246f*
características especiais, 247
contraindicação, 245
diagnóstico, 245
escore parcial de Mayo, 247
indicações, 245
introdução, 245
vigilância de displasia, 248
Retopatia actínica hemorrágica, 452
diagnóstico e tratamento endoscópicos, 267
cuidados pré e pós-tratamento endoscópico, 268
diagnóstico, 267
eletrocoagulação bipolar, 268
eletrocoagulação monopolar, 269
introdução, 267
resultados, efeitos adversos e complicações, 269
tratamento endoscópico, 267
tratamento medicamentoso, 267

S

Sarcoidose, 388
Sarcoma de Kaposi, 285
diagnóstico, 285
quadro clínico, 285
tratamento, 285
Sedação
em endoscopia, 12
Síndrome da imunodeficiência adquirida, 290
diagnóstico, 290
quadro clínico, 290
tratamento, 290
Síndrome de Zollinger-Ellison, 368
Stents
colocação de, 22
Sufusões hemorrágicas, *255f*

T

Trombose hemorroidária, 275
diagnóstico, 276
quadro clínico, 276
tratamento, 276
Tuberculose, 386
isolada do pâncreas, 386
Tumor (es)
ampulares, 345
adenocarcinoma, *346f*
adenoma viloso da papila, *347f*

ampuloma inaparente, *345f*
esfincterotomia endoscópica, *346f*
benignos do esôfago, 70
   classificação, **70q**
   introdução, 70
   lesões epiteliais, 70
   lesões não tumorais, 72
   lesões subepiteliais, 71
císticos, 72
   descrição, 72
   epidemiologia, 72
   manejo, 72
de células granulosas, 71
   descrição, 71
   epidemiologia, 71
   manejo, 71
do canal anal, 282
gastrointestinais, 72
   descrição, 72
   epidemiologia, 72
   manejo, 72
hilar Bismuth, *326f*
sólidos do pâncreas, 381
   câncer, 381
   diagnóstico diferencial, 381
   introdução, 381
   metástases, 384

U

Úlcera péptica gastroduodenal, 111
   aspectos clínicos, 111
   classificação de Sakita, **112q**
   complicações, 113
     hemorragia, 113
   etiopatogênese, 111
   introdução, 111
   perfuração e obstrução, 114
   ressangramento, 114
   terapia injetável, 114
   terapia térmica, 114
   tratamento, 112
Úlcera(s)
   aftoides, *254f*
   gástrica, *255f*
   serpiginosa, *254f*
Ultrassom
   endoscópico, 320
   intraductal, 320

V

Válvula
   ileocecal, *256f*
Varizes, 361
   colônicas, 265
   gástricas, 367
Varizes esofágicas
   hemostasia de, 22
   tratamento endoscópico das, 65
     adesivo tecidual, 68
     balão, 68
     cirrose e hemorragia digestiva alta, 66
     complicações, 67
     conduta, 66
     diagnóstico e seguimento, 65
     escleroterapia de, 67
     falhas, 68
     farmacológico, 67
     hipertensão portal, 66
     história natural, 65
     introdução, 65
     prevenção de ressangramento, 68
     transjugular, 68
Varizes gástricas, 106
Vesícula e vias biliares
   afecções da, 404
     câncer, 404
     coledocolitíase, 405
     pólipos, 404
Vírus da imunodeficiência humana, 37
Vírus herpes simplex, 37

W

Watermelon
   estômago de, 103

Z

Zenker
   divertículo de, 92
Zollinger-Ellison
   síndrome de, 368

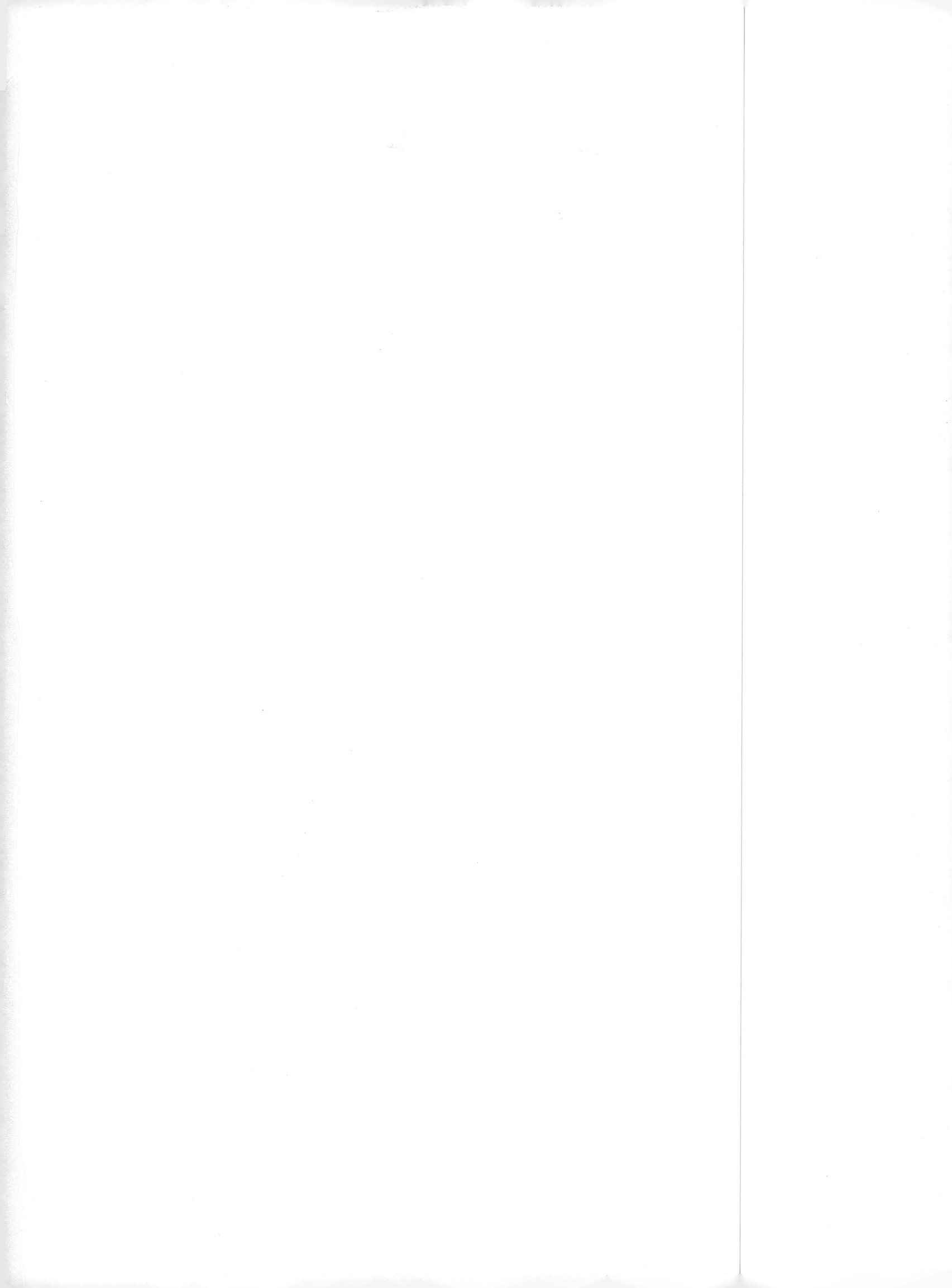